中西医眼底病学

主编 张仁俊 黄雄高 王兴荣

科学出版社

北京

内 容 简 介

全书共6篇46章,以临床实用为主,阐述了中西医对60多种眼底病的病因、病理、病机、临床分型新观点,同时介绍了30多种常用现代眼底病手术方法、中西药物、方剂、食疗方及现代中西医物理疗法,能够让读者领略到祖国中医药结合当代先进的物理疗法治疗眼病的博大精深。本书还特别吸取了国内外最新的眼底病治疗新方法、新技术、新理念、新进展及其发展新趋势。是一本有特色、有创新、有独特学术观点,内容新颖,图文并茂,分类规范,科学性、实用性强的中西医眼底病学大型专著。本书适用于广大中西医本科生、研究生、教师、规培生,以及中、高级眼科医师阅读参考。

图书在版编目(CIP)数据

中西医眼底病学/张仁俊,黄雄高,王兴荣主编.—北京:科学出版社,2023.6
ISBN 978-7-03-073693-2

Ⅰ.①中… Ⅱ.①张…②黄…③王… Ⅲ.①眼底疾病－中西医结合－诊疗
Ⅳ.①R773.4

中国版本图书馆CIP数据核字(2022)第206362号

责任编辑:郝文娜/责任校对:张 娟
责任印制:赵 博/封面设计:吴朝洪

科学出版社 出版
北京东黄城根北街16号
邮政编码:100717
http://www.sciencep.com

三河市春园印刷有限公司 印刷
科学出版社发行 各地新华书店经销
*
2023年6月第 一 版 开本:889×1194 1/16
2023年6月第一次印刷 印张:46 3/4
字数:1 335 000
定价:398.00元
(如有印装质量问题,我社负责调换)

主 编 简 介

张仁俊，教授、主任医师、硕士研究生导师，中山大学中山眼科中心海南眼科医院眼科主任。从事中西医结合眼科临床、科研、教学工作 40 年。

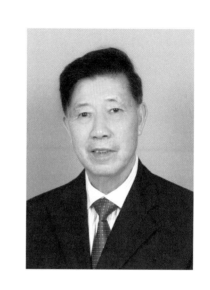

兼任九三学社海南眼科医院支社委员会主任委员，中国医师协会中西医结合医师分会第一届、第二届眼科专业委员会常务委员，中国中西结合学会第五届、第六届眼科专业委员会委员；中国中西医结合学会眼科专业委员会第一届玻璃体视网膜组委员，中华医学会眼科学分会会员，海南省医学会眼科专业委员会委员，《国际眼科杂志》《临床眼科杂志》编委等。

主编及参编眼科专著 16 部，其中在《中西医角膜病学》《常见眼病食疗》《实用眼科药物学》《实用近视眼学》《中西医眼科学》《中西医结合角膜病学》《中西医近视眼学》等 8 部著作中担任主编；在《眼科诊疗全书》担任副主编；发表眼科科研论文 50 余篇；主持省部级科研课题 2 项；"后巩膜加固术配合中药治疗高度近视眼伴黄斑出血的临床研究""准分子激光上皮瓣下角膜磨镶术后配合祛风退翳汤对角膜修复的临床研究"等 5 项课题荣获省厅级科技成果奖。

黄雄高，主任医师，教授，医学博士，曾在美国哈佛大学 Schepens 眼科研究所做博士后研究，博士研究生导师，海南省南海名家，海南省高层次领军人才。现任海南医学院第一附属医院眼科主任、眼科学教研室主任及眼科规培基地主任。兼任中华医学会眼科专业委员会青年委员，海南省医学会眼科专业委员会副主任委员，海南省残疾人联合会眼科专业委员会主任委员，海南省非公立医疗眼科分会副主任委员，中国医师协会中西医结合眼科分会委员。

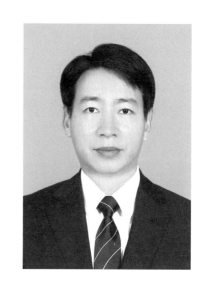

从事眼科临床、科研、教学工作 25 年。主攻眼底玻璃体视网膜疾病的基础与临床研究。擅长眼底玻璃体视网膜疾病的诊治，尤其擅长视网膜脱离、玻璃体混浊、糖尿病性视网膜病变、黄斑裂孔、黄斑前膜及复杂眼外伤等的手术治疗。对增生性玻璃体视网膜病变及眼内病理性新生血管性疾病的发病机制有较深入的研究。主持国家自然科学基金项目 3 项、海南省重点研发项目、海南省自然基金项目 3 项及眼科药物临床研究项目等多项。发表论文 70 余篇，其中 SCI 收录论文 26 篇，中文期刊论文 50 余篇。曾于 2018 年 6 月获美国哈佛大学麻省眼耳医院 Evangelos S. Gragoudas 基金最佳基础和转化论文奖。《中华眼外伤职业眼病杂志》编委及《中华眼视光及视觉科学杂志》特约审稿人。作为副主编参与编写《临床技能学》《中西医结合角膜病学》2 部。

王兴荣，主任医师、教授、硕士生导师，现任山东中医药大学附属眼科医院副院长，山东中医药大学眼科研究所副所长。

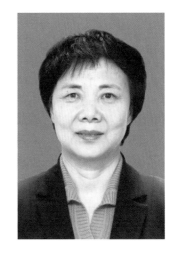

从事眼科临床、教学、科研等工作 30 多年。目前主要从事眼底病、眼外伤和屈光不正的临床及研究工作，现任中国中西医结合学会眼科专业委员会常务委员，中华医学会眼科学分会眼底病学组委员，山东省医学会眼科学分会副主任委员，山东省医师协会眼科医师分会副主任委员，山东省医学会眼科学分会眼底病学组组长。

对眼科各类疑难病症，尤其是在玻璃体视网膜病、屈光不正等诊治方面有较为深入的研究和丰富的临床经验。先后主持和参与国家自然科学基金、山东省重点研发计划等国家及省部级科研项目 10 余项，撰写的 50 余篇学术论文在《中华眼科杂志》等国家级学术期刊发表，获得山东省科技进步一等奖等奖项 10 余项。

《中西医眼底病学》编著名单

主　编　张仁俊　黄雄高　王兴荣

副主编　张武林　黄一铿　谢青　许宇　赵永旺
　　　　钟兴武　杨军　李山祥　解孝锋

编著者（以姓氏笔画为序）

马　伟　中山大学中山眼科中心

马高恩　新乡医学院第三附属医院

王　玲[1]　海南医学院第一附属医院

王　玲[2]　海口市人民医院

王　菲　山东中医药大学附属眼科医院

王　慧　山东中医药大学附属眼科医院

王兴荣　山东中医药大学附属眼科医院

王学静　山东中医药大学附属眼科医院

王剑辉　上海交通大学医学院附属新华医院

田庆梅　山东中医药大学附属眼科医院

生　侠　海口市人民医院

刘伟仙　海南医学院第一附属医院

刘家琪　中山大学中山眼科中心海南眼科医院

许　宇　上海交通大学医学院附属新华医院

李山祥　中山大学中山眼科中心海南眼科医院

李志勇　河北省眼科医院

李陈香　长沙爱尔眼科医院

杨　军　中山大学中山眼科中心海南眼科医院

杨爱萍　上海市松江区中心医院

宋继科　山东中医药大学附属眼科医院

张　婷　中山大学中山眼科中心

张小花　海口市人民医院

张仁俊　中山大学中山眼科中心海南眼科医院

张有花　山东中医药大学附属眼科医院

张宏彬　河北省眼科医院

张武林　河北省眼科医院
张海滨　上海市松江区中心医院
陈　执　海南医学院第一附属医院
陈小燕　海南医学院第一附属医院
陈忠平　长沙爱尔眼科医院
陈敏华　海口市人民医院
陈章玲　上海市松江区中心医院
苑志峰　河北省眼科医院
周国宏　山西省眼科医院
赵永旺　上海市松江区中心医院
钟兴武　中山大学中山眼科中心海南眼科医院
洪　敏　上海市松江区中心医院
夏　静　上海市松江区中心医院
高延娥　山东中医药大学附属眼科医院
黄一铿　上海市第一人民医院
黄雄高　海南医学院第一附属医院
彭　立　海口市人民医院
蒋丽琼　深圳市眼科医院
谢　青　海口市人民医院
解孝锋　山东中医药大学附属眼科医院
魏　炜　河北省眼科医院
籍雪颖　海南医学院第一附属医院

序 一

近年来，有关眼底病的基础研究、临床应用研究已经取得了许多新的进展，基础研究已经深入到视网膜、脉络膜、细胞生物学、分子生物学、免疫组织化学等领域，其研究突飞猛进，这为视网膜及脉络膜移植、重建带来了曙光。在诊断方面，首先是相干光断层扫描，从时域向频域的创新，极大加强了精密度的深度透入；再加之共焦激光扫描显微镜应用的不断开发，使荧光素眼底血管造影与吲哚菁绿血管造影同步进行，提高眼底摄像、眼底自发荧光的清晰度。在中西医结合方面，现代医学检查与中医辨病辨证相结合，西医治标，中医治本，中西结合优势互补。经临床证实，中西医结合在防控玻璃体和视网膜血管疾病、老年性黄斑变性等疾病方面确实具有独到的临床疗效。最近的研究表明，抗血管内皮生长因子药配合中药对新生血管所致眼底出血的防控有较好疗效。自 20 世纪 70 年代玻璃体切割术应用临床后，由于手术显微器械不断创新，手术技巧娴熟，现已逐步开展植入式视网膜电极，并广泛开展三维成像辅助的玻璃体视网膜手术等新手术，实现了眼底手术无禁区，获得了令人鼓舞的进步。

张仁俊、黄雄高、王兴荣 3 位教授均是多年从事中西医眼底病研究的临床专家和知名学者，他们为了更好地挖掘和继承祖国医药的遗产，并加以整理、提高，本着"勤求古训、博采众方"及"古为今用、洋为中用"的精神，凭借他们的专业造诣和丰富的临床实践经验，并参考国内外近代中西医眼底病的研究新成果，以我主编的《中西医结合眼底病学》（2011 年版）为蓝本，组织全国 9 所高等院校、教学医院的 43 位专家教授，历时 3 个春秋，共同撰写了一部涵盖现代医学和中医药防控眼底病的专著。本书学术水平高，实用性强，有特色，有创新性，以临床实用为主，阐述了中西医眼底病的病因、病机、病理、临床诊断、鉴别诊断、辨证分型治疗等内容。《中西医眼底病学》一书将眼底疾病进行了系统分类，并重点介绍了中西医结合治疗眼底病的新思路、新观点。在辨证论治方面，提出了病证结合的方法，同时还对中西医防治眼底病的药物、物理疗法、食疗按病种进行了较详细的阐述。特别是该书较《中西医结合眼底病学》（2011 年版）更新了大部分的内容，并增加了手术篇和约 400 幅彩色眼底病图片，以及近年来国内外眼底病学方面研究的新知识、新技术、新成果，极大丰富了全书的内容，是一部难得的关于中西医眼底病学的大型学术专著。中医、西医有两种不同理论体系，统一和结合，非一朝一夕之举，需要长时间的艰苦努力才能融为一体。《中西医眼底病学》的问世，无疑将会极大促进我国中西医结合事业的蓬勃发展。

特此为序，以表祝贺！

全国眼底病中医医疗中心主任
教育部高等学校中医药类专业委员
湖南中医药大学国际学院副院长　二级教授　博士生导师
中华中医药学会眼科分会副主任委员
世界中医药学会联合会眼科分会副会长
2022 年 4 月

序 二

　　《中西医眼底病学》一书聚焦眼底疾病。在中国经眼科医生检查的眼病患者中约 10% 伴有眼底病变，因眼底疾病而致盲的总人数占盲人总数的 7.4%，高于国际平均水平。该书总结了当前对眼底疾病的理解和认识，将中国传统医学的治疗手段与现代西方医学的治疗方法相结合，这为眼底疾病寻求了更好的治疗方案。

　　应张仁俊教授和黄雄高教授的诚恳邀请，我撰写了此序。张仁俊教授是一位临床经验丰富的眼底疾病专家；黄雄高教授毕业于中山大学中山眼科中心，是一位杰出的、知识渊博的眼科医师。另外，黄雄高教授于 2015 ～ 2016 年在哈佛大学 Schepens 眼科研究所的实验室从事基因组编辑相关的博士后研究。赖以张仁俊教授、黄雄高教授和王兴荣教授在眼底疾病方面的丰富知识与经验，以及他们编写此书的辛勤工作，该书提出了许多新观点，为防治眼底疾病提供了更多行之有效的方法。重要的是，该书编者们来自中国 9 所高等院校和教学医院，共 47 位专家，花费了 3 年多的时间编写该书，以期实现将中国眼底疾病知识传播到世界各地的理想。

　　该书参考了由彭清华教授编写的《中西医结合眼底病学》（2011 年版），并且新增了约 400 幅彩色眼底图片和超过 50 多种相关眼底疾病的手术操作。更重要的是，该书详细分析了 100 多种不同的眼底疾病。因此，该书适合于年轻的眼科医师、进修的眼科医师，以及对眼科知识有浓厚兴趣的学者。

　　谨祝您选择本书，以增进传统中医与现代西方医学相结合的知识。

　　此致

敬礼！

马萨诸塞州 Schepens 眼科研究所助理科学家

哈佛医学院眼科助理教授

2022 年 4 月

前　言

　　眼底病是眼科常见病、多发病，也是严重致盲性疾病。据相关文献报道，我国眼底病占眼科初诊患者的 10%，因眼底病致盲占 7.4%，高于国际平均水平。我国眼科历史悠久，源远流长，春秋战国时期《黄帝内经》首先提出眼的解剖名称及相应的生理功能，从整体观角度指出眼与脏腑经络的关系，将阴阳五行学说引入眼部辨证。宋元时期，太医署设有 9 科，眼科为独立专科，眼底病属于祖国医学"瞳神"范畴，为水轮主要部位，属肾所主。《灵枢·大惑论》曰："五脏六腑之精气，皆上注于目而为精。"祖国医学则从整体出发，以改善全身，可防控眼底病。经过几千年的临床实践，我国对于眼底的防控积累了丰富的经验。但由于历史条件的限制，祖国医学对眼底病的描述多局限患者主诉、临床表现、主观症状来作为病名，较为抽象，病名不规范，分型不确切，这也是祖国医学的不足之处。西医传入我国后，眼底病的各种检查手段逐步完善。

　　1949 年中华人民共和国成立后，随着新中国医学事业的发展，眼科学也出现了一派新景象。改革开放后的 40 年祖国医学日新月异，中西医眼科学在细胞生物学、分子生物学、免疫组织化学方面的研究突飞猛进，特别是近年来眼底病的诊断和防控都有了不小的进步。在诊断方面，首先是相干光断层扫描，从时域向频域的创新，极大加强了精密度的深度透入。再加之共焦激光扫描显微镜应用不断开发，使荧光素眼底血管造影与吲哚菁绿血管造影同步进行，提高了眼底摄像、眼底自发荧光的清晰度。在防控方面，最新的研究表明抗血管内皮生长因子药，配合中药对新生血管所致眼底出血的治疗有较好疗效。经临床证实中西医结合在防控玻璃体和视网膜血管、老年性黄斑变性等疾病方面确实具有独到的临床疗效，自 20 世纪 70 年代玻璃体切割术应用临床后，由于手术显微器械不断创新，手术技巧娴熟，现已逐步开展植入式视网膜电极，并广泛开展三维成像辅助的玻璃体视网膜手术、植入式视网膜电极等新手术，实现了眼底手术无禁区，获得令人鼓舞的进步。所以编写一本涵盖现代医学和中医药学相结合的《中西医眼底病学》专著十分必要。为了更好地发掘和继承祖国医药遗产，本着勤求古训、博采众方、古为今用、洋为中用、承前启后、继往开来、与时俱进的原则，为了适应时代发展的需要及满足广大眼科医师的需求，也为了进一步贯彻落实党中央国务院中西医并重、走中西医结合的道路的指示精神，我们组织了全国 9 所高等院校、教学医院的 43 位专家、教授，历时 3 个多春秋编写了《中西医眼底病学》，开创了我国中西医眼底病学未来，圆了中国眼底病学走向世界的梦。

　　本书参照彭清华教授《中西医结合眼底病学》(2011 年版)，由于彭清华教授《中西医结合眼底病学》(2011 年版) 出版至今已 10 年之久，我们在内容上进行了 75% 的更新，并新增约 400 幅彩色眼底病图片和 50 多种眼底病手术。本书汇集了我国中西医眼底病临床、科研、教学的新成就，并吸取国外眼底病学新进展、新技术，同时也反映了我国近年来中西医结合眼底病学方面研究新知识、新方法、新技术、新观点、新成果。本书共 6 篇 46 章，从眼底病中西医基础、检查、病因病机、诊断、鉴别诊断、眼底病常用中西药、中成药、外用眼药、方剂、食疗等方面进行阐述，特别是对 100 多种眼底病进行了中西医结合诊疗分类论述，并撰写了国内外中西医结合防控眼底病的新知识、新技术及新发展趋势。本书是一本病证结合、分阶段辨证论治且有独特学术观点的中西医结合防控眼底病的专著。

本书在编写过程中得到了中山大学中山眼科中心海南眼科医院、海南医学院第一附属医院、山东中医药大学附属眼科医院、河北省眼科医院、上海交通大学医学院附属新华医院、中山大学中山眼科中心、暨南大学附属深圳眼科医院、山西省眼科医院、新乡医学院第三附属医院 9 所高等院校、教学医院各级领导的大力支持。全国眼底病中医医疗中心主任、眼科科研实验室主任，湖南中医药大学国际教育学院院长彭清华教授，以及美国哈佛大学 Schepens 眼科研究所 Hetian Lei 博士对本书进行审校并作序，付出了辛勤劳动。在此一并表示感谢！

本书的编著是一项庞大的工程，由于参编专家、教授较多，各自笔调、学术观点很难达到完全统一，同时由于我们水平有限，书中可能存在一些不足之处，恳请诸位读者提出宝贵意见，以便后续修正更新。

张仁俊　黄雄高　王兴荣
2022 年 4 月

目　录

第一篇　总　论

第二篇　眼底应用解剖病理生理检查诊断

第三篇 眼底病物理疗法

第四篇 眼底病中西药

第五篇　眼底病各论

第六篇　眼底病手术

第一篇　总　论

第1章　眼底病发展简史

第一节　我国眼底病发展史及流行病学

一、我国眼底病发展史

我国眼科学发展的最早记录见于在黄河流域的河南安阳的殷墟中发掘出来的公元前14世纪殷武丁时代遗物——甲骨文字。根据当时王室对祖先的祈祷辞或卜辞中关于眼病（疾目）的记载，得知已有致盲者，如描述殷贞王眼病的"贞王其疾目"及"贞王弗疾目"。610年巢元方著《诸病源候论》是我国现存的第一部病因病理专书，对疾病症状、病源探讨均较全面。据毕华德考证，《诸病源候论》中属于视网膜或视神经疾病的有青盲、瞳孔闭锁（目青盲有翳）、夜盲（雀目）、白内障和妊娠高血压综合征（产后目瞑）等。1575年《秘传眼科龙木论》将眼病分为外障和内障两大类，内障是指发生于瞳神及眼内组织的病变，即相当于现代的眼底病。但当时"眼底病"这一概念还未被明确提出。《中医眼科学》（新世纪第4版）把眼底病归于瞳神疾病，这为中西结合防控眼底病提供了新的理论依据。

明末，西方眼科学传入中国。西方传教士邓玉涵与罗雅谷等翻译西医解剖学著作，于1643年出版了《人身说概》《人身图说》两书。在《人身说概》"目司"一章中，介绍了眼的解剖生理。1807年英国R.Morrison来广州传教，1820年他与英国东印度公司船医P.Levingstone在澳门开设诊所，兼治眼病。1827年英国东印度公司又派眼科医师Colledge（1797～1879年）到澳门建眼科诊所。1834年美国Peter Parker医师

（1804～1888年）到广州传教，次年开设广东眼科医院，后更名为博济医院，1866年在此院设医校，这是美国及最早在华的传教医生设立的第一所医院和医校。1886年法国籍天主教传教士包儒略（Jules Bruguière）在顺德府天主教堂进行眼病诊治，1904年开设道济眼科诊所。1910年，道济眼科诊所扩建为顺德府仁慈医院。1931年波兰籍神父宣蔚仁（Szuniewicz）受罗马教皇之命到院主持眼科医疗工作。1945年12月邢台解放，医院收归国有，更名为邢台眼科医院。2013年10月升格为河北省眼科医院。1916年我国李清茂（1884～1946年）由美归国，任北京协和医学院眼科代主任及助理教授（assistant professor）。1924年他开办中文授课的眼科进修班，翻译《梅氏眼科学》作为教材，大多数学员之后成为我国现代眼科学的骨干。北京协和医学院还聘请国外眼科专家任教或讲学，如1922～1923年奥地利维也纳大学的Fuchs父子，1928～1932年Pillat、Salzmann、Kronfeld等，外国专家为新中国眼科事业的发展起积极的推动作用。在此前后，除李清茂外，林文秉、陈耀真、罗宗贤等由美国，毕华德、周诚浒、刘亦华、郭秉宽等由奥地利，刘以祥、石增荣、张锡祺等由日本相继回国，投入我国眼科事业。随着我国眼科学的发展，人们对眼底病的了解也逐渐深入。

1949年中华人民共和国成立，随着新中国医学事业的发展，眼科学也出现了一派新气象。眼底病诊疗技术得到了前所未有的发展，视网膜、

玻璃体切割术技术也进行了革新和改进。20世纪50年代，在当时极其艰苦的条件下，赵东生医师创立了视网膜脱离手术专科病房，引入巩膜透热凝固联合板层缩短折叠填充技术，首创直接视网膜裂孔定位法等，使视网膜脱离手术的治愈率明显提高。

20世纪70年代末至90年代初，傅守静和王景昭、张承芬、王文吉、黎晓新等医师推广双目间接检眼镜使用技术，使视网膜裂孔定位更加直观和准确，并以直视下视网膜冷凝取代电凝封孔，简化了操作，进一步提高了手术的成功率，将眼底病研究、诊断和精准治疗提高到一个新的水平。间接检眼镜、冷凝术、激光手术的应用，为开展玻璃体切割术治疗复杂视网膜脱离奠定了基础。我国玻璃体切割手术的发展，从早期的探索研制到后来的规范扁平部三切口闭合式玻璃体切割术，历经了不同阶段。

1968年，Daviol Kasner应用"开天窗"技术，首次打开了玻璃体手术禁区；1973年R.Machemer首创闭合式扁平部玻璃体切割术（pars plana vitrectomy，PPV），至此奠定了现代玻璃体视网膜手术基础。20世纪70年代末，上海、南京分别研制出第一代玻璃体切割机。1978年在我国科学大会上，《视网膜脱离手术发展》一书荣获全国科学大会奖。同年研发出我国第1台眼底照相机，次年研制成功高速荧光素眼底血管造影摄像机。

1980年廖菊生医师协助执笔完成了我国第1部《眼底荧光血管造影释义》，张承芬医师精心组织编写出版了国内系统的眼底病巨著《眼底病学》，赵东生医师88岁时亲自主编出版了《赵东生视网膜脱离手术学》，这些书籍均是眼底病专业临床医师珍藏的精品和重要的参考学习书籍，是我国眼科界的宝贵财富。1983年我国成功研制出广角眼底照相机，并增加到2个角度，这些技术的改进得到了罗成仁、廖菊生、张承芬、严密等眼底病老一代专家的支持，极大促进了我国荧光素眼底血管造影设备的普及和眼底病诊疗水平的提高。20世纪80年代中期，我国引进了新一代玻璃体切割机，开始了扁平部三切口闭合式玻璃体切割术。

20世纪90年代，玻璃体切割术技术在我国迅速发展，适应证从各种原因的玻璃体积血到复杂的视网膜脱离。20世纪90年代我国开始了眼

内恶性肿瘤的治疗，北京医科大学人民医院眼科黎晓新医师团队开展眼内恶性肿瘤放射敷贴治疗和眼内肿瘤内切除术，首都医学院附属北京同仁医院眼科魏文斌医师团队探讨眼内肿瘤的多种切除技术，并推动放射敷贴技术国产化。20世纪90年代后期，随着全球黄斑手术技术的进步，黎晓新等医师率先开展黄斑裂孔手术和内界膜剥除术，同时开展早产儿视网膜病变（retinopathy of prematurity，ROP）间接检眼镜下光凝术等，并推动这些手术成为我国眼底病临床上的常规手术。

我国眼底病专业人员在创新手术技巧的基础上，基于国情，开发并完善了与玻璃体切割术相配套的设备、耗材、填充物，促进了玻璃体微创手术的普及。王景昭等医师研制了国产可控式冷冻器；张晰、赵秉水等医师研制了国产全氟丙烷（C_3F_8）、六氟乙烷（C_2F_6），张晰医师还发明了气体的小包装；王文吉等医师研制了国产硅油和重水；其他诸如手术用角膜接触镜、国产硅胶、硅海绵植入物和眼内手术器械等相继被研制成功，并很快被国内医师认可和广泛采用。这些设备和仪器的国产化，极大地推动了国内玻璃体切割术的发展。

此外，我国成功研制了可以治疗新生血管性眼底病的、具有我国知识产权的抗血管内皮生长因子（vascular endothelial growth factor，VEGF）——Ⅰ类生物新药康柏西普，并通过高质量的临床研究，使得该新药在中国成功上市，并被美国食品药品监督管理局（FDA）批准，直接进入美国Ⅲ期临床试验。目前，这一饱含中国智慧的全球临床试验方案已成功实施。

近年来，与眼底病研究、诊断和治疗密切相关的技术、设备和支撑平台也得到了快速发展。在整合临床眼科和国内光学工程资源的基础上，国产影像设备如荧光眼底照相机、光学相干断层成像（optical coherence tomography，OCT）和眼底相干光层析血管成像术（OCT angiography，OCTA）设备、B型超声机、眼底多波长热激光治疗仪等的研制工作也取得了阶段性的成果。

二、我国眼底病流行病学

许多研究历时数年，已经取得了初步的干预

成果，如上海交通大学附属第一人民医院和上海市眼病防治中心对上海城市社区人群进行的视网膜脱离（retinal detachment，RD）、老年性黄斑变性（senile macular degeneration，SMD）、糖尿病视网膜病变（diabetic retinopathy，DR）系列调查和干预研究；首都医科大学附属北京同仁医院北京市眼科研究所、中国医学科学院中国协和医科大学北京协和医院等单位组织的北京城乡地区眼病调查研究；华西医院眼科通过荧光素眼底血管造影（fundus fluorescein angiography，FFA）的资料，分析了接受该项检查的患者眼底疾病构成及其在人群年龄、性别的分布情况；兰州大学第二医院眼科联合四川大学华西医院眼科及北京大学人民医院眼科对青海省部分地区进行眼底病抽样调查。

总体来讲，目前大量调查研究表明 SMD 占50 岁及以上人群的 3.1%。DR 在以医院为基础的调查中，糖尿病患者 DR 的发生率高达 36% 左右。近视的总患病人数在 4.37 亿～ 4.87 亿，其中90% 以上的屈光不正是近视，约 4.5 亿。高度近视的比例在 2.33% ～ 2.47%，患有高度近视的总人口高达 2900 万～ 3040 万。高度近视相关眼底病在眼底病的发病中居前几位。

第二节　国外眼底病发展史及流行病学

一、国外眼底病发展史

1. 眼底病学的初步发展（17 世纪～ 20 世纪初期）

（1）眼底概念的初步形成：尽管在检眼镜没有发明之前，缺乏有效的方法直接观察视网膜，但是已经有学者对视网膜脱离的解剖进行了描述。1691 年 Maitre-Jan 首次在死亡后的牛眼上发现晶体脱位、全视网膜脱离和玻璃体牵拉。St.Yves 医师在 1722 年首次描述视网膜脱离症状，视野中的部分黑影与视网膜脱离的部位相对应。1704 年Méry 意外观察到一只被淹死猫的眼底，淹死后的猫瞳孔散大，同时角膜的屈光力被眼球表面的水抵消，但是他没有意识到这个现象，5 年后被 La Hire 解释了。很多视网膜脱离的典型症状随后被Sichel 于 1841 年和 Desmarres 于 1847 年记录。

（2）眼底检查设备的起步：1823 年，一名捷克科学家 Purkinje 描述了眼底的红光反射，他制作的直接检眼镜是单一屈光，所以不能描述眼底细节。直到 1851 年 Hermann Helmholtz 发表的专著详细描述了直接检眼镜的原理，并制作了第一个直接检眼镜（图 1-2-1）。第一个间接检眼镜由Ruete 于 1852 年设计，紧接着 Giraud Teulon 设计了第一个双目间接检眼镜。在 1851 ～ 1880 年的30 年里，有 78 种以上的检眼镜问世。1900 年，Trantas 设计了一种用间接检眼镜通过指甲顶压检

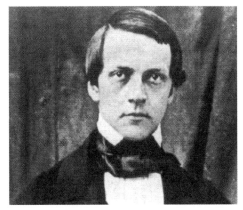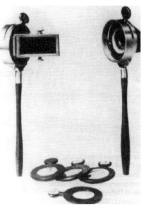

图 1-2-1　29 岁的 Hermann Helmholtz（1821 ～ 1894 年）发明了直接检眼镜，2015 年 Helmholtz 直接检眼镜（direct ophthalmoscope）光线通过多层薄玻璃以 45° 反射进入患者的瞳孔，观察者也通过薄玻璃观察眼底，当需要时，矫正的镜片可以放在薄玻璃的前面
引自 Schepens CL. Schepens Retinal Detachment and Allied Diseases. 2nd ed. Philadelphia：WB Saunder，1993：891-944

查睫状体的方法。但是巩膜顶压的方法既没有广泛应用，也没有提供很多信息，直到 50 年后由 Schepens 将其调整推广后被广泛应用。Gullstrand 详细研究了各种各样有较大影响的检眼镜，基于简化精确人眼光学模型的目的，1911 年设计出无反射检眼镜（reflex-free ophthalmoscope）。

眼底裂隙灯显微镜逐渐由检眼镜进化而来。早在 1901 年 Wolff 就引入局部照明视网膜和玻璃体，他使用电的直接检眼镜，光束不够尖锐，从而无法形成一个清晰的光学部分穿过透明介质，而且也很难改变照明光和观察光光轴之间的角度。由于缺乏可变性，这种简单的装置很快就被改进。用于检查前节的裂隙灯显微镜由 Czapski 设计，那么通过怎样的改进才能检查眼底呢？需要极大改进眼球的屈光力，还有一个尝试是水性检眼镜（hydrophthalmoscopy），这来自一个偶然的发现：当眼球被放在水里时视网膜就变得可视。Czermak 于 1851 年和 1853 年设计出相关设备。Coccius 于 1853 年率先应用平的接触镜，这极大改进了眼底检查的方法，Koeppe 于 1918 年进一步改进了接触镜的设计，并沿用至今。另外一个方法，就是非接触式的前置镜，检查时只需要将前置镜放在眼球前面，避免了接触眼球。这一设计理论由 Stilling 于 1879 年率先提出，之后 Lemoine 和 Valois 对其进行了改进。

高质量的裂隙灯为精确地观察玻璃体视网膜提供了可能，由 Gullstrand 在 1911 ～ 1912 年设计而成；Zeiss Lena 是第一个将 Czapski 型显微镜和 Gullstrand 裂隙灯组装在一起的，和我们今天所用的基本相同（图 1-2-2）。1918 年 Koeppe 又将 Gullstrand 裂隙灯与生物显微镜结合，从而可以观察后极部视网膜和玻璃体。

（3）眼底手术的发展：检眼镜的发明促进了对视网膜脱离病理学认识的进步，1853 年 Coccius 第一次描述了视网膜裂孔，但是没有认识到裂孔在视网膜脱离中的重要性。同时期的学者关于其机制的讨论很广泛，如脉络膜渗出、玻璃体牵拉、近视眼的眼球扩张等。1882 年 Leber 怀疑玻璃体条带的牵引及玻璃体的液化等变化是始要原因，但是受限于当时的技术很难观察到玻璃体的改变。de Wecker 在 1870 年提出视网膜裂孔的发生促进了视网膜脱离的快速加重，1889 年他进一步认为在视网膜脱离的患者中总是伴有视网膜裂孔的存在，即使有时候临床上没有发现裂孔。1908 年 Leber 又观察到慢性视网膜脱离患者视网膜前广泛性增生组织，他认为这是引起视网膜裂孔的原因而不是纤细又不可见的玻璃体条带。终于在 1920 年 Gonin 提出视网膜裂孔是视网膜脱离的首要原因，并清晰阐明了玻璃体的改变和视网膜脱离之间的病理联系。

早期很多学者做了大量治疗视网膜脱离的尝试。Ware 是第一位尝试手术治疗视网膜脱离的医师，他于 1805 年试图通过引流视网膜下液进行治疗视网膜脱离。1874 年 Weber 向玻璃体腔注入视网膜下液、空气、房水、生理盐水或脑脊液。随后，开始有学者试图通过减少眼球的容积缓解玻璃体牵拉和近视的眼球扩张，1893 年 Alaimo 切除条形的全层巩膜。1911 年 Blaskowics 切除板层巩膜

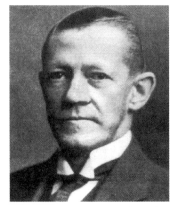
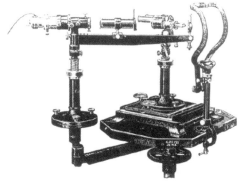

图 1-2-2　Allvar Gullstrand（1862 ～ 1930 年）发明了无反射检眼镜和裂隙灯，由 Czapski 型显微镜和 Gullstrand 裂隙灯组成
引自 Carl Zeiss 公司网页

条带，主要治疗合并高度近视的视网膜脱离。

在 PPV 时代之前，眼科医师们已经尝试通过切除玻璃体来治疗视网膜脱落。1863 年，Von Graefe 用小刀的尖端经过平坦部进入玻璃体腔切断致密的玻璃体后膜。从 1890 年开始，很多学者尝试抽吸出混浊的玻璃体，另外一个玻璃体切割的先锋人物是 Deutschmann（1895 年）。

2. 眼底病学的高速发展时代（20 世纪初期至 2002 年）　Gonin（图 1-2-3）于 1923 年首次有目的地在视网膜裂孔周围烧灼，以导致脉络膜视网膜粘连，标志着视网膜脱离的治疗进入了现代阶段。1930 年 Heim 和 Weve 将透热法引入视网膜脱离的治疗。1934 年 Bietti 首次将冷冻疗法应用于视网膜脱离的治疗。光凝治疗于 1959 年由 Meyer Schwickerth 引入，刚开始是利用太阳光，后来是运用氙气灯。

1951 年，德国的 Ernst Custodis 运用聚乙烯醇材料进行巩膜外垫压（scleral buckling），随后 Schepens（图 1-2-3）于 1957 年首次报道用软硅胶进行巩膜外垫压术，而且发展了环扎手术，这种环扎手术对于治疗视网膜前增殖患者的成功率有明显提高。1979 年，Kreissing 对简单的视网膜脱离患者直接行眼内注气治疗（pneumatic retinopexy），视网膜下液体会自行吸收，随后进行激光光凝或冷凝。

现代玻璃体切割术（pars plana vitrectomy，PPV，或经睫状体平坦部玻璃体切割术），给玻璃体视网膜疾病的治疗打开了广阔的空间。现代闭合的玻璃体手术是在 20 世纪 60 年代，随着大量填充物和手术器械的发展，如惰性气体、硅油、显微镊和剪刀等，1971 年，Machemer 和他的同事第一次描述了在不影响眼压的情况下，通过睫状体平坦部在人眼的玻璃体腔切除混浊玻璃体的设备和技术。这一设备的全称是玻璃体灌注抽吸切割系统（vitreous infusion suction cutter，VISC），与更早期 Banko（1968 ～ 1970 年）的设备有类似之处。1970 年很多学者对于伴有前段屈光介质不清的患者施行 Open-sky 手术，但是后来逐渐发现严重的增殖，逐渐被其他手术替代。对于巨大裂孔视网膜脱离的治疗，进行了很多探索，如裂孔的边缘很好地嵌顿在脉络膜、颠倒的手术床等。直到 1987 年，一位美籍华人眼科医生 Stanley Chang 倡导对重水进行普及和应用，极大提高了该类手术的成功率。日本学者 Kazuaki Kadonosono 率先将 ICG 应用在内界膜剥离手术。

3. 眼底病微创时代与生物和基因治疗时代（2002 年至今）　从 2002 年开始，玻璃体手术迈入了微创时代，从 2002 年美国医师 Eugene de Juande 的 25G，到 2004 年德国医生 Claus Eckardt 的 23G、25G+，再到 2010 年日本医师 Yusuke Oshimade 的 27G，越来越多的眼底外科医师选择微创玻璃体切割术来替代传统的 20G 波切术。手术显微镜和玻璃体切割机器进行了升级和换代。

新生血管生长因子药物的眼内注射是眼底外科近年来发展的重要事件。其中起重要作用的是

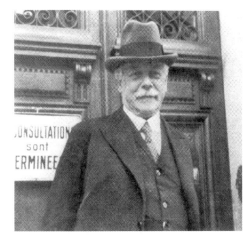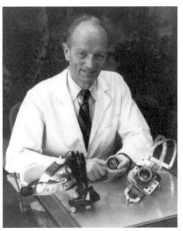

图 1-2-3　著名的眼底外科医生 Jules Gonin（1870 ～ 1935 年）和 Charles Schepens（1912 ～ 2006 年）

引自 Schepens CL. Schepens Retinal Detachment and Allied Diseases. 2nd ed. Philadelphia：WB Saunder，1993：891-944

来自美国的 Philip J. Rosenfeld。2004 年，Avastin 被 FDA 批准通过静脉内用药治疗转移性结直肠癌，Rosenfeld 尝试对 9 例患者使用静脉内注射 Avastin 治疗 SMD，收到了令人兴奋的疗效，另外因为考虑到全身用药副作用较大，他的研究团队开始尝试行 Avastin 玻璃体腔内注射，很快被证明更加安全有效。这一实践开启了湿性 SMD 治疗的新时代，也开拓了眼用抗新生血管生长因子药物这个广阔的研究领域。

2017 年被认为是基因治疗技术的里程碑，12 月 19 日，针对由 *RPE65* 基因突变导致的 Leber 先天性黑矇 2 型（*RPE65* 基因突变引起）的首个基因替代疗法药物 Luxturna 获美国 FDA 批准上市。

二、流行病学

【玻璃体后脱离】由于缺乏明确的临床体征和临床检查手段的不可靠，玻璃体后脱离（PVD）的发病率和患病率的研究难以进行。PVD 通常发生在 45 ～ 65 岁，男性发病比女性早。然而，玻璃体后脱离在外伤和近视眼中可能发生较早，或由眼科手术导致。

【原发性视网膜脱离】每 10 万人中原发性视网膜脱离的年发病人数为 10 ～ 18 人。其中，有 20% ～ 40% 的患者进行过白内障手术，有 10% 的人有眼外伤。来自荷兰的 PDR 年发病人数为每 10 万人中有 18 人（95% CI：11 ～ 19），发病率的峰值出现在 55 ～ 59 岁，为每 10 万人中有 53 人（95% CI：29 ～ 57）。双眼发生 PDR 的概率是 1.7%。

【老年性黄斑变性】据美国 2004 年的报道，约有 175 万 40 岁或 40 岁以上的人至少有一只眼睛为老年性黄斑变性（senile macular degeneration，SMD）晚期，即新血管性 SMD 或视网膜地图样萎缩；730 万人被认为具有高风险特征，如一只或两只眼睛出现直径 ≥ 125μm 的玻璃膜疣。

【视网膜中央动脉阻塞】视网膜中央动脉闭塞（central retinal artery occlusion，CRAO）是一种罕见的疾病，在 65 岁以上的美国人群中，根据美国明尼苏达州的流行病学数据，美国每 10 万人中

约有 1 人患病，而在整个韩国人口中，每 10 万人中有 7 ～ 10 人患病，且发病率随年龄增长而增加。在儿童中很少有 CRAO 的记载。CRAO 和脑卒中的发生模式相似。发病率随着年龄的增长而增加，在 80 岁左右达到峰值，并且在男性中发病率更高。

【视网膜静脉阻塞】根据 2008 年的统计，全球 30 岁以上的人群中，视网膜静脉阻塞（retinal vein obstruction，RVO）的患病率约为 0.5%，且在东亚地区和美国，患病率相似。视网膜静脉分支阻塞（branch retinal vein occlusion，BRVO）比视网膜中央静脉阻塞（central retinal vein occlusion，CRVO）更常见。非洲裔美国人的 CRVO 患病率与美国白种人相似，而且似乎不存在性别差异。印度人的 RVO 患病率可能较低（0.76/100），与之相比，BRVO 的患病率高出 CRVO 的 6 倍。在一项日本的研究中，RVO 的 9 年发病率为 3%，BRVO 的发病率是 CRVO 的 9 倍。韩国的发病率约为 48/100 000 人年。在美国，40 岁或 40 岁以上人群的 5 年发病率是 0.8/100，而 15 年发病率是 2.3/100。在中国，年龄在 40 岁或 40 岁以上人群的 10 年发病率为 1.9/100。

【糖尿病视网膜病变】糖尿病视网膜病变（diabetic retinopathy，DR）是在美国法定工作年龄人群新发法定盲的主要原因，并且也是全世界这个年龄段失明的主要原因。在美国，所有 40 岁及 40 岁以上的糖尿病患者的视网膜患病率为 28.5%（420 万人）；在世界范围内，据估计患病率为 34.6%（9300 万人）。

【特发性黄斑裂孔】特发性黄斑裂孔（或黄斑裂孔）是在黄斑中央凹中心的视网膜神经上皮层全层组织的解剖学上的不连续性，临床上需要与板层黄斑孔和假性黄斑裂孔相鉴别。在美国，对明尼苏达州的大部分白种人居民（＞ 90%）进行的基于人口的回顾性研究估计，经年龄和性别调整后的黄斑裂孔发生率为每 10 万人中有 7.8 人和 8.7 眼（所有年龄段的人）。

【特发性黄斑前膜和玻璃体黄斑牵引综合征】特发性黄斑视网膜前膜（idiopathic macular epiretinal membrane，IMEM）在糖尿病视网膜病变和静脉闭塞和（或）炎症等视网膜血管疾病中也很常见。2016 年的一项包括 49 000 多名受试者的综述发现 IMEM 在老年人群中相对常见。

Meta 分析显示，年龄增长和女性性别明显增加了 IMEM 的风险。

视网膜前膜和玻璃体黄斑牵引综合征（vitreo-macular traction syndrome，VTS）是比较常见的视网膜疾病。这两种疾病在年长的人群中有较高的患病率。在 63 岁以上美国成年人中的患病率为 0.4% ～ 2.0%，VTS 比 ERM 少见。在过去 20 年中，全球不同种族中进行了几项以人群为基础的 ERM 患病率的研究。据估计，在美国约有 3000 万 43 ～ 86 岁的成年人患有此病。在 20% ～ 35% 的病例中，ERM 为双侧出现。

（张 婷 马 伟 黄雄高）

第2章 现代医学眼底诊疗新进展

第一节 现代医学眼底病特殊检查新进展

现代眼底诊疗的趋势为速度越来越快，结果越来越准，损伤越来越小，花费越来越低，图像越来越清晰。

1. 光学相干断层成像前后节结合构建整体眼球的结构 光学相干断层成像（optical coherence tomography，OCT）是近10年迅速发展起来的一种成像技术。值得骄傲的是，这种技术的设想是由华人科学家 David Huang 于1991年在 *Science* 杂志上首先发表，用于获取眼底的断层扫描图像，是一个惊人的创举。蔡司公司开创应用先河，从第一代、第二代、第三代再到时域 OCT（time domain OCT，TD-OCT），OCT 技术显示了蓬勃的生命力。1995年一些期刊上出现了该技术临床应用的文章，成就了人类第一次能在活体上看到视网膜眼底断层的影像。但是当时的 OCT 清晰度、分辨率相当低，只能达到20μm左右，形成的图像会出现马赛克效应、伪彩色表现。2000年以后，拓普康公司率先研发出频域光学相干层

析视网膜图像（spectral domain optical coherence tomography，SD-OCT），可以实现3D成像的同时，分辨率大为提高，扫描速度也大幅增加。自此以后，OCT 技术得到了蓬勃的发展。近年来，OCT 技术进一步提高，扫描频源 OCT（swept source OCT，SS-OCT）问世，采用1050nm光源，波长能够变化，扫描深度大为提高，每秒可进行10万次扫描。紧接着，OCTA 问世，在 SS-OCT B 的基础上，通过对血流信号的捕捉，可以使我们看到视网膜或者脉络膜的血流循环，使得 OCT 如虎添翼。SD-OCT 在临床中的应用（图2-1-1～图2-1-5）。

以往观察视网膜血流常用 FFA（主要是观察视网膜血流）和 ICGA（主要是观察脉络膜血流）技术，虽然观察效果良好，但是都是有创伤的检查，对于一些对造影剂过敏，或是肝肾功能不全、易发生心脑血管事件的老年人具有一定的风险，或是不能长期应用。而 Angio-OCT 通过一种算法来捕捉血细胞的移动，间接显示血流、血管状况，

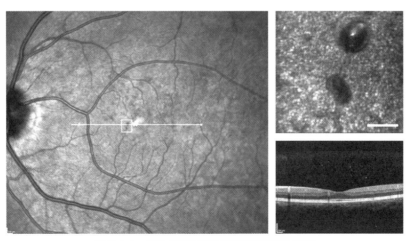

图2-1-1 SD-OCT 显示黄斑区的细微病变

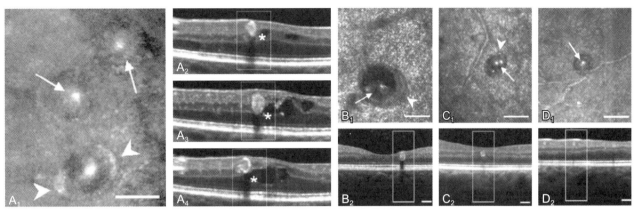

图 2-1-2 SD-OCT 黄斑病变的平面和层面图更加细致
箭头所指为新生血管渗漏点

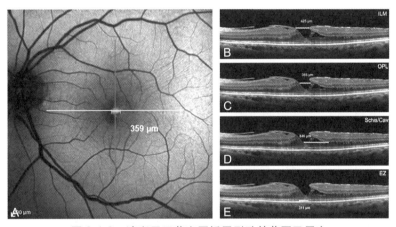

图 2-1-3 清晰显示黄斑区板层裂孔的范围及层次

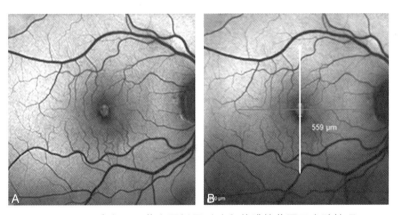

图 2-1-4 清晰显示黄斑区板层裂孔和前膜的范围及水肿情况

是即时的并且是无创的。为临床上广泛的应用提供了很好的基础。它可以通过分层扫描、清晰成像、精确定位各层视网膜和脉络膜的结构及血管状况，是 FFA 和 ICGA 无法比拟的。了解脉络膜血液循环的状况，SS-OCT 解决了这个难题，1050nm 波长能够提供更好的组织穿透性，可以使更深层次的眼部结构被清晰探测，甚至可以穿透部分白内障及出血。另外，它的扫描速度也是最快的，每

秒 10 万次的 A-scan 速度，高速扫描可以使每个单位扫描时间内得到更多的 B-scan 图像，可以实时、准确、清晰地了解视网膜和脉络膜的状态（图 2-1-6、图 2-1-7）。

还有资料研究极性敏感性 OCT（polarization-sensitive optical coherence tomography，PS-OCT）。另外，SS-OCT Angio 又使得 SS-OCT B-scan 扫描深度深的特性与 OCTA 可以显示血管、血流

状态的特性完美融合，使得我们对疾病的认识又进一步提高（图2-1-8，图2-1-9）。

然而到目前为止，各种技术的水平已很高，但是各种技术之间仍不能相互替换。FFA主要显示视网膜，ICGA既能显示脉络膜，又能显示像视网膜，但这两种技术只能显示各层结构的叠加显像。SS-OCTA与之不同，可以分层扫描，显示不同层次的血流情况。更重要的是SS-OCTA于FFA和ICGA是无创的。加上1050nm不可见光扫描，患者的依从性明显提高。但是到目前为止，

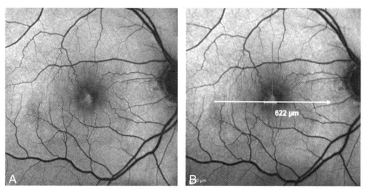

图2-1-5 清晰显示黄斑区板层裂孔不同层次的大小

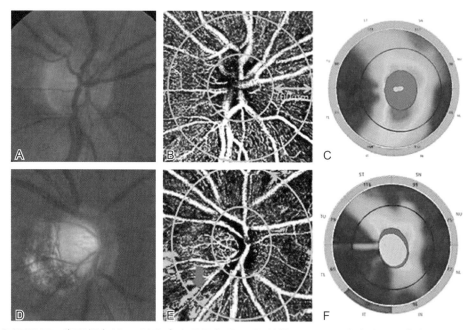

图2-1-6 SS-OCT显示正常眼视盘(A～C)和青光眼视盘(D～F)的情况,可见下方青光眼视盘微细毛细血管网密度降低,相对应的视盘视神经纤维层变薄

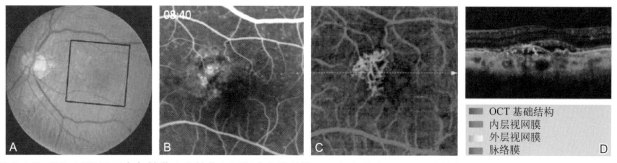

图2-1-7 SS-OCT显示老年性黄斑变性黄斑区新生血管的情况（灰色代表OCT基础结构，粉红色代表内层视网膜，黄色代表外层视网膜，红色代表脉络膜。图C黄色血管代表新生血管，与图B显示的渗漏位置相对应）

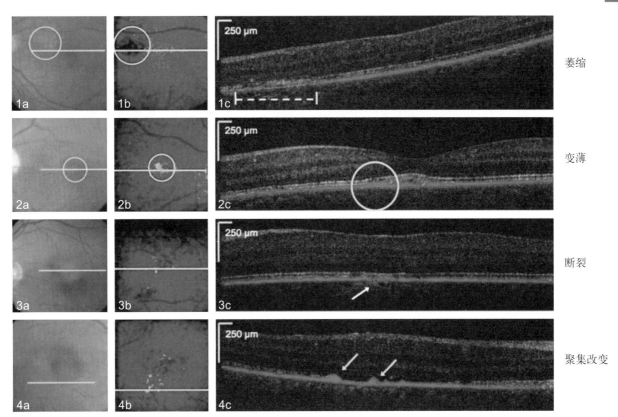

图 2-1-8　PS-OCT 清晰显示脉络膜的情况（1c. 萎缩；2c. 变薄；3c. 断裂；4c 聚集改变）

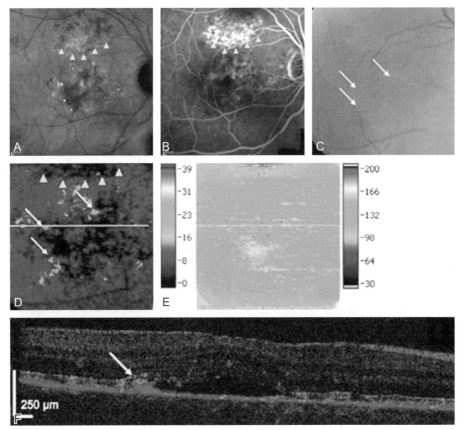

图 2-1-9　PS-OCT 清晰显示 CSC 渗漏部位脉络膜的情况（箭头所指均为渗漏）

A. ICGA；B. FFA；C. 眼底图像；D. PS-OCT RPE 厚度图；E. PS-OCT 视网膜厚度图；F. PS-OCT RPE 节段图

SS-OCTA 成像依旧是静态的，不能实现像 FFA 那样的动态捕捉，呈现不同时间的动态变化，尤其是在观察血管渗漏方面存在较大的缺陷。但是相信随着科技的进步，这些瑕疵和困难都会迎刃而解。如今是技术大爆炸时代，新时代的尖端技术和仪器的更新换代层出不穷。随着软件和硬件技术的进步，新时代的高精尖科技的应用，一些设备不断给我们带来惊喜。例如，拓普康的 DRI OCT Triton 的问世，扫描速度达到惊人的地步，据说有的已经达到每秒 40 万次的扫描速度，甚至向着每秒 100 万次的速度增长。此外，扫描深度的增加、波长的加长，使眼底情况一览无余。另外在扫描的范围上，早期的 3×3、6×6、9×9、12×12，甚至 24×24，均有可能得到长足进步。这些进步为 SS-OCTA 替代 FFA 提供了可能。现在在门诊应用 FFA 检查的人数日益减少，因为 OCTA 已经能提供足够的临床使用信息，尤其是在随诊的情况下能不限次数的检查并且无创，患者舒适度高，出具结果的速度较快，减少了患者的痛苦，同时减少了检查者的工作量，所以其前景是不可估量的（图 2-1-10，图 2-1-11）。

如今海德堡公司在技术上更上层楼，把眼前段 OCT 和后段 OCT 进行完美结合（图 2-1-12）。扫描仪的工作原理见图 2-1-13。3 种不同颜色的激光根据波长及穿透能力体现的不同，红色激光最深，绿色激光其次，蓝色激光最浅。

2. 炫彩眼底照片（multiple-color）　激光波长包括：①红激光（633nm），视网膜色素上皮层和脉络膜层信息；②绿激光（532nm），视网膜神经上皮层至视网膜色素上皮层信息；③蓝激光（488nm）玻璃体、视网膜交界面。

应用 OCTA 和炫彩眼底照片相结合对疾病进行分析及诊断。

我们应用以上检查方法可以对疾病进行综合分析，取其所长，弥补其短。图 2-1-14 ～图 2-1-16 为 3 个经典病例（息肉样脉络膜视网膜病变）PCV 的眼底照片、炫彩眼底照片、视网膜血管造影、ICGA、OCT、OCTA。

3. 超广角眼底照相及造影　超广角眼底成像术是一项新的眼底影像采集技术。传统眼底照相技术的成像范围聚集在后极部（包括视盘、黄斑及血管弓），对于中周部（赤道部以后）以远周部

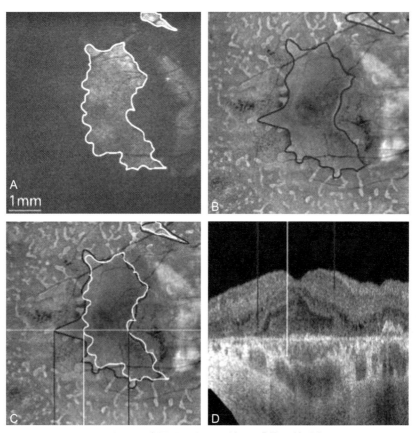

图 2-1-10　应用 SS-OCT 对视网膜情况的分析

R_1=4.12%	R_4=14.6%	R_1=3.79%	R_4=18.5%
R_2=5.12%	R_5=25.7%	R_2=4.77%	R_5=28.2%
R_3=9.05%	R_6=34.8%	R_3=12.3%	R_6=34.4%

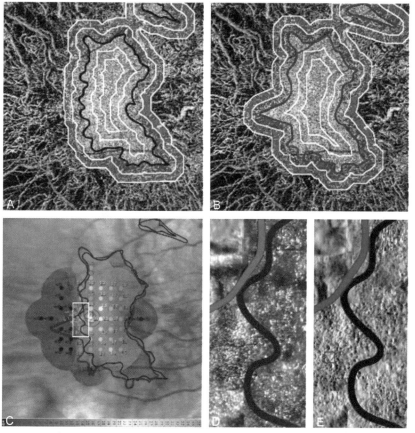

图 2-1-11   应用 SS-OCT 对视网膜情况的分析

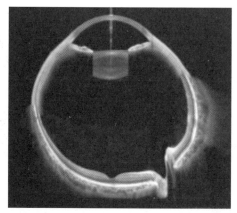

图 2-1-12   清晰显示 OCT 全景眼球图像（海德堡公司提供）

（赤道部以前至锯齿缘部分）的视网膜则无法成像。眼球正位一次成像可达赤道前部至锯齿缘范围的技术，称为超广角眼底成像技术。该技术已被广泛应用于多种眼底疾病，如糖尿病视网膜病变等的筛查、诊断和预后评估，使疾病的筛查、诊断

和治疗水平得到明显提高。

超广角眼底成像术是以激光共聚焦扫描检眼镜为基础。以 Optos 超广角激光扫描眼底检查技术为例，其成像原理如下。椭圆形有两个共轭焦点，从一个焦点反射的光线必然通过另一个焦点。超广角成像技术利用该原理，将激光扫描头和被检眼分别位于两个共轭焦点上，这样低能量激光光束即可射入瞳孔。随着激光扫描头精确而稳定的围绕共轭焦点旋转，视网膜仿佛被置于眼内的激光扫描头扫描，从而实现小瞳孔（瞳孔直径 2mm 及以上）下一次性扫描视网膜范围达 200°，为视网膜面积的 80%，可观察到涡静脉以前的视网膜远周部。从视网膜反射回的激光能量投射到椭圆镜面，通过同一扫描系统传入彩色探头转换频率后，转变成高分辨率的数字图像。

优点：小瞳孔照相下的全视网膜成像明显减少了检查的时间，检查的范围可以达到视网膜周

边部，弥补了我们应用普通的眼底检查设备不能查及的部分，可以行超广角视网膜血管造影，减少了误诊及漏诊的概率；同时明显缩短了检查的时间，配合较好的患者只需数秒就可以完成眼底检查，减少了由于检查给患者带来的痛苦；没有可见光线射入眼内，减少了原来由于光线带来的

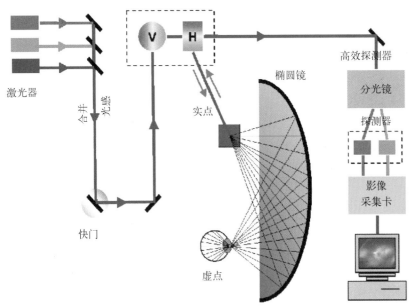

图 2-1-13　P200MA 扫描仪工作原理

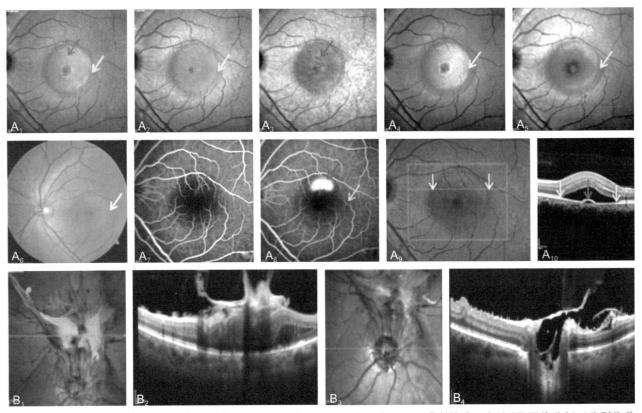

图 2-1-14　A. 41 岁急性中心性浆液性脉络膜视网膜病变患者的眼底照片、视网膜血管造影和 OCT 图像分析（分别为黄斑水肿表现出的形态，荧光渗漏 FFA 表现，局部视网膜不同层次的水肿及脱离表现）。B. 炫彩眼底照片显示视网膜前膜和 OCT 的图像，更加清晰地看出前膜的范围和视网膜被牵拉程度，绿色处为前膜牵拉最强部位
红箭头所指处为渗漏点；黄箭头所指处为浅脱离区

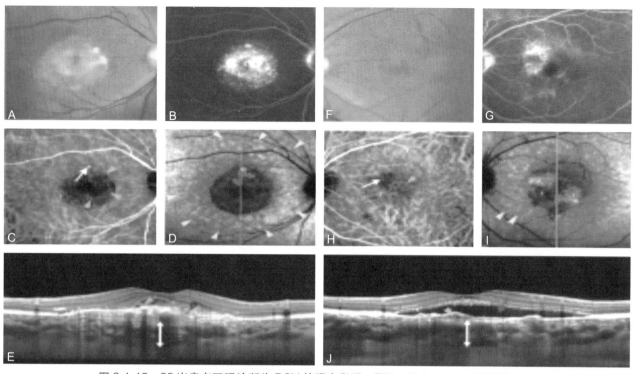

图 2-1-15　55 岁患者双眼诊断为 PCV 的眼底彩照、FFA、ICGA、OCT 的综合分析

A ～ E 分别为右眼 PCV 眼底彩照、FFA、早期 ICGA、晚期 ICGA、OCT；F ～ J 分别为左眼 PVC 眼底彩照、FFA、早期 ICGA、晚期 ICGA、OCT；箭头所指处为息肉状血管病变区

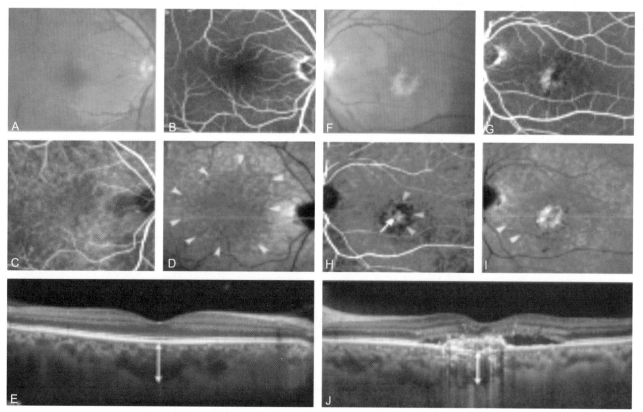

图 2-1-16　61 岁患者左眼诊断为 PCV 的眼底彩照、FFA、ICGA、OCT 的综合分析

A ～ E 分别为右眼正常眼底彩照、FFA、早期 ICGA、晚期 ICGA、OCT；F ～ J 分别为左眼 PVC 眼底彩照、FFA、早期 ICGA、晚期 ICGA、OCT；箭头所指处为息肉状血管病变区

不适感；大部分无须散瞳，减少了散瞳给患者带来的长达数小时的眩光及不能视近物的状态；减少了青光眼患者不能散瞳的弊端；对于眼底筛查工作更加省时省力；与传统的拼图眼底照相相比，图像更真实，在电脑上还可以对可疑位置进行放大查看细节，更能直观地了解眼底的整体情况。

缺点：设备价格不菲，基层医院不容易普及。检查费用昂贵，大部分患者无法长期进行检查（图2-1-17，图2-1-18）。

以脉络膜色素痣和脉络膜黑色素瘤为例，可见不同成像模式下的脉络膜色素痣和脉络膜黑色素的形态，见图2-1-19，图2-1-20。

现代医学科技的发展日新月异，并且交叉学科的研究也非常热门。多种眼底检查相结合，应用各种检查的优势共同为疾病的诊断和治疗提供帮助。有些眼底检查能同时进行，如FFA和

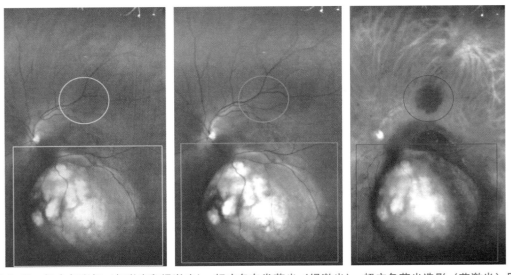

图 2-1-17　超广角彩超（红激光和绿激光）、超广角自发荧光（绿激光）、超广角荧光造影（蓝激光）图像

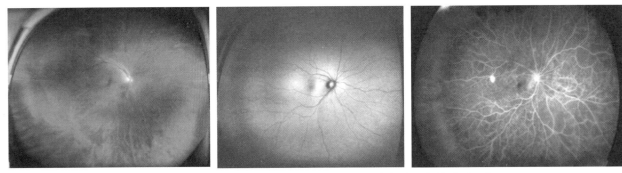

图 2-1-18　超广角彩超、超广角自发荧光、超广角荧光血管造影图像

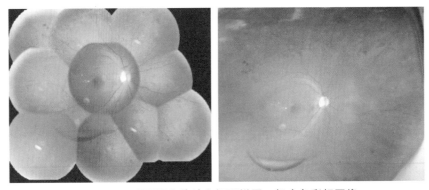

图 2-1-19　ETDRS 传统七视野拼图、超广角彩超图像

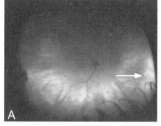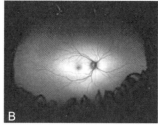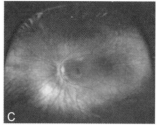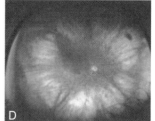

图 2-1-20　无虹膜患者超广角眼底照片

ICGA 同时进行，可以了解疾病在视网膜及脉络膜的位置和表现，减少了患者的检查次数，同时医师可以更加精确地了解病情。联合其他的检查如 OCT、OCTA 和炫彩 OCT 等，对于眼底疾病，可以从不同的层次及不同的部位更加精确地了解病变所处的位置、大小、深浅、范围及与周围组织的关系等，可视性更强，更易于与治疗后的变化进行对比。

第二节　中药配合抗血管内皮生长因子药物治疗眼底出血疾病应用前景

玻璃体注射抗血管内皮生长因子（vascular endothelial growth factor，VEGF）药物是极大改变眼科治疗领域最重要的发明之一。这类药物最初发明的目的是治疗老年性黄斑变性（senile macular degeneration，SMD），但是很快就被发现也可以治疗其他新生血管相关的眼科疾病。目前可以检索到的研究中，抗 VEGF 药物大部分是治疗 SMD 以外的疾病，如视网膜静脉阻塞、糖尿病性眼病、新生血管性青光眼、外层渗出性视网膜病变、早产儿视网膜病变、眼内肿瘤等。

1. VEGF 简介　VEGF 有 6 个等型：VEGF-A、VEGF-B、VEGF-C、VEGF-D、VEGF-E 和胎盘生长因子，其中 VEGF-A 活性最强。VEGF 的生理功能主要有：①能直接诱导血管内皮细胞进入有丝分裂阶段，促进新生血管形成。②增加血管内皮细胞的通透性，使血浆蛋白、纤维蛋白原等大分子物质溢出血管外，为新生毛细血管网的形成提供丰富的基质；刺激间质细胞转化为成熟的血管基质，从而加速血管生成；改变胞外基质，间接加速血管生成。③具有保护神经的作用。因可抑制神经元的凋亡，对视网膜神经有保护的作用。④抗血栓形成，保护血管。VEGF 诱导新生血管形成是很多眼科疾病的重要病理改变，由此对眼结构和功能造成的不可逆损害是重要的致盲因素。

2. 抗 VEGF 药物研究进展　从第一代抗 VEGF 药物哌加他尼钠（Pegaptanib，商品名 Macugen，美国辉瑞公司，2004 年 12 月获批）问世开始，抗 VEGF 药物更新换代迅速，目前我国临床治疗主要使用的 3 种药物为康柏西普、阿柏西普和雷珠单抗。因此对于眼科医师来说，了解这些药物的作用机制和不良反应非常必要，可在面对不同的疾病时能正确地选择药物。

（1）哌加他尼钠（Pegaptanib）：是一种人工合成的 RNA，是最早获批用于临床的抗 VEGF 药物，它可以特异性结合 VEGF-165，并阻断其生物活性，从而使其无法与 VEGF 受体结合，达到抑制新生血管产生的作用。2004 年 12 月于美国获批用于临床。

（2）雷珠单抗（Ranibizumab）：是瑞士诺华公司生产的抗 VEGF 眼科用药。它是人源化重组抗血管内皮生长因子单克隆抗体片段 Fab 部分，对 VEGF-A 的所有同源异构体都具有特异性和亲和力，可抑制血管内皮生长因子，从而抑制新生血管形成及血管的渗漏。其分子量小，对 VEGF 更有亲和力。2006 年获批用于临床。

（3）阿柏西普：是一种人类重组融合蛋白，对 VEGF 所有等型和胎盘生长因子都有效。其与 VEGF-A 的亲和力很高，在低浓度时也能起到阻断 VEGF 与受体结合的作用，达到增加注射间隔时间，减少注射次数的作用。2011 年获批用于临床。

（4）康柏西普（Conbercept）：与阿柏西普结构类似，区别在于康柏西普包含了 VEGF 受体 Ig

样区域，可以提高与 VEGF 的亲和力及结合速率，使药物在眼内的半衰期增长。2013 年获批用于临床。

3.中药联合抗 VEGF 药物治疗新生血管相关眼底疾病的应用前景

（1）湿性 SMD：SMD 是一种常见的致盲性眼病，世界上有 2000 万 65 岁以上的老年人的视力和生活质量因患病而下降。虽然湿性 SMD 的发病率低于干性，但占视力受损害的 SMD 患者的 90% 以上。湿性 SMD 的特点是色素上皮层下有活跃的新生血管，从而引起一系列渗出、出血、瘢痕改变。临床上分为 3 期。

1）早期（盘状变性前期）：中心视力明显下降，其程度因是否累及中心凹而异。Amsler 方格表检查阳性。于病灶相应处能检出中央暗点。

2）中期（突变期）：主要特征为黄斑部由于新生血管渗漏，形成色素上皮层和（或）神经上皮层浆液和（或）出血性脱离。视力急剧下降。

3）晚期（修复期）：渗出和出血逐渐被吸收，并被瘢痕组织所替代。此时视力进一步损害。眼底检查见有略隆起的团块或不规则的白色斑块（血肿吸收过程中呈红黄色）。斑块位于视网膜血管下方。在斑块表面或其边缘通常可见出血斑及色素斑。在部分病例中，当出血及渗出被瘢痕替代之后，病变并不就此结束，而是在瘢痕边缘处出现新的新生血管，然后再次经历渗出、出血、吸收、瘢痕过程。如此反复，使瘢痕进一步扩大。因此，对这类患者进行长期追踪观察是十分有必要的。

（2）视网膜静脉阻塞：视网膜静脉阻塞（retinal vein occlusion，RVO）并发黄斑水肿（macular edema，ME）是引起患者视力下降的主要原因。RVO 是由于视网膜动静脉管腔狭窄和舒张限制，造成血液流通受阻，或血管发生血栓栓塞所引起，但其引起并发黄斑水肿（ME）的机制尚不明确，普遍接受的研究结果由黄斑区血 - 视网膜屏障功能损害引起，且合并多种机制。静脉阻塞使血液回流不畅，导致毛细血管无灌注，血管周边组织视网膜色素上皮（retinal pigment epithelium，RPE）细胞功能损害缺血，此时 VEGF 释放，通过改变血管通透性产生黄斑水肿。

（3）糖尿病视网膜病变（diabetic retinopathy，DR）：是糖尿病（diabetes mellitus，DM）最严重的并发症之一，是导致患者双眼盲的最主要原因，而黄斑水肿则是 DR 最常见的并发症，也是糖尿病患者视力损害和致盲最严重及主要的原因。DR 早期，由于人体内代谢紊乱引起微血管功能改变，导致视网膜血管发生扩张，周细胞变性及消失，内皮细胞损伤，进而血—视网膜屏障遭到破坏，血管通透性增加，内皮细胞的被动渗漏远大于色素上皮细胞的主动转运，而使血浆内白蛋白及水分等在黄斑区积存，进而发生糖尿病性黄斑水肿（diabetic macular edema，DME）。

在临床工作中常可见到部分患者的糖尿病视网膜病变并不严重（Ⅰ～Ⅱ期），但黄斑区已明显水肿伴渗出、出血，视力已受到明显损害。另外一部分患者糖尿病视网膜病变比较严重（Ⅴ～Ⅵ期），视网膜纤维增殖明显，甚至周边部出现局部性牵拉性视网膜脱离，但黄斑区相对较好，没有出现明显的水肿、渗出及出血，视力相对未受到明显损害。

糖尿病引起的眼底病变包含黄斑区和周边视网膜，其主要机制有：①血 - 视网膜屏障被破坏，毛细血管通透性改变，渗漏增加，导致 DME，这些病理变化的诱因是 VEGF，促进 VEGF 表达的病因是高血糖和局部视网膜缺氧。VEGF 的高表达促进血管生成素 2（angiogenin-2，Ang-2）增多，参与形成视网膜新生血管，最终可引发增殖性糖尿病视网膜病变（proliferative diabetic retinopathy，PDR）。②视网膜血管收缩紊乱，DR 患者视网膜缺氧发生调节性动脉扩张，动脉压下降，静脉及毛细血管内静脉压增大，发生血管泄漏，导致黄斑水肿。使用抗 VEGF 药物对糖尿病性黄斑水肿进行治疗已开展多年，疗效显著，安全性好，不良反应少，优于传统的格栅样光凝和糖皮质激素治疗。

此外，抗 VEGF 药物治疗糖尿病性眼病的另一个重要用途是玻璃体切割术前注射，消退眼底新生血管，降低术中出血的风险，使视网膜表面纤维化易剥离，缩短手术时间，改善预后。现公认术前最佳注射抗 VEGF 药物时间为术前 3～7d。时间过短则药物作用无法彻底发挥，时间过长则导致纤维化收缩加重牵拉。

（4）新生血管性青光眼（neovascular glaucoma，NVG）：是一组以虹膜和房角新生血管为特征的难治性青光眼。其病因主要是视网膜缺血、炎症或手术外伤等，近 70% 继发于 CRVO 和 DR。近年来对 NVG 的研究表明，VEGF 在其形成机制中担任重要角色。正常眼中含有微量 VEGF，但在眼底疾病导致的缺血缺氧状态下，VEGF 会过量表达，在虹膜和房角产生新生血管。NVG 初期的新生血管不会影响小梁网的滤过功能，也不会导致眼压升高，即此时为青光眼前期。虹膜新生血管长入小梁网时，会同时形成新生血管膜，开始影响小梁网的正常滤过，使房水外流受阻，眼压升高，此时房角尚未关闭。随着病情进一步发展，新生血管膜收缩，虹膜完全前粘连，房角完全关闭，眼压升高，发展为 NVG，对患眼的结构和功能造成极大损伤。VEGF 作为产生 NVG 的重要因素，在 NVG 患者房水中的含量分别是原发性开角型青光眼 (primary open angle glaucoma, POAG) 和白内障患者 VEGF 含量的 40 倍和 113 倍，因此使用抗 VEGF 药物治疗 NVG 是切实可行的。临床研究证明，抗 VEGF 药物对 NVG 具有较好的治疗效果，其作用机制为抑制 VEGF 诱导眼前节形成新生血管，起组织房角关闭、眼压升高的效果，使虹膜新生血管快速消退，还可以减轻青光眼导致的角膜水肿，为下一步的手术治疗创造条件。

(5) 外层渗出性视网膜病变 (Coats 病)：为男性儿童出现的单眼发病的视网膜毛细血管扩张和视网膜渗出，自然病程常持续发展至失明，甚至眼球萎缩，并且发病年龄越小，病程进展越快，因此应进行积极的治疗。

Coats 病的病理改变包括两个方面：①血管内皮增厚，内皮屏障被破坏，血管通透性改变，液体渗出并留在血管周围组织中形成水肿。血管内皮屏障的病理改变继续发展可导致血管内大分子物质形成硬性渗出。②异常的周细胞和内皮细胞引起异常的新生血管形成和引发动脉瘤，血管闭合形成无灌注区造成缺氧状态，诱发 VEGF 高于正常的表达。有研究证实，Coats 病患者眼内 VEGF 含量明显高于正常人，临床使用抗 VEGF 药物联合视网膜光凝、冷冻等方法治疗 Coats 病能取得良好疗效，抗 VEGF 药物可以减少渗漏，促进水肿液吸收，消退新生血管，避免发展为 NVG。但是目前有关抗 VEGF 药物治疗 Coats 病

的时机及剂量并未达成共识，仍然处于探索观察阶段。

Coats 病归属中医学"视瞻昏渺"范畴，其病因为痰湿困脾，水饮内停，治疗当以健脾渗湿为主。王燕等运用中医辨证理论，以健脾渗湿为主，佐以疏肝解郁或温补肾阳治疗 Coats 病患者，除 2 例眼底病变较严重患者外，其余均有不同程度好转。

(6) 早产儿视网膜病变 (retinopathy of prematurity, ROP)：是一种发生于早产儿和低体质量儿的增生性视网膜病变，其发病机制主要有两种：①早产儿眼内相对高氧使正常视网膜血管提前停止发育；②视网膜血管停止发育后，眼球继续发育，无血管视网膜区域增多，形成缺氧环境。有研究认为，不同于传统的激光、冷冻疗法，抗 VEGF 药物可特异性阻断异常血管纤维化，不影响正常视网膜，对视力预后有帮助。也有学者认为，抗 VEGF 药物不能抑制纤维化，可能会引起牵拉性视网膜脱离。还有报道称，早产儿视网膜病变接受 Bevacizumab 眼内注射后血液中可测出 VEGF 水平明显下降，因抗 VEGF 药物可作用于正常血管或异常新生血管，所以该类药物可能影响早产儿全身发育。目前，该病是否应该应用抗 VEGF 药物仍存在争议。

(7) 视网膜血管瘤病 (VHL 病)：是一种常染色体显性遗传疾病，表现为多器官、多系统的良性或恶性肿瘤，其中视网膜血管瘤通常是 VHL 病最常见的，也是最早出现的表现。常规的光凝和冷冻治疗难以作用于靠近视盘或体积较大的肿瘤，因此需要从别的机制入手研究，寻找新的治疗方法。VHL 患者缺乏 VHL 肿瘤抑制蛋白，使缺氧诱导因子无法正常降解，在缺氧状态下 VEGF 高于正常表达，导致新生血管形成。一些临床工作者探究应用抗 VEGF 药物治疗视网膜血管瘤，有研究声称抗 VEGF 药物可以减少血管瘤渗出，减少视网膜厚度，但无法缩小血管瘤体积，且研究多因血管瘤病情进展继发牵拉性和孔源性网脱而终止，因此目前可参考的临床研究结果较少，讨论抗 VEGF 药物治疗血管瘤的作用和治疗方案需要更多的临床研究。

4. 中药联合抗 VEGF 药物治疗对其他促进新生血管生成因子的改善作用　临床实践表明单独

使用抗 VEGF 药物的效果很多时候并不理想，常需配合其他治疗手段一起使用，说明眼底新生血管形成原因复杂，作用因子也不止 VEGF 一种。研究表明，炎症在新生血管形成中的作用在逐渐受到重视，Toll 样受体 3（Toll-like receptor 3，TLR3）信号通路所介导的炎症反应可使视网膜血管中的白细胞发生聚集黏附，破坏血—视网膜屏障，引起慢性血管损伤及 CNV 形成。当归补血汤可以减轻血管内的炎症反应，其中当归的主要有效成分阿魏酸和当归多糖具有抗氧化、清除自由基、保护血管内皮完整性的作用。白芍总苷可有效降低 IL-6、IL-8、TNF-α 表达量。而梓醇抗炎的作用则是通过抑制 NF-κB 激活来实现。墨旱莲能起到抗炎、止血、抗氧化、调节免疫的作用。牡丹皮、薏苡仁则可以增强机体免疫力，抑制炎

症因子分泌，保护血管。这些药理学机制都可以配合抗 VEGF 药物来治疗眼底新生血管疾病。

5. 抗 VEGF 药物联合中药临床应用前景　抗 VEGF 药物自问世以来便受到眼科医师的青睐，不断发展它的用途，在各种眼科新生血管相关疾病的治疗中发挥作用，而影响推广抗 VEGF 药物使用的主要原因有价格因素和依赖序贯注射。近年来，随着各种抗 VEGF 药物获批适应证逐渐增多，并纳入医保范围，使得患者需要自己承担的费用比例及推广使用的难度明显降低。另外，尝试探索中西医结合，重视中药与抗 VEGF 药物配合使用的研究者也证明这种治疗方案在很多疾病上表现出了独特的优势，中西医结合的治疗思路有进行临床推广的价值，抗 VEGF 药物联合中药临床应用的前景非常广阔。

第三节　眼科激光治疗眼底疾病的发展趋势

眼科激光由原来的半导体、红激光、绿激光发展到现在的多波长激光和多点激光，以及已经用于治疗黄斑疾病的微脉冲激光。治疗眼底黄斑病变的方法还有 PDT、TTT 等，但是由于机器和价格的原因在大部分医院还不能很好地开展。

眼底病是眼科常见多发疾病，类别繁多，发病率高。激光治疗眼底疾病疗效明显，甚至对于某些眼底病，激光治疗已经成为首选。其中多波长眼底激光治疗仪是临床使用较多的激光治疗设备之一。它集成了 3 种波长的激光（黄光、红光、绿色）于一身，可在红、绿、黄 3 种波长的激光之间瞬间切换且无时间滞后。能够满足各种眼底病的激光治疗，具有简单、迅速、微创、有效的

特点，是其他治疗方法不能取代的技术，是全球公认的眼底病激光治疗的金标准（图 2-3-1）。

1. 多波长眼底激光治疗仪　是一种可发出红、绿、黄 3 种波长的激光，从而对眼底病进行治疗的激光治疗设备。多波长眼底激光治疗仪的固态激光掺钕钇铝石榴石晶体有 3 条高吸收谱线，通过选频技术，分别可获得 106nm、1123nm、1319nm 的红外激光输出，再利用倍频技术，得到绿色 523nm、黄色 561nm、红色 659nm 的可见光输出。而眼底组织对不同波长激光的吸收率不同，临床上利用这些特点，可以选择不同颜色的激光治疗不同的疾病，例如，①黑色素和血红蛋白对绿光吸收比较强，可以利用这个特征选择绿光进

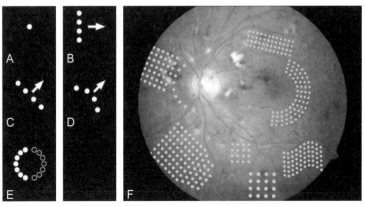

图 2-3-1　糖尿病视网膜病变激光示意图

行激光光凝。②黄斑区部位对黄色基本不吸收，可以选择对黄斑周围部位进行治疗，避免激光误伤黄斑导致视力受损。③血红蛋白对红光吸收率低，那么红光对血液的穿透性高，对于玻璃体积血的患者，可以选择红光进行眼底光凝。

临床应用如下。

（1）糖尿病视网膜病变：可以通过光凝封闭微血管瘤、视网膜无灌注区及新生血管而达到防止病变进展的疗效（图2-3-2，图2-3-3）。

（2）视网膜血管病变：如视网膜静脉阻塞。

（3）中心性浆液性脉络膜视网膜病变：通过封闭渗漏点而达到治疗作用，可明显缩短病程。

（4）脉络膜肿瘤：如血管瘤、黑色素瘤等，光凝可以促进肿瘤的萎缩、消退（图2-3-4）。

（5）视网膜裂孔的光凝封闭和视网膜浅脱离及手术后复位不全的治疗，可防止其进一步脱离和促进视网膜复位（图2-3-5）。

多波长眼底激光治疗仪的优点与单一波长激光治疗仪相比，具有以下优势。

（1）能够克服眼屈光介质混浊的障碍。

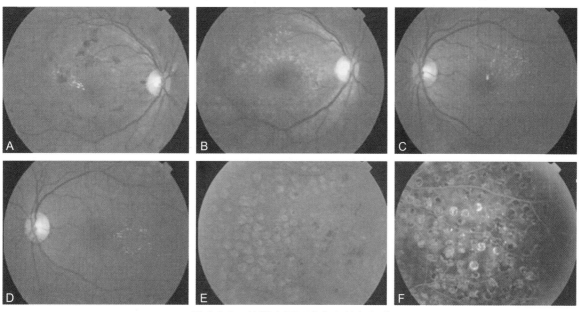

图2-3-2 糖尿病视网膜病变激光术后

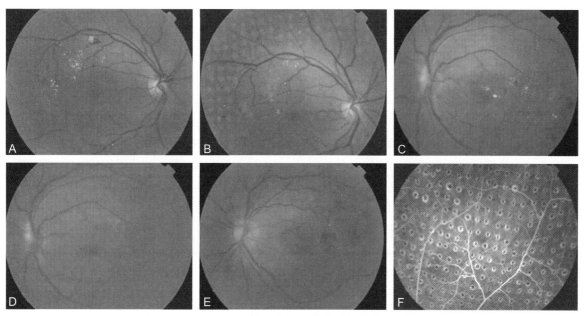

图2-3-3 糖尿病视网膜病变激光术后

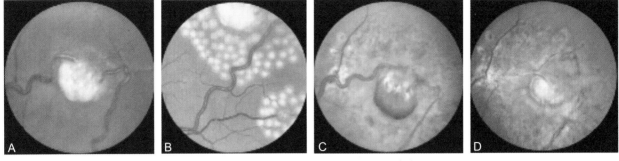

图 2-3-4　血管瘤激光前后，图 D 显示血管瘤变小

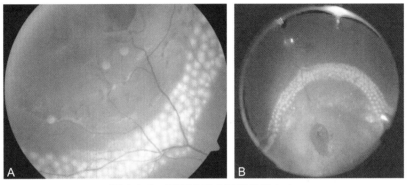

图 2-3-5　视网膜裂孔周围的激光斑

（2）针对不同病变组织对不同的颜色光吸收特性，选用不同波长的激光进行治疗，可提高治疗效果，降低对组织的损伤，扩大了眼科临床的诊疗范围。

（3）对病灶部位更精确，正常组织损伤更小，具有更高的安全性。

青光眼是一种进行性、退行性的视神经病变。管理眼压在青光眼护理中起至关重要的作用，因为它是唯一可以改变这种疾病发展的因素。目前，青光眼治疗为局部用药，切口引流手术，激光治疗。在大多数情况下，局部用药是最初的干预，为了降低眼压，患者需要对药物有较好的依从性，并且药物必须有效。随着青光眼的进展，滤过手术有时是必要的，以控制眼压和保持残余视神经的完整。虽然青光眼滤过术后降低眼压有积极的结果，但长期的并发症风险，如眼内感染、与眼泡相关的并发症和低眼压仍然值得关注。微脉冲（Micro Pulse）经巩膜环光凝术在治疗多种青光眼类型中显示出良好的疗效和安全性，且对视力的威胁较小。

2. 眼科界微创新武器　近年来，随着社会经济快速发展，我国糖尿病患病率也明显升高，糖尿病视网膜病变是重要的致盲性眼病之一，而糖尿病黄斑水肿是糖尿病视网膜病变视力损害的主要原因。微脉冲激光是阈值下能量治疗视网膜病变的一种全新手段。微脉冲激光治疗糖尿病黄斑水肿在临床应用上已取得明显的进展。本文简要介绍一下微脉冲激光。

（1）微脉冲激光的概念：微脉冲是一种短促高频的重复脉冲激光——在一个完整的激光曝光过程中包含了一系列微小可重复的"开关"脉冲。单个脉冲时间（T）包括激光作用时间（ON）和间歇时间（OFF），在激光作用时间时，RPE 细胞吸收激光，将激光光能转化为热能；在间歇时间时，RPE 细胞将吸收的热能进行局部扩散，热能的散播与脉冲时间相关，激光时间越短，热量传播距离越近，对周围组织的损伤越小。

（2）微脉冲激光的优点：传统的黄斑区激光光凝存在一定的术后并发症的风险，其中包括脉络膜新生血管、视网膜下纤维化、对比敏感度下降、激光瘢痕逐渐增大、视力下降、疼痛等。而微脉冲激光的主要作用范围局限在视网膜色素上皮细胞，对邻近组织损伤小，治疗区视网膜不产生肉眼可见的激光斑，也不会产生视网膜和脉络膜的任何瘢痕，减小了出现脉络膜新生血管等并发症的风险。临床研究中发现，行微脉冲激光治疗，患者疼痛的发生率明显降低。阈值微脉冲光凝比常规黄斑光凝更有效治疗糖尿病黄斑水肿的同时，也更好地保护了患者的视功能。

微脉冲激光作为一种新技术正逐步进入临床治疗，其具有损伤小、反应轻、视功能保护好、无疼痛、无闪光等特点，在临床应用中显示出独特的优越性。

3. 光动力疗法（photodynamic therapy，PDT）是利用光动力效应进行疾病诊断和治疗的一种新技术。其作用基础是光动力效应。这是一种有氧分子参与的伴随生物效应的光敏化反应。其过程是，特定波长的激光照射使组织吸收的光敏剂受到激发，而激发态的光敏剂又把能量传递给周围的氧，生成活性很强的单态氧，单态氧和相邻的生物大分子发生氧化反应，产生细胞毒性作用，进而导致细胞受损乃至死亡。到目前为止已有多个医院在临床上采用光动力疗法对肿瘤进行诊断和治疗，此外还有很多其他单位正在进行这方面的研究，如喜泊分是可用于肿瘤诊断和治疗的光敏剂，艾拉可用于治疗尖锐湿疣痤疮、鲜红斑痣（海姆泊芬）等。

光敏剂是能吸收和重新释放特殊波长的卟啉类分子，具有四吡咯基结构。第一代光敏剂有血卟啉衍生物（HpD）、二血卟啉酯（DHE）。光敏试剂静脉注射后，组织内分布最高在肝，其次为脾、肾上腺、膀胱、肾及皮肤。体内排除的主要途径是肠道，尿排除量仅为 4%。在肿瘤、皮肤及网状内皮系统包括肝、脾等器官内存留时间较长。体内半衰期 100h 以上。从肿瘤内清除较从正常组织中清除慢，最大的肿瘤 / 正常组织浓度比见于 48 ～ 72h。

光敏剂常静脉注射。如用光敏试剂，剂量为 1.5 ～ 2.0mg/kg，48h 后，在内镜下用 630nm 红色激光照射癌肿。光敏剂也可局部给予。如果应用 5-ALA，则可口服，该物质为前药，在体内转化为光反应性初卟啉 IX 衍生物（PP IX）。光敏剂能直接渗入细胞膜内，而不进入细胞核内。新生物组织对光敏剂优势摄取，并较长时间滞留其内。某些肿瘤如脑瘤，光敏剂的肿瘤 / 正常组织浓度之比达 12：1。光敏剂被肿瘤选择性摄取的机制不甚清楚，可能有：① HpD 和光敏试剂与血清白蛋白和脂蛋白尤其是低密度脂蛋白（LDL）相结合，由于肿瘤细胞较正常细胞具有更多的 LDL 受体，因此光敏剂通过 LDL 受体介导可较多地进入肿瘤细胞；②卟啉类可被动地弥散进入细胞，而弥散效率与细胞外 pH 有关，pH 越低弥散效率越高。肿瘤组织代谢加速，以致其细胞外 pH 比正常组织低，卟啉类进入瘤细胞的也较多。

照射光常采用可见红光。大多数光敏剂能强烈吸收 630nm 或长于 630nm 的光。激光是最方便和可携带性光源，具有凝聚性（coherent）和单色性，即产生高能量的单一波长的光波，输出功率可被精确调控，能直接通过纤维光缆，引入中空器官和深在肿瘤内。二极管激光比金属蒸汽激光或色调（tuned-dye）激光便宜，可携带，因此常采用。治疗时间与光敏剂吸收光能力和光传递能量给氧的效力有关。作用机制如下。高氦氖激光器与半导体激光器的输出光谱明显不同。氦氖激光器是气体激光器，其输出功率全部集中在 632.8nm 这一谱线的很窄范围内。而半导体激光输出通常是多谱线，每条谱线的线宽也比氦氖激光宽得多，半导体激光输出光谱范围也比氦氖激光器的输出光谱范围宽得多，而光酸剂只对一定波长范围（如 630nm ± 3nm）的激光才能起光动力作用。也就是说，半导体激光输出通常除了那些有用的激光能量（如 630nm ± 3nm），还包括其他波长的激光能量，半导体激光的有效率降低，从而影响疗效。而氦氖器作为光动力最佳光源，具有成本低、技术成熟、使用寿命长、功率稳定等优点。而我国在第九个五年计划期间已经拥有了具有国际领先、自主知识产权的 500mW 以上的大功率氦氖激光器。

不同光敏剂的光物理和光化学特性差异很大，但是产生光敏效应的途径相似。光敏剂在吸收了合适波长的激活光线后，从基态转变为激活的单线态，再与氧发生反应，产生高活性单线态分子，后者与氧分子发生反应，产生激发态反应性单态氧（activated singlet oxygen），再与邻近的分子（如氨基酸、脂肪酸或核酸）相互反应，产生毒性光化学产物。直接的细胞毒性和局部的微血管损伤导致癌细胞凋亡和坏死。有证据提示 PDT 尚能启动抗肿瘤免疫反应。

眼科 PDT 主要可以治疗眼内肿瘤和其他一些视网膜病变，如老年黄斑变性、病理性近视（pathologic myopia，PM）及中心性渗出性脉络膜视网膜病变、CSC（图 2-3-6）。

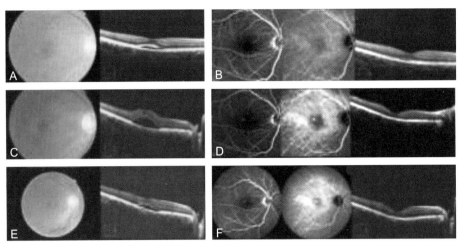

图 2-3-6　PDT 治疗 CSC 后患者黄斑区水肿消退

与手术、化疗、放疗等常规治疗手段相比，光动力疗法具有以下重要优点。

（1）创伤很小：进入组织的光动力药物，只有达到一定浓度并受到足量光辐照，才会引发光毒反应杀伤肿瘤细胞，是一种局部治疗的方法。人体未受到光辐照的部分并不产生这种反应，人体其他部位的器官和组织都不受损伤，也不影响造血功能，因此光动力疗法的毒副作用是很小的。

（2）选择性好：光动力疗法的主要攻击目标是光照区的病变组织，对病灶周边的正常组织损伤轻微，这种选择性的杀伤作用是许多其他治疗手段难以实现的。

（3）适用性好：光动力疗法对不同细胞类型的癌组织都有效，适用范围宽；而不同细胞类型的癌组织对放疗、化疗的敏感性可有较大的差异，应用受到限制。

（4）可重复治疗：癌细胞对光敏药物无耐药性，患者也不会因多次光动力治疗而增加毒性反应，所以可以重复治疗。

（5）可姑息治疗：对肿瘤晚期患者，或因高龄、心肺肝肾功能不全、血友病而不能接受手术治疗的肿瘤患者，光动力疗法是一种能有效减轻痛苦、提高生活质量、延长生命的姑息性治疗手段。

（6）可协同手术提高疗效：对于某些肿瘤，先进行外科切除，再施以光动力治疗，可进一步消灭残留的癌细胞，减少复发概率，提高手术的彻底性；对于其他肿瘤，有可能先做光动力治疗，使肿瘤缩小后再切除，扩大手术的适应证，提高手术的成功率。

（7）可保护容貌及重要器官功能：对于眼内肿瘤如视网膜母细胞瘤，应用光动力疗法有可能在有效杀伤癌组织的情况下，尽可能减少对发病器官上皮结构和胶原支架的损伤，使创面愈合后容貌少受影响，保持器官外形完整和正常的生理功能。

（8）治疗时间短：由于光动力治疗的创伤轻微，毒副作用很小，治疗后患者恢复迅速，住院时间缩短。

（马　伟　马高恩　黄雄高　解孝锋　张仁俊）

第3章 现代中医眼底病诊疗新进展

第一节 重视整体观审证求因在眼底病的临床价值

一、整体观

整体观，即整体是由各个要素组成，但是要素与要素之间、要素与整体之间是不可分割的。因为要素与要素之间、要素与整体之间有内在的联系，相互作用，所以要素与要素之间组成的功能大于整体的功能，所以整体的功能不是简单的相加之和。中医学的整体观，即人体是一个有机整体，人与自然环境具有统一性，人与社会环境具有统一性。中医学认为，当事物处于整体中，即属于这个整体的一部分，那么在分析这个事物时，必然要从整体的角度和事物自身的角度对其进行分析。中医学运用整体观念建立了藏象、经络等生理学模式，以及阴阳失调、邪正盛衰等病理学模式。中医学把生命活动作为一个整体运动变化的过程来认识。在形态结构上，认为人是以五脏为中心，通过经络系统把六腑、五体、五官、九窍、四肢百骸等全身组织器官联络成一个有机整体，并通过气、血、精、津、液的作用，完成机体统一的生命活动。《灵枢·五癃津液别》说："五脏六腑，心为之主，耳为之听，目为之候，肺为之相，肝为之将，脾为之卫，肾为之主外。"中医学认为人体的各个脏腑器官都是相互协调合作的，任何一脏一腑、一官一窍的活动都是生命机体功能不可分割的一部分。机体中的任何功能活动都是建立在与其他功能相联系的基础之上，每一个脏腑组织的正常功能活动，既有赖于又有利于其他脏腑组织的正常功能。在分析疾病的病理机制时，中医学也重视局部与整体的统一，既重视局部病变和与之直接相关脏腑的关系，又注重病变与其他脏腑之间的关系，以便揭示脏腑间的传变规律，找到临床治疗的最佳方案。几千年来，中医学在临床实践与基础理论的发展中，始终坚持和贯彻整体观，整体观是中医思维方法最本质、最基础的内容。

二、审证求因

"审证求因"，探求病因的方法，源自周易、黄老学说的朴素系统论，在朴素系统论的指导下运用东方哲学特有的意象思维方法——取类比象，司外揣内，以譬尽意，归纳得出一个动态机制的抽象即病机。"审证求因"是构建中医学的核心思想，这一核心思想统率着中医学的阴阳、藏象、经络、摄生、病态、治则及临证治疗等诸方面，也规范着中医临床思维模式的属性。它以"观物取象"进而"象以尽意"的模式凸显意象思维和类象逻辑的特色，其本质具有发生学的属性，集中体现在其运动观、整体观及平衡观。中医学在探求疾病病因时注重人体内外的整体联系性，通常将病因作形象化的类比，而不太注重用逻辑分析思维去探求具体的实体物质，始终重视疾病的动态变化性来求因。《素问·至真要大论》中提到治病"必伏其所主，而先其所因"的总纲，审证求因的探病方法就是在恪守这一原则的基础上发展起来的。另外，"审证求因"还与《灵枢·外揣》中提到的"司外揣内"这一中医学特有的认知方法密切相关。除此之外，《素问·至真要大论》中提到的"病机十九条"，充分显示出通过疾病的临床表现寻求致病病邪及病位对于把握疾病本质，即"审证求因"之"因"的重要性。张仲景在《伤寒杂病论》中谓："观其脉证，知犯何逆，随证治之"，就是"审证求因，审因论治"的本来含义，强调辨证以求其因，据因论治。需要注意的是，中医学的病因是通过"审证求因"推求出来的。我们唯有在整体观的指导下，运用"审证求因"推求病因的方法，以各种病证的临床表现为依据，通过分析疾病的症状、体征来推求病因，才能准确无误地把握疾病的病因、疾病的本质，以利于更好地指导临床施治。

三、眼底病辨证重视整体观审证求因

眼和全身是局部与整体的关系，但眼球具有独特的调节血液循环和神经支配功能，有完善的屏障结构。在整体调控的基础上显现出眼的自身特点，局部的异常亦可引起眼病。眼底病辨证论治要整体和局部两方面相结合进行分析。

（一）整体因素

对于全身病的眼部症状和机体免疫功能失调，以及老年性退行性病变等全身功能异常引起的眼病，整体因素起主导作用，要辨析虚实寒热、脏腑盛衰对眼底病发病的影响，明确整体对局部的制约作用。

1. 气血功能失调　历来眼科十分重视气血辨证，"气血营阴阳"，即气血是维护脏腑阴阳平衡、升降功能的基础，亦是发挥视觉功能的基础，整体讲气血，局部亦讲气血，气血盛衰集中体现了整体和眼部的状况，直接影响辨证和治疗。

气虚：久病，年老体弱，饮食失调，元气不足，神疲乏力，懒言少气，动辄气短，面色少华，纳呆，自汗，血症。引发络脉空虚，血行迟缓，或水湿停滞。

气滞：情志不遂，饮食失节，肝脾气机失调，胸胁胀痛，嗳气叹息，情怀抑郁。引发络脉瘀滞，目窍闭塞，肝管不通，五风内障。

血虚：失血过多，脾胃虚弱，生血不足，面白少华，眼睑、爪甲淡白，头晕眼花，心悸健忘，失眠多梦，手足麻木。引发络脉失养、挛急、虚损。

血瘀：阳气虚弱，动无力，气机郁结，疏泄不利或寒凝血脉，血行不畅，局部疼痛，痛如针刺，面色黧黑，口唇青紫，瘀斑，出血。引发络脉瘀滞，纡曲蛇行，血溢络外。

血热：君相火旺，邪热入血，面红目赤，心烦易怒，出血鲜红。引发热伤络脉，出血、渗出。

2. 脏腑阴阳失衡　脏腑辨证是临床辨证方法中十分重要的一种。因为各种病症最终要确切辨明病位，病性通常要落实到脏腑。有些眼底病是全身性疾病或综合征中的眼部表现，是脏腑病证的一个部分，脏腑辨证也概括了眼病的辨证，而有些眼底病仅出现眼部症状，缺乏典型的脏腑病证，则要重视机体的素质（内环境）和眼病的关系，要重视内生六气对发病的影响。内生六气是脏腑功能失调后造成化风、化燥、化湿、化热（化火）、化寒的结果。对眼病而言，是脏腑功能失调后经脉循行路线上的病变，不同于本脏病变，是"是动病"而不是"所生病"，所以虽然不出现脏腑病证，但内生六气形成了眼病发生的条件，同气相求，引起某些眼病发生或引起复发。

风气内生：其病在肝，情志不舒、肝气郁结化火，风自内生；或阴虚，水不涵木，虚阳上扰，风自内生。易引起眩晕、昏厥、抽搐、震颤、麻木、口眼㖞斜，在眼引起眼底络脉挛急，视力锐减，一过性黑矇。

寒从内生：其病在脾、肾，肾阳不振，脾肾阳虚，水湿不化，吐泻腹痛，手足逆冷，冷汗自出，在眼引起视物模糊，视物变形，视网膜水肿，黄斑水肿，视盘水肿。

湿邪停滞：其病在肺、脾、肾，肺失宣发、脾运不健、肾阳蒸化乏力，体内水谷津液运化转输受阻，聚而成湿，成痰，成饮，积而成水，食欲不振，腹泻腹胀，小便少，下肢浮肿，在眼引起视物模糊，视物变形，视网膜水肿、黄斑水肿。

津伤化燥：其病在肺、胃、肝、肾，津液阴血亏耗，口干咽燥，心烦燥热，大便结而小便少，眼干涩昏花，眼底色素紊乱，色素脱失或堆积。

火热内扰：其病在心、肝、肺、肾，内火分虚实，阴虚火动属虚；心火炽盛，肝火亢盛，阳盛属实，五心烦热，两颧潮红，潮热盗汗或烦躁失眠，口舌生疮，胸胁灼痛，梦遗失精，在眼引起视力骤降，视盘充血，视网膜血管充盈纡曲，眼底出血。

（二）局部因素

局部因素即眼部因素，主要有眼部脉络的形态和气血津液循行失常，以及病理产物结滞引起的继发性病变。

1. 络脉病变　目络空虚：血虚，络脉失充，目络及其周围组织失养，引发退变、萎缩。症见视盘色淡或有水肿，视网膜血管细，视网膜水肿，黄斑缺血。目络挛急：肝阳上亢，肝风内动，情绪刺激。症见视物模糊，视网膜动脉痉挛，粗细不均，视网膜水肿。目络结滞：气血循运不畅。症见视力锐减，眼胀痛，视盘色红边不清，视网膜静脉纡曲扩张，视网膜水肿、出血、渗出，黄斑水肿，黄斑囊样水肿。热蕴目络：热邪伤络或邪结郁久化热。症见视力减退，视盘色红边不清，视网膜血管充盈扩张，静脉呈紫红色，视网膜出血、渗出，视网膜浆液性脱离，玻璃体混浊。目络闭阻：热伤目络或目络结滞日久，引起目络自身失养症见形态病变，视力下降或视野缺损，血管呈白线状或有白鞘，视网膜缺血，新生血管。

2. 邪结因素　郁火：气郁化火，血瘀化火，火伤目络动血，引起视力下降，视盘瘀血，眼底反复出血，玻璃体混浊。痰湿：气机不利，液凝为痰，气热则水浊壅结成痰，引起视网膜水肿、渗出，视网膜脱离，玻璃体混浊。瘀血：血郁络瘀，离经之血不化而成痰，视网膜络脉膜出血色暗，色素沉着，瘀血阻碍气血循行，引起恶性循环，"血不利化为水"，引起视网膜水肿，"血余化为痰"，痰瘀互结，形成斑块。

眼底病由于病位的特殊性，在发病时可表现出专科特色，如糖尿病的微血管并发症中，眼部病变、肾脏病变、心血管病变、肢体病变在辨证论治中又同中有异。整体辨证和局部辨证应该互相补充、互相结合，以有偏重，不可偏废，整体辨证时要注意全身状态对局部病变治疗的影响，局部辨证时要注意全身状态。

在全身性疾病或综合征中出现眼部症状的时候，总体上讲，在同一病因、病机前提下，不同病位出现的症状其病性应该是一致的。在发病过程中，症状可有轻重、先后的不同，但都有密切的线性联系，整体和局部是一致的。以眼病为主，在缺乏与眼病相关的全身症状时，眼底病局部因素引起的症状，其病机也能反映机体的功能状态，同样反映了整体和局部的同一性。有时一个病的不同阶段主症有改变，整体辨证和局部辨证结合起来能取得较好临床效果。以 Vogt- 小柳 - 原田综合征为例，一般在前驱期葡萄膜炎尚未发生，全身症状较为突出，头痛发生率达 75%，并可见发热、乏力，或有目赤项强、呕吐、耳鸣，整体辨证系肝火上炎。葡萄膜炎期头痛项强减退，出现视力下降、闪光感、眼红眼痛，有后葡萄膜炎浆液性视网膜脱离及肉芽肿性前葡萄膜炎，以眼部炎性渗出水肿为主，局部辨证属气血两燔。恢复期发病 2～3 个月后，经治疗后炎症已消退，视盘色淡，晚霞状眼底 Dalen-Fuchs 结节，出现毛发发白、脱发、白癜风和听力障碍，证属肝肾亏损。尽管病程中主症有改，辨证的角度也不同，但前后的病机始终是一贯的。

在眼底病中，正气包括机体对病邪的防御、抵抗和康复能力及眼组织的屏障和修复功能。邪气则主要来自内生六气和眼病的病理产物，如痰湿、瘀血、郁火等，而外感六淫传入致病者属少数。《灵枢·大惑论》曰："骨之精为瞳子。"《素问·脉要精微论》曰："夫精明者所以视万物，别黑白，审长短。以长为短，以白为黑，如是则精衰矣。"从结构和功能上讲，眼底病与精关系密切，精即正气，禀赋不足，肾精不能上注于目，则不能形成完善的结构，引发先天性、遗传性疾病。后天失养，水谷之精不能化生气血、津液滋养瞳神，可致视物昏矇、青盲诸症。气血不足是正虚的主要表现，眼底病中以虚证、虚中夹实证居多。

眼底病可涉及心、肺、脾、肝、肾各个系统，病因复杂，表现多样。因此在眼底病的诊治过程中，需要在掌握了患者的症状之后，通过审证求因，了解主要的致病因素，包括全身因素、局部因素及两者的关系，进而分析各有关症状的产生机制和病理性质，了解各症状之间的内在联系，进行综合分析评价。

第二节　六经辨治在眼底病的临床意义

六经学说是中医眼科的基本理论之一，源于《周易》，形成于《伤寒论》，移用于《中医眼科六经法要》。陈达夫把《伤寒论》六经辨证移用于中医眼科，形成了眼科六经辨证学说，创立了内眼结构与六经对应学说，开创了内眼辨证的新局面，是对六经学说的发展。对中医眼科学的发展起到了重要的指导作用。

一、六经学说的起源

六经指太阳、阳明、少阳、太阴、少阴、厥阴。六经学说是根据六经所系脏腑的病理变化和六经经络循行途径所出现的病变来诊治疾病的学术理论，是对经络学说及藏象学说的概括。它以手足三阴三阳经为纲，体现经络学说的内容，以五脏六腑为纲，体现藏象学说的内容。三阴三阳六经和脏腑经络是不可分割的，因脏腑经络是六经气化活动的场所，六经气化活动有表里、升降、离合之分。从脏腑看，三阳主外运从下而上，三阴主内用从内而外，合则阴阳配偶，离则各异其用。其活动形式，则不外升已而降，降已而升。从经络看，则包括营卫气血在此经隧中活动。前人将经络之功能，称为经气；营卫气血之功能，称为脉气。六经则含经气与脉气为一体。分而言之，营血又合脉气为一气，卫气又合经气为一气，而营卫气血皆出自中焦，由水谷之气的精微所化生，上归于肺，输布全身，内荣脏腑。外濡肢体，这就是阴阳互根、阴平阳秘之理，也就是整体活动凭借气化以生存的大概，也便是六经气化活动的常态。常与变是联系在一起的，有常必有变。周敦颐在《太极图说》中指出："太极动而生阳，静而生阴"，这种阴阳动静，就是上述气化活动的正常现象。但阳过动则其气外露而害生，阴过静则其用不彰而弊出，因而便产生了阴阳失衡的病理变化。在太阳则病多从寒化，在阳明则病多从燥化，在少阳则病多从火化，在太阴则病多从湿化，在少阴则病多从热化，在厥阴则病多从风化。从以上论述可窥见六经理论的由来。

二、六经学说应用于眼科的理论依据

（一）眼与脏腑经络的关系

眼是脏腑经络的精气结聚而成，如《灵枢·大惑论》说："目者，五脏六腑之精也。""五脏六腑之精气，皆上注于目而为之精。"《灵枢·邪气脏腑病形》谓："十二经脉。三百六十五络，其血气皆上于面而走空窍，其精阳气上走于目而为睛。"《灵枢·口问》曰："目者，宗脉之所聚也。"说明了五脏六腑和气血精液通过十二经脉皆上于面而走空窍，其中精微和阳气上注于目而使目能明视万物。经络是运行全身气血，联络脏腑肢节，沟通上下内外，调节体内各部分的通道。把人体的五脏六腑、四肢百骸、五官九窍、皮肉筋脉等组织器官联结成一个有机的统一整体，所以经络是联系眼与机体的桥梁。

（二）眼的病变多来源脏腑经络疾病

目得脏腑之精气濡养而能视，脏腑阴阳盛衰，正邪的争搏都将通过经络的传导影响到眼，导致眼病。经络本身的疾病也必然涉及眼病，如《灵枢·经脉》说："大肠手阳明之脉是主津液所生病者，目黄，口干。""膀胱足太阳之脉是动则病冲头痛目似脱。""胆足少阳之脉是主骨所生病者，头痛颔痛，目锐眦痛。""肾足少阴之脉，是动则病饥不欲食……目𥉉𥉉如无所见。"《灵枢·论疾诊尺》说："诊目痛，赤脉从上下者，太阳病；从下上者，阳明病；从外走内者，少阴病。"都说明是以六经为纲来分析、归纳目病的。后世医家继承了《黄帝内经·灵枢》的思想和方法，并有所发挥，如《东垣十书》说："青白翳见于大眦，乃是太阳少阳经中郁遏。"《儒门事亲》又引《黄帝内经》说："目之内眦，太阳经之所起，血多气少；目之锐眦，少阳经也，血少气多；目之上网，太阳也，亦血多气少；目之下网，阳明经也……血气俱多。故血太过者，太阳阳明之实也。血不及者，厥阴之虚也。"《医宗金鉴》指出："外邪乘虚而入，入项属太阳，入面属阳明，入颊属少阳，各随其经之系上头入脑中而为患于目焉。"由此可见，后世医家均认为不论内伤还是外感所致之目病，都与经络有关，为眼科六经学说奠定了理论基础。

三、眼科六经辨证的内容

陈达夫在《伤寒论》六经辨证理论和传统眼科辨证理论的基础上创立了眼科六经辨证理论，其特点是从眼的发病部位与经络循行的关系来归经，如目内眦属足太阳膀胱经、目外眦属足少阳胆经、眼眶属足阳明胃经等，它实际上是一个以六经为纲，融五轮、八廓、经络、脏腑、八纲及卫气营血等眼局部辨证和全身辨证于一体的辨证综合体，使眼科整体综合辨证的方法得到了发展。

（一）太阳目病

因太阳经脉主一身之表，外邪侵袭，太阳首当其冲，其病变多为表证，或眼暴露于外的部分，病变部位以巩膜为主。

1. 太阳伤风证

证候：凡目暴病，巩膜（气轮）红赤，色泽鲜红，大眦内震廓（巩膜鼻侧）血丝较粗，或赤脉自上而下，沙涩痒痛，或角膜（风轮）上出现星点翳者。兼有微恶风，汗出。鼻鸣，头顶连项痛，或偏头痛，脉浮等。可用桂枝汤加减治之。

2. 太阳伤寒证

证候：凡目暴病，白睛血丝淡红，细碎，无眵羞明，泪如泉涌。涕如清水，兼有恶寒无汗，两眉头痛，头项强痛，脉浮紧等。可用麻黄汤加减。

（二）阳明目病

因太阳目病未愈，邪入阳明，或风邪直中阳明化热，病变部位多在眼睑、白睛、眼眶等。

1. 阳明经证

证候：眼睑（肉轮）红赤、肿硬，白睛红赤，以乾廓（白睛外下方）、坤廓（白睛外上方）血丝明显或粗大，色红而紫。或如虬状，眵黄干结，泪热频流，羞明疼痛，兼有前额痛，口干欲饮，苔黄脉洪数。可用白虎汤加减治之。

2. 阳明腑证

证候：眼睑红肿而硬，白睛丝脉紫暗，睛珠突出；眼眶胀痛，兼有大便燥结，苔黄少津，脉洪数。可用桃仁承气汤加减治之。

（三）少阳目病

病邪客于少阳，因少阳与厥阴互为表里，故常相互影响。病变部位多在黄仁、神水等。

1. 少阳表证

证候：白睛抱轮红赤，或兑廓（外眦）赤脉较甚，羞明怕光，眼珠胀痛，兼有太阳穴痛，口苦咽干，或两耳闭气，胸胁不快，苔薄黄，脉弦。可用小柴胡汤加减治之。

2. 少阳里证

证候：白睛赤脉如环似带，或混赤通红，风轮内不明洁，黑睛后下方有沉着物，神水混浊，黄仁肿胀，纹理不清，或血灌瞳神前部，或黄液上冲，或瞳仁紧小，眼痛羞明，视物昏矇，兼有头角疼痛，或患侧偏头痛，口苦咽干，溲赤便结，舌红苔黄，脉弦数。可用龙胆泻肝汤治之。

（四）太阴目病

病邪客于太阴，病变部位多在眼睑、白睛及瞳神内。

1. 太阴表实证

证候：眼睑红肿而硬，白睛红赤而肿胀。羞明多泪，泪热如汤，眵黄而干，兼有鼻塞身热，涕稠而黄，舌红苔白，脉浮数。可用桑菊饮或银翘散加减治之。

2. 太阴里实证

证候：眼睑红硬，干烂结痂，白睛色黄，或视网膜水肿，兼有口干便燥，小便黄，苔黄，脉数，偏于湿热壅盛者，宜用茵陈蒿汤加减治之。若眼睑内渐起硬核，不红不痛不痒者，或白睛紫红结节隆起，按之疼痛，或视网膜有黄白色硬性渗出，兼有胸闷食少，口淡苔腻等，痰湿偏盛者。可用二陈汤或三仁汤治之。

3. 太阴里虚证

证候：头痛如裹，眼睑浮肿，湿烂色白，流泪湿痒，或胞睑虚肿如球，或视网膜水肿经久不消，视物变形、变小，兼有腹满食少，便溏，四肢不温。舌质淡，苔薄白，脉细。可用理中汤或苓桂术甘汤加减治之。

（五）少阴目病

病邪客于少阴，病变部位多在内外眦、黄仁及瞳神内。

1. 少阴里虚证

证候：眼外观端好，视物模糊。眼前黑花飞舞，或瞳仁散大，或圆翳内障，夜盲或青盲，兼头昏耳鸣，腰膝酸软，乏力欲睡，夜尿清长，苔薄白，脉细，属肝肾亏虚者，可用驻景丸加减治之。若两眦（血轮）红赤，痛如针刺，或瞳仁（水轮）紧小如针尖或瞳仁状如梅花，或如锯齿，视物昏矇，眼前黑花飞舞，兼有咽干喉痛，烦躁不眠，头痛如锥，舌红苔少，脉细弦，属阴虚火旺者，可用知柏地黄丸加减治之。

2. 少阴里实热证

证候：外眼轮廓完好，眼前觉有红色阴影视力骤降，血灌瞳神后部，舌红苔黄脉数。初期可用生蒲黄散治之。继而投以桃红四物汤或血府逐瘀汤加减治之。

（六）厥阴目病

病邪客于厥阴，病变部位多在黑睛、黄仁及瞳神内。

1. 阴里实热证

证候：眼胀痛，黑睛破损，溃烂及生翳（星翳、凝脂翳），蟹睛疼痛，兼有头顶痛，口苦，舌红，脉弦，可用石决明散加减治之。若眼胀如裂，头痛如劈，或头中雷鸣，牵连眼眶，头额及颊部、太阳穴疼痛，黑睛雾状混浊，瞳仁散大，呈淡绿色，视力骤降，兼有恶心呕吐，舌质红，苔黄，脉弦，可用陈氏熄风丸加减治之。

2. 厥阴里虚证

证候：妇女经前眼痛欲裂，碜涩发痒，或黑睛生翳，门中酸涩，巅顶痛，舌红，苔薄黄，脉弦细可用丹栀逍遥散加减治之。

四、六经学说在眼底病的临床应用

眼科六经辨证中，一般来讲，三阳目病，多见于外障；三阴目病，多见于内障。对外眼疾病的认识描述较为详细，对内眼疾病缺乏细致深入的探讨，

描述较笼统。陈达夫教授根据《黄帝内经》有关理论，结合现代医学对眼部的解剖生理知识，1962 年在《中西医串通眼珠内容观察论》一文中提出了"内眼组织与脏腑经络相属"的理论，之后在《中医眼科六经法要》中将瞳神各组织结构与脏腑进行联系，将传统中医理论与现代医学知识相结合，创立了内眼结构与六经相属的学说，这既是对六经辨证学说的发展，更是对内障眼病的进一步认识，从而开创了中医眼科内眼辨证的新局面。

1. 视神经、视网膜、虹膜、睫状体及睫状小带均属足厥阴肝经　《素问·金匮真言论》说："肝开窍于目，藏精于肝"；《灵枢·脉度》说："肝气通于目，目和则能辨五色矣"；同时足厥阴肝经上连目系（即视神经），目为肝之窍，由此可知，肝与视觉功能的形成关系密切。《灵枢·经脉》说："肝者，筋之合也"，人体神经类似经筋，视网膜是视神经的感应系统，且视神经、视网膜在视觉的形成中占有相当重要的位置，所以推论出视神经、视网膜应属于足厥阴肝经。虹膜，中医称为黄仁，位于风轮之里层，根据五轮学说，风轮在脏属肝，故属足厥阴肝经；睫状体、睫状小带都在风轮的范围内，与虹膜组织相连，也应属足厥阴肝经。应用这一理论在治疗视神经、视网膜、虹膜、睫状体的病变及屈光不正等时，应从足厥阴肝经论治；急性视神经炎、急性视神经网膜炎初期多从肝经实热着手，用龙胆泻肝汤治之；慢性前葡萄膜炎，常用石决明散加减治之；若属肝气郁结所致者，可用丹栀逍遥散加减治之；若属素体虚弱肝肾不足者。可用驻景丸加减方治之。视神经萎缩，屈光不正者，多认为是肝肾不足，精血亏损，可辨证采用驻景丸加减方，这些治疗方法均从足厥阴肝经入手。

2. 视网膜黄斑区属足太阴脾经　《素问·金匮真言论》说："中央黄色，入通于脾。"《素问·阴阳应象大论》又说："中央生湿，湿生土，土生甘，甘生脾……其在天为湿，在地为土，在体为肉，在脏为脾，在色为黄。"后世中医认为脾主黄色，来源于此。且黄斑部位于视网膜中央，其色为淡黄色，因此陈达夫创新性地提出视网膜黄斑区属足太阴脾经，当黄斑部病变时，应注意足太阴脾经。黄斑部是视网膜锥细胞高度密集的区域，由于这一特殊结构和功能，临床上在治脾的同时，

也要兼顾视网膜所属的肝经。如脾经湿热的中心性视网膜脉络膜病变，黄斑区充血水肿，可用黄连温胆汤加减；湿重于热者，可用三仁汤加减；肝肾阴虚者，可用知柏地黄丸加减；属肝肾不足者，可用驻景丸加减方；脾胃虚弱者，可用六君子汤加减；脾胃阳虚者，可用真武汤加减；脾经有湿，复感外寒者，可用麻杏薏苡甘草汤加减。

3. 脉络膜属手少阴心经 《素问·痿论》说："心主身之血脉"；《素问·五脏生成论》说："诸血者，皆属于心""诸脉者，皆属于目"。由此可知，一切血脉都由心来主宰，解剖学上脉络膜由丰富的血管组成，故由心主之。因此，陈达夫提出，脉络膜应属手少阴心经。在临床上凡是脉络膜的病变和眼底血管方面的病变，可从手少阴心经着手。如脉络膜视网膜炎与心、肝、肾三经有关，可用驻景丸加减治疗。

4. 玻璃体属手太阴肺经 《素问·宣明五气》说："肺藏魄"；《灵枢·大惑论》指出："精散则视歧，视歧见两物"。有人在某些情况下，眼中突然会出现奇异幻觉，一会儿又恢复正常视觉，便是魄受惊伤之缘故。知魄为物，实系真精。眼球内的精膏即是肺藏魄而来的真精，就可以把它看作玻璃体，故玻璃体应属肺经。因此，陈达夫提出：玻璃体属于手太阴肺经。临床上原发性玻璃体病变多从手太阴肺经论治。如玻璃体液化，从肺、肝、肾三经论治，用生脉饮加黄芪大补肺气，用杞菊地黄丸补肝肾。继发性视网膜脱离或原发性视网膜脱离术后，多属肺肾元气不固，用生脉散（重用人参）加黄芪大补元气。若视网膜下积液多，

可用温阳化水之法治之，亦可与驻景丸加减合用。

5. 房水属足少阳胆经 《灵枢·天年》指出："五十岁，肝气始衰，肝叶始薄，胆汁始灭，目始不明"；《养生书》说："肝开窍于目，胆司其明"；胆汁生于肝，胆中精汁注入眼中，视力方能明澈，若人老肝衰，胆中精华不能供应眼中需要，则目视不明。陈达夫认为这种胆汁精华应看作风轮里的水，即眼中神水（房水）。因风轮属肝，肝胆互为表里，故创新性提出：房水属足少阳胆经。临床上房水病变多从足少阳胆经论治。如肝胆实热所致的房水混浊，以龙胆泻肝汤治之；绿风内障，神水（房水）瘀滞，用龙胆泻肝汤加羚羊角，或陈氏熄风汤加减治之。

6. 眼中一切色素属足少阴肾经 陈达夫教授创新性采用《伤寒论》的六经辨证为眼病分类的纲领，在《中医眼科六经法要》中将各种眼病归于六经之下，以六经统病，按疾病的征象与脏腑经络的内在联系，把目病分为太阳目病、阳明目病、少阳目病、太阴目病、少阴目病、厥阴目病，不另立病名，以避免其繁多，从而据证论治。《中医眼科六经法要》突破了之前中医眼科以症命名的格局，充分体现了中医的整体观念与辨证论治的思想。陈达夫教授不仅确立了以六经命名的思路，又构建了独特的眼科六经辨证思维方法，眼科的临床辨证，应运用四诊方法，着重内科辨证，六经辨证强调了整体观，体现全身辨证与局部辨病相结合的临证思维模式。内眼结构与六经相属的学说对眼底疾病的诊断、治疗提供了帮助，具有一定的临床指导意义，从而推动了它在临床上的应用。

第三节 五轮学说在眼底病的临床应用

五轮学说是根据眼与脏腑密切关系的理论，将眼局部由外至内分为眼睑、两眦、白睛、黑睛和瞳神五个部分，分属五脏，分别命名为肉轮、血轮、气轮、风轮、水轮，借以说明眼的解剖、生理、病理及其与脏腑的关系，并用于指导临床辨证的一种学说。它是脏腑学说在眼科领域的引申和发展，是中医眼科独特的辨证理论体系之一，是指导眼科临床的重要理论和方法。

一、五轮学说的起源和发展

五轮学说在现代受到多数学者的尊重，近现代医家对眼部疾病辨证诊治的研究更为细致。陆南山在《眼科临证录·五轮学说简介》中说："中医眼科辨证的理论依据以五轮学说为主。""该学说也可称之为眼部的藏象学说。"陈达夫在《眼科六经法要》中说："目病，须分五轮，审八廓，辨六经。五轮者，划分眼部与五脏分属关系之名称

也。""诊断眼科病，仍须用四诊，与内科相同，但望诊尤为重要，历代眼科医家，于望诊中补充了许多理论和方法，其中五轮八廓是最重要的环节"。他以中医学整体观念与辨证论治的基本观点，发展了中医眼科五轮八廓学说，并提出了脏腑与眼部组织结构的关系，不止涉及外眼，亦与内眼存在联系。而且结合五行八卦理论，完善了五轮八廓学说，从而构成了现代眼科较为完善的五轮学说。邱礼新教授提出了不同于传统"五轮学说"的"内五轮假说"新学说，独具见解，并应用该学说指导临床，取得了良好的临床效果。随着中医眼科的不断发展，"五轮学说"的理论体系已相对完善，并为眼部疾病的治疗提供理论依据，具有一定的临床实用价值。

二、五轮的解剖部位及脏腑分属

1. 肉轮　指胞睑，包括眼睑皮肤、皮下组织、肌肉、睑板和睑结膜。眼睑分上、下两部分，司眼之开合，有保护眼珠的作用。上下眼睑的游离缘，称睑弦，生有排列整齐的睫毛。胞睑在脏属脾，脾主肌肉，故称肉轮。脾与胃相表里，所以胞睑与脾胃关系密切。

2. 血轮　指内外两眦，包括内外眦部的皮肤、结膜、血管及内眦的泪阜、半月皱襞和泪道的起端。上下睑弦鼻侧联合处交角钝圆，称内眦或大眦；颞侧联合处交角锐小，称外眦、锐眦或小眦。上、下眼睑内方各有一小孔，称泪窍，是排泄泪液的通道开口。外眦外上方有泪腺，是泪液分泌之所。两眦在脏属心，心主血，故称血轮。心与小肠相表里，所以两眦与心和小肠关系密切。

3. 气轮　指白睛，包括球结膜、球筋膜和前部巩膜，为眼球外壁的中后部分。其表层无色，薄而透明，称白睛表层或白睛外膜；里层色白，质地坚韧，具有保护眼珠内部组织的作用，称白睛里层。白睛在脏属肺，肺与大肠相表里，所以白睛与肺和大肠关系密切。

4. 风轮　指黑睛，即角膜。位于眼珠前部的中央，质地透明而坚韧，是光线进入眼内的第一道窗口，并有保护眼内组织的作用。角膜后方与虹膜相邻，两者之间有充满房水的前房，通过透明的角膜与前房能透见后方黑褐色的虹膜，故称

为黑睛。黑睛在脏属肝，肝与胆相表里，所以黑睛与肝胆关系密切。

5. 水轮　指瞳神，除狭义的瞳孔外，还包括葡萄膜、视网膜、视神经，以及房水、晶状体、玻璃体等。故水轮是眼珠结构的核心，为眼能明视万物的主要部分。瞳神在脏属肾，肾与膀胱相表里，所以瞳神与肾和膀胱关系密切。但由于瞳神包括多种不同的组织，且结构复杂，故除与肾和膀胱关系密切外，尚与其他脏腑有着密切的内在联系。

五轮在解剖上互为彼邻，不能截然分割，如血轮为肉轮与气轮交汇形成，气轮与风轮相互移行。此外，眼外肌相当于约束，为肉轮所属；黄仁位居黑睛之后，合之而构成黑睛，生理上可将黄仁化归风轮；而瞳神乃由黄仁围成，故瞳神的功能直接与黄仁有关。因此，黄仁与风水二轮皆有关系。

三、五轮学说的临床应用与局限性

五轮学说揭示了眼局部与全身整体的联系。应用五轮与五脏的相属关系，通过观察各轮的外显症状去推断相应脏腑内蕴病变的方法，这就是中医眼科独特的五轮辨证。《审视瑶函·五轮不可忽论》指出："脏有所病，必现于轮……大约轮标也，脏本也，轮之有证，由脏之不平所致。"在临床上，五轮辨证实际上是一种从眼局部进行脏腑辨证的方法，五轮本身在辨证中主要起确定病位的作用，临证时需与八纲、病因、气血津液等辨证结合起来应用。如睑弦红赤湿烂者，病位在肉轮，内应于脾，而红赤湿烂系湿热为患，因而证属脾胃湿热。若病变发生在多轮，则应考虑多个脏腑功能失调的表现，如胞睑与白睛同时红肿当属脾肺实热。又若数轮先后发病，则可从相应脏腑之间的生克关系来认识病变的发生与发展变化，如先发白睛红赤，继而出现黑睛星翳，常属肺金乘肝木之证。

鉴于五轮学说对临床具有一定的指导意义和应用价值，因而眼科医家应用较为普遍，尤其是自宋以降，《审视瑶函》还专门立论，强调五轮不可忽视，认为轮脏标本相应，既不知轮，则不知脏，是为标本不明。然而应该认识到五轮辨证有其明

显的局限性，五轮学说理论受五行学说影响，过分强调"轮脏相应"的关系，通常会忽略眼各部位之间、眼与脏腑经络之间复杂的整体关系。临床上，某一轮的病变一定均为相应的脏腑病变所致，如白睛发黄，病位虽在气轮，却并非肺之为病，实为脾胃湿热交蒸肝胆，胆汁外溢所致。又如瞳神为水轮，不仅只因于肾，还常与其他脏腑失调有关。因此，临证时既要查五轮，亦应注意从整体出发，四诊合参，将局部辨证与全身辨证结合起来，全面分析，才能做出正确的诊断，以指导治疗。

四、五轮学说在眼底病临床应用方法

对眼底病的中医药治疗，"瞳神属肾"的指导意义则相对比较局限，仅对部分疾病疗效较好。《银海精微·黄昏不见》曰："此乃肾之虚也，眼虽属于窍门，乃归肾而为主，肾虚则眼目昏，或贪淫乐恣酒过度，使肾脏衰惫，禀性天真不全，精神短少，致瞳仁神肾水不清，故目之无光也。"其明确指出"眼目昏""归肾"，为"肾虚"所致，是"禀性天真不全"导致"瞳仁神肾水不清""目之无光"，最终出现"黄昏不见"。目前对于一些先天性、退行性眼底病，如视网膜色素变性(夜盲、高风内障)、玻璃体变性（云雾移睛）、视神经萎缩（青盲）等难治性眼底病，临床多从肾论治，中西医疗效都不尽如人意。

在引进现代医学检查手段后，中医眼科界对以眼底病为主的瞳神疾病的认识水平有了明显提高。尤其在诊断方面，对传统中医眼科的暴盲、夜盲、视瞻昏渺等，逐渐过渡到从眼底具体表现论治，其中多种出血性眼底病、炎症性眼底病等都是中医眼科的优势领域，临床并未受到传统五轮理论"瞳神属肾"的约束，而是根据眼底局部病变特征和全身表现灵活辨证。面对日趋复杂的瞳神疾病，对眼底病的辨证论治方法也出现了不同观点，其对于五轮学说的发展值得重视。

由于属于瞳神疾病的视神经、视网膜及其血管、黄斑、脉络膜等眼底组织不独为肾所主，而与五脏六腑均有直接或间接的联系，眼底变化也就是脏腑功能失调的反应，因此经过许多医者多年的临床探索，逐步形成了辨眼底常见症状的辨证方法。

陈达夫教授提出了中医眼科六经辨证，据现代解剖、生理的认识，其《中医眼科六经法要》将瞳神各组织结构与脏腑进行联系，认为视神经、视网膜、虹膜、睫状体及睫状体小带当属足厥阴肝经，脉络膜当属手少阴心经，视网膜黄斑区当属足太阴脾经，房水当属足少阳胆经，玻璃体当属手太阴肺经，眼内一切色素属足少阴肾经。陈达夫对瞳神疾病与脏腑经络关系的认识，是对五轮辨证和内外障辨证理论的补充和发展，填补了过去认识水轮瞳神病变的某些空白。

水轮瞳神病变从主观症状到客观体征，从肉眼所见到眼底检查所见，进行了归纳和整理，所列的辨证要点包括 3 个方面。

1. 瞳孔形色改变　凡瞳孔变形或瞳孔稍大，头昏目胀，兼有虹视，来势缓慢，反复发作，或瞳孔缩小，干缺不圆，时轻时重，微红隐痛均为肾阴不足，虚火上炎之证。瞳孔色白，视力暂减，多为肾精虚弱，目失濡养所致。

2. 视觉改变　凡眼前黑花茫茫，云雾如荡，族旗异彩者，病初起多属肝胆湿热，日久者多属脾肾两虚；目光暗淡，视物模糊而眼无外候，是肝精血耗损或肝肾不足；外观端好而暴盲者多属气逆血闭或气血俱伤；青盲者，多肝肾不足或气血两虚；夜盲者，多肾阴不足或肝肾阴虚；能近怯远，多属气虚，反之则多属血虚。

3. 眼底改变　血管痉挛、充血及血流塞滞等均属气血瘀滞范畴。每因肝气郁结，气血失和，或血瘀阻滞，或肝经郁热，实火上播，或肝阳上亢，或阴虚火旺。或心脾两虚，失眠惊悸等诱发视盘、视网膜水肿，多属气血瘀滞。血热塞盛，气机不利，或脾失健运，或肾气不足，气化失职，水湿停滞而致的水气上凌，或湿热熏蒸，化火上炎所致。玻璃体尘状或团状混浊及视网膜、脉络膜上黄白色团状渗出物，多属肺气不宣，或脾运不畅，或肾水上泛等引起的痰湿蕴聚，或是肝气郁结，气滞血瘀所致。视网膜下渗出物弥漫性者，多属脾肾阳虚，升降失司，浊气上泛，若渗出物边界清楚，表面闪光者，多属正气亏损，瘀滞久郁不化。正虚邪留。早期，血斑颜色鲜红，呈火焰状，位于浅表者。证情较轻，多属火热实邪，迫血妄行。但也有阴虚火旺所致，若血斑颜色暗红，呈片状、团状，位于深层者，证情较重，多属瘀热在里。反复出血，新旧血斑混杂或玻璃体积血者，多属肺脾不足，统摄失职；或肝阳上亢，阴虚火旺，虚火上炎；或过用寒凉，寒凝血滞；或气血两伤，血不内循等所致。日久血斑颜色暗旧，或反复出血，已成机化者，为气机失利，血凝不行，气滞血瘀，郁而成结。凡出血性眼病所致的增殖性改变，多属气血凝滞，久郁成结之，凡炎性渗出所致的增殖性改变，多属痰湿蕴聚，日久不解。凡气滞血瘀，痰浊停聚，或肝风内动，风痰上壅；或肝胆火炽，肝火上炎，火灼脉络，致血不循经；或愤怒暴悖，肝气上逆，气血郁闭等，均可导致络脉瘀阻（血管栓塞），眼底病变，日久不愈，耗气伤血，或肝肾不足，阴阳两虚，目失濡养，精明失用，均可导致内眼组织的退行性变。这种辨证方法是对充血、出血、血管痉挛、阻塞、水肿、渗出、萎缩、变性、机化等眼底最常见的病理改变进行辨证分析，以指导临床治疗用药，克服了过去把水轮病变专责于肾的局限性，是对眼科五轮辨证和脏腑辨证的补充和发展。总之，眼底病的辨证论治不能拘泥于"瞳神属肾"，应以脏腑辨证为基础，以期拓宽眼底病的诊断思路。

（王　慧　钟兴武　杨　军）

第4章　中西医病证结合

第一节　眼底病新的诊断思维模式

一、眼底病发病特点

眼底病病位在视衣、目系，这些部位络脉十分丰富，形成网络，而且充满血液，是"血络"，它将气、血、津液弥散、输送给眼组织，又将代谢产物排出。眼底络脉以通为常，若有瘀滞、邪毒留结则发病，络脉病变不但络脉自身出现病变，亦影响其周围组织的损伤。"久病入络"提示病位深，病程迁延，而且易留邪，易复发。

《灵枢·大惑论》曰："骨之精为瞳子。"《素问·脉要精微论》曰："夫精明者，所以视万物，别黑白，审长短。以长为短，以白为黑，如是则精衰矣。"从结构和功能上讲，眼底病与精关系密切，精即正气，禀赋不足，肾精不能上注于目，则不能形成完善的结构，引发先天性、遗传性疾病。后天失养，水谷之精不能化生气血、津液滋养瞳神，可致视物昏矇、青盲诸症。气血不足是正虚的主要表现，眼底病中以虚证、虚中挟实证居多。

二、病证结合的诊疗模式

早在《黄帝内经》中，就有对于病症统一的相关论述，为病证结合思想提供了最初的理论基础。张仲景用"病下系证，证下列方，方随证出，随证治之"的格式著《伤寒杂病论》，也体现了"以病为纲、以证为目，病脉证并重"的病证结合的诊断和治疗思想，继承《黄帝内经》的整体思维，通过"依症辨病，据病辨证和随症加减"的方法，确立了病证结合论治的基本理论框架。

民国名医张锡纯所著《医学衷中参西录》继承了古代医家的理论精华，以及明清以来西医临床实践不断积累的经验，并初步尝试沟通中西医学，指导临床医师防病治病、科学研究。

随着我国大力倡导并发展中西医结合医学，其独特的"病证结合诊疗体系"得到不断完善和发展。陈可冀认为西医诊断疾病与中医辨证相结合的"病证结合"临床诊疗和研究模式也是重要的中西医结合临床研究模式，是较高层次中西医结合的具体体现。

"病证结合"是目前中医眼科的发展方向，中医眼科学在千余年的发展中，不断总结经验，逐步形成了具有专科特色的辨证方法，五轮学说、八廓学说、六经辨证等形成了眼科临床辨证的理论基础。但由于时代的限制，各种辨证体系存在一定的局限性。而"病证结合"诊疗体系在目前中西医结合眼科的临床应用中有广泛的实践意义。庄曾渊通过多年探索"病证结合"在中医眼科的应用方法，在辨证论治疑难眼病上取得巨大成就，说明"病症结合"诊疗体系对辨证疑难眼病具有优势。

病证结合诊断疾病的思维模式主要有3种类型：一是在中医病名诊断的基础上再进行证的诊断；二是在西医病名诊断下的中医辨病加上辨证的模式；三是西医病名诊断与中医辨证相结合，按西医疾病的发展规律进行证的诊断，吸收并结合现代研究成果的模式。前2种类型为目前高等中医院校中医内科学采用的诊疗模式，但在临床应用中存在一定的不足。第3种类型为目前中西医结合临床中广泛应用的"病证结合"的临床模式。

病证结合的应用主要包括7个部分：①病证结合，双重诊断。通过使用西医辨病、中医辨证，可弥补中医诊断直观化、表面化的缺陷，在局部组织器官的微观层面认识疾病，同时在宏观层面把握整体情况，可以更准确地判断病情及预后。②辨病为主，辨证为辅。在抓住疾病主要矛盾的前提下辨证加减用药。③辨证为主，辨病为辅。在把握证候的前提下根据不同疾病的特点辨病加减用药。④无证可辨，可根据西医实验室理化检查观察指标，针对表面上证候难以把握，但检查结果异常的患者，如HBsAg阳性、血糖高、血脂高、B超检查胆囊结石或肾炎等，此时表面上常无证可辨，但根据西医检查的阳性结果，提示患者并非健康状态，需结合患者的个体因素、环境因素、病史等细节，以整体观念为指导，分析邪正消长情况正确辨证。⑤理化检查无异常，根据症状鉴别诊断。患者症状明显但难以明确诊断。⑥舍病从证，舍证从病。⑦综合治疗，中药、西药并用。对于西医诊断明确的疾病，如冠心病、高血压、糖尿病等，在服用西药对症治疗的同时，辅以中医辨证施治，常可以取得更佳疗效。

病证结合还应充分吸收现代科学方法和思想，与现代生命科学、生物学、西方医学融会贯通，优势互补。张伯礼院士说："中医药学虽然古老，但其理念并不落后，符合先进医学的发展方向。国内外长期实践已经反复证明，现代生命科学所遇到的诸多困难和挑战，将从中医药学中找到解决的思路和方法。"说明中医的先进理念与现代科学的先进方法结合，有着巨大的潜力和研究价值。

以视网膜中央静脉阻塞为例，说明病证结合诊断眼底疾病。

初期（出血期）：患者视力骤降，或伴眼前黑影飘动，严重者视力可降至手动。检查可见视网膜静脉粗大纡曲，隐没于出血或水肿之中，视网膜火焰状出血及水肿，重者可见视盘充血、水肿；病情稍久则可见黄白色硬性渗出或絮状棉斑，或有黄斑囊样水肿，视网膜动脉可有反光增强等硬化征象。严重者可发生虹膜新生血管。此时病理变化为视网膜血栓阻塞静脉血流，毛细血管压随之升高，血管壁破坏。病机为眼部络脉瘀阻，属阴虚发热，肝阳上亢，脉络被灼，以致血溢脉外。此时治法应凉血止血，又因血"遇寒则凝"，凉血太过有瘀血风险，故应适当辅以活血药，使止血而不留瘀。方选生蒲黄汤加减。出血多者可加仙鹤草、白及止血敛血；伴口苦、咽干、目眩、头痛、脉弦数、苔黄则为肝阳上亢，可加石决明、夏枯草、龙骨、牡蛎平肝潜阳；伴口干、咽燥、舌红、脉细数则为阴虚火旺，可加知母、玄参、五味子、阿胶、地骨皮滋阴降火；伴气短乏力、舌淡、脉弱则为气虚，可加黄芪、太子参益气止血。

中期（瘀血期）：患者眼底已不出新血，仍视物不清，检查可见出血斑四周呈白色，黄斑弥漫性、囊样水肿，此时病机为离经瘀血滞留眼内，阻碍血脉通调，"气为血帅"，"气行则血行"，故此时血瘀因为气滞，治法要以活血化瘀为主，佐以行气通络，使祛瘀生新，避免目失精血濡养。方选血府逐瘀汤加减。眼内积血浓厚，可加三棱、莪术等破血化瘀；瘀血凝结成块，可加浙贝母、炒谷芽、炒麦芽、鸡内金、昆布、海藻软坚散结。

后期（恢复期）：患者视力较发病时有所提升，出血全部或大部分吸收，眼底清楚，可见视网膜出血吸收后留下硬性渗出，但静脉仍纡曲。此时正气已虚，无力推动血行致血瘀络脉。治法应以扶助正气、通调血脉、益精明目为主。方选驻景丸加减。视网膜水肿严重，可加茯苓、猪苓、泽泻、车前子渗水利湿；视网膜变性，可加炒谷芽、山楂、鸡内金消滞化积；视网膜瘢痕收缩、牵拉甚至局部视网膜脱离，可加麦冬、人参、五味子、黄芪益气固脱。

医学最本质的目的是治愈疾病、改善症状，临床疗效是检验一切诊疗手段的最高标准，目前越来越多的医学研究人员探索中西医结合病证结合诊疗也正是因为这种思维可以帮助中医提高临床诊疗水平，病是致病邪气作用于人体，人体正气与之抗争而引起的机体阴阳失调、脏腑组织损伤、生理功能失常或心理活动障碍的一个完整的异常生命过程。证是疾病过程中某一阶段或某一类型的病理概括。因此，把握好病，能从总体和纲领上把握人体状态；把握好证，能抓住疾病当前阶段的病机特点。辨病论治可以把握疾病的普遍规律和特点，但还需在疾病的不同阶段灵活应变，辨证论治可以补充辨病的细节部分，应对错综复杂的证候选方用药。

第二节　眼底病宏观证候与现代医学检查结果相结合

目前临床上中西医结合治疗眼底病实施双重诊断，即西医疾病诊断，中医病名及证候诊断，病证结合，通过对具体眼病症状的分析，在西医病理学和中医病机学说之间架起沟通的桥梁，对眼底病的辨证有很大的帮助。如消渴目病，眼底可见视网膜、黄斑水肿，视网膜渗出、出血等，伴有面色少华、神疲乏力、少气懒言、咽干、自汗、五心烦热、舌淡、脉虚无力，西医诊断为非增殖性糖尿病视网膜病变，中医辨证可见面色少华、乏力少气、自汗、五心烦热，属虚证，为气虚水湿运化乏力，期许不能摄血，故见视网膜水肿、渗出及出血，全身症状均为气阴两虚。若可见视网膜有新生血管、出血，玻璃体有灰白条索或与视网膜牵连，出现视网膜增生膜，伴形盛体胖，头身沉重，口唇紫暗，西医诊断增殖性糖尿病视网膜病变，中医辨证可见痰瘀互结，有形之物阻滞，脉络不利，故见眼底视网膜水肿渗出，体态及口唇等全身症状均为痰瘀之象。所以病证结合诊断眼底疾病有助于分析病机和疾病进程。

对于全身疾病的眼部症状和全身生理功能异常导致的眼部疾病，要运用中医理论的整体思维，纵观一身气血盛衰，人体全身脏腑气血阴阳平和是脏腑发挥正常功能的根基，脏腑功能正常则视觉功能正常。精、气血、津液的盛衰和循行状态是眼病虚实、寒热的重要标志，是贯穿疾病始终辨证的主线。眼底病总的分为两大类，一类是全身病的眼部并发症，另一类为眼部发生的病变，与全身联系较少，在病位的界定上，前者定在脏腑，后者定在眼络脉及其周围组织，如视衣、目系，这样就形成了以眼部精、气血、津液盛衰与功能状态为辨证主要内容，以造成眼部精、气血、津液失调致病的脏腑功能失调为整体层面，以及精、气血、津液失调引起眼底病后，眼部病位为局部层面的一条主线，上下两层的辨证体系。

一、中医宏观证候

1. 整体脏腑气血失调辨证

气虚：久病，年老体弱，饮食失调，元气不足，神疲乏力，懒言少气，动辄气短，面色少华，纳食不馨，自汗，血症。引发络脉空虚，血行迟缓，或水湿停滞。

气滞：情志不遂，饮食失节，肝脾气机失调，胸胁胀痛，嗳气叹息，情怀抑郁。引发络脉瘀滞，目窍闭塞，肝管不通，五风内障。

血虚：失血过多，脾胃虚弱，生血不足，面白少华，眼睑爪甲淡白，头晕眼花，心悸健忘，失眠多梦，手足麻木。引发络脉失养、挛急、虚损。

血瘀：阳气虚弱，鼓动无力，气机郁结，疏泄不利或寒凝血脉，血行不畅，局部疼痛，痛如针刺，面色黧黑，口唇青紫，瘀斑，出血。引发络脉瘀滞、纡曲蛇行，血溢络外。

血热：君相火旺，邪热入血，面红目赤，心烦易怒，出血鲜红。引发热伤络脉，出血、渗出。

2. 整体脏腑阴阳失调辨证

风气内生：其病在肝，情志不舒、肝气郁结化火，风自内生；或阴虚，水不涵木，虚阳上扰，风自内生。易引起眩晕、昏厥、抽搐、震颤、麻木、口眼㖞斜，在眼引起眼底络脉挛急，视力锐减，一过性黑矇。

寒从内生：病在脾肾，肾阳不振，脾肾阳虚，水湿不化，吐泻腹痛，手足逆冷，冷汗自出，在眼引起视物模糊，视物变形，视网膜水肿，黄斑水肿，视盘水肿。

湿邪停滞：病在肺、脾、肾，肺失宣发、脾运不健、肾阳蒸化乏力，体内水谷津液运化转输受阻，聚而成湿，成痰，成饮，积而成水，食欲不振，腹泻腹胀，小便少，下肢浮肿，在眼引起视物模糊，视物变形，视网膜水肿，黄斑水肿。

津伤化燥：病在肺、胃、肝、肾，津液阴血亏耗，口干咽燥，心烦燥热，大便结而小便少，在眼引起眼干涩昏花，眼底色素紊乱，色素脱失或堆积。

火热内扰：病在心肝及肺肾，内火分虚实，阴虚火动属虚；心火炽盛，肝火亢盛，阳盛属实，五心烦热，两颧潮红，潮热盗汗或烦躁失眠，口舌生疮，胸胁灼痛，梦遗失精，在眼引起暴盲，视盘充血，视网膜血管充盈纡曲，眼底出血。

3.眼部脉络病变

目络空虚：血虚，络脉失充，目络及其周围组织失养，引发退变、萎缩。症见视盘色淡或有水肿，视网膜血管细，视网膜水肿，黄斑缺血。

目络挛急：肝阳上亢，肝风内动，情绪刺激。目络挛急，症见视物昏矇，视网膜动脉痉挛，粗细不均，视网膜水肿。

目络结滞：气血循运不畅，症见视力锐减，眼胀痛，视盘色红边不清，视网膜静脉纡曲蛇行，视网膜水肿、出血、渗出，黄斑水肿，黄斑囊样水肿。

热蕴目络：热邪伤络或邪结郁久化热，症见视力减退，视盘色红边不清，视网膜血管充盈扩张，静脉呈紫红色，视网膜出血、渗出，视网膜浆液性脱离，玻璃体混浊。

目络闭阻：热伤目络或目络结滞日久，引起目络自身失养，出现形态病变，视力下降或视野缺损，血管呈白线状或有白鞘，视网膜缺血，新生血管。

二、眼底病的西医现代检查

1.光学相干断层成像（optical coherence tomography，OCT）　是一种基于低相干光干涉原理，利用样品背散或反射光与参考光相干的非接触非侵入性的新型成像技术，可提供具有微米级分辨率的一维深度、二维截面层析和三维立体的实时扫描图像。OCT技术具有非接触、无损伤、图像分辨率高且操作简单、便携等优点，主要应用于生物医学成像和诊断领域，弥补了共聚焦显微镜成像穿透深度低和超声波成像分辨率低的不足。目前，OCT技术已作为诊断视网膜疾病的临床标准通过OCT技术获得的视网膜横截面图像的分辨率能够达到光学显微镜观察组织切片的水平对视网膜结构进行无损伤观察成像，这是其他成像技术无法实现的。通过OCT技术对神经纤维、内外丛状层、内外核层等的成像，可以实现对视网膜疾病的精确检查。

2.荧光素眼底血管造影（FFA）　自20世纪60年代初FFA用于眼科临床以来，FFA已成为眼底病检查诊断的主要手段之一。FFA技术的应用，使我们可动态地观察视网膜血管结构及其血流动力学改变。由于脉络膜血管被视网膜色素上皮（retinal pigment epithelium，RPE）色素及脉络膜本身的色素阻挡，很难像视网膜血管那样容易被观察到。因此，人们对脉络膜血管构筑的了解远不如视网膜血管那样清楚。对脉络膜血管结构了解较少，并不意味着脉络膜血管的病理生理作用不重要，因为约90%的眼部循环流经脉络膜血管，许多致病因子都易聚积于脉络膜而发生多种脉络膜疾病。为了能在活体上更好地观察到脉络膜血管构筑，早在1969年国外就有学者采用吲哚菁绿（indocyanine green，ICG）及红外光对犬和猴子进行脉络膜血管造影的研究，随后又在人身上进行了系列研究。但由于脉络膜血管构筑的复杂性及ICG的荧光效率较低（比荧光素弱25倍），很难采用像FFA那样的记录方法来清晰有效地记录到脉络膜的循环状况。直到20世纪80年代，随着录像技术和激光扫描检眼镜（scanning laser ophthalmoscope，SLO）引入吲哚菁绿血管造影（indocyanine green angiography，ICGA），增加了图像的时间分辨率或空间分辨率，并与数字化计算机图像处理技术结合起来进行图像的处理及分析。这些技术的进展明显提高了ICGA的临床应用价值。目前FFA在临床上广泛应用于息肉状脉络膜血管病变（PCV）、脉络膜新生血管（CNV）、视网膜血管瘤样增生、中心性浆液性脉络膜视网膜病变（central serous chorioretinopathy，CSC）、脉络膜肿瘤、脉络膜炎症性疾病等眼底病变的诊断。

三、中医宏观证候和西医检查结果相结合

以糖尿病视网膜病变为例。

气阴亏虚证：消渴初起时阴虚燥热，久则耗气伤阴，导致气阴亏虚，津亏液少则血液黏滞不畅，气虚无力推动血液运行，至血行迟缓涩滞，脉络瘀阻，血溢络外所致，眼底表现为视网膜广泛微血管瘤、点状出血、硬性渗出和视网膜水肿；局部视网膜毛细血管闭塞，血管通透性增强，造成少量出血，黄斑水肿。OCT检查的图像特征为视网膜神经上皮层间出现微血管瘤、偶见或少量出血点，或有出现硬性渗出及出血斑。

肝肾亏虚证：上消病在肺，中消病在脾，下

消病在肾，治肾为主。老年人为多见，年老体衰，加上久病体虚，肾精衰竭，目失濡养。肝开窍于目，主疏泄和藏血，肝失疏泄，则气机不畅，气血失调，窍不能藏血而致出血。眼底表现为广泛微血管瘤、点状出血、静脉串珠样改变、棉絮斑；特征为视力下降，黄斑水肿，新生血管、视网膜出血均较气阴亏虚、脉络瘀阻型增大。OCT 检查的图像特征为除出现硬性渗出及出血斑外，还伴有棉絮斑。

阴阳两虚证：阴损及阳致阴阳两虚，因虚致实，瘀久化热，则血热妄行，血溢于脉外而致出血。眼底表现为视网膜新生血管形成、玻璃体积血、视网膜前出血、纤维增殖、牵引性视网膜脱离。阴阳两虚，血瘀瘀凝型易产生大量新生血管，新生血管破裂出现视网膜前出血或玻璃体积血，造成视力骤降，黄斑水肿，渗漏面积、出血面积较气阴亏虚、脉络瘀阻型及肝肾亏虚、目络失养型明显增大。OCT 检查的图像特征为除出现硬性渗出、出血及棉絮斑外，还伴有水肿或囊样水肿及玻璃体积血，或出现机化膜形成，引起牵拉性视网膜脱离。

FFA 能较敏感地定性观察到黄斑区有异常血管渗漏的存在和程度，但 FFA 却不能发现极少量的视网膜下液，也不能对黄斑区视网膜厚度改变进行定量测量。另外，DR 多以中老年人为主，常伴有肝肾功能异常等不同程度的全身疾病，难以接受多次重复的 FFA 检查，而 OCT 的无创性和快捷性，恰好能弥补这方面的不足，使患者能重复进行随访观察。有时候 OCT 检查时有些患者黄斑部已有一些直径小的囊腔样改变，但 FFA 却未显示典型的荧光素渗漏。有一部分视网膜增厚在 FFA 上没有发现荧光素渗漏，可能是细胞毒性水肿或渗漏已经封闭，或是与视网膜毛细血管的渗漏和视网膜色素上皮的重吸收使转运渗出液功能保持平衡有关。有研究分析，有荧光渗漏并不代表有视网膜增厚，有视网膜增厚并不一定有荧光渗漏。只有血管渗漏与重吸收不平衡时才会导致液体潴留和视网膜增厚。OCT 对 DR 患者黄斑部的检查虽然有诸多优点，如能对 DME 做出准确的判断和追踪观测，并可做定量分析；能够准确地显示液体积聚在视网膜上的层次；能够测定黄斑区中心凹的厚度并预测视力状况。但也具有其局限性，如 OCT 在检查视网膜神经上皮浆液性脱离时不能像 FFA 那样，能明显地观察到液体渗漏的来源。在检测视网膜血管屏障方面 FFA 比 OCT 更敏感。因血管液体渗漏要到达一定程度之后，应用 OCT 才能反映出来。此外，FFA 另外一个重要的作用是对 DR 局部的缺血诊断，通过 FFA 检查可以清楚地观察到黄斑部周边的微血管缺血和无灌注区，这是用其他的检查方法难以看到的，对指导视网膜光凝治疗具有十分重要的作用。所以联合应用 OCT 和 FFA 有助于对 DR 进行客观诊断。

（张仁俊　解孝锋　钟兴武　杨　军）

第5章 眼底病应用活血化瘀新理念

第一节 辨证论治勿忘活血

中医眼科非常重视眼与血的关系。明代眼科专著《审视瑶函·目为至宝论》论述到："血养水，水养膏，膏护瞳神……夫目之有血，为养目之源，充和则有生发长养之功，而目不病，少有亏滞，目疾生矣。"阐释了血与目中之神水、神膏及瞳神的关系，以及血虚、血瘀与眼病发生的关系。眼病治血，受到历代眼科医家重视，古人强调治眼病，调血顺气为先，行血为治目之纲，眼病血瘀证多见，活血化瘀法是中医眼科治疗学的重要组成部分。

一、血瘀的概念、源流认识

血瘀之病，由来已久，是指血液运行不畅或血液瘀滞不通，而积于某一部位的病理状态。以痛处固定，刺痛剧按，面唇紫暗，舌有瘀斑瘀点及脉涩为特点，可伴肌肤甲错、出血等。其与瘀血不同，瘀血是其病理产物，古时又称其为"恶血""坏血""蓄血"等，两者有本质上的区别，可以造成血液运行障碍，或致离经出血的内外因素都能导致瘀血形成，病因不同，其兼证也各有不同。瘀，通"淤"，其本意指血有郁积而行不畅。如《说文解字》释义："瘀，积血也。《辞海》也认为，瘀指的是体内血液停滞于身体一定处所的病理性瘀积。《气血论》对"瘀"的阐释为：凡有形之邪，阻滞脉络所致的证候，皆可称为瘀证。具体归纳为以下几方面。

1. 血结不行为瘀 血行于脉本当流通无滞，但如果由于各种原因导致血液停滞，瘀积不行，或血溢脉外，而不能及时排出或被机体吸收，则为瘀血。瘀血一般有形可寻，瘀积停滞于体内，

可见腹中癥瘕、皮下结节包块，质坚肿硬等。瘀血处皮肤失于濡养，常可见皮色改变，且伴有面唇紫暗、爪甲青紫，或肌肤甲错等。

2. 血行不畅为瘀 生理状态下，血当畅行，血行于经脉，畅达周身，滋养荣润，如《血证论》有云："平人之血，畅行脉络，充达肌肤，流通无滞，是谓循经，谓循其经常之道也。"《诸病源候论》也说道："血之在身，随气而行，常无停积。"但在各种致病因素的作用下，血液不能畅行脉络，即血流受阻，血行迟滞，则发为瘀。血为气之母，瘀血的形成直接影响气机，而"气为血之帅"，气机郁滞又可导致局部或全身血液循行不畅。如七情所伤，气机运行不畅，或有形实邪痰饮等积聚在体内，都会导致血液运行不通畅；或气虚推动无力，皆为导致血瘀的重要病因。此外，邪气直犯经脉，影响血的循行，也是导致血瘀的常见致病因素。如《灵枢·痈疽》曰："寒邪客于经络之中，则血泣，血泣则不通。"《素问·举痛论》亦说道："经脉流行不止，环周不休，寒气入经而稽迟，泣而不行。"《医林改错》中也提出"血受寒则凝结成块"，"血受热则煎熬成块"。可见，气机不畅或内外致病因素的影响都可以导致血液运行不畅致瘀。

3. 离经之血即为瘀 离经之血是由于跌扑外伤或手术损伤，或脾气虚弱、肝气失和致脾不统血、肝失藏血等所致血不循常道溢出脉外，成为离经之血。其出血虽为新鲜之血，但"旧血不去，新血不生"，故而留滞引起瘀阻；或旧血未散，新血又生之瘀血等。《血证论》有云："世谓血块为瘀，清血非瘀；黑色为瘀，鲜血非瘀，此论不确。

盖血初离经，清血也，鲜血也，然即是离经之血，虽清血鲜血，亦是瘀血。"

二、祖国医学对血瘀性眼底疾病的认识

1. *血瘀性眼底疾病*　传统中医学认为"瘀"有广义和狭义之分，而眼科疾病当中论述的"瘀"，也有广义之瘀和狭义之瘀之分。狭义之瘀指的是"有形之瘀"，是指其瘀滞有形可寻，主要反映血液运行不畅，造成停滞瘀积于局部的血瘀证表现。血瘀性眼底病盖指因"瘀滞"所引起的各种眼底疾病，包括眼底的血管性病变，以及各种致病因素和病理产物的综合，是指某些人无法直观看到的瘀滞，是血液微循环障碍及血流动力学改变等引起的血液黏滞，如眼底病中由于炎性、渗出、变性及萎缩性引起的病理改变，致使出血或瘀滞的产生，这对于认识和治疗眼底疾病有着广泛而深刻的意义。

2. *血瘀性眼底病的致病特点*　《原机启微》中说："血，阴物，类地之水泉，性本静，行，其势也……血病不行，血多易凝。"形象地对引起血瘀的原因进行了论述。《血证论·脉证生死论》中也说道："凡有瘀凝，莫不壅塞气道，阻滞生机。"进而阐明血瘀与气机运行之间的密切关系。瘀血形成后会阻碍眼部气血的运行，因瘀阻血脉使新血不生，致使血液丧失其充养濡润的功能。继而在出血性病变的基础上变生他病，引起眼底各种病理性改变或代谢异常，或出现器质性病变。还因瘀血积存眼内久病迁延不愈，使得病程拖延，出现视网膜渗出、水肿、视网膜牵拉、变性等病证，使病情加重。血瘀性眼底病的眼底改变既可见出血及出血久不吸收所致瘀血斑，又有因血液黏滞、血流动力学改变所致的炎症性、渗出性、变性、萎缩性改变等，其引起的眼部疾病除眼底血证外，还包括视神经病变，老年黄斑变性等。

3. *血瘀证诊断标准的研究*　为便于各地医者统一标准对血瘀证进行更深层次的研究，在1982年中国中西医结合研究会活血化瘀专业委员会从内科学角度制定了血瘀证的诊断标准，之后不少学者为完善血瘀证的诊断标准，探讨血瘀证的病理机制，进行了许多努力。在眼科领域，也有学者对血瘀证的眼部体征进行过一些有益的探索，并积累了丰富的临床资料。临床观察表明，许多眼病与血瘀证有关。但以往对眼部血瘀证的研究，主要停留在临床现象的直观认识上，缺乏更深层次的探索。为便于眼部血瘀证的深入研究，彭清华等通过参阅大量古今文献，结合眼科临床特点和实验研究的结果，在20世纪90年代提出了眼部血瘀证的诊断标准，并通过一段时间的临床验证，证实了其实用价值。这不仅对眼部血瘀证深入广泛的研究有促进作用，而且也有利于眼科其他常见证型研究的开展。其提出的血瘀证诊断标准如下。

（1）血瘀性眼病的全身症状：①甲皱及舌尖毛细血管异常扩张，血液瘀滞；②舌质呈紫红色、暗红色或紫色，舌体有瘀点、瘀斑及瘀血，舌下静脉纡曲、扩张、暗红，舌下脉外带有瘀点；③月经不调，痛经，经血污浊有血块；④脉涩或细涩。

（2）血瘀性眼病的局部症状：①眼睑及结膜颜色暗红或青紫，或有瘀点瘀斑；②眼内外的各种出血、积血；③球结膜或视网膜血管怒张、扭曲或呈波浪状及网状畸形；④眼底血管明显变细；⑤眼内外各部的新生血管；⑥局部组织的增生物（如颗粒、结节、硬节、肿块）；⑦视盘苍白色；⑧视野明显缩小；⑨眼球胀痛或刺痛。

（3）血瘀性眼病的实验室检查：①眼血流动力学障碍。血流量减少，血流阻力增加，流速减慢，血管紧张度增加，弹性减退。②血液流变学异常。全血黏度、血浆比黏度、血细胞比容、红细胞变形指数、体外血栓长度、体外血栓湿重和干重、血小板黏附率、血小板数、血小板聚集数增加，血栓弹力图反映时间和凝固时间、血栓最大幅度、血栓最大凝固时间、血栓最大弹力度降低。③血压升高，红细胞增多，凝血时间缩短，出血时间延长。④红细胞沉降率慢，血浆纤维蛋白原增高，纤维活性降低。⑤血栓素 B_2（TXB_2）、前列腺素 E_2（PGE_2）及前列腺素 F_2（PGF_2）升高，6-酮-前列腺素 $F1\alpha$ 降低。⑥病理切片显示血瘀。⑦新技术显示血管阻塞。

现代医学研究证明中医的"血瘀证"与人体的血液流变学、血流动力学、微循环、脂代谢和免疫功能异常等均有密切关系，现代医学研究证

明，活血化瘀法可以扩张血管，改善组织缺氧状态及局部、全身的血液循环，增加局部血液量，降低毛细血管的通透性，促进渗出物、机化物等病理产物的吸收和病变组织的修复；另外活血化瘀法还有抗菌消炎作用，能增加机体免疫细胞活性。故活血化瘀法在眼科临床应用，不仅用于出血性眼底病，同时也用于血液循环障碍，尤以微循环障碍所致的缺血、瘀血、血栓和水肿等病理改变，炎症所致的组织渗出、变性、坏死或增生及视力减退等眼病。

4. 血瘀性眼底病的病因病机

（1）病因认识：血瘀性眼底病的常见原因包括外感六淫、七情内伤、外伤跌扑、出血和久病留瘀等。

1）六淫：六淫之邪为六气太过或不及所致，其侵犯人体后可影响人体正常的气血运行，《素问·调经论》有云："血气不和，百病乃变化而生。"外感六淫在一定的病理演变下均可引起瘀阻，或相互作用协同致瘀。其中以寒邪为甚，寒为阴邪，寒邪致温煦失常，血失濡养，损及阳气，闭郁不通则出现气血津液运行迟缓或凝闭不畅而致瘀。其次为火邪，也包括暑燥之火，可煎灼脉络，也可与痰湿相搏结，引起出血，瘀血及痰瘀互结。

2）七情：致病特点主要是直接影响脏腑，使脏腑功能紊乱，气血津液失调，导致各种眼病的发生或使病情加重或恶化。脏腑功能一旦失调，则可影响气血的循经畅行，进而形成血瘀证。《素问·生气通天论》有云："大怒则形气绝，而血菀于上。"《医学入门·腹痛》说："瘀血痛有常处，或忧思逆郁而得。"《医彻·蓄血》也说："其人或劳倦，或跌扑，或闪挫，或郁怒，皆足以阻其血而停蓄成瘀。"所以过久过度的精神刺激、情志抑郁，均可引起机体气机逆乱，肝失条达，进而导致气滞血瘀。内伤七情，最易伤气伤血，临床以心、肝、脾病理变化多见，故常有化火、夹痰、伤阴等兼证。

3）外伤或手术损伤：眼居高位，暴露于外，易受外伤侵袭。各种异物，跌仆或钝物撞击、爆炸或化学物质损伤，以及各种创伤性手术等均可导致眼球损伤。眼部组织娇嫩易损，伤后多有肌肉筋脉损伤或是络伤出血，伤气伤血而致气血瘀

滞。中医伤科记载"打仆堕坠，皮不破而内损者，必有瘀血"。许多眼外伤如眼睑外伤肿胀、皮下和球结膜下出血、前房积血、玻璃体混浊和眼底损伤等都是瘀血症的典型表现。

4）出血留瘀：各种出血性眼底病均可致瘀。出血的原因除眼外伤外，还包括视网膜、脉络膜血管性病变及全身性疾病引起的眼内出血，如高血压、糖尿病、白血病等。凡"离经之血"统称血瘀，出血为血瘀的表现，离经之血残留眼内，积瘀为患。

5）久病致瘀：久病迁延不愈，人体正气不足，外邪乘虚而入，邪盛正虚，因而致病。《灵枢·百病始生》说："其中于虚邪也，因于天时，与其身形，参以虚实，大病乃成。"久病气血虚亏，气虚则脉行无力，血虚则脉道不充，均可导致血流不畅，形成瘀血。《审视瑶函》说："夫目之有血，为养目之源，充和则有生发长养之功，而目不病，少有亏滞，目病生矣。"

（2）病机认识：《医学入门》有云："人心动，则血行诸经。"《景岳全书·杂证谟》有云："凡七窍之灵，为四肢之用……凡形质所在，无非血之用也。"血在脉中运行不息，灌注全身，周而不休，其功能正常，才能使目有所养，得血而能视。若血不循经，溢出脉外，即成为"离经之血"，不但失其濡养作用，反而成为病理产物。对眼科病机分析，要从整体出发，中医认为的见微知著，就是从局部病变就可以判断全身疾病，反之亦然。眼部为多气多血的部位，受邪易致瘀积。故眼底血证之病机，多责之气血津液与脏腑经络的失调。

1）脏腑功能失调：眼与五脏六腑均有联系，而眼科血证与肝、心、脾的关系最为密切。中医眼科将肝所受藏之血称之为"真血"。《审视瑶函·目为至宝论》阐释："真血，即肝中升运于目，轻清之血，乃滋目经络之血也，此血非比肌肉间混浊易行之血，因其轻清上升高而难得，故谓之真也。"而各种原因引起肝的疏泄功能障碍，肝藏血失职等都会引起气血不通，血液离经而积聚瘀滞。目为心之使，心主血脉，若病见心火亢盛，心阴暗耗，热入血分，损伤目络，或迫血外溢，致瘀积不行，则引起眼内外各种出血性疾病，而离经之血残留眼内，则积瘀为患。脾胃为后天生化之本，输布运化水谷精微上养目窍，各种原因引起脾失固摄

之功，血溢脉外，或脾气虚弱精微难以升运于目，目络失养者，均可产生瘀滞。

2）气血津液功能失调：《难经·二十二难》对气血作用进行了高度概括，并着重指出气血运行不畅可导致各种疾病："气主煦之，血主濡之，气留而不行者，为气先病也；血壅而不濡者，为血后病也。"《素问·调经论》认为："血气不和，百病变化而生"。气血与疾病的发生关系密切，而眼部本多气多血之官，故血瘀性眼底病也多责之气血功能失调。正如《古今医统》所云："目得血而能视，故血为目之主，血病则目病，血凝则目胀，血少则目涩，血热则目肿。"而对于血与目中之神水、神膏及瞳神的关系，《审视瑶函·目为至宝论》认为："血养水，水养膏，膏护瞳神……夫目之有血，为养目之源，充和则有发生长养之功，而目不病，少有亏滞，目疾生矣。"故目亦不可失津液之润泽。若血热迫血妄行，可见眼底出血，或血热伤阴，虚火上炎损伤脉络，眼部结构独特，脉络丰富，易致血瘀，脉络郁阻，壅塞玄府，气血津液不得升降，精气无以上注于目，神光被遏而出现一系列血瘀性眼底病病理变化。

引起血瘀性眼底病的疾病的病机主要包括以下几个方面。

气滞血瘀：气为血之帅，气可推动血液运行，气行则血行，气滞则血滞，脉络阻滞引起血瘀。

气虚血瘀：血为气之母，人体之气必须依赖血液之濡养才能发挥其作用，保证机体各部分的生理活动。气虚不能统摄血液，血溢络外而致瘀。

血虚血瘀：血虚可因失血过多或久病阴血亏耗，或脾胃功能失常，水谷不能化生血液，致使目失所养，固摄失职，血液离经而致出血引起血瘀。

血寒血瘀：素体虚寒之体，复感寒邪，寒性收引，血液凝滞而致血瘀，则"血受寒而凝结成块"。

血热血瘀：热邪易煎灼阴液，即"血受热则煎熬成块"。如肝胆火炽、心火亢盛，或肾阴不足而致虚火旺盛等致火性上炎，上扰于目，灼损目络，或迫血妄行，致出血致瘀。

阳亢血瘀：肝阳上亢，热极生风，风热上扰损伤目络，易致眼内出血，症见高热神昏，四肢抽搐等；而温病伤阴，阴虚风动，也可引起眼内血症，系血寒之体风寒相搏，上扰伤络所致，可伴有筋脉拘急，手足蠕动等症。

三、血瘀性眼底病的临床表现

因眼内供血及眼部解剖学的特殊性，眼内的出血无法利用眼内窍道直接排出，又不可机械地直接止血，且吸收困难，不易消散，故常因眼底出血而留滞瘀阻，旧血不去而致变症丛生，进一步加重病情；且眼部组织娇嫩脆弱而血管脉络丰盈，若瘀阻不行，离经之血常成为第二大致病因素而引起再次出血。基于眼内出血的特点，以及各种眼科疾病所引起的"瘀滞"，现将瘀滞在眼病的临床表现总结以下几个方面。

（1）青紫红肿、疼痛：血行瘀滞及瘀阻时，不通则痛。疼痛的特点为痛有定处，固定不移，拒按等，故眼部疼痛的证候可为血瘀证型。中医学认为"热邪侵犯，煎熬血液，或热迫血动而溢出脉外，均可致瘀"。外伤引起的眼部疼痛更以瘀血阻滞为主因。

（2）眼部癥积包块：中医学认为血瘀证病机初由气机不利引起，久则脉络瘀阻，气血凝滞，痰湿凝结。王清任云："无论何处皆有气血……气无形，不能结块，结块者必有形之血也，血受寒则凝结成块，血受热则煎熬成块。"因此像睑板睑囊肿、巩膜炎性结节、玻璃体混浊等属于此类。又如眼底病遗留的萎缩、退行性病变也属瘀证范畴。一些慢性眼底病变久治不愈，也应考虑瘀血的可能。

（3）血管的渗出物为瘀之积聚：组织的增生来自气血的瘀阻和痰的凝结。虹膜睫状体炎的组织浸润肿胀，前房混浊或积脓，角膜后沉着物都是气滞血瘀的征象，一切眼底疾病所引起的玻璃体混浊亦属此类。

（4）循环不畅或眼底的出血：中医学认为"气塞不通，血瘀不流"。血热妄行，"溢于络外，形成瘀血"。离经之血即为瘀，出血为血液瘀阻的表现。包括视网膜血管阻塞、各种原因（如外伤、手术、炎症、变性）所引起的眼底出血等都属瘀血。

（5）眼底表现：视盘颜色变红、隆起，边界模糊，视网膜血管粗大、纡曲、色紫暗、视网膜弥漫性水肿、渗出、出血，以及视网膜有粗大的新生血管形成等，都可以归为气滞血瘀范畴。常见于视盘炎、视网膜静脉阻塞、视网膜血管炎、视网膜静脉周围炎、视网膜脉络膜炎、全身性疾病引起的视网膜病变等。外伤或手术后眼组织内体液滞留也是气血瘀滞的一种表现形式。

（6）舌脉：瘀血患者的舌象，轻者可如常人，全身症状明显者可见舌质淡紫、紫暗，舌周边的瘀点、瘀斑，以及舌下脉络的粗大紫胀等。脉象以弦、沉、涩、紧居多。

四、活血祛瘀法在眼底病的应用

著名眼科专家邓亚平教授倡导"万病皆瘀"理论，认为任何眼科疾病在病因病机方面皆有"瘀滞"，治疗上也多强调以祛除瘀滞为本。在眼底病中瘀证不外 3 种：血溢出于经脉之外者为瘀血；血在脉管内运行受阻也属血瘀范畴；此外，还有久病致瘀。眼底病缠绵难愈，日久血伤入络，临床中各种"瘀证"多相合为病，故治疗时当活血与祛瘀并重，常以活血祛瘀药如桃仁、红花、赤芍、川芎、丹参等为主组方。眼底血证之中有因血脉瘀滞而出血者，亦有因出血而致瘀者，临证当辨明病理因果，指导遣方用药。

因血脉瘀滞而出血者，如视网膜中央静脉阻塞、视盘血管炎、视网膜中央静脉阻塞等病，治当以活血通脉为重，使血脉运行无滞而血循常道不致溢于脉外，血脉畅通亦有利于瘀血吸收消散；临床常以桃红四物汤加用通络活血之品；眼底血脉阻塞者，为难治顽疾，非一般通络之品所能获效，常投以穿山甲、水蛭、全蝎、地龙、土鳖虫、僵蚕等虫蚁之类以搜剔祛除脉络之瘀，虫类药中性辛温者宜配伍养血滋阴之品，性咸寒者则以辛温养血之品相伍；这样方能制其偏性而增强疗效，对于眼底血脉瘀滞之疾，如果辨证准确，选药精当，通常疗效明显。因出血而致瘀者，则当以祛瘀生新为主，如视网膜静脉周围炎、湿性老年性黄斑变性，其眼底反复出血的病机核心在于瘀血不去，脉道不通，血不归经，治疗时应化瘀去滞，使血返故道，不止血而血自止。可应用蒲黄、三七、茜草、血余炭、藕节等化瘀止血。

在高血压、糖尿病等所致眼底病的某些阶段，眼底检查虽无出血表现，但见视网膜动脉变细，呈铜丝或银丝状；或动静脉交叉压迫征明显；或静脉纡曲，呈节段性腊肠状扩张；或造影见微血管瘤形成、新生血管形成等，均属因久病而致瘀者，对于这类疾病，则以活血化瘀为主，常以血府逐瘀汤加减。此类瘀血证，因其久病血伤入络，气滞血瘀，处于将出血而尚未出血之际，在活血化瘀的同时应尽量避免使用大剂量峻猛攻逐破瘀之品，亦应慎用辛温发散类药。唐容川在《血证论》中有云："冲气上逆，气逆血升，此血证一大关键也"，"血之所以不安者，皆由气之不安故也"。眼底出血属上部出血，从治未病的角度来说，可选用活血化瘀药中质重沉降之品，如牛膝、石决明、代赭石等，使气顺血宁，避免气血妄行。

眼底血证常伴有视网膜水肿等病理改变。津血同源，水能病血，血能病水。描述"血能病水"的最早文献记载有《金匮要略·水气病脉证并治第十四》有文："男子则小便不利，妇人则经水不通。经为血，血不利则为水。"又如《血证论》云："瘀血化水，亦发水肿。"《兰台轨范》云："瘀血阻滞，血化为水。"故眼底水肿当从血分论治，常加用益母草、泽兰、茺蔚子、王不留行、路路通等活血利水之品。

应用祛瘀之法亦应细审寒热，明辨虚实。从寒热上看，寒主收引，可使血凝不行而成瘀滞，临证可见肢凉、面色青白，脉沉迟涩等表现，治疗上宜选用活血化瘀药中温通之品，如川芎、红花、乳香、姜黄等具有活血化瘀与温经通脉双重作用的药物，再配以桂枝、附子等温经散寒之品；火邪炽盛可使血行瘀阻或迫血妄行，临症可见烦躁郁怒、口干苦、舌红苔黄脉弦等征象，用活血化瘀药配以清解之品，可选清热凉血化瘀药如郁金、丹参、益母草、凌霄花、毛冬青等，或配牡丹皮、赤芍、生地黄、玄参等。就虚实而论，有因气机郁结、痰浊壅阻而致气滞血瘀，此为实证；气虚无力运血或血虚脉道不充致气血运行不畅，此为虚证。证属实者，如患者体质壮实可采用破血逐瘀力强的药物，如三棱、莪术、水蛭、虻虫之类；证属虚者，需活血化瘀再配以党参、黄芪、白术、白芍、鸡血藤之类的补气养血药。

瘀血性眼底疾病病因病机错综复杂，临床中常可遇到虚实混杂、寒热并见，急缓交错等证，对于此类瘀证，更要明辨病机，分清寒热轻重、虚实主次，治疗用药变化多端，应抓住局部和整体，辨病与辨证相结合的方法，掌握气与血、标与本、止与行、祛与补的辨证关系，而不是拘泥于"活血化瘀"一种方法，合理用药，才能获得较好的效果。

第二节 和血活血与破血，轻重有别

运用活血化瘀法治疗眼底疾病，除正确掌握眼底血瘀证的诊断指征外，还必须分清其病位之表里脏腑经络、病性之寒热、病势之虚实，方能收到预期效果。活血化瘀虽是治疗瘀血证的总则，但瘀血有轻重缓急之分。活血化瘀法包括和血行瘀、活血化瘀、破血逐瘀，此三类在功效上逐次递增，可针对不同的病情采用相应的治法。一般来说，根据瘀血程度的轻重，应分别按照和血行瘀、活血化瘀、破血逐瘀三法的顺序，先轻后重，切勿不分轻重，动辄破瘀攻逐，导致瘀去而正伤。

一、活血化瘀的治疗方法

（一）和血常用于血瘀轻证

"和血"，指调节气血的运行。《素问·至真要大论》指出："疏其血气，令其调达。"《素问·调经论》并强调："血气不和，百病乃变化而生。"和血法为治疗血证的重要方法，病机上注重分析其中不和的，治则上强调调和，治疗用药上强调平和，不峻不烈、不偏不倚、不急不缓，与其他治法相辅相成，相得益彰。在瘀血证前期，气血瘀滞较轻，微循环障碍、血液黏稠度增加，此时不应过破，需应用和血行瘀的方法，采用平和类药物，防散之过甚，不循经脉，破血而损伤正气。另外当活血、破血、凉血、补血等单一治法难以奏效且可能产生不良反应时，可以视为和血法的适应范围。

（二）活血常用于血瘀证明显者

临床上治疗出血后瘀血停留为患，常以活血化瘀药为主药，化解瘀积，通利血脉，瘀滞得化，则血行流畅。常用药物有蒲黄、红花、川芎、三七、王不留行等，以利络脉、行血脉、活血消瘀、化瘀利窍。另外久病入络，瘀血内阻，病情加重，故宜以活血化瘀之法治之。临床上治疗血瘀证应区别不同病情，缓急轻重，结合活血化瘀类药作用各有短长，进行恰当配伍。

（三）破血逐瘀常用于血瘀的重证

瘀血结聚，病重深固，当破血逐瘀。常用的药物有大黄、水蛭、虻虫、自然铜、三棱、莪术、乳香、没药、血竭、桃仁等。若邪毒血瘀，正气未伤，应截断其流，力主攻逐。若正气亏耗、气血不足，导致瘀血，或血瘀日久耗伤正气，破血逐瘀的同时应兼顾正邪虚实，必须标本兼治。

（四）活血化瘀法在眼科疾病的配合治疗

根据引起眼底病血瘀证的病因病机，临床上常用的眼科治则与活血化瘀法配合治疗有以下几种。

1. 清热解毒 对于炎症引起的眼底出血性疾病导致的血瘀证，因炎性属热，故临床上对于眼科血证，属阳证者常用活血化瘀药与清热解毒药配伍治疗。药选牡丹皮、赤芍、紫草、茜草、生地黄、墨旱莲等，初期也配合以凉血止血，同时加重清热泻火与活血化瘀效力，待出血停止后根据病情酌情减量，以免过用寒凉致瘀。

2. 凉血止血 热迫血动，血不归经溢于络外而致出血，或由于外伤或手术引起血液凝滞而出现气滞血瘀的表现。如玻璃体或视网膜出血，多以凉血止血为主，配以活血化瘀药治疗，选用生蒲黄、白茅根、荆芥炭、侧柏叶、槐花等，代表方为生蒲黄汤、宁血汤等。一般早期重在凉血止血，中期重在活血化瘀，晚期以益气活血为主。

3. 利水渗湿 《金匮要略·水气病脉证并治第十四》有云："血不利则为水"，《血证论》又提到："失血家往往水肿，瘀血化水，亦发水肿，是血病而兼水也"，即血瘀可致水停，水停可致血凝，而导致组织水肿，临床见于视网膜中央静脉阻塞、视网膜血管炎、视网膜静脉周围炎、视网膜脉络膜炎及高血压性视网膜病变等，而视网膜水肿是其常见并发症。故此法常用于眼科临床，以活血化瘀药配伍利水渗湿药物治疗，常用方有参苓白术散、五苓散加减等。

4. 软坚散结 中医学认为眼科病症见组织增

生者皆由痰瘀互结所致，其病理产物均为气血所化，故软坚散结的同时，也兼顾活血以防变证。此法多用于眼底病后期由于炎症或出血遗留的陈旧性瘀血斑或硬性渗出物，以及玻璃体陈旧性出血或机化团块的治疗，活血化瘀与软坚散结法配伍使用。在眼科治疗中常选用的方剂有活血散结汤、消瘰丸等。

5. 滋补肝肾　眼与肝关系密切，肝开窍于目，且肝气通于目，肝和则目能辨五色；而"骨之精为瞳子，筋之精为黑眼"，明代赵献可认为："治目者，以肾为主。"眼与肾也有着密切的关系。肝与肾相互依存，故临床治疗眼底病后期重在滋补肝肾。病变后期眼底组织坏死、萎缩、变性、机化和纤维化，中医学认为是久病肝肾亏虚所致，故治疗以滋补肝肾为主，而这些病理改变又是瘀血与痰相搏结而成，故治疗时常与活血化瘀法同用。临床上常用于肝肾阴虚所致的视瞻昏渺，目涩视昏，如视神经炎、视神经萎缩、视网膜色素变性、视网膜脉络膜炎、视网膜静脉周围炎等。常用方剂有左归丸、六味地黄丸、驻景丸加减等。

二、活血化瘀类药物的应用

活血化瘀疗法的作用是通过具有活血化瘀功效的药物和方剂来体现的。凡以通畅血脉、消除瘀血为主要作用的药物称为活血化瘀药，这类药物具有通畅血脉、调经止痛、消肿疗伤、活血消痈等功效。活血化瘀药的应用对象是血瘀证，根据其作用的强弱，而有和血行血、活血散瘀及破血逐瘀之别。

（一）活血化瘀药物分类

和血类药物：是指有养血、调和血脉作用的药物。该类药物有当归、牡丹皮、丹参、生地黄、赤芍、鸡血藤等。

活血类药物：是指有活血、行血通瘀作用的药物。该类药物有川芎、蒲黄、红花、刘寄奴、五灵脂、郁金、三七、穿山甲、姜黄、益母草、泽兰、苏木、海风藤、牛膝、马鞭草、延胡索、王不留行等。

破血类药物：是指有破血消瘀作用峻猛的药物。该类药物有大黄、水蛭、虻虫、自然铜、三棱、莪术、乳香、没药、血竭、桃仁等。

（二）活血化瘀药物特性

其一，寒者热之，热者寒之，是中医治病的基本原则，血瘀之因有寒热之分。"血受寒，则凝结成块""血受热，则煎熬成块"（《医林改错》）。因此，要根据药物的寒热温凉分别选用。其二，活血化瘀药物除具有通行血脉、调畅血气、祛除瘀滞的共同功效外，每味药还可兼有行气、养血、凉血、止血、消癥、通络、利水、疗伤、消痈等不同作用。其三，某些活血化瘀药物，对疾病或病变部位具有敏感性。如消癥除痞之三棱、莪术、阿魏，治疗肿块之黄药子、刘寄奴，瘀血在上部用川芎，下部用牛膝，瘀血入心用郁金，在肝用泽兰等。掌握这些药性，选药组方可恰到好处。

（三）活血药物的临床配对运用

血瘀通常是由多种原因引起的，所以活血化瘀必须根据辨证的结果，视具体情况配合其他疗法，才能充分发挥它的功效。临床常用的配伍有行气活血法、补气行血法、养血活血法、温阳活血法、破血逐瘀法等。

1. 行气活血　治疗瘀血证应以行气活血为纲，气为血帅，气滞血瘀，气行血行。在行气时要注意肝主疏泄在调畅气机中所起的关键性作用，应多选用活血兼行气疏肝之药，如当归、川芎、乳香、没药、延胡索、川楝子等。其中乳香配伍没药是一经典药对，两药相伍为海浮散（《医学心悟》）具有活血行气消癥、敛疮生肌止痛的功效。乳香偏于行气伸筋，没药偏于散血生肌，并常与牡丹皮、赤芍、白芷、川芎等同用。

2. 补气行血　除气滞可以导致血瘀外，气虚也是瘀血证的常见病机。气虚推动无力，则血行迟滞，气虚固摄无权，则血溢脉外，则可形成瘀血。因此，对于气虚血瘀诸症，常需要配伍黄芪、党参、太子参、人参等以补气行血。其中太子参配伍当归，补气活血的同时，又能清润滋阴，避防温燥，养心补肺。

3. 养血活血　失血过多，或久病阴血虚耗，或脾胃功能失常，水谷精微不能化生血液可导致血虚。血虚脉管无以充盈，血行涩滞则形成瘀血，瘀血日久，血行不畅，易致血虚，血虚与血瘀互为因果，故在临床上养血与活血并举，补血之虚，活血之瘀。常用养血活血药物如当归、白芍、丹参、牛膝、鸡血藤等。丹参、鸡血藤为一药对，其中丹参微寒而性缓，能清血中郁热而除心烦，祛瘀生新通经而不伤正，为血热而有瘀滞的常用药；鸡血藤苦而不燥，温而不烈，行血养血，调经止痛。《饮片新参》言其"去瘀血，生新血，流利经脉。"两药寒温共济，常用于妇女月经不调、痛经、闭经，以及心血瘀阻的心烦胸闷和胸痛。

4. 温阳活血　血液的正常运行必须依赖阳气的温煦作用。气虚为阳虚之渐，阳虚为气虚之极。如果阳气虚而温煦作用减弱，则可出现血液运行迟缓等寒性病理变化，故临床选药多用姜黄、肉桂、桂枝等温阳活血之品。姜黄、桂枝辛温，姜黄兼苦，温通苦泄，既入血分又入气分，能活血行气而止痛。《日华子本草》谓其："治癥瘕血块，痈肿，通月经，治跌仆瘀血，消肿毒。"桂枝温通经脉，散寒止痛。姜黄止痛偏于破瘀行气，桂枝止痛偏于通血脉、散风寒，两药配合温阳活血，可用于血瘀寒凝的疼痛，尤多用于妇女痛经及产后瘀血等。

5. 破血逐瘀　"离经之血便是瘀"，由于瘀血阻滞脉道，血液不得正常运行而导致瘀血证。有些患者发病时即有较重的瘀血表现，有些属于久病致瘀，随着血液病时间延长，血瘀症状逐渐加重，日久难祛。三棱、莪术、蛰虫、地龙、血竭、穿山甲、王不留行等药物药性峻猛、走而不守，破血逐瘀、消癥散积，可治疗由于瘀血时间长、程度重而导致的癥瘕积聚，也可用于血瘀经闭、肿痛。三棱、莪术是破血逐瘀的常用药对。两药苦泄辛散，既入血分又入气分，能破血散瘀，消癥化积，行气止痛。但三棱偏于活血，为血中气药，多用于祛瘀；莪术偏于行气，为气中血药，多用于消积。气血

瘀滞者常与当归、川芎、桃仁、红花同用，以破血通经；食积痞痛者常与川楝子、延胡索、乳香、没药同用，以行气活血止痛。故两药有"从血药则活血，从气药则治气"之说。

三、和血、活血、破血在眼底病血瘀证应用

在炎症性眼底病早期或部分血运障碍性眼底病早期，出现血管扩张和充血，属气滞血瘀范畴，此时不应过破，临床上应和血化瘀，行气活血。应用平和之品，防散之过甚，血不循经脉，临症多用虎杖、山楂、地锦草、地龙、鸡血藤等。水肿常见于眼底急性炎症早期或慢性炎症活动期，属邪盛而正气未虚的实证，而临床治疗应行气活血，利水消肿。出血，在眼底病中颇为常见，初期眼外观无特殊，视力急剧下降，出血呈鲜红色，或伴头目胸胁胀痛等，为气滞血瘀型，应理气化瘀止血。选用宁血汤（生地黄、栀子、白茅根、侧柏叶、墨旱莲、仙鹤草、白蔹、白芍、白及、阿胶），可加荆芥炭、血余炭、大蓟以凉血止血。中期一旦不再出血，就需立即活血化瘀，促进血液循环，去除血瘀，选用《医宗金鉴》桃红四物汤（生地黄、赤芍、川芎、当归、桃仁、红花、半夏、橘皮、茯苓、甘草、枳实、竹茹），血不利则为水，可加车前子、泽泻、泽兰、薏苡仁、琥珀、毛冬青活血利水，重则选用血府逐瘀汤加三七、郁金、丹参、生蒲黄、茜草等以加强活血化瘀功效。瘀滞难消期治宜破血逐瘀，对于瘀结程度较深，血瘀凝结或已成痰核、结节，以及瘀血日久者，非一般活血药力所能及，则在活血化瘀的同时应用破血逐瘀药物，削其坚积，同时注意补益肝肾、健脾理气，以达到祛瘀而不伤。

第三节　病程不同，用药各异

眼与五脏六腑、经络、气血、津液等的关系密切，脏腑经络、气血、津液功能失调而引起出血，或血运不畅，或津液内停的内障眼病，称为眼底血证。各种原因的玻璃体混浊液化，脉络膜、视网膜、视盘的炎症、出血及缺血等病变都与"瘀滞"有关，在眼科临床治疗上活血化瘀法应用广泛，

特别是眼底血证有明显效果。

一、各医家对眼底血证治法的认识

各种原因引起的内眼出血性疾病，如玻璃体积血、视网膜静脉炎、视网膜静脉阻塞等，还包

括因全身疾病引起的眼底出血性疾病,如糖尿病视网膜病变、高度近视性黄斑出血等,此外还有外伤所致的眼内出血,由于眼部积血,无窍道直接排出,且吸收消散困难而易于留瘀,故眼底血证的治疗均需以活血化瘀为治疗总则。在长期的临床实践过程中,眼科医家们对眼底血证的发展变化规律有了系统性的认识,并确立活血化瘀治法为眼底血证的基本治疗法则。对于眼底血证的诊治,现代眼科专家也各有自己的独到认识。

陈达夫教授在《中医眼科六经法要》中云:"眼内出血非其它可比,必须尽快的先止血,次化瘀,后养血。"他总结出:出血期以凉血止血为主,佐以活血化瘀;出血停止后,死血停滞于眼内,又当活血化瘀为要,以免死血阻碍眼内血脉通调及闭塞目中窍道,而致视功能发生障碍。若死血凝聚成块或已机化成条束状,则当活血化瘀的同时配合软坚散结之品;积血过于浓厚,则加破血药物。当出血吸收后,又当治其本,用补肾水之法以息心火。

王明芳教授在眼底血证的治疗方面,总结并提出"血证四期划分",对眼底血证的探索发挥了积极作用,并在眼科界受到广泛认可。眼底血证分为四期:①出血期,宜止血兼活血,方用生蒲黄汤加减;②瘀血期,活血化瘀,方用桃红四物汤或血府逐瘀汤加减;③死血期,为血、痰、瘀所致治宜破血行络通瘀,方用通窍活血汤;④干血期,经历前出血、瘀血、死血等第二病因的危害,治宜扶正散结,扶正补益气血,滋补肝肾入手,方用驻景丸加减。此四期分期及治法适用于眼底各种出血性疾病。

唐由之等认为,治眼科出血性疾病要从病因不同入手,病因不同,治疗上则有所侧重,如炎症引起的出血如视网膜静脉周围炎、视盘血管炎应凉血止血;变性性出血如高度近视性、贫血性应补血止血,阻塞性出血如高血压、视网膜静脉阻塞应活血止血;中期根据病因不同采用凉血活血、养血活血、散瘀活血治疗;后期应采用软坚散结与补虚。

姚芳蔚认为,出血性眼底病的治疗应为出血期治以凉血止血活血,方选生蒲黄汤或宁血汤;出血停止期治以活血化瘀,方选桃红四物汤或血府逐瘀汤加减;瘀滞难消期治宜破血逐瘀,选用血府逐瘀汤,再加用软坚散结药。

二、眼底血症的分期和治疗

1. **出血期宜止血兼活血** 出血期多指发病半个月内,出血开始或为出血活动期,检眼镜下见视盘色红,边界模糊,视网膜见点状、片状鲜红色出血。或出血以视盘为中心,呈放射状分布,出血进入玻璃体可见红色凝血块。视网膜静脉阻塞者,可见动脉变细,静脉扩张及动静脉交叉压迫征。视网膜静脉周围炎者,可见血管白鞘。糖尿病视网膜病变者,可见新生血管、微血管瘤等。治疗以凉血止血为主,佐以清热泻火之品,药用生蒲黄、白茅根、荆芥炭、侧柏叶等,佐以牡丹皮、赤芍、生地黄、墨旱莲等。出血期治疗均以止血为要,用药相对寒凉,血寒则易凝结致瘀,又寒性收引会引起新血不生,或血行不畅。故应注意止血留瘀之弊,应充分进行辨证,掌握疾病发展过程的阶段投药,在出血控制后应逐渐减量,而适当加用活血药物。

2. **瘀血期宜活血化瘀** 在瘀血期,眼底出血基本停止,气血瘀滞,残留大量恶血难除,瘀血斑形成,见血色暗红,或黄白色颗粒,或玻璃体呈褐色,眼底窥不进,此期多为病后半个月至2个月。治疗主要从气滞血瘀、气虚血瘀两方面入手。眼底出血之病因多有瘀滞,故此时治疗上重在活血化瘀,行气通络,方用桃红四物汤、血府逐瘀汤加减。药用桃仁、红花、丹参、郁金、牛膝、枳壳、川芎、石菖蒲等。气虚血瘀者,多见于体虚多病之人,治以益气活血,常用方为补阳还五汤加减。药用黄芪、人参、白芍、茯苓、阿胶等益气止血、补肾明目。由于瘀血阻滞可引起变证,若再次出血,则加用止血之品。

3. **死血期宜痰瘀同治** 死血期多在发病后2~3个月。日久者,可见眼底血色暗黑,部分出血吸收,以视网膜纤维化引起的大量机化物和渗出、瘀血斑为主要眼底表现。原为玻璃体积血者,可见大量黄白色颗粒,此为血红蛋白降解产物和细胞碎片,并见膜状物形成,发病累及黄斑部者常出现黄斑囊样水肿。机化形成是死血期向干血期转化的表现,黄斑囊样水肿的出现是血病及水的具体反映,即出血作为第二病因对视网膜的损害，结合久病多瘀、痰瘀互结的理论，治疗上应着重考虑瘀、痰、水三字，即破血祛瘀、痰瘀同治及水血同治。眼内出血瘀积，日久不化而成死血。治宜破血通络行瘀，首选通窍活血汤。另可加地龙、三棱、莪术等药，以增强活血通络的作用。血病日久，可引起痰水为患，痰浊水湿停积又能导致瘀血内生。在眼底具体表现为硬性渗出、机化形成、黄斑囊样水肿。若为痰瘀互结者，以硬性渗出、机化物为主；若为血与水互结者，以黄斑囊样水肿及软性渗出为主。前者用二陈汤合桃红四物汤加减，后者用五苓散合血府逐瘀汤加减。病属玻璃体积血，数月不愈，目无所见者，常加破血逐瘀汤药如三棱、莪术、五灵脂、水蛭、虻虫等。

4. 干血期宜扶正散结 在干血期时，大部分出血已吸收或完全吸收，遗留少许死血块或仅为机化灶，或玻璃体内有大量膜状物。此期多在 3 个月以上，治当扶正散结，着重注意视网膜功能的恢复和机化物的清除。在后期玻璃体浓缩、液化，视网膜、脉络膜功能受损，故治疗上应特别重视扶正。扶正从补益气血、滋补肝肾两方面入手。出血后血液耗损，气血双亏者，宜气血双补，常用八珍汤加减。血伤及精，精血同亏者，表现为头晕耳鸣，腰膝酸软，舌红少苔，脉沉细等或无全身伴随症状，均为肝肾不足，治宜补肝肾，益精血，常用驻景丸加减方加减。此期已是病证后期，久病导致正气亏虚，在治疗上应顾护本虚实质，采用补益气血，培补肝肾和软坚散结等同用。

第四节　活血化瘀，明辨宜忌

活血化瘀在眼科应用的 4 个指征：①眼部疼痛剧烈，拒按，痛有定处且持续不止；②内眼或外眼见血脉虬赤或青紫纡曲；③眼部之瘀积包块和眼底退行性病变或眼底病后期视力久不提高；④离经之血、渗出物久不吸收且无出血倾向者。

活血化瘀治法本身具有两面性，尤其是用于出血性眼底病，其效果也具有两面性。若出血早期过用敛涩或泛用炭品止血，而不重视活血之法的运用，则易于留瘀；但活血太过，又可诱发新的出血。同样，在血止瘀阻时，若活血不及，瘀滞难祛，但亦不可过用活血。因此需要灵活掌握用药原则，治疗上应注意以下几点。

其一，恰当处理好止血与化瘀两者的关系。因为瘀血不除，血行不畅，脉络不通，又可引发出血，而化瘀又需要避免引起再次出血，处理好止血与化瘀的关系，不可偏执。在出血早期虽有大量新鲜出血，治疗以止血为要，急治其标，但不可过用敛涩或寒凉之品，注意止血而勿忘留瘀之弊。而血止后虽重点放在化瘀上，但力度不可过大，以防再次出血的发生。眼部组织血络丰富且脆弱，不可妄行血，应勿忘引起再次出血之嫌。因此，对于临床使用活血化瘀治法无论是出血性眼底病或其他"瘀滞"所致者，都要掌握此治法

原则。

其二，治疗眼底血证应注意辨病与辨证相结合，掌握用药时机。虽然并非所有的眼科出血性疾病的全身症状都如内科疾病般明显，但出血的原因还是要病证结合进行分析，掌握整体与局部病变的关系，用药时要审因论治，做到"必伏其所主，必先其所因"。若为视网膜静脉周围炎、视盘血管炎等炎性出血性眼病，其出血是眼内血管因炎性刺激，血液破壁而出所致，故初期以凉血止血为主，佐以清热泻火之品，出血停止后再酌情调治；若为老年性黄斑变性等变性出血，其出血是眼内组织因变性疾病使血管脆性增加，凝血机制不良而出血，此即中医"气不摄血"或"脾不统血"之故，因此一般以补气摄血或补血止血为主；若为视网膜静脉阻塞所致的眼底出血，其出血是眼内血管栓塞，血流无法通过，破壁外溢，故常以行气活血化瘀为主；若为外伤所致眼内出血，是因为眼球结构精细，组织脆弱，任何轻微的损伤均可使眼球的血管破裂而出血，故治疗早期应以凉血止血为主，中期应以活血化瘀行气为主，后期应以益气活血、补益肝肾为主；若为糖尿病视网膜病变，其证候特点是本虚标实、虚实夹杂，随病变的发生发展，其中医病证逐渐从阴

虚到气阴两虚再到阴阳两虚演变，并且患者全身的瘀血表现也随之加重，肝肾虚损、阴损及阳、目窍失养是其基本病机，因虚致瘀、目窍阻滞为其发展过程中的重要病机，故特别强调对其治疗应扶正祛邪，不宜用破血逐瘀之品，处理好扶正与祛瘀、活血与止血的关系。

其三，运用活血化瘀治法，要注意扶正固本，顾护脾胃，滋补肝肾，以免戕伐伤正。因活血化瘀药多为攻伐之品，故临床上运用活血化瘀法要兼顾后天脾胃，以及顾护肝肾之精。尤其是对于出血性眼病后期的治疗，配用补气药很重要，气机充足，血液循环得以改善，对于促进瘀血的吸收和局部创伤的愈合都有很大的作用。但因气滞血瘀导致的出血性眼病，多使用行气通络药物，但过用又会伤气，当患者有气虚症状时，须加用补气药，必要时可减少理气活血药。补气药有升提作用，一般不用于出血的早期，个别病例有明显气虚不能摄血症状时才用之，所以要灵活掌握。

其四，必须重视血水同治。因为津血同源，而血病及水，"血不利便化为水"，血液瘀滞可引起渗出，而血瘀日久累及视网膜或黄斑致水肿，或见新生血管等。因此，在针对出血性眼病的辨证治疗时，常血水同治，重视利水渗湿药的使用。常加用利水渗湿的五苓散，可减轻出血性眼病所致的视网膜水肿。

其五，在眼科血证早期应重视软坚散结药的运用。活血化瘀法大多都在疾病进展的中后期配伍大量的软坚散结药物以消除机化物及吸收渗出，而早期出血通常会被忽视，笔者认为早期也应该重视散结药物的使用。因出血早期血屏障的受损，或多或少会伴有一定的渗出，又因为万病皆有瘀滞，故早期使用软坚散结之品，既可以消除眼底的渗出，又可以适用于患者本身引起出血的情志病因，并在一定程度上体现"治病防变"的思想。

总之，对于活血化瘀治法的运用，要病与证结合，标本兼顾。灵活掌握凉与化，活与止，把握用药时机，顾护本虚之体，以防戕伐伤正，在治疗方面可做到防患于未然。最后注意：本法妊娠妇女忌用，虚而无滞者亦不宜使用。

第五节　虫类药在治疗眼底病晚期应用价值

虫类药特指昆虫类药物，多为昆虫、软体动物、环节动物、节肢动物及小的爬行类脊椎动物中具有治疗作用的动物加工炮制而成，是祖国传统医药学中动物类药的重要组成部分。虫类飞走迅速，具有"飞者升，走者降，灵动迅速，追拔沉混气血之邪"的特性，虫类药作为治疗疾病的良药，在临床眼科疾病中发挥重要作用。

一、虫类药物的作用

1. 攻坚破积散结　虫类药破瘀之力较强，可破瘀血、消肿块。《神农本草经》称土鳖虫："治血积癥瘕，攻坚，下血闭。"；虻虫"主逐瘀血，破下血积坚痞、癥瘕、寒热，通利血脉及九窍。"张锡纯赞誉水蛭"在破血药中功列第一"，"只破瘀血而不破新血"。《神农本草经》载：土鳖虫"主心腹寒热，洗洗，血积癥瘕，破坚，下血闭。"正如吕志连所言："治癥瘕，草木远不如灵感之物为猛，欲逐瘀消坚，通络散结，水蛭、虻虫、䗪虫

等虫类药不可少。"

2. 活血祛瘀利水　虫类药具有活血化瘀功效，广泛运用于治疗临床各科的瘀血诸证。水蛭、虻虫、䗪虫活血祛瘀的功效在《神农本草经》中已有明确记载。张仲景创抵当汤，用水蛭、虻虫等药治疗热瘀在里的蓄血证。张锡纯在《医学衷中参西录》中曰："穿山甲……凡血凝、血聚为病皆能开之。"另外在历代本草著作中形象记载了虫类药因其破血之烈会引起"堕胎"，列为妊娠禁忌的事实。

3. 搜风止痉通络　虫类药物专于搜风通络，能外达皮肤，内通经络，其搜骨透风之力最强，堪称"截风要药"。古人早有"虫类搜风"之说，如全蝎、蜈蚣、白花蛇、蜣螂、蜂房都具有搜风止痉的作用。叶天士在《临证指南医案》中以"藉虫蚁血中搜逐以攻通邪结"为指导，通常选用全蝎、露蜂房、蜣螂、地龙干等虫类药，取其"飞者升，走者降，灵动迅速，追拔沉混气血之邪"的特性，疗诸久痛为病，久病邪痼。张锡纯在《医学衷中参西录》中认为蜈蚣"走窜之力最速，内而脏腑，

外而经络,凡气血凝聚之外皆能开之"。

4.补益扶正培本 有些虫类药,为补益之品,无攻邪之力,为纯补之品。如蛤蚧,《本草纲目》曰:"补肺气,定喘渴,功用人参",是一味温补肺肾之品。海马,《本草纲目》曰:"暖水脏,壮阳道",是一味甘温壮阳,补肾益气之品。龟甲,"补心、补肾、补血……观龟甲所主诸病,皆属阴虚血弱。"这些血肉有情之品,补益扶正作用较本草类峻烈,针对性也强,体现了虫类药物在食补药疗方面的特殊作用。

二、虫类药在治疗眼底病晚期的应用

中医学认为久病多瘀,久病入络,久病生痰。病久血瘀,瘀久成痰积,痰瘀交结,有形成积聚、癥瘕痞块的病理特点。《血证论》言:"血积既久。其水乃成。""脉不通则血不流,血不利则为水。"瘀血发展后期产生痰浊,还可进一步导致再次出血,产生新的瘀血。眼底出血后期,瘀血停留体内日久,死血干涸痰浊凝结,可见瘀血部分吸收,大量黄白色硬性渗出,视网膜玻璃体纤维增生、机化,纤维或条带收缩牵引可导致再次出血、水肿、视网膜脱离等病理表现。

虫类大多入肝经,如水蛭、地龙、全蝎、蜈蚣等,入络引经,直达病所。且虫类多有辛、甘、味咸,辛"能散、能行",具有行气行血、通经活络的作用;甘"能补",又多为血肉有情之品,具有滋补肝肾作用;咸"能软","咸走血",具有通经活血、化痰散结的作用。虫类药具有行窜之性,可搜风剔络,活血祛瘀,攻坚破积散结,剔除滞痰凝瘀。临床应用虫类药物,活血祛瘀、化痰软坚散结,治疗糖尿病性视网膜病变、中心性浆液性脉络膜视网膜病变、视网膜静脉周围炎、视网膜静脉阻塞、老年性黄斑变性等常见眼底病晚期,防止眼内出血所致的增生性病变和眼底退行性病变,效果良。

三、虫类药的使用注意事项

1.中病即止,祛邪而不伤正,不可过用。虫类药多峻猛,性温燥,易伤气动血,应配伍养血柔润之品。

2.虫类药有毒性,应掌握炮制、用量、剂型、配伍,可研末服,用量不宜过大。虫类药是异体蛋白,容易发生过敏反应。

3.应辨证施治。临床应用时因重视个人体质,分清疾病轻重缓急,正气虚时忌用。

第六节 眼底病康复期的特点及治疗

眼底病在其恢复阶段的临床表现主要有视网膜血管扩张、充血、视网膜增殖、视网膜渗出与水肿、视网膜萎缩与变性、视神经萎缩、玻璃体混浊等,西医主要是针对其体征使用药物手段进行对症治疗,但治疗效果有一定的局限性。所以中西医结合的治疗方式对眼底病的后期恢复有重大意义。

一、眼底病恢复期的证候特点及治疗原则

眼底病恢复阶段,临床表现主要为玻璃体混浊、视网膜血管的扩张、出血、视网膜增殖、萎缩与变性、视神经萎缩等。多由于久病致虚,气血不足,肝肾亏损,气血瘀滞,痰瘀互结,目失

所养所致。多是本虚标实、虚实夹杂,以虚证居多。其治疗原则,虚证从健脾益气、滋养阴血,补益肝肾着手;实证以祛痰散结,活血化瘀治之。虚实夹杂者,多以滋阴降火、养阴清热,健脾利湿,益气活血治之。对于眼底病恢复期的辨证论治,我们应当根据全身表现及四诊资料,结合眼底症状进行辨证,病证结合、分期论治。

二、眼底病恢复期的主要治法

1.健脾益气 是中医眼科重要治法,可增强机体抗病修复能力,消除或减轻某些眼病发生发展的内在原因,达到治愈眼病和减少复发的目的。本法以健脾益气的药物为主,主治因脾虚气弱引起的脉络膜视网膜病变、视网膜脱离、视网膜色

素变性、老年性黄斑变性、视神经萎缩、眼底反复出血等眼底恢复期,常伴有四肢乏力、食少便溏、面色萎黄、气弱懒言、四肢无力、心慌心悸、爪甲淡白、脉象细软等症。临床治疗以四君子汤为健脾益气的基本方。组方遣药时,还应兼顾眼局部病理改变的不一样,进行相应的配伍。眼底病纯虚证者少,多为虚实夹杂,虚中夹有病邪,故多选加祛邪之药,如化痰祛湿、祛风清热、明目退翳、活血通络、软坚散结等药物。如脾虚不能制水,则水湿上泛而出现黄斑水肿、渗出,可加入车前子、赤小豆、猪苓等药,以加强健脾利水的作用。视神经萎缩者,可在益气健脾的同时加入养血之品,以使气血上荣于目。

2.补益肝肾法　由具有补益肝肾作用的药物组成,是治疗肝肾亏损而致眼病及眼病久治不愈的主要治法,尤其是眼底病恢复期的主要治疗方法,受到历代眼科医家的重视。病变后期眼底组织坏死、萎缩、变性、机化和纤维化,中医学认为是久病肝肾亏虚所致,肝肾亏虚者,症见目少神光,视物昏花,眼前黑影,视物变形,神光自现,萤星满目,冷泪常流,眼内干涩,黑睛翳障后期,瞳神淡白,瞳神散大或干缺,眼底退变、萎缩。故治疗以滋补肝肾为主。主要适用于视神经炎、视神经萎缩、视网膜色素变性、视网膜脉络膜炎、视网膜静脉周围炎等各类眼底退行性病变;常伴头昏耳鸣,腰膝酸软,遗精,月经不调,舌淡或红,脉沉细等肝肾虚损之证。代表方剂为六味地黄丸、加减驻景丸。明目增视、补益肝肾的同时,还需配伍养心宁神之品,如古方三仁五子丸等。补益扶正时,若兼余邪者,还需结合祛邪之品。本类药多阴柔滋腻,阳虚气弱者慎用,且久服可滞胃碍脾,需适当配伍顾护脾胃之药。

3.滋阴降火法　其临床应用历来受到眼科医家的重视,在眼科治法中,有重要地位,故而《审视瑶函·内外二障论》曰:"一肾水而配五脏之火,是火太有余,水甚不足。"滋阴降火法由甘寒滋阴与寒凉降火药物为主组成方剂,用以滋阴液降虚火,治疗眼病的阴虚火旺证。是炎症性眼底病中后期的常用治法。具有滋阴作用且可引火下行的

药物组成,是治疗各类阴虚火旺型眼病的主要治法。常见于中心性视网膜病变、糖尿病性视网膜病变、视网膜静脉周围炎等后期。或年老体弱之人,或病久阴亏,或病程长而反复难愈。伴有五心烦热,颧赤唇红,盗汗遗精,失眠多梦,腰膝酸软,口燥咽干,舌红少津,脉细数等阴虚内热之象。常用方剂有滋阴降火汤、知柏地黄汤、养阴清肺汤、清肾抑阳丸、滋阴地黄丸、连柏益阴丸等。滋阴降火法的组方遣药,需要辨证论治,同是瞳神疾病,出血性疾病与炎症性眼病用药亦不尽相同。滋阴药有留邪之弊,通常需结合祛邪之药,尤其是要恰当处理滋阴与祛湿的关系,临床上常有阴虚火旺型眼病,又有眼底的水肿、渗出或是玻璃体混浊,在这种情况下,既要滋阴降火,又要淡渗祛湿,方能切合病情,加强上述组织的水液代谢,有利于混浊水肿的消除。滋阴药易滞气碍胃,使用时应当注意顾护脾胃。

4.祛瘀散结法　是活血化瘀法和化痰软坚散结法的结合,是使瘀血和痰浊所结成的有形之邪渐缓消散的一种治法。中医学认为眼科病症见组织增生者皆由痰瘀互结所致,其病理产物均为气血所化,故软坚散结的同时,也兼顾活血以防变证。此法多用于眼底病后期由于炎症或出血遗留的陈旧性瘀血斑或硬性渗出物,以及玻璃体陈旧性出血或机化团块的治疗,活血化瘀法与软坚散结法配伍使用。眼病有瘀者,致瘀原因各不相同,症情各异,缓急轻重有别,活血药作用各有短长,故宜区别不同病情,选用不同方药,进行恰当配伍。如兼气滞者,用血府逐瘀汤;兼气虚者,用补阳还五汤;兼风热者,用归芍红花散、川芎行经散;兼热毒之邪,以大黄当归散、清上瘀血汤;陈旧出血者,可用祛瘀汤配伍养阴利水、软坚散结药;血管阻塞者,常应配伍化痰通络之品。渗出多或瘀滞日久或结节、机化等,需配伍化痰散结药;萎缩、退行性病变者,多为虚中夹瘀,或是病久长服活血剂者,均需配伍益气血、补肝肾之剂。

(解孝锋　王兴荣　王　慧
　钟兴武　李山祥　杨　军)

第6章　脾肝肾、气血、经络在眼底疾病中诊疗应用价值

第一节　肝肾不足在眼底疾病中临床表现

一、眼与肝的关系

1.肝开窍于目，目为肝之外候　《素问·金匮真言论》说："东方青色，入通于肝，开窍于目，藏精于肝。"其意为五脏应四时，同气相求，各有所归，目是肝与外界相通的窍道。一方面肝所受藏的精微物质可供养于目；另一方面肝的功能状况可从目窍表现出来。《灵枢·五阅五使》谓："五官者，五脏之阅也。"其中"目者，肝之官也"，即言五官为五脏的外候，其中肝外候于目。《灵枢·本脏》说："视其外应，以知其内脏，则知所病矣。"所谓外应即外候，指体内脏腑生理功能及病理变化外露于体表组织器官的信息。通过对体表组织器官信息的测定，可以了解体内脏腑的状况。肝对应于目，故欲知肝的状态可从眼目测知。

2.肝气通于目，肝和则目能辨色视物　五脏六腑之气血皆可上达于目，由于目为肝窍，肝气直通于目，故肝气的调和与否直接影响到眼的视觉功能。一是肝气可调畅气机，肝气的充和调达，有利于气血津液上输至目，目得所养而能辨色视物。故《灵枢·脉度》说："肝气通于目，肝和则目能辨五色矣。"二是肝气能条达情志，肝和则疏泄有度，七情平和，气血均衡，眼即能明视不衰。故《灵枢·本神》指出："和喜怒而安居处……如是则避邪不至，长生久视。"这与当今心身医学强调心理调节是防治衰老的论点如出一辙。

3.肝主藏血，肝受血而目能视　肝藏之血是眼目产生视觉功能的物质基础，因而《素问·五脏生成篇》有"肝受血而能视"之论。肝藏之血含有眼目所需的各种精微物质，故特称之为"真血"。《审视瑶函》阐释说："真血者，即肝中升运于目轻清之血，乃滋目经络之血也。此血非比肌肉间混浊易行之血，因其轻清上升于高而难得，故谓之真也。"并指出"血养水，水养膏，膏护瞳神"，才能维持眼的视觉。

4.肝主泪液，润泽目珠　五脏化生五液，其中肝化液为泪。故《素问·宣明五气篇》说："五脏化液……肝为泪。"《银海精微》明确指出："泪乃肝之液。"泪液有润泽目珠的作用。《灵枢·口问》说："液者，所以灌精濡空窍者也。"泪液的生成和排泄与肝的功能密切相关，在肝的制约作用下，泪液运行有序而不外溢。若肝的功能失调，不能收制泪液，则会出现泪下如泣，故《灵枢·九针》说："肝主泣"。

二、眼与肾的关系

1.肾主藏精，精充目明　《灵枢·大惑论》说："目者，五脏六腑之精也。"寓含眼的形成与视觉的产生有赖精的供养。而肾主藏精，"受五脏六腑之精而藏之。"肾既藏先天之精，亦藏后天之精。《审视瑶函》指出："真精者，乃先后二天元气所化之精汁，起于肾……而后及乎瞳神也。"肾藏之精的盛衰直接影响到眼的视觉功能，正如《素问·脉要精微论》所言："夫精明者，所以视万物，别白黑，审短长；以长为短，以白为黑，如是则精衰矣。"

2.肾生脑髓，目系属脑　肾主骨生髓，《素问·阴阳应象大论》说："肾生骨髓。"诸髓属脑，"脑为髓之海"。由于脑与髓均为肾精所化生，肾精充足，髓海丰满，则目视精明；若肾精不足，髓海空虚，

则头晕目眩,视物昏花。故《灵枢·海论》明言:"髓海不足,则脑转耳鸣……目无所见。"而眼之目系"上属于脑,后出于项中。"王清任进一步阐述了肾、脑、眼(目系)密切的内在联系,其在《医林改错》中指出:"精汁之清者,化而为髓,由脊骨上行入脑,名曰脑髓……两目即脑汁所生,两目系如线,长于脑,所见之物归于脑。"

3. 肾主津液,滋润目珠　《素问·逆调论》说:"肾者水脏,主津液。"明示肾对体内水液的代谢与分布起着重要作用。《灵枢·五癃津液别》指出:"五脏六腑之津液,尽上渗于目。"津液在肾的调节下,不断输送至目,为目珠外围润泽之水及充养目珠内液提供了物质保障。目珠内充满津液,除具有滋养之功外,还可维持眼圆润如珠的形状。故《外台秘要》说:"其眼根寻无他物,直是水耳。轻膜裹水,圆满精微,皎洁明净,状如宝珠。"

4. 肾寓阴阳,顾护瞳神　肾寓真阴真阳,为水火之脏,水为真阴所化,火为真阳所生,为全身阴阳之根本。五脏之阳由此升发,五脏之阴靠此滋养。肾之精华化生以养护瞳神,《审视瑶函》说:"肾之精腾,结而为水轮。"水轮属瞳神,而神光藏于瞳神。《证治准绳》认为瞳神"乃先天之气所生,后天之气所成,阴阳之妙蕴,水火之精华。"说明瞳神内含阴阳是产生视觉的基础,肾精的滋养,命门之火的温煦是视觉产生的条件。《灵枢·大惑论》谓:"阴阳合传而精明也。"

三、肝肾不足与眼底疾病

肝藏血,主疏泄,开窍于目,肝脉上连目系,肝气通于目,眼的正常生理活动,有赖于肝血充盈,肝气条达,肝脉通畅。肾主藏精,为先天之本,目之能视,皆赖于五脏六腑精气的濡养,肾主津液,上润目珠,则能视万物。《证治准绳》指出:"瞳神乃先天之气所主,后天之气所成,阴阳之妙蕴,水火之精华。"若肾之阴阳偏盛偏衰,可致目昏、目暗诸证。五行理论认为,肝属木,肾属水,水生木,故肾为肝之母,肝为肾之子,正如明朝张景岳《质疑录》云:"肾者,肝之母;肝者,肾之子。肾肝同病,乙癸同源之意也。"肾藏精,肝藏血,肝肾同源,亦称精血同源。由于这种密切

的生理关联,病理上,肝与肾相互影响,两者同盛同衰。中医学认为,精血充盛是维持生命活动的重要基础,肝肾同源,精血互化,血得精而旺,精得血而充,故肝血、肾精为目视精明之物质基础。肝气通于目,肾藏精,精能化气,气为血帅,气行则血行,故肝肾之气充,精血方能上达于目,发挥濡润、养护功能,若肾精不足,则肝失滋养,肝肾亏虚,精血亏少,则目失濡养,而致不明。故此眼底疾病与肝肾两亏病机关系密切。

在五轮辨证学说指导下,众多医家在应用中医药辨证治疗眼底疾病时,通常将肝肾两者相结合,辨证与辨病相结合,由此衍生出肝肾同治、补益肝肾为主的治法方药在临床中发挥重要作用。《目经大成》对眼科的虚证和内障眼病主张肝肾同治,如在"乙癸同源说"中曰:"东方之木,非虚勿补,补肾即所以补肝,北方之水,无实毋泻,泻肝乃所以泻肾,中有至理也,故肝肾同治,虽然木既常实耳,水既常虚耳,又主补肝泻肾者何哉? 盖邪不可亢,亢则害正,泻之犹补之也。正宜长固,固则御邪,补之犹泻之也。若夫血不足者濡之,水之属也,滋水之源,木赖以荣。气有余者泻之,木之属也,伐木之干,水用而充,则是肝肾同治矣。"言简意深,阐微中之微。张景岳引《仁斋直指方》的话说:"夫目者肝之外候也,肝属木,肾属水,水能生木,子肝母肾也,有子母而能相离者哉? 故肝肾之气充,则精彩光明;肝肾之气乏,则昏蒙眩晕;若乌轮赤晕,刺痛浮紧,此肝热也;燥混清泪,枯黄绕睛,此肝虚也。"所以对内障眼病,亦主张肝肾同治,方剂可选用明目羊肝丸、黄连羊肝丸、济阴地黄丸、固本还精丸、左归丸、右归饮等。

四、眼底病肝肾不足的临床表现

因素斫丧,肝肾有亏,阴虚血少,胆之精汁不充,化源弱而目络少滋,故邪得乘虚入目而害。肝肾两虚证多因久病而肝肾两亏,精血不足,目失所养。临床多见原发性视神经萎缩、慢性球后视神经炎、视网膜色素变性、黄斑变性、视网膜静脉周边炎、糖尿病性视网膜病变、中心性视网膜脉络膜炎、陈旧性视网膜脉络膜炎等眼底疾病。症见视物不清,或如管中窥物、眼前黑影飘动、

视疲劳、眼球胀痛、复视、夜盲等，全身伴有头昏目眩、失眠健忘、耳鸣咽干、腰膝酸软、舌红

少苔，脉细数等。眼底见视盘色淡或苍白，动脉细，视网膜萎黄，暗淡水肿，陈旧性出血和渗出等。

第二节　脾虚与眼底疾病的关联

脾胃与眼的关系十分密切，金元医家李东垣所著《脾胃论》等著作不乏从脾胃角度论治眼目疾病的论述。如其所提出的"诸脉皆属于目""脾胃虚弱则九窍不通"等学术观点，均建立在"内伤脾胃，百病由生的基础之上"。在其另一部著作《兰室秘藏》中云："夫五脏六腑之精气，皆禀受于脾，上贯于目。"

一、眼与脾胃的关系

《兰室秘藏》云："夫五脏六腑之精气，皆察受于脾，上贯于目。脾者诸阴之首也，目者血脉之宗也，故脾虚则五脏之精气皆失所司，不能归明于目也。"脾胃为后天之本，主运化水谷精微，营血精气皆赖此化生，故为生化之源，若脾运健旺，目得所养，则目光有神。如脾虚不运，目失所养而视物昏暗。眼之上睑属脾，下睑属胃，眼的约束、眼带等均由脾之精气升腾结聚而成，脾胃具有升清降浊之功，升降得利，九窍通利。若升降失调，浊气上犯，易患眼疾。脾胃为仓廪之官，饮食有节，五味适和，则胃纳脾输。如饮食不节，过食辛、辣、肥甘、酒、酸，则湿热内蕴。若复感外邪，内热与邪毒交争，脾胃内蕴热毒，外感风热，上搏于眼睑，则导致睑腺炎、睑板腺囊肿、睑缘炎等眼疾。湿热之邪犯肝可见虹膜睫状体炎、青光眼等。如饮食偏嗜，或饮食不节，损伤脾胃，可致脾虚肝热，发生角膜软化症。且脾主肌肉，若脾失健运，中气不足，以致上胞下垂、麻痹性斜视。

临床实践证明，内眼病均与脾胃息息相关。内眼病常因饮食失宜，损伤脾胃，以致脏腑失调，湿热内蕴。或脾胃虚弱，运化失常，或思虑过度，失眠少卧，统摄失职，目失濡养，发生玻璃体混浊，视网膜血管阻塞，视神经萎缩等。脾虚不能统血，血溢脉外，引起眼底出血。脾不运化水湿，发生视网膜及黄斑区水肿、渗出物等。由此可见，眼与脾胃关系密切，治疗眼病，尤其应注意调理脾胃，

正如《东垣十书》所云："凡医者不理脾胃及养血安神……治标不治本，是不明正理也。"

二、脾虚与眼底病的联系

人体是一个完整的统一体，脾胃功能正常与否与眼科生理、病理有着密切的联系。目之本在于眼底，眼底之本在于神光，神光之本在于精气。精以成形，气以推运，所以目能视万物，然当以水谷精气濡养为首。水谷之司在于脾胃，脾胃为滋养元气之本，化生气血之源。其运化水谷精微"布之于肺"，"散精于肝"，"淫精于脉"，上贯于眼底，神光自明。从西医眼科学角度而言，眼底病的病变形式不外乎退行性变、渗出、出血及水肿等几个方面。中医眼科认为，脾虚气弱，精微不化，不能上荣于目而发生退行性变脾失健运，痰湿内生，阻滞目络而发生渗出。脾胃虚弱，血失统摄，溢于目络之外而发生出血。脾虚生湿或湿困脾胃，浊气上泛目窍而发生水肿。脾胃虚弱与眼底病的病理联系大致可归纳为以下几方面。

1. 脾升无力，目失充养　脾气虚弱，升运无力，不仅影响精微物质的摄取，且影响精微物质的输布上运。脏腑精气难以上荣于目，因而导致目失充养。如《兰室秘藏》所云："脾者，诸阴之首也。目者，血脉之宗也。脾虚则五脏六腑之精气皆失所司，不能上归于目。"目之失养，继之可出现视力下降，不能久视，视物昏花或两目干涩等证。

2. 脾不升清，清窍蒙塞　脾气虚弱，清阳不升，每伴浊阴不降，清浊相干，清窍被蒙，常有视物昏矇，如隔烟雾，目珠隐痛，甚则青盲等表现。正如东垣所云："胃气既病，有形之土下填九窍之源，使之不能上通于天……清气不升，九窍为之不利。"元代医家倪维德在其所著《原机启微》中亦言："其病生翳，睑闭不能开，眵泪如糊。久而脓流，竟枯两目，何则? 为阳气下走也，为阴气反上也。"

三、眼底病常见脾胃证治特点

眼底病在祖国医学中统属瞳神疾病，其病因病机多端。脾胃为后天之本，脾输五脏六腑之精上贯于目，目赖其精为养，精气旺，目能视，因此脾胃受病，常祸眼底，并随其病因之不同辨证论治。

热证：胃纳脾输，脾主统血。热邪侵犯脾胃，伤其运化统血，损及受纳，五谷之精无以上达，则目络濡养乏源，热性炎上，携胃不降之浊气，上扰清窍，瘀阻脉络，阻塞玄府，津液不得敷布，则目系失养。热为阳邪，灼伤阴津，消烁津液，迫血妄行，使血溢脉外，更瘀目窍。轻者视物不清、昏矇，重者视力下降，更则盲无所见。临床上因血管遇热则张，血液遇热则速，由此眼底血管内物质从管内大量渗出，视网膜上可有点状、片状或大面积水肿、渗出，更有弥漫性水肿渗出充满整个眼底，使眼底模糊不见何物。亦有视网膜出血，或眼底血管痉挛甚至阻塞，组织代谢紊乱，功能丧失，瞬间失明。此症早宜健脾益气，使其统血运化治本，凉血清热通络求标，兼泻阴明热火，如张子和说："治火之法。在药则咸寒，吐之下之。"急症最当及时准确，严控其标，否则易成痼疾，凡医者难以奏效，以渗出及增殖覆盖视网膜及黄斑，或动静脉阻塞。

寒证：脾喜燥，易阳温，寒为阳，主收引，阴寒内盛，脾阳受阻，运化失司，则精气不足寒凝脉络，经脉拘急，加之气血遇寒则凝，气血无以上达，故目窍失养，见视物昏花、视直如曲等。临床因寒冷使全身和眼底及其附近组织血管收缩，使眼底血流过缓和供血不足，血管内水分代偿性外漏，致眼底水肿，伴见渗出。病变多以视网膜和黄斑为中心，最后以渗出及色素沉着存在。寒者热之，治当温运脾阳、和营通脉。

湿证：湿邪犯病，脾胃首当其冲，其性黏滞，因此易阻遏中焦气机升降，损伤脾阳之气，以致气机不畅，清浊不分，运化无力脾湿生痰。痰浊上泛，不荣目络。自觉云雾移睛，视瞻昏渺，黑花飞舞等。临床如玻璃体混浊、视网膜水肿及炎性渗出等，其病灶多呈团状，病变区较污秽。湿热证与寒湿证湿邪致病，很少单独存在，多与寒或热相杂，同时湿邪郁久化热。其致病除具独邪特征外，寒湿者眼底多以水肿及渗出为主，而湿热者以渗出及增生为主。治当升举清阳，健脾祛湿。叶天士说："升降之机得宜，湿滞自宣。"

虚证：李东垣指出"脾胃不足，九窍不通"。脾虚胃弱，运化无力，受纳不佳，则五脏气虚，即"内伤脾胃，百病由生"，加之后天之本失职，更致精气不升，浊气不降，故九窍不通。脾主统血，目为血脉之宗，血虚目闭。气虚血滞，脉道不利，瘀阻不通，则眼络枯涩，目失濡养，轻者外眼干涩，不耐久视，视物昏矇，重则神光衰微，目无所见，并伴身倦乏力、食少纳呆。因血液供应不足，则视网膜及视盘神经失养，代谢失衡，加之代谢产物堆积，刺激组织增生，可见眼底水肿、渗出、增殖性病变，视网膜苍白、色淡、色素沉着或变性，视盘神经萎缩、视神经细胞敏感性降低等。其转变较慢，病程较长。病因有气虚、血虚、气血两虚。当以调理脾胃为旨，强后天之本，益气养血。

第三节　眼底病与气血津液的关系

气血津液是维持视物功能的基本物质，眼为清窍，其位至高，脉道幽深，结构复杂，唯气血津液轻清精微者方能上达于目，视为至宝。中医眼科文献中常将上注于眼的气血津液特称为"真气""真血""神水"等，以显示其重要性。

眼与气的关系　气有两方面的含义，一方面指构成人体和维持生命活动的精微物质；另一方面指人体的功能活动。气具有活动性强，流动性大的特点，全身各组织器官无处不到，"升降出入"则是气的基本运动形式。《素问·六微旨大论》说："升降出入，无处不到。"作为人体视觉器官的眼，要维持和发挥其功能，亦离不开气的作用。《太平圣惠方》指出："眼通五脏，气贯五轮。"《景岳全书》强调了气对眼的重要性，谓："气之为用，无所不至，一有不调，则无所不病。"气与眼的关系主要体现在以下几方面。

（1）温养作用：《灵枢·大惑论》说："五脏六腑之精气皆上注目而为之精。"即言眼受五脏六腑上输精气的温养，才能维持其正常的视觉功能。《审视瑶函·目为至宝论》将往来出入于眼之经络脉道具有生养之气称为"真气"，谓："真气者，即目经络中往来生用之气，乃先天真一发生之元阳也。大宜和畅，少有郁滞，诸病生焉。"《证治准绳》指出了气的充养对眼生长发育及发挥视物功能的重要作用，认为眼核心部分之瞳神"乃先天之气所生，后天之气所成"。

（2）推动作用：人体的生命活动包括视觉活动的出现与展现，血液与津液的运行，无不依靠气的激发与推动，具体而言，与肾气的充盈，心气的推动，脾气的升降，肝气的疏泄，肺气的敷布密切相关。在气升降出入的作用下，才能将精、血、津液输送至眼，以维持和发挥视觉功能之需。

（3）固摄作用：从眼的角度来看，气的固摄作用体现在 3 个方面。其一是统摄血液，使血行脉中，不致溢出脉道之外。若气虚失统，可引发眼部尤其是眼内出血。其二是固摄津液，使眼内津液不致溢出眼外，气虚则会出现泪溢。其三是固敛瞳神。中医眼科认为，瞳神为水火之精华，肾精胆汁升腾于中，元阳真气聚敛于外而成。《原机启微》认为，瞳神可因"气为怒伤散而不聚"。《银海指南》亦指出，"气不裹精"则"瞳神散大"。

（4）防御作用：气有护卫肌表，防御外邪入侵的作用，人体正气充和，卫外固密，外邪无从侵入，眼病就不会发生。即使外邪已侵入人体，只要正气强盛，亦能祛邪外出。《素问·刺法论》说："正气内存，邪不可干。"正气是指人体的抗病能力。若正气不足，则易发生外感眼病，或病后迁延不愈，反复发作。

一、眼与血的关系

血为水谷精微所化生，正如《灵枢·决气》所言："中焦受气取汁，变化而赤，是谓血。"血由心所主，由肝所藏，由脾所统，循行于脉中，周流全身，是眼维持和发挥视功能的重要物质。《景岳全书》指出，血"灌溉一身，无所不及，故凡七窍之灵……无非血之用也"。血与眼的关系主要体现在以下方面。

1. 濡养作用　《难经·二十二难》说："血主濡之"，这是对血的营养和滋润作用的概括，这种

作用对于眼尤为明显。《审视瑶函·开导之后宜补论》指出："夫目之有血，为养目之源，充和则有发生长养之功，而目不病，少有亏滞，目病生矣。"该书还将在眼内经脉中往来运行，具有滋养作用的轻清之血称为"真血"。《审视瑶函·明目至宝论》谓："真血者，即肝中升运于目，轻清之血，因其轻清上升于高而难得，故谓之真血。此非比肌肉间混浊易行之血，乃滋目经络之血也血也。"

2. 化生作用　血与津液同为人体之阴液。津液的输布，离不开血，津液在脉道中为血的组成部分，血伴送津液循环全身。津液在眼中另一种存在形式是生理之水，称为"神水"。神水由细小血脉中的血液产生，从眼珠排出又还归血脉。神水透明又富含营养，以濡养神膏、晶珠等；血液还能化生为真水，转化为膏汁。《审视瑶函·识病辨证详明金玉赋》谓："夫血化为真水，在脏腑而为津液，升于目而为膏汁。"从而保证了瞳神的正常视觉功能，故《审视瑶函·明目至宝论》说："血养水，水养膏，膏护瞳神。"同时"血为气之母"，使其持续地得到能源补充。气血同行脉中，气血充谓能不断地为气的功能活动提供水谷精微，气血充盈，目得所养，则目光敏锐。

二、津液与眼的关系

津液是体内正常的体液，清而稀者为津，浊而稠者为液。津液来源于饮食水谷，在脾气运化转输，肺气宣降通调，肾气气化蒸腾、升清降浊的作用下，以三焦为通道，随气的升降出入及血的运行，灌注于目。津液与眼的关系主要体现在以下方面。

1. 滋润，营养，补益的作用　《灵枢·五癃津液别》说："五脏六腑之津液尽上渗于目。"眼之所以能明视万物，离不开津液的滋润营养。故《灵枢·口问》指出："液者所以灌精濡空窍者也……液竭则精不灌，精不灌则目无所见。"津液上渗于目，在目外化为泪液，润泽目珠；在目内化为神水与神膏，神水滋养神膏，又能养护瞳神。《证治准绳》说："大概目圆而长，外有坚壳数重，中有清脆，内包黑稠神膏一函，膏外则白稠神水，水以滋膏，水外则皆血，血以滋水。"又谓："神膏、神水、神光、真气、真元、真精，皆滋目之源液

也。"此外，津液能补益脑髓，目系上属于脑，为脑向前延伸的部分。若津液匮乏，髓海不足，则脑转耳鸣，目无所见。

2. 维持眼珠形状及眼压的作用　眼之所以能维持圆润如珠的形状，主要取决于津液在眼内的充填。神水的产生与排出处于动态平衡，才能维持正常的眼内压力。所以，《外台秘要》说："其眼根寻无他物，直是水耳。轻膜裹水，圆满精微，皎洁明净，状如宝珠。"《审视瑶函·明目至宝论》亦指出："大哉目之为体，乃先天之孔窍，肇始之元明，经络之精华，营卫之膏液，故有金珠玉液之称。"若因外伤或其他病变，导致神水神膏流失耗损，则眼珠变软或塌陷，水液运行障碍则会引起眼压升高而成绿风内障等。

3. 调节眼的阴阳平衡的作用　津液属阴类，津液的充盈与亏损关系到眼的阴阳平衡，若津液不足则阴阳失去平衡，则水亏火旺，阴虚阳亢，导致眼病的产生。如《审视瑶函·明目至宝论》说："水衰则有火盛燥暴之患，水竭则有目轮大小之疾，耗涩则有昏渺之危，亏者多，盈者少，是以世无全精之目。"《审视瑶函·识病辨证详明金玉赋》还将这种调节眼的阴阳平衡的津液称为"真水"，认为"得之则真水足而光明，眼目无疾，失之则火邪盛而昏蒙，翳障即生"。

三、气血津液功能失调与眼底病

眼之视觉功能，主要在于精、气、血、津液的濡养和神的主宰作用。《难经·二十二难》高度概括了气血之作用，并着重指出气血运行不畅可导致各种疾病："气主煦之，血主濡之。气留而不行者，为气先病也；血壅而不濡者，为血后病也。"《证治准绳·杂病·七窍门》则进一步指出："瞳神……乃先天之气所生，后天之气所成，阴阳之妙用，水火之精华，血养水，水养膏，膏护瞳神，气为运用，神则维持。"可见，眼与精、气、血、津液和神的关系非常密切，其功能失调常引起眼底病。

1. 气的功能失调　眼与气的关系密切，正如《太平圣惠方·眼内障论》所言，"眼通五脏，气贯五轮"，故气的功能失调常致眼病。在气的功能失调病机中，以气虚、气滞、气逆等与眼病的关系最为密切。

（1）气虚：多因先天禀赋不足，或久病失养，或年老体衰，或劳伤过度，脏腑功能失调，致元气耗伤，不能生化水谷精微、敷布水液、充泽五脏、上灌五轮，导致目失温养。目系失养，通光玄府不利，可致青盲；若气虚不能摄血，可致眼底反复出血；若元气暴脱，可致暴盲；气虚卫表不固，正不胜邪，则眼底疾病迁延难愈。

（2）气滞：常因七情太过、湿热、痰火、食滞、瘀血等所致。若因情志不舒，肝郁气滞，气滞血瘀，可致头额隐痛，眼珠转动疼痛，视力下降等；若气机郁滞，目中玄府不利，神水瘀滞，可发生绿风内障、青风内障；若气滞血瘀，目中脉络阻塞，可致络阻暴盲等。

（3）气逆：气机升降，不可太过。若盛怒伤肝，怒则气逆，气逆血乱，目中血不循经，溢于络外，可致眼底出血，白睛溢血等；若气动化火，气火上逆，玄府闭塞，神水瘀滞，可发生头目胀痛，绿风内障，青风内障等。

2. 血的功能失调　《黄帝内经》曰："肝受血而能视。"《审视瑶函》认为："真血者，即肝中升运于目，轻清之血，乃滋目经络之血也……夫目之有血，为养目之源，充和则有生发长养之功，而目不病，少有亏滞，目病生矣。"《古今医统》则进一步指出："目得血而能视，故血为目之主，血病则目病，血凝则目胀，血少则目涩，血热则目肿。"故血的功能失调常导致眼病。在血的功能失调病机中，以血虚、血热、血瘀与眼底病的关系最为密切。

（1）血虚：常因血之生化乏源，或失血过多，或久病失养，劳瞻竭视，耗损阴血所致。血虚不能上荣头目，则出现头晕眼花、白睛干涩、黑睛不润；血虚水少，水不养膏，膏不能护养瞳神，则可导致视瞻昏渺、青盲等。若血虚生风，上扰于目，可致目痒时作、胞轮振跳、目眩等证。

（2）血瘀：多因外伤、气滞、寒凝、血热、痰浊、久病、气虚等致血行不畅，或离经之血未能及时消散。由于眼部结构独特，脉络丰富，故易产生血瘀，脉络瘀阻，壅滞玄府，气血津液不得升降，精气无以上注于目，神光被遏而出现一系列的血瘀性眼病。眼部血行瘀滞，可致白睛血脉紫赤粗大、虬蟠旋曲；在黑睛常致赤膜下垂，甚至血翳包睛；在眼底可致视网膜血管瘀滞，引起出血性眼病等。

血瘀与气滞并见，血瘀与痰浊互结是临床常见的情况。

（3）血热：有虚实之分。实证多因外感邪热，或脏腑郁热不解，热入营血所致；虚证多因阴血亏虚，虚火上炎所致。血热炽盛，血受热迫而妄行，溢于脉外，可致眼底出血。若虚火上炎，入血分，灼伤脉络，血溢络外，可致眼底出血，但出血多缓，量少且易反复。由于气为血帅，血为气母；气行则血行，气滞则血瘀，气盛则血充，气衰则血少，血瘀则气滞，血脱则气脱，气与血两者常互为影响，临床上常出现气滞血瘀、气虚血瘀、气血两虚、气不摄血、气随血逆等气血同病的病机。故临证时应分清主次，力求全面分析其病机。

3. 津液的功能失调 《黄帝内经》云："五脏六腑之津液，尽上渗于目。"津液在目外为润泽之水，如泪液；在目内为充养之液，如神水、神膏。津液的功能失调主要表现为其生成与排泄之间失去平衡，出现津液不足、水液（湿）停聚、痰湿停滞等病理变化，影响眼底而发病。

（1）津液不足：常因火热燥邪耗伤津液，或大汗、吐泻不止，或亡血伤津等致津液亏耗，液去津伤，目窍失养。在目外则常表现为眼目干涩，白睛不润，黑睛失泽等；在目内常表现为神水不足，神膏失养，不能涵养瞳神，致视物昏矇，或目无所见。若津液耗伤太过，还出现目珠内陷等证。

（2）水液（湿）停聚：水液（湿）停聚主要与肺、脾、肾的功能失调，三焦气化不利，膀胱开阖失司等有关。在眼内，肺失肃降，水道不利，脾失健运，水湿停滞，肾阳不振，膀胱开阖失司，可导致水液（湿）停滞，均可出现视网膜水肿、渗出等湿聚水停之证。

（3）痰湿停滞：痰由湿聚，痰湿与瘀血相搏，可致眼内肿块等证。

第四节　经络受阻在眼底疾病中临床表现

经络是人体气血运行的通路，它与脏腑器官共同构成人体生命活动的基础。"经"，有路径的意思，是纵行的干线，"络"，有网罗的含义，是经的分支，如网罗维络，无处不至。《黄帝内经》认为经络有极其重要的生理功能。十二经脉和络脉有联系内外上下与通行气血的作用，将人体的五脏六腑、四肢百骸、五官九窍、皮肉筋脉骨联结成为一个统一的整体，所以《灵枢·海论》指出："夫十二经脉者，内属于脏腑，外络于肢节。"经络又是气血循行的通路，使人体各个组织器官，得到气血的濡养，故《灵枢·本脏》说："经脉者，所以行血气而营阴阳，濡筋骨，利关节者也。"

一、经络与眼的生理关系

经络是运行气血，沟通上下、内外、表里，联系脏腑器官的通路。眼与经络有密切的内在关系。《灵枢·口问》说："目者，宗脉之所聚也。"《灵枢·邪气脏腑病形》亦说："十二经脉，三百六十五络，其血气皆上于面而走空窍，其精阳气上走于目而为睛。"眼与脏腑之间的联系是靠经络来实现的，眼所需要的营养物质亦是靠经络

来输送的，正是有了经络的作用，眼才能得以发挥正常的视物功能。

（一）十二经脉与眼的关系

十二经脉是经的主干线，首尾相贯，旁支别络纵横交错，三阴三阳表里相合。其始于手太阴，终于足厥阴，如环无端，周而复始，运行不息。由于"手之三阳，从手走头；足之三阳，从头走足"，十二经脉均直接或间接地与眼发生联系。头为诸阳之汇，故直接与眼发生联系的主要是阳经，此外足厥阴肝经以本经、手少阴心经以支脉连于目系。

1. 循行于目外眦的经脉

（1）足少阳胆经：《灵枢·经脉》说："胆足少阳之脉，起于目锐眦，上抵头角，下耳后……其支者从耳后入耳中，出走耳前，至目锐眦后。其支者，别锐眦，下大迎，合于手太阳，抵于颃。"即足少阳胆经之本经起于目外眦之瞳子髎，在此与手少阳经交接。由听会过上关，向上抵额角之额厌，下行耳后，经风池至颈。其耳部支脉，从耳后入耳中，出耳前，行至目外眦之瞳子髎。其外眦部支脉，从瞳子髎下走大迎，会合手少阳经，

到达眼眶下方。此外，足少阳之正，亦上行头面，系目系，合足少阳经于外眦。

（2）手少阳三焦经：《灵枢·经脉》说："三焦手少阳之脉，起于小指次指之端……其支者从膻中上出缺盆，上项，挟耳后直上，出耳上角，以屈下颊至䪼；其支者从耳后入耳中，出走耳前，过客主人，前交颊，至目锐眦。"即手少阳三焦经有两条支脉与眼发生联系，一支脉从胸上项，沿耳后经翳风上行，出耳上角，至角孙，屈曲下行过面颊，直达眶之下。另一支脉，从耳后入耳中，经耳门出走耳前，与前一条支脉相交于颊部，至目外眦的瞳子髎与足少阳胆经交接。

2. 循行于目内眦的经脉

（1）足太阳膀胱经：《灵枢·经脉》说："膀胱足太阳之脉，起于目内眦，上额交巅……其支者从巅入于脑，还出别下项。"《灵枢·寒热病》说："足太阳有通项入于脑者，正属目本，名曰眼系。"即足太阳膀胱经之本经起于目内眦之睛明，在此与手太阳经相交，上前额循攒竹，斜行交督脉于巅顶百会穴。其直行者，从巅入脑，连属目本（即目系）。

（2）足阳明胃经：经过目内眦之睛明，与足太阳膀胱经交会。

3. 循行于两眦的经脉　手太阳小肠经。《灵枢·经脉》说："小肠手太阳之脉，起于小指之端……其支者从缺盆循颈上颊，至目锐眦，却入耳中；其支者别颊上䪼，抵鼻，至目内眦，斜络于颧。"即手太阳小肠经的支脉，上至目外眦。另一支脉至目内眦之睛明，与足太阳经相接。

4. 循行于目眶下部的经脉

（1）手阳明大肠经：《灵枢·经脉》说："大肠手阳明之脉，起于大指次指之端……其支者从缺盆上颈贯颊，入下齿中，还出挟口，交人中，左之右，右之左，上挟鼻孔。"即手阳明大肠经的支脉，上行头面，左右相交于人中之后，上挟鼻孔，循口禾髎，终于眼下鼻旁的迎香，与足阳明胃经相接。

（2）足阳明胃经：《灵枢·经脉》说："胃足阳明之脉，起于鼻之交頞中，旁纳太阳之脉，下循鼻外，入上齿中。"即足阳明胃经之本经起于眼下鼻旁的迎香，与手阳明大肠经相交，上行而左右相交于鼻根部，过目内眦之睛明，与旁侧之足

太阳膀胱经交会，再循鼻外侧经眼下方正中下行，经承泣、四白、巨髎，入上齿中。同时其本经行至目眶下，又循于目内眦。

此外，手少阳三焦经的支脉"以屈下颊至䪼"；手太阳小肠经"别颊上䪼"；足少阳胆经的支脉"抵于䪼"。三条支脉循行眼眶下方，与目发生联系。

5. 与目系有联系的经脉

（1）足厥阴肝经：《灵枢·经脉》说："肝足厥阴之脉……循喉咙之后，上入颃颡，连目系，上出额，与督脉会于巅。"即足厥阴肝经沿喉咙之后，上入颃颡，本经直接与目系相连，再上出前额，与督脉相会于巅顶之百会。

（2）手少阴心经：《灵枢·经脉》说："心手少阴之脉，起于心中……其支者，从心系上挟咽，系目系。"即手少阴心经的支脉，系目系。其手少阴之别，属目系。同时手少阴之正经合目内眦，与手太阳经的支脉会合于目内眦之睛明。

从头走足的足三阳之本经均起于眼或眼的周围，而从手走头的手三阳经皆有 1～2 条支脉终止于眼或眼的附近。此外，足厥阴肝经以本经、手少阴心经以支脉连于目系。由于经脉广泛地分布于眼及眼的周围，使眼与脏腑连接为一个有机的整体，脏腑的精、气、血、津液通过经络源源不断地输送至目，为眼与脏腑在物质和功能上的密切联系奠定了基础。

（二）络脉与眼的关系

经络系统中，经脉是主体，络脉是其补充。络脉无处不到，弥补了经脉纵向分布之不足。络与经气相通，在人体气血津液输布过程中，络脉起着重要的枢纽和桥梁作用。经络沟通表里，贯串上下，通过络脉的连属，构成气血循环的通道，从而维持正常的生理功能。《灵枢·本脏》曰："经脉者，所以行气血而营阴阳，濡筋骨利关节者也。"这实际上是气血渗灌的过程，而且是通过络脉得以实现。《灵枢·卫气失常》说："血气之输，输于诸络"，说明络脉特别是孙络具有渗灌气血的功能，是经脉血气交换以实现濡养脏腑组织的实际发生部位。

中医理论认为经脉分为气脉和血脉。气脉相当于现代医学的神经，血脉相当于现代医学的血管，所以血管应该包括在经脉范畴之内。《黄帝内

经·素问》中有"大者纵者为之经,小者横者为之络"的论述,说明经脉包括大血管,络脉包括小血管和毛细血管等。络脉是气血流通的橐籥,在眼底其色泽、形态、走行清晰可见。视网膜血管为末梢血管之一,血液在血管中运行,维持着眼底组织正常的新陈代谢,这与络脉渗灌气血、互渗津液的作用相似。

二、经络与眼在病理上相互影响

眼部经络的基本病理变化,可概括为经络阻滞、经络渗灌不足及经络损伤 3 个方面。

1. 经络阻滞　经络是气血津液输布环流的枢纽和通路,故气机通畅,是维持其正常功能的前提,邪气入络,或忧思愤怒伤气,致目中经络中气机瘀滞,血行不畅,或津凝痰结,阻碍络道,均可影响经络中气血的运行及津液的输布,导致经络阻滞的病理变化。此外,目中经络中气滞、血瘀、痰结之间常相互影响,互结互病,以致病邪胶结凝固,缠绵难愈。

2. 经络渗灌不足　经络具有渗灌气血、互化津血,循行气血等功能,而络中气血的充实是完成这些功能的重要条件。各种致病因素常耗伤目中经络之气血,导致经络气血不足,经脉失充,使经脉不能行使正常的生理功能。同时,经络渗灌不足常伴有虚实夹杂之证。气不足,则血行迟缓;血不足,经络空虚,失于滋养,从而导致血气瘀滞,痰瘀互结,阻于络中。因气虚不能行血,或气不摄血,血溢脉外或津渗脉外,留着不行而成瘀血痰凝,成为新的病邪。所谓"最虚之处,便是容邪之处",经络越虚,邪气越滞,以至虚实夹杂邪留。或阳气不足,寒从内生而经脉绌急。

3. 经络损伤　淫邪外伤等可直接导致目中经络损伤,气血运行失常,血溢脉外而导致经络疾病。

邪毒久郁,瘀血、痰湿混结目之经络内外,郁蒸腐化,变生诸症,形成病势顽缠,反复难愈的特点。

三、经络受阻在眼底疾病中临床表现

经络受阻在眼部的病理变化主要是气滞、血瘀、痰凝三者相互影响的结果。经络受阻在眼底疾病中临床表现如下。

1. 视网膜静脉血管扩张、纡曲色紫者,为血行不畅,气滞血瘀,导致经络瘀阻。若呈腊肠状,色紫暗者,多为塞凝气滞,或血瘀所致。

2. 视网膜静脉阻塞,兼见视网膜水肿,或放射状出血,血管纡曲怒张者,多为心火上炎,火毒灼伤络脉;或愤怒暴悖,肝气上逆,血随气上,气血郁闭,导致经脉瘀阻、络毒蕴结所致。

3. 视网膜动脉阻塞呈白线条状者,或视网膜动脉变细、反光增强,呈铜丝状多因经络气滞血瘀,痰浊停滞;或为肝风内动,风痰上壅所致。

4. 视网膜末梢小血管扩张呈微血管瘤者,多为因虚致瘀;或气虚不能推动血行,致经络气血瘀滞所致。

5. 眼底新生血管、视网膜有黄色硬性渗出及水肿也属于经络瘀阻的表现。

由于眼部的经络狭窄易滞,而且一些眼病多病根深伏,病情顽缠,久发频发,病延数年,病位深固,绝非一般的浅表证。眼底出血、水肿、渗出、萎缩等由气血运行不畅,经络受阻所致的病症,均可从通调经络、行血散滞进行论治。在病证结合的基础上,根据眼底具体表现,审症求因,按照不同致病机制予以相应治疗,使经络通调,气血和畅。

(王兴荣　王　慧　宋继科)

第7章 常见眼底病变的辨证及防控原则

第一节 视网膜出血

一、视网膜静脉阻塞

视网膜静脉阻塞（retinal vein occlusion, RVO）是各种原因引起视网膜中央静脉的主干或分支发生阻塞，以阻塞远端静脉扩张纡曲、血流瘀滞、出血和水肿为特征的病变，是最常见的视网膜血管病变，也是致盲眼病之一。多见于中老年人，单眼发病，偶见于双眼，多伴有高血压、动脉硬化、糖尿病等全身性疾病。

【病因病机】本病的病机关键是脉络瘀阻，血溢脉外而遮蔽神光。可因情志郁结，肝失条达，气滞血瘀，血溢络外，蒙蔽神光；或因年老体弱，阴气渐衰，劳视竭思，房劳过度，暗耗精血，阴虚阳亢，气血逆乱，血不循经，溢于目内；或因嗜食烟酒，辛辣厚味，痰热内生，上扰目窍，血脉瘀阻出血而成。

【临床表现】
视网膜静脉阻塞的主要临床表现是视力下降和眼内出血。症状与病程及阻塞部位有关。

1. 自觉症状　视力突然减退，或有眼前黑影飘动，严重者可骤降至眼前手动。

2. 眼部检查　视网膜静脉粗大纡曲，隐没于出血及水肿之中，视网膜火焰状出血及水肿，重者可见视盘充血、水肿；稍久则有黄白色硬性渗出或棉絮状白斑，或黄斑囊样水肿，视网膜动脉可有反光增强等硬化征象。

3. 实验室及特殊检查　FFA早期可见视网膜动脉-静脉循环时间延长，出血区遮蔽荧光，阻塞区毛细血管扩张或有微动脉瘤，造影后期可见毛细血管荧光素渗漏、静脉管壁着染。病久者或可见毛细血管无灌注区、黄斑区水肿、视网膜新生血管等荧光形态。

二、视网膜静脉周围炎

【病因病机】本病多因肝肾阴虚，虚火上炎，热入血分，灼伤脉络，眼内出血；或因肝胆火旺，迫血妄行，血溢眼内；或因气虚不能摄血，血溢络外；或因湿热熏蒸，浊气上泛而致。

【临床表现】
视网膜静脉周围炎的主要临床表现是视力下降和反复眼内出血。症状与病程、病位等有关。

1. 自觉症状　视力突然减退，或有眼前黑影飘动，严重者视力可骤降至眼前手动。

2. 眼部检查　病变早期可见视网膜周边部小静脉呈串珠样不规则扩张扭曲，静脉周围白鞘伴生、出血及黄白色渗出；当病情发展至主干静脉，则主干静脉管径不规则，出现静脉旁白鞘，沿病变静脉周围有大量出血及渗出，视网膜水肿；当出血进入玻璃体，则发生玻璃体积血，甚至无法窥见眼底；病变晚期视网膜静脉广泛受累，新生血管形成，玻璃体积血反复发生，可引起牵拉性视网膜脱离。

3. 实验室及特殊检查　FFA可见病变静脉管壁荧光着染，毛细血管扩张渗漏、微血管瘤，以及黄斑区水肿；病变后期视网膜周边部见毛细血管无灌注区、动静脉吻合支及视网膜新生血管形成等改变。

三、糖尿病视网膜病变

【病因病机】本病的主要病机是病久伤阴，阴虚燥热，虚火上炎，灼伤目中血络；消渴日久，耗气伤阴，气阴两虚，瘀阻于目；饮食不节，脾胃受损，气不摄血，血不循经，溢于络外，或水液外渗；消渴病久，肝肾亏虚，目失濡养；久病伤阴，阴损及阳，致阴阳两虚，寒凝血瘀，目络阻滞，痰瘀互结，最终均伤及于目。多中心证候研究表明，糖尿病视网膜病变为虚实夹杂、本虚标实的证候特点；气阴两虚始终贯穿于病变发展的全过程；气阴两虚，气虚渐重，燥热越盛，内寒更著，瘀血阻络，阴损及阳，阴阳两虚是其主要证候演变规律；而阳虚是影响病情进展的关键证候因素。

【临床表现】

1. 自觉症状 早期眼部常无自觉症状，随着病变加重可有视力减退、眼前有黑影飞动及视物变形等，严重者视力丧失。

2. 眼部检查 根据眼底表现可分为单纯期和增殖期。单纯期可见微血管瘤、视网膜毛细血管闭塞，有斑点状出血、硬性渗出、棉绒斑，视网膜、黄斑水肿；增殖期还可见视网膜新生血管及视网膜大片出血，出血量多还可引起玻璃体混浊、积血，玻璃体可有灰白色增殖条索，或与视网膜相牵拉，或可出现视网膜脱离，视网膜可见纤维增殖膜等。

3. 实验室及特殊检查

(1) FFA：可出现多种异常荧光形态，如微血管瘤呈点状强荧光，毛细血管扩张、渗漏、出血的遮蔽荧光、毛细血管的无灌注区及视网膜新生血管。荧光素血管造影可对毛细血管无灌注区的范围做出定量估计，对黄斑病变（水肿、囊样变性、缺血等）的性质、范围、程度做出诊断，以及对新生血管的部位、活动程度进行估计。因此可对本病的诊断、治疗、疗效评估提供依据。

(2) 视网膜电图振荡电位（OPs）：是视网膜电图的亚成分，它能客观而敏锐地反映视网膜内层血循环状态，特别是糖尿病视网膜病变的早期，在检眼镜未能发现视网膜病变时，OPs就能出现

有意义的改变。

四、高血压性视网膜病变

高血压性视网膜病变（hypertensive retinopathy，HRP）是指由高血压引起的视网膜病变。根据高血压的类型，可分为急性和慢性两种。

【诊断依据】

(1) 高血压病史。

(2) 视网膜动脉痉挛、缩窄，或视网膜动脉硬化，或有视网膜水肿、出血、棉絮斑及硬性渗出斑、视盘水肿等病理改变。

(3) 分级

1级：视网膜小动脉轻度普遍变细，小动脉管径均匀，无局部缩窄。

2级：明显小动脉狭窄及局部管径不规则。

3级：弥漫性小动脉明显狭窄及管径不规则，合并视网膜出血、渗出和棉絮状斑。

4级：在3级基础上加上视盘水肿和视网膜水肿。

【病因病机】本病病因病机可归纳为风、火、痰、虚4个方面。多因肝肾阴阳失调，阴虚阳亢；或肝阳亢盛，风火上攻，气血逆乱；或痰湿阻络，血不循经所致。

【临床表现】

1. 症状 高血压患者视力逐渐下降或骤降，或无眼部症状，偶然由眼底检查而发现。

2. 体征

(1) 慢性HRP：早期视网膜动脉普遍缩窄，管径不规则、粗细不均匀。随着病情进展，动脉管壁增厚，动静脉压比增加，动脉反光增强，血管内血柱色浅或几乎不见，动脉纡曲，特别是黄斑区小血管常呈螺旋状弯曲、动脉分支呈锐角、动静脉交叉征等动脉硬化表现。当病情进一步加重，末梢血管管壁受损，屏蔽功能失常，后极部出现视网膜水肿、出血、棉絮斑及硬性渗出斑，有时可见微血管瘤。

(2) 急性HRP：见于突然、急剧的血压升高，主要表现为视盘和视网膜水肿，合并视网膜出血、渗出和棉絮状斑，称为"高血压性视神经视网膜病变"。同时可见上述眼底改变。

第二节　黄斑水肿、出血

一、中心性浆液性脉络膜视网膜病变

【病因病机】本病多与肝脾肾的功能失调有关。肝肾阴虚，虚火上炎，或肝肾亏损，精血不足，目失濡养；或脾失健运，津液运化失常，聚湿成痰，积于视衣；或肝经郁热，经气不利，气滞血瘀，玄府阻闭，精气不能上营于目；或心脾两虚，气血不足，目失所养。

【临床表现】

1. 自觉症状　自感视野中心部有类圆形灰色或淡黄色的固定暗影，遮挡视线，视物变暗。同时出现视物变形、变小、变远。

2. 眼部检查　①视力轻度下降，尤以近视力下降为明显。②眼底后极部可见一圆形或椭圆形水肿之反光轮，黄斑中心凹光反射减弱或消失；发病1周后，病灶区可见针尖样灰白或灰黄色视网膜下渗出物沉着，在双目间接检眼镜或三面镜下可见黄斑区呈圆顶状视网膜脱离。③实验室及特殊检查。

（1）FFA 检查：在静脉期于病灶区内有1个或数个荧光素渗漏点，随时间的推移，渗漏点呈喷射状或墨渍样扩大，晚期表现为神经上皮脱离区，或伴有色素上皮脱离区的荧光积存。

（2）OCT 检查：可发现并测量病灶区视网膜浆液性脱离和色素上皮脱离的范围与高度。

二、老年性黄斑变性

【病因病机】《证治准绳·杂病·七窍门》指出此症"有劳神，有血少，有元气弱，有元精亏而昏渺者"，强调因虚致病。但本病在临床诊治过程中有虚有实，归纳如下。

（1）老年人肝肾不足，精血亏虚，目失濡养；或阴虚火炎，灼烁津液以致神光暗淡。

（2）饮食不节，脾失健运，不能运化水湿，聚湿生痰，湿遏化热，上泛清窍；或脾气虚弱，气虚血瘀，视物昏矇；或脾不统血，血溢络外而遮蔽神光。

（3）劳思竭视，耗伤气血或素体气血不足所致目昏不明。

【临床表现】

1. 自觉症状　初起视物昏矇，如有轻纱薄雾遮挡。随着年龄增长，视物模糊逐渐加重，眼前出现固定暗影，视物变形。或可一眼视力骤降，眼前暗影遮挡，甚至仅辨明暗。

2. 眼部检查　眼外观无异常，视力下降，不能矫正。①干性者（或称萎缩性、非新生血管性）：早期可见后极部视网膜有散在灰黄色、边界欠清的玻璃膜疣，黄斑区色素紊乱，呈现色素脱失的浅色斑点和色素沉着小点，如椒盐状，中心凹光反射减弱或消失；后期后极部视网膜色素紊乱或呈地图状色素上皮萎缩区。②湿性者（或称渗出性、新生血管性）：初期可见后极部有灰白色稍隆起的视网膜下新生血管膜，其周围可见视网膜感觉层下或色素上皮下暗红色或暗黑色出血，病变区可隆起。病变范围小者约1个视盘直径，大者波及整个后极部。出血多者可见视网膜前出血，甚至达玻璃体内而成玻璃体积血。晚期黄斑部出血机化，形成盘状瘢痕，中心视力完全丧失。

第三节　视网膜水肿混浊

【病因病机】

1. 饮食不节，脾失健运，不能运化水湿，浊气上泛于目，积于视衣所致。

2. 素体阴虚，或劳思竭虑，肝肾阴虚，虚火上炎，灼伤目络则视物昏矇。

3. 情志内伤，肝失疏泄，肝气犯脾，脾失健运，气机阻滞，血行不畅为瘀，津液凝聚成痰，痰瘀互结，遮蔽神光则视物不清。

4. 年老体弱，肝肾两虚，精血不足，目失濡养，以致神光暗淡。

【临床表现】眼外观正常，视力下降，无法矫正，眼底可见视网膜水肿。

第四节　眼底后极部皱褶形成

【病因病机】

1. 禀赋不足或劳瞻竭视,精血暗耗,肝肾两虚,神膏变性,目失所养。

2. 脾胃气虚,运化失司,固摄无权,水湿停滞,上泛目窍。

3. 头眼部外伤导致视衣受损。

【临床表现】

1. 自觉症状　发病前常有黑影飘动或闪光感;视物可有变形、弯曲,出现不同程度视力下降,或有幕状黑影逐渐扩大,甚者视力突然下降。

2. 眼部检查　可见玻璃体混浊或液化;脱离的视网膜呈灰白色隆起,血管爬行其上;严重者可见数个半球状隆起,或呈宽窄不等的漏斗形,甚则漏斗闭合而不见视盘;裂孔大小不一,形状各异。

3. 实验室及特殊检查

(1) 超声检查:① A 超图像显示在玻璃体平段内出现一个垂直于基线的单高波;② B 超图像显示视衣脱离处有一条强光带,凹面向前,一端与视盘相连,另一端止于周边部。

(2) FFA 检查:如查不到裂孔可做本项检查,以鉴别脉络膜渗漏、泡状视网膜脱离等病变。

第五节　视网膜（脉络膜）下新生血管

【病因病机】

1. 饮食不节,脾失健运,不能运化水湿,浊气上泛于目。

2. 素体阴虚,或劳思竭虑,肝肾阴虚,虚火上炎,灼伤目络则视物昏矇。

3. 情志内伤,肝失疏泄,肝气犯脾,脾失健运,气机阻滞,血行不畅为瘀,津液凝聚成痰,痰瘀互结,遮蔽神光则视物不清。

4. 年老体弱,肝肾两虚,精血不足,目失濡养,以致神光暗淡。

【临床表现】渐进性视力下降,视网膜下出血、渗出。若新生血管位于黄斑区视网膜下可视物变形。

第六节　视网膜色素上皮脱离

【病因病机】

1. 饮食不节或忧思过度,脾失健运,不能运化水湿,浊气上泛于目。

2. 素体阴虚,或劳思竭虑,肝肾阴虚,虚火上炎,灼伤目络则视物昏矇。

3. 情志内伤,肝失疏泄,肝气犯脾,脾失健运,气机阻滞,血行不畅为瘀,津液凝聚成痰,痰瘀互结,遮蔽神光则视物不清。

4. 年老体弱,肝肾两虚,精血不足,目失濡养,以致神光暗淡。

【临床表现】

1. 症状　视力下降,视物变暗、变黄、变形或变小。

2. 体征　眼底视网膜水肿、浅脱离,水肿消失后残留黄白色渗出及色素紊乱。

3. 临床表现

(1) 肝肾不足证:视物模糊,眼前可见暗灰色阴影,视物变小或变形,眼底可见黄斑区色素紊乱,少许黄白色渗出,中心凹光反射减弱;或兼见头晕耳鸣,梦多滑遗,腰膝酸软;舌红少苔,脉细。

(2) 痰瘀互结证:视物变形,视力下降,病程日久,眼底可见瘢痕形成及大片色素沉着;伴见倦怠乏力,纳食呆顿;舌淡,苔薄白腻,脉弦滑。

第七节　眼底色素斑

【病因病机】

1. 禀赋不足,命门火衰,阳虚无以抗阴,阳气陷于阴中,不能自拔,目失温煦所致。

2. 素体真阴不足,阴虚不能济阳,阳气不能为用而病。

3. 脾胃虚弱，气血不足，养目之源匮乏，目不能视物。

【临床表现】

1. 自觉症状　初发时白昼或光亮处视物如常，但入暮或在黑暗处视物不清，行动困难；病久则常有撞人碰物之现象；最终可致失明。

2. 眼部检查　双眼对称性、进行性视野缩小，但中心视力可长期保持。眼底早期可见赤道部视网膜色素稍紊乱，随之在赤道部视网膜血管旁出现骨细胞样色素沉着；随着病情发展，色素沉着逐渐增多，并向后极部及锯齿缘方向进展。晚期视盘呈蜡黄色萎缩，视网膜血管一致性狭窄；视网膜呈青灰色，黄斑色暗；有的无骨细胞样色素沉着，仅见视网膜和色素上皮萎缩，或视网膜上出现黄色、结晶样闪光点或白色圆形小点。此外，可并发晶状体后囊下混浊。

3. 实验室及特殊检查

（1）视野检查：早期见环形暗点，晚期视野进行性缩小，最终成管状。

（2）FFA 检查：病程早期显示斑驳状荧光，病变明显时显现大片的透见荧光，色素沉着处为遮蔽荧光，视网膜血管充盈不良或充盈缺失。晚期因脉络膜毛细血管萎缩而透见脉络膜大血管。

（3）视觉电生理检查：① mfERG 振幅严重降低，并且其随离心度的增加更加明显，这是早期最灵敏的指标；②暗适应白光 F-ERG 的 a、b 波极度降低甚至熄灭是本病的典型改变；③ EOG 的光峰和暗谷明显降低或熄灭。

（解孝锋　张仁俊）

参考文献

蒋鹏飞，彭俊，彭清华，2020. 彭清华益气养阴活血利水法治疗视网膜脱离术后经验 [J]. 中华中医药杂志，35(7):3433-3436.

罗国芬，2016. 陈达夫中医眼科临床经验 [M]. 北京：中国中医药出版社.

彭清华，曾志成，彭俊，等，2020. 黄斑水肿的中医药治疗 [J]. 中国中医眼科杂志，30(6):381-385.

孙广仁. 中医基础理论 [M]. 2 版. 北京：中国中医药出版社，2007.

谭涵宇，李建超，彭俊，等，2018. 蛴螬不同途径给药对干性年龄相关性黄斑变性模型 Caspase-3、FasL、TNF-α、NF-κB 表达的影响 [J]. 湖南中医药大学学报，38(5):499-503.

谭涵宇，李建超，彭俊，等，2018. 蛴螬提取物不同途径给药对激光诱导鼠眼 CNV 模型的影响 [J]. 世界科学技术 - 中医药现代化，20(1):109-117.

唐由之，肖国士，1996. 中医眼科全书 [M]. 北京：人民卫生出版社 :982.

王慧博，2014. 韦企平治疗视网膜静脉阻塞临床经验 [J]. 北京中医药，33(5):348-350.

王永炎，庄曾渊，2000. 今日中医眼科 [M]. 北京：人民卫生出版社，276-277.

谢学军，袁晓辉，周华祥，等，2009. 邓亚平治眼病的学术思想 [J]. 世界中医药，4(4):232-234.

朱华英，2008. 邹菊生教授治疗出血性眼病的临床经验 [J]. 河北中医，30(5):458-459.

庄曾渊，邓晓辉，2005. 眼底病辨证方法的研究 [J]. 中国中医眼科杂志，15(3):157-159.

Bernheim D, Rouberol F, Palombi K , et al, 2013. Comparative prospective study of rhegmatogenous retinal detachments in phakic or pseudophakic patients with high myopia[J]. Retina, 33(10): 2039-2048.

Chen L, Zhang XZ, Li ML, 2019. Age-related scattered hypofluorescent spots on late-phase indocyanine green angiography as precursor lesions of polypoidal choroidal vasculopathy [J]. Investigative ophthalmology & visual science, 60(6): 2102-2109.

Chua J, Lim C, Wong TY, et al, 2017. Diabetic retinopathy in the Asia-Pacific[J]. Asia-Pacific journal of ophthalmology (Philadelphia, Pa.), 7(1): 3-16.

Lammer J, Karst SG, Lin MM, 2018. Association of Microaneurysms on adaptive optics scanning laser ophthalmoscopy with surrounding neuroretinal pathology and visual function in diabetes[J]. Investigative ophthalmology & visual science, 59(13): 5633-5640.

Landsend E, Pedersen HR, Utheim YA, et al, 2019. Characteristics and utility of fundus autofluorescence in congenital aniridia using scanning laser ophthalmoscopy[J]. Investigative Ophthalmology & Visual Science, 60(13): 4120.

Meuer SM, Myers CE, Klein B, et al, 2014. The epidemiology of vitreoretinal interface abnormalities as detected by spectral-domain optical coherence tomography: the beaver dam eye study[J]. Ophthalmology, 122(4): 787-795.

Musat O, Colta D, Cernat C, et al, 2016. New perspectives

in retinal imaging-angio OCT[J]. Romanian Journal of Ophthalmology, 60(2): 63.

Osman MH, Khalil NM, El-Agha MS, 2017. Incidence of posterior vitreous detachment after femtosecond LASIK compared with microkeratome LASIK[J]. Cornea, 36(9): 1036-1039.

Park SJ, Choi NK, Yang BR, 2015. Risk and risk periods for stroke and acute myocardial infarction in patients with central retinal artery occlusion[J]. Ophthalmology, 122(11): 2336-2343.

Retinal laser treatment—avoiding mistakes. Carsten Framme FEBO. et al, 2020. Der Ophthalmologe volume 117, pages. 169–188.

Roberto D, Denise V, Schumann RG, et al, 2018. The relationship between blue-fundus autofluorescence and optical coherence tomography in eyes with lamellar macular holes[J]. Investigative Opthalmology & Visual Science, 59(7): 3079-3087.

Van D, Hooymans J, Los LI, 2013. The incidence of rhegmatogenous retinal detachment in the netherlands[J]. Ophthalmology, 120(3): 616-622.

Wong WL, Su X, Li X, et al, 2014. Global prevalence of age-related macular degeneration and disease burden projection for 2020 and 2040: a systematic review and meta-analysis[J]. Lancet Glob Health, 2(2): e106-e116.

第二篇　眼底应用解剖病理生理检查诊断

第8章　眼底应用解剖病理生理

成人的眼球（eye ball）近似球形（图 8-0-1）。其前后径约 24mm，垂直径约 23mm，水平径约 23.5mm。眼球前面的顶点称为前极，后面的顶点称为后极。在前后极之间绕眼球一周称为赤道。

眼球位于眼眶的前半部，借筋膜与眶壁、周围脂肪、结缔组织和眼肌等包绕，以维持其正常位置，减少眼球的震动。眼球前面的角膜和部分巩膜暴露在眼眶之外，眼球前面有上下眼睑保护。

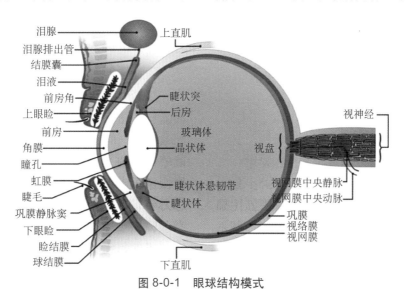

图 8-0-1　眼球结构模式

第一节　眼　球　壁

眼球壁分为 3 层：外层为纤维膜，中层为葡萄膜，内层为视网膜。

（一）外层

眼球壁外层质地坚韧，主要由纤维结缔组织构成，起到保护眼球内组织和维护眼球形状的作用。由角膜、巩膜及两者移行区的角巩膜缘组成。

1. 角膜（cornea）　位于眼球最前端，完全透明，约占纤维膜的前 1/6，从后面看角膜呈正圆形，

从前面看呈横椭圆形，3 岁以上儿童的角膜直径已接近成人。如直径小于 9mm 则认为是病理性小角膜，大于 13mm 则认为是病理性大角膜。

角膜厚度各部分不同，中央部最薄，平均约为 0.5mm，周边部较厚，平均约为 1mm。角膜厚度随年龄的增长有变薄的趋势，即儿童较成人厚，成人较老年人厚。

组织学上角膜由前向内分为 5 层，即上皮层、前弹力层、基质层、后弹力层和内皮层（图 8-1-1）。

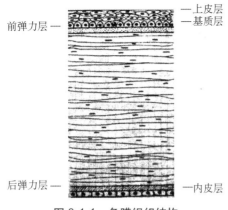

图 8-1-1　角膜组织结构

（1）上皮层：与球结膜上皮相延续，厚 40～50μm，占整个角膜厚度的 10%，由 5～6 层细胞组成，角膜周边部上皮增厚，细胞增加到 8～10 层。上皮层细胞无角化，排列特别整齐，易与其内面的前弹力层分离。其对细菌抵抗力强，损伤后再生较快，不遗留瘢痕。

（2）前弹力层：为一层透明膜，主要由无细胞的胶原纤维构成，位于角膜上皮基底膜下，厚 8～14μm，损伤后不能再生，而留下薄翳。前弹力层对机械性损伤的抵抗力较强，而对化学性损害的抵抗力较弱。

（3）基质层（实质层）：占角膜厚度的 90%，厚约 500μm，是人体组织中结构最为规整、最透明的一种组织。约由 200 层排列整齐的胶原纤维束薄板构成，其间有角膜细胞和少数游走细胞，以及丰富的透明质酸和一定含量的黏多糖。此层损伤后不能完全再生，而由不透明的瘢痕组织代替。

（4）后弹力层：是角膜内皮细胞的基底膜，由角膜内皮细胞分泌而来。成人后弹力层厚 8～10μm，很容易与相邻的基质层及内皮细胞分离。其坚韧、对化学物质和病理损害的抵抗力强，但对机械性损伤的抵抗力较差。损伤后可迅速再生。

（5）内皮层：由一单层的六角形扁平细胞构成，与虹膜表面内皮相连，具有角膜 - 房水屏障功能，受损后依靠邻近细胞扩展和移行而覆盖缺损区。这层细胞的再生是受限制的，内皮细胞的密度随年龄增长而下降，出生时内皮细胞密度约 3000/mm^2，随年龄的增长其密度逐渐下降，至成人阶段，细胞密度降为 1400～2500/mm^2，同时，

其细胞构型亦失去规则的六角形布局。角膜内皮细胞的屏障及其主动液泵功能对于角膜保持正常厚度和透明性是极其重要的，内皮细胞层不断地将基质层中的水分子排入前房，使基质处在脱水状态而保持透明，因此它的功能是否正常关系到整个角膜能否透明，也是如何保存角膜移植供体材料的重要研究方向。眼球手术、创伤、药物毒性、炎症、高眼压和其他各种病理性刺激均可以使角膜内皮细胞大量死亡。一旦角膜内皮细胞密度低于维持内皮细胞生理功能的临界密度（400～700/mm^2），角膜将出现不可逆的病理性改变。

角膜的血液供应：正常角膜无血管。角膜缘的血供来源于睫状前动脉的直肌分支及睑缘动脉弓的结膜后动脉分支。静脉网则与巩膜表层及筋膜囊的小静脉汇合，加入眶静脉系统。

角膜的神经支配：主要由两种神经支配。一是感觉神经纤维，即三叉神经眼支，眼神经的睫状神经穿过角膜基质的中 1/3 后向前形成密集的上皮下神经丛，再进入角膜上皮层。二是交感神经及副交感神经。

角膜的生理特点如下所示。

（1）透明性，无角化层，无血管，细胞无色素，保证外界光线的透入。

（2）屈光性，角膜的屈光指数为 1.337，与空气的屈光指数（为 1）相差大，其前后面有一定的曲率半径，一般具有 +43D 的屈光力，占全眼屈光力的 70%。

（3）无血管，其营养主要来源于角膜缘血管网和房水。代谢所需的氧 80% 来自空气，15% 来自角膜缘血管网，5% 来自房水。

（4）角膜的胶原纤维具有一定的弹性和韧性，其对维持眼球的完整及对眼内容物的保护起到重要的作用。角膜感觉神经丰富，第 V 对脑神经的眼支密布于上皮细胞之间，无髓鞘，感觉灵敏，对保护角膜及眼球具有十分重要的意义。

（5）角膜与结膜、巩膜、虹膜在组织学上有密切联系。在一些疾病中，它们常互相影响。

2. 角巩膜缘（limbus cornea）　为角膜与结膜、巩膜的移行区，是指从透明的角膜到不透明的巩膜之间灰白色的连接区，平均宽约 1mm，角膜前弹力层的止端是球结膜的附着缘，后弹力层的止端是小梁网组织的前附着缘。在切面上，此两缘

的连线就是角膜、巩膜的分界线。在角膜巩膜缘交界处内外均可见一浅沟，称为外巩膜沟和内巩膜沟，其中内巩膜沟处是巩膜静脉窦与房角所在处，内巩膜沟后缘隆起，形成巩膜突，为睫状肌的附着处。

角巩膜缘结构与角膜不同，无弹力层，基质层逐渐失去透明，富含毛细血管、淋巴管、成纤维细胞等。特别是在其外 2/3 可见放射状排列的乳头样突起，呈栅栏样，称为 Vogt 栅。研究证实，Vogt 栅中的一些细胞是角膜缘干细胞。角膜缘干细胞对维持角膜上皮的再生具有十分重要的作用。

临床上角巩膜缘是内眼手术切口的重要进路，此处组织结构薄弱，眼球受外伤时容易破裂。

3. 巩膜（sclera） 由坚韧而致密的胶原纤维组织构成，质地坚韧、不透明，呈瓷白色。其外面由眼球筋膜覆盖包裹，两者之间的腔隙为巩膜上腔；四周有眼外肌肌腱附着，前面被结膜覆盖。内层紧靠脉络膜，两者之间的潜在间隙为脉络膜上腔，外伤或炎症时的出血、渗出可积聚在此间隙。巩膜前部与角膜相连，后部稍偏内有视神经穿出，形成多孔的筛板。巩膜表面因血管、神经出入而形成许多小孔。巩膜后部的小孔在视神经周围，睫状后动脉及睫状神经可从此通过。巩膜中部在眼球赤道后 4～6mm 处，有涡静脉的出口。前部距角膜缘 2～4mm 处有睫状前血管通过，此处巩膜常有色素细胞聚集成堆，呈青灰色斑点状，数量多时称为先天性色素沉着症。巩膜的厚度随部位、年龄等不同而不同，后部最厚，约 1mm，赤道部厚 0.4～0.6mm，肌肉附着点处最薄，约 0.3mm。

组织学上，巩膜分为 3 层。

（1）表层：由疏松结缔组织构成，与眼球筋膜相连。此层血管、神经较丰富。发炎时充血明显，有疼痛、压痛。

（2）基质层：由致密结缔组织和弹性纤维构成，纤维合成束，互相交叉，排列不整齐，不透明，血管极少。

（3）棕黑板层：结缔组织纤维束细小、弹性纤维显著增多，有大量的色素细胞，使巩膜内面呈棕色外观。此层内面是脉络膜上腔。

巩膜的血液供应：巩膜基质层除了穿行的血管外，基本上无血管，但巩膜表层及视神经筛板处却含有丰富的血管。动脉来源：眼动脉 - 睫状后动脉 - 睫状后短动脉 - 视神经动脉环及巩膜动脉血管丛，主要供给眼后部；眼动脉 - 睫状前动脉 - 巩膜深层血管丛及表层血管网，主要供给表层及前部。当靠近角膜缘的毛细血管充血时，临床上称为睫状充血。

巩膜的神经支配：巩膜的感觉神经来自三叉神经眼支，眼神经的睫状神经分出睫状短神经和睫状长神经，睫状短神经支配巩膜后部，睫状长神经前行，在睫状体平坦部发出分支，分别支配睫状体和表层巩膜。巩膜表层的知觉敏感，炎症时疼痛症状明显。

巩膜的生理特点如下所示。

（1）除表层富有血管外，深层血管、神经极少，代谢缓慢，故炎症时不如其他组织急剧，但病程迁延。

（2）巩膜各处厚度不同。视神经周围最厚约为 1mm，但视神经穿过的筛板处最薄弱，易受眼压影响，在青光眼患者形成特异性凹陷，称为青光眼杯。

（3）由于巩膜致密、坚韧、不透明，故对维护眼球形状、保护眼球不受损伤及遮光等具有重要作用。

（4）所有眼外肌都附着在巩膜壁上，当改变肌肉的附着点时可以改变眼球的位置和运动的方向。

（二）中层

葡萄膜是眼球壁外层巩膜与内层视网膜之间的一层棕黑色膜，因其组织内富含血管和色素，拨去巩膜后呈深紫色，形似葡萄，故称为葡萄膜，又称为血管膜或色素膜。其具有遮光、供给眼球营养和调节屈光的功能。葡萄膜自前向后由互相衔接的虹膜、睫状体和脉络膜三部分组成（图 8-1-2）。其在巩膜突、涡静脉出口和视盘 3 个部位与巩膜牢固附着，其余处均为潜在腔隙，称为睫状体脉络膜上腔。

1. 虹膜（iris） 是葡萄膜最前面的部分，位于晶状体前，周边与睫状体相连续。形如圆盘状，中央有一直径为 2.5～4mm 的圆孔，称为瞳孔。虹膜表面不平坦，有凹陷的隐窝和辐射状条纹皱褶，称为虹膜纹理。距瞳孔缘约 1.5mm 处有一环

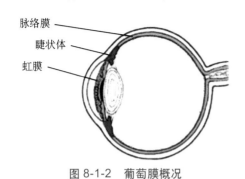

脉络膜
睫状体
虹膜

图 8-1-2　葡萄膜概况

形锯齿状隆起，称为虹膜卷缩轮，是虹膜小动脉环所在处。此轮将虹膜分为虹膜瞳孔部和虹膜睫状体部。虹膜与睫状体相连处称为虹膜根部。此部很薄，当眼球挫伤时，易从睫状体上离断。由于虹膜位于晶状体前面，当晶状体脱位或手术摘除后，虹膜失去依托，在眼球转动时可发生虹膜震颤。

（1）组织学上虹膜主要由前面的基质层和后面的色素上皮层构成。

1）基质层：由富含血管的疏松结缔组织构成，内含黑色素细胞、血管和神经。瞳孔括约肌和瞳孔开大肌也分布于此层。基质层内的胶原纤维排列较疏松，没有弹性纤维，但形成结缔组织修补缺损的能力很低。基质层中色素细胞内的色素含量因年龄和种族不同而有所差异，且其决定虹膜的颜色。瞳孔括约肌属于平滑肌，位于虹膜实质深层近瞳孔缘处，肌纤维呈环形走向，收缩时可使瞳孔缩小，受动眼神经的副交感纤维支配。瞳孔开大肌则位于虹膜深层紧贴色素上皮层处，肌纤维呈放射状排列，从虹膜根部一直延伸到瞳孔缘，收缩时瞳孔变大，受交感神经支配。

2）色素上皮层：位于虹膜的内面，向后与睫状体的色素上皮层相连续。此层包括两层上皮细胞，两层细胞均含有致密黑色素，故虹膜后面呈现黑色。前层色素上皮与虹膜基质层相接，并分化出平滑肌纤维，汇成瞳孔开大肌后层色素上皮，面向后房，可在瞳孔缘处向前延伸使瞳孔缘出现一条黑边，称为葡萄膜外翻或瞳孔领，可为生理性或病理性改变。

（2）虹膜的血液供应：虹膜的动脉位于基质层内，呈放射状排列。虹膜根部和睫状体前部有一粗大的血管环，称为虹膜动脉大环，该血管环由睫状后长动脉和来自四条眼外直肌的睫状前动

脉交汇而成。虹膜大环从虹膜周边发出放射状分支走向中央，在瞳孔卷缩轮处发出许多小支并改变方向呈环形走行，形成虹膜动脉小环。

（3）虹膜的神经支配：虹膜受睫状长、短神经的支配。睫状长神经含有来自三叉神经眼支的感觉神经纤维，还含有来自上颈交感神经节的节后交感神经纤维，后者支配瞳孔开大肌和血管的舒缩运动。睫状短神经含有来自动眼神经的副交感神经节后纤维，支配瞳孔括约肌。

（4）虹膜的生理特点

1）根据外界光线的强弱，通过瞳孔反射路径，使瞳孔缩小或扩大，以调节进入眼内的光线，保证视网膜成像的清晰。

2）由于密布第 V 对脑神经纤维网，在炎症时反应重，有剧烈的眼痛；因血管网丰富，炎症时以渗出反应为主。

2. 睫状体（ciliary body）　贴附于巩膜内面，前接虹膜根部，后与脉络膜相连，是葡萄膜中间部分。宽 6 ～ 6.5mm。睫状体分为两部分：前 1/3 宽约 2mm，较肥厚，称为睫状冠，其内侧面有 70 ～ 80 个纵行放射状突起，称为睫状突，主要功能是产生房水。后 2/3 宽 4 ～ 4.5mm，薄而平坦，称为睫状体平坦部（或称睫状环），此部与脉络膜连续处称为锯齿缘，位于角膜缘后 8.5mm 处。从睫状体至晶状体赤道部有纤细的晶状体悬韧带与晶状体相连。睫状体含有丰富的血管和三叉神经末梢，实质内有纵形、环形与辐射形的平滑肌，称为睫状肌，受副交感神经支配，与虹膜中的瞳孔括约肌、瞳孔开大肌统称为眼内肌。

组织学上，睫状体从外向内分为睫状体上腔、睫状肌、基质色素上皮、无色素睫状上皮。睫状肌含有 3 种平滑肌纤维，即纵行肌纤维、放射状肌纤维和环行肌纤维，受副交感神经支配。

睫状体的血液供应：睫状体的动脉起自虹膜动脉大环，睫状后长动脉、睫状前动脉尚未吻合成动脉大环段。睫状肌的动脉由很多动脉组合而成，这些动脉呈叉性分支后形成致密的毛细血管网。每个睫状突皆有 2 ～ 4 支小动脉，睫状突的毛细血管管径粗，所以血流量大，有利于房水的产生。平坦部的血管层由脉络膜延续而来，血管较细，动脉很少。睫状肌的静脉大部分向后加入来自睫状突的平行静脉，还有少部分向前穿出巩

膜，引入睫状静脉。睫状静脉向后于睫状体平坦部到达脉络膜，加入涡静脉。

睫状肌的神经支配：支配睫状体的神经有交感神经、副交感神经及感觉神经。交感神经来自与睫状动脉相伴行的交感神经，主要分布于睫状突区；副交感神经起源于动眼神经副核（Edinger-Westphal 核，E-W）并随动眼神经前行，至睫状神经节，再发出纤维经睫状短神经到达睫状肌纤维周围，主要起调节睫状肌的作用。感觉神经发自三叉神经第一支，其生理功能尚未清楚。

睫状体的生理特点如下：

（1）睫状突的上皮细胞产生房水，与眼压及眼球内部组织营养代谢有关。

（2）调节晶状体的屈光力。当睫状肌收缩时（主要是环行肌），悬韧带松弛，晶状体借助本身的弹性变凸，屈光力增加，可看清近处的物体。

（3）睫状体也富有三叉神经末梢，在有炎症时，眼痛症状较明显。

（三）内层

视网膜（retina）是一种薄而半透明、具有多层结构的神经组织，位于眼球后 2/3 部的内侧面。

第二节　脉　络　膜

脉络膜为视网膜与巩膜之间、覆盖眼球后部的一层血管膜，始于视网膜锯齿缘，向后一直延伸到视盘，并与软脑膜和蛛网膜相延续。其内表面光滑，与视网膜色素上皮附着紧密；而外表面较为粗糙，除在黄斑区、视神经、睫状后动脉、涡静脉和睫状神经穿出巩膜处与巩膜附着较紧外，其他部位与巩膜附着疏松。

脉络膜主要由血管组成，血容量约占眼球血液总量的 65%（图 8-2-1）。其血管来自眼动脉的睫状后短动脉与睫状后长动脉，呈扇形供给。睫状后短动脉有 10～20 小支在眼球后极部视神经周围，穿过巩膜而形成脉络膜血管，提供赤道部以后的血液供应。睫状后长动脉发出回返支供应赤道以前的前部脉络膜。静脉汇成 4～6 支涡静脉，在眼球赤道部后，上、下直肌旁穿出巩膜，注入

眼静脉，最后流入海绵窦。这些涡静脉穿出巩膜的部位不同：颞上支涡静脉在赤道部后 8mm，颞下支涡静脉在赤道后 5.5mm，鼻上支涡静脉在赤道后 6mm，鼻下支涡静脉在赤道后 6mm。涡静脉在穿出巩膜时膨大呈壶腹状。

1. 脉络膜由外向内分为五层结构　脉络膜上腔、大血管层、中血管层、毛细血管层、Bruch 膜（玻璃膜）。

（1）脉络膜上腔：巩膜与脉络膜之间附着较松，形成 10～35μm 潜在性腔隙，含少量胶原纤维、弹性纤维、色素细胞和平滑肌纤维，称为脉络膜上腔。正常情况下，巩膜与脉络膜不分离，有眼部疾患时，该层容易积液（渗出液或血液等），导致巩膜与脉络膜分离，即脉络膜脱离。此腔隙内穿行有睫状长、短动脉和睫状长、短神经。

（2）大血管层：由睫状后短动脉和互相吻合的静脉构成，管腔间有黑色素细胞、纤维细胞。其中可见到 3 种黑色素细胞：上皮样细胞、梭形细胞和细长梭形细胞。上皮样细胞体积较大、大小不一，呈圆形或卵圆形，胞质内充满深黑色的色素颗粒。这些黑色素细胞可以发生癌变。

（3）中血管层：血管较细，黑色素细胞较少。梭形细胞和细长梭形细胞胞质内尽管也有色素颗粒，但量较少，为棕褐色。

（4）毛细血管层：为一层毛细血管构成，与大、中层血管层分界明显，无色素细胞存在。血管的管腔较身体其他部位毛细血管的管腔大，且扩张呈囊状。血液流经脉络膜毛细血管网也是人体中

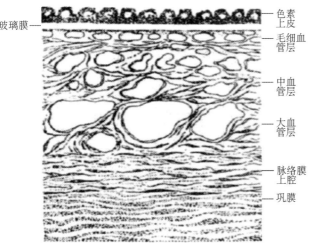

图 8-2-1　脉络膜组织结构

最快的，在脉络膜后部较厚，在黄斑部最厚，流经眼球的血液近 2/3 通过脉络膜，仅 2% 左右到达视网膜。脉络膜毛细血管为具有窗孔的毛细血管。脉络膜的供血呈区域性分布，脉络膜的动脉从大到小呈扇形逐渐分支，形成一些互相分割的毛细血管小叶。一个小叶呈圆形或卵圆形，由毛细血管前小动脉、毛细血管网或毛细血管后小静脉构成。仅在黄斑下和视盘周围脉络膜毛细血管缺乏明显的小叶状结构，这些部位的脉络膜毛细血管相互连接形成一单层血管网。在黄斑部，脉络膜上腔和大血管完全消失，中血管层和毛细血管层的界线也难以分辨，但小血管（特别是静脉）十分丰富，呈多层，为脉络膜最厚的部位。

（5）Bruch 膜：亦称玻璃膜，位于视网膜色素上皮与脉络膜之间，性质均一，玻璃样，厚 2～4μm。电镜下，此膜分为 5 层：由内向外依次为色素上皮基底膜、内胶原带、弹力层、外胶原带、脉络膜毛细血管基底膜。老年人的 Bruch 膜会出现一些增厚的小圆点，称为玻璃膜疣或脉络膜小疣。

2. 脉络膜血液供应及其血管分区　脉络膜血流丰富，血流速度快，脉络膜毛细血管血流速率是人体组织中最快者之一，约为视网膜血流速率的 4 倍。

3. 脉络膜神经支配　脉络膜内多数神经纤维属于交感神经纤维，来自颈内动脉丛，经睫状神经入眼内，在脉络膜上腔的内层及血管层反复分支，形成神经丛，支配其内的血管平滑肌运动。感觉纤维亦来自三叉神经，经睫状神经节感觉根到睫状短神经，再分布到脉络膜。脉络膜的感觉纤维较睫状体少，故脉络膜炎时，疼痛不明显。

4. 脉络膜的生理特点

（1）富含血管，起营养视网膜外层、晶状体和玻璃体等作用，同时有眼部温度调节作用。由于流量大、流速较慢、病原体在此处易滞留，易造成脉络膜疾病。脉络膜毛细血管壁有许多小孔，眼底血管造影时，小分子的荧光素可以从其管壁漏出，而大分子的吲哚菁绿造影剂不容易渗漏，能较好地显示脉络血管造影。

（2）含有丰富的色素，有遮光和暗房的作用。

（3）炎症时有淋巴细胞、浆细胞渗出。

第三节　视网膜黄斑

视网膜是一层透明的薄膜，外邻脉络膜，内触玻璃体，前起于锯齿缘，后止于视盘周围。其重要标志有黄斑和视盘。

1. 视网膜　是一种精细的薄膜样透明组织，在视盘附近最厚，约 0.56mm，在赤道部（0.18mm）与锯齿缘（0.1mm）显著变薄。在黄斑区，视网膜较薄，约 0.2mm。神经纤维层向视盘边缘增厚，是向视盘延续的唯一的视网膜组织，形成视神经。在视网膜的周边部，感觉部视网膜伸展到锯齿缘，并与睫状体平坦部的无色素睫状上皮相延续。视网膜的外表面由视网膜色素上皮细胞构成，紧邻 Bruch 膜、脉络膜和巩膜；视网膜的内表面紧邻玻璃体。在外侧部分存在视网膜内间隙，即视网膜色素上皮与神经视网膜间存在潜在性腔隙，两者仅在视盘和锯齿缘紧密附着。

锯齿缘在形态上如锯齿状，颞侧锯齿缘宽 2.1mm，鼻侧宽 0.7～0.8mm。两齿之间的凹陷代表睫状体平坦部向后的延伸。相比之下，鼻侧锯齿缘较颞侧更靠前。鼻侧缘为不规则或锯齿状边缘，位于角膜缘后 6mm 处；颞侧缘为规则的或平滑的边缘，位于角膜缘后 6.5mm 处。直肌前止端的部位非常接近锯齿缘，可大致作为其外部标志；但上直肌止端通常在角膜缘后 7.0～7.7mm，因此已在锯齿缘之后。赤道位于锯齿缘后 6～8mm；黄斑位于赤道后 18～20mm。锯齿缘到视神经的平均距离，在颞侧为 32.5mm，在鼻侧为 27mm，上下均为 31mm。

视网膜大体上分为中央区视网膜及周围区视网膜。中央区视网膜在组织学上的定义是指神经节细胞层内最少有两层核的视网膜区域，包括黄斑中心凹、旁中心凹及中心凹周边区。周围区视网膜被分为近周边部视网膜、中周部视网膜和远周部视网膜。近周边部视网膜是黄斑区外 1.5mm 宽的条带；中周部视网膜也称赤道部视网膜，宽 3mm；远周部视网膜指赤道前延伸到锯齿缘的部位，这一条带的宽度取决于眼球大小和屈光状态，一般情况下眼球赤道部周长是 72mm，锯齿缘周长为 60mm，这一条带的平均宽度是 6mm，大部分周边部的病理改变都发生在这一区域。接近锯齿缘的周边部视网膜逐渐变薄,其终止于锯齿缘,并与睫状体平坦部的无色素睫状上皮相连。

视网膜色素上皮是一层不规则密度的单细胞组织,细胞呈立方体和六角形的形状,彼此间以终末带紧密连接,细胞的尖顶有绒毛状突起包裹着光感受器的外节。视网膜色素上皮细胞含有黑色素颗粒,其分布由赤道部至后极部递减,但在黄斑中央区色素更浓密,细胞呈柱状且更高。视网膜色素上皮被夹在 Bruch 膜与视网膜感光细胞之间,由视盘边缘延伸至锯齿缘,并与睫状体色素上皮连接。它对于保持视网膜的功能十分重要,主要是对神经视网膜起代谢隔离和支持的作用。具体功能包括:吸收散射光线;控制视网膜下腔的液体和营养物质(血 - 视网膜屏障的功能);视色素再生和合成;合成生长因子和其他代谢物;维持视网膜的贴附;胞饮和消化光感受器的代谢废物;维持电稳态;创伤和手术后的再生和修复。

除中心凹、锯齿缘和视盘以外,神经视网膜由 9 层组成,包含 3 种组织:神经元、神经胶质及血管。视网膜组织的结构自外向内又分为 10 层(图 8-3-1),各层分别如下。

(1)视网膜色素上皮层:可吸收散射光线;控制视网膜下腔的液体和营养物质(血 - 视网膜屏障的功能);视色素再生和合成;合成生长因子和其他代谢物;维持视网膜的贴附;胞饮和消化

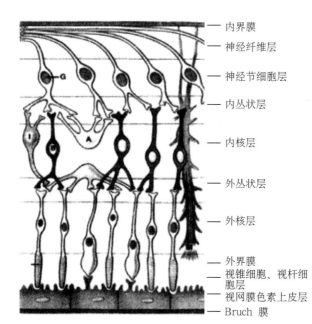

图 8-3-1　视网膜组织结构模式

内界膜
神经纤维层
神经节细胞层
内丛状层
内核层
外丛状层
外核层
外界膜
视锥细胞、视杆细胞层
视网膜色素上皮层
Bruch 膜

光感受器的代谢废物;维持电稳定;创伤和手术后的再生和修复等功能。视网膜色素上皮对维持光感受器的功能非常重要。它也会受到许多视网膜和脉络膜疾病的影响。实际上,临床上许多视网膜疾病所发生的色素改变都发生在色素上皮层,而不是在视网膜。

(2)视锥细胞、视杆细胞层(光感受器层):视锥及视杆细胞总称光感受器。光感受器是高度分化的细胞,细胞内大量的高密度视色素分子可吸收光线,光(能量)改变视色素而产生神经冲动。每只眼视网膜中有接近 600 万的视锥细胞,1.25 亿的视杆细胞。在中心凹视锥细胞密度最高,从离中心凹 1mm 处开始密度急剧降低,至周边视网膜密度降至最低。小凹无视杆细胞,离中心凹 130μm 处才开始有第一个视杆细胞,从此开始向周边,视杆细胞数目快速增加,离中心凹 5 ～ 6mm 处密度达最高,再向周边,密度又逐渐降低。视杆及视锥细胞分成外节及内节,在外节与内节衔接处有一个"细腰"。视杆细胞的外节细而长,视锥细胞的外节短而粗。在电镜下,外节由一些盘膜堆叠而成;内节的结构分为内外两部,外部为线粒体,内部为视肌样质。视杆及视锥细胞并不进行细胞分裂,外节是动态性的,通过再充满的方式更新;衰老、损伤及缺陷的部件移至细胞顶端被色素上皮细胞吞噬,更新周期约 2 周。一个视杆细胞吸收单一光子就能被激活,而一个视锥细胞需要 4 ～ 6 个光子同时刺激才能被激活。因此,在暗视状态下,视锥细胞是不敏感的,不能将与视杆细胞重叠的信号送到大脑。

(3)外界膜:外界膜并不是一层膜,而是由细胞与细胞之间的连接结构粘连小带所构成。这些粘连小带为光感受器内节与 Müller 细胞、Müller 细胞与 Müller 细胞及光感受器与光感受器之间的连接结构。

(4)外核层:由光感受器细胞体组成,其细胞体具有细胞核及细胞质。Müller 纤维填满了细胞体之间的间隙。

(5)外丛状层:是疏松的网状结构,为光感受器细胞的轴突与双极细胞及水平细胞轴突的接合处。平均厚 20μm;黄斑部最厚,达 51μm,该处外丛状层纤维斜向排列,又名 Henle 纤维层。囊样黄斑水肿即为该层积聚水液。

（6）内核层：由水平细胞、双极细胞、Müller细胞及无长突细胞的细胞体组成，自外向内按层次排列。无长突细胞及水平细胞有长的分支与其他细胞相接触，可能使视网膜的功能协调一致。双极细胞是第二级神经元，可将感光细胞的冲动传递到神经节细胞的中间神经元。Müller细胞对视网膜起支持及营养作用。

（7）内丛状层：是第二级神经元（双极细胞）的轴索与第三级神经元（神经节细胞）的树突接合处。其间还有无长突细胞的轴索及突触。

（8）神经节细胞层：为第三级神经元神经节细胞的细胞体组成。Müller细胞的突起填满于细胞体之间。正常成年人视网膜有70万～150万个神经节细胞。其在鼻侧厚10～20μm，细胞体1排；在黄斑部厚60～80μm，细胞体8～10排；达中心凹前细胞减少，中心凹处此层完全消失；在颞侧神经节细胞体有2排。神经节细胞的轴索形成神经纤维层、视神经、视束，最后止于外侧膝状体。

（9）神经纤维层：几乎全是神经节细胞的轴索，轴索集合成束，被神经胶质细胞的突触包围。正常神经纤维层的纤维是无髓鞘的。在视盘处最厚，在周围视网膜处较薄。

（10）内界膜：是细丝状的基底膜，主要起源于Müller细胞。此为视网膜仅有的真正基底膜。内界膜可分为内外两层，外层主要是Müller细胞的基底膜，内层是玻璃体细纤维及黏多糖。

2. 黄斑　黄斑区可划定为视盘颞侧上下血管弓之间的横椭圆形区域，水平直径约6mm，相当于中心视野20°的范围。黄斑指包括旁中心凹的区域（直径约2.85mm），但也有人将黄斑等同于中心凹（直径约1.8mm）。中心凹是指黄斑中央一个1.5mm的凹陷，它位于视网膜水平缝颞侧4mm及下方0.8mm处。中心凹的平均厚度约0.25mm，约是其邻近旁中心凹区的50%。中心凹的中央0.35mm范围是中心小凹，位于黄斑无血管区内。黄斑周围所有的血管都是毛细血管，黄斑中央的无毛细血管区直径约为0.5mm，比中央凹的范围稍大。中心小凹中央有一个小的突起称为脐部，其中有密集的拉长的视锥细胞体，被称为Rochon-Duvigneaud锥细胞束，中心小凹及脐部在眼底检查中表现为黄斑中心凹反光。黄斑视网膜富含玉米黄质及叶黄素，因而呈黄色。黄斑

部的RPE的细胞密度在出生后6个月内逐渐增加，而视网膜其他区域的RPE的细胞密度则在出生后2年内逐渐下降。黄斑部在解剖学上可分为中心凹（包括中心小凹）、旁中心凹和中心凹周边区（图8-3-2）。

（1）黄斑的组织结构特点。

1）中心凹：中心凹处视网膜层组成和排列独特，以利于获得更佳的视力和色觉效果。中心凹视锥细胞密度最高，中心凹的视锥细胞占视网膜视锥细胞总数的10%。黄斑中心小凹无视杆细胞，而视锥细胞在形态上被修饰成类似于视杆细胞。视锥细胞的外节长，接近RPE细胞的顶端。中心凹处每个视锥细胞仅和一个双极细胞、一个神经节细胞相连，产生最大的视觉刺激传递，故视敏度高，成像清晰。为尽可能减少视锥细胞表面组织对光的散射，中心小凹处的视网膜内层结构（神经纤维层、神经节细胞层、内丛状层、内核层）缺如，仅含外层结构。中心凹区的外丛状层结构独特，视锥细胞的轴突以接近垂直的角度离开中心凹，与旁中心凹区的视锥细胞和视杆细胞的纤维聚集，一起平行于视网膜走行，形成黄斑的Henle纤维层。走行短距离后，这些纤维转为垂直走行，以便与上方的双极细胞的树突形成突触联系。外丛状层的这种结构特点使黄斑在囊样水肿时显示出花瓣状外观。

2）旁中心凹区：黄斑中心凹外的0.5mm宽

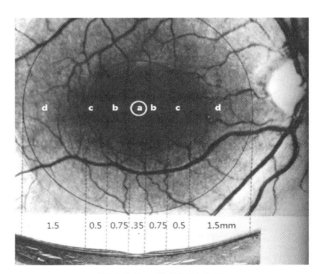

图 8-3-2　黄斑部的分区
a. 中心小凹；b. 中心凹；c. 旁中心凹；d. 中心凹周边区
引自 Freund KB, Sarraf D, Mieler WF, et al, 2016. The Retinal Atlas. 2ed. Amsterdam, Elsevier

环形区称为旁中心凹区。旁中心凹区节细胞层和内核层细胞丰富，含有的神经元数量在整个视网膜中最多。黄斑光感受器轴突也在此聚集，形成增厚的 Henle 纤维层，因此该区域是视网膜最厚的部分。在接近旁中心凹区外侧缘，外核层已主要被视杆细胞核充满。神经纤维层在黄斑鼻侧最厚，而在黄斑颞侧较薄。

3）中心凹周边区：旁中心凹外 1.5mm 的环形区为中心凹周边区，该区域节细胞层由中央侧的 5～7 层细胞核逐渐减至周边侧的单层细胞核，而周边视网膜的节细胞层也是单层细胞核。该区与旁中心凹区的区别在于其视锥细胞外节排列较为疏松，视杆细胞密度增加。中心凹周边区的外核层与旁中心凹区相似，含有高密度的视杆细胞核，但是外丛状层和内核层厚度变薄。

（2）黄斑部的血液供应：黄斑部内层（由内界膜至内核层）的血液供应来源于视网膜中央动脉颞上支和颞下支的血管分支，呈放射状走行，在到达旁中心凹时血管分支互相交织成双层的毛细血管网，并彼此连接成完整的单层血管拱环分布于内核层，中央的区域无血管分布，从而形成了中心凹无血管区。约 20% 的人存在 1 支或多支睫状视网膜动脉，供应乳头黄斑部的一部分或整个黄斑部。

视网膜外层的营养由脉络膜毛细血管供应。脉络膜毛细血管是紧邻 Bruch 膜排列的毛细血管网。毛细血管管径较大，由具有窗孔的内皮细胞构成，大部分窗孔位于 RPE 面，造影时可容许荧光素染料渗漏通过。黄斑下的区域由向心排列的睫状后短动脉供应。脉络膜动脉环绕黄斑部。这些动脉均呈放射状走行并延伸至脉络膜周边。黄斑下脉络膜由多支动脉和静脉供血及引流，保障了血流由大动脉直接快速注入黄斑下血管，并迅速流入静脉，该处的血流速度是体内所有组织中最快的。这一特征保证了黄斑区高能量的新陈代谢需要，迅速缓解光照引起的温度升高，同时还具有调节眼压的作用。

（3）黄斑部的生理

1）黄斑部的色素：黄斑色素由两种类胡萝卜素组成，即叶黄素和玉米黄质，其浓度个体差异明显，其不仅位于黄斑部，也存在于整个视网膜，但以黄斑部浓度最高。叶黄素浓集于视网膜的视杆细胞密集区；玉米黄质则浓集于视锥细胞密集区，基本集中于中心凹。

2）玻璃体黄斑部界面：生理情况下，玻璃体后皮质和黄斑部视网膜内界膜黏附，共同构成玻璃体黄斑界面。后玻璃体的液化导致黄斑前形成一个液性的玻璃体光学空隙，称为黄斑前囊。眼球运动时，玻璃体和黄斑前囊的移动可能在玻璃体后脱离（PVD）、黄斑牵拉综合征、黄斑前膜及黄斑裂孔的发生过程中起一定作用。

PVD 常由后极部开始，首先在黄斑部的玻璃体皮质自发性地形成一个裂孔，液化的玻璃体随即通过裂孔，引起玻璃体与内界膜的分离。

3）视网膜色素上皮细胞的生理与年龄相关改变：RPE 对维持黄斑的功能主要具有以下几方面的作用。形成脉络膜毛细血管与视网膜神经感觉层的血眼屏障，吞噬视锥、视杆细胞外节，在视网膜与脉络膜间转运离子及代谢产物，参与维生素 A 代谢。

RPE 细胞具有高度发育的溶酶体系统，终生吞噬及降解光感受器外节顶端脱落的膜盘。视锥及视杆细胞的外节远端根据光照变化有节律地脱落，脱落的外节碎片被 RPE 顶端突起的伪足包围，由 RPE 的吞噬体包裹并消化。在吞噬体消化过程中，内容物变形并压缩，同时向 RPE 基底部移动。未消化的部分在 RPE 内聚集形成脂褐质。不同部位的 RPE 细胞内脂褐质的含量有差别，黄斑部常较周边部高，但中心凹又偏低，呈不对称分布。体外研究发现脂褐质具有光毒性，在一定波长照射下可引起 RPE 的脂质过氧化、蛋白质氧化、溶酶体完整性破坏、胞质空泡变性等改变直至细胞死亡，最终导致光感受器损伤。许多未被完全消化的膜盘和吞噬体被排出到 Bruch 膜，并沉积于 RPE 基底细胞膜及基底膜之间。故认为脂褐质的积累可能与老年性黄斑变性的发生有关。

第四节 视 神 经

视神经是中枢神经系统的一部分，从视盘起，至视交叉前角，全长约 50mm。根据其走行的部位可分为球内段（1mm）、眶内段（25mm）、管内段（9mm）、颅内段（15mm）。

（一）球内段

球内段由视盘起至巩膜后孔出口处。

视盘，又称为视乳头，是距黄斑鼻侧约 3mm 处、直径约 1.5mm、边界清楚、橙红色的圆形盘状结构。其是视网膜神经纤维汇集穿出眼球的部位，其中央呈漏斗状凹陷（为生理凹陷），称为视杯，是神经纤维汇合时填充不完善所致。在生理凹陷中有一些胶质纤维及结缔组织，有时还有一些胚胎的玻璃体血管条束残留。透明的无髓鞘神经纤维分成细束穿过筛板孔，过巩膜筛板后开始有髓鞘，故筛板后视神经变粗。视网膜中央血管通常在视盘中央的鼻侧。视盘的大小有很大差异，巩膜管的大小及形态可因人而异，巩膜管可倾斜或垂直，倾斜者眼底出现颞侧弧形斑。

1. 视盘在解剖上可以分为 4 部分　表层、筛板前区、筛板区和筛板后区。

（1）视盘表层由视网膜中央血管和星形胶质细胞构成，后者围绕血管鞘，形成一连续的内界膜，与视网膜内界膜相连。

（2）筛板前区相当于视神经穿越眼球后极部脉络膜层但又无脉络膜组织的区域。视网膜神经纤维到达视盘表层后垂直进入此区。此区内的神经纤维束之间由特殊的星形胶质细胞充填，后者形成隧道，便于神经纤维通过，并连接毛细血管而成为神经纤维与血管之间进行物质交换的桥梁。

（3）筛板区由致密结缔组织组成，筛板为板层状，由胶原束与胶质层交替重叠形成，筛板内有大量弹性纤维。筛板的横截面可见结缔组织形成许多小孔，神经纤维束由此通过。小孔为圆形或椭圆形，大小不一，数层筛板形成的筛孔不直接相对，因此视神经在通过筛板行程时有分叉。筛板的大小和走行有显著的个体和区域性差异。在视盘的上下极筛孔大，形成筛孔的板层薄而细；视盘鼻侧和颞侧的筛孔小，板层厚而粗；视盘中央比周边的筛孔小，板层厚而粗。

（4）在筛板后区，神经纤维变成有髓鞘神经纤维。在由结缔组织间隔形成的大的多角形的间隙中，神经纤维被神经胶质包围，分成束状走行。血管位于结缔组织间隔内，结缔组织在表面与软脑膜、在前方与筛板的结缔组织间隔相连。

2. 视盘的血液供应

（1）动脉：视盘的动脉分为 4 部分，其血液由相应部分的动脉供应。

1）表层：表层视盘血液供应主要由视网膜中央动脉的分支供应，这些分支起于环绕视盘的视网膜小动脉，它与筛板前区的血管有吻合支。视盘表层的毛细血管与视盘周围的毛细血管相连接。在颞侧表层神经纤维中，有时可见来自筛板前区的 1 条或多条睫状血管，它们可形成视网膜睫状动脉，供应该区域的血液。

2）筛板前区和筛板区：筛板前区和筛板区的血液由睫状后短动脉或 Zinn-Haller 环供应。Zinn-Haller 环是睫状后短动脉在巩膜平面形成的环绕神经的环形动脉吻合。从 Zinn-Haller 发出的分支穿入到视神经供应筛板前区、筛板区和视盘周围的脉络膜。不是所有眼都有 Zinn-Haller 环，部分眼的筛板前区和筛板区直接由睫状后短动脉供应。

3）筛板后区：筛板后区血液由睫状循环和视网膜循环供应。前者是经过视盘周围的脉络膜睫状后短动脉的软脑膜分支，中间和外侧的神经旁睫状后短动脉吻合形成围绕视神经的椭圆形动脉循环。视网膜中央动脉供应视神经轴心部分的血液。

（2）毛细血管：视盘的毛细血管来源于视网膜和睫状循环，但更接近视网膜毛细血管的特征，包括紧密连接、有丰富的外膜细胞、内皮细胞无通透性。它们不渗漏荧光素，是重要的神经 - 血液屏障。

（3）静脉：视盘的血液大部分回流至视网膜中央静脉，极少数进入脉络膜，在视网膜和脉络膜之间可能有交通支。

通过视盘的神经节细胞轴突在正常情况下受到两种压力的影响，即眼压和视神经内压，视神经内压直接受视神经鞘蛛网膜下隙内的脑脊液压力和眼压的影响，其中脑脊液压力的影响更明显。

（二）眶内段

眶内段指巩膜后孔至视神经管眶口部分。眶内段视神经呈"S"形弯曲，前段向下弯，后段向颞侧弯，以利于眼球转动。眶尖部有眼外肌总腱环包围视神经，此环又称"Zinn 腱环"，上直肌和内直肌的起始端与视神经鞘紧密相连。视神经与上直肌之间有动眼神经、鼻睫神经、眼动脉及眼上静脉,从后外斜跨视神经至其上方或前内;视神经与下直肌之间有动眼神经下支伴行;视神经与外直肌之间有睫状神经节、滑车神经、眼动脉;其内下方,在距球后 10～15mm 处,有视网膜中央动脉及伴行静脉穿入视神经内。

视神经鞘:眶内段视神经包绕有 3 层,这些膜与中枢神经系统的脑膜相连。自内向外是硬脑膜、蛛网膜及软脑膜。硬脑膜与蛛网膜之间的部分称硬脑膜下间隙,它不与颅内相通,无临床意义。蛛网膜富有血管,以供养视神经。软脑膜由胶原纤维、弹性纤维及神经胶质组成,它紧包着视神经。蛛网膜与软脑膜之间称蛛网膜下间隙,与颅内相通,脑脊液可直接流入此间隙。因此,颅内压增高时会造成视盘水肿。

(三)管内段

管内段为视神经通过颅骨视神经管的部分。该段视神经与蝶窦、筛窦、上颌窦,甚至额窦的关系密切,因此可因鼻旁窦疾病导致视神经受累。在管内视神经鞘膜与骨膜紧密结合,以固定视神经,但头部外伤、骨折等可导致此段严重受损。

(四)颅内段

颅内段指视神经管后孔到视交叉前角之间的部分。位于蝶鞍之上,与颅内的神经和血管关系密切。

第五节　玻　璃　体

玻璃体为无色透明、无血管、无神经且具有一定弹性的胶体,其充满在晶状体后的空腔即玻璃体腔内,占眼球容积的 4/5,成人的玻璃体容积为 4.5ml。其主要成分是水,约占 99%,余下的 1% 由胶原和透明质酸构成,其表层致密,形成玻璃样膜;其形状与玻璃体腔吻合,形成前面扁平的球形。玻璃体的前界面中央为凹形,由晶状体占据,称为玻璃体凹或晶状体窝;周边的玻璃体表面与晶状体后囊有一宽 1mm 的环形附着带,此带直径 8～9mm,称为玻璃体晶状体囊韧带。此韧带的附着在儿童和年轻人很强,在老年人变弱。环形韧带内的玻璃体与晶状体后囊附着比较松弛,甚至两者分离形成间隙,称为 Berger 晶状体后间隙,此间隙向后形成 Cloquet 管圆锥形的前端部分。

玻璃体的其他部分与睫状体平坦部、视网膜和视神经毗邻。玻璃体外周贴近睫状体及视网膜的部分由相对致密排列的胶原纤维组成,称为玻璃体皮质。玻璃体皮质与视网膜内表面有几处紧密的附着。其中附着最强的部位是玻璃体基底部,范围是锯齿缘向前 2mm、向后 4mm 的环形带,病理情况下或外伤后该处也不会脱离。视盘边界的环形带也是玻璃体和相邻结构附着较紧密的部位。随年龄增长,这一附着逐渐变弱。沿视网膜主要血管行径上,玻璃体与视网膜也有较紧密的附着。

玻璃体的生理特点如下。

(1)玻璃体是眼内屈光介质的重要组成部分,同时其具有减震、代谢、屏障、抑制新生血管形成等作用。其营养来自脉络膜和房水,本身代谢极低,无再生能力,脱失后留下的空隙由房水填充。玻璃体的病变与其邻近组织的病变可相互促进或互为因果。当玻璃体周围组织发生病变时,玻璃体代谢也受影响而发生液化、变性和混浊。

(2)玻璃体充满眼球后的玻璃体腔,起着支撑晶状体、视网膜等周围组织和维持眼压等作用。如果玻璃体脱失、液化、变性或形成机化条带,不但影响其透明度,而且易导致视网膜脱离。

(蒋丽琼　张仁俊)

第9章　视力、眼压测量、视功能检查、视野检查

第一节　远近视力及视网膜视力

视力（visual acuity），又称视觉分辨力，是指视觉系统所能分辨外界物体两点间最小距离的能力，用于检测形觉功能。视力分中心视力和周边视力，而周边视力又称周边视野。中心视力可反映视网膜黄斑中心凹部功能，是人眼识别外界物体形态、位置、大小的能力。中心视力又分为远视力与近视力；眼识别远方物体或目标的能力称为远视力，识别近处细小对象或目标的能力称为近视力。临床上，中心视力一般是通过查看视力表确定的。受检者在5m以外看视力表可测其远视力，而在30cm处看视力表所测的视力则为近视力。远视患者的表现是远视力比近视力好；近视患者则相反。散光患者的远视力和近视力均不好。远近视力达到0.9以上时，表明其中心视力正常。

通常所说的视力是指远视力并且是中心视力。在健康检查时，主要是检查远视力，远视力检查通常用视力表来进行。视力的基本特征在于辨别两点之间距离的大小，在一定条件下，眼睛能分辨的物体越小，视觉的敏锐度越大。不过，在同一场合下，不同人的检查结果或者同一人在不同场合下的视力检查结果会有一定波动，在判读检查结果时需要留意。

测量视力是测量人眼识别外界物体形状的最小的视网膜上的成像。视力表是测量视力最常用的工具，视力表是根据视角原理设计的。视角是外界物体两个端点的延长线与眼的结点所形成的夹角。正常眼能区分物体上的两个点的最小视角约为1弧分（1'）角。视力是视角的倒数，视角为1'时，视力=1/1'=1.0；视角为10'时，视力=1/10'=0.1，视角越小，视力越好。视力表主要分为以下几种。

（1）倒数视力表

1）国际标准视力表：采用"E"字形为视标，每一笔画的宽度和笔画间隙的宽度各相当于1'角，检查距离为5m。视力的换算为视角的倒数，视力=1/视角，采用小数或分数记录。

2）Landolt视力表：采用Landolt环为视标，环粗及缺口宽度为外径的1/5，检查距离为6m（20ft）。视力为视角的倒数。视力换算公式为$V=d/D$，V为视力，d为实际看见某视标的距离，D为正常眼应当看见该视标的距离。

（2）对数视力表

1）logMAR视力表：所测为最小分辨角的对数视力。视力的换算公式为视力=log视角，即1'视角（正常视力）时，视力记为0，而10'视角时，视力记录为1.0。

2）ETDRS视力表：目前在国内外临床试验中广泛使用，是对logMAR视力表的改进。视力可根据正确识别的一行视标所对应的视力记录，也可以根据正确识别的视标数量记录。采用英文大写字母为视标，共14行，每行5个字母，检查距离为4m，识别1字记1分。全部识别为100分，即视力为2.0。如正确识别≥20个视标（视力>0.2），记+30分；若视力<0.2，则在1m处检查，记分=4m处正确识别的视标数+1m处正确识别的视标数。若在1m处仍看不清最大视标者，则测量患者是否有数指、手动、光感、光定位。与logMAR转换公式为logMAR视力=1.10－0.02Tc，其中Tc为正确识别的视标数。

3）5 分制对数视力表：由我国学者缪天荣提出。采用 5 分制记录法表示视力的各个等级，1 分表示光感，2 分表示手动，3 分相当于数指，4 分为 0.1，5 分为正常视力 1.0，视力换算公式为视力 =5 － log 视角，得分在 4.0 ～ 5.3 分，应用"C"字或 "E" 字作为视标，分为 14 行，视标每增加 1.2589 倍，视力就减少 0.1log 单位。视力记录是等差数列，对应的视角为等比数列。各行之间的视角差距的比例相等，因而就能直接用相差的行数进行视力对比。

下面对远视力、近视力及视网膜视力的检查测定进行简单阐述。

（一）远视力检查

【适应证】

（1）眼科就诊及其他科室要求会诊的患者。

（2）健康体检者。

【禁忌证】

（1）全身状况不允许检查者。

（2）因精神或智力状态不能配合检查者。

【检查操作方法及程序】

以国际标准视力表为例

（1）调整室内光线、清洁眼部，检查前应向被检者说明正确观察视力表的方法。

（2）固定视力表的检查距离为 5m，视力表中的"1.0"所在行应与被检眼同高。视力表的照明应均匀，无眩光，可采用自然照明。如用人工照明，照明强度为 300 ～ 500lx。

（3）分别检查两眼，先查右眼，后查左眼。检查时用挡眼板遮挡一眼。如受检者戴眼镜，应先查裸眼视力，再查戴镜视力。

（4）该表分 12 行，自上而下逐行阅读视力表。能看清第 1 行者视力为 0.1，能看清第 10 行视力为 1.0，能看清第 12 行视力为 1.5。若能辨认第 8 行全部视标，同时辨认第 9 行半数以下视标时则记 0.8+；如能辨认第 8 行全部视标，同时辨认第 9 行半数以上视标时则记 0.9 －。

（5）如被检者不能辨认表上最大视标时，可嘱被检者向视力表靠近，直至看清第 1 行视标（0.1），记录的视力如下：0.1× 被检者与视力表的距离（m）/5。例如，在 1m 处能看清 0.1，视力为 0.1×1/5=0.02。

（6）如在 1m 处不能辨认最大视标，则检查数指（counting fingers，CF）。嘱受检者背光而坐，检查者伸手指让被检者辨认手指数目，记录其能辨认指数的最远距离，如数指 /30cm 或 CF/30cm。如果在眼前 5cm 处仍不能辨认指数，进行光定位检查，同时进行手动检查，记录能辨认手动（hand motions，HM）的最远距离，如手动 /20cm 或 HM/20cm。

（7）对眼前手动不能识别的受检者，应在暗室中进一步检查光感（light perception，LP）及光定位（light projection）。检查光感时，将患者一眼完全遮盖，检查者一手持烛光放在被检眼前 5m 处开始检查。若受检者不能看见烛光，则将烛光向受检者移近，直至受检者能辨认。记录受检者能看见烛光的最远距离。检查光定位时，严密遮盖对侧眼，将烛光置于受检者前 1m 处，嘱受检者向正前方注视，不要转动眼球和头部，通常以"米"字形 9 个方位进行测定，分别将烛光置于左上、左中、左下、正上、正中、正下、右上、右中、右下，同时询问受检者是否能看见烛光。如应答正确，记录为"+";应答错误，记录为"－"。如受检者全无光感，则记录为"无光感"。

【检查注意事项】

（1）如果检查室的最大距离 < 5m，采用反光镜法检查视力。将视力表置于受检者座位的后上方，于视力表对面 2.5m 处放一平面镜，嘱受检者注视镜内所见的视力表来检查远视力。

（2）检查室内光线应明亮，检查视力时光线不能直射被检查者的眼睛。

（3）检查前检查被检者双眼，清洁眼部分泌物、泪水及眼膏。

（4）检查一般先右后左，非受检眼遮盖要完全，但遮盖时勿加压于眼球。

（5）检查时受检者头位要正，不能歪头用另一只眼偷看，不能眯眼。对检查结果有怀疑时，需复查。

（6）每个字母的辨认时间为 2 ～ 3s。

（7）对于裸眼视力 < 1.0，而且没有矫正眼镜的受检者，应加针孔板后再查小孔视力。

（8）良好的光定位通常提示视网膜和视神经的功能是正常的，反之，则多提示视网膜和视神经的病变。

（9）视力检查是心理物理检查，评价结果时应当谨慎。

（二）近视力检查法

近视力测量的是近距离的中心视力。我国通用的近视力表是耶格（Jaeger）近视力表和标准近视力表。前者表上有大小不同的8行字，每行字的侧面有号数，后者式样同远视力表（国际视力表）。近视力检查能了解眼的调节能力，与远视力检查配合则可初步诊断是否有屈光不正（包括散光、近视、远视）和老视，或是否有器质性病变，如白内障、眼底病变等。

【适应证】

（1）屈光不正的患者。

（2）老视患者。

（3）低视力患者残余视功能的评价。

【禁忌证】

（1）全身状况不允许检查者。

（2）因精神或智力状态不能配合检查者。

【检查操作方法及程序】

以标准近视力表为例。

（1）检查时可采用自然弥散光，也可以采用人工照明，光源应照在表上，但应避免反光。

（2）将近视力表放在被检者正前方30cm处，类似远视力检查，找出被检者正确辨认的最小字号。

（3）正常近视力：30cm处能看到1号字或1.0，记录为J1或1.0。

（4）若在30cm处不能看到1号字或1.0：可让被检者改变检查距离，即将视力表拿近或远离至清晰辨认，找到能看到的最小字号，记录其看到的最小字号，并记录下实际距离。记录方法：视力/距离（cm）。

【检查注意事项】

（1）检查室内光线应明亮，检查视力时光线不能直射被检查者的眼睛。

（2）每个字母的辨认时间为2～3s。

（3）检查一般先右后左，非受检眼遮盖要完全，但遮盖时勿加压于眼球。

（4）检查时受检者头位要正，不能歪头用另一只眼偷看，不能眯眼。对检查结果有怀疑时，需进行复查。

（三）视网膜视力

视网膜视力是指排除屈光间质干扰后，直接测量视网膜上分辨二维空间细节的能力。在临床上可用于对包括白内障及玻璃体混浊等在内的屈光间质混浊和一些不能通过常规屈光矫正获得矫正视力的患者进行视功能的评价。

视网膜视力的检查方法包括定性检查和定量检查。定性检查主要包括静态瞳孔、瞳孔对光反射、视觉分辨试验、超声波检查、X线检查、眼眶CT及电生理检查等；而定量检查包括小孔视力计、超敏视力计、视网膜视力计3种检查方法。下面简单介绍小孔视力及视网膜视力计两种检查方法。

1. 小孔视力检查　作为一种眼部疾病的有效筛查方法，其可以有效地对屈光不正与其他眼部疾病进行鉴别诊断。其原理主要是屈光不正眼加上小孔后，焦深增加，从而使得在视网膜上的模糊光斑面积缩小，杂散光线减少，促使视觉像差减少，最终屈光不正者感觉看东西更清晰。

【适应证】 对远视力低于1.0的受检者进行初步筛查，检测其是由屈光不正还是影响视力的其他眼部疾病引起。

【禁忌证】

（1）全身状况不允许检查者。

（2）因精神或智力状态不能配合检查者。

【检查操作方法】

（1）受检者戴上远距离矫正镜片进行检查。

（2）打开远视力表，遮盖受检者视力矫正好的一侧眼；如果双眼均矫正视力不佳，通常先测右眼，后测左眼。

（3）在被检眼前加上小孔镜，视力表逐行检测，检查方法与远视力检查方法相同。记录被检者能辨认的最小视标。如果视力有明显提高，表明现今的屈光度有误，需重新验光，如果视力没有提高或下降，则说明视力较差是由其他眼部疾病引起的。

（4）记录结果：小孔视力结果记录在视力检查结果后面，如果针孔视力没有提高则记录为PHNI（pinhole no improvement）。VAcc OD：0.4+2 PH：0.8 或 VAcc OS：0.5 PHNI。

【检查注意事项】

（1）检查室内光线应明亮。

（2）每个字母的辨认时间为 2～3s。

（3）检查时受检者不能眯眼。

（4）检查时受检者头位要正，不能歪头用另一只眼偷看。

（5）小孔视力的检查不但可用于矫正状态下，也可用于非矫正状态下。

（6）小孔视力主要用于看远处的时候测量。

2. 视网膜视力检查　利用视网膜视力计测定视网膜视力简单、方便、易行，其几乎可以不受眼球光学系统的影响，即便是屈光间质表现为某种程度的混浊，亦能定量测量其视网膜视力。根据设计原理的不同，可以将视网膜视力计分为 3 种：干涉条纹视力计（LI）、Lotmar 视力计（LV）及潜在视力测量计（PAM）。目前临床上常用的有两种检查方法：一种是干涉视力仪，为双通道 Maxwellian View 系统，根据干涉条纹的产生方式又分为激光单色干涉条纹视力计和白光光栅复色干涉条纹视力计两类；另一种是潜在视力计，为单通道 Maxwellian view 系统。

（1）干涉条纹视力计：其运用杨氏双缝干涉原理，干涉条纹的空间频率与屈光不正及屈光介质的混浊程度基本无关，通过不均匀的混浊晶状体将激光光波导入在视网膜产生相干条纹。检查方法如下：检查时受检者取坐位，充分散大瞳孔，干涉条纹视力计可安装在裂隙灯上或为手提式，检查程序与普通裂隙灯的操作程序基本相同，转动旋转调节按钮，调节两束光之间的角度，从而改变落在视网膜上的条纹，患者所能辨别的相干条纹的最细条纹即为患者的视敏度（分辨力视力）。干涉条纹视力计由于激光穿透率很强，加上细光束，几乎可以不受混浊的屈光间质的影响，通过哪怕是极小的透明区域便能将激光光束导入，从而测定视网膜的视觉功能是否正常。

（2）Lotmar 视力计：其属于白光光栅复色干涉条纹视力计中的一种，两个光栅呈不同的角度放置，在白光照射下产生莫尔条纹。随着两个光栅之间的角度改变，条纹宽度亦会随之发生变化，不同空间频率的干涉条纹便会产生，最终可测得混浊晶状体后的视网膜视力。

（3）潜在视力测量计：PAM 能够直接定量测量通过混浊介质后视网膜的 Snellen 视力。检查者通过视力计在瞳孔平面投射直径为 0.5mm 的点光源，调整光束的位置，使其避开混浊的屈光介质，然后通过透明窗口，将 Snellen 视力投射到视网膜上，此时，即便是屈光介质混浊的受检者也能够清晰地阅读 Snellen 视力表，最后可以直接定量测量其 Snellen 视力。

视网膜视力计是一种与传统视力检查方法不同的视力评价方法。其可以忽略包括角膜混浊、白内障及玻璃体混浊在内的眼球屈光间质的影响，其不但在白内障术前预测视力中具有一定的意义，而且亦可以用于弱视治疗效果的评价，在视网膜脱离及玻璃体手术等术前预测术后视功能恢复情况上具有不错的应用价值。

第二节　非接触式眼压计及压平式眼压计

1. 非接触式眼压计　其原理是利用一种可控的空气脉冲，其气流压力具有线性增加的特性，将角膜中央部恒定面积（3.6mm²）压平，借助微电脑感受角膜表面反射光线和压平角膜此面积至某种程度所需要的时间，测出眼压计数。非接触式眼压计的优点是避免了通过眼压与受检者直接接触引起的交叉感染，因为无须表面麻醉，故可用于对表面麻醉药过敏的受检者，同时亦可以避免角膜损伤，但眼压在小于 8mmHg 或大于 40mmHg 时，测量的准确性误差较大。该眼压计操作简单，是临床上最常用的眼压检查方法，目前在临床的眼科诊疗工作中应用广泛，常用于高眼压的筛查。

【适应证】需要了解眼压时。

【禁忌证】

（1）严重角膜上皮损伤者。

（2）眼球穿通伤、角膜穿孔等眼球开放性损伤者。

【检查操作方法及程序】

（1）适当调整升降台的高度，让患者尽可能处于舒适体位。

（2）受检者头部固定于支架上，调整下颌托的高度，使受检者的外眦与支架的外眦线对齐，嘱其睁大双眼注视测压头内的绿色注视灯。

（3）按照先右后左的顺序进行测量，检查者调整操纵杆使测压头和角膜之间的距离合适，当处于适当焦距时，系统自动喷出气体压平角膜，即可得到眼压值。

（4）每只眼要重复3次测量，取平均值，同时测量误差应尽量保持在3mmHg以内。

（5）若患者被检眼视力差，无法固视注视灯时，则选择外固视法：令对侧眼注视定位灯，确认被检眼角膜位置无误后，启动按钮并读数。

（6）测量完成后按控制板上的"print"键，打印测量结果。

【注意事项】

（1）如受检者不能自行睁开眼睛暴露角膜或暴露角膜不完全时，可用手或棉签辅助固定眼睑于上眉弓处暴露角膜，切忌给眼球施加压力。

（2）测量时如出现眼球位置移动、泪液过多、数据相差过大等情况，应重新测量。

（3）测量值受中央角膜厚度影响；测量值 < 8mmHg 或 > 40mmHg 时，准确度较低。

（4）如果使用全自动程序测不到受检者眼压，可使用手动模式，辅助受检者睁大眼睛，必要时嘱其眨眼，维持泪膜完整。

（5）如果显示屏没有显示数字，可能是因为受检者没有注视测压头内的指示灯、泪液过多或瞬目等，可做相应的调整后重新测量。

（6）眼压计前后推动调整幅度不宜过大，防止误伤角膜。

（7）遇外伤及结膜炎患者，使用后可用清水清洁仪器，再用75%乙醇溶液消毒。

（8）眼压计要定期进行校准。

2. 压平式眼压计　原理是以可变的重量压平一定面积的角膜，根据所需的重量来测量眼压。其测量值基本不受眼球壁硬度和角膜弯曲度的影响，但受角膜厚度的影响。压平式眼压计主要包括 Goldmann 眼压计、Perkins 眼压计及 Tono-pen 眼压计等。

（1）Goldmann 眼压计：其所测的眼压值较可靠，是目前国内外眼压测量的金标准。其可用于青光眼的研究及早期诊断工作。

【适应证】 需要了解眼压时。

【禁忌证】

1）幼童，或全身状况及精神状态不允许坐于裂隙灯显微镜之前接受检查者。

2）结膜或角膜急性传染性或活动性炎症等眼部感染性疾病者。

3）严重角膜上皮水肿或上皮缺损者。

4）眼球穿通伤、角膜穿孔等眼球开放性损伤者。

5）具有容易破裂的巨大薄壁滤过泡者。

【检查操作方法及程序】

1）将眼压计附装在裂隙灯显微镜上，受检者取坐位，表面麻醉后，在受检眼结膜囊内滴入荧光素钠。

2）裂隙灯应置于低倍，光源的投射角度为 35° ～ 60°。

3）检查者将测压头置于受检眼正前方，缓慢调节裂隙灯向前移动，使测压头接触角膜，检查者先用肉眼从颞侧观察角巩膜缘出现蓝光时，即可从目镜中见到两个黄绿色半圆环。压平面周围的荧光素环不应宽于 0.25mm。

4）检查者利用操纵杆调节裂隙灯的高度，使两个半圆环上下左右对称，位于视野中央。继续将裂隙灯向前推进，直至这两个半圆环显像清晰。

5）再转动测压螺旋至两个荧光素半圆环的内界缘刚好相切，读出此时螺旋上的刻度数，乘以10，即得出眼压值。

6）重复测量 2 ～ 3 次，所得结果相差值不超过 0.5mmHg，可取平均值。

7）当眼压过高时，转动测压螺旋至刻度"8"仍不能使两个半圆相交，说明眼压高于80mmHg，需加用重力平衡杆再行测量。此时需将重力平衡杆向检查者方向移动，根据需要置于 2g 或 6g 重量压力的刻度线位置，则可测量 80 ～ 140mmHg 的眼压。

8）结束时，被检查眼滴用抗生素滴眼液。而测压头则需要消毒，可通过 3% 过氧化氢溶液或 1 ：5000 氯己定溶液擦拭测压头，并以擦镜纸或消毒棉球将其拭干。

【注意事项】

1）测压头使用前后均应认真清洗和消毒。

2）分开眼睑时注意勿加压眼球。测压时，不能将睫毛夹在测压头和角膜之间。

3）滴用的荧光素不宜过多过浓。荧光环的宽度为半环直径的10% 为宜。

4）检查时，受检者双眼应注视前方，避免角膜发生中心移位。当然，如果移位的角度较小，对眼压的测量值并没有明显的影响。

5）角膜表面的泪液膜的厚度与压平面边缘的宽度成正比，染色的泪液过多时，所观察的荧光素半环太宽，测出的眼压可能比实际偏高。此时应吸除过多泪液后再测量。如测压时所观察的荧光素半环太细，应将测压头撤回，请受检者眨眼后再测量，如需要，可增加结膜囊荧光素的量。

6）如果受检眼眼压超过 80mmHg，需在眼压计上安装重力平衡杆，可测量高至 140mmHg 的眼压。

7）异常的角膜厚度和曲率会影响测量结果。压平眼压计是基于角膜厚度为 520μm 设计的，当角膜厚度高于此值时，测量值偏高；当角膜厚度低于此值时，测量值偏低。角膜曲率亦会影响眼压测量结果，角膜曲率每增加 3D，眼压会升高 1mmHg，特别是存在角膜瘢痕或严重散光时，测量值不准确。

8）测压时，测压头与角膜接触时间不宜过长，否则可引起眼压下降，或引起角膜上皮损伤。测压完毕时，应检查角膜有无擦伤。如发现角膜擦伤，应使用抗生素眼膏，1d 后复查是否痊愈。

9）使用 Goldmann 眼压计测量眼压后，通常需间隔 3～5min 后，才可以用其他眼压计测量。

10）测量眼压完毕后，需要对眼压计进行消毒。

（2）Perkins 眼压计：是一种手持式压平眼压计，构造原理与 Goldmann 压平眼压计相同，所测眼压不受眼壁硬度影响，测量方法也与 Goldmann 眼压计相似，但它不需要附装在裂隙灯显微镜上，受检者可取坐位、立位或卧位进行检查，取坐位或者卧位时其测量值与 Goldmann 眼压计所测的眼压值接近。其使用方式与检眼镜相似，即用检查者的右手持眼压计检查右眼，然后用右眼观察；用检查者的左手持眼压计检查左眼，然后用左眼观察。Perkins 手持式压平眼压计测眼压范围为 1～52mmHg，值得注意的是，当眼压超过 30mmHg 时，其测得的眼压值偏低。特别适用于手术室、病床旁或某些情况下无法在眼科专用检查室进行眼压测量者。

（3）Tono-pen 眼压计：是一种新型含电脑分析系统的便携式电子压平眼压计，外形类似于一支笔，重量仅为 60g 左右，携带方便。其原理是通过测压头中的微型张力传感器，将外力转换为波形，从而完成眼压测量，测压头接触角膜的面积仅为 1.02mm^2，患者可取任何体位。每天测量前均需按操作步骤矫正眼压计。适宜测量的眼压范围为 9～30mmHg，在眼压偏高或偏低时，反复测量误差也较大。Tono-pen 眼压计可作为一项筛查工具，既可用于动物实验，也可用于临床，但不能用于临床诊断及某些治疗方案的疗效观察。Tono-pen 眼压计受角膜上皮影响较小，可用于角膜水肿、角膜瘢痕大泡性角膜病变等角膜情况不理想者，以及激光角膜表层切削术术后者；在不合作的儿童及眼睑痉挛等患者身上具有独特应用。不过，因其价格昂贵，目前临床应用较少。

第三节　视功能检查

一、色觉

色觉（color vision）指能辨别不同波长光波的感觉，又称辨色力，由视锥细胞决定。人不只能辨别亮度，也能察觉这种光的质的差异。人的可视区（visible range）在波长 380～760μm，在此范围内一般能辨出包括紫、蓝、青、绿、黄、橙、红 7 种主要颜色在内的 165 种单色光色调。视网膜视锥细胞能够接受亮度及颜色的刺激，而视杆细胞只接受亮度的刺激，其对颜色的刺激无反应。当由白天过渡到晚上即照明强度降低时，正常人眼首先失去对红色的分辨率，最终不能分辨蓝色。

脊椎动物只在昼视觉时才有色觉，这与锥细胞有关。灵长类动物对色光感度可随视网膜部位而异，在仅有锥细胞的中央凹处为最大，越向周边越弱。

色觉的形成是一个复杂的过程，很多学者进行了大量探索，并且提出了色觉理论学说。色觉学说主要包括三色学说、四色学说及阶段学说。

（1）三色学说认为 3 种颜色感受器实际上是视网膜的 3 种锥体细胞，每一种锥体细胞包含一种色素。而视网膜上的锥体细胞分为感蓝、感绿和感红 3 种类型，其比例为 1∶16∶32。这 3 种类型的视锥细胞分别对 440nm、525～535nm 及 560nm 波长的色光敏感，因此也分别被称为短波敏感视锥细胞（S-cone）、中波敏感视锥细胞（M-cone）及长波敏感视锥细胞（L-cone）。根据光线波长组成的不同，视锥细胞的兴奋状态也不相同，由此产生不同的色觉信号。即色觉信号的产生正是由不同的视锥细胞按照不同的比例产生的。正常人的3种视锥细胞比例正常，称为三色视。仅有两种视锥细胞正常者称为双色视。色弱，又称为异常三色视，是由视锥细胞的光敏色素的数量比例异常引起的。色弱及双色视者并不会出现视力下降，而单色视会引起视力的降低。

（2）四色学说又称为对立机制理论，其观点是视网膜上存在三对颜色相互对立的视锥细胞，在视觉神经向大脑视觉中枢传输光信号的过程中，便形成了三对对立的神经反应，即红—绿、黄—蓝、黑—白的反应。这三对视素的代谢作用包括建设和破坏两种对立的过程，当某种颜色刺激相应的视素时，与之相对立的视素就会受到抑制。例如，有光刺激时，白—黑视素对遭到破坏，引起神经冲动产生白色觉。而当无光刺激时，白—黑视素对便重新建设起来，引起神经冲动产生黑色觉。红—绿视素对及黄—蓝视素对作用的原理亦是如此。四色学说一方面很好地解释了各种颜色形成和颜色混合的现象，另一方面较好地解释了色盲的产生是由缺乏一对视素或两对视素而引起的。

（3）阶段学说认为三色学说及四色学说之间存在编码、处理及传递信息的关系。其观点是色觉的形成可分为几个阶段。首先，视网膜3组独立的视锥细胞选择性地吸收光谱不同波长的色光调，同时每一物质又可单独产生白和黑的反应；然后在视锥细胞向视觉中枢的传导神经冲动过程中，3种反应又重新组合；最后形成3对对立拮抗的神经反应，即红—绿、黄—蓝、白—黑的反应。简单来说，在视网膜光感受器水平是三色的，在视网膜光感受器以上的神经冲动传导通路水平则是四色的。阶段学说推动了色觉理论的发展，可对色觉的产生及传递获取较为全面的认识。

色觉障碍包括色盲和色弱两类。患者缺乏颜色辨别能力称为色盲，辨别颜色能力降低称为色弱。色盲又可分为全色盲与部分色盲。按照三色学说，只有一种视锥细胞正常者称为单色视，又称为全色盲，此类患者极少见，主要表现为只能

分辨明暗而并不能清晰地分辨颜色，另外同时合并畏光、视力下降及眼球震颤等病情。部分色盲多为红绿色盲或蓝色盲。红绿色盲表现为只有红色觉或绿色觉，即不能辨别红色及绿色，男性发病率高于女性。色觉障碍可分为先天性色觉障碍和后天性色觉障碍。先天性色盲是遗传性疾病，如红绿色盲为伴X染色体隐性遗传病，视锥细胞性全色盲则为常染色体遗传病；而后天性色盲在解除病因或补充营养及某些维生素，如增加蛋白质或维生素等后有适当的改善。先天性色弱较少见，后天性色弱则更常见，多是由于年龄的增长或者某些视神经、视网膜等眼部疾病而引起色觉感受功能缺陷，表现为辨别红色、绿色和蓝色的能力下降。目前在治疗上，先天性色觉障碍尚无有效的治疗方法，而后天性色觉障碍者可针对病因或者给予某些营养制剂及维生素等进行治疗。

色觉检查属于主觉检查，检查方法一般有假同色图、色相排列法、色觉镜、色盲检查镜、色盲检查灯、假同色表（色盲检查表）和彩色绒线束等。下面简单介绍几种色觉检查方法。

1. 假同色图　又称色盲本，是色觉检查最常用的方法，临床上常用于色盲的筛查。其原理如下：在同一幅彩色图中，有亮度相同、颜色不同的斑点构成的数字或图案，以及亮度不同、颜色相同的斑点构成的数字或图案。正常人很容易以颜色辨认出隐藏在图片背景中的数字或图案，而色觉障碍者只能以明、暗来判断，无法正确辨认。色觉正常者一般可在5s内正确辨认，色弱者则辨认时间延长，色盲者无法辨认。

【检查步骤】

（1）在明亮弥散光下（光线不可直接照到图上）展开色盲本。

（2）受检者不能戴有色眼镜，双眼距离色盲本50～100cm。

（3）先用"示教图"教受检者以正确读法。

（4）任选一组图让受检者读出隐藏在图片背景中的数字或图案。

（5）一般体检者可采用简单数字组，成人文盲者可采用简单几何图形组，儿童采用动物图形。特殊检查（即较精细的检查，如特种兵体检）可采用较复杂数字组，必要时可采用多组检查。

2. 色相排列法　其检查时间一般为1～2min，

最长不超过 5min。

【检查步骤】

（1）在固定照明下，嘱受检者按照色调顺序依次排列好色相子。

（2）把色相子背面标明的序号记录在记分纸上。

（3）画出其轴向图，计算出总错误分，判断受检者有无色觉障碍及色觉障碍的程度与类型。

3. 色觉镜　是目前最为准确的色觉检查仪器，该仪器上半部为红和绿的混合，下半部以纯黄色作为对比色。其利用原色混合形成的原理，即红光和绿光适当混合后形成黄光。凡是色觉不正常者均可进行色觉镜检查。

【检查步骤】

（1）受检者在检查前应明适应 5min，坐于仪器前，遮盖一眼，另一眼进行测试。

（2）嘱受检者旋转混色旋钮，调节红光及绿光的分配比例，直到当受检者认为上半部红色及绿色混合后的颜色和亮度与下半部的纯黄色完全一致。

（3）检查者根据红绿混合比例，得出其比值，记下读数。复测 3 遍，每次复测前应明适应 10s，然后取其平均值。

（4）重复上述步骤，测对侧眼。

（5）结果判读：正常者的红绿混合比值为 49，波动范围在 45 ～ 55。红色觉障碍者使用红色多于绿色，绿色觉障碍者则使用绿色多于红色。以此来判断受检者有无色觉障碍及其严重程度与类型。

不管哪种色觉检查方法，均存在一些影响检查结果的因素。例如，①检查环境的安静程度对不同波长光线的感色度影响不同；②嗅觉、味觉及触觉对色觉有轻微的影响；③身体长期处于某一体位，色觉也会有明显的改变；④检查时不能戴有色眼镜，否则会影响检查结果。

人们的生活离不开色觉，特别是从事交通运输、医学、冶炼、化学、绘画美术等工作者，色觉正常尤为重要。因此色觉检查成为就学、就业、服兵役等体格检查的常规项目。

此外，某些眼病、颅内病变、精神障碍、全身疾病及中毒性改变可导致获得性色觉异常。视神经萎缩、球后视神经炎等以红、绿色觉异常为主；青光眼、视网膜部位的病变等则以蓝、黄色觉异常为主。因此，色觉检查有利于一些眼病的早期诊断。

二、暗适应

暗适应（dark adaptation）就是视网膜对暗处的适应能力，是指从强光下进入暗处或照明忽然停止时，视觉光敏度逐渐增强，得以分辨周围物体的过程。在明亮处，由于光的刺激，视杆细胞的视紫红质大量分解成全反型视黄醛和暗视蛋白，视紫红质的数量较少，所以当从亮处进入暗处后，视杆细胞达不到兴奋的程度，不能看清周围的物体。随着时间的延长，视紫红质重新合成增多，对于暗光的敏感度逐渐增加，从而产生暗处视觉。从进入暗室到完全暗适应的过程约 30min。

暗适应可以反映暗弱条件下的视功能，即通过反映光觉的敏锐度是否正常，对夜盲这一主觉症状进行量化评估。以光阈值的对数值为纵轴，时间为横轴，绘出一条暗适应曲线，可以用来评估暗适应能力。正常人最初 5min 暗适应提高能力很快，这是视锥细胞的暗适应过程，之后对光敏感度缓慢提高。在 8 ～ 10min 后又再次加快，这是视杆细胞的暗适应过程，到 15 ～ 20min 后又逐渐减慢，到 50 ～ 60min 时为稳定的高度。在 8 ～ 10min 时曲线有一个曲折，称为 α 屈曲（Kohlrausch 屈曲）。通过 α 屈曲可以将暗适应分为两个阶段，即该点以前的曲线，代表视锥细胞感光物质发生光化学变化后所增加的敏感度；该点以后的曲线代表视杆细胞在暗适应条件下增加的敏感度，因此 α 屈曲也是两种不同视细胞适应阶段相交叉的标志点。典型的黄斑区暗适应曲线是视锥细胞及视杆细胞二者的混合型，10min 左右到达顶峰，30min 左右曲线变低平。

1. **检查方法**

（1）对比法：具有正常暗适应功能的检查者与受检者同时进入暗室，在相同的距离和条件下分别记录两者在暗室内微弱的光线下可辨别出测试物体所需的时间，以此判断受检者的暗适应功能。对比法可以粗略地评估受检者的暗适应情况，若受检者需要的时间明显延长，则表示其暗适应能力差。

（2）暗适应仪：常用的有 Goldmann-Weekers

暗适应仪、Hartinger 暗适应仪和 Friedmann 暗适应仪等，它们在结构上由调节光照强度的照明系统及记录系统组成。这些暗适应仪能定量控制光线的昏暗程度，测定并记录光阈值的对数值及时间，得到受检者的暗适应曲线。现以 Goldmann-Weekers 暗适应仪为例，简述其方法。

【检查步骤】

1）向受检者解释检测方法及注意事项，受检者应先在绝对暗室里暗适应 20min。

2）固定头位，在刺激器亮光下明适应 5min。

3）关掉室内所有光源，嘱患者暗阶段检查即将开始。

4）令受检者保持固视，发现刺激器内光亮即按应答键。开始测定光阈值的对数值，并标上记号，根据记号将各测定点连线即可得到暗适应曲线。

5）30 ～ 50min 完成检查。

2. 影响因素

（1）主观因素：测试前向受检者耐心解释检测方法及注意事项，嘱其集中精神，保持固视。

（2）生理因素：随着年龄的增长，晶状体逐渐硬化，瞳孔缩小，光敏度下降等均可引起暗适应能力的减退。

（3）曝光因素：由明处进入暗室与在暗室停留一段时间后的受检者，其视细胞所处的适应阶段不同。因此在进行暗适应检测时，需先在绝对暗室里适应 20min，再进行明适应，即可得到较为准确的测试结果。检查前也应避免强曝光，如眼底照相等检查。

（4）视标因素：暗适应仪的刺激视标的大小也同样会影响检测结果。

（5）刺激部位：与视细胞的分布有关，黄斑中心凹处主要为视锥细胞，中心凹外 20° 视杆细胞最多，光敏感度也较高。

3. 临床应用　暗适应检查在临床上应用广泛，能够为某些疾病的明确诊断提供依据。引起暗适应功能下降的眼部疾病及全身疾病情况如下。

（1）眼部疾病

1）屈光因素：屈光不正、晶状体混浊等也可以出现暗适应功能下降。

2）视网膜及视路疾病：病变范围较广的视网膜疾病，如视网膜脱离、视网膜色素变性、中心性视网膜脉络膜病变、视神经炎及视神经萎缩等，

均可以出现暗适应能力下降。而黄斑部的病变，只有在接近中心凹处时暗适应能力出现异常，距中心凹较远处的视网膜暗适应无明显异常。

（2）全身疾病

1）维生素 A 缺乏。

2）肝脏疾病，如急性肝炎、肝硬化等。

3）消化道吸收障碍，如慢性胃炎、肠炎等，可引起营养吸收异常。

三、对比敏感度

对比敏感度（contrast sensitivity，CS）是测定受检眼在某一特定空间频率下可分辨的最小对比度（对比度阈值）能力。其是检测视觉功能的指标之一，反映的是在不同明暗背景下分辨视标的能力。从视敏度的角度看，影响物体识别的参数有两个：空间频率和对比度。在不同的空间频率下，可分辨的最小对比度是不同的，这两个变量之间是相互影响的。将不同的空间频率（即在一定的视角内黑白相间的条纹数目不同）作为横坐标，将条纹与背景之间灰度的对比度作为纵坐标，测定对于各种不同空间频率图形，人眼所能分辨的对比度，可得出对比敏感度函数（contrast sensitivity function，CSF）。

CS 检查能够更全面地评价受检者的视功能。CS 是在结合视角和对比度的基础上测定人眼对不同空间频率的图形分辨能力，因此某些眼病在中心视力还处于正常时，其 CS 便已出现异常，特别是高空间频率段的明暗分辨率会降低。临床上进行 CS 检查可以为疾病的诊断和鉴别诊断提供依据。CS 检查可辅助普通视力表检查法对飞行员、航天员等特殊岗位进行更全面、更准确的视功能评价；另外，其还可应用于眼科许多疾病的视功能检测。

1. 检测方法

（1）对比敏感度卡片（Arden 对比度卡）：Arden 对比度卡属于主观检查法，其将不同空间频率、不同对比度的条栅印刷在 6 张卡片上，每张图片的对比度从上至下有 0 ～ 25 等分标尺，每一份的对比度从上至下递减 0.88 对数单位。同时准备一张高对比光栅的图片，其对比度接近视力测试，作为补充时使用。

【检查步骤】

1）检测时充分照明图片，矫正屈光不正状态视力，遮盖非受检眼。

2）检查者用一张与测试图片散射率大致相同的卡片将图片挡住，只露出对比度阈值以下的条纹，此时受检者看到的是一幅均匀灰色的图。

3）移动遮挡卡片，使露出的条纹的对比度不断增高，直到受检者刚好辨认出条纹。

4）根据标尺读数，可得到该方向上正弦条纹的对比度值。

5）综合 6 张图片的总分，判断受检者 CS 是否正常。

（2）对比敏感度仪：其同样属于主观检查法，通过控制应用程序，在监视器屏幕上出现按正弦规律变化的、不同空间频率的光栅条纹。

【检查步骤】

1）距监视器屏幕 3m。

2）检查前应矫正视力，遮盖非检眼。

3）令受检者注视屏幕出现的条栅。

4）受检者手持应答器，注视监视器屏幕。

5）在同一种空间频率下，对比度从 0 开始由弱增强，当受检者能识别条栅时，即可令其按下应答器按钮。

6）每一种空间频率应多次测量，然后取平均值，检查完 5 种不同空间频率后，对比敏感度结果曲线将自动生成。综合不同空间频率的对比敏感度函数曲线，即可判断受检眼是否正常。

（3）客观检查法：主要是应用视觉诱发电位（visual evoked potential，VEP）进行检查，能够客观地反映视觉系统的情况，适用于不能配合检查的老年人、婴幼儿等。

2. 影响因素

（1）年龄：随年龄增长，角膜的透明度逐渐下降，晶状体调节能力及透光度下降，视网膜感光细胞逐渐凋亡引起感光功能减退等，导致人眼 CS 随年龄增长而下降。不过，其中的机制尚未完全明确。儿童 CS 值比成年人低，成年人在 20～30 岁时达最高值，40 岁以后随年龄的增长出现高空间频率区 CS 值下降，不过低空间频率段下降不明显。

（2）瞳孔大小：在自然条件下，正常瞳孔大小的青年人的高空间频率 CS 优于大瞳孔者，而且在夜晚及夜眩光状态下更明显。其中的原因可能是自然条件下大瞳孔青年人的高空间频率 CS 受高阶像差的影响则更多。

（3）屈光不正：在未矫或过矫时，屈光不正者 CS 均有不同程度的下降。然而，即使高度近视患者的矫正视力达到 1.0，其高空间频率 CS 仍然明显下降。其中的原因可能是高度近视患者的黄斑区视网膜色素上皮层发生病变。

（4）视网膜色素密度：国内有研究表明视网膜色素高密度者在各个频率段的对比度，以及条栅视力和闪光融合频率均高于色素低密度者。

（5）弱视矫治后视力正常眼：弱视治疗矫正后即使视力正常，但其在各个空间频率的 CS 仍低于正常人，尤其在中、高空间频率下降更明显。这可能与弱视眼比正常眼在初级视皮质层的激活信号减少有关。

（6）白内障摘除术后人工晶状体植入眼：其 CS 依旧偏低。这也许是由于术后患眼的散光度数过大及人工晶状体眼像差增大等。而非球面人工晶状体可有效降低白内障术后球面像差，CS 值增加，使视觉质量提高。

3. 临床应用

（1）屈光不正：由屈光不正导致裸眼视力损害，在未矫或过矫时，其 CS 均有不同程度的下降。应用不同的方法矫正屈光不正、提高视力的同时，会引起眼球光学性能的改变，从而对视觉质量产生不同的影响，可能与 CSF 异常有关。有研究显示，准分子激光原位角膜磨镶手术后，由于手术对组织的创伤，不同空间频率的 CSF 均有所降低，术后数月可能恢复；高度近视患者术后 CSF 有提高。在角膜接触镜应用方面，其不但可用于评估角膜接触镜的视觉表现及是否老化，而且亦可以对球面和曲面角膜接触镜进行评价。

（2）弱视：屈光参差性弱视在各空间频率上的 CSF 均下降，其他弱视往往对低空间频率刺激仍具有良好反应。

（3）白内障：早期白内障由于晶状体混浊不均匀，患者通过混浊的缝隙视物，中心视力可能正常或轻度下降，而此时中、高频空间频率的 CSF 就已有下降，下降程度与晶状体混浊的类型、程度、部位、瞳孔大小有关。CSF 能够比视力更准确、全面地反映患者的视功能状态。

（4）青光眼：青光眼患者在视力降低、视野受损之前即可出现 CSF 异常，其可用于评估青光眼的进展和程度。视野出现损害的患者，CSF 的异常程度和视野损害存在一定的关系。同时亦可以用于青光眼治疗前后的评估。

（5）视神经病变：是导致视功能障碍的常见疾病，其 CSF 改变多表现为全空间频率敏感度下降，即使在视力正常的早期，也已有低频区的损害。

（6）视网膜病变：老年性黄斑变性的早期，在视力仍然正常时，CSF 曲线即可表现为中频区下降。随着病变的发展，患者视力逐渐减低，CSF 表现以高频区下降为主，同时可伴有中频区下降。视力严重损害时，则表现为低频区下降。对比敏感度可以检测出糖尿病患者早期微血管病变所导致的视功能损害，病变累及黄斑区时，表现为全频率 CSF 下降。两眼的对比敏感度不对称是糖尿病视网膜病变进展的早期指标。

总之，对比敏感度能够敏感、准确、定量地全面检测视功能情况，为一些眼部疾病的早期诊断和鉴别诊断、手术时机的确定、治疗方式及疗效评价提供了一定的理论依据和临床价值。

四、立体视觉

立体视觉（stereoscopic vision）是人对三维空间各种物体的形状、距离、深度的感知能力，以双眼单视为基础。立体视觉是建立在同时视和融合功能基础上的一种高级双眼视觉功能，体现了双眼精确判断外物三维结构和距离的能力。双眼视差（binocular disparity）是立体视觉形成的主要机制，两眼球之间存在一定距离，因而存在视差角，导致三维物体在双眼视网膜上的投影存在一定的差异。

1. 检查方法　按照距离的远近不同，可以将立体视觉的检查方法分为近距离、中距离、远距离立体视检查方法。近距离立体视检查方法主要有 Titmus 立体视图、TNO 立体视图及 Frisby 立体视板等，其中 Titmus 立体视图是国内外应用最广泛的立体视觉检查方法，其具有单眼立体线索、视差小及被检者易于理解等优势；不过，作为一种主观检测法，其假阴性率高，准确性差。中距离立体视检查方法包括相位差双眼视轴测量及计算机软件立体视检查。远距离立体视检查方法包含 3 种，分别为哈瓦德 - 多尔曼深径觉计、同视机检查及应用随机点模式的投影式立体视检查法。其中，同视机是远距离立体视的主要检查方法，它在眼位分离的情况下检测多能显示偏斜眼的抑制，但不能准确测出隐斜眼的立体视。

2. 影响因素

（1）距离：双眼调节功能和集合功能正常的受检者，不同距离下检查的立体视水平基本一致；不过，双眼调节功能和集合功能异常者，不同距离下检查的立体视具有不同的临床意义。

（2）视力：单眼视力下降较双眼视力对称性下降更能引起立体视觉障碍。

（3）年龄：随着年龄的增长，立体视锐度降低，在年龄超过 50 岁时降低更明显。有研究认为这可能是由年龄增长时，眼部的调节功能下降及屈光间质异常等引起的。

（4）斜视和弱视：斜视使得物像不能投射到双眼视网膜的对应点上，同时视消失，导致不能形成立体视觉；弱视者眼睛视力低下，同样妨碍了立体视觉的形成。

（5）屈光不正：未完全矫正的近视眼看更远处的物像不能清晰聚焦于视网膜上，而远视眼度数超过眼部的调节能力均会影响双眼立体视功能的检查。

3. 临床应用　立体视觉的检查在眼科视功能检查学中占有重要地位，临床上对各种斜视、弱视、屈光不正及视疲劳等各种眼病的诊断和治疗的评价有着积极作用。随着科学技术的高速发展，要求具有敏锐立体视功能的职业越来越多，如交通运输业、电子等高科技作业、建筑业、机械精细加工业等，立体视功能的正常与否直接影响这些行业工作者的工作效率和安全。

第四节　视野检查

视野（visual field）是指用单眼或双眼向前固视某一点而眼球不动时所能感知的全部空间范围。

视野是测量视网膜黄斑注视点以外的视力，又称为周边视力。视野可分为中央视野或中心视野(central visual field) 及周边视野（peripheral visual field）。中心视野是指围绕黄斑部 25°～30° 的区域，主要是以黄斑为中心，直径 1～3mm 范围内的视功能；周边视野是指黄斑部 25°～30° 以外的区域。另外，视野又可以分为单眼视野和双眼视野。单眼注视正前方一点时，可测得单眼视野。单眼视野的正常范围是鼻侧、上方的视野较窄，而颞侧、下方的视野则较宽。一般来说，单眼视野的范围比双眼视野要窄。双眼视野内的每一点均在两眼的视网膜上成像，当视网膜的成像在两个相应点上，就会看成一个，所以在主观感觉上可形成立体感。

目前临床上常用的视野检查为单眼视野检查。一般正常单眼视野的范围：以白色光视标为例，上方 60°，下方 75°，鼻侧 60°，颞侧 100°。生理盲点位于颞侧旁中心区，呈边界规整的垂直椭圆形，其中心距注视点 15.5°，水平线下 1.5°，垂直径为 8°，水平径为 6°。视网膜的光敏感度在黄斑中心凹处最高，当距离黄斑中心凹处越来越远时，视网膜的光敏感度逐渐降低。以单眼视野为例，一个正常视野应具备两个特点：一是视野的边界应达到一定范围，即上述的单眼视野范围。二是受检者整个视野范围内每个部位的光敏感度正常。即当受检者的视野范围和该范围内的视觉能力较正常人没有差异时，该视野可被认为是正常视野。除生理盲点以外，在正常视野范围内不应该有光敏度下降区域或暗点，即超阈值的光标在正常人等视线内的任何一点均能被看到，当某点看不到时，则表示存在病理性视野。

根据检查原理的不同，可将视野检查分为动态视野检查（dynamic perimetry）及静态视野检查（static perimetry）。

1. 动态视野检查　是一种传统的视野检查法，嘱受检者注视固视点，以固定亮度及大小的视标从不同方位的周边视野部不可见区域向中心可见区域移动，记录受检者刚能感受到视标出现的点，该点即为等阈值点。多个视网膜光敏感度相同的点构成了该视标的等视线，即一条不可见区域与可见区域的分界线，根据等视线便可得到所测的视野结果。刺激光标的大小、亮度不同。当刺激光标的大小及亮度发生变化时，视野范围的大小亦会发生变化。动态视野的优点是检查速度快，适用于周边视野的检查。但是，其缺点也较为明显，一方面较小的、旁中心相对暗点及某些视野缺损较难发现；另一方面，视野的检查结果与真实结果尚存在误差。这些缺点大大限制了其在临床上的应用。

2. 静态视野检查　在视屏的各个设定点上，由弱至强增加视标亮度而视标的位置暂时保持不变，患者恰好可以感受到的亮度即为该点的视网膜敏感度或阈值，以此来发现暗点所在及暗点的"深度"，这种检查方法称为静态视野检查或静态阈值检查法。

目前的视野检查法种类繁多，主要包括对照法、平面视野计、弧形视野计、Goldmann 视野计、自动视野计及 Amsler 方格表等。下面将介绍平面视野计、弧形视野计、自动视野计及 Amsler 方格表。

（1）平面视野计：用于检查视网膜 30° 范围内的中心视野，主要检查有无病理性的暗点，属于动态视野检查。视野屏一般使用表面光滑的黑绒布或无反光黑布，并标出 4 条径线和 6 个相间 5° 的同心圆。受检者位于距视野屏 1m 处或者在某些情况下距离为 2m，嘱其注视固视点，遮盖对侧眼，检查者选用适宜的视标作为刺激物，一方面是检查出生理盲点的位置和大小，另一方面则是了解患者是否清楚检查配合的方法。待受检者理解该检查的方法及步骤之后，在各子午线上由周边向中心缓慢移动视标，直到受检者发现视标，记录此时视标在视野屏上的位置。同时在检查过程中要注意询问受检者在哪个地方看见或看不见视标，以便记录暗点及视野缺损的边界。其中，完全看不见的暗点称为绝对暗点，能看见但分辨不清颜色者称为相对暗点。另外，值得注意的是，一些大血管暗点可以在生理盲点附近被测出，此时不要误以为是病理性暗点。

（2）弧形视野计：该视野计操作简单方便，用于周边视野检查，亦属于动态视野检查的一种。视野弓是指 1/2 圆弧或 1/4 圆弧的弧形板，半径为 33cm，视野弓的凹面有刻度记录角度。检查时，弧形视野计的凹面面向光源，受检者背光而坐，面向视野计，应先检查视力较好的一侧眼，嘱受检者注视固视点，遮盖对侧眼，检查者选用适宜的直径为 3～5mm 的视标作为刺激物，沿圆弧周边向中心缓慢移动，直到受检者发现视标，或者在不同的子午线上开始从中心注视点处向外移动，直到患者看不清视标，记录此时视标在弧上的位置。将圆弧旋转 30°或 45°后重复上述检查步骤，直至圆弧旋转一周，最后将各点连接即可得到该受检眼的视野范围。

（3）自动视野计：是应用计算机编程控制的视野计检查仪，通过采用现代计算机技术，并同时应用统计学方法对数据进行处理。自动视野计具有针对青光眼、黄斑疾病、神经系统疾病的特殊检查程序，不仅易于控制，能自动监控受试者固视情况，而且能使定量静态视野检查更快捷、规范化。自动视野计通过对多次定期随访及观察的视野进行统计学分析，能协助临床医师掌握病情的进展状况。目前临床上常用的自动视野计主要有 Humphery、Octopus 视野计等。目前，越来越多的学者认为计算机自动视野计是视野检查的金标准。根据检查目的的不同，现代视野计能够对多种检查程序及检查结果的打印格式进行选择。其中视野结果分析的发展也从开始的定性分析到如今的定量分析，甚至能够自动随访。

检查方法：进行检查之前，受检者应停用影响眼压及散瞳的药物，屈光不正者应当佩戴镜片将视力矫正至最佳。检查时，受检者头部固定于自动视野计支架上，遮盖一眼，嘱受检眼始终保持注视正前方中央固视点，检查人员应当视受检者的固视情况随时调整前方固视点的位置。受检者在察觉视野屏上出现闪光点时，无论其大小、明暗、方位，均按下手中的应答键，视野计自动记录检查结果。

按照检测类型的不同，可以将自动视野计分为 3 种类型，包括阈值检测、超阈值检测及快速阈值检测。阈值检测是一种标准检查程序，对检测点通过阈值段技术测定阈值，通常采用 2 次阈值通过法来确定阈值强度。即确定每一检测点的阈值需要通过由弱到强（4db 光阶）及由强到弱（2db 光阶）的刺激。同时闪光刺激物是在整个视野范围内随机出现的。患者可以感觉的最低刺激亮度则为阈值。可以用恰好能够分辨闪光刺激物的亮度代表该处视网膜的光敏感度。阈值检测属

于诊断性的检测程序，能够精准地定量测量视网膜的光敏感度，详细地给出视野质量的信息。不过，其检查耗时花费长，受检者眼睛容易产生疲劳感。超阈值检测原理如下：使闪光刺激物的亮度稍高于阈值，在不同的范围内出现，记录测试点为"看见"或"看不见"，从而了解视网膜的光敏感度。如果受检者看见刺激物并做出应答，其视网膜光敏感度正常；若受检者看不见刺激物，则被认为视野相对或绝对缺损。超阈值检测可用于眼部疾病筛查，能够快速初步判断是否存在视野缺损，但其不能发现光敏感度下降的具体情况，因此当存在视野缺损时，应该再给受检者行阈值检测，以确定视野缺损的"深度"。快速阈值检测通过采用智能趋势分析，不但具有较好的准确性和重复性，而且更重要的是减少了检查步骤，可将在阈值检测中每只眼需要的 15～25min 的检测时间缩短到 5min 左右。其中，快速 SITA 程序是通过参考邻近点的反应选择刺激光标的强度，对估计的阈值进行不断更新，因此能够大大地节省时间，标准 SITA 程序更适用于初次、老年及反应缓慢的受检者。

自动视野计应用"捕捉试验"程序，可自动监控受检者的固视情况，检测假阳性率及假阴性率，通过监测这些可靠性参数能够提高检查结果的可靠程度；通常来说，每只眼睛的检查时间维持在 15～20min、固视丢失小于 20% 及假阳性率和假阴性率小于 33% 时，检查结果的可靠程度较高。不过值得注意的是，在阅读视野图时应该综合考虑可靠性参数对检查结果的影响而不是机械地以 20% 和 33% 作为硬性指标评价视野检查结果。同时，自动视野计通过定量检测的每一个位点的实际敏感度，以不同的灰阶表示，绘出灰度图，可对视野缺损的程度做定量分析，提高了检查结果的可比性。虽然视野检查作为一种主观的心理物理学测验，其可重复性相对较差，但是自动视野计排除了操作者主观诱导的因素，在一定程度上提高了检查结果的可重复性。

虽然计算机自动视野检查是目前最先进的视野检查，但仍有较多的因素对视野检查结果产生影响，给视野检查结果的分析和解释造成了一定的困难。检查者及临床医师要充分了解这些影响因素，才能更准确地分析和研究视野检查结果，

对疾病做出正确诊断。

视野检查的影响因素如下所示。

1）受检者因素

①屈光不正：在中心 30° 范围行视野检查时，未矫正的屈光不正使光标刺激物在视网膜平面未能形成交点，这种模糊物像亮度较暗。

②瞳孔大小：瞳孔过大或过小均可使得视网膜成像质量较差，从而影响视野检查结果。瞳孔过小时，进入眼内的光线减少，从而造成平均光敏感度减少或等视线向心性缩小；瞳孔过大时又会引起晶状体的像差效应增加。

③年龄：年龄较大者晶状体混浊程度增加从而引起透光率降低，视网膜神经纤维的衰退又会引起视网膜平均光敏感度减少及等视线向心性缩小；年龄较小者，由于其耐受力及理解记忆能力较差，不能配合完成检查。

④其他影响视野检查的受检者因素还包括固视情况的监测、身体和精神状态、睑裂大小、鼻梁高低、眶缘凹凸、对检查程序的熟悉程度等。

2）检查者因素：对视野检查法的了解和熟练程度；是否了解受检者的病史，对其选择适合的检查程序；对受检者的安置是否到位等。

3）检查仪器因素：刺激视标的大小及其强度、背景光的亮度、刺激时间的长短、系统误差等。

4）检查室的环境因素：检查室内的环境是否安静、室内的温度是否适宜等。

下面以 Humphery 视野计的青光眼单视野分析为例，简述视野报告阅读的一般原则。

Humphery 视野计的检查结果主要包括以下几项。

1）数值图：可分为原始数值图、总体偏差数值图、模式偏差数值图。原始数值图中的数值表示患者视野检测点上视网膜的"微差光灵敏度"，该值越大，说明视网膜功能越好；总体偏差数值图反映的是弥漫性的因素，总偏差值为负值时，即为总体缺损值，包括如由白内障、玻璃体混浊等引起屈光系统异常，以及由局部视网膜异常引起的局部视野缺损；模式偏差数值图显示的是局部缺损值，表明视网膜局部异常（如弓形区内视网膜神经节细胞感受野损害）所造成的视野局部缺损相对于正常视岛形态的偏离度。

2）灰度图：其较为直观，根据原始数值图中

的不同位点光灵敏度的差异通过各自对应的灰阶符号转换而来；通常高敏感区用浅灰度表示，低敏感度用深灰度表示，视网膜的光敏度越高，灰度图上的灰度则越低。

3）概率图：分为总体偏差概率图、模式偏差概率图及概率水准。模式偏差概率图能将屈光介质混浊的被检查者的视野与其他视网膜疾病引起的局部视野缺损区分开，因此其体现的是真正特征性的视野损害模式。包括 5%、2%、1% 及 0.5% 4 个概率水准，相当于一般统计学分析中选择的显著水准，即 α 值。

4）半侧视野试验：是青光眼半侧视野对比检查，是 Humphery 视野计特为青光眼早期诊断而开发的视野检查法。在中心 30° 区域，GHT 以水平子午线为界将上下半视野各划分为 5 个相同的区域，进行上下半视野相同区域的对照检查。

5）视野指数：是衡量整体视野检测结果基本情况的指标。目前在临床上认为仅有其中的 2 项较有实际意义，包括视野平均缺损值（mean deviation，MD）、模式标准差（pattern standard deviation，PSD）。MD 为正值时则无临床意义；为负值时，代表平均缺损值，表明包括视野缺损位点数目和缺损深度在内的整体视野缺损程度。正常人的 MD 在 0 左右波动，广泛光敏感度下降者 MD 会比较大。PSD 表示检测患者的视岛形态与同年龄组正常参考视岛相差的程度，即模式偏差数值图中局部缺损值的不规则性或离散程度。PSD 低表示视岛的坡度较为平滑，PSD 值高表示视岛不规则。其主要用于早期诊断，不用于病情分级和随访。

判读视野结果，第一步应阅读视野质量控制参数（如固视丢失、假阳性和假阴性），判读视野结果的质量是否可信。如结果可信，再进行下一步判读，如结果不可信，需患者重新复查视野。当质量控制参数显示结果可信后，先看青光眼半侧视野对比检查给出的定性描述，再看模式偏差概率图，因为模式偏差概率图对受检者的年龄及视力等因素进行了综合分析，反映的是真正特征性的视野损害，所以当青光眼半侧视野对比检测给出的早期损害无论是旁中心暗点还是鼻侧阶梯时，均需要进一步确认视野损害的具体部位和形态。在完成定性诊断的基础上，可进一步对损害

程度做定量评估，此时可看模式偏差数值图中相应位点的缺损深度和视野指数 MD。另外值得注意的是，对于晚期的青光眼患者，灰度图可能比模式偏差图更有意义。不管选择哪种图片进行阅读，更重要的是，视野检查结果需要与眼底改变相结合进行判读。

现如今计算机自动视野计在临床上具有广泛应用：①视野检查是诊断青光眼最基本的方法，在评估病变程度、监测病变进展、指导治疗和判断预后等方面都具有重要的作用。②视野检查可了解视功能是否存在缺损及缺损的程度和变化，有助于确定导致视功能缺损的病变位置。对于视网膜脉络膜病变、视路和视神经病变的诊断及鉴别诊断有重要的临床意义。

（4）Amsler 方格表（Amsler grid）：可检测 10° 范围内的中心视野。最常用的 Amsler 方格表是黑底白线的方格表，是在 $10cm^2$ 的黑色纸板上，用白线条分为 5mm 的等宽正方格，方格表中央使用白色小圆点作为注视目标。整个表格相当于中央 20° 视野，每一个小方格对应 1°（图 9-4-1）。此方法简单、方便、灵敏，可用于筛查黄斑病变造成的中央视野缺损或中央区视物变形。

【检查步骤】

（1）受检者若有屈光不正，如远视或近视，

一个简单的自我检查黄斑病变的方法

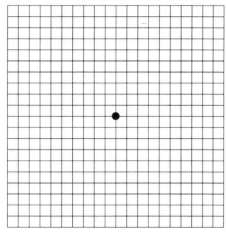

图 9-4-1　Amsler 方格表

需配戴矫正镜片进行测试。

（2）在均匀的自然光照下，Amsler 表距受检眼 30cm 左右。

（3）用手或者挡板盖住一只眼，测试眼注视方格表的中心黑点。

（4）详细询问受检者观察到的区域的具体情况，如线条是否扭曲、方格是否缺损、中心区域是否出现空白等。检查者根据回答在表格上大概描绘出视野缺损区。

（5）重复上述步骤（1）～（4），检查另一只眼。

（谢　青　陈敏华）

第10章 眼底检查

第一节 正常眼底

在讨论各种眼底病变之前，必须要熟悉掌握正常眼底检查所见。检查眼底应按次序，才能系统而全面。眼底检查也应像全身检查一样，养成按一定顺序进行的习惯，这样可以避免遗漏。一般先用彻照法检查屈光间质，对角膜、前房、晶状体及玻璃体等有无混浊有所了解后，然后再详细检查眼底。检查眼底时一般自视盘开始，然后按视网膜血管走行把眼底分为4个象限，由后极直达周边部，其次序为鼻上、颞上、颞下及鼻下，最后检查黄斑，见图10-1-1和图10-1-2。

1. 视神经乳头（papilla of optic nerve） 又称视盘（optic disc）。检查视盘应注意其大小、形状、边缘、颜色和有无隆起或凹陷。

正常视盘呈圆形或稍呈椭圆形，解剖学上视盘直径为 1.2 ～ 1.7mm，平均 1.5mm，边缘整齐，色浅红。中央部分较浅，且较凹下，为生理凹陷。这里可以看出一些色较暗的斑点，称为筛板。临床上可以利用测量视盘上生理凹陷的大小与视盘直径之比（杯盘比值，杯／盘，*C/D*）记录凹陷大小。正常时为 0.3 ～ 0.5，可以作为指标对早期青光眼进行观察。视盘旁有时可看到色素环或白色巩膜环或半月形环围绕。视网膜中央血管由视盘中心分出，但应注意在青光眼患者，血管可以偏向鼻侧，视盘上的动脉常可见有搏动，这与正常眼仅能查见静脉搏动不同。生理状态时，双眼凹陷等大等深。如两侧大小不等，且相差值超过 0.2 者，有青光眼的可能，应做排除青光眼相关检查。当视神经有萎缩或炎症时，视盘可以变成苍白色或更发红色，如果有水肿或病理凹陷时，用直接检眼镜检查眼底，利用看清两目标的焦点的不同（看清视盘最顶点小血管和看清视盘周围所用转盘上屈光度数的差数），可以测量隆起或凹陷的程

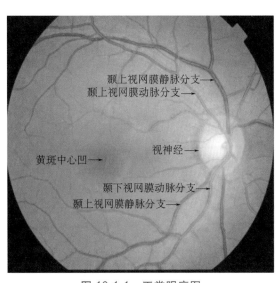

图 10-1-1　正常眼底图

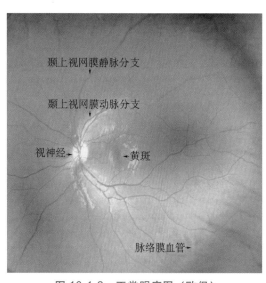

图 10-1-2　正常眼底图（欧堡）

度，一般以屈光度（D）来表示。这时必须使检眼镜尽量接近角膜。每相差 3 个屈光度，相当于相差 1mm。视盘周围区，病理性近视时，近视弧形斑是由于巩膜延伸的牵拉，视网膜色素上皮细胞和 Bruch 膜与颞侧脱开，中止在视盘旁一定距离，脱开区域内 RPE 缺失，暴露下方脉络膜，为豹纹状弧形斑，或脉络膜弧形斑。

2. 视网膜中央动、静脉（retinal central artery and vein）　先分为上、下 2 支，再分为鼻上、颞上、鼻下、颞下 4 支，以后又再各分很小支，布满全部视网膜上。正常动脉的粗细约等于 1/12 视盘直径。动、静脉之比约为 2∶3。动脉血柱为鲜红色，静脉为暗红色。检查时应注意血管的粗细、比例、弯曲度、管壁反光情况、有无视盘上的动脉搏动等。

3. 视网膜（retina）　呈粉红色，但色素多的人，眼底反光较暗；色素少的人，眼底反光则比较明亮。如果脉络膜血管间的色素较少，全眼底可以呈豹纹状。

检查视网膜应该沿血管分布情况向各方向追查到最周边部的锯齿缘，检查有无局部炎性病灶或肿瘤、渗出物、出血、色素斑块、灰白色萎缩斑块，或呈波浪状或山谷状的视网膜脱离区域。所有这些改变的位置可以用时钟点的方向或以鼻上、颞上、颞侧、颞下、鼻下、鼻侧部位来注明。病灶的大小和距离视盘的远近则都以视盘直径（PD 或 DD）作单位来测量。视网膜的隆起度可用裂隙灯三面镜、全视网镜检查结果确定。

4. 黄斑（macula lutea）　黄斑部在视盘颞侧，距视盘的距离为 2 个视盘直径的长度，稍偏下方，约有 1 个视盘直径的范围。颜色比其他部眼底色深。周围有一闪光晕轮（以小儿最明显）。中央相当中心凹处有一个最亮的反射光点，为中心凹反射（foveal reflex）。

检查时注意黄斑部有无水肿、渗出物或色素等。黄斑区是视网膜视觉最敏锐的地方，在检眼镜检查时，光线刺激后立刻引起瞳孔的反射性收缩，使检查变得困难。为了能仔细观察并做出正确诊断，对中心视力较差的患者，应散瞳做详细彻底的眼底检查。黄斑中心凹反射消失或内界膜有放射状皱褶均为病理情况，须加以注意。

5. 脉络膜和巩膜　在色素上皮先天性缺损或变性时，可以看到脉络膜大血管；在高度近视视盘颞侧萎缩斑及黄斑区萎缩斑也可见到脉络膜血管；在眼受到严重挫伤后，可能见到脉络膜破裂。先天性黄斑缺损或脉络膜缺损可以见到瓷白色巩膜组织。

第二节　直接检眼镜

1851 年，德国科学家 Hermann von Helmholtz 发明了直接检眼镜，它的发明为眼科医师对眼底病的诊治提供了可靠的依据，已被公认为是现代眼科学的里程碑。

直接检眼镜的检查方法：检查前一般不需要散瞳，若屈光间质混浊或需详细查看全视网膜情况时则应散瞳，可滴 0.5%～1% 复方托品酰胺滴眼液 1～2 次散瞳。40 岁以上则用 2%～5% 新福林滴眼液散瞳，并在检查后滴缩瞳药。散瞳前的注意事项：检查最好在暗室中进行，先对被检查眼行裂隙灯检查眼前节，观察周边房角大于 1/4 中央角膜厚度且眼压正常时，才可散瞳。直接检眼镜检查方法简单易行。检查时患者取坐位，医师取坐位、立位均可。检查右眼时，检查者站在受检者的右侧，用右手拿检眼镜，站在（或坐在）患者的右侧，以右眼观察眼底。检查左眼时则相反，左手拿检眼镜，站在（或坐在）患者的左侧。检查时患者不戴眼镜，但检查者可以戴镜，检查者与患者尽量靠近，一般在离受检眼 10～20cm 处（但不要触及患者的睫毛和眼、面部）。在检眼镜的光线透入被检眼内的同时，可通过观察孔窥见患者眼底，在观察孔内装有 − 25D—0—+25D 球面透镜转盘，可于检查时用来矫正检查者与被检者的屈光不正，如不能看清，可同时用示指旋转正、负球面透镜转盘，即能得到清晰的眼底全像，并且可看到患者眼底放大约为 15 倍的立体实像，能观察到眼底的细微结构。

检查时嘱患者平视正前方，先将直接检眼镜置于被检查者眼前 10cm 左右的地方，予 +8D 左右观察玻璃体，接着向被检查眼靠近至距离 3cm 左右，示指旋转正负透镜转盘，以调节屈光补偿，直至看清视盘，再沿血管走行检查视网膜，最后检查黄斑区，以免强光照射黄斑区后患者不能继续配合。令患者注视光源或将直接检眼镜偏向鼻侧观察时，可以恰好检查到黄斑区，如果要观察周边部视网膜，可令患者尽量往该检查方向注视。

第三节　间接检眼镜

20 世纪 50 年代，Schepens 倡导利用双目间接检眼镜以来，双目间接检眼镜已成为检查眼底的重要器械，与直接检眼镜不同，它可使检查者获得双眼同时视的眼底立体图像，且观察范围广，对于眼底肿物、视网膜脱离等疾病及小儿眼底的检查具有一定的优势。现在双目间接检眼镜已成为检查眼底的重要器械，也是检查眼底及视网膜、玻璃体手术必不可少的工具。间接检眼镜能将眼底放大约 4 倍，所见为上下、左右均颠倒的全倒像，所以检查者需要通过一个阶段的训练，以达到能熟练、正确地把所看到的像转换成真正的眼底图像。

1. 双目间接检眼镜的检查方法　检查者先把额带戴在额部，旋转旋钮固定额带，使之受力均匀，保持舒适，使其目镜尽量靠近检查者的双眼，以使成像的视野相对较大，接着调整目镜的瞳距，一般是以检查者面前 50cm 距离的一物体为目标，通常是检查者自己用拇指调整光源和双眼前的目镜，使拇指位于双眼的正前方，最后上下调整照明光斑的照射角度。若主要是检查眼后极部，检查右眼时，嘱受检者注视检查者的右肩部或右耳部，检查左眼时则相反，观察极周边的视网膜。嘱受检者眼球向上、下、左、右转动。以观察不同部位周边部，使用巩膜压迫法可以将视野扩大到锯齿缘处。

2. 检查流程　检查前常规排除青光眼后散瞳。检查时，被检者采取坐位或卧位，检查距离为 50cm 左右。检查时，先检查上方的视网膜，再按一定顺序检查一周的视网膜（可顺时钟或逆时钟），最后降低光源亮度检查后极部。需要检查周边部的视网膜时，可嘱被检者尽力向该方向注视，以便观察极周边的视网膜。另外，还可右手中指佩戴巩膜压陷器，局部加压以便观察。检眼镜上配有半透明、半反射的侧视镜，可作为示教用。

3. 双目间接检眼镜的检查技巧　①为了检查不同方位的视网膜，必须同时移动前置镜及患者的眼位以便观察；②被检眼、手持前置镜及检查者头戴的双目间接检眼镜必须保持同轴，这样，照明光线才能达到所要检查的部位。

近期，国内一些有条件的医院开展了双目间接检眼镜下激光，利用安装在双目间接检眼镜上的激光光柱，在观察眼底的同时，可随时进行视网膜光凝。虽然双目间接检眼镜下激光治疗在国内开展应用时间较短，但也显示了其独特的治疗优点，适用于配合度差的幼儿、老年人等，使无法应用裂隙灯激光和眼内激光的患者得到了必要的治疗。

第四节　前　置　镜

前置镜检查是目前眼底检查较快捷、方便、非接触的一种方法，可在裂隙灯下对全视网膜快速检查，是目前眼科较常使用的眼底检查方法。

目前常用的有 +78D、+90D 及广角前置镜 3 种。+90D 及广角前置镜的观察范围最广，+78D 的范围稍小。一般屈光数值越大，放大倍率越低，可见范围也越大。前置镜下观察病变位置的关系类似间接检眼镜，所见物像是上下、左右均颠倒的全倒像。

患者坐在裂隙灯显微镜前，下巴放在下颌托上，额部紧靠额带，不能离开。医师坐在患者对面，左手拇指、示指持前置镜（凸面朝向患者），置于患眼前方约 5mm 处，中指、环指和小指靠在额带上，中指还可在检查下方视网膜时用来拨开患眼的上睑，右手握住裂隙灯手柄，由远到近推动直到看清眼底。当前置镜离患眼越近时，看到的视网膜范围越广，反之越小。检查视网膜的顺序建议：先按顺时针方向观察上方、左上、左侧、左下、下方、右下、右侧、右上的中周部、周边部视网膜，最后再观察视盘和黄斑区。

第五节　三　面　镜

1948 年，Goldman 发明了三面镜。其能全面细致地观察到视网膜的细小变化，常规在玻璃体视网膜手术之前，要常规进行三面镜检查，以准确定位裂孔。凡是有视网膜脱离要绘眼底图，虽然三面镜检查较直接镜、前置镜检查复杂、烦琐，但三面镜的作用是不可替代的，所以每一位眼科医师都应该熟练掌握三面镜的使用及诊断方法。

患者散好瞳孔后，予爱尔凯因表面麻醉剂点眼 3 次。向患者解释检查步骤，以消除其顾虑，从而更好地配合检查。嘱患者坐在裂隙灯前，下巴置于颌托上，前额轻抵额带，双眼向下看，检查者将适量 1% 甲基纤维素滴眼液或卡波姆滴眼液滴在中央接触镜上，一手用棉签将患眼上睑缘上推，另一手将三面镜的中央接触镜的下缘紧贴于向下转的角膜上，并快速向上翻转三面镜使其凹面扣在眼球上，再嘱患者向正前方注视，观察接触镜凹面内无气泡即可。如果有少量气泡，可轻轻转动、压迫镜面以排出气泡，但如气泡较多，只能取下三面镜，重新装镜。检查时，一手持三面镜，一手握裂隙灯操纵杆，按一定顺序转动三面镜，同时调整裂隙灯光带照射在相应的镜面上观察视网膜。

将裂隙灯灯柱置于检查者右侧，旋转约 15°，将裂隙灯焦点从前向后推，直到看清视网膜。首先，通过 1 号镜检查，可观察到视盘、视网膜血管、后极部视网膜血管，嘱患者眼球转动可扩大观察范围，还可观察到玻璃体混浊、后脱离等情况。接着让患者保持注视正前方，依次通过梯形镜、长方镜、舌形镜观察赤道部和周边部视网膜，每个镜面必须旋转一周，以免有遗漏的病灶。

因为梯形镜、长方镜和舌形镜利用的是平面镜成像原理，所以通过它们观察到的虚像是与镜面颠倒的，但与前置镜形成的全倒像不同，其与镜面垂直的物像是颠倒的，而镜面两侧的物像关系不变。例如，当观察上、下方视网膜时，所观察到物像的上下关系是颠倒的，但左右关系不变；当观察鼻颞侧的视网膜时，所观察到物像的左右关系是颠倒的，但上下关系不变。换句话说，物像与实物犹如剪纸窗花上两个相同的图案，沿对折线对折后，这两个图案是完全重叠的。

在巩膜外加压术前通过三面镜检查，可先掌握裂孔等其他病变部位投影到巩膜表面的位置，以指导术中外加压的准确定位，同时术中配合直接镜或间接镜的检查，提高了手术成功率。

三面镜的裂孔定位方法

（1）裂孔的前后缘定位（纬线定位）：当患者注视正前方时，角膜与中央接触镜相贴，因为不同的镜面观察到的网膜位置不同，所以可根据观察到裂孔的是哪一个镜面来判断裂孔的位置。例如，用梯形镜刚好可以看到裂孔的后缘，那么裂孔后缘在角膜缘后 13mm 处，如果用梯形镜和长方镜都可以看到后缘，说明后缘在两者的观察重叠处，即角膜缘后 13 ～ 15mm 处。同法，也可以对裂孔的前缘进行定位。

（2）裂孔的钟点定位（经线定位）：当发现裂孔后，旋转镜面，使裂孔中心旋转到位于镜面最中央的位置（即最高处），这时，裂孔的钟点就在经过镜面中心的垂直线上。

三面镜检查的缺点是需要接触角、结膜，因此，使用后要用肥皂水清洁中央接触镜面及圆锥外围，再用流动水冲洗干净，或用环氧己烷气体消毒，以防接触性疾病的感染，并给予患者抗生素滴眼液滴眼预防感染。

（蒋丽琼　张仁俊　钟兴武　杨　军）

第11章 视觉电生理

第一节 眼 电 图

眼电图（electro-oculogram，EOG）可测量跨视网膜的连续静息电位，最先于1849年由生理学家DuBois-Raymond在鲤鱼中发现，他发现鲤鱼眼视神经断端和眼前部之间存在电位，从而奠定了眼部的电学基础。直到1951年由Marg命名为眼电图。Francois和Arden等先后于1955年和1962年将眼电图用于检测视网膜功能。EOG在临床上的应用价值远低于ERG，但近年来眼电图在临床上的应用越来越广泛深入，在一些特殊的病例，如卵黄状黄斑变性，EOG检测具有特殊的临床意义。

【测试原理】 眼球像一个弱电池，有一个约6mV电位差的静息电位通过它，这个静息电位由视网膜色素上皮产生。眼球角膜相对眼底呈阳性，眼底呈阴性，所以眼的恒定极性是光感受器的终末部分呈阴性而基底部分呈阳性。当电极放于角膜和眼底时，可以发现最大的电位差。眼的静息电位在眼球周围形成一个大的电场，中心位于光轴处。通过间接的方法测定此电位，此方法即为EOG，它主要反映视网膜色素上皮功能，也含有神经上皮的功能。

其基本原理是通过眼球随注视灯做左右水平转动，从安置于眼的内外眦部的电极中记录静息电位的变化（即电位差）。当将记录到的几次电位差进行平均后，可以得到该时刻（一般以分表示时间）的静息电位值。假如两个电极放置于内眦和外眦稍低处，可能会产生下列情况：①当受试者向前直看时两个电极的电位相等，不存在电位差；②当眼睛向内或外转动时产生电位差。假如受试者将右眼转向右侧，颞侧的电极出现阳性而

鼻侧的电极出现阴性。假如受试者将右眼转向左侧则产生相反的结果。最接近于角膜处出现阳性电位而另一侧保持阴性，因而建立了两个电极之间的电位差。放大器放大信号后在显示器上可显示这个电位差，并可通过打印机记录下来，构成EOG。静息电位在暗适应和明适应不同的情况下是有变动的，一般在暗适应中会逐渐降低，而随着明适应又会慢慢增加，因而EOG需测量暗适应过程静息电位降低到的最小值（称为暗谷）和明适应过程上升到的最大值（称为光峰）。

【记录方法】

（1）基本技术：EOG检查应使用带局部光源的全视野球，水平注视点夹角为30°。电极使用非极性物质，如氯化银或金盘皮肤电极。电极电阻小于10kΩ。放置皮肤电极前用乙醇或导电膏清除皮肤上的油性物质，电极用后要清洗。光源要求白色，光的亮度用光度计在眼球位置平面测量。使用交流电放大器时低频截止在0.1Hz或更低，高频截止在10Hz或更高（但要低于50Hz或60Hz）。放大器应和受检者隔开。记录信号时，监视器显示原始波形，以判断信号的稳定性。

（2）检查前准备：可在散瞳或不散瞳情况下进行检查，散瞳状态应使用不同亮度。将两个皮肤电极安放近内外眦部，不使用过大的电极，以避免其影响和皮肤的接触。接地电极置于前额正中或其他不带电的位置。向受检者讲授检查过程，嘱咐其跟随两个固视点光的交替变换往返扫视。变换频率为0.2～0.5Hz（每1～2.5秒改变运动方向）。对于少数不能坚持的受检者，扫视可放慢

到每分钟一次,每分钟测定一次电位的谷值和峰值。

（3）检查步骤：受检者开始暗阶段检测前,先在普通室光适应至少15min,预适应光应保持在 35 ～ 70cd/m² 。检查前 30min 应避免异常亮光照射,如阳光、检眼镜或荧光血管造影等。测量暗谷电位时,需关闭室灯,在黑暗中记录 15min EOG 值,最小的电位值为暗谷,常发生在 11 ～ 12min 。在光峰测量前 5min,应当建立一个基线,要求暗适应至少 40min,并保证它的稳定性。打开刺激光并记录 EOG,直到出现光峰、信号振幅开始下降。如果光峰不出现,记录应持续 20min,以免丢失出现延迟明适应的光峰。背景光照明依瞳孔状态不同而异：散瞳状态时,刺激光强固定在 50 ～ 100cd/m² 范围内；不散瞳状态时,刺激光强固定在 400 ～ 600cd/m² 范围内。

（4）测量

1）扫描振幅：测量 EOG 振幅波时,要识别过度注视引起过大的信号伪迹和使用交流电引起衰减的信号伪迹。建议取稳定值。

2）光峰／暗谷比（Arden 比）：测量明适应阶段的最高值（光峰）与暗适应阶段的最低值（暗谷）的比值,对于常发生的无规律变化值,通过对曲线进行"平滑"处理,确定真正的谷值和峰值。

3）光峰／暗基线比：取暗适应过程中稳定基线的平均值为暗基线值,光峰测定同上。

4）光峰潜伏期。

5）暗谷或暗基线的振幅。

（5）EOG 的报告和正常值 EOG 的报告应标明记录技术,即有瞳孔大小、刺激光的强度、预适应和暗适应的条件、刺激的时间记录设备放大器等特性。Arden 比的正常值 > 1.8 。

【临床应用】

（1）中毒性视网膜病变：EOG 是测定次病变视网膜功能异常的客观指示。长期服用氯喹者 EOG 光峰显著降低。它可出现于视力受损和不可逆的病理代谢之前,亦较 ERG 早呈现异常。通常停药一段时间尚无改善。在慢性中毒期,EOG 类似视网膜色素变性的表现,因此,EOG 可作为氯喹长期治疗病例的眼症状控制指标。

（2）视网膜色素上皮病：在黄斑眼底,EOG 可有明显异常；而在播散性玻璃膜疣病中,若 EOG 正常,表示还剩余大面积有功能色素上皮。

（3）视网膜色素变性：EOG 持续时间曲线平坦,明、暗适应时差别很小,EOG 电位值的变动与视色素及暗适应紊乱有关,但与视力无关；EOG 异常可能出现在全色盲（夜盲）视野仅轻微受影响者及遗传性携带者。

（4）视网膜脱离：对屈光间质混浊者能判断视网膜情况。EOG 异常程度与脱离范围大小有关。此病经手术治愈后,EOG 常不能恢复正常,可能与手术创伤有关。EOG 基值在视网膜脱离合并脉络膜脱离眼呈降低改变,而与视网膜脱离的范围及眼压降低关系不大。

（5）视网膜血管疾病：在高血压、糖尿病等眼底病变,视网膜中央动脉或静脉阻塞、视网膜静脉周围炎等疾病,其持续时间曲线和暗适应后的变化比视网膜电图易于发现异常。

（6）脉络膜病变：EOG 的改变较为敏感,在复发性虹膜睫状体炎和口、眼、生殖器三联症中可见 EOG 异常。在一些严重的播散性脉络膜炎,EOG 熄灭；脉络膜脱离患者 EOG 可见明显改变,经治疗脱离复位 10 ～ 14d 后,可恢复正常。

第二节　视网膜电图

视网膜电图（electroretinogram,ERG）是视网膜受到光刺激后从角膜记录到的一组视网膜电位变化。经过 100 多年的研究,人们对 ERG 的认识已较为深刻,不仅对 ERG 的各波特性及起源有了深入的了解,并且对 ERG 测定的标准化方法及临床应用日臻完善,至目前,ERG 仍是眼的电生理中最有代表性的部分。

【ERG 分类】

1. 按刺激方式分类

（1）闪光 ERG：如果闪光频率较慢或单次闪光,每一个闪光刺激可以诱发一个完整的 ERG 波形,前后彼此不相融合,是一种瞬态反应；如果闪光频率大（15 ～ 30Hz）,每一个闪光刺激的反应波形前后融合,此时难以分开单个波形,反应波形呈正弦波样,这是一种稳态反应。

（2）图形 ERG：用棋盘方格或光栅翻转等模式图形刺激所产生的 ERG。

2. 根据适应状态分类

（1）暗适应 ERG：检查前至少有 20min 的暗适应时间，检查时不提供明适应光，可反映视杆细胞的活动。

（2）明适应 ERG：检查前需 10min 左右明适应，并在检查时提供明适应背景光。明适应的目的是抑制视杆细胞活动，此时用大于明适应的闪光刺激所引起的反应主要来自视锥细胞。常用白色光作为适应光。

3. 根据刺激范围分类

（1）全视野 ERG：应用一个弧形球（或称为 Ganzfeld 闪光刺激球）发出闪光，通过散大的瞳孔进入眼内，诱发出整个视网膜的总和反应。

（2）局部 ERG：在明视的情况下，用局部光刺激黄斑部，以检测黄斑部功能，但由于此方法需要叠加几百次较强的闪光刺激反应，而且记录到的反应极小，临床应用少。

（3）多焦 ERG：在明视情况下，通过由 m-序列控制的闪光，刺激视网膜后极部 20°～30° 视野范围内多个六边形区域，从角膜接触镜电极记录到总和电反应，经数学处理，获取每个视网膜六边形的反应，构成视网膜功能的地形图，为临床判断视网膜病变的部位及功能损伤程度提供有效客观依据。

4. 根据闪光刺激颜色分类

（1）白光 ERG：视锥视杆细胞混合反应。

（2）红光 ERG：对视锥细胞敏感。

（3）蓝光 ERG：对视杆细胞敏感。

【闪光 ERG】

1. 主要成分及起源　动物实验证实，PERG（图形视网膜电图）起源于视网膜神经细胞，能够客观地评价视网膜节细胞，发现处于亚临床状态的青光眼，有利于早期青光眼的检查。

2. 基本技术　闪光 ERG 刺激器用全视野刺激球（Ganzfeld），以产生光漫射，达到视网膜均匀照光。记录电极使用角膜接触镜电极，参考电极可安在角膜接触镜的框内，也可以用皮肤电极，置于额中或靠近眶缘。地电极用皮肤电极，置于额部或耳部，并接地。记录选用的标准刺激光强度为在全视野凹面上产生 1.5～3.0cd/（s·m²）

的亮度，在一定时间内应对背景光和刺激光做检测。明适应的背景照明要求在全视野内产生至少 17～34cd/（s·m²）的照明度，放大器和前置放大器的通频带范围为 0.3～300Hz。前置放大器输入阻抗至少为 1MΩ。放大器导线必须与患者保持一定距离。采用示波器或计算机辅助系统显示器。

3. 检查前准备　检查前充分散大瞳孔，瞳孔应散大到直径为 8mm，然后暗适应至少 20min 后，在暗红光下放置 ERG 电极。嘱咐患者向前注视指示灯，保持眼稳定。

4. 记录

（1）视杆细胞反应（暗视 ERG）：刺激光低于白色标准闪光 2.5log 单位的弱白光，应相隔 2s，也可以用蓝光。

（2）最大反应（暗适应混合反应）：是视锥细胞和视杆细胞的复合反应。用白光的标准强度，闪光间隔应为 5s。

（3）振荡电位：对暗适应眼用白光标准闪光，两次刺激应相隔 15s。①视锥细胞反应（明视 ERG）：以 17～34cd/m² 的背景光抑制视杆细胞反应，明适应 10min；②闪烁反应：多次标准闪光刺激，频率为 30 次／秒。

5. 测量　各波的振幅和峰时值。①a 波和 b 波（图 11-2-1）：a 波振幅是从基线测到 a 波的波谷；b 波振幅是从 a 波的波谷测到 b 波的波峰。a、b 波的峰时值是从闪光刺激开始到波峰的时间。②OPs：OPs 振幅测量方法较多，较准确的测量是将 ERG 波形通过傅里叶变换进行频谱分析，根据 OPs 在频域的分布，采用滤波技术去掉 a 波和 b 波后再测量。

6. 临床应用

（1）熄灭型 ERG：即用各种光刺激强度记

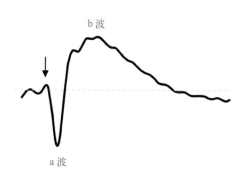

图 11-2-1　ERG 的 a 波和 b 波

录不到 a 波和 b 波振幅。见于以下几种情况：
① Leber 先天性黑矇；②视网膜发育不全；③视网膜色素变性（多数患者）；④全视网膜脱离；⑤药物中毒。

（2）ERG 的 a 波和 b 波下降：反映视网膜内层和外层均有损害，但严重程度未达到"熄灭型"。见于以下几种情况：①视网膜色素变性的某些类型；②玻璃体积血；③脉络膜视网膜炎；④全视网膜光凝后；⑤部分视网膜脱离；⑥铁锈症、铜锈症；⑦某些药物中毒，如吩噻嗪。

（3）ERG 的 b 波下降，a 波正常，提示视网膜内层功能障碍。见于以下几种情况：①先天性静止性夜盲症 1 型；②视网膜中央动脉阻塞，视网膜中央静脉阻塞；③青少年视网膜劈裂症。

（4）ERG 视锥细胞反应异常，视杆细胞反应正常。见于以下几种情况：①全色盲；②进行性视锥细胞营养不良。

（5）OPs 下降或消失，见于以下几种情况。①糖尿病视网膜病变；②先天性静止性夜盲症；③视网膜中央静脉阻塞的缺血型；④视网膜静脉周围炎；⑤视网膜中央动脉阻塞。

【图形 ERG】

1. 主要成分及起源　由光栅、棋盘格等图形翻转刺激，产生于后极部的小的综合生物电反应称图形 ERG。它主要由一个称 P_{50} 的正相波和发生在其后的称为 N_{95} 的负相波组成。图形 ERG 的起源与神经节细胞的活动密切相关。最大反应波，即 N_{95} 波起源于视网膜神经节细胞，因此，图形 ERG 可用于检测和监测各种原因导致的视网膜神经节细胞的功能异常。P_{50} 波由光感受器和视网膜细胞驱动，可敏感地反映黄斑的功能异常。同时，图形 ERG 还可反映视网膜光学通路、光感受器、双极细胞及视网膜神经节细胞的完整性。

2. 基本技术　图形 ERG 可因严重的屈光不正和屈光介质混浊而衰减，应注意优化刺激棋盘方格的光学质量。也正是由于这个原因，图形 ERG 不适合使用接触镜电极，它的角膜电极最好选用 DTL 电极、金箔电极，将电极置于下穹窿部，参考电极置于检测眼外眦部或颞部皮肤。刺激参数：取平均亮度 50cd/m^2，对比度 80%，空间频率 0.5～1 周／度或按要求改变，时间频率 4Hz，刺激野 10°～20°。行单眼记录，此电位极小，要叠加记录，叠加次数大于 100 次，以便减少噪声干扰和伪迹。

3. 检查前准备　记录图形 ERG 时瞳孔保持自然状态，进行屈光矫正，使其能看清刺激器。图形 ERG 从视网膜中心凹和中心凹旁引出，刺激图形如果在视网膜上聚焦好，引出的振幅就大。检查开始前，嘱受检者注意力要集中。

4. 记录　正常的图形 ERG 包括起始的一个小的负波，接着是一个较大的正波，然后是一个较大的负后电位。由于图形 ERG 的前面负波很小，测定较困难。P_{50} 波振幅高度的测量是从基线或从前面的负相波谷向上到波峰。N_{95} 波振幅高度可从基线或 P_{50} 波峰向下到波谷。各波潜伏期均从光刺激开始到各波的波峰或波谷的时间，称峰时间。稳态反应测量峰谷值，或用傅里叶变换测量功率。

5. 临床应用

（1）开角型青光眼的早期诊断：图形 ERG 的 N_{95} 波在青光眼的早期诊断中具有较高的敏感性和特异性，对于视功能异常和视网膜纤维神经层厚度的异常能够及时发现和检出，并可反映青光眼病情的进展程度，但应该注意年龄和屈光度的影响。

（2）黄斑病变：常有异常发现，但图形 ERG 用于黄斑部疾病检查的目的是评价黄斑部的功能，而不是诊断黄斑部疾病的具体类型。

（3）原发性视神经萎缩。

（4）帕金森病。

（5）弱视等。

第三节　多焦视网膜电图

多焦视网膜电图（multifocal electroretinography, mfERG）是近年来迅速发展起来的一项视觉电生理新技术，1992 年由 Sutter 等在 *VISION RESEARCH* 杂志报道。它是采用先进数字信号和电子计算机技术，同时分区刺激视网膜多个六边形区域，同时记录不同视网膜小区域的视网膜电反应，并将视网膜各部分的反应分离提取出来，构成三维立体地形图，从而可定量和直观地分析视网膜不同部位的功能状况，克服了原有的常规视网膜电图只能记录全视网膜的综合电反应而难以确定小的局部反应的缺陷，为临床了解局部性视网膜病变提供了更多有效信息。

【测试原理】mfERG 是应用伪随机二元 m- 序列环（m-sequence cycle）控制，对刺激野各小区交替、重叠进行闪光或图形翻转刺激，即几乎同时刺激各六边形，通过用单通道角膜电极记录混合反应信号，信号经差分放大器放大后输入计算机，再经过快速转换，得到 m- 序列与角膜电极记录到的信号间的相关函数，从而分离提取各刺激部位的波形。这些波形客观地反映视网膜各部位的功能。要获取不同小区域的视网膜电反应，必须通过以下 3 个主环节。

1. 刺激信号　首先需要由阴极射线示波器（CRT）或其他显示器产生多部位的刺激图形，一般均选用六边形，六边形的数量可以按需要设定为 61 个、103 个或 241 个等。六边形的大小分布按视网膜的视锥细胞和视杆细胞分布的密度而定。然而，这些六边形需对相对应的视网膜区域进行视觉刺激，每个六边形区的刺激过程都按相同规律进行光刺激（亮）和无光刺激（暗），这个规律即为二元 m- 序列环（binary m-sequence cycle），每一个 m- 序列及其周期性的移位可将单个六边形刺激产生的反应从总反应中分离出来。虽然在我们的感觉中，似乎每一个六边形同时开始明暗的闪烁，但实际上每个六边形在选取环的起始点的时间并不相同，各个六边形循环刺激的起始位点均间隔一定时间（或称通道延迟时间），这一点为以后分离出各六边形的反应是必需的。例如，用 61 个六边形作为刺激，当第 1 个六边形选取了循环刺激的一个开始点，则第 2 个六边形刺激循环的开始点必须较第 1 个六边形开始点时间延迟一个间隔，第 3 个六边形循环刺激开始点又较第 2 个延迟相同的一个间隔时间等，以此类推直至第 61 个六边形刺激循环开始点的选定。每个六边形均按相同的 m- 序列控制作闪烁序列刺激，并进行循环，直至设定的时间。同时在各个六边形进行刺激时，必须保持在任何时刻刺激野有近 50% 的六边形是亮的，有近 50% 的六边形是暗的。

2. mfERG 的数据采集　要获取每个六边形的

反应，第 2 步需完成数据采集，它由以下 3 个组成部分来完成。

（1）电极：作用电极最好应用与角膜接触的电极，如 Burian-Allen 双极电极和 JET 电极，这类电极接触好、固定牢、噪声小。Burian-Allen 双极电极的正极为角膜接触镜电极，参考电极通过开睑器与眼睑结膜相接触；JET 电极的单极角膜接触镜电极为正极电极，参考电极为皮肤电极，置于受检眼的外眦部。一次性的 DTL 纤维电极也被应用，它对眼的刺激很小，甚至可在无表面麻醉下放置。地电极通常是采用皮肤电极贴敷于记录侧的耳垂或前额上。mfERG 中的电极可将多个部位同时受刺激后产生的电反应通过一个电极的通道输入前置放大器。

（2）放大器：由前置放大器直接连接到放大器。ERG 的信号比较弱，故需较高的增益，通常应用在 10 万～ 20 万倍。除了需具备高共模抑制外，还要求放大器自身噪声很小，一般共模抑制比 ≥ 110dB，噪声水平应低于 $4\mu V$。放大器可以根据检查的要求设置通频带，同时为了安全，接地采用光电隔离。

（3）采集卡：在产生光刺激信号的同时对已放大的反应信号进行采样，并按时间过程将采集到的数据储存在计算机中。在 mfERG 中采样的频率（采样间隔时间的倒数）一般为 1000 ～ 1200Hz，总的采样时间（采样间隔时间 × 采样次数）一般为 200 ～ 250ms。

3. 信号处理　经电极和采集卡获取的是一个电极的通道输出电反应，根据 m- 序列与反应环的相关函数关系，经过快速 m- 变换法（fast m-transform，FMT）可从同一记录反应中分离出各小刺激区域对应的视觉反应。如果再将 FMT 转换成快速 Walsh 变换（fast Walsh transform，FWT），则计算的方法更快速。

【记录方法】

1. 基本技术　包括刺激器、刺激参数的选择、记录设备、测试条件和结果报告等。刺激器是 mfERG 记录系统的关键部分，采用高质量的刺激屏和显示在荧光屏上的专用刺激图像。刺激屏需要采用 21in（1in ＝ 2.54cm）以上的 CRT，并要求有高分辨率和短余辉的特性，屏幕上的刺激单元（如六边形）的亮度在亮的状态下应为

$100 \sim 200\mathrm{cd/m^2}$，在暗的状态下应 $< 1\mathrm{cd/m^2}$，每个六边形的亮和暗对比度 $\geqslant 90\%$。刺激野的平均亮度为 $50 \sim 100\mathrm{cd/m^2}$，在刺激野以外的 CRT 背景亮度应等于刺激野的平均亮度，且需要定期对屏幕的亮度进行校正。

2. 刺激参数 mfERG 刺激图像的最基本组成是刺激斑，它的形状有条栅、三角形、四边形和六边形。因为在以黄斑区为中心的刺激布阵中，以六边形的排列最紧凑、方向性最好，有利于计算和分析，所以刺激图形基本上选择六边形。每个刺激斑以明暗两种形式出现，其亮度水平由计算机控制，能独立产生电响应的刺激，在面积相似的刺激野中，刺激斑的总数越多，刺激响应的分辨率也越高。刺激斑的亮度及对比度影响 mfERG 的成分和振幅的大小。根据响应细胞成分的不同，可选择不同的刺激斑颜色，如明/暗改变的刺激斑用于记录视锥细胞和视杆细胞的混合响应；黑/红交替出现的刺激斑用于突出视锥细胞响应的成分；黑/蓝或绿/红交替出现的刺激斑也可用于分离视网膜的视锥细胞和视杆细胞的响应。刺激野可被编排成 1 个、7 个、19 个、37 个、61 个、103 个或 241 个六边形，临床上常用 61 个、103 个和 241 个六边形。按人的视锥细胞分布密度选用中心小周边大的六边形，面积之比大约为 1：4。闪烁序列在商品化的 mfERG 仪器上已有默认的序列，除有特殊要求外不必改动。刺激野的大小是通过调节受检者与视屏的距离获得的。21in 的 CRT 可获得以黄斑中心凹为中心 $20° \sim 30°$ 范围的刺激野。不同亮度的背景光影响视网膜暗适应水平，大于 $30\mathrm{cd/m^2}$ 的亮度可抑制视杆细胞的活动；红色的背景具有抑制视锥细胞的作用；黑色的背景将得到最大的对比度。固视视标应尽量少覆盖中央的刺激六边形，以免降低中央区域的反应波形。放大器的增益设置为 10 万或 20 万，常用带宽为 $3 \sim 300\mathrm{Hz}$ 或 $10 \sim 300\mathrm{Hz}$。因仪器不同和采用的 m-序列长度不同，选取测定时间也有变动。

3. 检查前准备 应充分散大患者瞳孔，如果测试者预先接触强光照射，则需在普通室中光适应 15min，然后局部麻醉，安接触镜电极、参考电极和地电极，角膜电极安放后，不允许再测量电极电阻。输入患者的相关资料，核实选定的参数。

安置患者坐在舒适的体位，通过屈光矫正达到观察刺激图形最清晰的状态，并注视观察的注视目标，告知测试者在测试期间需保持良好注视。

4. mfERG 记录结果和报告

（1）波描记阵列图：是显示不同视网膜区域的电反应曲线图，这是最基本的测试结果和原始一阶函数核的显示。每个波的命名和测试方式如下所述。反应第一个向下的负波称 N_1 波，紧接着一个向上的正波称 P_1 波，之后又是一个向下的负波 N_2 波和一个向上的正波 P_2 波。一般临床统计均选取 P_1 波和 N_1 波，N_1 波的振幅为从基线至波谷幅值（nV），P_1 波的振幅为从 N_1 波的波谷至 P_1 波的波峰值（nV）。但由于六边形的面积不均等，各个六边形的振幅无直接可比性，因而采用振幅密度的表示法（六边形波振幅/六边形面积，单位为 $\mathrm{nV/deg^2}$）。N_1 波的潜伏期为从刺激开始至波谷的时间（ms），P_1 波的潜伏期为从刺激开始至 P_1 波的波峰的时间（ms）。

（2）二维和三维图（2D 和 3D 图）：可以用振幅密度显示的伪彩色二维和三维地形图或用灰度表示的二维和三维地形图，彩色图更直观，更容易理解。在彩色地形图中，当选择的颜色标度为红绿蓝时，色越蓝表示反应密度越低，色越红或越白则表示反应密度越高。正常三维图呈山峰样，中心凹为最高尖峰位呈白色，黄斑区可见尖峰逐渐下降，色彩由白变红变黄，黄斑区外至周边区呈较平坦的平面，颜色由绿变蓝。视网膜病变时，病变区与正常相对应区的颜色相比会发生改变，严重视网膜受损区的彩色甚至会变黑。虽然三维地形图对病变类型的总体印象是有用的，但仅从地形图去分析病变会存在较大风险，因为：①地形图的形状随选定标尺量的不同而变化。例如，如果选择标尺的最大值为 $100\mathrm{nV/deg^2}$ 时，可以看到很好的尖峰图形，但如果取最大值为 $200\mathrm{nV/deg^2}$ 时，可能见不到山峰而是稍高一点的突起，令人误解，除非所有受试者的刺激参数和参考数据全部一致，则三维图在人群中才有可比性。②在三维图中有些无关的成分（如噪声）会掺杂其中，甚至可能被增强，干扰实际结果。因此，三维图不能单独用于显示 mfERG 数据，必须伴有相应的波描记阵列图。

（3）组平均图：为了解测试视网膜不同范围

的电反应，可以进行划组处理，以进行比较。划组后可获取每个组的总和反应波及相关值（如总和反应的 P_1 波和 N_1 波的幅值、潜伏期及平均反应密度值）。从中心向外的同心环是最常用的一种分组方法，也可以按 4 个象限分组，或按眼底病灶区分组等。

【临床应用】 传统的全视野视网膜电图（ERG）对发现黄斑病变较不敏感，难以判别局部病变，且局部视网膜电图信噪比变异较大、检测范围较局限，而局部视网膜电图可提高检测的敏感度，但多数只能测定黄斑区 100°范围内的改变，因此都存在一定的局限性。而 mfERG 能在相对较短的时间内测量整个测视野中许多细小部位的 ERG，从而敏锐地检测到眼底局部细微的病变，在黄斑病变的早期诊断、疗效评价中有很大的优越性。

1. 视网膜色素变性 本病为遗传性疾病，常规 ERG 即可对该疾病进行诊断，尤其在眼底尚未出现改变时，ERG 已为异常，呈降低或平坦型，患者的视野呈向心性缩小，但还可以残剩部分中心视力，mfERG 的主要改变显示黄斑外 3～6 环反应平坦，而中心凹及 2 环还可以出现降低反应，并与视野有一致的变化。

2. 视网膜脱离 mfERG 可同时检测脱离和在位视网膜的电生理反应，对视功能进行定量定位测定，并分别进行分析。视网膜脱离患者 mfERG

P_1 波和 N_1 波明显降低，潜伏期较正常延迟，振幅密度较正常也明显降低，当视网膜复位术后，相应区的反应逐渐恢复，且多与视力相关。

3. 糖尿病视网膜病变 mfERG 用来评估糖尿病患者的视网膜功能，在眼底未出现糖尿病视网膜病变的患者中，mfERG 已经出现异常反应。且发现潜伏期比振幅的改变更敏感，P_1 波的潜伏期是检测视网膜局部功能异常的敏感指标。糖尿病视网膜病变黄斑水肿的中心凹厚度与 mfERG 的反应密度呈负相关，与潜伏期呈正相关。玻璃体视网膜手术可以解除黄斑牵引，消除水肿，改善视力，但 mfERG 的恢复则需较长时间。

4. 黄斑裂孔 黄斑裂孔患者的中心凹和中心凹旁 mfERG 反应密度显著降低，典型的三维图呈中央尖峰消失，为明显降低的凹陷，并伴黄斑区反应的降低。目前多数黄斑裂孔可以通过玻璃体视网膜的手术（包括内界膜的剥离）封闭裂孔，mfERC 则随着裂孔的闭合而逐渐恢复，中心凹峰逐渐增高。

5. 老年性黄斑变性（AMD） mfERG 的改变取决于 AMD 的严重程度，早期中心凹 P_1 振幅减小，N_1 潜伏期延迟，相比干性 AMD，湿性 AMD 的 mfERG 振幅减小和潜伏期延迟更明显，相应病变区部位的振幅明显下降，中央高峰缺如或明显降低。3D 图呈近平坦的高低不平的不规则变化。

第四节 视觉诱发电位

视觉诱发电位（VEP）是视网膜受闪光或图形刺激后，在枕叶视皮质记录到的一簇电活动，反映视觉信息从视网膜到大脑皮质视觉中枢信号的传递过程，提供了整个视通路的功能测试。自发性脑电、各种伪迹和干扰等统称为背景电活动。由于 VEP 的振幅较小，一般为 5～10μV，用单次光刺激方法很难将所需的信号与背景底噪声区分开。在记录中采用多次叠加的记录方法，即在反复给予同样刺激的过程中，使与刺激有固定时间关系的电位活动相对地逐渐增大；而与刺激无固定关系的背景电活动在多次平均的过程中相互消减，逐渐变小，这样 VEP 在背景活动中就显现出来。1934 年，Adrian 等首先证明利用有规律的

重复闪光刺激可记录到视皮质的电反应。在临床上，VEP 主要应用于确定不能解释的视功能损伤的患者，从视网膜到视皮质任何部位的神经纤维病变都可以产生异常的 VEP，是一项非特异检查。图形刺激多数使用电视屏幕显示黑白方格翻转，视皮质对图形的轮廓和轮廓的改变是非常敏感的，但这种刺激仅适合屈光间质透明者。当有屈光间质混浊和视力极差时，应用闪光刺激。

【记录方法】

1. 基本技术

（1）电极：可用银 - 氯化银电极或 EEG 电极。电极安放位置的原则是根据国际脑电图 10-20 系统的规定。如用单通道测定，则记录电极放在枕

骨粗隆上方 2.5cm 处的 Oz 位，参考电极置 Fz、耳垂或乳突处，地电极置 Cz 或另一耳垂处。如用双通道或多通道测定，记录电极置 O_1 和 O_2 或检查所需相应部位，参考电极和地电极同单通道。视交叉前用单通道记录，视交叉和视交叉后的病变多数通过多通道的记录可发现病变的部位。

（2）刺激方式

1）图形刺激：临床常规使用瞬态翻转图形 VEP，图形翻转频率低于 2 次 / 秒。方格翻转刺激，分析时间 250ms，也可用 500ms，叠加次数 100 ~ 200 次，刺激野 > 20°，方格为 50'（根据需要可改变大小），对比度 > 70%，平均亮度接近 30cd/m²，翻转间隔时间 0.5s。

2）闪光刺激：用全视野刺激，闪光亮度为 5cd/（s•m²）（如屈光间质明显混浊，可提高亮度达 50cd/（s•m²），明适应光的亮度为 3cd/（s•m²）[有屈光间质混浊可增大到 30cd/（s•m²）]）。记录瞬态反应所需单次闪光间隔时间为 1s。闪光刺激用于屈光间质混浊的患者，常选用大于 7.5Hz 的稳态闪光刺激。

2. 检查前准备　瞳孔保持自然状态，不必散瞳，安置电极处的皮肤进行酒精消毒，安置电极后测试电阻，要求电阻 < 10Ω。在图形刺激时，要求受检者矫正视力，正视视屏中心点，做 100 次以上的反应叠加和平均。

3. 正常波形　图形 VEP 和闪光 VEP 对各波的命名相似，正向波以 P 命名；负向波以 N 命名。潜伏期即从刺激开始到反应波峰的时间，振幅即峰谷电位高度。图形 VEP 由 3 个主波组成，依据每个波的潜伏期分别命名为 N_{75}、P_{100}、N_{135}，也就是说 N_{75} 和 N_{135} 负向波分别在 75ms 和 135ms 左右出现，P_{100} 为出现于 100ms 左右的正向波。临床上主要研究 P_{100} 波的潜伏期和振幅（图 11-4-1）。闪光视觉诱发电位是由一系列正波和负波组成的复合波，开始于 30ms 左右，结束于 200ms 左右，按照波形出现的顺序分别称为 N_1、P_1、N_2、P_2、N_3、P_3、N_4，最常见的成分为约出现在 90ms 和 120ms 处的 N_2 和 P_2。

4. 影响因素　正常闪光 VEP 受诸多因素影响，如预适应情况、刺激野、刺激时间频率等。当刺激野、刺激时间频率增大时，反应的振幅也加大。图形 VEP 的潜伏期较稳定，而振幅易受许多

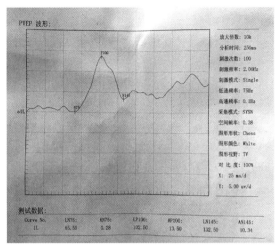

图 11-4-1　图形 VEP 曲线

因素影响，当刺激的空间频率（方格大小）变小时，绝对期潜伏期延长，振幅降低；当刺激的平均亮度和对比度增加时，潜伏期缩短，振幅升高，但增加到一定量时，VEP 不再变化；翻转时间频率逐渐加大时，VEP 波形也逐渐形成近似正弦曲线的连续波，达 7.5Hz 时，基本上已形成稳态 VEP。

【临床应用】

1. 协助判断视神经、视路疾患。VEP 表示视网膜第三神经元，即节细胞传递的信息，因此对于累及节细胞的一些疾患，VEP 有特殊意义。常表现为 P_{100} 波潜伏期延长、振幅下降。如视神经炎患者急性期 VEP 可能消失，有些病例，视力虽恢复正常，但图形 VEP 仍可能出现显著延迟现象。在继发于脱髓鞘疾患的视神经炎时，P_{100} 波振幅常正常而潜伏期延长。

2. 鉴别伪盲。主观视力下降而 VEP 正常，提示非器质性损害。

3. 监测弱视治疗疗效。

4. 在合并皮质盲的神经系统病变的婴幼儿，如果 VEP 正常，提示较好的视力预后。

5. 判断婴儿和无语言儿童的视力。

6. 对屈光间质混浊患者预测手术后视功能。

7. 在视交叉部的神经外科手术中使用 VEP 监测，VEP 振幅下降提示视路系统受到手术干扰。

8. 通过多通道左右部位记录到不对称 VEP，可判断白化病视通道神经纤维的异常投射。

9. 黄斑疾病，如中心性浆液性脉络膜视网膜病变患者及黄斑变性病者，其 VEP 均为异常。

第五节　多焦视觉诱发电位

多焦视觉诱发电位（multifocal visual evoked potential，mfVEP），也称为多刺激野 VEP，它采用 m- 序列控制刺激图形的翻转，同时分别刺激视网膜多个不同部位，刺激的大小随离心度的增加而增大，用一个或多个通道常规电极记录多个不同部位的混合反应信号。再用计算机做快速 Walsh 变换，把各对应部位的波形分别提取出来，从而可以对视野范围内不同部位的局部 VEP 进行定量检测。与传统的 VEP 相比，mfVEP 具有更佳的空间定位能力，同时，相对于主观视野检查，没有学习曲线，更容易让患者接受，是当代视觉电生理的一大进展。

【记录方法】

1. **基本技术**

（1）电极：常用的记录电极为银 - 氯化银盘状或针形皮肤电极，可采用单极、双极、单通道、多通道记录。理论上，活动电极记录的是神经元信号，而参考电极记录的是除神经元信号外的所有其他信号。单极导联指的是一个活动电极放置在皮质区，而参考电极放置在非皮质区；双极导联指的是两个电极都放置在神经元活动的皮质区。记录仪的通道越多，一次同时输入的信息量就越多，多通道记录可同时记录多个解剖位置或不同源的信号。临床上常见的 mfVEP 电极记录方式有以下几种。

1）枕部单通道单极记录法：按照国际 10-20 系统把作用电极安放在枕部的 Oz 位，参考电极安放在额部的 Fz 位，地电极安放在耳垂。

2）枕部单通道双极记录法：枕部的两电极选择安放在枕骨粗隆及其上下方的位置，两电极距离在 4cm 左右。一般下方电极接放大器负端，地电极接前额。

3）枕部多通道双极记录法。① Klistorner 方法。在枕骨粗隆的上下左右各放置 1 个电极，左右电极到枕骨粗隆的距离都是 4cm，上下两电极到枕骨粗隆的距离分别为 3cm、4.5cm，下方及左侧电极接放大器的负端，地电极接前额；用这 4 个电极组成 4 个通道的双极记录。② Hood 法。下方电极安放在枕骨粗隆上，上方电极离枕骨粗隆上

方 4cm，左右电极位于枕骨粗隆上方 1cm 处，左右电极距中线的距离仍为 4cm，下方及左侧电极接放大器的负端，地电极接前额；用这 4 个电极组成 4 个通道的双极记录。

（2）刺激方式：把刺激的图像放在刺激野的中心。为了减少环境的干扰，最好在一间有屏蔽的暗室里检测。一般采用图形刺激，常见的有 3 种不同的多焦刺激方式：阴极射线管（CRT）刺激系统、数字多聚硅投射系统和激光扫描检眼镜。临床上最常用 21in 以上的 CRT 刺激系统，即刺激图形在一 21in 以上的 CRT 屏幕上产生。在 mfVEP 记录中应用最多、最适合的刺激图形是飞镖盘。除了中心 4 个刺激单元为扇形外，飞镖盘中的刺激单元为呈放射状围绕图案中心分布的四边形，刺激单元的面积随离心度增加而增加，以补偿离心度不同的视野在皮质放大率的不同，使得在所有离心度上，每个刺激单元所刺激的初级视皮质的面积基本相等。因而每个刺激单元所诱发的诱发电位信号具有相近的幅度，视野中心与周边的反应振幅和信噪比差异减少。一般每个刺激单元内有 16 个方格，8 黑 8 白。图形刺激阵列常用的为 61 个刺激单元图。m- 序列的长度为 $2^n - 1$（n 可为 14、15、16），相对应的刺激时间为 4min、8min、16min；n 一般取 15，即 1 个刺激序列时长约 8min。速率等于显示器的帧频，CRT 选用的频率为 60Hz、67Hz、75Hz、80Hz，一般为 67Hz 或 75Hz。mfVEP 刺激图形的亮度：通常白色小块的亮度在 120 ～ 200cd/m² 的范围取值，黑色小块的亮度比白色小块的亮度小 4cd/m²，平均亮度为 60 ～ 70cd/m²，对比度大于 90%，刺激野的半径为 20° ～ 27°，当刺激野的半径较小时，可将鼻侧刺激野做适当延伸，因为青光眼常损害鼻侧视野。放大器增益 10 万～ 20 万倍，通频带 3 ～ 300Hz。

2. **检查前准备**　剪去电极安放位置处的头发，并用专用清洁剂清洁电极安放位处的皮肤；受检者应保持自然瞳孔，矫正屈光不正；单眼注视刺激视野中心的注视点或注视环，也可为双眼注视，尽量避免不必要的眼动或眨眼。具有红外线眼位

监测系统的电生理仪可确保良好的固视，减少记录误差。

3. 正常波形 mfVEP 的检查结果有 4 种表示形式 ①显示各局部反应的波描记阵列图；②显示各局部反应波的数值图；③显示不同区域的总和反应密度曲线图；④显示振幅反应密度的三维图。正常人的 mfVEP 上、下视野的 mfVEP 波形极性相反，上半视野的主波方向朝上，下半视野的主波方向朝下；下半视野的潜伏期稍短，振幅反应密度稍高。正常 mfVEP 的 P_1 波和 N_2 振幅密度在视野中央最大，并随离心度的增加迅速减小。在三维地形图（又称三维标量图、三维图或 3D 图）上表现为一明显的高峰（图 11-5-1）；正常 mfVEP 的 P_1 波和 N_2 潜伏期在视野中央最小，随着离心度的增加面逐渐延长，但变化幅度小于振幅密度的变化。研究发现 mfVEP 的潜伏期与性别和年龄之间存在一定的关系，与眼无关。

4. 影响因素 mfVEP 的测试结果受到很多因素的影响，在进行 mfVEP 检测时应引起注意。如刺激图形的清晰度、亮度和对比度等；电极是否接触良好，电极的摆放位置；患者精神状况和体位，

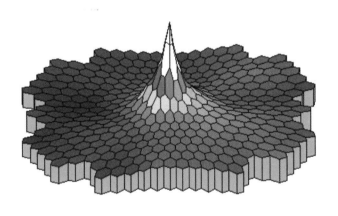

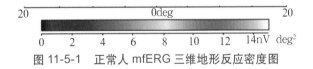

图 11-5-1 正常人 mfERG 三维地形反应密度图

固视是否良好，是否佩戴金属物；同时还存在个体差异。

【临床应用】

1. 客观视野检查 mfVEP 可同时记录位于不同视野部位的局部诱发电位，可以反映不同视野部位的视网膜神经节细胞的功能，和视野暗点间有很好的相关性，可提供直观的视野地形图对病变的视野缺损进行地形分析。mfVEP 进行视野检查可以去除主观因素的影响，避免了受试者精神因素、生理病理因素的影响。mfVEP 不需要学习曲线，且 mfVEP 检查的可重复性好，可用于客观视野的随访，监测病情的变化。

2. 青光眼 视野检查目前是评价青光眼视功能损害的主要检测手段，被称为检测青光眼损害的金指标。但视野检查属于主观的心理物理学检查，受多种因素的影响。而且很多病例在出现青光眼明显视野损害前，就已有 25% ～ 50% 的神经纤维的丢失。mfVEP 因可反映不同视野部位的视网膜神经节细胞的功能，比较客观地反映青光眼患者的不同视野区域的视功能损害情况，在青光眼的检测中具有独特的优势，可为青光眼的早期发现、检测其病情进展提供客观视野检测手段。

3. 视路病变 视野不同区域的视觉神经纤维有特定的走行路径，因此不同视路病变具有特定的视野损害的特征，相对于其他视觉电生理学检查，mfVEP 更具有优势。例如，可以随访单侧视神经炎后局部视神经的恢复，对观察治疗的效果和研究视力急性丧失及随后恢复的机制很有帮助。

4. 弱视 弱视的视功能如视力、对比敏感度等，在黄斑区的降低比在黄斑外要大得多。mfVEP 可以观察到弱视眼的诱发电位在视野各部位的损害情况，可为弱视眼视功能障碍的分布提供客观依据。

（谢 青 张仁俊 张小花）

第12章　眼底特殊检查

第一节　共焦激光扫描检眼镜

共焦激光扫描检眼镜（confocal scanning laser ophthalmoscope，CSLO）是一种多功能眼底图像分析系统，能以3D的模式呈现眼底视网膜的图像。

【原理】激光扫描检眼镜（SLO）以一定波长的激光为光源，对视网膜表面进行多层面的连续扫描，只有聚焦在同一层面的反射光线才能被探测器接收，在SLO光路中设置一可变共焦点的装置，随着共焦点的位置改变而获得不同层面的眼底反射光，将所获得的信号经计算机排列分析并重建为三维结构图像。

【设备】眼底工作台、激光扫描激发系统、反射光线接收装置、计算机分析处理系统。

【工作原理】光线可以穿过组织主要是依靠其固有的波长，因此想获得视网膜不同层次的解剖结构和病理特点的眼底成像时，可使用不同波长的光线。长波长的光线如红外光，可以穿透更深层的组织，因此可以加强深部视网膜和脉络膜的成像；反之，如果使用短波长光如绿光，可以观察到表浅视网膜的结构，如视网膜神经纤维层（RNFL）和视网膜血管网。目前，可以进行共焦激光扫描检眼镜检查成像的设备主要有两个：①基于海德堡视网膜血管成像（Heidelberg retina angiography，HRA）-2的MultiColor成像系统，可以提供CSLO的红外光反射（820nm）、绿光反射（515nm）和蓝光反射（488nm）。②EasyScan系统（i-Optics，the Netherlands），这个设备使用的是绿光（532nm）和红外光（785nm），可以呈现视网膜和脉络膜两个层次的成像及电脑合成的伪彩眼底成像，还可提供采集过程中视网膜的动态影像。这些均可在免散瞳的情况下进行，甚至最小到2mm的瞳孔都可以得到清晰的视网膜成像。

【临床应用】

1. 正常眼底的共焦激光扫描检眼镜成像　以EasyScan系统为例，共焦激光扫描检眼镜成像可以获得视网膜45°×45°的扫描区域，与传统彩色眼底相机成像相比，可以提供视网膜（绿光）、脉络膜（红外光）两个层次的眼底成像及合成的伪彩成像。从正常人的共焦激光扫描检眼镜成像可看到，整体视网膜血管的对比度优于传统眼底彩像，尤其是微血管的末端成像较清晰。

2. 视网膜病变的筛查、诊断　共焦激光扫描检眼镜可用于糖尿病视网膜病变、黄斑变性、视网膜脱离、视网膜变性疾病等的筛查、诊断。对于早期糖尿病视网膜病变（diabetic retinopathy，DR），共焦激光扫描检眼镜成像与普通眼底彩照相比，检出敏感度高，特异度好，能够明显提高DR筛查及诊断效率。超广角激光扫描检眼镜能获得后极部至周边部200°超分辨率的眼底照片，所以有助于视网膜周边病变的筛查与诊断。

另外，共焦激光扫描检眼镜成像对于视网膜血管细节描述具有一定优势，可以显示微血管改变，如小动脉瘤、小静脉闭塞等。

第二节　激光扫描偏振仪检查

【原理】激光扫描偏振仪由激光扫描检眼镜、偏振调制器、偏振测试系统和偏振补偿器组成。激光扫描偏振仪测量 RNFL 厚度的原理是基于 RNFL 所具有的双折射性质——视网膜神经节细胞轴突微管的平行排列使得 RNFL 成为一双折射介质。激光扫描偏振仪（SLP）用共焦激光扫描检眼镜、综合偏振光仪通过辅助光两次穿过 RNFL 的双折射形成的偏振光来定量评价 RNFL 延迟量。双折射中慢光轴和 RNFL 束排列方向一致，其延迟和它的厚度成正比。SLP 系统采用近红外二极管偏振激光（波长为 780nm）作光源，通过眼的屈光间质，聚焦于视盘周围的视网膜某一位点上，穿过具有双折射特性的 RNFL，一部分光速率被改变，从而产生偏振光的延迟，偏振光反射经偏振调制器检测并进行分析，存储于电子计算机中。由于平行排列的 RNFL 轴索内包含的微管直径小于偏振光的波长，能够改变偏振光两部分中一部分光前进的速率，从而产生偏振光的位相延迟，这种位相延迟的大小与微管的密度成正比，该偏振延迟值与 RNFL 组织厚度测量值呈线性关系，通过固定的转换系数（0.67nm/μm）将偏振延迟值转换为 RNFL 组织厚度。

【临床应用】青光眼的病理损害基础是视网膜神经节细胞受损、丢失，导致进行性的视网膜神经纤维层变薄、杯/盘比扩大。研究表明青光眼结构性改变往往早于青光眼视野缺损，RNFL 厚度的改变早于视野缺损的改变。因此，评估 RNFL 改变有助于临床上青光眼的早期诊断。

SLP 技术从 1992 年第一代设备到现在，对青光眼性和非青光眼性的视盘周围 RNFL 观察提供客观可靠的测量值。随着相干光断层扫描技术的发展，图像分辨率不断提升，视网膜分层不断细化，为眼底检查提供了大量的信息（如 RNFL、黄斑节细胞复合体厚度的量化，视网膜血流密度的观察），对 SLP 技术提出了很大的挑战。

第三节　光学相干断层成像

【原理】光学相干断层（OCT）成像原理与 B 型超声相似，不同的是 OCT 用光波代替了声波。OCT 通过特定频率范围的红外光获得数据的方式成像，特定频率的红外光可贯穿视网膜、脉络膜，最后到达巩膜。光在通过不同组织时，会发生吸收、反射、散射。由超辐射发光二极管发出的相干光传到干涉仪后被分为两束，一束进入探测光路，另一束进入参照光路。由于不同层次的组织结构不同，其对光的吸收、反射、散射能力也不相同，利用干涉测定仪测定红外线从视网膜、脉络膜不同组织反射回来的光线，经特定成像系统软件计算后，即生成 OCT 图像——得到类似病理切片的视网膜、脉络膜横断面图像。2003 年，傅里叶域转换技术被应用于 OCT，并结合使用宽带光源，产生了目前最新的频域 OCT。由于与Ⅰ、Ⅱ、Ⅲ代 OCT 所基于的时域技术在基本原理上的区别，频域 OCT 技术在扫描速度、分辨率等方面产生了质的飞跃。频域 OCT 可以在短时间内采集数百张图像，丰富而准确的数据使三维成像成为可能，并可准确全面地进行定量分析，故频域 OCT 又称为三维 OCT。随着技术不断地进步，频域 OCT 为眼科医师提供了更多、更准确的信息，极大地提高了诊断的准确性和效率。

【临床应用】

（一）眼前节 OCT

早在 1994 年，Izatt 等就在实验室条件下对人眼进行眼前节 OCT 检查，测量其角膜厚度、前房深度，并对角膜、房角和虹膜进行成像。但是传统的眼后节 OCT 在仪器设计时对视网膜的弯曲度进行了补偿，而角膜的曲率半径较视网膜小，所以当后节 OCT 应用于眼前节成像时，所成的角膜图像的弯曲度比实际要大，对周边角膜厚度测量有一定影响。为了对活体人眼的眼前节组织进行更细致的观察和测量，专门用于眼前节的 OCT 应运而生。目前眼前节 OCT 主要用于以下几个方面。

1. **眼表疾病**　①角膜移植术后的随访观察，植片、植床厚度测量及愈合情况的观察，术后并发症的早期诊断。②角膜疾病的诊断如角膜异物、圆锥角膜、角膜白斑、角膜水肿、角膜溃疡、角膜变性、角膜基质环等。③结膜疾病的诊断如翼状胬肉、睫毛松弛症等。

2. **青光眼**　①观察前房情况：如前房深度、

容积等与青光眼密切相关的指标。②观察房角情况：可在明适应与暗适应两种状态下分别进行定量测量（房角开放距离、房角隐窝面积、小梁虹膜间隙面积、小梁虹膜接触长度、房角隐窝角度）。③观察虹膜情况：对青光眼术后切口（滤过泡、虹膜周切口、激光虹膜打孔后或减压阀的管口）进行观察，判断其是否形成，有无粘连或堵塞。

3. 晶状体疾病 ①白内障程度的评估。②白内障手术的术前评估及术后随访：测量前房深度及房角开放度；观察术后角膜切口的愈合情况；观察术后人工晶状体植入后的解剖改变。③白内障术后并发症的诊断：如角膜后弹力层脱离、早期睫状体脱离、囊袋阻滞综合征等。

4. 准分子激光原地角膜消除术 术前评估及术后随访。术前测量角膜厚度选择合适的手术方式，术后评估测量角膜瓣和残余角膜。

（二）眼后节 OCT

1. 正常眼底 OCT 图像 众所周知，OCT 所观测到的图像并非与视网膜组织学上的各层完全对应。2014 年 Staurenghi 等学者对 OCT 各条光带进行了重新命名并达成共识，命名中关于视网膜的条带，包括高反射和低反射共 14 条，分别是：①高反射—玻璃体后皮质（posterior cortical vitreous）；②低反射—视网膜前间隙（pre-retinal space）；③高反射—视神经纤维层（nerve fiber layer）；④低反射—视神经节细胞层（ganglion cell layer）；⑤高反射—内丛状层（innerplexiform layer）；⑥低反射—内核层（inner nuclearlayer）；⑦高反射—外丛状层（outer plexiform layer）；

⑧低反射—内侧半为 Henle 神经纤维层（Henle nerve fiber），外侧半为外核层（outer nuclear layer）；⑨高反射—外界膜（external limiting membrane）；⑩低反射—光感受器肌样区（myoid zone of the photoreceptors）；⑪高反射—光感受器椭圆体区（ellipsoid zone of the photoreceptors）；⑫低反射—光感受器外节（outer segment of the photoreceptors）；⑬高反射—锥体和 RPE 层间交错（cone interdigitation with RPE）；⑭高反射—RPE/Bruch 膜复合体（RPE/Bruch membrane complex）。此命名使 OCT 所示的各个条带与视网膜细胞的结构相对应，这为以后从细胞水平对视网膜疾病进行诊断提供了坚实的基础。

2. 异常 OCT 图像解读

（1）组织形态学的改变，表现为均匀一致，光滑对称的网膜结构增厚、变薄、缺失。

1）引起组织变薄的病变：如缺血、黄斑营养不良、脉络膜缺损、视神经萎缩等疾病均能引起组织萎缩，OCT 上表现为组织光带的变薄（图 12-3-1）。

2）引起组织增厚和隆起的病变：如视网膜水肿、视网膜下积液、脉络膜肿物的生长推动相应部位视网膜向内隆起（图 12-3-2）。

3）引起组织缺失和牵拉的病变：如黄斑裂孔、玻璃体黄斑牵拉综合征（图 12-3-3）。

（2）反射性改变：根据组织对光的反射分为强反射、低反射。

1）强反射病变：如视网膜前膜出血、硬性渗出、玻璃膜疣、CNV 瘢痕、脉络膜痣等。

2）低反射病变：如视网膜下积液、黄斑囊样水肿、视网膜劈裂（图 12-3-4）。

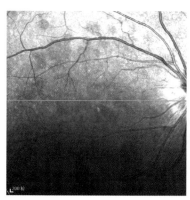
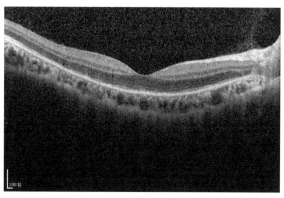

图 12-3-1 视网膜外层反光减弱

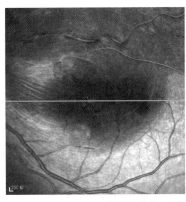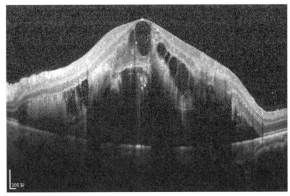

图 12-3-2　视网膜分支静脉阻塞引起黄斑囊样水肿

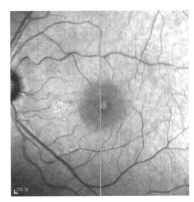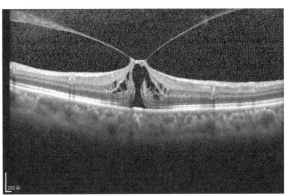

图 12-3-3　玻璃体黄斑牵拉综合征

玻璃体后界膜呈 "V" 形牵拉黄斑区网膜，形成黄斑板层裂孔

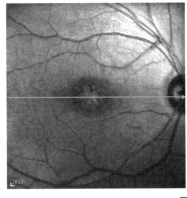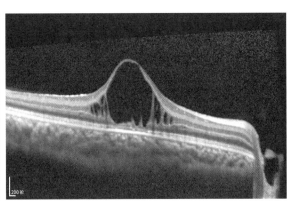

图 12-3-4　视网膜劈裂

黄斑区视网膜层间裂开，可见桥状连接

3. 临床应用

（1）视网膜厚度分析：OCT 可以精确地测量黄斑区视网膜厚度、视网膜各层厚度和视神经纤维层厚度。青光眼患者早期即可出现视盘周围视神经纤维层变薄，因此，OCT 被广泛应用于青光眼的诊断、进展评估等。

（2）黄斑：OCT 可以获取清晰的黄斑部图像，用于黄斑病变的诊断及治疗效果的评估，如黄斑裂孔、黄斑水肿、脉络膜新生血管等。

（3）脉络膜：Spaide 等在 2008 年首次使用增强深部成像技术测量正常人眼脉络膜厚度，得到了脉络膜的高清图像。最近很多研究表明在多种脉络膜疾病中脉络膜的厚度发生了相应改变，如在老年性黄斑变性疾病、脉络膜炎症、中心性浆液性脉络膜视网膜病变等疾病中，脉络膜的厚度是增加的。

（三）血管成像 OCT

随着科学技术的进步，在光学相干断层成像基础上诞生了一项新的眼病诊断新技术——光学相干断层血管成像（OCT-A），其也是目前眼科影像学检查中发展最快速的检查方法之一。与经典的荧光素眼底血管造影和吲哚菁绿血管造影相比，OCT-A 除了具备无创、快速、高分辨率的特点，对血流显影的能力也不受血管渗漏和视网膜出血的影响。

【原理】OCT-A 能够让我们在无须注射造影剂的情况下，观察到活体内视网膜、脉络膜血管微循环的高清图像。OCT-A 成像的方法是利用移动粒子引起的 OCT 信号变化的对比，从而形成 OCT 图像。简要地说：就是有两束 OCT 信号，一束来自静态组织结构的反向散射信号，另一束来自血管内移动的粒子信号。来自静态组织结构的信号保持稳定，而随着时间的推移，来自流动血液的信号发生了改变。为了区分运动的血流和静态的组织，在同一部位反复进行断层扫描。随着时间的变化，OCT-A 对位移改变的组织引起的 OCT 信号变化可以呈现出类似血管造影显示的血管影像。

多普勒 OCT 血管成像最先应用于血流的测量和成像，但多普勒 OCT 只对平行于 OCT 探测光束的运动敏感，对于垂直于 OCT 探测光束的视网膜和脉络膜的血循环则难以呈现。另一种方法是基于散斑的 OCT 血管成像，其优于多普勒技术的原因在于其能够利用光斑散射随时间的变化来同时检测敏感度横向和轴向的血流信号。各种血管成像的方法均已有研究，包括基于振幅、相位或振幅和相位的联合变化。OCT 血流成像技术目前主要有 3 种算法，即分离谱振幅去相关算法（SSADA）、散斑方差算法（SV）和光学微血管造影算法（OMAG）。SSADA 和 SV 算法主要基于 OCT 信号幅值（amplitude）信息判断血流成像信号，OMAG 算法同时计算 OCT 信号的幅值和相位（phase shift）信号。

眼底影像技术是眼底疾病诊断与鉴别的重要手段，OCT-A 技术问世并进入眼科临床后已成为眼底病尤其是黄斑病诊断、鉴别诊断及随访的不可或缺的重要工具。例如，CNV 在荧光血管造影检查时往往只能发现伴有出血的斑片状或斑点状强荧光渗漏，在结构 OCT 上看到团状强反光，观察不到 CNV 的血管结构及 CNV 的面积。OCT-A 不但可以清晰地观察到 CNV 的血管结构，并可以精确量化 CNV 的面积，为患者的随访提供重要参考依据。糖尿病视网膜病变患者在非增殖期可早于荧光血管造影发现黄斑中心凹拱环区域扩大，后极部毛细血管纤曲扩张、血管闭塞、微小血管瘤形成；增生期糖尿病视网膜病变患者可通过 OCT-A 对新生血管形态、结构进行量化分析。OCT-A 对疾病早期的客观评估、治疗评价、治疗决策、随访监测都有重要意义。

作为无创性黄斑区血管成像技术，血流成像 OCT 是无可替代的。其在临床使用的优势：① 血流成像 OCT 在某些方面更优于 FFA，如微血管成像、拱环的观察等；② 血流成像 OCT 弥补了 FFA 的不足，OCT-A 与 FFA、脉络膜血管造影（ICGA）相比，避免了患者的不良药物反应，同时由于 OCT-A 是无创性操作，也意味着可以缩短复查时间、增加随访频率。OCT-A 技术并非完美无缺，也存在一些局限性：① OCT-A 的扫描范围较小，多采用 3mm×3mm ～ 8mm×8mm。② OCT-A 扫描得到的是一个静态的图像，没有时间上的连续性。无法观察到血流的速度、充盈时间。③ OCT-A 无法观察到血 - 视网膜屏障、色素上皮屏障的变化，血管壁结构的染色、渗漏。在荧光血管造影中，荧光素渗漏是血 - 视网膜屏障、色素上皮屏障异常的重要标志，如脉络膜新生血管、视网膜静脉阻塞、中心性浆液性脉络膜视网膜病变、原田病等疾病。

第四节　视网膜厚度分析仪

【原理】视网膜厚度分析仪（RTA）的工作方法是 540nm 波长的绿激光聚焦于视网膜，裂隙光与视网膜之间形成的交叉的光学切面从另一角度被观察到并被摄像机记录下来。RTA 的工作模式

如下：一次扫描 3mm×3mm 的范围，每次扫描得到 16 个截面，5 次这样的扫描就可以覆盖整个后极部及黄斑部的视网膜。亦可对其他部位如视盘周围区域及视盘等进行扫描。它可以快速扫描

眼底后极部视网膜，并重塑出清晰的视网膜厚度地形图。临床医师通过对三维立体彩像的直观比较和对相关数据的鉴别分析，可以对常见各种眼底病变的诊断、治疗及预后观察起辅助作用。

【设备】RTA 系统的硬件由 3 部分组成：激光扫描系统、眼科标准工作台和相关的数据分析软件。激光扫描是 RTA 的重要组成部分，激光扫描系统可以产生激光束并对被检视网膜进行扫描，数据分析软件用于从视网膜收集激光图像，并呈现出视网膜后极部三维立体彩像的地形图。地形图以深蓝、蓝、白、黄、深黄、橙黄色等不同颜色来反映视网膜的厚度，使视网膜水肿或萎缩一目了然。

【临床应用】用于多种黄斑疾病治疗前后的观察，如黄斑裂孔、糖尿病性黄斑水肿、中心性浆液性脉络膜视网膜病变；用于青光眼早期诊断及随访，而且都有标准值作为参考。青光眼以视盘及神经纤维层的损害为特征，视野缺损是诊断青光眼的金标准之一，在肯定的视野缺损之前已有约 40% 的神经纤维丢失。在神经纤维层的改变上，RTA 较视野有更高的敏感度。

RTA 重塑出后极部视网膜厚度的二维及三维地形图，并以不同颜色来反映视网膜的厚度。在偏差图上可以看到哪些部位存在异常及异常的程度，同时 RTA 附有水平及垂直扫描的正常黄斑曲线图，患眼在不同部位扫描的视网膜厚度曲线直接绘在黄斑曲线图上，使检查者很容易看出水肿增厚的部位及程度。另外，RTA 还可获得有关黄斑及后极部视网膜厚度的参数达 45 个之多，包括中心凹平均厚度、离心率、中心凹半径、中心凹深度、最大厚度、最小厚度、形态偏差等，而且有标准值作为参考。

RTA 对疾病有精确的定位能力，可用于多种黄斑疾病，如黄斑裂孔、糖尿病性黄斑水肿、中心性浆液性脉络膜视网膜病变等的诊断。就黄斑裂孔而言，RTA 可以确定裂孔的类型（全层/板层）、大小、数量、有无视网膜前膜的牵引、有无视网膜周围水肿及视网膜下积液等病变。RTA 能够提供量化的数据便于随访观察，故而更广泛地用于多种黄斑疾病药物及手术治疗前后的检测、对比。

RTA 还具有视盘形态测量分析（视盘、视杯测量等）、视盘周围区域视网膜厚度测量的功能，这两者和后极部视网膜的厚度测量一起应用是早期青光眼重要的检查手段，但其可重复性较差，诊断准确性仍有待提高。虽然 RTA 与 OCT 对视盘分析具有中度到高度的相关性，但一般不建议在随访中交替使用这几种方法。RTA 对早期青光眼的诊断较视野检查敏感。从 RTA 的三维图像不仅可以了解视网膜神经节细胞及其神经纤维层变薄的程度，而且还可以了解变薄的形态及其与黄斑的关系。

与 OCT 相比，RTA 单个断层图像不如 OCT 清晰且不能提供视网膜色素上皮和脉络膜毛细血管层的较多信息。虽说如此，但 RTA 在短时间内能提供后极部根底大量的信息和数据，这是既往的时域 OCT 做不到的。随着频域 OCT 的进一步发展，OCT 在眼底疾病的诊断中也越来越具有优势。

第五节　视网膜地形图

【原理】HRT 扫描所用的激光光源是一个波长 670nm 的二极管激光，距离相等的连续 32 幅二维图像层面（每一幅二维图像由 256×256 图像像素组成）可构成一个三维图像。每次检查区域的大小可设置成 10°×10°、15°×15° 和 20°×20°，检查眼无须散瞳。从三维图像计算出的地形图图像是由 256×256 个各个高度测量数值组成的，与受检眼的光学特性一致，每点高度测量的精度接近 20fzm。

用于显示地形图的颜色图谱为"黑色—深红—红色—淡红—黄色—白色"的顺序，较为突出的结构以深颜色来表示，较低的结构以浅颜色表示。原来黑色和白色的反射图像可通过颜色梯度的机制转换为伪彩色图像，以获得更好的视觉效果。

为了描述视盘的特性，必须使用参考平面的概念。标准的参考平面位置定义在视盘边缘和乳头黄斑束平均视网膜面后 0.05mm。位于参考平面后面的结构定为视杯，而在其前面的结构则定义为视盘盘沿。盘沿由操作者所画视盘轮廓线来决定，用 0° 表示颞侧水平位置，其下方的位置为负值。乳头黄斑束即是 $-10°\sim-4°$ 范围内的视网膜区域。

HRT 的图像处理如下。

(1) 测量距离：可以测量沿水平线或沿垂直线视网膜高度的改变、沿视轴所选择点上从 32 幅共焦切面图像所测得的反射光强度的改变。

(2) 立体测量：通过在地形图图像和反射图像上定义所要测量的区域轮廓线，在屏幕下方显示轮廓线的高度变化表。轮廓线从左到右代表颞 - 上 - 鼻 - 下的高度变化，垂直轴是高度坐标（Z）。

右边轴代表所选择的坐标系统 Z 坐标，单位为 mm，左边轴代表与整条轮廓线的平均高度相关的 Z 坐标。轮廓线高度变化图中的白线给出整条轮廓线的平均高度，红线则代表参考平面的高度。

定义轮廓线后可以对视盘内部结构进行立体参数的分析，包括视盘、视杯、盘沿的面积和容积、高度变化曲线、视杯深度等，也可计算平均视神经纤维厚度、视网膜神经纤维横断面积等。

定义轮廓线后，也可用于描述视盘以外结构的参数，大体同视盘参数。

第六节　共焦图像血管造影

【原理及设备】

1. 传统造影　于激发光前置一个激发光滤光片，只允许波长为 469～490nm 的蓝光通过，血中荧光素吸收此波长，激发出波长为 520～530nm 的黄绿色荧光。此荧光与蓝色激发光同时从眼内返回。于接受系统前置一屏蔽滤光片，将激发光阻挡，只让荧光通过。

2. 共焦成像　激光光源发出的激光束经过分光镜进入扫描器，扫描器可使光路在二维面上产生偏转。激光束沿 Y 轴进行反复逐行、快速水平扫描（X 轴），形成一系列独立的、相邻的扫描线。除了水平扫描外，激光束的对焦点可以轴向偏转，即被扫描对象的焦平面可以被改变，从而得到一系列的横截面图像。除丁字形镜外，还需要镜管。通过镜管内透镜精确轴向的位移和光束分散或聚集状态的改变，扫描器焦平面可以进行轴向移动。位于焦平面的荧光分子可以吸收光子，使其自由电子处于更高能状态。在返回其稳定状态（低能状态）时，电子释放能量，发射光子红移，即相比最初吸收光子波长更长、能量更低。这些释放出来的荧光经瞳孔后被分光镜转移，引导进入检测器。为了确保被激光束激发出来的光线不被纳入测量而使测量结果虚高，滤光片被引入，其能有效滤过这些激光，同时允许特定波长的激发

荧光最大量地通过。荧光的平行光束被汇聚于一针尖样小孔上，这样目标焦平面以外的视网膜组织发出的荧光将被挡在图像之外，即所谓的"共焦成像"。共焦成像技术显著地提高了造影图像的对比度。

传统眼底相机的每一张照片都是光路上所有荧光光源的综合记录。共焦激光采用多波长光源，共焦激光扫描成像时摄像传感器仅接受由焦平面返回的光线，之前或之后的平面返回的光线均被排除在外，没有散射光，最大程度地激发荧光，计算机只能把聚焦平面绘制成图像，焦平面以外的图像无法呈现。采用激光共焦扫描技术进行荧光素眼底血管造影或吲哚菁绿血管造影，或进行荧光素联合吲哚菁绿同步血管造影。

【仪器组成】包括激光器、摄像机、计算机处理系统。激光器为固体激光器，通过光导纤维与激光器相连，可发射波长为 488nm、790nm、820nm 的 3 种不同波长的共焦激光光源。高速摄像机将采集到的眼底荧光直接传输到电子计算机内进行处理。它的软件具有数据库存储、图像获取、图像处理、图像对比、分析结果打印及图像存档功能。

【临床应用】与荧光素眼底血管造影及吲哚菁绿血管造影一致。

第七节　彩色多普勒血流成像

【原理】多普勒效应是为纪念奥地利物理学家克里斯琴·约翰·多普勒而命名的，他于 1843 年首先提出了这一理论。多普勒效应是指物体辐射

的波长因为光源和观测者的相对运动而产生变化，在运动的波源前面，波被压缩，波长变得较短，频率变得较高。在运动的波源后面，产生相反的

效应，波长变得较长，频率变得较低，波源的速度越高，所产生的效应越大。

根据光波红/蓝移的程度，可以计算出波源沿着观测方向运动的速度。探头和血液之间有相对运动时，探头接收到的返回信号产生多普勒频移，用计算机对多普勒信号进行处理，把获得的血流信号经彩色编码后实时地叠加在二维图像上，即形成彩色多普勒超声血流图像（图 12-7-1）。

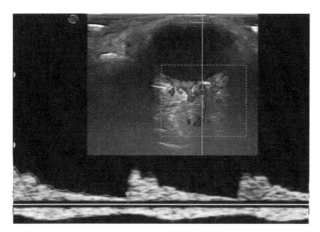

图 12-7-1　正常眼部彩色多普勒血流图

由此可见，彩色多普勒超声（即彩超）既具有二维超声结构图像的优点，又同时提供了血流动力学的丰富信息。频移率与血细胞流速成正比，由频移率可以推算出血流速度。通常使用频率为 5～10MHz，常用扫描速度为 23 次/秒，每帧图像扫描线可达 32～128 条，每条线有 250～300 个取样点，可以在几十毫秒内将大量的数据处理形成实时成像。彩色多普勒血流成像使用运动目标显示器测算出血流中红细胞的动态信息并根据其移动方向、速度及分散情况调配出红、绿、蓝 3 种基色，变化其亮度，最终叠加在二维图像上。彩色多普勒血流成像技术是在脉冲多普勒基础上于实时灰阶上显示组织、器官的血流方向及速度，将血流特征以彩色显示或叠加在 B 型灰阶图上，显示眼部血流状况并测定血液的流速。

【检查方法】 首先接通电源，检查多普勒显像仪是否正常工作，然后输入患者相关信息。受检者取仰卧位躺于检查床上，轻闭双眼，嘱其眼球方向朝前，将耦合剂均匀涂布在患者眼睑上，并将探头轻轻地置于被检眼睑上，应用脚踩控制键，开始在眼睑上做横向、纵向或旋转扫描。先

显示二维图像观察情况，然后开启彩色多普勒，显示红、蓝血流信号。眼球后 15～20mm，视神经一侧红色血流为眼动脉血流二维像，眼球后 10～15mm，视神经一侧红色血流为睫状后动脉图像。眼球后 10mm 以内视神经中央部红、蓝血流为视网膜中央动静脉。重点观察病变内的血流信号，如血流数目、形状、来源等。根据血流数目可分为 5 级：①多个体层未发现红蓝血流为无血流，如囊肿；②多个体层偶见血流为血流不丰富，如泪腺多形性腺瘤、视神经胶质瘤；③一个体层可见 1～2 个血流，为中等丰富，如神经鞘瘤；④一个体层显示 3 个以上血流，为血流丰富，如肉瘤、脑膜瘤；⑤病变内到处是红蓝血流，为弥漫血流，如婴儿型血管瘤、动静脉血管瘤等。视网膜肿瘤由视网膜中央动脉供血，如视网膜母细胞瘤。脉络膜肿瘤由睫状后短动脉供血，如脉络膜黑色素瘤。视网膜、脉络膜肿瘤多为分叉血流，原始玻璃体增生症多见一根红色血流。最后启动脉冲多普勒，将取样容积置于需要检测的血流里即显示血流频谱检测血流参数，如收缩期最大血流速度、舒张末期血流速度、平均血流速度、波动指数和阻力指数。这些血流参数说明病变的灌注状况。将所获得的满意图像存盘，根据需要打印扫描结果。

【临床应用】

1.适应证

（1）眼部血管性疾病：如缺血性视神经病变、眼部缺血综合征、视网膜中央静脉阻塞、视网膜中央动脉阻塞等。

玻璃体内"八"字形带状隆起（图 12-7-2），

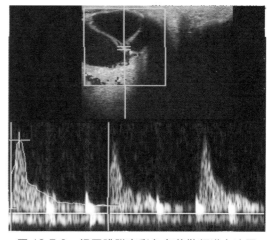

图 12-7-2　视网膜脱离彩色多普勒频谱血流图

内部为视网膜中央动静脉血流图。

（2）眼内肿瘤：如视网膜血管瘤、脉络膜血管瘤、脉络膜黑色素瘤、脉络膜转移癌等。

（3）眶内肿瘤：如眶内海绵状血管瘤、淋巴管瘤、横纹肌肉瘤等。

2. 禁忌证　眼睑皮肤及眼表急性感染者。

3. 注意事项

（1）检查时探头不要长时间重压眼球，以免造成患者不适和检查结果的错误。

（2）检查时注意调节好仪器速度的显示刻度，避免出现频率失真、彩色血流出现颜色逆转的现象。

【眼部正常彩色多普勒血流成像频谱特征】 首先利用二维图像显示视神经，然后启动多普勒，在相应的位置找到眼动脉、睫状后动脉和视网膜中央动、静脉二维像。眶尖部视神经一侧闪烁的红色血流代表眼动脉。眶中端视神经一侧闪烁的红色血流代表睫状后动脉。邻近眼球壁视神经中央的柱状红、蓝血流代表视网膜中央动、静脉。然后启动脉冲多普勒，将取样容积分别置于各个动脉即描绘出频移图。正常情况下眶内动脉均朝向探头，将其定为红色，频谱分析时定为正向，眶内静脉均背向探头，将其定为蓝色，频谱分析时定为负相。探测眼动脉、视网膜中央动脉、睫状后动脉的平均收缩期速度分别为（31.4±4.2）cm/s、（10.3±2.1）cm/s、（12.4±4.8）cm/s。其频谱具有一般动脉频谱图像特征。眼动脉及其分支的多普勒频谱为三峰双切迹状，眼动脉多普勒频移最高，波峰及切迹明显，睫状后动脉如收缩期峰值速度较视网膜动脉稍高，而舒张末期速度则显著高于后者。眼动脉的血流速度与年龄呈负相关，频谱形状在年轻人与老年人之间稍有差异，年轻人的眼动脉第一切迹小，第二峰较小，第二切迹深，第三切迹宽而缓；老年人第一峰较低，峰尖圆钝，第一切迹不明显，第一峰与第二峰几乎融合成圆而宽的形状。

【眼部异常彩色多普勒血流成像频谱特征】

1. 糖尿病视网膜病变　视网膜中央动脉的收缩期峰值血流速度、舒张末期血流速度及阻力指数明显增高，视网膜中央动脉的收缩期峰值血流速度、舒张末期血流速度无明显变化，表明糖尿病视网膜病变患者的球后动脉循环的最初改变发生

在视网膜中央动脉。在频谱多普勒中，典型的糖尿病视网膜中央动脉表现为低速、低流量、高阻力型。即收缩期峰值流速、舒张末期流速及平均流速减低，阻力指数、脉动指数升高。出现第二峰高于第一峰且稍宽大的收缩期波型，舒张期血流频谱表现低平。

2. 眼眶血管畸形　颈动脉海绵窦瘘频谱为异常的动脉化的静脉型频谱；眶静脉曲张频谱显示无搏动不规则的静脉型频谱。

3. 眼部血管瘤　脉络膜血管瘤于瘤体内部可见斑点状血流信号，为高速低阻的动脉型频谱；眶内海绵状血管瘤内部缺乏血流信号，偶见点状血流信号或低速静脉型血流信号。

4. 视网膜母细胞瘤　可见肿瘤组织内血管含量多寡不等，因所在部位不同和肿瘤生长快慢有关，可出现红色点状及线状血流束，源于视网膜中央动脉分支及增生的交通支，有时可见绕行支，肿块坏死部位、钙化处表现无血流信号显示。频谱多普勒显示为高流速、高阻力动脉血流（图12-7-3）。

5. 脉络膜黑色素瘤　可见肿瘤基底部丰富的红色火焰样动脉血流信号，肿瘤内及肿瘤表面血供并不丰富。脉络膜黑色素瘤的血供来自脉络膜循环，由睫状后动脉分支形成。以此为基数，在频谱多普勒中，呈高速低阻型（图12-7-4）。

6. 海绵窦血管瘤　显示肿瘤内虽充满血窦，但因血液流速低，导致血流显示率偏小，部分肿瘤内可出现点状静脉血流。频谱多普勒中，需调

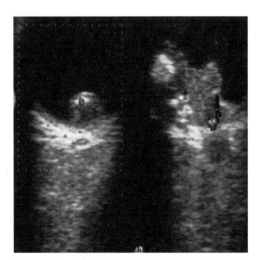

图 12-7-3　视网膜母细胞瘤彩色多普勒声像图
玻璃体内不规则团块状回声，彩色多普勒血流成像内可见粗大血流信号

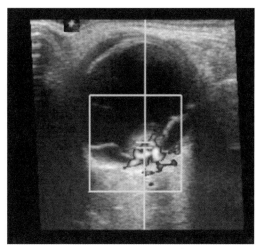

图 12-7-4　脉络膜黑色素瘤彩色多普勒血流图

后方球壁探及类圆形实性回声，彩色多普勒血流成像内丰富彩色血流信号，前方继发视网膜脱离

节仪器灵敏度，将取样容积置于已显示的血流上或置于肿瘤基底部横向移动，可测得低流速静脉血流。

7. 炎性假瘤　由于炎性假瘤内血供并不丰富，在彩色多普勒检查中可见瘤内零星点状静脉血供。肿块型炎性假瘤尤其是浆细胞瘤，血供较丰富，并可见粗大的基底血管自肿瘤的边缘穿入。频谱多普勒提示瘤内血流为高速低阻型静脉血流频谱。

8. 青光眼　青光眼早期即产生血流动力学改变。由于血流速度减慢，在彩色多普勒中，视网膜中央动脉及静脉检出率低，血管连续性有时中断，通过视盘向视网膜延续的视网膜中央动脉分支显示不清。视网膜中央动脉频谱多普勒表现为低速高阻型。舒张期血流速度明显降低，收缩期峰值流速改变较小或稍圆钝，舒张期低平，舒张末期频谱可消失或仅见收缩期频谱。同时阻力指数、脉动指数升高。眼压越高，舒张末期血流速度越低。

9. 高血压性视网膜病变　眼动脉呈低速高阻状态，舒张末期血流速度明显减低或消失，显示外周血管阻力状态的阻力指数显著升高。

10. 视网膜中央动脉阻塞　表现为急性期的收缩期峰值血流速度、舒张末期血流速度及阻力指数均下降，波幅明显降低，部分表现无频谱或频谱形态模糊不清。

11. 视网膜中央静脉阻塞　视网膜中央动脉和视网膜中央静脉的收缩期峰值血流速度明显低于正常，呈沙堆状频谱，阻力指数、搏动指数显著升高。

12. 眼前部缺血性视神经病变　表现为睫状后动脉的血流速度下降。

第八节　荧光素眼底血管造影

【原理】荧光素眼底血管造影是利用荧光素钠作为造影原料从肘前臂静脉快速注入，当荧光素钠随血流进入眼底血管时，通过蓝色光照射（465～490nm），使眼内血管中的荧光素钠被激发出黄绿色荧光（520～530nm），然后使用高速敏感的眼底摄影机持续拍摄被激发的眼底荧光照片，以观察视网膜血流动态循环的过程，从而发现眼底血管的微细结构和微小的变化。荧光素的吸收光谱在465～490nm，位于可见光谱的最短波长的蓝光区。荧光素发射光谱位于520～530nm。这种吸收和发射光谱间的较大间隔便于在影像设备中通过滤光片将两者区分开来。激发滤光片可以从照明光线中滤出所需的激发光谱来激发眼底的荧光素。荧光素受到激发后发出荧光，激发光和荧光同时从眼底发出，经过栅滤光片的滤过作用后，仅让荧光通过，而完全屏除眼底反射出的非荧光波长。FFA将眼底病的诊断方法从主观转变为客观的科学鉴定，也就是从检眼镜下形态学的静态观察转变为体内循环的动态观察。

荧光素钠是一种易溶于水的结晶状物质，不参与机体代谢、不被人体吸收、无毒性、富有强烈荧光特性的染料。临床上常用浓度为20%(3ml)或10%（5ml）的溶液静脉注射。注射入血液中的荧光素钠70%～80%与白蛋白结合不能发出荧光，20%～30%游离在血液中，可被蓝光激发荧光。静脉注射后，荧光素大约被稀释600倍，分布到全身各处。除了中枢神经血管、视网膜血管外，游离荧光素可以自由穿透全身各处的血管，故注射荧光素钠数分钟后皮肤、黏膜表面呈现微黄色，但虹膜血管的穿透性有一定的限制。荧光素钠通过肝和肾排泄，尿液呈黄绿色改变，一般染料在 24h 内可以排出体外。注射荧光素后发生不良反应及副作用的概率较小，主要有：①一过性胃肠道反应，如恶心、呕吐等。②过敏反应，如瘙痒、荨麻疹、支气管痉挛等。③荧光素钠注射渗漏到血管外可致局部严重疼痛。国内曾有文献报道 2 例因注射荧光素钠而致死亡的病例。因此造影时应当准备急救药品和器械，以供出现严重过敏反应时使用。

【适应证】

(1) 辅助眼底病的诊断。

(2) 为某些眼底病的分期与分型提供依据。

(3) 有助于了解某些眼底病的病情程度。

(4) 判断眼底病的治疗效果。

【禁忌证】

(1) 对荧光素钠药品过敏。

(2) 严重心血管和肝、肾功能损害者。

(3) 有过敏体质或有严重过敏家族史者。

(4) 不宜散大瞳孔者。

(5) 全身情况不允许采取坐位接受检查者。

(6) 近期心脑血管、代谢或呼吸道疾病尚未控制、全身情况不平稳患者禁用。

【造影方法】

1. 造影前应先向患者解释做 FFA 检查的原因、步骤和可能出现的副作用　详细询问受检者有无过敏史、高血压、心脑血管疾病、支气管哮喘及肝、肾疾病等。有明显过敏体质、严重全身疾病患者及妊娠妇女应忌行或慎行造影。交代造影过程中可能出现的不良反应（如恶心、呕吐、皮疹、过敏性休克等）。如患者同意，应在同意书上签字，并在造影前进行过敏试验。注意有无散瞳禁忌。

2. 眼底检查　造影前要充分散大瞳孔，利用裂隙灯、检眼镜、前置镜观察眼底情况，以免漏诊、误诊。检查患者的屈光间质及眼底病变情况，确定造影重点拍摄的部位及时间。

造影前需拍摄眼底彩照，其临床意义在于：①记录检眼镜下所见的病变，如出血或渗出范围、肿瘤大小、青光眼杯盘比大小、病变位置、颜色、隆起或凹陷等；②一些造影图像所示病灶需结合眼底彩照才能做出较准确的判断，如出血、色素增生在造影图像中均为遮蔽荧光，要以眼底彩照做对照鉴别；小的玻璃膜疣与微血管瘤在造影图像中均为高荧光，没有眼底彩照也很难鉴别；等等。

为了解整个眼底情况，必要时可照全方位眼底图像，通常周边部照 8 个方位（上方、下方、颞侧、鼻侧、颞上、颞下、鼻上、鼻下），每个方位的图之间应有一定重叠，以便做成全拼图。还可根据病情需要拍一张或多张无赤光片和黑白片，以便于对焦调整图片清晰度，使造影图像更加清晰。

3. 荧光素过敏试验　①皮肤试验法：在前臂腕部内侧皮肤消毒后划痕至皮肤少许出血，然后滴上未经稀释的荧光素钠原液，观察 15min，如出现局部发红、水肿隆起等皮肤反应，视为阳性。②稀释荧光素钠静脉注射法：将已经抽吸完了的荧光素钠的空安瓿注入 10ml 生理盐水，将此微带黄绿色的液体抽吸入注射器中，由静脉缓缓注入带有极少量荧光素钠的 10ml 黄绿色液体，仔细观察患者有无过敏反应，如有不适反应，应立即停止注射，取消造影。③配制准备注入静脉的荧光素钠，剂量为 10 ～ 20mg/kg。一般成人用 20% 荧光素钠 3 ～ 5ml，3 ～ 5s 注射完毕。

4. 造影检查　检查在暗室中进行。造影前先拍摄无赤光及自发荧光图像，观察眼底改变，同时便于对焦调整图片清晰度，使造影图像更加清晰。造影开始时，由助手经肘前静脉注射 10% 荧光素钠 5ml 或 20% 荧光素钠 3ml，注射时间为 3 ～ 5s，注射的速度越快，造影早期的对比度越高。注射的同时打开计时器，记录造影时间。造影剂注射完后，不要立即拔去静脉注射针管，至少观察 5min 方可拔去针管，以防出现不良反应时能迅速建立静脉通路。从周静脉注入造影剂到达脉络膜的时间约是 5s，到达视网膜血管的时间为 7 ～ 8s，即臂 - 视网膜循环时间。为了详细记录眼底血管造影的全过程，一般在造影开始后 10 ～ 15s 时拍摄第一张片子，即脉络膜背景荧光图像，注意黄斑位和视盘位的拍摄，因为黄斑和视盘的早期荧光对一些疾病的诊断及鉴别至关重要，此时需要连续拍摄图像，约每秒一张，持续到动静脉期，然后可以拍摄周边网膜的图片或穿插拍摄另外一只眼的图片。嘱患者眼球向各个方向转动或操作者移动镜头，以观察及拍摄眼底周边部位，周边部位拍摄按逆时针或顺时针顺序。有病灶部位要求在不同造影时期重复拍照。正常情况下视网膜血管造影时间一般要求 15min，特殊情况下，如增生性视网膜病变、血管渗漏明显的葡萄膜炎等，造影时间有时可不到 10min，由于视网膜血管及大量的新生血管膜的荧光素渗漏几乎看不到视网膜结构，造影时间可适当缩短，但有些病例造影时间过短往往观察不到造影晚期的典型荧光像（如视盘荧光染色、视网膜色素上皮脱离的荧光积存、黄斑囊样水肿等）。

造影结束后，向患者交代如下注意事项：①注射造影剂后会出现皮肤、眼睛、尿液发黄，属正常现象，一般 1d 后恢复正常，多饮水有助于造影剂的排出；②造影后如有不适要及时报告医师；③告知患者取报告时间；④患者拿到报告后回到就诊医师处进行诊治。

5.造影副作用及处理方法

（1）较为常见的副作用及处理方法：恶心、呕吐、打喷嚏、眩晕、皮疹等，大部分发生在注射造影剂后 10 ~ 60s，均为一过性，为较轻度的过敏反应。如出现以上症状，让患者休息几分钟，之后可继续完成造影检查。出现皮疹后可服用抗过敏药，氯苯那敏 4mg 或阿司咪唑 3mg。有些患者由于精神过度紧张，在造影过程中出现虚脱症状，可突然晕倒，全身大汗，但神志清醒，血压大部分可正常或稍有下降，应立即平卧休息，如患者很快恢复正常，造影可继续。

（2）较少见的副作用及处理方法：少数患者可突然出现腹痛、寒战，甚至大便失禁，应立即结束造影检查，全身保暖，服用抗过敏药。年龄较大的患者可能出现血压突然下降或升高，患者可突然晕倒，大部分神志清醒。应立即使患者平卧，吸氧，迅速建立静脉通路，可先静脉滴注生理盐水 250ml 加地塞米松 5 ~ 10mg，密切注意患者血压及脉搏情况，并请内科医师协助处理。更严重的过敏症状可出现喉头水肿，危及生命，必要时可行气管切开；极少数患者可出现过敏性休克甚至死亡。造影室应备有急救药品及抢救器材等。检查前要求患者在造影同意书上签字，要有家属陪同。

【造影阅片】造影片应与眼底彩照和无赤光黑白像对照观察分析。应连续、全面地观察造影图片，依序从脉络膜背景荧光开始，到造影晚期结束。对疑难、细微的病变，注意双眼底同一部位、角度、相近拍摄时间的对比观察。视神经病变，注意双眼早期像和晚期像的对照观察，确定视神经有无

异常荧光。因许多病变可出现类似的荧光表现（异病同影），同一病变在不同时期表现出不同的荧光表现（同病异影），正确诊断需要与病史及其他检查相结合。造影分析报告应以协助临床诊断及指导治疗为宗旨，力求重点突出，描述准确形象。如眼循环障碍患者疾病早期应注意观察循环动态指征，如脉络膜充盈时间、动脉充盈时间、充盈是否完全、有无迟缓充盈、有无充盈缺损、静脉回流时间是否正常、是否有荧光素渗漏等。晚期病例还要注意继发改变的缺血多少、侧支循环存在与否和有无视网膜新生血管荧光征象等。

阅片要点如下所示。

（1）应连续、全面地观察造影图片，不应当以某几张照片先入为主，以免造成释义片面。

（2）造影片应与眼底彩照和无赤光黑白像对照观察分析。

（3）为确定病变层次，可采用立体镜或戴 +8D ~ +10D 镜架观察拍摄的立体片。

（4）对疑难、细微的病变，注意双眼底同一部位、角度、相近拍摄时间的对比观察。

（5）对视神经病变，注意双眼早期像和晚期像的对照观察，确定视神经有无异常荧光。

（6）对异常荧光像的释义，应与相关的临床病理及血流动力学特点结合起来分析。

（7）因许多病变可出现形似的荧光表现，正确诊断尚需与其他眼科检查及病征结合。

（8）造影分析报告应以协助临床诊断及指导治疗为宗旨，力求重点突出，描述准确形象。如眼循环障碍患者疾病早期应注意观察循环动态指征，如动脉充盈时间、充盈是否完全、有无迟缓充盈、有无充盈缺损或灌注、静脉回流时间是否正常、有无回流迟缓等。晚期病例还要注意继发改变的缺血多少、侧支循环存在与否和有无视网膜新生血管荧光征象等。

造影分析报告除了报告正文外，还应有造影诊断、根据造影拟做的临床诊断（拟诊）、建议明确诊断需补充的其他检查及治疗上的建议。

【基本概念】

1.发光（luminescence） 物质在热辐射之外以光的形式发射出多余的能量。

2.激发（excitation） 从外界获取能量将体内的原子、分子或离子从基态激发到高能态。

3. 荧光 (fluorescence) 只有连续刺激才能发出光,将刺激停止后立即停止的发光。

4. 磷光 (phosphorescence) 刺激停止以后,仍能长时间持续发出的光。

5. 自发荧光 (autofluorescence, AF) 人眼中某些组织本身就具有发荧光特性,所发荧光称为自发荧光。

6. 假荧光 (pseudofluorescence) 当激发滤光片与屏蔽滤光片的选择欠佳时,有些光谱未能被屏蔽滤光片滤除,正确匹配滤光片可过滤假荧光。

7. 脉络膜荧光 (choroidal fluorescence) 解剖学上,脉络膜的血液由后睫状血液循环供应,故脉络膜充盈略早于视网膜循环。在荧光素造影最早期,脉络膜毛细血管很快充盈并融合成弥漫强荧光。脉络膜荧光构成背景荧光 (background fluorescence)。

8. 强荧光 造影时眼底任何部位荧光较正常眼底荧光增强。

9. 弱荧光 造影时眼底任何部位荧光较正常眼底荧光减弱。

10. 渗漏 是指荧光素通过视网膜内屏障或外屏障而出现的强荧光。

【正常眼底荧光素血管造影表现】 荧光素从肘前静脉注射后,经右心→左心→主动脉→颈总动脉→颈内动脉→眼动脉而到达眼底视网膜动脉,为时 10 ~ 12s(但亦有长达 15 ~ 30s 者)。两眼相差不能超过 0.5 ~ 1s,此时间称为臂 - 视网膜循环时间。臂 - 视网膜循环时间受多种因素的影响,如受检者的年龄、血管的粗细、心脏血流的速度、荧光素钠的浓度、注射速度等,因此个体差异较大。

根据荧光素钠在视网膜中央血管系统循环的不同时间,FFA 可以分为以下 5 期进行描述。

1. 脉络膜背景荧光或视网膜动脉前期 静脉注射荧光素钠后最先到达眼底的是睫状动脉系统,首先看到的是视盘出现淡弱的早期荧光和脉络膜斑块状或地图状的弱荧光,因为脉络膜是由许多睫状后短动脉分区供应的,即在正常情况下,各个部位的脉络膜充盈时间也不会完全一致。如有睫状视网膜动脉存在,可在这个期充盈。睫状后短动脉的充盈一般比视网膜中央动脉提前 0.5 ~ 1.5s,眼底出现斑块状或地图状脉络膜背景荧光,视盘可出现淡的朦胧荧光。

2. 视网膜动脉期 视网膜中央动脉血管内出现荧光时即视网膜循环开始,从视网膜动脉层流开始到视网膜中央动脉充盈,全部充盈的时间需 1 ~ 2s。往往很难看到动脉充盈的全过程。视网膜动脉充盈慢提示灌注压降低,全身或眼部存在血液循环障碍或眼压增高。

3. 视网膜动静脉期 是造影剂从微动脉经过毛细血管进入微静脉回流入静脉的时间,持续 2 ~ 3s。此时的造影特征是静脉出现层流,刚开始进入视网膜大静脉的荧光素沿着静脉的一侧或两侧前进,此时可以看到静脉壁的一侧或两侧有荧光而中间没有荧光。

4. 视网膜静脉期 从视网膜静脉出现层流到静脉充盈,一般持续 15 ~ 20s 以上,然后开始减退。在静脉期,静脉荧光强度可高于动脉荧光强度,持续 5 ~ 7min。血管内的荧光素可以反复循环到眼底 2 ~ 3 次,一次比一次减弱,此时,也可视为静脉期的后期,因静脉内的荧光已开始减弱。

5. 晚期 约在静脉注入荧光素 10min 后,视网膜血管内的荧光明显减弱甚至消失,只能看到微弱的脉络膜背景荧光和巩膜,以及视盘边缘的残留荧光。脉络膜和视盘荧光逐渐消退,对于视网膜血管荧光,由于再循环的原因,部分患者仍有较强的荧光,多见于健康的年轻患者,这段时间个体差异较大。晚期荧光像观察一般为 15min 或 20min。病理情况下,在造影晚期荧光素可积存在周围组织间隙(如黄斑囊样水肿),且只有在造影晚期才可清晰看到。中浆色素上皮层脱离时,造影晚期荧光素积存于色素上皮下方,这些病变残留荧光可持续更长时间。

此外,为了与 ICGA 的分期(ICGA 一般分为早期、中期、晚期)相配合,以及进一步简化 FFA 分期的描述,有学者建议将 FFA 分为早期、中期、晚期。①造影早期:指从脉络膜出现荧光至视网膜静脉层流出现之前,包括前述的动脉前期、动脉期和动静脉期;②造影中期:即前述的视网膜静脉期;③造影晚期:指造影 10min 后。一般眼底疾病的造影可按早、中、晚分期,但患有循环障碍(如视网膜动静脉阻塞、颈动脉狭窄等)或 CNV 性疾病时,按动脉前期、动脉期、动静脉期、静脉期描述,较能准确地表达视网膜脉络膜血流动力学参数的异常。

黄斑暗区：在荧光未进入视网膜中央动脉之前 0.5～1s，首先在黄斑周围显示模糊不清的花斑状荧光，随着荧光素进入视网膜血管中，则整个背景除黄斑部外，呈现条状、斑状及网状背景荧光。由于黄斑区的色素上皮较厚，脉络膜色素较密集，视网膜神经上皮层中的叶黄素等含量较多，正常情况下黄斑区看不见脉络膜荧光。

视盘荧光形态：①深层朦胧荧光，出现在动脉前期，呈模糊的亮斑，不超过视盘范围；②浅层葡萄状荧光，出现在动脉早期，荧光较亮，可分辨出毛细血管，不超过视盘范围；③视盘上表层辐射状毛细血管荧光，出现在动静脉期，超过视盘范围，约在视盘缘外 12-1PD 以内区域。

【不同组织的 FFA 正常表现】

（1）脉络膜：正常的 FFA 中，染料首先出现在脉络膜大血管中，随即进入脉络膜毛细血管层。脉络膜毛细血管层由大量的小叶组成，每个小叶约 1/4PD，小叶彼此独立充盈，呈现短暂的斑片状或者斑点状，显著区别于脉络膜毛细血管病理性充盈缺损。脉络膜毛细血管为有孔毛细血管，允许染料分子通过，扩散至脉络膜。因此，在背景荧光下，脉络膜循环的细节难于再见。

（2）睫状视网膜血管：睫状脉络膜血管由睫状血管系统供应，在 FFA 中与脉络膜循环同时显影，睫状视网膜血管荧光出现在视网膜循环荧光之前，很容易被识别出来。

（3）视盘：视盘由睫状血管系统和视网膜中央动脉系统供应。正常视盘荧光与脉络膜荧光同时出现，即在动脉前期视盘即可出现朦胧荧光，随造影时间延长，视盘荧光逐渐增强，动静脉期视盘荧光最强，在此期还可以较清晰地看到视盘周围的辐射状毛细血管，它走行平直，分支少。静脉期的后期，视盘荧光逐渐变弱，造影晚期视盘荧光可消退，但视盘边缘可有少量荧光染色，称为视盘晕轮，成因不详，属正常现象。

（4）视网膜血管：脉络膜充盈开始后 1～3s，视网膜中央动脉开始出现荧光。以下因素可使视网膜血管层更容易观察：血液供应起源单一，视网膜色素上皮层可提供一个对比良好的背景，所有的视网膜大血管保持单向性。荧光首先进入视网膜中央血管循环。视网膜中央动脉充盈后，随

之大静脉出现荧光，首先表现为静脉早期开始出现大静脉血管典型的荧光层流。周边视网膜静脉荧光充盈后，随即完成了整个视网膜静脉血管床的荧光图。

（5）黄斑：视网膜毛细血管有深浅两层，到达黄斑区后逐渐变为一层并吻合成拱环，拱环内为无毛细血管区，直径约 0.5mm，个别可以更小（0.2～0.3mm）。黄斑拱环区的黄色素（叶黄素和玉米黄素）能够吸收激发荧光所需的部分蓝光。因此 FFA 中，黄斑拱环区较周围的视网膜暗淡。而且，黄斑区色素上皮黑色素含量较黄斑外区域高，激发光能量和脉络膜荧光均因此而部分受阻。

（6）巩膜：巩膜内层能够显现荧光，在无视网膜色素上皮层或无脉络膜毛细血管覆盖区域的巩膜可清晰地显现荧光。

（7）虹膜：通过 FFA，可以显示出眼前节的病变，如虹膜病变（如肿瘤或血管性病变）。

【异常眼底荧光素血管造影表现】

（一）异常荧光眼底表现

眼底组织的 3 个屏障对荧光素钠有阻挡作用，当眼底组织发生病变时，屏障作用减弱或失效，表现为异常荧光改变。根据异常荧光的强度分为强荧光和弱荧光。

1. 强荧光　较其他正常血管造影区域荧光水平增强。强荧光根据不同表现可分为以下几种。

（1）透见荧光：视网膜色素上皮细胞的萎缩、色素脱失，会透见脉络膜背景荧光，与周围网膜形成鲜明的对比，成强荧光。它的特点是与脉络膜背景荧光同时出现，随脉络膜背景荧光增强而增强，随脉络膜背景荧光减弱而减弱，从造影开始到结束，其边界大小和形态均无改变。

（2）荧光渗漏：由于眼底的内外屏障功能损害，血管内游离的荧光素钠透过血管壁进入组织内，或脉络膜内游离的荧光素钠通过 RPE 层进入视网膜内的过程称为渗漏。其荧光特点如下：高荧光局限于病灶区，随着时间的延长强度增加，高荧光改变的边界不清（图 12-8-1，图 12-8-2）。

（3）荧光着染：荧光素渗漏到组织中而不是解剖空间里，称为荧光着染。脉络膜视网膜瘢痕引起 RPE 屏障破坏，瘢痕中央的脉络膜毛细血管闭锁，边缘开放，荧光素从此渗漏使瘢痕组织边

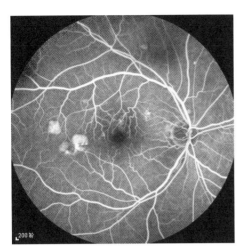

图 12-8-1　中心性浆液性脉络膜视网膜病变，色素上皮屏障功能受损，荧光素渗漏

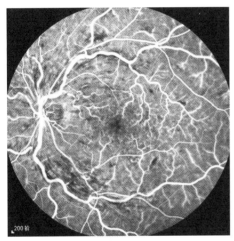

图 12-8-2　视网膜中央静脉阻塞，视网膜静脉纡曲扩张，回流迟缓，血管渗漏

缘呈强荧光；视网膜下异常物质引起血 - 视网膜屏障破坏，异常物质呈强荧光。其荧光特点如下：随着时间的延长强度增加，至造影晚期强度及范围不变。

　　一些陈旧的脉络膜视网膜病变，如瘢痕组织、荧光造影中没有荧光素渗漏，造影晚期可有荧光着染，但边界清楚，为瘢痕组织染色。这对分析是否存在活动性病灶很重要，如果是活动性病灶，高荧光边界可模糊不清。在视网膜萎缩区，造影晚期也可呈现高荧光染色，边界较清晰，即巩膜染色，多见于高度近视眼底改变。

　　2. 弱荧光　较正常荧光水平减弱。弱荧光根据不同表现分为以下几种。

　　（1）充盈迟缓：由于病理原因使视网膜、脉

络膜和视神经的血管或其供应区域血液灌注不良，晚于正常循环所需时间称为充盈迟缓（图 12-8-3）。

　　（2）充盈缺损：由于病理原因使视网膜、脉络膜和视神经血管的供应区域血液无灌注导致的弱荧光区域。

　　（3）荧光遮蔽：屈光间质混浊、玻璃体积血、视网膜前或视网膜内出血时，色素均可以减弱或完全遮蔽荧光（图 12-8-4）。

　　暗区内所有结构都看不到，荧光完全被遮蔽。视网膜血管的闭塞局部也可以出现弱荧光，但是这并非遮蔽荧光。因为阻塞的血管内根本没有荧光素灌注，边界较出血清晰。视网膜出血为常见的弱荧光或遮挡荧光，出血可为视网膜前或视网膜下出血。

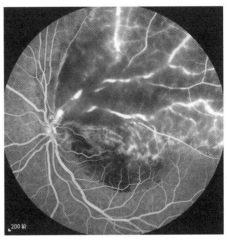

图 12-8-3　视网膜分支静脉阻塞，颞上支阻塞区域血管壁荧光染色

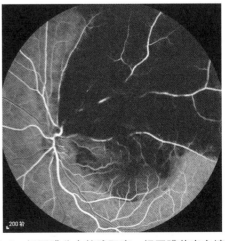

图 12-8-4　视网膜分支静脉阻塞，视网膜前出血遮蔽视网膜血管及脉络膜背景荧光，视网膜下出血仅遮蔽脉络膜背景荧光

视网膜前和玻璃体皮质后出血位于视网膜内界膜和神经纤维层之间称为视网膜前出血，位于玻璃体后界膜和视网膜内界膜之间称玻璃体皮质后出血，这两种出血均可遮蔽视网膜荧光。FFA 表现出血可始终为遮蔽荧光，完全遮挡了后面的视网膜结构。网膜下出血来源于脉络膜毛细血管的异常生长，通过病变的 Bruch 膜进入视网膜色素上皮层内或其下。由于脉络膜新生血管内皮屏障功能障碍常导致视网膜下出血和渗出，晚期形成纤维血管性瘢痕组织。脉络膜新生血管常发生于老年性黄斑变性、特发性脉络膜新生血管、高度近视黄斑出血，以及一些可以导致 Bruch 膜裂开的外伤或病变（如血管样条纹）。典型脉络膜新生血管的 FFA 特征是动脉前期或动脉期就可见车辐状、花边状或不规则形脉络膜新生血管的轮廓，随时间延长，荧光素迅速扩大渗漏，边界欠清，晚期更明显，黄斑及其上见大片脉络膜背景荧光被出血遮挡。

（二）根据视网膜血液循环时间延长分为以下几种情况

1.视网膜动脉的充盈迟缓　一般来说，视网膜循环是从视盘表面刚出现动脉充盈时开始的。动脉的充盈极为迅速，正常情况下 1～2s 所有视网膜动脉将完全充盈。造影很难捕捉或看到动脉充盈全过程。如果造影中看到了动脉充盈前峰，即为动脉充盈迟缓，一些中央动脉阻塞的患者，视网膜动脉充盈极为缓慢，部分动脉可始终不能完全充盈。

2.静脉回流时间的延长　造影中可以清楚地看到静脉主干上的荧光层流现象，从静脉主干任何一支出现层流算起，直到静脉完全充盈，这一事件（过程）持续 5～7s，超过此时间即为静脉充盈迟缓。

3.视网膜血管阻塞　不论是视网膜动脉还是视网膜静脉，包括视网膜毛细血管，只要没有荧光素灌注或仅有少量造影剂充盈，即为视网膜血管阻塞或不全阻塞，造影中可看到大片的视网膜血管无灌注区。

（三）根据视网膜血管形态异常分为以下几种情况

1.动脉管壁改变　正常时视网膜动静脉的比例是 2：3，当视网膜动脉硬化时，动静脉比例可为 1：2 或 1：3，眼底表现动脉反光增强，如铜丝样或银丝样反光，动脉走行平直。部分动静脉交叉处可看到动静脉压迹，FFA 动静脉压迹更加明显。

2.动脉管壁异常　视网膜动脉管壁的局限性膨胀所致的大动脉瘤，动脉瘤的周围可见大量黄白色渗出，FFA 图像中动脉瘤更加清晰，ICGA 清晰可见瘤体周围环形神经上皮脱离区。

3.视网膜静脉管壁的异常　静脉扩张和纤曲，严重者血管可呈腊肠样、串珠样扩张，小静脉形态可见扭曲但不像大静脉那样明显。

（四）根据视网膜血管结构异常分为以下几种情况

血管内皮细胞形成血-视网膜内屏障。由种种原因（如外伤、炎症、代谢障碍、先天异常、遗传性疾病等）所致的视网膜血管内屏障受损可使血管壁结构发生异常，引起血管壁的通透性增加，可有荧光素渗漏、视网膜毛细血管闭塞，毛细血管壁扩张、变薄形成微血管瘤、视网膜新生血管等异常荧光表现。

1.血管壁改变　在大、中血管壁可见管壁荧光染色，血管壁不光滑；小静脉主要表现为血管的通透性增加。毛细血管血流淤滞，内压力增加，可使毛细血管扩张、变薄形成微血管瘤，能见度明显增加，小动脉囊样扩大呈大量的小动脉瘤。

2.视网膜和脉络膜肿瘤血管发生的渗漏　视网膜和脉络膜肿瘤内的血管亦缺乏紧密连接，允许荧光素渗漏进入肿瘤或使邻近的组织染色。

3.毛细血管渗漏　毛细血管的通透性增加可使荧光素渗漏出血管外，往往在荧光血管造影的静脉期出现，早期视网膜荧光像较清晰，在造影晚期，广泛的视网膜血管渗漏（包括小静脉及毛细血管）可使视网膜荧光染色，又称组织染色。

4.毛细血管闭塞　造影图像中可看到境界清晰的毛细血管无灌注区，呈一片弱荧光区，边界清晰。血管无灌注区应和出血遮蔽荧光相鉴别。出血为遮蔽荧光边界不清，颜色黑暗。眼底彩照中的棉絮斑在 FFA 图像中多为血管闭塞区，边界清晰，较出血区稍淡。

5.视网膜新生血管　新生血管的形成是组织

对缺氧的一种反应，早期可生成新生血管芽，多位于静脉侧，当静脉开始充盈时，它们立即显影并开始渗漏，新生血管芽逐渐形成新生血管膜。并以玻璃体为支架生长和演变，血管成分逐渐减少，纤维成分逐渐增多，最终成为纤维增生膜，呈黄白色膜组织。膜的收缩和牵拉可使视网膜血管扭曲和变性，纤维增生膜荧光素渗漏明显。

6. 视网膜内微血管异常（IRMA） 因毛细血管的广泛闭塞，动脉血流不能进入毛细血管网，只好另外建立一条通道直接通向静脉，即动静脉短路，在末端的动静脉交通称为动静脉吻合。还可见到静脉与静脉交通支。

7. 静脉血管侧支循环 多见于中央静脉阻塞晚期，出现在视盘上方，呈袢状纡曲，也称为静脉袢，在静脉血管充盈时出现，与动脉袢较易区别。没有荧光素渗漏，可与视盘表面新生血管相鉴别。

（五）根据视网膜及脉络膜损害程度分为以下几种情况

视网膜色素上皮和 Bruch 膜共同构成脉络膜毛细血管层与视网膜之间的屏障，即血 - 视网膜外屏障。色素上皮损害的常见 FFA 表现有以下几种类型。

1. Bruch 膜损害发生的色素上皮脱离 荧光素分子在正常情况下可通过 Bruch 膜进入与视网膜色素上皮层间的间隙，但荧光素分子不能进入视网膜色素上皮细胞本身。若 Bruch 膜发生了病理改变，染料就会异常蓄积于 Bruch 膜与视网膜色素上皮层之间。例如，老年性黄斑变性的玻璃膜疣，由于玻璃膜疣位于视网膜色素上皮层基底膜与 Bruch 膜之间的浅小脱离，FFA 显示玻璃膜疣染色或呈透见荧光改变。再如，浆液积蓄于 Bruch 膜，与视网膜色素上皮层之间形成的色素上皮脱离，由于视网膜色素上皮层的紧密连接仍然完整，FFA 显示其荧光特点为造影早期就出现，多呈类圆形，随时间延长荧光增强，但大小、形态始终不变。玻璃膜疣早期散在高荧光。

2. 神经上皮层脱离 视网膜色素上皮层一旦缺损，屏障功能破坏，液体可以通过缺损处进入视网膜神经上皮下，脱离范围较大，边界不清晰。例如，中心性浆液性脉络膜视网膜病变是由于脉络膜毛细血管的高渗透性使视网膜色素上皮细胞

之间的紧密连接破坏。FFA 和 ICGA 同步造影可以看到视网膜色素上皮层损害处往往存在脉络膜血管的通透性增加，荧光素从脉络膜血管渗漏通过视网膜色素上皮层损害处漏入视网膜下，渗漏点多在静脉期出现，荧光素逐渐积存于视网膜下，范围逐渐扩大，造影晚期可呈炊烟样或墨迹样荧光积存。荧光素进入视网膜神经上皮层下继发神经上皮层脱离，造影晚期可见荧光积存的周围一圈弱荧光晕即神经上皮脱离区。

3. 色素脱失 又称透见荧光或窗样缺损。由于视网膜色素上皮内的色素脱失，透见了后面的脉络膜荧光(背景荧光)。可以是局限的或弥散的，但外屏障未破坏，可无荧光素渗漏。在脉络膜荧光出现时，缺损处荧光即出现，随背景荧光增强而增强、减弱而减弱，没有荧光素渗漏。

（六）根据视盘荧光异常程度分为以下几种情况

1. 视盘高荧光 要以视盘的正常荧光为标准。FFA 时看视盘荧光是较正常增强还是减弱，边界是否清晰。视盘荧光增强和边界不清是由于视盘表面毛细血管扩张并有荧光素渗漏，造影晚期视盘可呈高荧光，边界不清。主要见于视盘水肿、视盘血管炎、葡萄膜炎和静脉回流障碍，如静脉阻塞等。

2. 视盘荧光不均匀或弱荧光 前段缺血性视神经病变可引起视盘荧光染色，在视盘的某一个象限边界不清，局部充血。患者可明确说出视野缺损的方位，FFA 可表现视盘某一个象限弱荧光或某一个象限高荧光，造影晚期整个视盘可呈高荧光染色，边界不清。晚期的视神经萎缩患者，视盘颜色苍白，在造影各期视盘始终可呈弱荧光，边界清晰，与视盘表面的血管萎缩有关。

（七）几个易混淆的荧光鉴别

1. 视网膜毛细血管无灌注区与视网膜出血遮挡荧光的鉴别

（1）颜色：无灌注区缺乏视网膜荧光，其后仍可透见的脉络膜背景荧光颜色为淡黑；而视网膜出血遮挡荧光不仅将视网膜血管荧光阻挡，也阻挡了脉络膜背景荧光，颜色较黑暗。

（2）边界：无灌注区边界由扩张的微小血管

组成，具有一定的规范性；而视网膜出血遮挡荧光的边界由出血的形状决定，具有随意性。

（3）分布：无灌注区呈片状分布，多见于中周部易缺血区域；而视网膜出血呈散在分布，多见于视网膜后极部血液供应丰富区域。

（4）眼底彩照：可与眼底彩照对比，是否存在出血。

（5）病程发展：无灌注区不会因为时间推移而消退，甚至还会扩大；而视网膜出血在无继续出血的情况下，会慢慢吸收。

2.视网膜新生血管与视网膜血管扩张渗漏的鉴别

（1）时间：视网膜新生血管于造影早期即出现明显渗漏；而视网膜血管扩张渗漏于造影后期较明显。

（2）形态：典型的视网膜新生血管呈扇形，染料呈团状渗漏；而视网膜血管扩张的染料沿血管缘渗漏。

（3）分布：视网膜新生血管常位于毛细血管无灌注区的边缘；而视网膜血管扩张渗漏随血管走行分布。

3.玻璃膜疣与脂质渗出的鉴别

（1）FFA 表现：玻璃膜疣呈透见荧光或染色；而脂质渗出呈弱遮蔽荧光或无明显异常的荧光改变。

（2）病变位置：玻璃膜疣位于视网膜色素上皮层与 Bruch 膜之间，而脂质渗出位于视网膜内丛状层和（或）外丛状层间隙内。

（3）形状：玻璃膜疣常呈类圆形，其周围绕以灰色边缘；而脂质渗出呈不规则点状或板状。

（4）病程发展：玻璃膜疣数周内无变化，而脂质渗出数周内可吸收消失或出现新的渗出。

4.典型与隐匿性脉络膜新生血管的区分

（1）典型脉络膜新生血管：来源于脉络膜血管异常，在动脉前期（脉络膜期）和动脉期即染料充盈。拍摄早期应当快而连续地拍摄染料通过的形态，确定 CNV 的位置和范围。FFA 表现为造影早期边界清晰的 CNV 轮廓强荧光，后期进行性荧光渗漏，积存于视网膜色素上皮层或神经视网膜下，形成局限性强荧光。对于老年性黄斑变性的 CNV 形态，过去认为是动脉前期或动脉期呈现的花边状或车辐状血管轮廓。其实这种典型的花边状或车辐状 CNV 在老年性黄斑变性中并不常见，反而在特发性脉络膜新生血管和高度近视合并黄斑盘状变性患眼中常见。典型的 CNV 位于黄斑中心凹 200μm 以外者，可以直接光凝治疗。

（2）隐匿性脉络膜新生血管：缺乏典型 CNV 的荧光表现。在 FFA 检查中可能由于 CNV 的边界欠清使其精确范围难以确定，或由于染料渗漏的来源难以确认，或由于视网膜下出血、浊性渗出、色素或视网膜色素上皮层脱离掩盖了部分 CNV 性荧光渗漏。FFA 诊断为隐匿性 CNV 的患眼应进一步进行 ICGA 检查，以确定 CNV 的范围和边界。黄斑光凝研究小组根据隐匿性 CNV 的不同表现又将其分为血管性色素上皮脱离（隐匿性 CNV Ⅰ型）和造影后期无源性染料渗漏（隐匿性 CNV Ⅱ型）。CNV Ⅰ型在 FFA 早期出现一个不规则的 RPE 脱离性强荧光，几分钟内荧光逐渐增强，晚期视网膜下组织染色或染料渗漏，属视网膜色素上皮层脱离的隐匿性 CNV 形式。隐匿性 CNV Ⅱ型早期无边界清晰的典型 CNV 性强荧光出现，后期有不规则或边界欠清的视网膜色素上皮层下渗漏，病变视网膜下出血遮蔽荧光，属于不伴视网膜色素上皮层脱离的隐匿性 CNV 形式。

（3）CNV 的 4 种类型：完全典型性 CNV（指 CNV 内完全由典型成分组成）、典型为主性 CNV（指 CNV 内典型成分大于等于整个病灶的 50%）、轻微典型性 CNV（指 CNV 内典型成分小于整个病灶的 50%）、隐匿无典型性 CNV（指 CNV 内完全由隐匿成分组成）。

5.注射前荧光与自发荧光的鉴别　传统自发荧光是指一些病理改变如视盘玻璃膜疣、视网膜色素上皮层上的大玻璃膜疣、视网膜上的星状细胞错构瘤及去血红蛋白血液等，在荧光素注射前就可发出强烈的荧光而使成像系统显影。现代自发荧光是指采用 488nm 激发视网膜色素上皮细胞脂褐质发出的荧光。

6.假荧光与荧光的鉴别　由于滤光片的匹配欠理想，有些光谱未被滤除或眼底一些白色组织对荧光反射，均可造成试剂并不存在的荧光像在记录系统上显影，称为假荧光。其产生的原因有：①激发滤光片和屏障滤光片组合的选择欠佳，两者光谱重叠区太大，或光谱不纯、波长不理想，有些光谱未能被屏障滤光片去除，这些都可使眼内本不存在的荧光错误地在记录系统上出现。②造影后期进入前房和玻璃体的一些荧光素所激发的荧光可被眼底的一些白色组织（如苍白的视盘、白色的瘢痕、有髓神经纤维、硬性渗出）反射进入成像系统而显影。此外，相机镜头不洁、拍摄所用的闪光强度过高或图像沾污等均可造成人为的假荧光，应当注意鉴别。

【注意事项】

1. 分析造影图像需与临床病理相结合 临床上所见的玻璃膜疣位于视网膜色素上皮层与Bruch膜之间，玻璃膜疣依组织病理改变不同可出现以下多种荧光表现：①小的硬性玻璃膜疣因未影响到视网膜色素上皮层的功能，可能呈相对正常的荧光；②玻璃膜疣导致视网膜色素上皮层脱色素呈现透见荧光；③软性玻璃膜疣荧光染色；④含脂质（尤其是中性脂肪）较多玻璃膜疣呈相对弱荧光；⑤多个大的软性或融合性玻璃膜疣可形成玻璃膜疣性视网膜色素上皮层脱离，这种玻璃膜疣性视网膜色素上皮层脱离的荧光强度比一般浆液性的视网膜色素上皮层的脱离要弱。

2. 需与血流动力学改变联系 视盘的组成部分由前向后分别为视盘表面神经纤维、筛板前区、筛板区和邻近的筛板后区。视盘表面神经纤维层的血液主要由视网膜中央动脉分支而来的视盘表层及周围辐射状毛细血管所提供，后者由睫状后短动脉提供。因此，凡累及睫状血管系统（如葡萄膜炎）和（或）中央血管系统（如视网膜中央静脉阻塞）的疾病都可以导致视盘的荧光异常。由视盘毛细血管扩张形成的强荧光主要见于视盘炎症、视盘水肿、视网膜中央静脉阻塞及视网膜中央动脉阻塞，其中前3种疾病的视盘毛细血管扩张合并有染料渗漏，而视网膜中央动脉阻塞的视盘毛细血管扩张为代偿性的，并无染料渗漏。

3. FFA与ICGA需相结合 FFA能较好地发现视网膜血管和视网膜色素上皮层病变，ICGA可较清晰地显示脉络膜损害。临床上一些较严重的视网膜病变常累及脉络膜，而不少的脉络膜疾患也常并发视网膜色素上皮层、视网膜血管改变。

因此常需要将这两种造影结果结合起来分析才能对病变做出较准确的判断。两种技术所采用的染料及激发光不同，在临床释义方面也有所区别，因此一些用于FFA的术语可能不适用ICGA。例如，由于视网膜色素上皮层的屏障效应于ICGA中不起作用，在ICGA分析中就不用"窗样缺损"这样的说法。此外，ICGA图像至少应当观察30min（而FFA仅观察10min），因为一些有价值的荧光影像（如白点综合征）往往在30min左右才能显露。

4. 造影图像需与病史、全身疾病及其他检查结合起来综合分析 单独依靠FFA或ICGA来诊断是片面的。例如，对于慢性发病的视网膜中央静脉阻塞，若FFA显示除了视网膜静脉纡曲扩张、染料渗漏及视网膜毛细血管无灌注区、视网膜新生血管荧光外，还有视网膜中央动脉明显迟缓充盈，应当考虑这种类似视网膜中央静脉阻塞的病变可能是由眼动脉或颈动脉供血不足所致的眼部缺血综合征引起的淤滞性视网膜病变。

5. 书写报告注意事项 书写报告前需浏览造影的全部图像，选片时一般重点选出9张或12张即可。要优选造影各期的代表性图像，病灶部位要有各期的荧光表现，正常的周边部选出2～3张即可。书写造影报告文字表达要清晰、规范，重点突出。初学者为避免书写遗漏，最好是按荧光充盈的顺序书写报告，即先从视盘荧光充盈写起，再观察动脉充盈、静脉回流时间，视网膜动静脉血管有无异常表现，黄斑区有无异常荧光出现，然后再观察其他部位视网膜情况。但对于特殊病例，如黄斑区的CNV、脉络膜血管瘤等，在脉络膜循环期即视网膜动脉充盈前期即可看到一些弱荧光，可先描述这些部位。正常区域简单描述，病变区域重点描述。

综上，FFA只是眼底检查的一个方面，应与病史、全身检查、眼部其他检查及其他检查资料包括实验室检查一起综合分析、判断，才能得出较正确的诊断结果。

第九节 吲哚菁绿脉络膜血管造影

【原理】 吲哚菁绿又称靛氰绿或福氏绿，为暗绿青色疏松状固体，遇光与热易变质，是一种无菌的水溶性三碳青类染料，化学式为 $C_{43}H_{47}N_2NaO_6S_2$，分子量为775Da，具有亲水性和亲脂性的双重特性。这一特性对一些病灶发生强弱荧光的解释有重要意义。例如，玻璃膜疣内含磷脂成分的多少决定其在 ICGA 表现为弱荧光还是强荧光。又如，结晶样视网膜变性患眼，由于其结晶样小体内含有较丰富的脂质成分，对吲哚菁绿分子有较高的亲和力，在 ICGA 后期表现为弥散性点状染色。吲哚菁绿是合成复合产物，溶解后的吲哚菁绿在高浓度或混合于生理盐水时易形成沉淀，为防止水溶后再结晶，加入了碘化钠。吲哚菁绿注入体内后迅速和蛋白质结合，色素不沉着于皮肤，也不被其他组织吸收。吲哚菁绿与血浆蛋白结合后，体积较大，不易从血管内扩散到组织中，因此能够较好地显示脉络膜血管结构。吲哚菁绿能快速从肝脏中清除，可以在几分钟内从循环系统中消失。吲哚菁绿的最大吸收光谱为 795nm，最大激发光波长为 835nm。在近红外激发光的激发下发出荧光。近红外光视网膜毒性小，且波长较长，穿透性好，是不可见光，患者容易接受。近红外区域的波长容易透过视网膜色素上皮层到达脉络膜，在脉络膜中的吲哚菁绿被激发产生荧光，所以对视网膜色素上皮和含叶黄素的黄斑组织有良好的透过性，即使轻度的屈光间质混浊、视网膜下积液、出血也不会影响 ICGA 检查。

　　吲哚菁绿主要与血浆蛋白结合存在于视网膜及脉络膜血管内，随后少量吲哚菁绿进入脉络膜间质，造成间质染色；至晚期，眼底血管中的吲哚菁绿染料随血液迅速排空，进入脉络膜组织间质的染料分子被色素上皮吞噬。吲哚菁绿进入色素上皮细胞后可在细胞内存留很长时间，ICGA 24h 以后仍可观察到明显的红外荧光图像。研究也发现吲哚菁绿在造影的早中期主要是反映眼底血管的情况，30min 以后的晚期成像则主要是反映色素上皮细胞的形态和功能。

　　【毒性】 吲哚菁绿是一种相对安全的染料；不良反应极少，且较荧光素钠少见。轻度的不良反应如恶心、呕吐和瘙痒见于 0.15% 的患者。亦有血管迷走型反应、低血压休克和过敏性休克的个别报道。吲哚菁绿含有少量的碘，因此对碘过敏的患者应谨慎使用。吲哚菁绿的使用剂量与不良反应的发生或严重程度并无关联。荧光素钠的染料外渗会引起局部的组织反应甚至皮下的组织坏死，而吲哚菁绿的外渗则容易耐受和消退，且不存在并发症。

　　【药代动力学】 静脉注入体内后，吲哚菁绿立刻和血浆蛋白结合，随血循环迅速分布于全身血管内，高效率、有选择性地被肝细胞摄取，又从肝细胞以游离形式排到胆汁中，经胆道入肠，随粪便排出体外。由于排泄快，一般正常人静脉注射 20min 后约有 97% 从血中排泄，不参与体内化学反应，无肠肝循环（进入肠管的吲哚菁绿不再吸收入血）和淋巴逆流，也不从肾等其他肝外脏器排泄。静脉注射后 2～3min 瞬即形成均一单元达到动态平衡，约 20min 血中浓度被肝细胞以一级速率消失，即成指数函数下降。当肝脏病变，肝有效血流量和肝细胞总数降低时，血浆吲哚菁绿消除率 K 值明显降低，血中吲哚菁绿滞留率 R 值明显升高。

　　【检查方法】 造影前要充分散大瞳孔，利用裂隙灯、检眼镜、前置镜观察眼底情况，以免漏诊、误诊及不必要的造影。造影前应先向患者解释做 ICGA 检查的原因、步骤和可能出现的副作用。询问患者是否合并严重的全身性疾病，有无过敏史。交代造影过程中可能出现的不良反应（如恶心、呕吐、皮疹、过敏性休克等）。如患者同意，应在同意书上签字，并在造影前进行过敏试验。

　　如过敏试验呈阳性，则立即停止造影。如过敏试验呈阴性，则取 25mg 吲哚菁绿粉末溶解于 2ml 灭菌注射用水中，为使其完全溶解，可用注射器反复抽吸、推注，水平观察玻璃壁确证无残存不溶药剂，方可使用。吲哚菁绿经肘前静脉注射，药物注射的同时，启动计时器，开始录像或拍摄眼底图像。

　　【正常 ICGA 表现】 ICGA 分期目前尚无统一标准，可以根据造影时间或脉络膜充盈时间进行分期。

　　1. 按造影时间分期

　　（1）早期：指吲哚菁绿染料注入肘前静脉后 5min 内，脉络膜血管充盈早于视网膜动脉 0.5～1s，最早见到的脉络膜动脉多在黄斑与视盘之间，此时眼底血管中的红外荧光最强（图 12-9-1）。

　　（2）中期：指吲哚菁绿染料注入肘前静脉后

5 ～ 30min，脉络膜静脉中红外荧光逐渐与朦胧的脉络膜毛细血管融为一体，表现为均匀脉络膜强荧光（图 12-9-2）。

（3）晚期：指吲哚菁绿染料注射后 30min 至 24h，此时可出现"图像反转现象"，视网膜和脉络膜血管呈黑色低红外荧光，背景呈均匀的颗粒状强红外荧光（图 12-9-3）。

（4）超晚期：指染料注射 24h 以后，背景颗粒状荧光逐渐减弱，血管系统仍然为黑色低红外荧光。

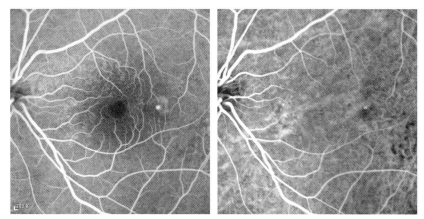

图 12-9-1 中心性浆液性脉络膜视网膜病变 FFA+ICGA 早期
FFA 上见点状强荧光渗漏，ICGA 见脉络膜血管扩张并伴有斑点样强荧光

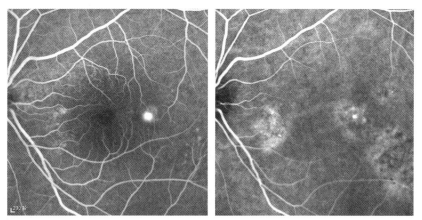

图 12-9-2 中心性浆液性脉络膜视网膜病变 FFA+ICGA 中期
FFA 荧光素呈墨渍样渗漏，ICGA 黄斑区呈不规则片状强荧光

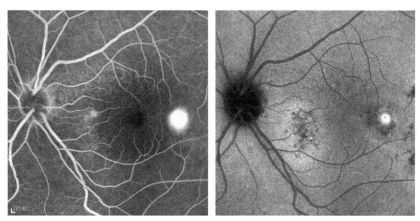

图 12-9-3 中心性浆液性脉络膜视网膜病变 FFA+ICGA 晚期
FFA 荧光素渗漏，ICGA 后期图像反转，色素上皮损害处呈低红外荧光，黄斑呈斑片状低红外荧光

2. 按脉络膜血管充盈时间分期

（1）动脉期：以脉络膜动脉出现荧光为特征，开始是吲哚菁绿以短毛样动脉流为起点，然后吲哚菁绿迅速地经细小脉络动脉移向脉络膜毛细血管。后极部脉络膜动脉呈纡曲走行（图 12-9-4）。

（2）动静脉期：脉络膜动脉和静脉荧光交叉重叠，平均脉络膜静脉充盈时间为 15s 左右。紧接着脉络膜毛细血管充盈，脉络膜毛细血管不是均匀结构，呈小叶状，因为脉络膜毛细血管壁有孔洞，故后极部呈现模糊的强荧光（图 12-9-5）。

（3）静脉期：脉络膜动脉荧光减弱，静脉荧光增强和涡静脉充盈，涡静脉充盈时间平均为 25s 左右。脉络膜动脉的荧光渐渐减弱，脉络膜静脉系统血管拍照最佳状态是静脉注射后的 10～15min（图 12-9-6）。

（4）晚期（脉络膜消失像）：脉络膜荧光模糊，该时期大脉络膜血管和网膜血管显示弱荧光

（图 12-9-7）。

【异常 ICGA 表现】通常，异常性荧光分为两类：强荧光和弱荧光。当解读 ICGA 时，需要结合荧光来源和当时血管造影的动态过程。在脉络膜血管造影过程中，由弱荧光到强荧光或由强荧光到弱荧光在同一区域可以交替出现，所以在视网膜和脉络膜炎症性疾病中，通常可见从早期的弱荧光到晚期的强荧光一个转变过程；息肉样脉络膜血管病变的异常血管分支网状结构早期呈现强荧光，随时间延长，荧光减弱呈冲刷样改变。

1. 强荧光是相对于周围正常荧光而言荧光强度增高

（1）假荧光：激发滤光片与屏障滤光片匹配不完美时所产生的现象，多见于陈旧黄白色视网膜下出血和一些色素上皮脱离病处的边缘。

（2）透见荧光：色素上皮萎缩或缺失后使脉络膜血管的荧光透过性增加所致。多见于色素上

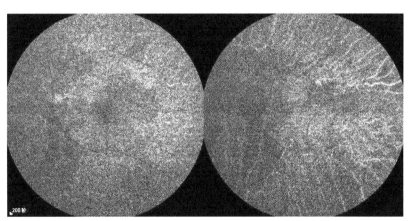

图 12-9-4　动脉期 FFA+ICGA 图像
脉络膜动脉开始充盈，视网膜动脉未见充盈

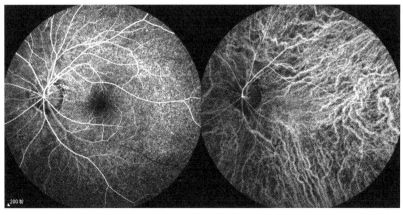

图 12-9-5　动静脉期 FFA+ICGA 图像
脉络膜静脉开始回流

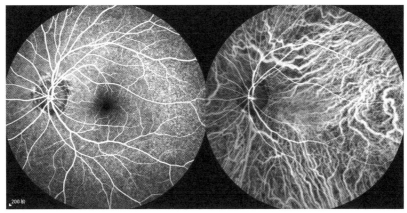

图 12-9-6　静脉期 FFA+ICGA 图像

脉络膜静脉荧光增强，动脉荧光减弱

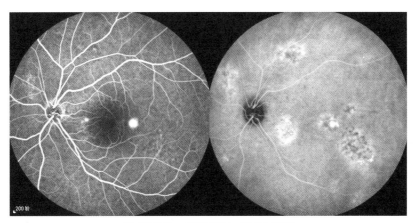

图 12-9-7　晚期 FFA+ICGA 图像

脉络膜荧光减弱、消退

皮萎缩、外伤和色素上皮撕裂等。

（3）异常血管：包括先天性脉络膜血管变异、炎症或其他脉络膜血管性疾病所致的代偿性血管变化、新生血管和肿瘤血管等。

（4）渗漏：血管的通透性增加或色素上皮屏障受到破坏，ICG 弥散到组织间隙而形成强荧光。多见于色素上皮脱离、视网膜脱离等。

2.弱荧光是相对于周围正常荧光而言荧光强度降低

（1）荧光遮蔽：①黑色素沉着程度不同，产生了不同程度的荧光遮蔽。②出血，薄的浅层视网膜出血在 ICGA 早期无明显的遮挡，造影晚期才可以出现；较浓厚的出血在造影的整个过程均呈荧光遮蔽。③有髓神经纤维瘢痕组织及各种渗出均可产生不同的荧光遮蔽。

（2）充盈缺损：脉络膜血管部分不充盈、充盈延迟或充盈不全。

1）生理性充盈缺损：造影早期分水岭充盈延迟，造影晚期脉络膜大血管的弱荧光轮廓。

2）病理性充盈缺损：包括血管阻塞性（三角综合征）、炎症性（脉络膜炎症）、组织萎缩性（高度近视性眼底改变、老年性黄斑变性）充盈缺损。

【临床应用】ICGA 适用于有浓厚出血的视网膜病变和各种脉络膜病变，对于 FFA 可检测出的病变，则不必再行 ICGA。如视网膜动脉瘤表面常伴有浓厚的出血，FFA 无法观察到瘤体，ICGA 可使瘤体清晰可辨。脉络膜新生血管的最佳检查方法是 FFA 联合 ICGA 同步造影，其在 CNV 的诊断上有重要的价值。隐匿性脉络膜新生血管在 ICGA 时，病灶显示得更加清楚，并且不被晚期渗漏所遮盖。特发性息肉样脉络膜血管病变是一种以脉络膜内层血管网末端息肉样扩张为特征的脉络膜血管病变。

1. 早期 ICGA 像反映脉络膜血管循环状态，晚期 ICGA 反映视网膜色素上皮细胞的形态和功能　各种原因造成的视网膜色素上皮撕裂使视网膜色素上皮细胞层缺失，为我们在活体上观察视网膜色素上皮层对吲哚菁绿造影像（尤其是晚期像）提供了一个十分重要的窗口。FFA 荧光表现是一个连续的过程，而 ICGA 的晚期像则表现为缺损区红外荧光消失现象，这一现象表明缺损处无视网膜色素上皮细胞，其下玻璃膜疣和脉络膜亦无明显吲哚菁绿染料残留。当存在视网膜色素上皮层巨大缺损时，从脉络膜弥散到间质中的吲哚菁绿染料，既没有视网膜色素上皮细胞的主动摄取、蓄积，也没有其的机械阻挡，所以从缺损处溢出，形成视网膜色素上皮层缺损下缘明显的强红外荧光。

对于 ICGA，一些病变的后期像观察比早期像更为重要。如白点综合征、湿性老年性黄斑变性的斑状 CNV 等就是在造影后期才表现出来的。

2. 脉络膜血管扩张分为代偿性与病理性两类　代偿性脉络膜血管扩张多发生在脉络膜灌注不良区域周围或陈旧性脉络膜视网膜病变，是正常脉络膜血管为了补偿周围缺血病变而产生的血管反应性纡曲增粗，其血管内皮细胞及相关组织并无病理性改变。在 ICGA 可见脉络膜血管纡曲增粗，但造影时这些纡曲增粗的血管并无通透性增强或染料外渗。而病理性脉络膜血管扩张指 ICGA 可见脉络膜血管纡曲增粗，且造影时这些血管有通透性增强所致的片状强荧光。

脉络膜血管通透性增强的荧光表现如下：①造影早期可见脉络膜血管纡曲增粗、边界模糊；②造影中期由于染料从血管内缓慢渗漏到周围的脉络膜基质内而表现为片状强荧光，该片状荧光的荧光强度比 CNV 性强荧光要弱；③造影后期由于部分渗漏到脉络膜基质的染料从周围脉络膜血管吸收入血，使得其荧光强度有所减弱。临床上一般所说的脉络膜血管扩张指的是病理性脉络膜血管扩张。

3. 脉络膜灌注不良的分析

（1）病理性与生理性脉络膜灌注不良：生理性脉络膜灌注不良主要指分水带，有研究表明分水带落在黄斑区是干性 AMD 向湿性转化的危险因素。病理性脉络膜血管灌注不良为脉络膜迟缓充盈与脉络膜充盈缺损。一般将周围正常脉络膜迟 7s 以后才充盈的区域判断为脉络膜迟缓充盈；脉络膜充盈缺损是因脉络膜血管阻塞或萎缩所致，表现为从造影早期至后期一直为弱荧光，只是造影后期充盈缺损所致弱荧光形态要比早期清晰些。

脉络膜血管为三维立体结构，大血管呈三角形分布，中血管呈扇形分布，而毛细血管呈圆形或多角形小叶状分布，因此脉络膜灌注不良的造影表现依受累血管的不同呈现三角形、扇形、多角形等形状。如急性多灶性缺血性脉络膜病变的鳞状弱荧光灶就是因多个小叶充盈缺损并互相融合所致。

（2）视网膜色素上皮层色素脱失与脉络膜灌注不良：在临床上我们观察到，FFA 所显示的斑点状透见荧光（视网膜色素上皮层色素脱失）在 ICGA 晚期像表现为斑点状弱荧光。这是由于视网膜色素上皮细胞萎缩或色素脱失，导致其下的脉络膜毛细血管萎缩或血流下降。

4. 脉络膜炎性弱荧光的分析

（1）造影期间一直弱荧光：这是脉络膜内吲哚菁绿扩散减少的缘故。任何引起脉络膜基质瘢痕或全层炎性损害的病灶（如一些后葡萄膜炎的炎性肉芽肿）均可表现为弱荧光，其原因可能是这些病灶的存在使得吲哚菁绿分子向其内扩散的相对含量比周围正常的吲哚菁绿扩散至脉络膜组织要少，因此呈相对弱荧光。此外，炎性物质浊性渗出液的遮挡荧光效应也可能发挥一定的作用。

（2）造影早、中期为弱荧光，而后期变为等荧光或强荧光：这是由脉络膜基质的局灶性炎性损害所致。这种造影早、中期的局灶炎性弱荧光于造影晚期因病灶周围脉络膜血管的通透性增强，导致染料渗入或积存而呈强荧光。

5. 注意自发荧光　在注射吲哚菁绿前，下列病变组织可能产生自发荧光：血浆蛋白的降解产物（如陈旧性出血）、含较多脂褐质的病变组织（如某些脉络膜痣或黑色素瘤的表面沉积物）及伴色素的病变组织（如高度近视的 Fuchs 斑）等。用强闪光拍摄，自发荧光更易显露。这些自发荧光如在 ICGA 早期出现，则易与异常的脉络膜血管充盈相混淆；若于造影后期出现，则可能被误认为染料渗漏或组织染色。因此，在吲哚菁绿注射前也应拍摄两张对比照。

第十节　眼底自发荧光

【原理】眼底黑色素经近红外激光激发产生大于 800nm 的红外自发荧光，这种反射回来的荧光经计算机处理后形成一个模拟的图像。这个图像我们称为近红外眼底自发荧光（near in frared fundus autofluorescence，NIR-FAF）。黑色素存在于 RPE 和脉络膜中，在 RPE 中，不同种族者黑色素的数量是相同的，但是在脉络膜色素细胞中，不同种族的黑色素数量是不同的，黑色素可以吸收光和清除自由基，从而保护 RPE 和感光细胞不受光氧化损伤。黑色素和脂褐质在 RPE 中的分布部位不同。黑色素分布在细胞的顶端，而脂褐质则在基底部。① RPE 中的脂褐质从赤道部到后极部逐渐增多，在中心凹最少。② RPE 中的黑色素从赤道部到后极部逐渐减少，在中心凹最多。③脉络膜的黑色素从赤道部到中心凹逐渐增加。黑色素在中心凹浓度增多是由 RPE 的形态决定的，在视网膜的周边，RPE 细胞呈扁平状，在黄斑区则较集中且尖高，因此黑色素浓度比周边高。

【设备】自发荧光的检测设备主要有两种：一种由共焦激光扫描检查，另一种由改良型眼底照相机拍摄。共焦激光扫描检查技术最初由 Webb 开发，von Ruckmann 等最先将其用于自发荧光的记录。它是一种低功率共焦激光束，以光栅式扫描眼底，它可对整个视网膜成像。

【图像解读】

1. 正常 FAF 表现　蓝光自发荧光（BL-FAF）除视盘和视网膜血管以外，眼底呈现均匀一致的颗粒状自发荧光，但黄斑区有黄色素遮挡，且黄斑中心凹下 RPE 中脂褐质含量较少，因此，黄斑区中心 FAF 相对较弱，而最强的自发荧光呈环形分布在黄斑边缘。而 NIR-FAF 黄斑区 RPE 内的黑色素较多，因此呈现相对强 NIR-FAF，而黄斑区周边呈相对弱 NIR-FAF。

2. 异常 FAF 表现　BL-FAF 由于 RPE 内脂褐质含量的不同，自发荧光可表现为增强，正常、减弱或荧光不可见。

（1）BL-FAF 信号的增强：脂褐质如在 RPE 细胞内过量聚积，BL-FAF 表现为高荧光。脂褐质内发出荧光的物质主要是 A2E。BL-FAF 荧光增强，提示 RPE 细胞代谢和功能紊乱。

（2）BL-FAF 信号的减弱：激发光可能被位于 RPE 前的组织吸收，包括晶状体混浊或视网膜前出血等。亦可因脂褐质数量减少，如 RPE 发生退行性病变或萎缩，导致 RPE 中脂褐质含量减少或缺失使 BL-FAF 信号降低。

RPE 和脉络膜中氧化黑色素或与黑色素相似的物质是 NIR-FAF 荧光的主要来源，自发荧光可表现为增强，正常、减弱或荧光不可见。

（1）NIR-FAF 信号增强：RPE 吞噬作用增强，RPE 内黑色素或类黑色素物质增加表现为强红外荧光。如多发性一过性白点综合征新鲜的病灶表现为强红外荧光。

（2）NIR-FAF 信号减弱：RPE 内黑色素或类黑色素物质减少或 RPE 层缺失。如 RPE 撕裂、脉络膜破裂、盘状瘢痕等。

自发荧光由于其易操作性、有效性和无创性，被越来越多地应用到临床实践。但是 FAF 表现各不相同，一种疾病的不同阶段可有不同种 FAF 表现，而不同疾病却可拥有相同的图像特征，这就需要结合荧光素血管造影、吲哚菁绿血管造影、OCT 等检查来综合判断。

FAF 成像技术传统上仅被经验丰富的眼科医师视为一种诊断工具，然而这种观念正在被改变，因为眼科医师正逐渐明白该技术在患者进行持续视网膜健康检测方面起着越来越重要的作用。

（苑志峰　张武林）

第13章 眼科超声检查

第一节 A超的眼球生物学测量

一、A型眼部超声学检查基本原理

A超是A型超声波的简称，它根据声波的时间与振幅的关系来探测声波的回波情况，其定位准确性较高。眼用A超是将探头置于眼前，声束向前传播，每遇一个界面发生一次反射，回声按返回时间以波峰形式排列在基线上，以波峰的高度表示回声强度，回声越强，波峰越高。A超形成一维图像，对病变解释较困难，但对组织鉴别力较高。A超轴向分辨力高，可用液晶数字显示前房深度、晶体厚度、玻璃体腔长度和轴长度，精确度达0.01mm，用于眼活体结构测量。A超型角膜厚度测量仪可用于测量角膜厚度，精确度达0.01mm，用于角膜屈光手术前测量角膜厚度。A超不能测量球后视神经和眼肌。目前许多A超都输入了人工晶状体计算公式，当测量眼轴和角膜曲率后，可自动转入人工晶体计算模式，得出所需的人工晶状体的精确度数。

标准化A超（简称A超）是一维图像，操作简单，但理解和识别图像困难，更需要实践和经验。开始使用时会觉得不如B超的图像直观，但随着临床经验增多，会发现其诊断价值是B超所不能替代的。

1. A超眼内检查方法

（1）先设定组织灵敏度。

（2）患者头部靠近屏幕。

（3）眼部滴表面麻醉剂。

（4）将探头放置于眼球表面，不需要耦合剂，因为泪膜是一种很好的声传导介质。

（5）自后向前扫描8条子午线，沿角膜缘至穹窿部滑动。并保证声束垂直于眼球壁，令患者眼球转向被检查的子午线。

（6）需要采用高分贝（T+6=组织灵敏度再加6db）发现玻璃体混浊，或采用低分贝（T−24=组织灵敏度再减24db）测量视网膜脉络膜厚度或病变高度。

（7）眼内A超扫描的定位和标志：因为A超为平行声束，无B超所用的标志，所以一旦发现病变，要靠观察子午线和探头前后的位置精确定位眼内病变。例如，12点赤道部扫描，意味着探头放置在6点的角膜缘和穹窿之间。所以，发现眼内任何病变均应标志探头放置的位置，以利于比较和观察。

2. A超眼眶检查方法　和B超检查方法类似，可分为经眼检查法和眼旁检查法。由于A超探头体积较小，不论是眼内还是眼眶A超检查，均将探头置于眼球表面，以减少眼睑皮肤对声能的衰减。A超眼眶检查有几个方面：眶脂肪、眼外肌、视神经、泪腺、骨壁及骨膜。标准化A超对视神经和眼外肌有特殊检查方法。

（1）经眼检查法：组织灵敏度设定之后，自前向后扫描8条子午线。由于多数眼眶病变位于球后，尤其是肌锥内，故需要经眼检查法。检查及定位方法基本同眼内检查法，因为扫描眼眶的同时也扫描了眼内，以眼内位置定位眼眶病变。如右眼11点赤道部扫描，即探头放置于5点子午线角膜缘与穹窿部之间。为了减少晶状体对声能的衰减，一般声束不通过晶状体，而是从一侧穿过，可提高声学分辨力。

（2）眼旁检查法：用于检查眼眶周围浅层病

变及泪腺、泪囊、鼻旁窦等病变。按照时钟位置将探头置于相应的眶周眼睑皮肤上进行扫描。所以，图像中出现的波峰即病变或正常图形，而无眼内玻璃体平段。

发现病变后记录病变的大小、边界、病变内波峰高度（根据情况增高或降低增益）、病变是否整齐、声衰减等情况。检查过程中，应注意的是双侧对比检查，以发现异常。尤其是对标准化 A 超的波峰尚不熟悉时，更应如此。随着临床经验的不断增多，标准化 A 超在眼科的应用范围更加广泛，给临床医师提供了又一诊断方法。

二、正常眼部超声图像

A 型超声图采用直接接触法，在监视器上显示为一维图像或回声图。在基线开始断的杂波为初波，起始之后 4～10mm 处可见晶状体前、后界面高峰波，以后平段表示无回声界面的玻璃体。始波后约 23mm 处可见玻璃体 - 视网膜界面高波峰，其后高低不等的波峰表示球后脂肪及其他软组织界面回声，最后高波峰为眼眶骨面回声。自视网膜至眶骨波峰的间距一般不超过 18mm。

第二节　B 超玻璃体视网膜的检查

B 型超声波探测是了解眼内情况的方法之一，B 超的回声以光点表示，每一回声在显示屏上形成一个光点，光点亮度表示回声强度，回声越强，光点越亮，把光点连接起来就成为一幅二维图像，可检查白瞳症、屈光间质不清、视网膜和脉络膜脱离、眼底隆起物、眼球萎缩、原因不明的视力减退和高眼压、可疑眼内寄生虫和后巩膜炎、术后浅前房、玻璃体混浊或积血；各种原因引起的眼球突出，如肿瘤、炎症、血管病及假性眼球突出；可疑眼球筋膜炎、原因不明的视力减退及眼球运动障碍；泪囊区、眼睑和眶缘肿物、眼肌及视神经的测量；眼球穿孔伤及后部破裂伤、异物定性和磁性试验、可疑眶内血肿或气肿；可疑炎症、肿瘤、囊肿、血管畸形、动静脉直接交通等。

三维立体眼科超声对数百幅二维 B 超进行三维重建，合成三维立体断层影像，并可在多层面及轴向上进行旋转、剖切，可精确定位定量肿瘤、玻璃体及网膜等病变的范围和结构，为诊断及手术计划提供科学的、精确的、直观的三维立体影像，对病理学研究同样有重要意义。

介入性超声是指用超声引导针穿刺活检、眼球非磁性异物取出的手术导引及眼肿瘤手术的台上探查。

一、B 型超声检查方法

1. 一般眼科超声检查　患者可采用半坐位或仰卧位。正规的操作方法可全面扫描眼球和眼眶，不致遗漏，有利于发现和鉴别病变。

眼眶 B 超检查主要包含以下几个部分：①眶软组织；②眼外肌；③视神经。眼眶软组织由脂肪、结缔组织、神经、血管等不同组织构成，具有明显差异，所以在 A、B 超上均有较高的反射（A 超）和回声（B 超）。眼眶扫描又分为两个检查途径：①经眼扫描（即扫描声束经过眼球）；②眼旁扫描（不经眼球）。经眼扫描主要用于眼眶后部的病变，而眼旁扫描用于眼球周围浅层的眼眶病变（常在眶周围可触及肿块，如鼻旁窦和泪腺等）。

检查时将探头置于上眼睑中部，探头标记指向 12 点，监视器即显示二维图像，探头标记所指方向位于图像上方。探头稍向外移并向外侧倾斜，皆可显示晶状体后界面，玻璃体和视神经为轴向扫描。而后向左、右移动探头，变换接触位置，并转动探头握把角度，使全部眼球和眼眶经过一次纵向扫描。然后横向扫描，探头标记指向 3 点(右眼）或 9 点（左眼），上下移动，再做一次全面横向扫描。之后在眼球 - 眶壁的各个部位都进行两次扫描，以免遗漏。发现病变后，在不同位置用不同角度进行详细检查。对于占位病变，应观察其位置、范围、形状、边界、内回声、声衰减和硬度，以便鉴别诊断。对于眼球突出而未发现占位病变者，应注意观察眼外肌、视神经、球后脂肪垫和眼上静脉的形状和宽度，并进行两侧眼和眼眶的对比。对于眼球赤道部之前的检查，往往需要患者眼球转向探头对侧，使声束达到被检查部位。发现玻璃体内异常回声，应使患者转动眼球，进行动态观察，当眼球运动停止后，病变组织仍继续飘动称为后运动。探查过程中需常调节增益，或图像冻结后进行处理，以便于观察回声强度，进行鉴别诊断。当急性眼外伤导致眼内异物是铁屑时，用特制的电磁棒通电并接近眼球的睫状体扁平部，如观察到异物回声移动或颤动，即提示异物具有磁性。

2. 三维超声检查方法　将探头置入旋转马达套管内，手持套管使探头接触眼睑皮肤，启动 B 型超声即开始采集二维像。旋转马达带动探头旋转 180°，采集 180° 的二维像，计算机加以处理重建为三维像。用鼠标旋转图像，可从不同的角度进行观察；可切割任何部位、方向、角度的一维和二维像。显示眼球和眼眶的冠状二维像是三维超声的特殊功能。体积测量方法是将肿瘤切割成若干个 0.1mm 的体层，用鼠标勾画出病变轮廓，计算机将轮廓内的面积乘以层厚，得到每一体层的体积，将所有体层的体积加在一起，便得到病变的总体积。测量三次，取平均值。

二、眼部超声检查适应证

超声检查适用于大多数眼病和眼眶病。超声检查对人体无害，一般来说无禁忌证，但对于新近眼外伤和侵入性手术应注意无菌处理，禁止加压眼球，以免眼内容物外溢。

（1）屈光介质欠清、瞳孔闭锁、白瞳症、玻璃体混浊、出血等常规检查方法无法窥清眼内结构是否正常时，可行超声检查。

（2）视网膜、脉络膜压纹、不能解释的视神经萎缩、无明显原因的视盘水肿等，均可用 B 型超声检查。

（3）单侧和双侧眼球突出包括肿瘤、炎症、血管病及假性眼球突出，可疑的眼球筋膜炎和眶内异物、原因不明的视力下降、眼球运动障碍、泪囊区、眼睑和眶缘肿物等，可用超声检查。发生于眶尖的病变或肿瘤体积较小的病变有假阴性的可能，需做 CT 和 MRI 弥补。

（4）眼内肿块治疗前后可用三维超声测量体积，观察疗效。

（5）介入型超声：超声引导针穿刺活检、眼球非磁性异物或手术台不能取出异物、手术台未发现肿瘤的眼球突出等，均可在手术台上进行 B 型超声检查。

三、正常眼部超声图像

B 型超声图是由光电组成的二维图像，为声像图。正常声像图因显示不同部位而异。常规轴位检查，眼前段显示差，眼睑、角膜均包括在左侧宽光带中，右侧的蝶形光斑为晶状体后界面回声及尾随回声。广阔的无回声暗区是玻璃体腔，之后的弧形光带为眼球后壁回声（包括视网膜、脉络膜和巩膜）。其后横置的"W"形光团代表球后脂肪及其他软组织结构回声，中央锐三角无回声区代表视神经。非轴位检查，声束不经过晶状体，晶状体回声不出现，球后光团呈三角形。检查眼外肌需将探头向相反方向倾斜，使声束与被检查肌肉垂直入射，眼外肌为低回声光带。转动眼球可追查至眼外肌止点。眼上静脉在视神经和上直肌之间，正常情况下不能显示。

四、异常超声图像

正常超声图遭到破坏即为异常超声图像，现仅就异常 B 型超声图像加以描述、分析。

1. 眼内异常病变　正常玻璃体为一致性暗区，眼内异常均显示为光亮区，特别引人注意。

眼内异常光团多见于视网膜和脉络膜肿瘤、玻璃体积血、原发性玻璃体增生症、早产儿视网膜病变和晶状体脱位等。

（1）视网膜母细胞瘤（图 13-2-1）：自球壁向玻璃体腔隆起的一个或多个大小不等的肿块，小肿物呈结节状或半球形，大肿块多为不规则形，甚至充满玻璃体腔。在超声图像中，这些肿物表现为异常光团，内部回声多且混乱，强弱不等。80% ～ 90% 的肿瘤内可见多个点状、斑块状不规则强回声为钙斑反射，其后可见声影。降低增益，正常结构回声消失，钙斑回声仍可见。这是视网膜母细胞瘤的特征性超声影像改变。玻璃体腔内由球后壁突起不均质强回声团块，约 14mm×13mm，边界清，表面不整，实质内可见点团状强回声，肿块与球壁相连，并呈同步运动。

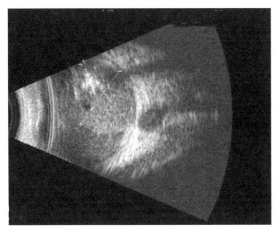

图 13-2-1　视网膜母细胞瘤

（2）脉络膜黑色素瘤（图 13-2-2）：早期自巩膜内面局部隆起 2 ～ 2.5mm 即可显示为实性肿块，声像图有特征性改变。肿块呈半圆形或蘑菇形回声光团，自球壁向玻璃体腔隆起，其边缘清楚、锐利。肿瘤内回声均匀或肿瘤前部回声光点密集，回声强，因声能衰减及肿瘤出血坏死，后部回声减弱变暗，甚至无回声，呈"挖空"征。肿瘤基底部脉络膜因被肿瘤细胞占据，亦为弱回声，与周围趋避强回声对比呈"挖掘"状，称脉络膜凹陷。肿物声衰较显著，其后可见声影。常伴渗出性视网膜脱离。

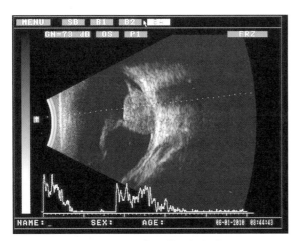

图 13-2-2　脉络膜黑色素瘤

（3）视网膜脱离（图 13-2-3）：当屈光介质混浊或疑为继发性视网膜脱离时，超声检查为首选。

1）原发性视网膜脱离在 B 型超声扫描可明确诊断。部分视网膜脱离时，玻璃体暗区内出现一弧形强回声光带，其与视盘或球壁回声相连，逐渐与球壁回声融合。回声光带与后壁间的无回声

区为视网膜下液。新鲜视网膜脱离光带纤细、光滑，多是凹面向眼球前房，若为波浪状光带，表明视网膜隆起高低不平，可存在后运动。而陈旧性视网膜脱离光带厚薄不一，光带较厚、有皱褶，提示已出现增殖性玻璃体视网膜病变。眼球后壁可见一分离强回声带，呈"V"字形，尖端与视神经相连，凹向玻璃体，有轻飘动感，强回升带厚薄不一。

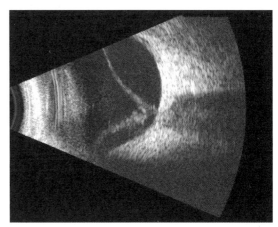

图 13-2-3　视网膜脱离

2）牵拉性视网膜脱离是指糖尿病、眼外伤等引起增殖性玻璃体视网膜病变发生玻璃体积血或渗出质积存，形成增殖膜和条索，与视网膜粘连。眼球运动和纤维膜的皱缩产生牵拉，导致视网膜脱离。B 型超声图中，除视网膜脱离光带外，尚有与其相连的不规则光带，这些为增殖膜的回声。

3）渗出性视网膜脱离因发病原因不同，声像图各有差异。如眼内肿块继发，则在声像图上视网膜脱离光带与后壁回声见液性暗区，有呈实性的肿块回声。

（4）玻璃体积血（图 13-2-4）：新鲜播散性出血在声学上是不可见的，有凝集的血与周围玻璃体间形成反射界面时，超声探查方能显示。在 B 型超声图中，轻度积血为小的点状、断线状回声，可局限在玻璃体的某一部位或呈播散分布，致密的积血可呈团块状回声。积血较多时，回声光点光团可以弥漫于整个玻璃体腔。积血有机化形成时，可见带状或膜样回声。玻璃体积血后运动活跃，积血机化程度、膜形成及与球壁的附着点都可以在观察后运动中做出判断。降低增益，玻璃体积血及膜样回声提前消失。

2. 眼眶内异常图像　球后脂肪垫为一强回声

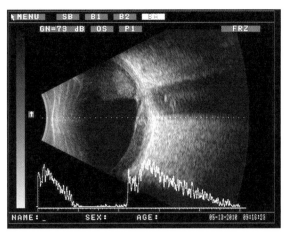

图 13-2-4　玻璃体积血

光团，眶内占位病变多显示为相对的弱回声区或无回声区。正常结构如视神经、眼外肌、脂肪垫和眼上静脉病变，均可显示其形状、大小和声学性质改变。

无回声暗区表现为眼眶强回声区内出现液性暗区，如单纯性囊肿、血肿、脓肿、黏液囊肿、脑膜膨出，以及淋巴浸润性炎性假瘤、横纹肌肉瘤等少间质肿块，也可表现为暗区。衰减强的肿物虽也显示为暗区，但缺乏后界回声，灵敏度提高后出现内回声，称为衰减暗区。

弱回声区是指病变内有少许回声，多见于视神经胶质瘤、神经鞘瘤、肉瘤、炎性假瘤、婴儿血管瘤等。有囊肿块表现为边界锐利、圆滑，无囊肿物边界不清或不整齐。

强回声区是指与眶脂肪比较，虽属于较低回声区，但在占位病变中回声最强，如海绵窦血管瘤、异物、静脉石和皮样囊肿等。

正常结构异常，如眼外肌肿大，见于炎症、甲状腺相关眼病、颈动脉海绵窦瘘和肿瘤浸润或压迫。视神经肿大多为脑膜瘤、胶质瘤和炎症。眼上静脉增粗有搏动见于颈动脉海绵窦瘘。眼球增大见于高度近视或先天性青光眼。

第三节　彩色多普勒血流成像玻璃体视网膜的检查

一、彩色多普勒血流成像检查方法

受检者取仰卧位，轻闭双眼，嘱其眼球方向朝前，涂耦合剂后将探头置于眼睑上，常规扫查眼球、眼眶内组织结构，找到视神经长轴。先显示二维图像观察情况，然后开启彩色多普勒，显示红、蓝血流信号。眼球后 15～20mm，视神经一侧红色血流为眼动脉血流二维像；眼球后 10～15mm，视神经一侧红色血流为睫状后动脉图像。眼球后 10mm 以内视神经中央部红、蓝血流为视网膜中央动静脉。重点观察病变内的血流信号，如血流数目、形状、来源等。根据血流数目可分为 5 级：多个体层未发现红蓝血流为无血流，如囊肿；多个体层偶见血流为血流不丰富，如泪腺多形性腺瘤、视神经胶质瘤；一个体层可见 1～2 个血流，为中等丰富，如神经鞘瘤；一个体层显示 3 个以上血流，为血流丰富，如肉瘤、脑膜瘤；病变内到处是红蓝血流，为弥漫血流，如婴儿型血管瘤、动静脉血管瘤等。视网膜肿瘤由视网膜中央动脉供血，如视网膜母细胞瘤。脉络膜肿瘤由睫状后短动脉供血，如脉络膜黑色素瘤。视网膜、脉络膜肿瘤多为分叉血流，原始玻璃体增生症多见一根红色血流。最后启动脉冲多普勒，将取样容积置于需要检测的血流里即显示血流频谱检测血流参数，如收缩期最大血流速度、舒张末期血流速度、平均血流速度、波动指数和阻力指数，这些血流参数可说明病变的灌注状况。

二、适应证

由于彩色多普勒血流成像可以检测血流参数，对于一些眼底病，特别是血管性疾病的研究，如高血压、糖尿病视网膜病变等有很大价值。

三、正常彩色多普勒血流成像

首先利用二维图像显示视神经，然后启动多普勒，在相应的位置找到眼动脉、睫状后动脉和视网膜中央动、静脉二维像。眶尖部视神经一侧闪烁的红色血流代表眼动脉。眶中端视神经一侧闪烁的红色血流表示睫状后动脉。邻近眼球壁视神经中央的柱状红、蓝血流表示视网膜中央动、静脉。然后启动脉冲多普勒，将取样容积分别置于各个动脉即描绘出频移图。眼动脉频谱呈三峰二谷形，视网膜中央动脉呈三角形，静脉无波峰，睫状后动脉频谱图的形状居于两者之间。测量各个动脉的血流参数，眼动脉收缩期最大速度为 $34.6 \sim 43.8 cm/s$，睫状后动脉为 $18.1 \sim 20.5 cm/s$，视网膜中央动脉为 $11.1 \sim 11.48 cm/s$；舒张末期流速：眼动脉为 $8.5 \sim 11.5 cm/s$，睫状后动脉为 $5.3 \sim 7.1 cm/s$，视网膜中央动脉为 $3.7 \sim 4.2 cm/s$。

四、异常彩色多普勒血流成像

1. 糖尿病性视网膜病变　在频谱多普勒中，典型的糖尿病视网膜中央动脉表现为低速、低流量、高阻力型，即收缩期峰值流速、舒张末期流速及平均流速减低，阻力指数、脉动指数升高。出现第 2 峰高于第 1 峰且稍宽大的收缩期波型，舒张期血流频谱表现低平。

2. 视网膜母细胞瘤　彩色多普勒可见肿瘤组织内血管含量多寡不等，因所在部位不同而与肿瘤生长快慢有关，可出现红色点状及线状血流束，源于视网膜中央动脉分支及增生的交通支，有时可见绕行支，肿块坏死部位、钙化处表现无血流信号显示。频谱多普勒显示为高流速、高阻力动脉血流。

3. 脉络膜黑色素瘤　彩色多普勒可见肿瘤基底部丰富的红色火焰样动脉血流信号，肿瘤内及肿瘤表面血供并不丰富。脉络膜黑色素瘤的血供来自脉络膜循环，由睫状后动脉分支形成。以此为基数，在频谱多普勒中呈高速低阻型。

4. 海绵窦血管瘤　彩色多普勒显示肿瘤内虽充满血窦，但因血液流速低，导致血流显示率偏小，部分肿瘤内可出现点状静脉血流。频谱多普勒中，需调节仪器灵敏度，将取样容积置于已显示的血流上或置于肿瘤基底部横向移动，可测得低流速静脉血流。

5. 炎性假瘤　由于炎性假瘤内血供并不丰富，在彩色多普勒检查中可见瘤内零星点状静脉血供。肿块型炎性假瘤尤其是浆细胞瘤，血供较丰富，并可见粗大的基底血管自肿瘤的边缘穿入。频谱多普勒提示瘤内血流为高速低阻型静脉血流频谱。

6. 青光眼　青光眼早期即产生血流动力学改变。由于血流速度减慢，在彩色多普勒中，视网膜中央动脉及静脉检出率低，血管连续性有时中断，通过视盘向视网膜延续的视网膜中央动脉分支显示不清。视网膜中央动脉频谱多普勒表现为低速高阻型。舒张期血流速度明显降低，收缩期峰值流速改变较小或稍圆钝，舒张期低平，舒张末期频谱可消失或仅见收缩期频谱。同时阻力指数、脉动指数升高。眼压越高，舒张末期血流速度越低。

第四节　超声生物显微镜检查

一、超声生物显微镜检查方法

超声生物显微镜（ultrasonic biomicroscope，UBM）检查过程常引起短暂而轻微的不适，应在检查前向患者解释操作过程，从而取得患者配合。患者通常采取仰卧位，注视天花板。检查者坐于患者的头侧，可根据情况调整患者的头位高低，也可使用支架来减少患者的头部活动。检查过程中应使患者保持良好的固视，通常让对侧眼注视一些固视装置，有助于使被检眼保持在一恒定位置，以利于检查。

1. 检查过程　患者平卧，用表面麻醉滴眼液麻醉角结膜，将眼杯置入结膜囊，倒满耦合介质形成水浴池，清除探头上气泡。将探头伸入眼杯的液体内，距角膜 2mm。探头与被检查界面垂直，即可对眼球各径线进行扫描。

2. 检查注意要点

（1）眼杯：UBM 检查采用水浴技术，需要使用特殊的眼杯。眼杯上口逐渐变大，深度较浅，利于检查者观察探头与眼球的位置关系，扩大了探头的活动范围。眼杯的另外两个主要作用是开睑暴露眼球和储存介质（液体）。眼杯直径为 $20 \sim 26 mm$，以适合不同睑裂大小的成人和儿童。一般成人常用 22mm 直径眼杯，儿童常采用 20mm 直径眼杯。眼杯可用于大部分眼内结构和结膜的检查。将眼杯置于眼附属器上也可对这些部位进行检查。由于眼杯直接与眼球接触，在检查前应注意检查眼杯有无缺损，以防止角膜和结膜的意外损伤，同时应注意消毒，避免交叉感染。

（2）液体介质：UBM 采用液体作为耦合介质。由于超声波在空气中的传播距离很短，所使用的接触液必须具备以下特点：衰减小、对眼组织安全且具有一定程度的黏弹性，以防液体从眼杯中流出。通常采用 1%～2.5% 的甲基纤维素，其衰减小，有一定黏弹性，安全无毒，刺激症状轻且容易去除。一般采用少量的甲基纤维素于基底部防止渗漏，然后用生理盐水填充整个眼杯。

（3）去除气泡：换能器表面凹陷，将探头放入液体中经常由于表面张力的影响形成气泡，造成超声的衰减，使得超声波难以穿过气泡。检查前可用棉签将气泡轻轻拭去，注意不要损伤探头。

（4）保护性角膜接触镜的使用：尽管换能器的边缘光滑，但其高速震动时仍有可能擦伤角膜，尤其是对于角膜上皮水肿的患者，即使轻微的擦伤也有可能导致角膜上皮脱落。可以选择性使用保护性角膜接触镜。

二、适应证

与传统超声检查适应证类似，眼前节疾病如角膜病、虹膜病、前房及前房角改变、晶状体不全脱位、人工晶状体不全脱位或移位、前部脉络膜检查更适合用 UBM 检查。UBM 也是唯一能在活体状态下显示后房与睫状体的检查方法。

三、眼前节正常 UBM 表现

UBM 的角膜图像与组织切片类似，各层均可清晰显示。角膜前表面与后表面反射光带较强，前两带代表角膜上皮层和前弹力层，后一带代表内皮层。中间较厚的低反射带代表基质层。扫描时应注意将探头垂直于角膜，判断是否垂直的标准是观察角膜的内皮层和上皮层的回声是否最亮、最清晰。若探头倾斜，角膜上皮层与内皮层的回声不能同时清晰地显示出来。

角巩膜缘及巩膜反射强，回声变化并无清晰界限，角膜边界清楚。前房为暗区，无反射，虹膜前表面及后表面反射强，基质层反射弱，睫状体的表面和基质反射光带强度不同。前部悬韧带显示为从睫状突到晶状体表面的连续的中强度回

声线。后房为暗区，无反射。

调整探头和眼杯的相对位置，可较好地显示周边视网膜脉络膜，颞侧因受眼睑和眶壁限制少，扫描范围更广。周边视网膜较薄，表现为一线状中等回声带。周边脉络膜表现为高回声巩膜下的低回声区域，其内界可通过高回声的 Bruch 膜和色素上皮层而确定。

四、眼前节异常 UBM 表现

1. 角膜疾病

（1）角膜上皮改变：角膜水肿时在 UBM 图像上可见上皮层回声增厚，严重时可见角膜上皮层隆起，与前弹力层分离。陈旧性眼化学伤和热烧伤后角膜纤维血管性混浊的疾病，在 UBM 图像上显示为角膜上皮层厚度增加，前弹力层清晰可见，角膜基质厚度正常。

（2）角膜基质病变：角膜基质水肿时，在 UBM 图像上，前弹力层和后弹力层仍是光滑高密度反射带，中间低反射带密度更低，厚度增加的即是角膜基质。厚度可精确测量。角膜基质营养不良在 UBM 图像上表现为角膜基质浅层内有大小不等的高密度反光点，角膜厚度正常。格子状角膜营养不良表现为角膜中央浅基质内白色而折光的网格状混浊，间以白色点状混浊，UBM 图像为条形反光。

（3）角膜后弹力层脱离：UBM 可显示角膜后弹力层脱离及脱离部位，还可了解角膜后弹力层脱离手术后复位情况。

（4）圆锥角膜：在 UBM 图像上可见角膜弯曲度增加，中央变薄，有时可见后弹力层反光增强。

（5）角膜白斑：UBM 图像可见角膜白斑呈高密度反光，形态可各种各样。还可以定量测定角膜瘢痕厚度及范围、角膜厚度变化。

UBM 还可应用在板层角膜移植、穿透性角膜移植，以及术后植片和植床连接处的观察等。

2. 巩膜疾病

正常巩膜组织结构致密，在 UBM 图像呈现均一高回声区，仅在一些血管穿过的地方出现相应的低回声区。单纯性巩膜外层炎在 UBM 图像中表现为局限或弥漫性表层巩膜组织增厚，而回声减低，无明显累及巩膜实质层。结节性巩膜外层炎急性期表现为局限性表层巩膜

组织回声减低，厚度增加，急性期过后为病变区变薄，呈凹陷状。深层前巩膜炎同理，表现为巩膜组织增厚，病变区巩膜呈散在的虫蚀状低回声影。

3. 葡萄膜疾病 虹膜睫状体炎的 UBM 图像可发现前房暗区有点状高回声、睫状体水肿增大。中部葡萄膜炎的 UBM 可发现睫状体肥大，表面覆盖一层较厚的块状中等回声的炎性渗出物，似"雪堤"状。

4. 青光眼

（1）原发闭角型青光眼

1）瞳孔阻滞型：UBM 示前房浅，晶状体位置靠前，瞳孔缘位相对位置偏前。生理性瞳孔阻滞会导致后房压力高于前房，瞳孔阻滞强度增加时，所产生的压力差使得周边虹膜向前膨隆，甚至中 - 高度膨隆，造成房角狭窄或关闭。周边虹膜周切术后，UBM 显示周边虹膜膨隆减轻，房角增宽或开放。

2）非瞳孔阻滞型：如高褶虹膜综合征，在 UBM 图像上有特征性表现。前房轴深，大致正常，虹膜比较平坦，在房角入口处房角突然变窄，甚至关闭。UBM 显示虹膜根部极厚，附着点偏前，在房角处不同程度的"高坪"样隆起，与小梁网同位。UBM 扫描还可见这类闭角型青光眼睫状突位置前移，将虹膜根部推向房角方向，形成房角急转变窄的特殊形态。

3）混合机制型：见于虹膜膨隆型慢性闭角型青光眼。UBM 显示前房浅，晶状体位置靠前，虹膜根部膨隆。提示瞳孔阻滞因素仍然存在。这些病例常伴虹膜根部肥厚，附着偏前，使虹膜根部易堆积在房角，睫状体前位又进一步推顶虹膜根部，使房角变窄或关闭。

（2）恶性青光眼：UBM 图像示晶状体虹膜隔前移，虹膜与角膜内皮接触，中央前房极浅或消失；虹膜与晶状体完全相贴；睫状体水肿，睫状突肿胀前旋，睫状体与晶状体紧密相贴，后房消失；部分病例出现睫状体浅脱离。

5. 眼外伤 UBM 探查可提供眼前端损伤的详细信息，如发现虹膜根部离断、房角后退、睫状体脱离、晶状体脱位等，对虹膜后面、睫状体部位的微小异物可以显示和定位。

（1）房角后退：虹膜根部后退，与巩膜突脱离，前房角加宽，巩膜突至房角隐窝的距离加大，房角变深。

（2）睫状体脱离：睫状体与巩膜之间出现无回声暗区提示睫状体脱离。睫状体上腔无瓣膜结构，睫状体脱离一般为 360° 全周脱离，UBM 图像常见楔形、条形无回声区。

6. 晶状体不全脱位或人工晶状体移位、脱位 UBM 示前房深浅不一，晶状体或人工晶状体倾斜，晶状体或人工晶状体与虹膜距离大小不等，晶状体或人工晶状体与两侧睫状突位置距离不等。

（范志峰　魏　炜　张武林）

第14章 中西医眼底解剖病理生理证候病名（相似）对照

第一节 解剖、病理、生理

1. **眼珠** 出自《外台秘要》卷二十一。云："轻膜裹水，圆满精微，皎洁明净，状如宝珠，称曰眼珠。"《诸病源候论》中称为目珠子，《银海精微》中称为睛珠，《证治准绳·七窍门》中称为目珠。眼外形如珠似球，运转灵活。眼的外壳有保护眼珠内部组织的作用。眼珠前部为黑睛，后部为白睛。后连目系，入通于脑。眼珠内包黄仁、神水、神膏、黄精等。西医称为眼球。

2. **胞睑** 分为上、下两部分，在上者称"上胞睑"，属脾，在下者称"下眼睑"，属胃。胞睑是眼的最外部分，它依附在眼眶上。上睑出自《银海精微》。《证治准绳·七窍门》中称为上睥，《审视瑶函》中称为上睑。西医称为上眼睑。下睑出自《银海精微》。《疡医大全》中称为下胞，《银海指南》中称为下睥。西医称为下眼睑。两者常合称为"胞睑"，又称"睑皮""眼睥""眼皮"等。胞睑具有保护眼珠的功能。

3. **睑弦** 出自《银海精微》。《秘传眼科龙木论》中称为胞沿，《证治准绳·七窍门》中称为睥沿，《沈氏尊生书》中称为胞弦。睑眩上下生一排睫毛，与胞睑共同护卫眼珠，避免风尘外袭及汗水浸渍的伤害。西医称为睑缘。

4. **两眦** 分为内眦和外眦。内眦出自《灵枢·癫狂》。《银海精微》中称为大眦，即西医称为内眦。外眦出自《灵枢·癫狂》。《银海精微》中称为小眦，《医宗金鉴·刺灸心法要诀》中称为锐眦，即西医称为外眦。靠内侧为内眦，内眦与上下睑弦内侧交会处相连，外侧与白睛相连；靠外侧为外眦，外眦与上下睑弦外侧交会处相连，内侧与白睛相连。

5. **泪泉与泪窍** 泪泉出自《眼科临症笔记》。主要功能是分泌泪液。西医称为泪腺。泪窍出自《血证论》。《银海精微》中称为泪堂，《秘传眼科龙木论》中称为泪膛，《普剂方》中称为泪孔。泪窍位于内眦上。上下眼弦近内眦处各有小孔窍一个，略隆起，贴附于白睛内眦部。泪窍与鼻窍相通。泪液由此排出。西医称为泪点，或泛指泪道。

6. **白睛** 出自《诸病源候论》。《灵枢·大惑论》中称为白眼，《银海精微》中称为白仁，《一草亭目科全书》中称为白珠，《证治准绳·七窍门》中称为白轮。白睛是眼珠外层，外侧与内外眦相连，内与黑睛相连，质地坚韧，有保护眼珠内组织的作用。其内包含神水、神膏，有保护眼珠的作用，一旦被锐器所伤则有膏伤珠陷的危险，即西医称为球结膜、前部眼球筋膜及巩膜。

7. **黑睛** 出自《诸病源候论》。《灵枢·大惑论》中称为黑眼，《外台秘要·出眼疾候》中称为水膜，《银海精微》中称为乌睛、乌轮，《秘传眼科龙木论》中称为乌珠、黑珠，《证治准绳·七窍门》中称为青睛，《目经大成·五轮》中称为神珠。黑睛位于眼珠前部，内与瞳神相连，外与白睛相连。后有黄仁，内含神水。黑睛晶莹清澈，菲薄娇嫩，易为外邪侵袭，或外伤所损。西医称为角膜。

8. **黄仁** 出自《银海精微》。《中西医汇通医经精义》中称为眼帘，《眼科易知》中称为虹彩。黄仁位于黑睛之后，黄精之前，浸于神水之中，呈圆盘状，菲薄娇嫩，呈棕色，纹理微密，具有展缩功能。西医称为虹膜。

9. **神水** 出自《证治准绳·七窍门》，是指黑睛和白睛包裹的津液，具有营养眼组织的作用。

西医在内眼称为房水，在外眼称为泪液。

10. **瞳神** 出自《证治准绳·七窍门》。《灵枢·大惑论》中称为瞳子，《银海精微》中称为金井，《秘传眼科龙木论》中称为瞳人，《葆光道人龙木集》中称为瞳仁。瞳神包括两个含义：一为黄仁中央之圆孔；二为泛指瞳神及瞳神内部的组织，即晶珠、神膏、视衣、目系、神光等有形之物。瞳神乃先天之气所生，后天之气所成，阴阳之妙蕴，水火之精华，气之运用，神则维持。正常之瞳神，黑莹幽深，圆圆端正，阳看则小，阴看则大，变化灵活。西医称为瞳孔，或泛指瞳孔及其后之眼内组织。

11. **晴珠** 出自《中西医汇通医经精义》。《目经大成》中称为黄精。当今中医眼科教材称晶珠。悬于黄仁之后，瞳神之中，神水之内。晴珠晶莹明澈，与瞳神共同完成视远察近的功能。晴珠调节失常，或质地改变，均可导致视物昏暗。若晴珠混浊即成内障，障蔽瞳神，神光不能发越则不辨人物，仅见三光。西医称为晶体。

12. **神膏** 出自《证治准绳·七窍门》。《审视瑶函》中称为护睛水。在黄仁、黄精之后为清莹黏稠之膏液，有涵养瞳神的功能。西医称为玻璃体。

13. **视衣** 早期的医著中并无视衣一名，只是近代中医眼科著作中应用此命。见于《中医眼科学》（第 5 版）。位于眼珠后方，前与瞳神相连，后与目系相连。其中视网膜为眼球壁最内层为一层极精细而透明的薄膜，有丰富的神经细胞，能够形成视觉。脉络膜的血管极为丰富，有营养眼内组织和阻止光线进入眼内的作用。西医称为视网膜、脉络膜。

14. **目系** 出自《灵枢·大惑论》。《灵枢·寒热病》中称为眼系、目本。目系位于眼珠后部，裹撷筋骨血气之精，与经脉并行为系。前与视衣等相连，后与脑相连，眼之光华所见，最后皆经目系传导至脑。可见眼珠—目系—脑是产生视觉功能的重要组织。对于产生视觉功能的神经活动称为神光，这一功能的发挥又与脏腑功能息息相关。西医称为视神经、视路及其同行血管。

15. **眼带** 出自《杂病源流犀烛》。《秘传眼科龙木论》中称为睛带。有牵转眼珠的功能。人之二目灵活运转，相配协调而不违，与眼带之舒缩功能有关。若眼带功能异常，则目珠运转失灵而偏视。西医称为眼外肌。

16. **眼眶** 出自《秘传眼科龙木论》。《医宗金鉴·刺灸心法要诀》中称为目眶骨，《伤科汇纂》中称为睛明骨。眼眶指容纳眼珠之骨性空腔的四壁，有保护眼珠的作用。骨性空腔呈锥形深凹，称为"眼窠"。西医称为眼眶。

17. **目赤** 又称白睛红赤，为双眼或单眼白睛部位发红的表现，即球结膜充血。

18. **抱轮红赤** 环绕黑睛周围的白睛红赤，赤环如带，压之红赤不退，推之血丝不移的表现，即睫状充血。

第二节 病因病机

近 60 年来，作为探讨眼科疾病发病原因及其规律的眼科病因学说，也有新的发展。首先，自 1956 年各地相继创办中医学院以来，作为临床必修课的中医眼科学，于 20 世纪 60 年代初编出了试用教材《中医眼科学》，首次系统整理了传统的中医眼科病因学说，包括风、寒、暑、湿、燥、火（热）六淫、疠气、七情、饮食不节、劳倦、眼外伤、先天禀赋及衰老等病因，引起脏腑功能失调、气血功能紊乱，而产生眼病。其次，在科学技术高速发展的新的历史条件下，对中医眼科传统病因学说的研究不断深入，利用现代实验检测方法对中医眼科病因学说发展的研究也有新的进展，现将中医的病因病机与西医名词相对照介绍如下。

1. **六淫** 是指风、寒、暑、湿、燥、火 6 种致病邪气，是眼科临床上常见的一类致病因素，尤其是炎性眼病的主要致病因素。

2. **疠气** 又称"戾气""疫疠""毒气"，是指来势急骤，能造成广泛流行，具有强烈传染性的外来致病邪气。

3. **七情** 即喜、怒、忧、思、悲、恐、惊，是人体对客观事物的不同反应。

4. **眼外伤** 是指眼组织因意外而致损伤的一类眼病。

5. **饮食不节** 饮食是摄取营养，维持人体生命活动和保持健康所不可缺少的。但如果饮食失节，如饥饱不匀，多食零食，偏食辛辣油腻、肥甘炙煿或烟酒过度，或食物冷热失调，或饮食不洁等。

6. **劳逸失常**　正常合理的劳动、锻炼和休息是必要的，不会使人致病。过劳则伤脏腑气血，过逸则不利气血流畅，均不利于人体健康。

7. **先天与遗传**　先天禀赋不足，或父母遗传，与生俱来的眼病，中医称为先天性眼病。

8. **衰老因素**　人至老年，气血渐衰，脏腑功能不足，可致多种眼病的发生。

9. **药物因素**　无论是局部用药还是全身用药均可能对眼睛造成损害，出现过敏或毒副反应。

10. **脏腑病机**　眼的正常功能的发挥，有赖于五脏六腑之精气的营养。而脏腑功能的失调，常会导致眼的病理改变。

11. **经络病机**　经络是眼与脏腑之间相互联系的通道，具有沟通内外上下、运行气血的功能。所谓眼通五脏，气贯五轮，经络起着贯通的作用。

12. **气血病机**　气和血流行周身，是脏腑、经络和一切组织器官进行生理活动的物质基础，又是脏腑功能活动的产物，气还是脏腑功能的体现，人体病理变化也包括眼病，无不与气血失常有关。

13. **津液病机**　津液为人体组织正常输布之水液。眼的结构功能独特，所含津液十分丰富，如神水、神膏、真精等。其具有滋润眼珠，保持其晶莹透明，开合圆活的作用。其功能至关重要，故津液的失常，与眼病关系极大。

14. **玄府病机**　玄府又称元府，眼之玄府是精气血津液升降出入的道路和门户。其病理变化主要表现在玄府郁滞或闭塞。

第三节　证　候

证候的类型就是证型，一个证型可以包括多种眼病，一种眼病也可分为多个证型。但它总是对疾病性质、病因病机等方面的高度概括，反映着疾病某个阶段的规律，也是辨证学的组成部分。涉及眼底病常见的证型，主要有以下几种。

1. **水湿上泛证**　症见视物模糊，眼前出现有色阴影，视物变形或变小，眼底可见视网膜反光晕轮明显，黄斑水肿；全身见胸闷，纳呆呕恶，大便稀溏；舌苔滑腻，脉濡或滑。多见于中心性浆液性脉络膜视网膜病变，视网膜脱离等病症。

2. **实热攻目证**　症见眼部视网膜大量渗出水肿，视盘充血水肿，眼底出血量多，或舌质红，苔黄，脉数有力。实热攻目证多因感受阳热之邪，或外邪入里化热，或五志化火，或素食辛热引起。多见于急性炎症的炽盛期。

3. **湿热侵目证**　症见视神经、视网膜急性炎症变化，出现水肿和渗出物，甚至出现玻璃体混浊；全身可见头身困重，胸闷不舒，舌质红，苔黄腻，脉濡数等症。湿热侵目证多因湿热外侵，或嗜食肥甘酒酪，脾胃失调，致生湿邪，湿郁化热，湿热互结所致。常见于视神经、视网膜急性炎症等病症。

4. **痰湿犯目证**　症见眼底渗出物多而日久不散，舌苔白微，脉滑。痰湿犯目证多因脾胃失调，运化失司，湿邪内聚，聚湿成痰所致。多见于视网膜渗出性炎症的后期，中心性浆液性脉络膜视网膜病变等病症。

5. **痰瘀互结证**　症见视力下降，视网膜静脉粗大纡曲或呈白线状，视网膜火焰状出血及水肿，黄白色渗出，病程较长，眼底渗出水肿明显，或有黄斑囊样水肿，或眼前黑影飘动，眼底视网膜有新生血管，玻璃体可有灰白增殖条索或与视网膜相连、视网膜增殖膜。全身见形体肥胖，兼见头重眩晕，胸闷脘胀；身体某部位固定刺痛，口唇或肢端紫暗，舌苔腻或舌有瘀点，脉弦或滑。常见于视网膜静脉阻塞、糖尿病性视网膜病变等病症。

6. **瘀血阻络证**　症见眼内有陈旧性出血；局部肿硬充血，色呈紫暗瘀滞；慢性炎症，组织增生，颗粒累累，结节形成；病情日久，脉络瘀滞，视力减退，视觉变化；眼底病变，渗出物多，血管细小稀疏，或病变陈旧，色素增生，瘢痕形成；舌有瘀点，脉弦或涩。瘀血阻络证多因眼组织损伤，瘀血留内，局部血液循环障碍或血溢脉外形成瘀血或组织增生。常见于眼底血管阻塞等病症。

7. **气滞血瘀证**　症见眼外观端好，骤然盲无所见,眼底可见视网膜动脉明显变细,甚则呈线状;静脉变细,血柱呈节段状或念珠状;视网膜后极部灰白色水肿,黄斑部呈樱桃红色,或视网膜静脉粗大纡曲或呈白线状,视网膜火焰状出血及水肿,黄白色渗出,或头眼外伤后视力渐丧,视盘色苍白,血管细等。全身可有眼胀头痛,胸胁胀痛,或情志抑郁,食少嗳气,或忿怒暴悖,烦躁失眠;舌红有瘀斑,苔薄白,脉弦或涩。常见于视网膜动脉阻塞、视网膜静脉阻塞、视神经萎缩等病症。

8. 气血亏虚证　症见视瞻昏渺,青盲,夜盲,可见心慌心悸,面色淡白,唇色浅淡;脉象细弱。气血亏虚证多因产后、外伤等失血过多;或脏腑功能不足,生血衰减;或久病及肾,肾精亏虚,精不养髓,髓虚不能化生气血引起。多见于眼底虚性疾病。

9. 阴虚火旺证　症见急性热性眼病之后期,或眼底反复出现渗出或出血,视力缓降;全身症见头晕耳鸣,虚烦失眠,颧红耳赤,五心烦热,舌质红或有裂纹,无苔,脉细数。多因实热之邪灼伤阴液,或苦寒之药过量,或过服辛温香燥之品,或劳瞻竭视、房事过多等引起。常见于急性视神经视网膜炎后期、视网膜静脉周围炎、糖尿病视网膜病变等多种病症。

10. 心火上炎证　眼部常见视网膜静脉纡曲,眼内出血,或脉络膜渗出;全身有心烦失眠,口舌生疮,小便短赤涩痛,舌尖红,脉数等心火证候。多见于视网膜静脉阻塞,中心性浆液性脉络膜视网膜病变,中心性渗出性脉络膜视网膜病变等病症。

11. 心阴亏虚证　眼部常见眼内干涩,视物昏花,或眼底视网膜贫血;全身可见心悸,面色不华或萎黄,健忘多梦,唇舌色淡,口咽干燥,脉细弱或细数等症。多见于视网膜色素变性等病症。

12. 肝经实热证　症见视力急剧下降,伴眼球胀痛或转动时疼痛,眼底可见视盘充血肿胀,边界不清,视网膜静脉扩张,纡曲,颜色紫红,视盘周围水肿、渗出、出血,或眼底无异常;全身症见头胀耳鸣,胁痛口苦;舌红苔黄,脉弦数。多见于视神经炎等病症。

13. 肝火上炎证　症见视盘充血水肿,视网膜有黄白色渗出、水肿或出血全身症见急躁易怒,面红耳赤,头胀头痛,胁痛口苦,舌红苔黄,脉弦数等。多见于视神经炎、视网膜静脉周围炎等

14. 肝气郁结证　眼部出现视物昏矇,视瞻有色等。检查可有视盘、视网膜及黄斑部充血、水肿、渗出,全身常见精神抑郁,喜叹息,胸胁胀闷或疼痛成乳房胀痛,或咽部似有物梗,妇女月经不调痛经或闭经,脉弦等。多因七情失调,情志郁结,或因痰湿及瘀血阻机,或因感受外邪,脏腑经络失调,影响气机运行所致。可见于视神经视网膜炎等病症。

15. 肝阳上亢证　眼部症见视网膜动脉硬化、血管阻塞、视网膜出血等现象等多种病症。全身症见头晕目眩耳如蝉鸣,面红耳赤,急躁易怒,失眠多梦,腰膝酸软,肢体麻木,舌质红无苔,脉弦数,或有中风的病史。多因情志不遂,忿怒暴悖,或长期嗜好烟酒,损阴耗液;或房劳过度,肾阴亏损,以致阴虚不能潜阳,而阳向上偏亢。常见于视网膜动脉硬化,视网膜动脉阻塞,视网膜静脉阻塞,高血压视网膜病变。

16. 肝胆湿热证　眼部症见云雾移睛,视网膜渗出、水肿;全身症见头重如裹,胁痛身黄,厌食,腹胀,大便溏薄或干结,小便短赤,或阴囊湿疹,瘙痒难忍,或睾丸肿胀热痛,或妇女带下黄臭,外阴瘙痒,舌苔黄腻而厚,脉弦数。多见于玻璃体混浊、视网膜静脉周围炎、视网膜坏死等病症。

17. 肝血不足证　眼部症见眼部干涩昏花,睁眼乏力,不耐久视,视力缓降,或有夜盲,视盘色淡;全身症见头晕,面色少华,口唇淡白,妇女月经量少、色淡,甚至闭经,舌质淡,脉细。多见于视网膜色素变性,视神经萎缩等病症。

18. 脾胃气虚证　眼部症见视盘颜色淡白,视网膜及黄斑部水肿渗出,甚至视网膜脱离等;多出现眼底退行性改变,视网膜反复少量出血等。全身症见面色㿠白,精神倦怠,四肢疲乏,饮食不振,大便溏薄,舌质淡,脉缓弱。脾胃气虚证多是素体虚弱,或大病久病后脏腑虚损或劳倦过度,伤气损脾;或年老气弱,脏腑功能衰退等原因引起。常见于视网膜色素变性,视神经萎缩,视网膜脉络膜萎缩,老年黄斑变性等病症。

19. 脾不统血证　眼部症见眼底视网膜出血,或反复出血,视力急剧下降;全身症见神疲乏力,少气懒言,面色无华,食欲不振,舌质淡,脉细弱。常见于视网膜静脉阻塞,糖尿病性视网膜病变等

病症。

20. **脾胃湿热证** 眼部症见玻璃体混浊，视网膜渗出水肿，视力下降等；全身症见头重如裹，肢体困重，纳呆腹胀，口淡无味，大便易溏或干结，小便黄赤，舌质红苔黄腻，脉濡数。常见于视网膜炎症性疾病、视网膜静脉阻塞等病症。

21. **心脾两虚证** 症见病程较久，视网膜静脉反复出血，其色较淡；常伴有面色萎黄或㿠白，心悸健忘，肢体倦怠，少气懒言，月经量少或淋漓不断，纳差便溏；舌淡胖，脉弱。常见于视网膜静脉阻塞等病症。

22. **肾精不足证** 眼部症见干涩不适，视物昏矇，视界缩小，萤星满目，视瞻昏渺，视物变形，或有先天性疾病，或过早出现老年性疾病，玻璃体混浊，视盘色淡，或呈蜡黄色，视网膜血管变细，视网膜上有色素沉着；全身症见头晕健忘，耳鸣耳聋，腰膝酸软，头发早白或脱落，舌淡，脉弱。常见于视网膜色素变性、老年性黄斑变性、玻璃

体混浊等病症。

23. **肾阳不足证** 眼部症见眼外观如常，自觉视力逐渐减退，眼神呆滞，夜盲，视界缩小，行动困难，眼底视网膜水肿、渗出，且渗出物不易吸收；全身症见畏寒肢冷，精神萎靡，面色㿠白，阳痿精冷，夜间小便清长，舌淡苔白，脉弱。常见于视网膜色素变性等病症。

24. **肝肾阴虚证** 症见视网膜脱离后久病失养或手术后视力不升，眼见黑花、闪光；或视物模糊，视物变形，眼前有黑影遮挡，甚至视力骤降，视物不见，眼底可见黄斑部出血，呈片状或圆点状；或夜盲，视野进行性缩窄，眼底可见视网膜色素紊乱，骨细胞样色素沉着，视盘呈蜡黄色萎缩，血管变细，视网膜青灰色，黄斑色暗；或见视力渐降，视盘色苍白，视网膜血管变细。全身可见头晕耳鸣、失眠健忘、腰膝酸软；舌质红少苔，脉细数。常见于视网膜脱离、老年性黄斑变性、视网膜色素变性、视神经萎缩等病症。

第四节 病　名

中医病名与西医的病名不能完全一致，有时常属于某一疾病范畴，但也有一定的相似之处。现将眼底病的中西医病名对照简述如下。

1. **瞳神紧小** 虹膜睫状体炎、葡萄膜炎。

2. **瞳神干缺** 陈旧性虹膜睫状体炎、陈旧性葡萄膜炎。

3. **云雾移睛** 玻璃体混浊。

4. **蝇翅黑花** 玻璃体混浊（《银海精微》）。

5. **神光自现** 玻璃体后脱离。

6. **暴盲** 视力骤降的眼底病，将其分为络阻暴盲（相当于视网膜中央动脉阻塞）、目衄暴盲（相当于视网膜中央静脉阻塞）、络损暴盲（相当于视网膜静脉周围炎）、目系暴盲（相当于急性视神经炎、视盘血管炎）、视衣脱落（相当于视网膜脱离）、眼内出血（相当于眼球挫伤、高血压性视网膜病变、糖尿病性视网膜病变、黄斑出血）6 种。

7. **青盲** 视神经萎缩。

8. **高风内障、高风雀目** 原发性视网膜色素变性。

9. **视瞻有色** 中心性浆液性脉络膜视网膜病变。

10. **视瞻昏渺** 视力缓慢下降性眼底病，包括中心性浆液性视网膜脉络膜病变、老年性黄斑变性、视网膜炎、脉络膜炎、视神经炎等。

11. **视一为二** 眼肌疾病。

12. **视直如曲** 黄斑疾病。

13. **异物入目** 结膜、角膜异物、眼内异物、眶内异物。

14. **撞击伤目** 机械性非穿透性眼外伤。

15. **真睛破损** 机械性穿透性眼外伤。

16. **酸碱伤目** 化学性眼外伤。

17. **爆炸伤目** 爆炸性眼外伤。

18. **辐射伤目** 辐射性眼外伤。

19. **光电伤目** 电光性眼炎。

第五节 主要病证及分类

眼底是神光发越之处，属广义瞳神的范畴，为水轮的主要结构部位，属肾所主因目为至宝，

素有金珠玉液之美誉，瞳子清莹幽深，结构精巧难察，内渗神水，能发越神光，明视万物，为心

神之外候，而称为瞳神，也称为金井。由于历史原因，条件所限，古代眼科对眼底病的描述多局限于主观症状，较为抽象。现代由于检眼镜及其他检测仪器的广泛运用，为中医眼科对眼底病的诊治研究注入了新的活力，提高了眼底病的证治水平。现对眼底病相关的主要病症进行简述如下。

一、玻璃体疾病

1. 玻璃体混浊　是一种常见的病理现象，是指患眼外观端好，自觉眼前有蚊蝇蛛丝或云雾样漂浮物的眼病。本病名见于《证治准绳·杂病·七窍门》，书中对其症状作了形象的描述，说："自见目外有如蝇蛇、旗（旌）旆、蛱蝶、条环等状之物，色或青黑粉白微黄者，在眼外空中飞扬撩乱。仰视则上，俯视则下。"可单眼或双眼发病。相当于中医学的"云雾移睛""眼风黑花""飞蚊症"等范畴。

常见于老年性玻璃体液化或高度近视，或伴有全身性疾病，如肾炎、妊娠高血压综合征等。玻璃体是一种围绕着中心管的向心性、层次性结构，在上述作用的影响下，玻璃体内出现变性、出血、渗出等改变时，则形成玻璃体混浊。玻璃体属于水轮，在脏属肾，与风轮相邻，风轮属肝，故一般认为玻璃体内混浊、变性等改变，与肝肾有关。肝肾阴虚或气血两虚目失濡养，而致本病。

2. 玻璃体积血　是指由眼内组织疾病或眼外伤所致眼内血管破裂出血，使血液进入玻璃体腔内，导致视功能障碍的常见眼病。本病相似中医学"云雾移睛""暴盲""血贯瞳神""血灌瞳人内障"等范畴。

正常玻璃体无血管，玻璃体积血常见于各种原因所致的视网膜葡萄膜血管及其新生血管破裂出血，血液进入玻璃体腔内，形成玻璃体积血，如视网膜静脉阻塞、视网膜静脉周围炎、糖尿病视网膜病变等视网膜血管性疾病引起的病或新生血管破裂出血；或眼外伤、眼部手术造成眼球壁血管破裂，血液进入玻璃体腔内，或老年性黄斑变性、眼内肿瘤、玻璃体后脱离、视网膜裂孔形成时撕裂血致的出血。中医学认为玻璃体积血多因情志内伤，肝气郁结，肝失调达，血行不畅，脉络瘀滞，则脉络破损而出血；或肝肾阴亏，虚

火上炎，血不循经而溢于络外；或劳瞻竭视，致气弱，血失统摄，血溢络外；或过食肥甘厚味，痰湿内生，痰凝气滞，血脉瘀阻，血妄行；或撞击伤目、手术创伤，血络受损等所致。

3. 玻璃体后脱离　是指自觉眼前闪光或眼前暗影，光线较暗时症状大多消失，玻璃体内可见一个或多个分散的浅灰色的环形混浊物，悬浮于视盘前方，眼底检查大多正常，偶尔可见周边视网膜或视盘周围少量线状出血，一般无视力变化。本病相似中医学"神光自现"的范畴。

玻璃体后脱离是指玻璃体后皮质从视网膜表面的分离。其主要是在玻璃体液化的基础上发生的，液化玻璃体通过裂口进入玻璃体后间隙，使玻璃体后皮质与视网膜迅速分离。中医学认为本病多由肝肾亏损、精不上乘，或心脾两虚、气血不足、神膏失养或撞击伤目所致。治疗以滋补肝肾和健脾养血为主。

4. 玻璃体炎症　可分为感染性炎症和非感染性炎症。临床上以感染性炎症较为多见，感染性玻璃体炎属眼科急症，若失治会对眼球造成较大伤害而损及视力。主要表现为眼前云雾样黑影飘浮，视力有不同程度的下降，或伴有眼痛。玻璃体呈尘埃状、白点状、丝絮状、灰白色云团状混浊；细菌性眼内炎常伴有角结膜水肿、睫状充血、前房渗出或积脓、眼底红光反射消失。本病相似中医学的"云雾移睛"的范畴。

感染性炎症中外源性感染者，多发于眼外伤、内眼手术和角巩膜穿孔后，病原体由外界直接进入玻璃体内而发病，致病菌以葡萄球菌多见，其次为链球菌，亦可见部分革兰氏阴性菌，还可见真菌；内源性感染者多由体内病原菌经血路转移到眼内所致。非感染性炎症多因葡萄膜炎引起。中医学认为本病多因肝胆郁热，化火上炎，或湿热熏蒸或痰湿内蕴,浊气上犯,目中清纯之气受扰。

5. 玻璃体寄生虫病　是指寄生虫通过不同的途径进入玻璃体引起的病变，玻璃体寄生虫病主要为玻璃体囊虫病，多见猪囊尾蚴病。本病相似中医学的"云雾移睛"范畴。

本病会出现视力下降，主要取决于囊尾蚴所在部位；视野中出现黑影晃动或局部缺损。囊虫在玻璃体中可呈游离状态，检眼镜下可见其附在视网膜内面呈灰白或发绿、发蓝的圆形半透明泡，

囊壁白色发光呈珠贝色光泽，囊泡中央呈灰白或黄白色。

6. 增生性玻璃体视网膜病变 是指在原发性视网膜脱离或其复位术后，或眼球穿通伤后，由于玻璃体内及视网膜表面的细胞膜增生和收缩，造成牵拉性视网膜脱离的病变。

本病中医古典医籍中无 PVR 的专门记载，但根据其发病阶段及初发症状不同，相似中医学"暴盲""云雾移睛"或"视瞻昏渺"范畴。

此病常见于视网膜复位术中冷凝或电凝过强、巨大视网膜裂孔、多发性视网膜裂孔、长期原发性视网膜脱离、多次眼内手术、眼外伤及眼内炎症等。会出现玻璃体及视网膜增殖性改变。中医学认为多因视衣脱离术后或真睛破损脉络受损，气血津液运行失常，津液集聚为痰，血行郁滞为瘀，痰瘀互结于视衣前或神膏内而致本病。

二、视神经疾病

1. 视神经炎 为视神经球内段或紧邻眼球的球后段视神经的急性炎症。本病以发病急、视力严重受损和瞳孔光反射异常为临床特点，可单眼或双眼同时发病。也可出现视野改变，多以中心、旁中心暗点为主。本病相似中医学"暴盲""目系暴盲"范畴。

本病可因感染引起，或为局部感染包括眼内、眶内的炎症，均可直接蔓延至视神经，全身感染多为病原体透过血液或其分泌的毒素侵袭损害视神经，如细菌、病毒、螺旋体、寄生虫等感染。也可为自身免疫性疾病，如系统性红斑狼疮、风湿病等均可导致视神经炎。另外就是神经系统脱髓鞘疾病，如多发性硬化、视神经脊髓炎等。中医学认为，暴盲发病系因肝经实热，肝火循经直灼目系；肝郁气滞，目系郁闭；阴虚火旺，虚火上炎灼伤目系；气血两虚，目系失养或肝肾亏损，目系失用所致。

2. 缺血性视神经病变 是指视神经前端的小血管循环障碍，使局部缺血缺氧，而导致视力下降、视盘水肿和视野缺损的眼病。本病常累及双眼，可先后发病，时间相隔数周或数年，全身常伴有高血压、动脉硬化、糖尿病、颞动脉炎等血管系统疾病。本病相似中医学"暴盲""目系暴盲""视瞻昏渺"范畴。

本病多表现为突然发生的无痛性视力下降，多在清晨。瞳孔对光反应异常，患眼瞳孔直接对光反应迟钝，RAPD（+）。可发生高血压、动脉硬化、糖尿病或颞动脉炎等；中医学认为本病多由情志失调，气滞血瘀，偏食肥甘厚腻，年老阴亏，肝肾不足，气虚不能行血，血行滞缓，目系不荣而发病。

3. 视神经萎缩 是因视神经退行性病变而致的视盘颜色变淡或苍白。本病发病率高，治疗困难，为常见的致盲或低视力的主要病种之一。本病相似中医学"青盲"范畴。

视神经萎缩是由遗传、炎症、肿瘤、缺血、外伤、青光眼、中毒、营养障碍及脱髓鞘疾病等多种因素造成。视神经的轴突来自视网膜神经节细胞，轴的损害可源于不同的解剖层次，包括发生在轴突远端部位的顺行性（上行性）变性和发生在轴突近侧端的逆行性（下行性）变性。中医学认为青盲是由于多种原因导致余热痰浊阻经蒙络，清窍失养失用；或是内伤七情，气滞血瘀，玄府郁闭，阻碍神光发越；或为脏腑、气血渐亏，精血不能荣养目窍，目系失用萎缩。其中玄府闭塞，脉络不通是病机的关键，不论因虚、因实或虚实兼夹之证皆可造成目窍失通失充，目系失养失用。

三、视网膜疾病

1. 视网膜动脉阻塞 主要表现为单眼无痛性视力急剧下降至指数甚至无光感。该病预后差，临床上需抢救治疗，并注意患者的全身情况。本病相似中医学"暴盲""络阻暴盲"范畴。

视网膜动脉阻塞表现为突然发生或多次短暂发作黑矇后单眼无痛性视力下降。患眼瞳孔中等散大，直接对光反射明显迟钝或消失，间接对光反射灵敏，视网膜呈灰白色水肿，以后极部明显，呈弥漫性乳白色，黄斑相对呈樱桃红色。中医学认为本病的主要病机是血络瘀阻，目窍失养。多因暴怒，肝气上逆，气血郁闭，脉络阻塞；或肝阳上越，上扰清窍，血流阻滞；或因劳视竭思，房劳过度，暗耗真阴，阴虚阳亢，气血失调；或因偏食肥甘厚味，痰热内生，上壅目窍；或因年老真阴渐绝，肝肾亏虚，肝阳上亢，气血并逆；或因心气亏虚，无力推动血行，络脉不利等而致本病。

2. 视网膜静脉阻塞　是各种原因引起视网膜中央静脉的主干或分支发生阻塞，以阻塞远端静脉扩张纡曲、血流瘀滞、出血和水肿为特征的病变，是最常见的视网膜血管病变，也是致盲眼病之一。多见于中老年人，单眼发病，偶见于双眼，多伴有高血压、动脉硬化、糖尿病等全身性疾病。本病相似中医学"络瘀暴盲""暴盲""视瞻昏渺"范畴。

视网膜静脉阻塞的病因复杂，可能是多种因素的综合影响。高血压、高血脂、动脉硬化、炎症、血液高黏度及血流动力学等均与本病的发生有关。中医认为关键是脉络瘀阻，血溢脉外而遮蔽神光。可因情志郁结，肝失条达，气滞血瘀，血溢络外，蒙蔽神光；或因年老体弱，阴气渐衰，劳视竭思，房劳过度，暗耗精血，阴虚阳亢，气血逆乱，血不循经，溢于目内；或因嗜食烟酒，辛辣厚味，痰热内生，上扰目窍，血脉瘀阻出血而成。

3. 视网膜血管炎　又称 Eales 病、视网膜静脉周围炎、青年性复发性视网膜玻璃体积血。是非特异性的视网膜血管周围浸润、血管壁增厚形成白鞘的疾病。以视网膜周边部小血管闭塞，血管旁有白鞘伴行，反复发生视网膜玻璃体积血和视网膜新生血管为临床特征。发病率约为眼底病患者的 2%，多见于 20～35 岁男性，90% 以上患者双眼发病，但双眼发病时间和病变的严重程度不一，常因并发视网膜脱离而失明。本病在中医文献中无对应的病名。临床根据患者不同症状和视功能改变，病变的不同阶段，与中医学"暴盲""络损暴盲""云雾移睛""视瞻昏渺""目衄"等病症相似。

视网膜血管炎可能与免疫复合物引起的血管病变以及结核性变态反应所引起的血管炎有关，是一种特发性自身免疫反应性疾病。中医学认为本病多因肝肾阴虚，虚火上炎，热入血分，灼伤脉络，眼内出血；或因肝胆火旺，迫血妄行，血溢眼内；或因气虚不能摄血，血溢络外；或因湿热熏蒸，浊气上泛而致。

4. 糖尿病性视网膜病变　是糖尿病导致的视网膜微血管损害所引起的一系列典型病变。它的发生率与患者年龄及患糖尿病的年限有密切关系。年龄越大，糖尿病病程越长，视网膜发病率越高。

本病相似中医学"消渴内障"范畴。

糖尿病性视网膜病变早期眼部多无自觉症状，病久可有不同程度视力减退，眼前黑影飞舞，或视物变形，甚至失明。眼底表现包括微动脉瘤、出血、硬性渗出、棉绒斑、静脉串珠状改变、视网膜内微血管异常、黄斑水肿、新生血管、视网膜前出血及玻璃体积血等，容易并发牵拉性视网膜脱离、虹膜新生血管及新生血管性青光眼等，其中后两种最常见，也是致盲的重要原因。中医学认为糖尿病性视网膜病变常因气阴两虚，目失所养，或因虚致瘀而成内障；先天禀赋不足，劳伤过度，目失濡养；病久伤阴，阴虚血燥，损伤目络；饮食不节，脾胃受损或情志伤肝，肝郁犯脾，致脾虚失运，痰湿内生，上蒙清窍。

5. 高血压性视网膜病变　是指高血压引起的视网膜病变。有高血压病史，双眼发病。眼底改变与年龄大小、病程长短有关。年龄越大，病程越长，眼底改变的发生率越高。本病在中医文献中无相关直接的病名记载。临床根据患者不同的症状和视功能改变、病变的不同阶段，与中医学"视瞻昏渺""云雾移睛""视惑"等病症相似。

高血压性视网膜病变是由于长期持续的血压升高或急性血压升高，慢性高血压引起的视网膜血管改变。主要表现为增生性的小动脉硬化、血管壁弥漫性的细胞增生和弹性纤维增生；同时由于持久的高血压增加了血管壁的额外负担，发生供血不足和缺氧的退行性改变，使动脉硬化的程度越来越严重。中医学认为其多因情志郁结，肝失条达，气滞血瘀，血溢络外，蒙蔽神光；或年老体弱，阴气渐衰，劳视竭思，房劳过度，暗耗精血，阴虚阳亢，气血逆乱，血不循经，溢于目内；或因嗜食烟酒，辛辣厚味，痰热内生，上扰目窍而成。主要的病机是脉络瘀阻，血溢脉外而遮蔽神光。

6. 视网膜脱离　包括孔原发性视网膜脱离，牵拉性视网膜脱离及渗出性视网膜脱离。本病相似中医学"视衣脱落""暴盲"范畴。

（1）原发性视网膜脱离：是由于视网膜萎缩变性或玻璃体牵拉形成视网膜神经上皮全层裂孔，液化的玻璃体经裂孔进入视网膜下形成的视网膜脱离。常单眼发病，少数可为双眼。

本病的真正病因，尚不十分清楚。目前认为原发性视网膜脱离有以下 3 个特征：①玻璃体凝胶液化；②视网膜受到牵拉；③存在视网膜裂孔。早期患眼前常出现闪光感等前驱症状。随着视网膜脱离的出现和发展，出现眼前有黑影遮蔽，或从一个方向朝中央部移动，当脱离达黄斑部时，则中心视力严重受损。

（2）牵拉性视网膜脱离：玻璃体内纤维增生膜机械性牵拉，使感光视网膜从 RPE 层分开，称为牵拉性视网膜脱离。大部分眼底可见原发性病变，如血管炎、视网膜血管阻塞、糖尿病视网膜病变等。

眼外伤、视网膜血管病变致玻璃体积血、眼内手术、葡萄膜炎等均可发生玻璃体或视网膜下机化条带，造成牵拉性视网膜脱离。

（3）渗出性视网膜脱离：是由于视网膜色素上皮或脉络膜的病变，引起液体聚集在视网膜神经上皮下造成的视网膜脱离。视网膜脱离表面光滑无裂孔。它常为原发性疾病的一种体征，一般不作为独立诊断。一般由眼部其他疾病所引起，常见于葡萄膜炎、眼内肿瘤、眼内寄生虫、肾炎性视网膜改变、妊娠中毒性视网膜改变、Coats 病、巩膜炎、眼球筋膜炎、眶蜂窝织炎等。

中医学认为视网膜脱离多因禀赋不足或劳瞻竭视，精血暗耗，肝肾两虚，神膏变性，目失所养；脾胃气虚，运化失司，固摄无权，水湿停滞，上泛目窍；头眼部外伤导致视衣受损。

7. 原发性视网膜色素变性 是一组以进行性视网膜感光细胞及色素上皮功能丧失为共同表现的遗传性眼病。以夜盲伴有进行性视野缺损、眼底色素沉着和视网膜电流图明显异常或无波型为其临床特点。以视杆细胞和视锥细胞受累最为突出。随着病变的发展，视网膜的其余部分及色素上皮层逐渐萎缩，色素游离并积聚在视网膜血管的周围间隙，形成典型的骨细胞样色素沉积，伴随着夜盲和视野缩小，构成了本病的特征性临床表现。本病相似中医学"高风内障"范畴。

中医学认为本病多为禀赋不足，命门火衰，阳虚无以抗阴，阳气陷于阴中不能自拔，目失温煦所致；素体真阴不足，阴虚不能济阳，水不涵目，肝肾阴虚，精亏血少，目失所养；脾胃虚弱，中焦气血化生不足，运化无力，清阳不升，养血之源匮乏，目失濡养，不能视物。

8. 急性视网膜坏死综合征 是由疱疹病毒感染的以急性坏死性视网膜炎、脉络膜炎、玻璃体炎、视网膜动脉炎和后期视网膜脱离为特征的眼病。本病起病急骤，发展迅速，预后极差。可发生于任何年龄，以 15 ～ 75 岁多见。发生在年轻患者的多为单纯疱疹病毒 I 型引起，发生于年龄较大患者的多为水痘 - 带状疱疹病毒引起。约 1/3 的患者双眼发病，多数患者在第一只眼发病后的 6 周内第二只眼发病。本病相似中医学"暴盲""视瞻昏渺""云雾移睛"等范畴。

本病表现为眶周疼痛，眼赤痛畏光，视力下降。随着病情发展。视力急剧下降，甚者失明。本病是由疱疹病毒（主要为水痘 - 带状疱疹病毒和单疱病毒）感染引发免疫复合物性病变，导致弥漫性肉芽肿性葡萄膜炎，引起视网膜血管炎和视网膜坏死、脱离。中医学认为本病多因素体阳气内盛，外感风热毒邪，或内有肝胆热毒，上攻于目；或痰瘀互结，阻滞目络所致。病久热灼伤阴，阴液亏虚，目失所养。

9. 交感性眼炎 是指单眼眼球穿通伤（包括内眼手术）后呈现慢性或亚急性葡萄膜炎的过程，健眼出现葡萄膜炎者。受伤眼称为诱发眼或刺激眼，另一眼称为交感眼。被认为是指穿通性外伤眼或眼内手术眼，在经过一段时间的肉芽肿性（非化脓性）全葡萄膜炎后，另一眼也发生同样性质的全葡萄膜炎。本病相似中医学"视瞻昏渺""眼科血证""暴盲""视直如曲"范畴。

本病病因不明，可能为对葡萄膜色素细胞内某种成分的过敏性炎症反应。绝大多数在 2 周至 1 年发病，3 ～ 12 周为最危险阶段。主要发生于眼球贯通伤或内眼手术后对侧眼红痛伴视力下降。诱发出现刺激症状，角膜后 KP，虹膜纹理不清，瞳孔缘 Koeppe 结节；眼底可见视盘充血，后极部视网膜水肿。交感眼开始自觉症状轻微，进一步发展可见眼部充血，睫状体压痛，房水闪光，视盘充血水肿，视网膜水肿、渗出，后期可导致眼球萎缩。

10. Vogt- 小柳 - 原田综合征 是一种以双眼弥漫性肉芽肿性全葡萄膜炎为特征并常伴有脑膜刺激征、听力障碍、皮肤和毛发异常的一种自身免疫性疾病。此病多发生于有色人种。本病相似中医学"瞳神紧小""瞳神干缺""视瞻昏渺"范畴。

本病病因和发病机制尚不清楚，视网膜抗原或葡萄膜色素抗原诱发的免疫反应、病毒感染诱发的机体免疫反应、遗传因素、HLADR4、HLA-DRw53 抗原等均可能与本病发生相关。主要表现为发热、乏力、颈项强直、头痛恶心、眩晕、耳鸣、听力下降、头皮触觉异常、眼痛、畏光、流泪、眼红、视物模糊、脱发、白发、白癜风等改变。中医学认为，本病多由外感风热，或热毒炽盛，或肝胆湿热，火邪上炎目窍，蒸灼瞳神所致；或热邪伤阴，阴津亏虚，阴虚火旺，灼伤瞳神；或久服激素伤及阳气，阳虚温化不及而导致病情反复发作。

11. Behcet 病　又称眼 - 口腔 - 生殖器黏膜综合征。其病变特征为渗出性虹膜睫状体炎，口腔黏膜溃疡及外阴溃疡。男女均可患病，男性多于女性，复发率高，有时伴有骨关节及神经系统损伤。本病相似中医学"狐惑"范畴。

本病病因不明，一般认为与遗传、病毒感染及自身免疫等因素相关，多认为是一种自身免疫性疾病。可因免疫复合物引起血管炎症而出现多系统、多器官的损害，闭塞性小动脉炎和小静脉炎是本病的基本病理改变，全身性血管炎是各种不同表现的共有特性。中医学认为本证早期多由湿热毒邪致病，日久兼阴虚火旺，湿热毒邪上攻口眼咽喉，下注二阴，致局部蚀烂而成溃。

四、脉络膜疾病

本部分主要介绍息肉状脉络膜血管病变。

息肉状脉络膜血管病变又称多灶复发性浆液性、出血性视网膜色素上皮脱离、后部葡萄膜出血综合征，是一种以脉络膜异常分支状血管网和末梢的息肉状病灶为特征的视网膜脉络膜疾病。本病多以单眼受累，50 岁左右的老年人多见，50～65 岁年龄段为发病高峰期，与老年性黄斑变性的发病年龄基本相近。

本病进展缓慢，反复迁延，也可以短期加重，预后不良。虽有自愈倾向，但也有再发的可能。中医学认为本病多因患者年老体衰，精、气、血亏损，肾、脾和肝的功能失调所致。出现眼底视网膜出血、水肿、渗出等病变。以本虚标实多见，晚期多虚实夹杂，以虚为本。本虚与肝肾阴虚、阴虚火旺、气血不足有关，标实多以瘀血内阻、痰湿阻络常见。

五、黄斑疾病

1. 老年性黄斑变性　患者多为 50 岁以上，双眼先后发病或同时发病，并且进行性损害视力是发达国家老年人致盲最主要的原因。可以分为干性和湿性老年性黄斑变性。萎缩性（干性）早期表现为黄斑区玻璃膜疣、RPE 色素脱失、萎缩，晚期表现为脉络膜视网膜地图样萎缩。渗出性（湿性）急性起病，单眼视力下降，视物变形或出现中心暗点，另一眼可在较长时间后出现相似症状。后极部视网膜下出血、渗出，有时可见到灰黄色病灶，附近有时可见玻璃膜疣。本病相似中医学"眼科血证""暴盲""视瞻昏渺"等范畴。

老年性黄斑变性确切的病因尚不明确，可能与遗传因素、环境影响、视网膜慢性光损伤、营养失调、代谢障碍等有关。目前普遍认为，老年性黄斑变性是一种与年龄增长相关的脉络膜毛细血管层 - 玻璃膜 - 色素上皮 - 外层视网膜变性，是多种因素综合作用的结果。中医学认为本病多由年老体衰，精、气、血亏损，肾、脾和肝的功能失调所致。以本虚标实多见，晚期多虚实夹杂，以虚为本。本虚与肝肾阴虚、阴虚火旺、气血不足有关，标实多以瘀血内阻、痰湿阻络常见。

2. 中心性浆液性脉络膜视网膜病变　是发生在黄斑部脉络膜的浆液性脱离，色素上皮脱离区可能极小且难以被发现。本病好发于中青年男性，为自限性疾病，但易复发。本病相似中医学"视瞻昏渺"范畴。

中心性浆液性脉络膜视网膜病变发病可能是因脉络膜毛细血管扩张而导致视网膜色素上皮的屏障功能损害，脉络膜毛细血管漏出的含有多量蛋白质的液体通过受损的色素上皮进入视网膜的神经上皮层下，液体积聚于视网膜的神经上皮层和色素上皮层之间，从而形成黄斑部及其附近视网膜神经上皮层的局限性盘状脱离。中医学认为本病多与肝、脾、肾的功能失调有关。肝肾阴虚，虚火上炎，或肝肾亏损，精血不足，目失濡养；或脾失健运，津液运化失常，聚湿成痰，积于视衣；或肝经郁热，经气不利，气滞血瘀，玄府阻闭，精气不能上营于目；或心脾两虚，气血不足，目失所养。

3.黄斑裂孔　5%～10% 发生于眼外伤、眼内炎症、眼内手术、高度近视、视网膜脱离；80% 以上属特发性，且多发生在 50～80 岁，女性多见，男女性比例为 1：3。有 5%～10% 为双眼发病。本病中医文献尚无直接对应的病名，临床根据患者视功能损害的程度，病变的不同阶段，与中医学"视惑""视瞻昏渺""视直为曲""暴盲"等病症相似。

黄斑裂孔主要是由于外伤、高度近视等原因导致黄斑部正前方玻璃体皮质的局部皱缩，造成对视网膜表面的切线性收缩。早期裂孔因视锥细胞内高密度叶黄素容易被透见，故病灶呈黄色。随着浆液性脱离的面积扩大，视锥细胞离心性退缩，叶黄素随之退向边缘而使病灶呈黄色环。特发性黄斑裂孔的形成可能是由于玻璃体前后和切线方向牵拉的作用，或内界膜的作用，或眼压的作用等所致。中医学认为该病多因劳瞻竭视，精血暗耗，肝肾两虚，目失所养；或脾胃虚弱，运化失司，固摄无权；或头眼部创伤，黄斑受损所致。

第六节　专业术语

1.神光　目中自然能视之精华。

2.视觉　光作用于视觉器官，使其感受器细胞兴奋，其信息经视神经系统加工后产生的感觉。

3.眦　上下眼睑相连接的部位。

4.泪　泪腺分泌的液体。

5.目系　视神经及其球后血管组织。

6.膜　从白睛或黑睛边缘起薄膜一片，或白或赤，渐渐向黑睛中央方向蔓延的表现。

7.赤膜　赤丝密集的膜。

8.睑黡　眼无他病，仅眼睑周围皮肤呈暗黑色的表现。

9.瞳神欹侧　瞳神失去正圆形状，变形偏斜于某一侧的表现。

10.瞳神散大　又称"辘轳展开"。瞳孔散开，大于常人而不能敛聚的表现。

11.珠中气动　视瞳神深处，有气一道，隐隐袅袅而动，状若明镜远照、似一缕轻烟的表现。

12.眇目　单眼丧失视力或一只眼异常小的表现。

（王兴荣　田庆梅　宋继科）

第15章 眼底病病因病机

第一节 六淫七情失调

（一）六淫

六淫是一类常见的眼病病因，其致病常与季节气候、生活起居环境有关；致病途径多由肌表、口鼻而入，或直接侵犯眼部，故又称"外感六淫"。六淫可引起多种眼病，内障眼病也有，但以外障眼病多见，以风、火、湿对眼的危害较大，且发病多与季节有关。

1. 风邪致眼病的特点

（1）风为百病之长，易与它邪相合为病：《素问·风论》谓："风者，百病之长也。"故在外障眼病中常见风热、风火、风湿、风寒等共同致病。

（2）风性轻扬，易犯上窍：《素问·太阳阳明篇》谓："伤于风者，上先受之。"由于眼居高位，又与外界直接接触，易受风邪侵犯，故风邪是外障眼病最常见的致病因素。

（3）风性善行而数变，发病迅速而多变：《素问·风论》谓："风者，善行而数变。"故风邪所致眼病有发病急、变化快的特点。

2. 火邪致眼病的特点

（1）火性炎上，最易上犯目窍：火为阳邪，其性升腾炎上，最易上扰头目，引起眼病故临床上许多眼病与火邪有关。

（2）火热燔灼，易生风动血：火热之邪，其性燔灼，易生风动血，故可引起瞳神紧小、瞳神干缺、眼内外各种出血等。

（3）火邪急猛，毒由火生：火邪所致眼病均发病急、发展快、病情重。火邪炽盛可蕴结成毒，出现黄液上冲、目珠灌脓等火毒之候。

（4）火邪易伤津耗液：目为至宝，富含真精、真血、神水，神膏等阴液，易被火邪灼耗，故火邪所致眼病的后期，多有津液亏损之候。

3. 湿邪致眼病的特点

（1）湿性重浊黏滞：湿邪犯目，多表现为病程缠绵难愈，反复发作等。

（2）湿为阴邪，易阻遏气机：湿邪犯目，最易阻遏气机。如清阳不升则目无所养，浊阴不降则清窍被蒙，可出现头重视昏等。

（3）内外湿邪，互相影响：外湿入里，脾阳受困，运化失司，易致内湿；内湿不化，又易招外湿，互相影响导致目病。《银海指南·湿》曰："脾湿则多眼癣眼菌，肺湿则多黄膜，心经湿则多肉如脂，肝经湿则多星障，黑珠如雾混浊，肾经湿则瞳神呆钝，色淡昏无光。"

4. 寒邪致眼病的特点

（1）寒为阴邪，易伤阳气：寒邪犯目，阳气受损，目失温养，可致目冷痛而喜温喜按等症。

（2）寒性凝滞：寒邪常致气血津液运行不畅，不通则痛，故寒邪犯目，多引起目痛，紧涩不舒等症。

（3）寒主收引：《灵枢·经筋》谓："经筋之病，寒则反折筋急。"故寒邪犯目，常可引起目珠偏斜。

5. 暑邪致眼病的特点

（1）暑为阳邪，其性炎热：暑邪伤目，易出现目赤等阳热之候。

（2）暑多夹湿：夏季多雨，气候炎热，暑湿蒸郁，且常饮冷纳凉，湿邪内停，故暑邪常与湿邪合而为病。

（3）暑性炎热升散，易耗气伤津：暑属阳热之邪，热气犯目，易耗损目中阴津，同时全身症状也较为突出，且有明显的季节性。

6.燥邪致眼病的特点

（1）燥邪易伤津液：《素问·阴阳应象大论》曰："燥胜则干。"故燥邪犯目，容易伤耗液，津液亏损。

（2）燥属阳邪，其性温和：燥邪害目，其病多起病缓，症状轻，难速愈。

（3）燥邪易先犯肺：燥为秋令之主气，易犯肺经，故白睛红赤失泽、涩痛等。

综上所述，六淫致眼病多具有季节性、地域性，有一定的致病途径，所致眼病有一定的规律；且六淫之间常相兼为病，或互相转化，如风寒、风热、风湿、湿热、暑湿、寒湿等相合为病，或寒邪郁伏可以化热，暑湿相兼可以化火化燥，热极可以化火生风等。

（二）疠气

疠气是一种具有强烈传染性和流行性的致病邪气。疠气致病，来势急猛，传染性强，其所致目病的临床表现与风火上攻的眼病相似。

（三）七情失调

七情失调常以忧郁、愤怒、悲哀对眼的危害为甚。七情致眼病的特点如下。

1.有明显的情志失调史　七情失调所致目病均有明显的情志失调史，如过度忧郁、悲哀，使气机不畅而发生青风内障；过度愤怒，使肝气横逆，上冲于目，血随气逆，并走于上，而发生络阻暴盲等。

2.直接损害脏腑　《素问·阴阳应象大论》曰："怒伤肝"，"喜伤心"，"思伤脾"，"忧伤肺"，"恐伤肾"。七情太过，脏腑内损，精气不能上注于目，目失所养，则可发生视瞻有色、视瞻昏渺、青盲等。

3.影响气机运行　《素问·举痛论》曰："怒则气上，喜则气缓，悲则气消，恐则气下，惊则气乱，思则气结。"即七情太过，则气机运行不畅，升降出入失调，则可致多种内障眼病。如暴怒伤肝，气冲逆于上，闭塞清窍，或气火冲逆，气逆血塞，则可致络阻暴盲、目系暴盲等；升之不及，则气血津液不能上输于目，目失所养，则可致视瞻昏渺、青盲等；肝气横逆犯脾，脾失健运，水湿不化，聚湿生痰，痰湿上犯，则可致多种痰湿性眼病。

综上所述，内伤七情，以心、肝、脾三脏的病理变化多见，且常有化火、夹痰、伤阴等不同的兼证，故眼底病临床以肝郁气滞、肝郁化火的证候较常见。郁火久留，易耗伤阴血；肝郁犯脾，易致脾虚不运，聚湿成痰而出现痰郁、湿郁、食郁、血郁等各种兼证。眼病之郁证，多为因郁而病，或因病而郁。正如《审视瑶函》所说："久郁生病，久病生郁。"

第二节　饮食不节与外伤

（一）饮食失宜

中医眼科历来重视饮食失宜与眼病的关系，尤其是清代医家顾锡所著《银海指南》更是专列"食病论"，阐述饮食失宜所致目病的证治。饮食失宜主要包括饥饱失常、饮食偏嗜及饮食不洁3个方面。

1.饥饱失常　若暴饮暴食或饥饱失常，容易损伤脾胃，致运化失司，水液输布障碍，水湿内停，上泛清窍，出现眼内水肿、渗出等证；或致运化水谷精微失调，气血生化乏源，目失濡养，发生疳积上目等虚损性眼病。

2.饮食偏嗜　《素问·生气通天论》曰："阴之所生，本在五味，阴之五官，伤在五味。"若过食膏粱厚味、辛辣煎炸，或嗜食烟酒、生冷滞腻，均可致使脾胃积热或湿热内盛，导致实热或湿热性眼底病。

3.饮食不洁　饮食不洁，肠道染虫，日久则可导致寄生虫性眼病；若误饮假酒，可致暴盲等眼病。

（二）外伤

眼位于头面部上方，与外界直接接触，故容易受意外物体所伤，受伤后不仅眼本身直接损伤，而且还常招致外邪乘虚而入，引起眼病。造成眼外伤的因素颇多，主要分为机械性和非机械性两大类。机械性的眼外伤有异物伤、钝器伤、锐器伤等；非机械性外伤有烧伤、热烫伤、辐射伤及毒虫咬伤等。此外，头颅外伤或头颅手术等邻近组织损伤而致下降，也与外伤病理有关。眼外伤有其本身的特点，因眼珠构造精细，组织脆弱、娇嫩，即使是轻伤，有时可造成视功能的严重损害。对于眼球穿透伤，不仅易被风毒侵袭，造成火毒炽盛之候，而且在少数情况下，可影响健眼，出现交感性眼炎。

《银海指南》强调，眼部外伤的病因病机是以血瘀为本兼有气滞，而且首先提出石灰烧伤和热烫伤的病因病机，并认为石灰烧伤是"石本属阳，又因火化灰，其性更烈，目为所伤，则血凝水枯。"

第三节　劳逸失常

《素问·宣明五气》曰："久视伤血，久卧伤气，久坐伤肉，久立伤骨，久行伤筋。"《灵枢·邪气脏腑病形篇》曰："若入房过度，则伤肾。"眼科的劳伤主要指目力、脑力、体力和房事等过度。目力过度，损伤肝血，最易出现肝劳等眼病；脑力过度，暗耗阴血，目失所养，可致虚损性眼病；体力过度，外损筋骨，内伤脏腑，导致脏腑功能下降，也可致虚损性眼病；房事不节，肾精耗损，瞳神失养，可致视瞻昏渺等内障眼病。

第四节　先天与遗传

先天因素主要是指人未出生前因父母体质或胎儿发育过程中形成的病因，如父母遗传，或其母亲孕期休息不当、邪积胎中，或醉酒嗜饮，或忿怒惊仆，或用药不当等，势必影响胎儿的发育，以致出现眼部畸形、缺损、异常或其他病变。如胎患内障、高风内障、青盲等。

第五节　衰老与药物

1. 衰老因素　《灵枢·天年篇》曰："五十岁，肝气始衰……目始不明。"《素问·上古天真论》曰："女子，七七，任脉虚，太冲脉衰少……男子，五八，肾气衰……七八，肝气衰。"即人至老年，常呈现脏腑功能不足，气血渐亏，精津衰乏等病理特点。眼科临床常见的云雾移睛、视瞻昏渺、暴盲等老年性眼病，常与肝肾精血不足有关。

2. 药物因素　药物可致过敏或中毒，过敏可分局部及全身两方面。眼局部过敏，常因内障局部使用汞剂、碘剂、青霉素、阿托品、磺胺制剂等引起；中毒常因药物过量所致，如氯丙嗪所致中毒性白内障、乙胺工醇所致中毒性视神经病变、奎宁所致中毒性弱视等。长期使用糖皮质激素，可致代谢失调。

第六节　脏腑失调

（一）脏腑功能失调

眼能够发挥正常的视物功能，有赖于五脏六腑精气之濡养。若脏腑功能失调，气机升降失调，常导致眼部疾病的发生或进一步发展。脏腑病理变化在眼病病理中占有重要地位。明代傅仁宇在所著《审视瑶函》中强调："脏腑之疾不起，眼目之患即不生。"而中医眼科的五轮学说可谓是对脏腑病机观的强化。一般认为，眼病的发生多与脏腑功能失调有关，除了感受病邪及外伤因素可直接害目，气血津液及阴阳的失调，无不与脏腑功能紊乱有关。

1. 心和小肠功能失调　多引起目中血脉疾病。

（1）心血亏虚：心主血脉，目得血而能视，且内外两眦属心。若失血过多，或心神过耗，心血亏虚，血不养目，可致视力缓缓下降等内障眼病。

（2）心火上炎：心火内盛，上炎于目，出现火邪迫血妄行，可致眼内出血。

（3）心气不足：思虑劳心，或久病不愈，或年老体弱，或汗下过甚，致心气不足，可致视物模糊，不耐久视，能近怯远，神光涣散等；心气不足，心阳不振，脉道瘀阻，可致目中脉道瘀阻。

（4）心阴亏虚：七情内伤，虚火内炽，营阴暗耗；或肾阴不足，水不制火，相火亢盛或热病后期，营血阴津受损，导致心阴不足，阴不制阳，虚火上扰，出现白睛溢血、神光自现、萤星满目诸证。

（5）小肠实热：心火下移于小肠，致小肠实热，可出现口舌生疮，小便黄赤，视力下降等。

2. 肝胆功能失调　在肝胆功能失调的病机中，实者，多为气滞、肝火上炎或肝胆湿热；虚者，常为肝血虚少；虚实夹杂者，则以肝阳上亢、肝风内动多见。

（1）肝郁气滞：目为肝窍，肝气通于目，肝脉连目系，肝和则目能辨五色；肝主疏泄喜疏泄条达。若情志不舒，郁怒不解，肝失调达，疏泄失司，肝郁气滞，气机不畅，气血失调，可致绿风内障、青风内障、暴盲等多种眼病。若肝气横逆犯脾，脾失健运，水湿内停，可致视瞻昏渺等。

（2）肝火上炎：肝郁日久化火；或暴怒伤肝，气火上逆；或五志过极，引动肝火，而目为肝窍，位居于上，火性炎上，故目窍最易受肝火所扰。若肝火上扰，灼伤目中血络，可致眼内出血；若肝火灼伤目系，可致目系暴盲；肝火素盛，复感外邪，则易致黑睛生翳障、瞳神紧小。

（3）肝血不足：肝为藏血之脏，开窍于目，目得血而能视。若血之生化乏源，或失血过多，或久病耗损精血，使肝血不足，则目失濡养，可致目珠干涩、视物模糊、肝虚雀目、疳积上目等。

（4）肝阳上亢：若情志不舒，郁怒不解，内耗阴血；或肝肾阴虚，阴不潜阳，肝阳上亢，上扰目窍，可致头晕、目眩、暴盲等。

（5）肝风内动：肝主风，风主动。若肝阴不足，阴不制阳，肝阳上亢，肝风内动，风动痰生，风痰阻络，可致绿风内障、目睛上吊等。

（6）肝胆湿热：多因湿热之邪，随少阳三焦经侵袭肝胆；或脾胃内蕴湿热，浸淫肝胆，内不得通泄，外不得疏解，而致肝胆湿热，循经上犯于目，可致瞳神紧小、云雾移睛等。

3. 脾和功能失调　在脾胃功能失调的病机中，尤以脾胃湿热、脾气虚、脾不统血等与眼病关系最为密切。

（1）脾气虚弱：脾气虚弱，不能运化水谷精微，气血生化乏源，脏腑精气不能上养目窍，可致眼底退行性改变；脾气虚弱，不能运化水湿，湿邪内生，湿聚而成饮成痰，水湿痰饮，上犯于目，可致视瞻昏渺、暴盲等。若脾虚肝热，则可致疳积上目。

（2）脾不统血：脾气虚弱，统摄无权，目络中的血不循经，可致眼底反复出血、血灌瞳神等多种出血性眼病。

（3）脾胃湿热：多因饮食不节，过食肥甘厚味，嗜饮醇酒，或外感湿热，致脾胃湿热，湿热上犯，蒙蔽清窍，可致神紧小、云雾移睛、眼底渗出、水肿等。

（4）胃火炽盛：多因热邪犯胃，或平素嗜食辛辣炙煿之品，胃火炽盛。火邪灼熏黄仁、神水，可致瞳神紧小、黄液上冲等；热入血分，迫血妄行，可致目中出血。

4. 肺和大肠功能失调　在肺和大肠功能失调的病机中，尤以风肺阴不足等与眼底病关系最为密切。

（1）肺阴不足：多由久病耗伤肺阴，或燥热之邪伤肺而致肺阴不足。肺阴不足，目失濡养；若虚火上炎，肺失清润，可致白睛涩痛、赤丝隐现、金疳等。

（2）肺气亏虚：多因劳伤过度，耗损肺气，或汗出太过，气随津亏，或久病亏耗，伤及肺气，致肺气亏虚，目失所养，或气虚不固，可致视物昏花、眼前白光闪烁，甚至视网膜脱离等。

（3）肺气不宣：肺居上焦，主宣发与肃降，通调水道。眼为至上清窍，若肺失宣发与肃降，不能通调水道，可致水湿上泛，出现眼部水肿、渗出等。

5. 肾和膀胱功能失调　在肾和膀胱功能失调的病机中，尤以肾阴亏虚、肾阳不足等与眼病，特别是瞳神疾病的关系最为密切。

（1）肾阴亏虚：多因年老体衰，或先天禀赋不足，或久病伤阴，穷必及肾，或房事不节，阴精劫伤所致。肾阴亏虚，目失濡养，常致头晕目眩，眼珠干涩；神膏、目系失养，可致视瞻昏渺、云雾移睛、高风雀目、青盲等诸多内障眼病；虚火灼伤目中脉络，可致眼底出血。

（2）肾阳不足：多因先天禀赋不足，或素体阳虚，年老肾亏，或摄生不慎，房劳伤肾或久病体虚，阴损及阳所致。眼之神光源于命门，皆火之用事。肾阳不足，命门火衰，不能胜阴，目失温养，可致高风雀目、青盲等。肾主水，肾阳不足，不能化气行水，水泛于上，可致视瞻昏渺、云雾移睛，或眼底水肿、渗出，甚至视网膜脱离等。

（3）热积膀胱：肾与膀胱相表里。热积膀胱，膀胱气化失常，水湿潴留，上泛于目，可致视网膜水肿等。

综上所述，眼底病的发生、发展及变化，固然可由一脏与一腑的功能失调引起，但临床上常为多个脏腑的功能同时失调所致。由于脏与脏、腑与腑之间关系密切，如脏病及脏、脏病及腑、腑病及脏，如肝肾阴虚，脾肾阳虚，心脾两虚，肝火犯肺，肝病传脾等，其临床表现有时比较复杂，故临床上应认真分析，力求对其病机有全面分析。

（二）玄府功能失调

玄府又称元府。《黄帝内经·素问》中所言"玄府"是指汗孔，金元时期四大医家刘完素在此基础上对玄府理论进行发挥，提出玄府是精气血津液升降出入的道路和门户，即玄府为用，关键在于升降出入有序；玄府为病，关键在于郁闭，在眼主要表现为目中玄府瘀滞或闭塞。玄府郁闭之由，可因于外邪、气滞、血瘀、水停等，此乃因实而闭；也可因神败精亏，真元不足，无以上供目用，而致目中玄府衰竭自闭，此为因虚而闭。如气机郁滞，玄府不通，精微物质不能上承于目，目失涵养，则可致暴盲、青盲等眼病。因此，中医眼科临床治疗视神经病变、视网膜病变等时常在脏腑辨证或气血津液辨证的基础上加开通玄府之品。

第七节　经络气血津液失调

（一）经络功能失调

眼通五脏，气贯五轮。在生理上，五脏六腑的精气通过经络上输于目，以维持眼的正常功能；在病理上，经络又是邪气内外传注的重要通道。因此，经络为病可累及脏腑，脏腑病变也可从经络反映出来。无论病在经络，或病在脏腑，其证候总是由经络所循行和络属的特定部位显现出来，故经络脏腑病变总有其特定的证候。观察证候表现及其部位可以辨别病属何经。但从临床实践来看，眼科的脏腑病机已基本包括了经络病机，只是在某些情况下，经络失调也可致眼病。

1. 手太阴肺经与手阳明大肠经功能失调　白睛在脏属肺，故手太阴肺经受外邪所伤，经气不利，若肺经热盛，迫血妄行，则可见眼内出血。

2. 手少阴心经与手太阳小肠经功能失调　心主血脉，故心火上炎，迫血妄行，血溢络外，则可见血灌瞳神，暴盲等证；手少阴心经其支脉系目系，故气血不足，手少阴心经之经气不利，筋脉失养，可致目系病变，如目珠转动牵引目系疼痛。

3. 足厥阴肝经与足少阳胆经功能失调　足厥阴肝经之本经与目系相连，故肝火内盛，循肝经上扰，灼伤目系，可致目系暴盲。

4. 足少阴肾经与足太阳膀胱经功能失调　瞳

神在脏属肾，肾与膀胱相表里，足太阳膀胱经起于目内眦，循人身之表，其经筋网络目上胞，若肾阳不足，膀胱气化功能失职，水湿内停，上泛于目，眼内组织水肿渗出。

（二）气、血、津液功能失调

眼之视觉功能，主要在于精、气、血、津液的濡养和神的主宰作用。《难经·二十二难》高度概括了气血之作用，并着重指出气血运行不畅可导致各种疾病："气主煦之，血主濡之气留而不行者，为气先病也；血壅而不濡者，为血后病也。"《证治准绳·杂病·七窍门》则进一步指出："瞳神……乃先天之气所生，后天之气所成，阴阳之妙用，水火之精华，血养水，水养膏，膏护瞳神，气为运用，神则维持。"可见，眼与精、气、血、津液和神的关系非常密切，其功能失调常引起眼病。

1. 气的功能失调　眼与气的关系密切，正如《太平圣惠方·眼内障论》所言："眼通五脏，气贯五轮"，故气的功能失调常致眼病。在气的功能失调病机中，以气虚、气陷、气滞、气逆等与眼病的关系最为密切。

（1）气虚：多因先天禀赋不足，或久病失养，或年老体衰，或劳伤过度，脏腑功能失调，致元气耗伤，不能生化水谷精微、敷布水液、充泽五脏、上灌五轮，可致目失温养。若目系失养，通光玄府不利，可致青盲；若气虚不能摄血，可致眼底反复出血；若元气暴脱，可致暴盲；气虚卫表不固，正不胜邪，则眼病迁延难愈。

（2）气滞：常因七情太过、湿热、痰火、食滞、瘀血等所致。若因情志不舒，肝郁气滞，气滞血瘀，可致头额隐痛、眼珠转动疼痛、视力下降等；若气机郁滞，目中玄府不利，神水瘀滞，可致目系暴盲；若气滞血瘀，目中脉络阻塞，可致络阻暴盲等。

（3）气逆：气机升降，不可太过。若盛怒伤肝，怒则气逆，气逆血乱，目中血不循经溢于络外，可致眼底出血、白睛溢血等。

2. 血的功能失调 《黄帝内经》曰："肝受血而能视"。《审视瑶函》认为："真血者，即肝中升运于目，轻清之血，乃滋目经络之血也……夫目之有血，为养目之源，充和则有生发长养之功，而目不病，少有亏滞，目病生矣。"《古今医统》则进一步指出："目得血而能视，故血为目之主，血病则目病，血凝则目胀，血少则目涩，血热则目肿。"故血的功能失调常致眼病。在血的功能失调病机中，以血虚、血热、血瘀与眼病的关系最为密切。

（1）血虚：常因血之生化乏源，或失血过多，或久病失养，劳瞻竭视，耗损阴血所致血虚不能上荣头目，则出现头晕眼花，白睛干涩，黑睛不润；血虚水少，水不养膏，膏不能护养瞳神，则可致视瞻昏渺、青盲等。

（2）血瘀：多因外伤、气滞、寒凝、血热、痰浊、久病、气虚等致血行不畅，或离经之血未能及时消散所致。由于眼部结构独特，脉络丰富，故易产生血瘀，脉络瘀阻，壅滞玄府，气血津液不得升降，精气无以上注于目，神光被遏而出现

一系列的血瘀性眼病。在眼底可致视网膜血管瘀滞，引起出血性眼病等。血瘀与气滞并见，血瘀与痰浊互结是临床常见的情况。

（3）血热：有虚实之分。实证多因外感邪热，或脏腑郁热不解，热入营血所致；虚证多因阴血亏虚，虚火上炎所致。血受热迫而妄行，溢于脉外，可致眼底出血。若虚火上炎，入于血分，灼伤脉络，血溢络外，可致眼底出血，但出血多缓，量少且易反复于气为血帅，血为气母；气行则血行，气潜则血瘀，气盛则血充，气衰则血少，血则气滞，血脱则气脱，气与血两者常互为影响，临床上常出现气滞血瘀、气虚血瘀、气血两虚、气不摄血、气随血逆等气血同病的病机。故临证时应分清主次，力求全面分析其病机。

3. 津液的功能失调 《黄帝内经》云："五脏六腑之津液，尽上渗于目。"津液在目外为润泽之水，如泪液；在目内为充养之液，如神水、神膏。津液的功能失调主要表现为其生成与排泄之间失去平衡，出现津液不足、水液（湿）停聚、痰湿停滞等病理变化，影响眼部而发病。

（1）津液不足：常因火热燥邪耗伤津液，或大汗、吐泻不止，或亡血伤津等所致津液亏耗，液去津伤，目窍失养。在目内常表现为神水不足，神膏失养，不能涵养瞳神，致视物昏矇，或目无所见。若津液耗伤太过还出现目珠内陷等证。

（2）水液（湿）停聚：水液（湿）停聚主要与肺、脾、肾的功能失调，三焦气化不利，膀胱开阖失司等有关。在目内，肺、脾、肾的功能失调所致水液（湿）停滞，均可出现视网膜水肿、渗出等湿聚水停之证。

（3）痰湿内停：痰由湿聚，痰湿常与风，火，气、血等搏结于上面为患，如痰湿与瘀血相搏，可致眼部肿块等证。

（田庆梅　王兴荣）

参 考 文 献

毕宏生，2004. 对比敏感度在眼科的临床应用 [J]. 中华眼科杂志，40(9):71-74.

陈晓明，2003. 自动视野计检查结果分析的基本知识 [J]. 中华眼底病杂志，19(5):313-316.

段俊国，2013. 中西医结合眼科学 [M]. 9 版. 北京：中国中医药出版社.

林晓峰，2018. 眼科基本技术标准操作流程 [M]. 广州：广

东科技出版社.

刘家琦，李凤鸣，1984. 实用眼科学 [M]. 北京：人民卫生出版社.

彭清华，2010. 中西医结合眼科学 [M]. 北京：中国中医药出版社.

任泽钦，2009. 自动静态视野计检查报告的解析和阅读 [J]. 中华眼科杂志，45(5):472-479.

吴德正，刘妍，2006. 罗兰视觉电生理仪测试方法和临床应用图谱学 (修订版)[M]. 北京 : 北京科学技术出版社 .

吴乐正，2004. 临床多焦视觉电生理学 [M]. 北京 : 北京科学技术出版社 .

谢立信，李凤鸣，2014. 中华眼科学 [M]. 3 版 . 北京 : 人民卫生出版社 .

杨磊，燕振国，2011. 对比敏感度临床应用研究进展 [J]. 中国眼耳鼻喉科杂志 , 11(5):331-333.

阴正勤，陶醉，李世迎，2020. 重视视觉电生理检查的标准和规范化推广 [J]. 中华眼科杂志 , 56(7):489-491.

张仁俊，钟兴武，张铭连，2019. 中西医眼科学 [M]. 北京 : 科学出版社 .

朱承华，2017. 眼科查房手册 [M]. 北京 : 科学出版社 .

Fishman GA, Birch DG, Holder GE, et al, 2001. Electrophysiologic Testing in Disorders on the Retina, Optic Nerve, and Visual Pathway[M]. 2nd ed. San Francisco: The Foundation of the American Academy of Ophthalmology.

Frolov RV, 2019. The sources of electrophysiological variability in the retina of Periplaneta Americana[J]. Visual Neuroscience, 36: E003.

McCulloch DL, Hamilton R, 2010. Essentials of photometry for clinical electrophysiology of vision[J]. Documenta Ophthalmologica, 121(1): 77-84.

第三篇 眼底病物理疗法

第16章 冷冻疗法

一、冷冻疗法发展史

冷疗法在医学上的应用由来已久，在我国古代就有利用冰雪止血、止痛及消肿的记载。明代医学家李时珍在《本草纲目》中记载，用冰敷治乳痛、高热昏迷、酒精中毒等；民间也常用冷水敷后枕部治疗鼻出血。早在 2500 多年前，古埃及人就知道用冷敷来减轻损伤处的炎症反应。1851 年 ATnott 将盐水和冰混合，产生约 − 20℃低温，用于治疗皮肤蕈样肿瘤，是冷冻疗法的首创。1899 年 White 用液态空气治疗皮肤病，1907 年 Pubans 用二氧化碳治疗多种皮肤病变，1933 年 Bietti 用固体二氧化碳混合物冷冻视网膜脉络膜。1961 年 Cooper 首先用液氮治疗神经外科疾病，并取得一定经验。此后冷冻疗法（cryotherapy）陆续被应用于临床各科。近年来由于医学科学和低温技术的密切合作，冷冻疗法已广泛应用于医学领域。应用冷冻治疗眼科疾病，是 20 世纪 60 年代眼科治疗学中的一项新进展，为眼科治疗学开辟了一条新途径。1910 年 Scheoler 曾用固态二氧化碳冷冻兔眼巩膜，试图产生粘连性视网膜脉络膜炎，继而 Deutschmann 用冷冻治疗视网膜脱离，1950 年 Bieti 用冷冻治疗青光眼，1951 年 Reese 用干冰治疗眼睑皮肤和结膜血管瘤等，然而在当时并未引起眼科界的重视，未被推广。1961 年 Krwawicz 应用冷冻方法行白内障囊内摘除术，具有无可争论的优越性，1962 年 Lincoff 和 McLean 用二氧化碳代替电透热治疗视网膜脱离，1963 年 Cooper 发明液氮冷源手术器械，于是这一方法在临床眼科得到迅速推广与普及。我国科学家曾用自制简便式冷冻器械行白内障冷冻摘除术，继后苏州医疗器核厂生产出眼科用二氧化碳冷冻白内障摘出器，此后随着冷冻器械的不断改进，使有些以往治疗难度较大的眼病，获得了不同程度的进展。

二、冷冻的机制

机体组织由细胞膜分为细胞内和细胞外两部分，只有水分易于通过细胞膜。一般低温所致冷冻变化常先见于细胞外，呈现冰晶形成，而细胞内则由于成分复杂，容积小和受细胞膜的限制等原因，细胞内冰晶形成较在细胞外慢。若组织细胞迅速冷冻，冷冻速度超过细胞内水分逸出的速度，则细胞内也可结冰。在冷冻与解冻过程中，组织细胞多数被破坏，但有某些细胞可存活而不受损伤，于是冷冻将向两方面发展：①利用冷冻对细胞的破坏作用治疗疾病；②利用冷冻对细胞的保护作用储存某些组织。局部组织受到严重冷冻时，该处先发生冻结，继而解冻和出现炎性反应，最终可形成局限性非化脓性坏死。

冷冻对巩膜及其表面附着的组织损伤很小，因而可在短期内重复手术，术后不发生巩膜坏死，感染的概率小。冷冻治疗具有操作简单、视网膜复位好、费用低廉等优点。

三、眼底病的治疗

（一）视网膜脱离（detachment of retina）

【适应证】所有原发性视网膜脱离。
【禁忌证】眼前部炎症尚未控制者。

【治疗机制】利用高压二氧化碳液体或液氮在冷冻头膨胀，产生 $-70 \sim -60℃$ 低温，刺激脉络膜、视网膜色素上皮层和视网膜神经上皮层的外层发生渗出性反应，术后炎症修复导致脉络膜和视网膜局部形成瘢痕粘连，达到封闭裂孔的目的。

【治疗方法】在冷凝开始前，应先检查冷凝管有无漏气，冷凝机器功能是否正常，踩下主脚踏后冷凝头应能迅速出现白色霜样结晶，松开脚踏后冷凝头上的白色霜样结晶要能够迅速解冻。冷凝前应先放出视网膜下液，降低眼压，使冷冻头容易压陷巩膜，并且可以使脱离的视网膜神经上皮层与色素上皮层相贴近。患者常规消毒铺巾，球后麻醉，沿角膜缘剪开球结膜，切口呈放射状，在相应的直肌放置牵引缝线、预置浅层巩膜缝线和加压块。术者一手牵拉直肌的缝线帮助调整和固定眼球的位置，另一手持套有硅胶保护套的冷凝头置于裂孔方位压陷巩膜，在直视下寻找变性区并定位裂孔。将冷凝头对准病变区域，用适当的力度压陷巩膜，踩下主脚踏，在间接检眼镜下，术者可直接观察到冷凝的部位和反应过程，先是脉络膜变红，一旦看到视网膜色素上皮层和视网膜神经上皮层外层变白，立即松开脚踏，停止冷凝。待冷凝头自然解冻，再移动至另一病变部位，重复以上操作。完成冷凝后，在显微镜下，顶压巩膜检查裂孔及变性区位置，裂孔位于加压嵴前坡上且平伏，如位置有偏差，应做相应调整，询问患者是否有光感，结扎巩膜缝线，结束手术。

【冷凝的注意事项】

1. 术前必须熟悉裂孔的解剖位置，尤其是裂孔位置偏后，一个象限内有数个裂孔或马蹄形裂孔的情况。在检眼镜看到裂孔之后，用斜视钩轻轻地压迫相关区域的表面，眼底可见明显压迹。若某些裂孔位于视网膜及周边部，术前检查难以准确定位，术中可借助冷凝头压陷巩膜，用间接检眼镜检查，发现裂孔时可直接冷凝。

2. 用甲紫溶液做好标记，也可以预置缝线定位。冷凝时避免在裂孔内冷凝，在周边一系列冷冻点将其包绕。冷冻点互相连接，边缘重叠，勿漏掉或重复冷凝。取冷凝头时切勿强拉，强力拉离会引起脉络膜出血。

3. 冷凝的强度与时间有关，视网膜出现白色混浊时间越长，冷凝越强。临床上视网膜脱离封闭裂孔以中等强度为宜，较大裂孔可以偏强一些。裂孔较小时，可将冷凝头直接对准裂孔，使冷凝斑完全将小裂孔覆盖。裂孔或变性区病变较大时，应在病变区域的周围进行数次冷凝，使各个冷凝斑之间部分重叠。

【术后并发症】

1. 增生性玻璃体视网膜病变 (proliferative vitreoretinopathy，PVR)　若冷冻时间过长，可出现全层视网膜发白，视网膜表面甚至结成冰晶，属于过度冷凝，加重术后反应，可破坏血-视网膜屏障，使视网膜色素上皮细胞、胶质细胞等有形成分迁移，在玻璃体视网膜界面形成细胞纤维组织，引起PVR，可导致牵拉性视网膜脱离。

2. 视网膜裂孔　过度冷凝还可导致视网膜、脉络膜严重萎缩，甚至使旧裂孔重新开放或形成新的视网膜裂孔。冷凝时应注意避免损伤周围正常组织，同时不能在同一部位多次反复冷凝，以免损伤巩膜加重炎症反应等。

3. 瘢痕粘连　冷冻可引起脉络膜毛细血管层间充血增厚，冷冻部位的中央脱色素，边缘色素沉着，数周后毛细血管层萎缩，大血管层和玻璃膜保持完整。冷冻可引起视网膜色素上皮的破坏，色素释放后被吞噬，吞噬细胞聚集可形成典型的色素性改变，之后在冷冻区可形成色素环，并向中央扩散，1周左右可形成脉络膜和视网膜局部瘢痕粘连。

4. 眼内出血　学者们大多认为这种出血与冷凝没有关系，可能是手术时操作过重，放液过快使眼压突然下降，或血管本身脆性增加所引起。

5. 色素膜游离　国内外都有文献记载冷凝可使色素释放，通过视网膜裂孔到达玻璃体，可沉积到眼底各部。手术后早期活动有利于减少色素沉积于后极部视网膜。

6. 渗出性视网膜脱离　可能与大范围过度冷凝使脉络膜形成渗出反应有关。经过激素等治疗，渗出液在1个月内吸收。

【术后处理】手术当日患者保持适当体位使裂孔位于最高位，术后第2天起术眼局部滴用抗生素及糖皮质激素滴眼液。每天行视力、裂隙灯显微镜、眼压及间接检眼镜检查，观察角膜、晶状体、玻璃体、视网膜复位及裂孔封闭情况,根据眼内气体吸收及视网膜复位情况决定保持体位的时间。

(二)糖尿病视网膜病变(diabetic retinopathy)

【适应证】增生性糖尿病视网膜病变,尤其是屈光间质不清(如角膜水肿、晶状体混浊、玻璃体积血等)不宜行视网膜激光光凝治疗者。

【禁忌证】玻璃体与视网膜之间有纤维增生。

【治疗机制】临床上发现冷凝对改善增生性糖尿病视网膜病变及玻璃体积血有一定的疗效。其治疗机制可能为通过血 - 视网膜外屏障(视网膜色素上皮细胞之间的紧密连接)或血 - 视网膜内屏障(视网膜毛细血管管壁的内皮细胞之间的闭锁小带和壁内周细胞)的改变而促进脉络膜、视网膜吸收玻璃体中的血液。也有可能是因为冷凝使视网膜组织变薄,氧耗量下降,视网膜的血液循环得以改善。还有学者认为是冷凝破坏了视网膜无灌注区,使血管内皮生长因子减少。

【治疗方法】本病多采用全视网膜冷凝,治疗常分两个阶段进行。第一阶段,行周边部视网膜冷凝,即赤道部与锯齿缘之间,可在结膜表面进行。第二阶段,行后部视网膜冷凝,需于角膜缘外 4mm 处切开结膜,暴露巩膜,在巩膜表面进行。为了保持颞侧视野及中心视力,同时为了避免出血,冷凝时需避开视神经、后极部、黄斑区及涡静脉。在 $-90 \sim -60$ ℃温度下持续冷凝 10s,每次治疗 2 个象限,每个象限有 4 排,每排 5 ~ 6 个冷凝点,7d 后再治疗另外 2 个象限。

玻璃体积血常有纤维增生,而冷凝术有加重视网膜增生的不良作用,因此其手术适应证选择尤为重要。冷冻治疗适用于首发性玻璃体溢血,且术前均应常规行 B 超检查,有增殖条索者视为本术的禁忌。另外,对复发性玻璃体积血者应慎重对待,不宜急于再次施行本手术。

(三)Coats 病

Coats 病,又称外层渗出性视网膜病变(external exudative retinopathy),或视网膜毛细血管扩张症。

【适应证】3A 期:渗出性视网膜脱离(3A 不完全性脱离;3B 完全性脱离)。

【禁忌证】3B 期以上:渗出性视网膜脱离(3A 不完全性脱离;3B 完全性脱离);4 期:全视网膜脱离并继发青光眼;5 期:终末期(眼球萎缩)。

【治疗机制】冷冻疗法的目的是利用低温将视网膜毛细血管破坏,减少或阻止渗出,从而达到治疗目的。

【治疗方法】沿角膜缘环形剪开球结膜并向后分离,暴露巩膜相应病变区,双目间接检眼镜直视下,经巩膜冷冻视网膜病变血管区,根据视网膜血管病变的范围和程度,确定冷冻点数量,术中冷冻时在视网膜出现白色反应后持续 30s,温度为 -80 ℃。

【并发症】黄斑区出现实性机化团,局限性视网膜脱离,视网膜脱离范围的一过性增加。

【注意事项】当病变累及 4 个象限时,建议先治疗 2 个象限,另外 2 个象限在 4 周后治疗。对同一区域的第二次治疗应在 3 个月后进行,以等待渗出吸收并防止过度冷冻。术后视力的恢复与视网膜脱离的位置、范围、时间有直接关系,若病变累及黄斑区,视力恢复易不理想。若视网膜脱离范围大且视网膜下积液多,建议采用巩膜外引流加冷冻或玻璃体切割手术。同时视网膜内引流视网膜下液,以减少黄斑前增殖膜的发生率。

(四)早产儿视网膜病变(ROP)

【适应证】所有符合阈值前病变 1 型和阈值病变的 ROP,主要适用于无激光光凝设备的单位,或屈光间质混浊无法进行激光光凝者。

【禁忌证】不符合阈值前病变 1 型和阈值病变的 ROP。

【治疗机制】冷冻疗法的目的是利用低温将视网膜毛细血管破坏,减少或阻止渗出。

【治疗方法】剪开球结膜,4 条直肌穿线牵引眼球,使用冷冻机巩膜外冷冻笔冷冻病变部视网膜无血管区,发现冷冻部位变白则立即终止冷冻。

【并发症】眼部并发症包括球结膜水肿、出血、撕裂,以及玻璃体积血、视网膜中央动脉阻塞、视网膜出血。

【注意事项】婴幼儿眼球的巩膜、脉络膜较薄,使用成年人冷冻笔和较低温度可导致较重的巩膜和脉络膜损伤及手术后疼痛反应,国外多采用小儿专用冷冻笔或白内障冷冻摘除笔。治疗时切忌经结膜直接操作，以防手术后发生严重的睑球粘连。发现病变无明显退化甚至持续进展，应进行再次激光或冷冻治疗，可取得一定疗效。晚期 ROP 的手术疗效不佳，即使手术后视网膜解剖复位良好，但视功能的恢复仍然十分有限，因此防止致盲的关键在于普及筛查，早期发现，及时治疗。

（五）眼部肿瘤（eye tumor）

【适应证】经放射治疗不能根治或复发者。

【禁忌证】已经有瘤细胞种植于玻璃体内。

【治疗机制】通过冷凝冰晶时细胞膜破裂而直接破坏肿瘤细胞，同时低温也能使蛋白质变性、凝固，从而使组织破坏、血管封闭，达到治疗肿瘤的目的。

【治疗方法】

1. 视网膜血管瘤（hemangioma）局部麻醉条件下，沿角膜缘做环形结膜切口，4 条直肌下放置牵引线。在间接检眼镜直视下，以冷凝头在血管瘤相应的巩膜表面处定位后直接冷凝。温度为 -80～-60℃，当视网膜变白后，再根据肿瘤的大小和高度，持续冷冻 30～90s。冷凝作用一定要穿透整个瘤体，才能使肿瘤细胞内脂蛋白复合物变性，肿瘤组织血管的血液淤滞导致组织坏死，肿瘤萎缩。若肿瘤体积较大，一次冷凝不能完全破坏其组织时，可在冷凝斑上重叠进行冷凝，或延长冷凝时间。临床实践证明，短时间反复冷冻 3 次比长时间冷冻 1 次对肿瘤组织的破坏更大，疗效更好。激光治疗是 1～3 期视网膜血管瘤的有效治疗方法，冷冻治疗可加重眼内的渗出和增生，仅适用于少数Ⅲ期病例，Ⅳ期病例宜采用眼内手术治疗。

高明敏等对Ⅲ期视网膜血管瘤合并局部视网膜脱离进行视网膜冷冻合并巩膜外垫压，瘤体缩小，视网膜复位，一只眼视力不变，一只眼视力下降。冷冻后瘤体可萎缩，但冷冻可引起增殖和渗出，随时间延长可导致视功能下降。

2. 视网膜母细胞瘤（retinoblastoma，RB）术前充分散瞳。

（1）根据肿瘤所在的位置，确定球结膜剪开的范围。位于视网膜周边部的肿瘤，可不剪开角膜缘的球结膜，直接在结膜表面冷凝；若肿瘤位于赤道部或其后方，单个体积较小的肿瘤可仅剪开 1 个象限的球结膜小口，肿瘤侵犯多个象限时则应剪开相应象限的球结膜。

（2）根据肿瘤所在的位置，放置不同的手术显微镜。位于视网膜周边部的肿瘤，应在大斜镜下进行冷凝；位于后极部的肿瘤，应在平面镜下冷凝；位于赤道部的肿瘤，应在中斜镜下冷凝。

（3）持续冷冻到肿瘤表面结冰时可停止，需重复 3 次"冷冻—解冻"过程，应使冷冻作用穿透整个瘤体，并且应冷冻到正常视网膜，即使冷冻过程中发生视网膜出血，术后可自行吸收，基本不影响预后。因患儿眼眶和眼球体积小，不需要用力压陷巩膜，也不需要放房水以降低眼压。

（4）在冷冻完可见的肿瘤后，应使用大斜镜探查 360° 周边视网膜和基底部，以免遗漏多发肿瘤。

冷冻疗法是治疗赤道部及周边部较小的 RB 的有效方式，一般需要 1～2 个疗程，间期为 1 个月。冷冻治疗仍然是化学减容法治疗后的一种重要的肿瘤局部治疗方法。并发症有暂时性结膜水肿、眼葡萄膜炎、玻璃体积血、局限性浆液性视网膜脱离、视网膜断裂、脉络膜脱离等。

3. 孤立性脉络膜血管瘤 无症状时无须治疗。治疗的目的主要在于控制肿瘤的渗漏以保护黄斑区。几乎所有有症状的肿瘤有视网膜脱离，脱离的部位主要在瘤体表面和周围，严重的病例出现下方周边的移动性视网膜脱离。

迄今为止尚无任何药物可阻止肿瘤的发展或改变它的视力预后。在眼底激光出现以前，它一般采用经巩膜电凝、冷冻、微波热疗、外放射治疗等。因脉络膜血管瘤好发于后极部，操作不方便，难以准确定位，且治疗时损伤范围较大，术后的并发症较多，现在除非是大的肿瘤或是无激光治疗条件时，方采用冷冻等其他疗法。

冷冻治疗可以达到促进液体吸收、视网膜复位的目的。术后超声检查示瘤体可发生不同程度的萎缩，但治疗后患者的视力很难提高，因此该方法仅适用于视功能较差，激光治疗不能奏效的伴明显视网膜脱离的病例。治疗的并发症主要有严重纤维增殖、眼底色素播散、眼底出血、中心凹受累及黄斑皱褶等。目前激光光凝治疗操作方便，定位准确，又可适当调整所需参数，光凝的并发症少，可成为治疗本病的首选方法。

四、巩膜外冷凝术在玻璃体手术中的应用

在玻璃体手术中，使用眼内激光可以处理许多病变，如封闭视网膜裂孔、凝结出血点，以及对糖尿病性视网膜病变进行全视网膜光凝和巨大裂孔进行大范围光凝。但光凝在某些情况下反应不佳或不发生反应，甚至不适宜光凝。此种情况下可在间接检眼镜下补充巩膜外冷凝。

玻璃体手术中导光纤维照明眼内直视下行巩膜外冷凝术是一种定位准确、直接、简便、有效的方法，它适用于以下一些情况。

1. 保留晶状体眼的视网膜周边部裂孔或变性区，锯齿缘区。采用眼内直视下巩膜外冷凝术可有效地封闭裂孔，又可避免损伤晶体。

2. 裂孔或变性区周围因视网膜水肿明显或视网膜下有极微量的积液、裂孔唇缘稍有翻卷，或存在视网膜皱缩、视网膜下增殖，巩膜外冷凝可不受这些因素的影响，眼内直视下可清晰地看到病变区出现有效的冷凝斑。

3. 巨大裂孔的两侧及前缘，可加用巩膜外冷凝以增强凝固效果。

（张仁俊　赵永旺　夏　静）

第17章 放射疗法

第一节 放射源及照射技术

一、临床治疗用放射源

临床治疗用放射源包括电磁辐射和粒子辐射两大类。

1. 电磁辐射（electromagnetic radiation） 包括 X 线和 γ 线。

（1）X 线：电子在 X 线机或加速器内加速后撞击阳极靶，一部分能量转化为 X 线。

（2）γ 线：为天然或人工放射性物质衰变过程中产生的，其性质与 X 线相似。临床治疗常用的 γ 线源有镭 -226（^{226}Ra）、钴 -60（^{60}Co）、铯 -137（^{137}Cs）、铱 -192（^{192}Ir）、钽 -182（^{182}Ta）、金 -198（^{198}Au）等。

2. 粒子辐射（corpuscular radiation）

（1）β 线（β 粒子）：是天然或人工放射性物质衰变过程中发射的电子。治疗眼部病变用的 β 线源要求为：①纯 β 线源；②半衰期较长；③能量适当，在组织内射程符合治疗要求。常用的为锶 -90（^{90}Sr）。治疗眼部病变用的"锶施用器"，是将锶封闭于不锈钢或银制成的圆盘内。盘的曲度与眼球曲度一致。

（2）电子束（electron beam）：电子在加速器内被加速后，可以电子束形式出现。临床治疗上应用的电子感应加速器或电子直线加速器，均能产生高能 X 线和高能电子束。电子束在组织内的行程有限，到达一定深度后剂量即很快下降，使比病变更深的正常组织不受损害。照射的深度可借电子束的能量调节。适用于治疗较表浅的病变。

（3）其他高线性能量转换（linear energy transfer，LET）射线：包括快中子、质子、负 π 介子（π-）及其他高能重核（如氦核、氮核、氧核、氖核等）。这些高能粒子辐射，一般均具有较好的剂量分布，在吸收过程中，有较强的能量沉积，相对生物效应（RBE）值高；生物效应不依赖细胞内含氧量，氧增比（OER）低，能有效杀死乏氧细胞等物理学和生物学特点。

快中子治疗的主要优点为在组织内的电离密度大，高 LET 影响小（氧增比低），有利于治疗含乏氧细胞多的肿瘤。但其他物理性能差，发展前景有限。

质子束治疗具有易于聚焦，在组织内散射少，进入其射程末端时产生一个能量积聚的勃拉格峰（Bragg peak）等优点，所以它能使位于深部的肿瘤得到足量照射的同时，使比肿瘤浅表或更深的正常组织只受到轻微损伤。

负 π 介子兼具高能粒子辐射的物理学和生物学特性，于射程末端形成高电离密度的布拉格峰，相对生物效应值高，氧增比低，故可能成为较理想的治疗工具。

二、照射技术

1. 局部接触治疗

（1）锶 β 线敷贴治疗主要用于治疗慢性角膜病变及外眼表浅病变。治疗角膜病变时需将施用器直接放入结膜囊内，使与角膜和眼球表面直接接触。对瞳孔缩小、明显睫状充血及葡萄膜炎症的患者，有可能加重症状，不宜应用。

（2）低电压短距离 X 线治疗。因所用的电压低，故所产生的 X 线穿透力低，适用于治疗浅表病变，对急性或广泛性病变较为合适。

（3）钴 γ 线施用器治疗直接将 γ 线施用器缝至于与肿瘤基底相应的巩膜上。其缺点是防护困难，操作时工作人员将受到直接照射，且对病变周围正常组织亦有严重损伤，故实际应用甚少。

2. 局部远距离接触治疗是较常用的照射方法

（1）角膜照射技术：角膜照射的同时，主要用于治疗角膜或眼前部病变，并能避开晶状体。

（2）眼后部照射技术：对放射敏感或所需剂量不大的病例，可从一侧照射，避开眼前部。一般情况可用 2 个成角射野，从颞侧和鼻侧照射。用高能 X 线或 γ 线均可。但用 γ 线照射时半影较大，眼前部防护较困难，不如用高能 X 线好。

（3）全眼照射技术：外眼感染时可用低电压 X 线直接照射。照射时闭眼。在进行外照射时，为了能有效地保护眼部组织，在用千伏能量 X 线照射时可将铅防护物（外包以石蜡）直接放在需要保护的部位上。

三、放疗适应证

1. 恶性肿瘤　是否适用放射治疗应结合肿瘤的病理类型和分级、分期，肿瘤部位及患者的全身情况等一起来考虑，放射治疗恶性肿瘤不只限于可能放射治愈的病例（根治性放射治疗），有时可能仅是暂时缓解症状（姑息性治疗）。多数情况，放疗需手术治疗、抗癌药物治疗、免疫治疗、中药治疗等综合治疗才能取得更好的效果。

2. 良性肿瘤　眼部良性肿瘤很少考虑应用放射治疗。放射治疗时必须对眼功能无损害，如眼睑皮肤血管瘤、眼眶假性肿瘤等。

3. 增生性病变　常见的有翼状胬肉、角膜新生血管、瘢痕、眼睑皮肤角化病。

4. 炎症病变　小剂量放射线照射可用于治疗若干眼睑和眼球的炎性病变。

四、放射治疗的并发症

放射性白内障、放射性视网膜病变、放射性视神经病变、放射性黄斑变性、干眼症及新生血管性青光眼等是放疗可能引起的并发症。

第二节　放射法相关眼底病的治疗

放射治疗用于治疗眼部肿瘤及炎症疾病是放射治疗学及肿瘤学的重要进展。它可用于治疗视网膜母细胞瘤、视神经鞘膜瘤、格雷夫斯眼病、炎性假瘤等，除了单独放射治疗，也可与手术、化疗等联合使用。

一、原发性恶性肿瘤

1. 视网膜母细胞瘤　是起源于视网膜的胚胎性恶性肿瘤，占眼部原发性恶性肿瘤的首位，大部分（约 60%）在出生后头 3 年内表现出来。下列情况适于应用放射治疗：①病理检查证实视神经断端已有肿瘤浸润。②手术时肿瘤被部分切断或眶内有残存肿瘤。③双侧性病例，较重的一只眼行眼球摘除术，另一只眼用放射治疗，以保存部分有用视力。④鉴于视网膜母细胞瘤放射治疗有可能得到良好效果，对一侧性、病变范围较小的病例，亦可考虑放射治疗，争取保存有用视力。

若放射治疗失败，仍可手术。⑤局部复发病例。⑥拒行手术病例。视网膜母细胞瘤适于应用 γ 线敷贴治疗的病例很少，远距离外照射是主要的治疗方法。照射时应包括除晶状体和角膜以外的全部眼组织。因患者多为儿童，有时配合不好，可于照射前用温和镇静剂或在全身麻醉下进行。由于单纯放射治疗可引起严重眼损伤，使视力丧失，可与化疗同时进行，以减低照射剂量。

【适应证】①经其他方法治疗失败后，为保存眼球的后续治疗。②肿瘤大小：基底部直径 < 16mm，高度 < 8mm；肿瘤位置：前部及后部肿瘤。③与化学减容法联合应用。

【禁忌证】弥漫性肿瘤细胞玻璃体种植；广泛的视网膜脱离。

【治疗机制】通过射线损伤肿瘤细胞的 DNA 直接杀死肿瘤细胞，并破坏肿瘤内血管内皮细胞导致血管闭合，肿瘤缺血缺氧坏死，同时，这些坏死产物还能促进机体的免疫反应。

【治疗方法】

(1) 远距离放疗：包括带电粒子放疗和立体定位放疗等。保持患儿头部固定，以减少对眼内正常组织、面部及其他组织的放射性损伤。可采用 26～32mm 的侧面 D 形照射器将整个视网膜表面、玻璃体及视盘后约 10mm 的视神经纳入照射野中，使用磁性毫米刻度尺定位的低真空角膜接触镜将患儿眼睛固定于射线束瞄准仪上，再通过旋转机架控制射线束的方向进行远距离放射治疗。

(2) 近距离放疗：最常用的是巩膜表面敷贴放疗，需根据肿瘤的基底直径选择大小合适的敷贴。所选择的敷贴器需覆盖整个肿瘤，其直径应至少大于肿瘤最大基底直径，使各边界至少留出 2mm 区域，以充分照射瘤体边缘，防止术后复发。患儿全身麻醉后，沿角膜缘环形剪开球结膜，预置直肌下缝线可调整眼球位置。使用间接检眼镜定位肿瘤边界，放置不带放射粒子的敷贴器，根据肿瘤的中心及边缘位置，临时固定敷贴器，再根据敷贴器对巩膜的压陷作用调整位置。位置确定之后，再使用带有放射粒子的敷贴置换，使用不可吸收缝线将其固定在巩膜上，使用可吸收缝线间断缝合球结膜。根据超声所测得的瘤体高度计算敷贴放疗的持续时间，定期观察，到达所需时间后再取出敷贴器。

2. 脉络膜黑色素瘤

【适应证】 ①生长活跃体积较小的肿瘤，或经过随访发现肿瘤体积增大，有生长倾向者；②中等大小或部分大肿瘤，但距视盘及黄斑区较远，经放疗仍能保存一定视力者；③患眼是唯一有视力的眼。

【禁忌证】 合并视网膜脱离；肿瘤扩散转移。

【治疗机制】 直接损伤肿瘤细胞的 DNA 或通过产生自由基使肿瘤细胞的 DNA 链断裂；引起肿瘤内血管的纤维化和血管闭塞。

【治疗方法】

(1) 远距离放疗

1) 电荷粒子束治疗：可在局部麻醉或全身麻醉下进行，沿角膜缘 360° 环形剪开球结膜，做 4 条直肌的牵引缝线，将肿瘤定好位并在巩膜做好标记，在肿瘤边缘的巩膜表面缝合 4～5 个钽环绕瘤体，照射肿瘤及其周边 1.5mm 范围正常组织，7～10d 完成 5 次照射，总剂量为 50～70Gy。

2) γ 刀治疗：球后及球周麻醉后，沿角膜缘 360° 环形剪开球结膜，做 4 条直肌的牵引缝线固定眼球。安装立体定向头架，头架矢状面略向病灶侧旋转，使病灶尽量接近框架中心。CT 及 MR 检测并定位，计算机进行照射剂量模拟监控，肿瘤边缘的剂量不少于 50Gy，总放射时间约为 20min。术中注意保护晶状体及视神经。临床上通常采用的是高能钴 -60 γ 射线。

(2) 近距离放疗：即巩膜表面敷贴放疗 (episcleral plaque radiotheraphy，EPRT)，是最有效和应用广泛的治疗手段之一，目前常用的放射性核素很多，有钴 -60、钌 -106、碘 -125、铱 -192、钯 -103、金 -198 等，除钌是 β 射线外，其余均为 γ 射线。需根据肿瘤的基底直径、位置选择大小、形状合适的敷贴器。所选择的敷贴器需覆盖整个肿瘤，其直径应至少大于肿瘤最大基底直径 (4mm)，使各界至少留出 2mm 区域，以充分照射瘤体边缘，防止术后复发。根据肿瘤的高度及放射性核素特性，用计算机算出所需要的照射剂量及照射时间。局部麻醉或全身麻醉后，沿角膜缘做 360° 球结膜切口，做 4 条直肌牵引缝线，暴露肿瘤所在部位的巩膜，用巩膜透照法确定肿瘤基底部边缘，并在巩膜面做好标记，将敷贴器缝至标记处。术眼戴好防护罩后定期观察，达到所需时间后再取出敷贴器。

近年来，李高峰等研究贯穿眼直肌牵拉固定眼球后，并用 X 刀放射治疗脉络膜黑色素瘤的疗效。方法采用 Vrian2100C 直线加速器，6×10V X 刀对 16 例（16 只眼）瘤体大小为 11.8mm×10.0mm×4.5mm 的脉络膜黑色素瘤患者进行立体定向放射治疗（平均边缘剂量为 23.4Gy），观察其临床疗效，并对其进行评估。放疗前先将眼球固定，即局部浸润性麻醉（不用球后注射），于 4 条直肌附着处置牵引缝线，上下穹窿中部贯穿眼睑，分别固定于眉上、眶下缘、鼻根、眶外缘深及骨膜处。平均随访 18.5 个月（12～36 个月）。结果瘤体于治疗后 6～12 个月，明显缩小；1～2 年，11 例（68.8%）肿瘤缩小。其中 4 例肿瘤处残留小盘状痕迹，3 例肿瘤缩小不明显，3 例肿瘤因有轻微增大而行眼球摘除术。瘤体局部控制率为 81.3%。除视网膜及其膜下可见小片状出血外，余无其他严重并发症。眼球固定良好，放疗定位准确。

【并发症】干眼及角膜炎，虹膜新生血管性青光眼，并发性白内障，巩膜坏死，继发性视网膜脱离，放射性视网膜病变（radiation retinopathy, RR）和放射黄斑病变（RM），玻璃体积血，放射性神经病变（RON），复视和斜视。

3. 脉络膜血管瘤 难治性脉络膜血管瘤定义为经激光光凝或光动力治疗无效，视网膜下渗液控制不佳，视力持续下降，或瘤体大、视网膜下渗液广泛伴视网膜脱离等。全部患眼均伴有广泛视网膜下积液及渗出性视网膜脱离。脉络膜血管瘤的治疗目的不在于使瘤体完全消失，而在于减少视网膜下的积液。降低眼压，促进脱落的视网膜复位，从而稳定视力，阻止视力进一步下降。对于瘤体巨大，或伴有广泛性视网膜下渗出和视网膜脱离的患眼，激光治疗及光动力治疗的效果有限，治疗后积液吸收缓慢且不明显，易复发；对于累及黄斑或视神经的脉络膜血管瘤，激光治疗具有一定的局限性。

王文吉、徐格致研究放射疗法对难治性脉络膜血管瘤的临床效果。该研究团队将经氩激光光凝或光动力疗法多次治疗无效的脉络膜血管瘤患者 8 例 8 只眼纳入研究。结果所有患眼渗出性视网膜脱离复位，且均未再次发生视网膜脱离，末次随访时，患眼视力从光感提升到 0.6，8 只眼中，6 只眼有视力提高，2 只眼无变化。与治疗前比较，治疗后肿瘤体积缩小 14.6% ～ 72.7%，平均缩小（44.89±21.30）%。所有患眼均未出现与放疗相关的角膜、晶状体、视网膜病变或视神经病变等并发症。

4. 视神经胶质瘤 手术治疗虽可有效控制病变，但常合并明显视力损伤。杨尊之等用放射疗法治疗视神经胶质瘤，随访患者复发率低，取得较好的效果。党根喜等研究小儿视神经胶质瘤的放射治疗。神经胶质瘤在小儿所有颅内肿瘤中占 1% ～ 5%。对于这些肿瘤的处理目前仍有争论。该研究组报告 1956 ～ 1977 年 18 例视神经胶质瘤用外源性放射治疗的病例。小儿均为视力低下，其中有 5 例为单眼盲。没有 1 例是单独视神经受损，其中 8 例视交叉受损，10 例肿瘤已扩展到额叶和（或）下丘脑。7 例做了活组织检查，2 例做了肿瘤探查术，7 例部分切除，2 例根据放射

科所见进行放射治疗。照射剂量为 5.5 ～ 6.5 周 5000 ～ 6000rad。在能评价的患者中，有 78% 的患儿视力减退或改善。10 年存活率为 73%。说明放射疗法对肿瘤的消退有一定的疗效。

二、转移性恶性肿瘤

据文献资料报道，眼转移性肿瘤有 60% ～ 70% 来自乳腺癌，其次为肺癌、胃癌、肾癌等，约 25% 侵及两眼。转移灶以颞侧为多见。因这些患者多半同时也有身体其他部位转移，单独治疗眼部转移灶的意义不大。当患者仅出现眼转移时，为减轻患者痛苦和挽救视力，可行放疗。用高能辐射从颞侧照射。剂量可根据原发肿瘤的性质确定。绿色瘤是白血病细胞在眼眶骨膜下及眶内组织的肿瘤样浸润，常见于急性髓细胞性白血病时，亦是儿童中较常见的眼眶肿瘤。因眼部表现仅为全身性病变的一部分，故治疗以全身化疗为主。局部小剂量放疗，可使局部肿块较快消退。

三、视网膜

对放射不敏感，但在大剂量（> 6000R）照射后亦可以引起视网膜血管改变。晚期可见到血管扩张，血管脆性增加，引起视网膜和玻璃体积血。4 ～ 8 周给予 5000 ～ 6000R，可引起视网膜萎缩。4 周内照射剂量小于 4000R，则上述危险性可排除。

四、脉络膜新生血管

脉络膜新生血管（CNV）的放射治疗包括外照射治疗和放射敷贴治疗。其原理是当细胞进行有丝分裂或处于有丝分裂早期时，放射线照射可破坏 DNA，使这些细胞在下次有丝分裂中死亡，从而有效抑制细胞增生。新生血管形成早期必须先有内皮细胞向周围组织移行和增生，放射线照射通过抑制血管内皮细胞增生，达到抑制新生血管生成的目的。国外多中心大样本临床资料显示，针对 SMD 引起的 CNV 患者，外照射治疗后中度视力下降与 SMD 的自然病程相似，引起严重视力下降的可能性减少了 50%，在维持或提高视力

方面效果有限。运用 ^{90}Sr 放射敷贴治疗合并 CNV 的 SMD 患者，在短期内具有延缓视力下降的作用，而 12 个月后的疗效与对照组没有明显差异。目前，放射疗法治疗 CNV 相关疾病仍处于临床探索阶段，其疗效及安全性有待进一步研究。

五、渗出型老年性黄斑变性

渗出型老年性黄斑变性以脉络膜新生血管（CNV）的进行性生长为主要特征。抗血管内皮生长因子（VEGF）药物在控制 CNV 的发展和改善视功能中已取得一定成果，但其仍存在频繁注射、容易耐药等不足。放射治疗（放疗）可使局部炎症细胞群失效，CNV 在无周细胞覆盖下不稳定且无 VEGF 存在，血管内皮细胞被诱导凋亡。因此，放疗被认为是抗 VEGF 治疗的一类潜在辅助治疗手段。目前临床试验治疗渗出型老年性黄斑变性主要运用黄斑前近距离放疗和远距离立体定向放疗（SRT）。其中，SRT 或许可作为接受抗 VEGF 治疗患者的首选辅助治疗方式

（张仁俊　赵永旺　夏　静）

第18章 超声波疗法

一、超声波的原理

具有压电效应性质的晶体受到压缩或拉伸时，在其受力面上会产生数量相等的正负电荷，这种物理现象称为压电效应。医用超声波多利用由超声发生器产生的压电效应，发射器中主要有一石英晶体薄片，在相应频率的高频电场作用下，晶体薄片能准确、迅速随着交变电场频率而周期性的改变其体积（压缩与伸展），由此形成超声振动，即疏密交替的弹性压力波，向周围介质传播。超声波、声波和次声波的发生原理相同，为使固体、板、杆或气柱（笛）受激发而产生机械振动，并使振动传达到四周的介质中去。

机械振动的产生可用机械方法、热学方法、电动力方法、磁致伸缩方法或电压方法，而用电的方法是主要的，即利用高频电振荡经换能器（压电效能），把电转换为机械振动，因此它有机械波的一切特性，即波动特性、声场特性、指向性、反射性、折射性，也有干涉、绕射和驻波，以及吸收和衰减等。此外超声波尚有机械作用、空化作用、热学作用、化学作用和化学物理作用。

超声波在眼科临床的应用主要是通过热效应及机械效应达到治疗目的。眼球具有球体形小剂量超声波（脉冲式 $0.4 \sim 0.6\text{W/cm}$，$3 \sim 6\text{min}$）被眼球组织吸收后，即转化为热能，导致温度上升，局部血管扩张，血流量增加，血管通透性增强，使炎症产物易于吸收，从而浸润减轻，水肿消退而控制炎症反应。

机械作用为一种微细的按摩作用，能使局部的血液和淋巴组织循环得到改善，同时刺激半膜的弥散过程，增强其通透性，改善新陈代谢，有利于细胞的再生。

超声波还能使胶原纤维束分裂，并与结缔组织的无定形黏固体（透明质酸）解离，而起到促进吸收、修复组织、松解粘连和软化瘢痕的作用，并能改善神经的营养和功能等，刺激角膜再生，对玻璃体混浊、眼内出血、视网膜炎、外伤性白内障等眼科疾病有较好疗效。小剂量超声波对眼安全无害，可以促进吸收，改善循环而起到治疗作用。但大剂量则可引起结膜充血、角膜水肿甚至坏死，玻璃体液化，视网膜、虹膜、睫状体等组织也可能受到损害。

二、超声波治疗仪

超声波仪器所需要的设备如下。

（1）主要结构原理：超声波治疗机由高频振荡发生器和输出声头（超声换能器）两部分设备组成。常用频率有 0.8MHz、1MHz、3.2 MHz；声头直径有 1cm、2cm、3cm 等多种。

（2）输出形式连续超声波：在治疗过程中，超声头连续不断地辐射出声能，并作用于机体，此作用均匀，产热效应较大。脉冲超声波，在治疗过程中，超声头间断地辐射出声能，作用于机体，通断比有 1：2、1：5、1：10、1：20 等。此作用产热效应较小，既可减少在较大治疗强度超声辐射下所引起的组织过热危险，又可充分发挥超声波的机械效应。

（3）耦合剂：是用于超声头与皮肤之间，以填塞空隙，既能防止因有空气层而产生的界面反射，又能有利于超声能量通过的一种液体，又称接触剂。选择的耦合剂声阻应介于超声头材料与皮肤之间，以减少超声波在皮肤界面的反射消耗。常用耦合剂有煮沸过的水、液状石蜡、甘油、凡士林、蓖麻油，还有按一定比例配制的各种复合乳剂（水、油、胶的混合物）、液体凝胶等，以适应临床不同的用途。

（4）辅助设备：是为超声波的特殊治疗或操作方便而配备的附件，如水槽、水枕、水袋、水漏斗、反射器等。

三、声波的作用

（一）声波的机械作用

1. 细胞按摩　超声波在介质中传播时，介质质点在其平衡位置附近做往复运动，使介质内部发生有节律的疏密变化，这种疏密变化形成了压力变化。在这种快速变化的压力作用下，细胞的容积发生微细变化。超声波使人体组织细胞产生的微细容积变化称为细胞按摩。细胞按摩作用是超声波治疗疾病的最基本的机制。超声波对机体的其他作用都是在超声波细胞按摩的机械作用的基础上产生的。

2. 机械作用的生物效应　超声波的细胞按摩作用可以改变组织的体积，改变膜的通透性，促进代谢物质的交换，加强局部的血液循环，改善组织的营养状况，提高组织细胞的再生能力，用于治疗软组织损伤等病症。超声波的机械作用可以使坚硬的结缔组织延长、变软，使粘连组织松解，用于治疗瘢痕、挛缩等病症。

（二）超声波的热作用

超声波在介质中传播时，其声能可被介质吸收并转化为热能。超声波作用于人体时，机体可吸收声能产生热，即超声波对人体的热作用。超声波的热作用是机械能转换为热能。

1. 对热作用的影响因素　超声波的热作用与超声波的频率和剂量有关，频率越高则热作用越强，剂量越大则热作用越强。超声波的热作用还与介质的物理特性和界面有关。在人体内各种组织吸收声能不一致，产生的热作用还与介质的物理特性和界面有关。在人体内各种组织吸收声能不一致，产生的热作用也就差别很大，神经组织吸收声能最多，肌肉次之，脂肪更差。超声波在不同组织的界面处产热较多，如皮下组织与肌肉组织的界面，肌肉组织与骨组织的界面。超声波能更集中作用于肌肉组织与骨组织的界面，对于治疗运动创伤有实际意义。

2. 热作用的生物效应　虽然超声波有很好的热作用，但是产生的热量多数由血液循环散发，少数通过组织传导散失，因此超声波治疗中一般对人体组织不会引起温度过高而发生局部烫伤。由于超声波是近乎直线传播的，在机体中产生热作用的部位是以超声头为底面向组织深处延伸的圆柱体。热作用使组织局部血液循环加快，新陈代谢加速，细胞缺血、缺氧状态得以改善，肌张力下降，疼痛减轻或缓解，结缔组织延展性改善。

（三）超声波的理化作用

1. 空化作用　超声波在液体介质中传播时产生声压。在正声压区液体受到压力，在负声压区液体受到张力。在产生的负声压超过液体的内聚力时，液体中出现细小的空腔，即空化现象。稳定的空腔在声压的作用下来回震动，空腔周围产生局部的单向的液体流动。这种非常小的液体流动称为微流，在超声波治疗中起重要作用。微流可以改变细胞膜的通透性，以及细胞膜两侧的钾、钙等离子的分布，因而加速组织修复过程，改变神经的电活动，缓解疼痛。

2. 弥散作用　超声波可以提高生物膜的通透性，增加弥散作用。弥散作用可以加快病变组织的恢复，与药物合用，使药物更容易渗透而提高药物的疗效。

四、眼科适应证

眼科常用的适应证为睑板腺囊肿、眼睑瘢痕、角膜炎（包括溃疡性及非溃疡性）、角膜外伤、角膜瘢痕性混浊（角膜白斑、角膜薄翳）、虹膜睫状体炎、白内障、玻璃体积血和混浊、中心性脉络膜视网膜炎、视网膜静脉周围炎、视网膜中央静脉血栓形成、眼底出血、原发性视神经萎缩等。

五、眼病常用治疗方法

超声波疗法（ultrasonic therapy）是治疗眼病常用的方法。

1. 水囊法　患者取仰卧位，闭合眼睑，睑部涂凡士林，将盛有经过煮沸的温水的水囊放在眼睑上（水囊应排尽空气），超声头放在水囊上。频率为 1000kHz，强度为每 5～8min 0.22～0.3W/cm²。超声头固定在水囊上后，让患者眼球向上、下、左、右 4 个方向转动，每个方向固定 1～2min。

2. 浴槽法（水下辐射）　超声头固定在特别的眼浴槽中，槽内盛有 36～38℃生理盐水，作为介质。治疗前先做角膜表面麻醉，滴入 1%利多卡因溶液，每 2～3min 一次，共 3 次。患者取坐位，低头将眼部充分浸入槽内盐水中。频率为 1000kHz，强度为 0.2～0.3W/cm²，让患者眼球向上、下、左、右 4 个方向转动，每个方向固定 1～2min，共 5～6min。

3. 接触移动法　患者取仰卧位，闭眼，睑部涂以凡士林作为传导介质。超声头接触眼睑慢慢移动，常用于眼睑瘢痕。频率为 8000～2400kHz，辐射面积为 0.75cm²，最大强度为每 5min 1W/cm²。

4. 接触固定法　可闭眼从不同方向辐射，频率为 800kHz，供辐射面积为 10cm²，强度为 0.5W/cm²，治疗时间为 5～8min。

5. 超声导入法　药液在超声波的影响下很快扩散到深部组织，有学者证实药液 5s 可导入眼底。常用频率范围为 800～1625kHz，强度为 0.2～0.3W/cm²。将超声头放于特制的杯中，杯中放有药液，使药液与眼球接触每次 10～15min，10～15 次为 1 个疗程。常用药有碘化钾、硫酸锌、青霉素、链霉素、氯霉素等。

6. 乳化吸出法　常用于白内障的治疗。

六、超声波的眼底病治疗

（一）视网膜病变

【适应证】各种原因导致的视网膜渗出、水肿等。

【禁忌证】视网膜脱离；视网膜裂孔。

【治疗机制】超声可改善视网膜的血液、淋巴循环，增强细胞膜通透性，并使组织中的酶活化，对视网膜的营养及代谢产生良好的影响，有利于视网膜水肿的消退和渗出液的吸收。

【治疗方法】

1. 中心性浆液性脉络膜视网膜病变　患者取仰卧位，直接将超声头置于闭合的眼睑上，可在超声头与皮肤之间涂抹相应的接触剂，如液状石蜡、凡士林、专用超声接触剂等，使超声头与皮肤密切接触，不留气泡，超声探头在眼部做环形接触运动，采用脉冲式超声频率为 800kHz，强度为 0.5～0.75W/cm²，治疗时间为 5～8min，每日 1 次。另一种治疗方法则不直接接触眼睛。患者取侧卧位，患眼在上，将超声探头放置在涂好接触剂的颞部，向眼球方向投射，探头轻压颞部并做缓慢环形移动，采用脉冲式超声，频率为 800kHz，强度为 1～1.5W/cm²，治疗时间为 5～7min，每日 1 次，7～10 次为 1 个疗程，2 个疗程间间隔 3～5d。张仲彦等报道 80 例 100 只眼，经治疗后基本痊愈 32 只眼（32%），显效 12 只眼（12%），进步 36 只眼（36%），无效 20 只眼（20%），总有效率为 80%。其中初发型 41 只眼，有效率为 88%；慢性型 48 只眼，有效率 73%；复发型 11 只眼，有效率为 82%，疗效出现治疗初期 5 次之内。

2. 视网膜震荡　患者取仰卧位，采用直接接触法，脉冲式超声频率为 800kHz，强度为 0.75～1.0W/cm²，治疗时间为 10min，每日 1 次，10 次为 1 个疗程。

3. 视神经萎缩　有学者报道治疗 9 例，经过 1～5 个疗程，视力提高 0.5 以上者 3 例，4 例好转，仅 2 例无效。

4. 视网膜静脉阻塞　徐建云等探讨眼外超声（ETUS）助溶治疗实验性视网膜静脉阻塞（RV0）的有效性和安全性。接受 ETUS 治疗均有不同程度的视网膜组织改变和神经节细胞的超微结构变化，且随着辐射时间增加而变得严重。得出的结论是 ETUS 能明显促进尿激酶对兔 RV0 血栓的溶解，同时可造成视网膜组织的明显损伤和节细胞的超微结构改变。

（二）玻璃体疾病

【适应证】

1. 由于虹膜睫状体炎、脉络膜炎、葡萄膜炎、视网膜血管炎等炎性渗出渗入玻璃体内造成的玻璃体混浊。

2. 因外伤、手术等出血时使血流进入玻璃体内造成玻璃体积血等。

【禁忌证】 活动性出血。

【治疗机制】 眼部组织在经受超声波温热效应后，使局部血管扩张、血液循环加快、组织新陈代谢加速，可促进玻璃体内渗出产物的吸收和积血的消散等。

【治疗方法】 患者取仰卧位，直接将超声头置于闭合的眼睑上，可在超声头与皮肤之间涂抹相应的接触剂，如液状石蜡、凡士林、专用超声接触剂等，使超声头与皮肤密切接触，不留气泡，或将水囊置于超声头和闭合的眼睑之间，保持始终紧贴超声头在眼部缓慢地做环形移动，采用脉冲式超声频率为 800Hz，强度为 0.5 ~ 0.75W/cm^2，每日 1 次，每次 5 ~ 7min，10 次为 1 个疗程，每个疗程之间需间隔 3d。

刘丹等研究发现超声波玻璃体混浊治疗组总有效率为 87.18%，对照组总有效率为 71.79%，因此超声波治疗玻璃体混浊的效果更佳；超声波玻璃体混浊治疗组眼压升高、角膜内皮损伤、眼前房积血、短暂视力下降等并发症均未发生，因此玻璃体混浊患者在药物治疗的基础上进行超声波治疗，安全性高，治疗效果满意。贺月华等研究发现采用超声药物透入治疗玻璃体混浊患者 59

例，疗效较满意，无任何并发症。

外伤性眼内出血虹膜睫状体炎后玻璃体混浊经超声波治疗效果亦好。有学者治疗 32 例外伤性玻璃体积血患者，20 例积血吸收，视力增进。30 例虹膜睫状体炎后玻璃体混浊患者，经治疗后 26 例改善，15 例混浊完全吸收，4 例无变化。

（三）眼部恶性肿瘤

【适应证】 恶性脉络膜黑素瘤眼球剜出术后或近距离放射治疗的辅助治疗。

【禁忌证】 肿瘤全身转移。

【治疗机制】 高强度聚焦超声治疗可在几秒内使靶组织温度迅速升高至 65℃ 以上，导致蛋白变性，使靶组织产生不可逆的凝固性坏死。同时高强度聚焦超声（high-intensity focused ultrasound，HIFU）对病灶内微血管有破坏作用，从而阻断肿瘤的营养供应，使肿瘤组织出现缺血性坏死，也可以增强机体对肿瘤的免疫功能，并对肿瘤的放化疗具有增强作用。

【治疗方法】 由于眼部组织解剖结构的特殊性，对超声非常敏感，HIFU 易造成正常组织，如角膜、晶状体等屈光介质和视网膜的损伤，因此 HIFU 在眼病治疗上仍未广泛应用。

（张仁俊　赵永旺　夏　静）

第19章 激光疗法

第一节 概　　述

一、激光的物理特性

激光具有四大物理学特性。

（1）能量集中性：激光高亮度性，即能量的高度集中性，激光束经过汇聚精确聚焦于焦点上，得到的功率密度高，使较小能量就可产生较高温度。这一特性使激光能够广泛应用于医学治疗和工业加工。

（2）高单色性：可见光波长在 380～780nm。可见光的颜色非单一波长，而是一个波长区间，可见光中不同的波长区间作用于人的视觉系统反映出不同的色觉。例如，波长为 620～780nm，人眼的感觉是红色；波长在 530～610nm，人眼的感觉是黄色；波长为 505～530nm，人眼的感觉是绿色；波长在 450～505nm，人眼的感觉是蓝色。而与此相对的是，激光的波长基本一致，波长区间很小，谱线宽度很窄，单色性很好，如氦氖激光器产生的激光，波长区间 $< 10^{-8}$nm。这一特性使激光在通信技术中应用很广。临床可根据病变性质调节能量大小，而不致损害治疗部位以外的组织。

（3）高方向性：普通可见光向各个方向辐射，发射角大；而激光发散角小，其输出几乎呈平行束状，实际应用中使其方向与激发光方向相同。这一特性使激光靶点范围小，不损害周围健康组织。

（4）高相干性：相干性是波的共性。可见光是自发辐射光，干涉现象少，激光是受激辐射光，其波长、频率和偏振方向一致，具有极强的相干性。这一特性使激光作为全息照相的光源，应用于工业医学中。

二、激光的发射原理

医学激光是近代重要科研成就之一。其发生原理分为以下几个方面。

1. 激光工作物质　是产生激光的物质，决定激光波长，以及激光器的分类。当工作物质受激时，其内的电子从近核轨道跃迁至远核轨道，称为粒子数反转。能受激实现粒子数反转的中间物质，称为激光工作物质。发射激光的工作物质包括以下几类。①气体工作物质：a. 原子气体，如氩、氦、氪、氖、氙等；b. 分子气体，如 N_2、CO_2 等。液体工作物质常为含有荧光素钠的染料物质。②固体工作物质，如钕离子、钇离子、铝离子、铬离子和铒离子等，常用的是掺钕钇铝石榴石（Nd∶YAG）。③半导体工作物质：为产生激光机制特殊的固体工作物质，因此单独分类，如多波长、眼科激光等。由于其体积小，造价低，近年来应用广泛。

2. 激励源　激励工作物质形成粒子数反转，继而产生高能量光子的能量来源。一般的激励源包括光学激励、电学激励及其他激励源。

3. 光学谐振腔　实现粒子数反转、产生激光的重要结构。在光学谐振腔中，工作物质中的电子受激励源激发跃迁至远核轨道，继而从不稳定高能级远核轨道向低能级近核轨道回迁，并释放能量，称为受激辐射（stimulated emission）。受激辐射后的光子与激发光的波位相、频率、速度和方向一致，从而实现光波放大。

三、激光治疗机分类及常用的激光机种类

眼科临床用于治疗的激光机分为光热效应激光治疗机，光电离激光治疗机和光化学效应激光治疗机。常见的激光机种类繁多，有多种不同的分类方法。

（一）按照激光工作物质分类

按照激光工作物质分类，激光机可分为气体激光机、液体激光机、固体激光机和半导体激光机四大类（表19-1-1）。

表 19-1-1　激光的种类和波长

激光种类	波长（nm）
氩蓝激光	476.2
氩蓝绿激光	488.0
氩绿激光	514.5
氪绿激光	530.9
Fd-Nd：YAG 黄绿激光	532.0
氪黄激光	568.2
燃料黄激光	577.0
燃料橙激光	600.0
燃料红激光	630.0
氪红激光	647.1
红宝石激光	694.3
Nd：YAG 激光	1064.0
CO_2 激光	10 640.0

1. 气体激光　包括氩激光、氪红激光、氖-氦激光等。

（1）氩离子激光器：受激发后可产生2种波长激光，分别为氩蓝-绿激光（波长为488.0nm）；氩绿激光（波长为514.2nm）。

（2）氪离子激光器：可产生4种波长，分别为氪蓝激光（波长为476.2nm）；氪绿激光（波长为530.9nm）；氪黄激光（波长为568.2nm）；氪红激光（波长为647.1nm）。

2. 液体激光　已不太常用，常用材料为罗丹明（Rhodanmine），受激后可产生波长为577.0nm、600.0nm、630.0nm 的3种波长激光。

3. 固体激光　包括红宝石激光（波长为694.3nm）、掺钕钇铝石榴石激光（波长为1064.0nm）等。

4. 半导体激光　包括532眼科激光（倍频掺钕钇铝石榴石激光）、810眼科激光（TTT激光）、689眼科激光（PDT激光）、630眼科激光、多波长眼科激光等。

（二）按照激光波长分类

按照激光波长分类，可大致分为紫外光、蓝光、绿光、黄光、红光及红外光激光机。

1. 紫外光激光机　包括氩氟激光机、N_2 激光机等。一般用于准分子激光治疗屈光不正。

2. 蓝光激光机　包括氩蓝-绿激光机等。由于蓝色激光能被黄斑区的叶黄素吸收，造成黄斑损害，故基本不用于眼底病的治疗。目前多用于虹膜造孔等青光眼的治疗。

3. 绿光激光机

（1）氩绿激光机：波长为514.5nm，可用于治疗视网膜血管病变及新生血管等。

优点：色差小，较蓝光穿透力强；血红蛋白和黑色素吸收好，叶黄素吸收很少；黄斑中心凹神经纤维不易受损。

缺点：散射较大，最大能量低，易衰减；部分被叶黄素吸收，故对黄斑有一定损伤。

（2）氪绿激光机：波长为530.9nm，优缺点和适应证类似氩绿激光机。

（3）倍频掺钕钇铝石榴石（Fd-Nd：YAG）激光机：属于半导体激光，波长为532.0nm的黄绿激光，一般不引起疼痛。适应证亦类似氩绿激光机，其半导体激光属性使之较固体激光更耐用。

4. 黄光激光机

（1）氪黄激光机：波长为568.2nm，适用于黄斑病变的治疗，也可用于治疗视网膜血管病变及新生血管等。

优点：血红蛋白和RPE吸收好，叶黄素吸收很少，明显减少对黄斑的损伤；屈光间质混浊和核性白内障晶体穿透性好；视网膜内散射和折射少。

缺点：最大能量低，易衰减；可被玻璃体色素细胞和出血部分吸收；不适合治疗玻璃体积血，视网膜出血多的眼底疾病。

（2）染料黄激光机：波长为 577.0nm，适应证类似氪黄激光机。

5. 红光激光机　包括氪红激光机、染料红激光机、红宝石激光机等。

（1）氪红激光机：波长为 647.1nm，适用于视网膜水肿出血性疾病，如视网膜静脉阻塞，也可用于治疗脉络膜病变。

优点：散射少，损伤小；叶黄素吸收更少，不被血红蛋白吸收；屈光间质混浊和核性白内障晶体穿透性更好。

缺点：激光斑不明显，易光凝过量；不能用于止血；痛感明显；不适合有视网膜表层新生血管的患者。

（2）染料红激光机：波长为 630.0nm，适应证类似氪红激光机。

（3）红宝石激光机：属于固体激光，波长为 694.3nm。适用于周边视网膜变性，视网膜裂孔等眼底病。优点类似于氪红激光机，缺点是激光束散射大。

（4）半导体 689 激光机：可用于脉络膜新生血管和眼底肿瘤的治疗。PDT 激光即属于 810 激光。

6. 红外光激光机

（1）半导体 810 激光机：可用于脉络膜新生血管和眼底肿瘤的治疗，也可用于透巩膜睫状体和黄斑水肿光凝，全视网膜光凝非首选。阈值下微脉冲激光和 TTT 激光即属于 810 激光。

优点：屈光间质混浊和核性白内障晶体穿透性强，散射少，能量转化效率高；不被叶黄素和血红蛋白吸收；无亮光刺激，患者易合作。

缺点：不能用于止血；痛感明显；激光斑不明显，易光凝过量。

（2）Nd：YAG 激光机：波长为 1064.0nm，可激发出脉冲激光和连续波激光。可用于虹膜造孔，后发性白内障等。

（3）CO_2 激光机：属于远红外线激光，波长为 10 640.0nm，可用于眼睑整形和眼睑肿物切除。

（三）按照作用方式分类

1. 连续波激光　其输出功率稳定，视网膜光斑理想，目前在眼底病治疗中应用广泛。

2. 脉冲波激光　如国产染料激光、红宝石激光等。其输出功率不稳定，视网膜光斑反应不稳定，常有光斑内出血和气泡形成等并发症。这种激光机在眼底治疗中日趋少见。

3. 准连续波激光　宏观上它属于连续波范畴，微观上属于脉冲波范畴，在临床上当作连续波激光应用。但当脉冲宽度小于 10^{-5}s 时，有时可使视网膜光斑反应类似脉冲波激光光斑性质，也会产生光斑内出血和气泡形成。

四、激光生物学效应和组织反应特性

（一）激光的组织生物学效应

1. 光热效应　激光致发热主要有 2 种途径：直接加热和间接加热。直接加热指生物组织经激光照射后，将光能直接转变成分子的热运动。间接加热指生物组织经激光照射受激后，从高能级向低能级回迁并释放热能。

（1）光 - 温热效应：激光照射后，激光的光能经组织吸收转化成热能，超过 45℃可致组织细胞发生变性、凋亡。这一特性是经瞳孔温热疗法（transpupillary thermotherapy，TTT）的主要机制。

（2）光 - 凝固作用：激光照射后，激光的光能经组织吸收转化成热能，超过 60℃可致组织蛋白发生变性、凝固。这一特性在眼科主要用于眼底病治疗。

（3）光 - 汽化作用：激光照射后，激光的光能经组织吸收转化成热能，超过 100℃可致组织液蒸发，肉眼可见白色烟雾。这一特性制成的激光刀用于外眼病或外科病的治疗。

（4）光 - 碳化作用：激光照射后，激光的光能经组织吸收转化成热能，超过 150℃可致组织脱水和炭化。这一特性主要用于眼科肿瘤的治疗。

2. 光电离效应　属于组织物理性裂解，其过程不吸收光，局部组织不产生热，故称为冷效应。脉冲激光在极短时间内（10^{-9}s）作用于生物组织，使其外层电子逸出电离并形成气体云（即等离子体）。等离子体吸收激光能量后急剧膨胀，产生冲击波导致细胞破裂、组织裂解，如 Q 开关 Nd：YAG 激光进行虹膜造孔、后囊膜切开等。

3. 光化学效应　激光照射后，生物组织吸收光能并进入激发态,从高能级激发态向低能级基态回迁过程中,除了辐射和非辐射回迁,还可导致自身化学键断裂与新键形成的化学反应,称为光化学效应。对生物组织来说,一般的光化学反应是生存所必需的储能方式,在正常生物体内不断进行。以光热效应为主的激光,当其能量没有达到破坏生物组织,光热效应和压强效应不占主导作用时,这时其主要作用为光化学效应。光化学效应分为以下4种类型。

(1)光致分解:组织因吸收光能而导致化学分解反应的过程。屈光性角膜手术中,准分子激光切断组织中碳链和肽键,即是应用此特性。

(2)光致聚合:是指组织吸收光能导致化学聚合反应,形成二聚体或三聚体等大分子的过程。

(3)光致敏化:是生物系统所特有的,在光敏剂参与下由光诱导的一种化学反应。使用光敏剂在光照条件下进行的光动力疗法(photodynamic therapy,PDT),即是应用此特性。

(4)光致氧化:是指组织吸收光能导致失去电子的过程。有分子氧参与的光致敏化也称为光致氧化。

(5)光致异构:指激光照射后,生物组织吸收光能并进入激发态,高能级激发态向低能级基态回迁过程中,化合物发生顺反式结构互换。有光敏剂参与的光致异构也称光致敏化。

4. 光压强效应 激光照射后,激光能量转变为机械压缩波。其来源包括两方面:激光本身的辐射压力,即光压;生物组织吸收光能形成的热膨胀、超声波、冲击波等引起的继发压力。

5. 光致生物刺激效应 低强度激光对生物组织的直接光辐射效应,其温度升高不超过0.5℃。低强度激光可调节免疫、神经和血液系统,亦有抗肿瘤效应。

(二)眼底病热效应激光的组织吸收特性

1. 蓝色激光 穿透深度最浅,作用于视网膜内层和外层,主要被RPE吸收(约58%),如氩激光。

2. 绿色激光 组织穿透力比蓝光强,被血红蛋白和RPE吸收,57%被RPE吸收,47%被脉络膜吸收。

3. 黄色激光 视网膜神经纤维层的弥散很少,穿透力强,黄色激光RPE和脉络膜内层的吸收各占50%。

4. 红光和红外激光 穿透力最强,主要作用于脉络膜中、外层。红色激光随波长的增加被脉络膜吸收逐渐增加(图19-1-1)。

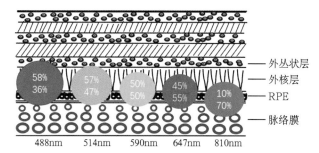

图 19-1-1 不同波长激光在眼内的吸收部位
圆圈的颜色即人眼感觉的激光颜色;圈中数字,上方数字代表该颜色的光被RPE的吸收率,下方数字代表该颜色的光被脉络膜吸收率

(三)眼底病热效应激光的组织生物学反应

我们知道用于眼底病治疗的激光机主要属于光热效应激光治疗机,其通过光凝固作用治疗视网膜脉络膜疾病。要想达到凝固效果,合理的治疗眼底疾病,就需要了解不同波长激光在眼内组织的穿透性和眼内不同组织对不同波长激光的反应,从而选择合适的激光种类。临床中,希望激光治疗视网膜脉络膜病变时,对眼部组织穿透性好的同时,靶组织吸收激光能量效率高。波长为400~950nm的激光,眼内的穿透性可达95%(表19-1-2)。

表 19-1-2 眼内组织对不同波长激光的反应

	易吸收	不易吸收
黑色素	蓝、绿、黄、红色波	红外波
血红蛋白	蓝、绿、黄色波	红、红外波
视黄醛	蓝、绿色波	黄、红色波

1. 黑色素 主要存在于脉络膜和视网膜色素上皮(retinal pigment epithelium,RPE)内。可吸收波长在400~700nm的激光,波长在400~630nm时吸收率达70%,其吸收率随着波长增加缓慢下降。激光光热效应主要是由脉络膜和RPE

吸收激光能量产生的，加热脉络膜和 RPE 最有效的激光为蓝到黄激光，因此眼底激光最常用是波长为 532nm 的激光。

2. 血红蛋白　波长为 400 ～ 600nm（蓝到黄）的激光吸收率高，600nm（红色激光）以上激光吸收率很低。当出现玻璃体积血和视网膜出血等眼底疾病时，可选择 600nm 以上的红色激光穿透出血处到达靶组织。

3 视黄醛　为视锥细胞的感光色素，对 500nm 以下的蓝色激光吸收率较高。因此应该避免应用蓝色激光进行眼底视网膜光凝，因此绿色以上的激光对黄斑部疾病安全性好。

五、激光治疗的导入路径

1. 直接照射法　直接将激光束照射于作用部位，可分为直接接触照射和直接非接触照射两种方法。前者一般用于眼睑疾病等浅表病变，也可作用于经巩膜睫状体和眼底病变。

2. 直接检眼镜法　使激光与直接检眼镜光路同步，早年用于眼底病的激光治疗，其代表有红宝石激光。

3. 裂隙灯光路法　使激光与裂隙灯光路同步，再加用激光透镜或三面镜，是目前应用最广的各类眼底病激光治疗的导入路径。

4. 间接检眼镜法　使激光与双目检眼镜光路同步行眼底激光治疗。该方法有视野广，照明度高等优点。

5. 激光探针法　将激光探针与光导纤维直接相连，通过手术切口引入眼内，进行眼内直接视网膜光凝，是目前玻璃体切割手术中最常用的激光方式。

第二节　眼底病的激光治疗

一、影响激光能量输出的因素

影响眼底病激光输出的技术因素包括激光波长（λ）、光斑大小（D）、曝光时间（T）和输出功率（P），后三者又常称为激光参数。这些因素与治疗效果高度相关。

（一）激光波长

激光治疗时需有效穿过屈光间质到达靶组织，达到目标疗效的同时，不良反应应尽可能小。因此激光波长选择有如下原则。

1. 病变部位

（1）黄斑部病变：如黄斑水肿等病变，首先是选择黄色激光，其次是选择为红色、绿色激光，这样可以保护富含叶黄素的视锥细胞。

（2）视网膜的血管性疾病：从后极部到周边的视网膜激光，如视网膜裂孔、糖尿病性视网膜病变、视网膜静脉阻塞等适宜选择绿色激光。原因为绿色激光在 RPE 层的吸收率最高，且不宜穿透玻璃膜。

（3）脉络膜疾病：如脉络膜新生血管、脉络膜黑色素瘤及脉络膜血管瘤等深部病灶，适宜选择红色激光或红外激光。

2. 病变性质

（1）晶状体核硬化混浊等疾病：由于晶状体内含有似视黄醛类物质，因此适宜选择穿透性强且不易被血红蛋白吸收的红色激光或红外激光。

（2）玻璃体积血及视网膜出血性疾病：如视网膜静脉阻塞等疾病，需要选择穿透性强且不易被血红蛋白吸收的红色激光或红外激光。

（3）视网膜动脉瘤类疾病：由于需在瘤体上光凝，适宜选择血红蛋白吸收好的绿色激光和黄色激光，黄色激光为首选。

（4）视网膜或脉络膜肿瘤：适宜穿透性强可以到达深部病灶的红色或红外激光。可选择黄色激光或红色波长激光。

（二）激光参数的选择和设置

1. 光斑大小　一般视网膜激光机的光斑直径在 50 ～ 1000μm 之间可调。直径为 50μm 和 1000μm 大小的光斑不常用，因为 50μm 的小光斑，如果曝光时间过短，激光功率过高，那么有可能发生爆破效应并击穿玻璃膜，导致脉络膜新生血管或视网膜裂孔。1000μm 的大光斑，会发生黄斑中央萎缩，瘢痕粘连反应不佳，且疼痛感较强。因此如视网膜裂孔类需瘢痕粘连反应好的疾病，不适宜大光斑治疗；而如果为治疗如视网膜静脉阻塞，糖尿病性视网膜病变等眼底病的无灌注区，防止新生血管生成，则适宜选择较大光斑。一般临床常用的光斑大小为 $100\sim600\mu m$，黄斑区光斑大小一般为 $100\sim200\mu m$，近中心凹可以使用 $50\mu m$，黄斑区外可以设置在 $200\sim600\mu m$。

2. 曝光时间　会影响光斑反应强度和激光作用深度。激光功率和光斑大小固定后，曝光时间长则产生更强的光斑反应。曝光时间越短，光斑边缘越清晰，光斑反应越局限。因此为防止黄斑光凝的不良反应，黄斑区一般选择 0.1s（有时会考虑 0.05s），黄斑区外一般选择 0.2s（根据需要可延长至 0.4s）。当治疗脉络膜肿瘤等病变时，需要增加激光作用深度，可选择延长曝光时间。PDT 和 TTT 的曝光时间可达到 83s 和 60s，治疗肿瘤甚至达到 120s 以上。

3. 激光功率　也会影响光斑反应强度和激光作用深度。其大小与屈光间质透明程度，色素含量，视网膜脉络膜病变部位，血管数量，以及是否水肿、出血等因素有关。光凝时需先确定光斑大小和曝光时间，起始激光功率可以选择 50mW，并逐渐上调至合适的光斑反应。

另外，如果需要增强激光反应强度，延长曝光时间较提高激光功率更安全，因为曝光时间升温效应轻微。

二、光斑反应分级和眼底标识

（一）光斑反应分级

理想的眼底光斑是完成理想治疗目标的同时，对正常视网膜组织的损伤最小。目前国际上没有统一分类标准，常用的是 Tso 分级，将光斑分为四级。1 级：依稀可辨，仅视网膜色素上皮层变白；2 级：雾状淡灰色反应，中央部光感受器变灰白；3 级：灰白色，中央部较白反应，中央部内核层白；4 级：熟蛋白样白色，视网膜全层坏死（表 19-2-1）。

临床上经瞳孔湿热疗法（transpupillary thermotherapy，TTT）使用 1 级光斑；2 级光斑可治疗中心性浆液性脉络膜视网膜病变（central serous chorioretinopathy，CSC），黄斑水肿，黄斑部视网膜微动脉瘤等黄斑疾病，不适用于视网膜格

表 19-2-1　不同分级激光光斑的临床和损伤层次

级别	眼底表现	损伤层次
1 级光斑	依稀可辨	RPE 灼伤 OS 和脉络膜 PP. 层水肿
2 级光斑	中央呈淡灰色	感光细胞层坏死
3 级光斑	雾状灰晕	RPE 受损，ONL 坏死
	中央呈白色	INL 坏死
	周围灰晕	RPE、ONL 坏死
4 级光斑	全白	视网膜全层坏死 扩展至邻近 RPE 及感光细胞层

OS：光感受器外节；PP.：毛细血管；ONL：外核层；INL：内核层；RPE：视网膜色素上皮

子样变性、视网膜裂孔和视网膜内层血管性渗漏等疾病；由于能形成较强的视网膜脉络膜瘢痕并抑制视网膜内层血管性渗漏，因此临床上最常用的是 3 级光斑，可治疗视网膜静脉阻塞、视网膜静脉炎、视网膜格子样变性、视网膜裂孔、糖尿病性视网膜病变等各类眼底疾病。另外，应当避免出现 4 级光斑，容易并发视网膜裂孔等并发症，少数情况下可以选择治疗视网膜脉络膜肿瘤（图 19-2-1）。

（二）眼底标识的测量

视盘直径（PD）约 $1500\mu m$，中心凹无血管区在荧光造影下测得的直径约 $500\mu m$，格栅样光凝要求中心凹直径 $1500\mu m$ 的区域不要光凝，即生物镜下见到的中心凹毛细血管无血管区范围。

三、眼底激光治疗的目的和方式

（一）视网膜激光光凝

1. 全视网膜播散光凝（panretinal photocoagulation，PRP）　适用于：①重度非增殖期和增殖期糖尿病性视网膜病变；②缺血型视网膜中央动脉阻塞；③病变广泛的视网膜静脉周围炎（Eales 病）；④眼部缺血综合征眼底大片无灌注区合并视盘或虹膜新生血管。

蓝光（绿到红外）以上的激光均可选择，一般选择绿光。激光参数选择如下。①光斑大小：$200\sim500\mu m$。近黄斑血管弓选择 $200\mu m$，周边

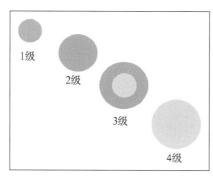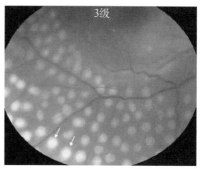

图 19-2-1　激光光斑反应分级

可选择500μm。光斑之间间隔1～1.5个光斑直径。②曝光时间：0.2～0.3s，甚至可延长至0.5s，但一般需要麻醉。③激光功率：调整激光能量至2～3级光斑。另外，各个象限光斑需直达周边，总数1600～2000个激光点，分2～4次完成。光斑止于视盘周围1～1.5PD，黄斑中心周围1PD。

2. 病变区域的播散光凝　适用于：①视网膜分支静脉阻塞；②病变范围局限的视网膜毛细血管无灌注区，毛细血管扩张或微血管瘤。波长及激光参数的选择参照PRP。

3. 黄斑区的局部光凝　适用于：①黄斑区的微动脉瘤；②据黄斑中心1PD，范围大于1PD的硬性渗出。

一般首选黄色激光，其次选择绿色激光。激光参数选择如下。①光斑大小：50～100μm。光斑之间间隔1个光斑直径。②曝光时间：0.05～0.2s。③激光功率：调整激光能量至1～2级光斑。如果无改善，可在2～3个月后重复光凝。

4. 格栅样光凝　适用于：①弥漫性黄斑水肿；②黄斑区的硬性渗出少，造影晚期毛细血管渗漏（图19-2-2）。

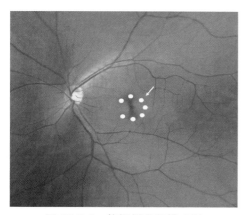

图 19-2-2　格栅样光凝模式图

一般首选黄色激光，其次选择绿色激光。激光参数选择如下。①光斑大小：50～100μm。光斑之间间隔1个光斑直径。②曝光时间：0.05～0.1s。③激光功率：调整激光能量至1～2级光斑。先在黄斑中心周围1PD外做一"C"形防护，缺口约15°指向鼻侧，由防护带向外进行光凝。直达上下血管弓。

5. 视网膜格子样变性和裂孔的光凝　不同波长的热效应激光均可选择。

激光参数选择如下。①光斑大小：300～500μm。光斑之间不留空隙。②曝光时间：0.2～0.3s。③激光功率：调整激光能量至3级光斑，呈灰白色。一般需围绕病灶光凝1～2排。

（二）经瞳孔温热疗法

1992年Journee de Korver最先在人眼进行经瞳孔温热疗法治疗。其本质上属于光热效应。这种激光的治疗过程是应用810nm近红外激光，通过裂隙灯显微镜配合广角镜或间接检眼镜配合20D透镜，使激光经瞳孔到达位于脉络膜，RPE层或视网膜上的病灶区，局部温度升高后，病灶区组织细胞发生变性、凋亡，从而达到治疗深部病灶的目的。TTT常应用于以下疾病。①眼底肿瘤：脉络膜黑色素瘤，脉络膜骨瘤，视网膜毛细血管瘤，视网膜母细胞瘤等；②黄斑部病变：脉络膜新生血管等。

TTT治疗中采用大光斑，长时间，低照射的方式，深达4mm的肿瘤病灶均可覆盖。优于传统激光的仅达病灶深度0.2～1.0mm。且其治疗时长脉冲，低升温的过程中，对周围邻近组织及视网膜神经上皮损伤较小。

参数设置：采用大光斑，长时间，低照射的

激光光凝手段。

激光波长：810nm 近红外激光。

激光功率：脉络膜新生血管阈值下反应（350mW）；脉络膜肿瘤选择阈值反应（1～2 级光斑）。

照射范围（光斑直径）：采用 0.5～3mm 的单光斑或融合光斑，照射范围为病灶最大直径稍扩大一些。

曝光时间：60～180s，根据病因及病灶性质可延长至 10min。

（三）光动力疗法

光动力疗法（PDT）是光敏剂参与下由激光诱导的光化学效应。其过程为通过静脉注射使光敏剂进入体内，到达靶组织后以特定波长激光照射，激活靶组织产生光化学效应，从而达到病灶破坏或萎缩退行的治疗目的。激活光敏剂后会产生化学和生物两大机制：①光敏剂产生单重态氧直接损伤靶组织核酸，酶和生物膜等；②光敏剂刺激组织产生自由基和活性氧损伤靶组织。损伤靶组织分三个方面：①使血小板聚集，血栓形成和血管闭塞；②通过一系列炎症反应介导的免疫调节作用；③单重态氧，氧自由基等参与的通过凋亡（坏死）途径介导的细胞损伤。PDT 应用于特发性息肉状脉络膜血管病变、脉络膜肿瘤、2 型脉络膜新生血管及中心性浆液性视网膜脉络膜病变等疾病。但肝病活动期和严重高血压人群不适宜治疗。

维替泊芬（Verteporfin），化学名为苯基卟啉衍生单酸 A，商品名为维速达尔（Visudyne），为第二代光敏剂，是美国 FDA 批准的唯一应用于眼科临床的光敏剂。其半衰期为 5～6h，体内清除很快，大部分被肝代谢。在 400nm 和 680～690nm 处各有一个吸收峰，为了避免光毒性的发生，通常激活其长波长吸收峰。其配制过程如下：注射用水 7ml 将冻干状态维替泊芬配成总量 7.5ml 溶液（2mg/ml），以体表面积 6mg/m² 计算出个体需要的维替泊芬总剂量，以 5% 葡萄糖注射液稀释成 30ml 备用。

操作流程如下。

（1）散大患者瞳孔后，将输液泵设置为 3ml/min，注射时间设定为 10min。

（2）套管针扎入患者肘静脉并回抽，用 5ml 注射器注射少量 5% 葡萄糖溶液确保套管针在静脉中。

（3）套管针接上含有 30ml 维替泊芬注射液的输液泵，打开 15min 倒计时的同时，打开输液泵开始输液。

（4）10min 后输液泵输液完成，接入含有 5% 葡萄糖溶液的 5ml 注射器，将残留在套管中的维替泊芬推入静脉中。

（5）15min 倒计时结束时，用 689nm 红色波长激光通过裂隙灯显微镜配合接触镜照射病灶。

（6）激光参数设置

激光功率：600mW/cm²，照射能量（能量密度）：50～100J/cm²。

照射范围（光斑直径）：根据病因及病灶性质决定，如老年性黄斑变性 CNV 的照射范围为病灶最大直径 +1000μm，而治疗特发性或炎症性 CNV 和病理性近视时，照射范围增加量可适当减小。

曝光时间：83s，根据病因及病灶性质可延长至 126s。

（7）激光治疗后 48h 内需避免皮肤强光照射和佩戴太阳镜。

四、眼底激光的并发症

（一）眼底光凝固治疗的并发症

如果波长和治疗参数选择不对，视网膜激光不仅达不到治疗效果，还有可能导致一些并发症。

1. 虹膜损伤　瞳孔不够大，周边眼底激光时，容易造成虹膜灼伤，片状萎缩和瞳孔缩小。

2. 晶状体损伤　混浊晶体吸收激光能量或周边眼底激光时聚焦不准确，可导致晶状体损伤或原有混浊加重。

3. 玻璃体积血　选用波长短的蓝光或绿光进行眼底光凝，如果玻璃体少量积血，那么由于血红蛋白吸收激光能量，可引起玻璃体受损导致玻璃体积血。

4. 纤维膜增殖　高功率激光光凝时，可破坏内界膜，导致视网膜前膜及纤维组织增生，诱发纤维增殖膜形成。

5. 视网膜裂孔和视网膜脱离　光斑直径小，

曝光时间短，选择功率高产生爆破效应，使视网膜裂孔，进而引起原发性视网膜脱离。激光玻璃体积血的患者，其吸收激光能量的玻璃体收缩会引起牵拉性视网膜脱离。进行全视网膜光凝时，一次光凝剂量过大或功率过高，可引起渗出性视网膜脱离。

6. 视网膜下出血及脉络膜出血　小光斑，短时间，高功率激光光凝时，其爆破效应使视网膜下出血，玻璃体积血，甚至脉络膜出血。

7. 黄斑水肿　一次大剂量光凝，或做全视网膜光凝时先光凝周边，未先做黄斑附近光凝，都会导致黄斑水肿或原有水肿加重。

8. 脉络膜脱离及脉络膜新生血管　进行全视网膜光凝时，一次光凝剂量过大或功率过高，可引起睫状体水肿，渗出性脉络膜脱离。大光斑直径小，曝光时间短，选择功率高产生爆破效应，使玻璃膜破裂，促使 CNV 长入视网膜下。

（二）TTT 治疗的并发症

810nm 半导体激光由于穿透性强，不被叶黄素和血红蛋白吸收，因而眼内组织对其的吸收很少，并发症很少。

1. 眼前节并发症　由放置广角镜或透镜时位置不当或激光直接损伤导致。可引起如角膜水肿、角膜斑翳、虹睫炎、虹膜萎缩、晶状体混浊等并发症。

2. 眼后节并发症

（1）玻璃体积血或视网膜出血：激光功率过高导致，如果治疗中发生此种情况，需降低能量。

（2）视网膜血管阻塞：激光对周围邻近组织及血管损伤导致，有可能发生视网膜动脉或静脉阻塞。

（3）渗出性视网膜脱离：渗出范围小可观察待其吸收。渗出范围大可能需要手术处理。

（4）脉络膜新生血管：大光斑低照射反复治疗可促使新生血管复发或产生 CNV。

（5）视网膜或黄斑水肿：激光对周围邻近组织及视网膜神经上皮损伤导致。

（6）机化组织增生、视网膜牵引等。

（三）PDT 治疗的并发症

1. 全身并发症　光敏剂注射部位疼痛，头痛，眼痛，背痛，出红疹，潜在威胁生命等。

2. 眼部并发症　视网膜色素上皮撕裂，RPE 萎缩，急性视力下降，视幻觉，黄斑裂孔等。

第三节　常见眼底疾病的光凝治疗

一、黄斑水肿

黄斑水肿较常见于糖尿病性视网膜病变，视网膜静脉阻塞，后部或全葡萄膜炎，老年性黄斑变性，黄斑前膜，视网膜大动脉瘤，视网膜毛细血管扩张症，视网膜和脉络膜肿瘤等眼底病。一般分为弥漫型和局灶型。

（一）弥漫性黄斑水肿

因各种原因导致黄斑区毛细血管受损，即血视网膜内屏障受损，致使血管内液体自管壁渗漏。视网膜渗漏液积聚于外丛状层，黄斑区该层 Henle 纤维呈放射状排列，将渗漏积液分割成数个小囊腔。此型水肿弥漫整个后极部，患者自觉视物模糊，视力下降，视物变形等症状。FFA 晚期时，可见花瓣状强荧光。OCT 可见视网膜增厚，出现囊腔，硬性渗出很少。可予以格栅样光凝处理。

（二）局灶性黄斑水肿

局灶性黄斑水肿主要为黄斑区微动脉瘤和扩张的视网膜毛细血管受损渗漏。FFA 显示局部早期散在点状强荧光，后期渗漏，液体来自毛细血管瘤样膨出。临床有意义的黄斑水肿（clinical significant macular edema，CSME）是糖尿病性视网膜病变的黄斑局部水肿，影响视功能并需要治疗的部分。包括：①视网膜水肿增厚位于黄斑中心半径 500μm 内；②硬性渗出位于黄斑中心半径 500μm 内并伴邻近视网膜水肿增厚；③硬性渗出和视网膜水肿增厚范围≥1PD，并位于黄斑中心 1PD 直径范围内。早期糖尿病视网膜病变治疗（early treatment for diabetic retinopathy study，ETDRS）研究认为，早期治疗糖尿病性黄斑局部水肿不仅能降低视力丧失的风险，还能降低难治性黄斑水肿的发生率，从而增加患者视力恢复的可能。

1. 微动脉瘤的局灶光凝 光凝据黄斑中心半径为 750～3000μm 的微动脉瘤。3000μm 半径以外的微动脉瘤无须光凝。一般首选黄色激光,其次选择绿色激光。光凝参数如下。①光斑大小:50～100μm。光斑之间间隔 1 个光斑直径。重复治疗用 50μm 小光斑。②曝光时间:0.05～0.1s。③激光功率:调整激光能量至微动脉瘤发白或变暗(1～2 级光斑)。

2. 黄斑局部水肿的光凝 如果水肿范围较大,可选择黄斑区的播散光凝。一般首选黄色激光,其次选择绿色激光。光凝参数如下。①光斑大小:100μm。光斑之间间隔 1 个光斑直径。②曝光时间:0.1～0.2s。③激光功率:调整激光能量至 2 级光斑。如果无改善,可在 2～3 个月后重复光凝。

二、糖尿病性视网膜病变

糖尿病性视网膜病变(DR)的病理损害为微循环异常,毛细血管闭塞致组织缺氧;同时微血管改变,毛细血管内皮细胞紧密连接受损,外周细胞消失,致使视网膜内微血管异常(intraretinal microvascular abnormalities,IRMA),微动脉瘤和毛细血管扩张。组织长期缺氧可诱发新生血管,导致一系列并发症。激光可使 RPE 和玻璃膜瘢痕粘连,使剩余 RPE 血液供应丰富,促进视网膜下液吸收并抑制视网膜内层血管性渗漏,减少黄斑水肿;通过破坏视网膜外层,增加内层氧供,预防新生血管形成或使已经生成的新生血管消退。

临床上的光凝方法有 4 种:①超全视网膜光凝,适用于严重增殖期 DR。需光凝范围和光凝斑密度加大。②全视网膜播散光凝(PRP),适用于重度非增殖期 DR 和增殖期 DR。③次全视网膜播散光凝,适用于非增殖期 DR。④病变区域的播散光凝,适用于区域无灌注区的光凝。

三、中心性浆液性脉络膜视网膜病变

中心性浆液性脉络膜病变(CSC)病因不清。发病时 RPE 层受损致脉络膜渗液进入视网膜神经上皮下,形成视网膜神经上皮层浆液性脱离。激光封闭受损 RPE 处,阻止脉络膜渗液进入视网膜下。蓝光(绿到红)以上的激光均可选择。激光参数选择如下。①光斑大小:100μm。②曝光时间:0.1～0.2s;③激光功率:调整激光能量至 1 级光斑。

四、视网膜静脉阻塞

视网膜静脉阻塞(RVD)分为视网膜中央静脉阻塞(central retinal vein occlusion,CRVO)和视网膜分支静脉阻塞(branch retinal vein occlusion,BRVO)。光凝可使扩张的毛细血管和微小静脉闭塞,减少出血,缓解血管渗漏和水肿;光凝无灌注区,可破坏视网膜外层,增加内层氧供,防止新生血管形成。临床上视网膜静脉阻塞光凝治疗原则与 DR 一致。其光凝方法有 3 种:①超全视网膜光凝,适用于伴有虹膜新生血管的缺血型 CRVO;②PRP,适用于缺血型 CRVO;③病变区域的播散光凝,适用于无灌注区的光凝。

五、视网膜静脉周围炎

视网膜静脉周围炎又称 Eales 病。其光凝治疗机制与 DR 和 RVO 类似。建议早期进行激光光凝。蓝光(绿到红)以上的激光均可选择。激光参数选择如下。①光斑大小:200～500μm。光斑之间间隔 1 个光斑直径。②曝光时间:0.2～0.3s。③激光功率:调整激光能量至 3 级光斑。

六、脉络膜新生血管

脉络膜新生血管(CNV)多发生于黄斑区,在老年性白内障(SC),特发性息肉样脉络膜血管病变(IPCV),病理性近视(PM),特发性脉络膜新生血管(ICNV)等疾病中常见。激光治疗的目的是使新生血管闭塞,阻止出血和渗漏,并促进视网膜下液吸收。近年来随着抗 VEGF 药物的应用,激光治疗黄斑区 CNV 已非首选。

(谢 青 生 侠)

第20章 磁场疗法

第一节 概　　述

一、磁疗临床应用原理

根据生物磁学理论，生病是因为人体内磁场失调造成的人体代谢活动结果，会产生频率不同、波形各异的生物电流和伴随而来的微弱生物磁场。另外，磁场作用于经络穴位上，对体内磁场失调给予补偿，促使不正常的经络和高级神经活动恢复平衡，协调兴奋和抑制的过程，以达到治病防病的目的。电动生磁、磁动生电，日本中川认为磁和电的关系是表里关系。磁体是外加的磁源，穴位是生物电流的触点，经络则是传输电磁波的通道。当磁场作用于穴位后，发现穴位的电晕、电压和电位发生变化，激发出几十微安的生物电流，产生电磁波，然后传到纵横交织、遍布全身的经络网络及中枢神经形成刺激，以治疗某些病症。临床上，应用经络电阻仪测得的结果证实，健康人各条经络的电阻基本处于相对平衡状态。

二、磁疗法种类

根据我们现有的磁性材料及设备情况，目前开展的有磁电疗法、转磁疗法、贴敷法三种。

1. **磁电疗法**　用导电磁片连接在电疗仪上。磁片磁强为 1000 ～ 3000Gs。将磁片用胶布固定在病损部位或邻近的穴位上，每日1次，5 ～ 7d 为1个疗程。

2. **转磁疗法**　磁片磁强为 1600 ～ 2000Gs。把转磁疗器对准患者病变部位或选取的邻近穴位旋转 10 ～ 20min，每日1次，5 ～ 7d 为1个疗程。

3. **贴敷法**　在患者病损部位用乙醇消毒后，用磁强为 300 ～ 800Gs 的磁片，根据病变范围大小、体质强弱、年龄大小等确定使用磁片数量，一般由小到大，由弱到强，由少到多，用胶布固定在病变部位或穴位上，3d 为1个疗程。对急性软组织损伤的患者进行磁疗一般 3 ～ 5d 为1个疗程，如第1个疗程不明显，可间隔 1 ～ 2d 开始第2个疗程，必要时可改变穴位、磁片磁强或增多磁片数量，绝大部分患者在磁疗后 24 ～ 72h 能明显见效，并在 3 ～ 5d 痊愈。

三、磁疗的操作技术

1. **静磁法**　将磁片直接贴敷在患病部位或穴位，以胶布或伤湿止痛膏固定，贴敷患病部位时，选用患区或其邻近穴位。静磁法包括直接敷贴法、间接敷贴法、耳穴贴磁法、磁电法。

2. **动磁法**　不是将磁片贴敷在患者体表，而是将高磁场强度的磁体安置在一个动力机械上，使磁片随之转动而产生脉动，磁场或交变磁场；还有一种形式是铁芯线圈。通以交流电或直流电而产生交变磁场或脉动磁场。动磁法包括旋转法和电磁法。电磁法包括低频交变磁疗法、脉冲磁疗法、脉动磁疗法。

3. **磁处理水疗法**　利用经磁场处理过的水治疗疾病的方法，又称磁化水疗法。一是静态法，即将普通水置于磁水器中，经一定时间后制成；二是动态法，即以普通水通过细乳胶管流经磁场制成。

四、磁疗的治疗疗程

磁疗时应根据病情的轻重及治疗方法的不同确定疗程的长短。病情较轻、病程较短及病变表浅的疾病，使用静磁疗法疗程为 5 ～ 12d，动磁疗法疗程为 5 ～ 15d。如果是慢性疾病，贴敷法疗程为 21 ～ 28d，若患者能够耐受，可以适当延长至 60 ～ 90d，旋转法或电磁法疗程为 15 ～ 20d。2 个疗程之间间歇 5 ～ 12d。

五、磁场的临床应用

1. 消炎、消肿作用　磁场的消炎、消肿作用主要是抗渗出及轻度抑制炎症的发展过程。磁场使血液循环加强，组织通透性增强，使炎性产物及时排除，提高酸的活性及机体的非特异性免疫能力。

2. 镇痛　磁场能改善血液循环和组织营养磁场，能够提高致痛物质水解酶的活性，使缓激肽、组胺等致痛物质水解或酸化，以达到镇痛目的。

3. 促进创面愈合　磁场能促进创面愈合，其机制为在磁场的作用下，血管扩张，血流加快，血液循环改善，为创面提供了更多的血液，提供了更多的营养物质和氧，有利于加速创面愈合。

4. 降血压、降血脂　磁疗不仅能缓解高血压患者的症状，还可以使血压下降。磁场作用于穴位产生调节中枢神经和自主神经的效应，降低其兴奋性，增强抑制功能。改善血管舒缩功能，使外周微血管扩张，末梢血管阻力降低，血压降低。对血脂增高的高血压患者施行磁疗，其血脂出现不同程度的降低。磁场作用于机体，引起胆固醇结构的改变，使胆固醇不易沉淀在血管壁上，也可通过神经系统的调整作用及某些酶的作用，影响血脂代谢。

5. 止泻　各种不同类型的磁场不仅对一般单纯性消化不良及肠炎等引起的腹泻有明显的止泻作用，而且对中毒性消化不良性腹泻亦有良好的效果。这与磁疗减低肠蠕动，促进肠黏膜对水分及电解质、葡萄糖等物质的吸收，以及抗渗出等作用相关。

6. 镇静　磁场对神经中枢的作用主要为增强抑制过程，改善睡眠状态，延长睡眠时间，在临床治疗中，常见的有患有嗜睡反应或治疗失眠的患者。此外，磁场可缓解肌肉痉挛，减轻瘙痒，达到镇静效果。

六、不良反应

磁疗的不良反应一般在治疗后 2d 发生，其中大部分在磁疗后 6h 以内发生，因此要注意在 2d 内复查。不良反应的发生与磁场类型、磁疗剂量、年龄、体质、治疗部位等有关。一般恒定磁场发生不良反应的概率高于旋转磁场、交变磁场、脉动磁场及脉冲磁场。这可能与磁场作用时间有关，利用恒定磁场采用贴敷法进行治疗时，治疗时间较长，有时连续使用数天；而后面几种磁场均是间断作用于人体，每日使用时间在 30min 之内，对人体作用时间远低于前者。此外，磁疗剂量大者发生不良反应的概率高于剂量小者；年老者发生不良反应的概率高于年轻者；体质衰弱者发生不良反应的概率高于体格健壮者；头部、颈部、胸部、腹部发生不良反应的概率高于四肢。但磁疗不良反应一般较轻，时间短，一般停止治疗或撤磁后很快消失，无须特殊处理。关于磁疗禁忌问题的研究报道不多，也未见需特殊处理的。

第二节　眼病的治疗

一、适应证

磁疗法可用于治疗睑腺炎，睑板腺囊，眼睑及眼球挫伤，泪道阻塞，前房积血，眶上神经痛，以及眼部手术后镇痛或减轻反应，中心性视网膜脉络膜炎，视神经萎缩，视网膜震荡。

二、禁忌证

目前磁疗法上无绝对禁忌证，但对以下情况可不用或慎用，如严重的心、肺、肝及血液疾病者，体质极度衰弱者，副作用明显者及妊娠妇女的下腹部。

三、眼底病的治疗

1. 糖尿病性血管病　用磁场疗法综合治疗糖尿病性血管病 320 例，胰岛素依赖型糖尿病（1型）188 例（56%），非胰岛素依赖型（2型）152 例（44%），年龄为 17～70 岁，病程最长为 30 年。中、重型微血管病 270 例。大血管和微血管病并存者为 50%，70% 有糖尿病性视网膜病、肾病。磁场疗法用磁疗机"Aoppa-M001"，磁感应强度为 0.25～0.5mT，用可移动的脉冲磁场，磁场移动线速度取决于患者肢体血管血流速度的倍数，每次治疗 20min，16～20 次为 1 个疗程。

2. 中心性视网膜脉络膜炎、视神经萎缩、视网膜震荡　本组包括中心性视网膜脉络膜炎 82 例，107 只眼；视神经萎缩 14 例，25 只眼；视网膜震荡 14 例，14 只眼，共计 110 例，146 只眼。

治疗方法：①耳穴埋针磁片贴敷法。耳穴分为眼、目 1、目 2 和肝、胆、肾两组。每次各取穴 1 个，在压痛点埋针后，外敷 400Gs 的铁氧体永磁片 1 片，每隔 5～6d 更换 1 次，一般连用 2～4 个疗程。②耳穴埋针磁片贴敷＋异名极旋磁机照射法。除耳穴埋针、磁片贴敷外，另加同名极旋磁机眼部照射，每日 1 次，每次 15min，10d 为 1 个疗程，2 个疗程间休息 2～3d，共治疗 1～3 个疗程。异名极旋磁机旋转时，开路磁场为 500～600Gs，产生 40 周/秒的交变磁场。磁疗机直接对准患眼，与眶周和眼睑皮肤稍接触，睁眼或半睁眼。③耳穴埋针磁片贴敷＋同名极旋磁机照射法。耳穴埋针，磁片贴敷，另加同名极旋磁机眼部照射。同名极旋磁机旋转时，开路磁场为 500～600Gs，产生脉动磁场。治疗方法同上。④耳穴埋针磁片贴敷＋电磁照射法。耳穴埋针，磁片贴敷，另加电磁照射眼部。用矽钢片做铁芯，外绕线圈，通电时调节表面剩磁为 500～600Gs，产生 50 周/秒的交变磁场，治疗方法同上。在接受磁疗期间，一律停用其他治疗。

对中心性视网膜脉络膜炎的病例，不加选择地分为 4 组，并分别用以上 4 种方法进行对比治疗；视神经萎缩及视网膜震荡病例均采用耳穴埋针磁片贴敷＋电磁照射法治疗。

本疗法对中心性视网膜脉络膜炎的各种类型 107 只眼均有较好的疗效，痊愈 68 只眼，占 63.6%；显效 28 只眼，占 16.8%；好转 20 只眼，占 15.7%。总有效率为 99.1%，仅 1 例陈旧性患者治疗后视力维持原状。

本疗法可能是通过磁疗机器直接照射眼周穴位和磁片直接贴敷耳穴而起作用的，其作用机制有待研究。

从 3 种疗法对中心性视网膜脉络膜炎的疗效比较中可以看出，以耳穴埋针磁片贴敷加旋磁或电磁的疗效为好，但因病例不多，尚需进一步观察。至于耳穴贴敷磁体的极性（即南极或北极）对治疗作用的影响，根据我们的初步观察，尚未发现有明显差异。

并发症：本组 110 例中有 3 例于治疗后出现头晕现象，均不严重，能坚持治疗。有 1 例由于埋针时间超过 7d 而发生耳软骨的炎性反应，经及时治疗而痊愈，因此必须强调耳穴埋针要严格消毒。治疗前后均散瞳并以裂隙灯检查晶状体，未发现有晶状体损害，证明所用的治疗磁场强度和治疗时间是合适的。至于对晶状体有无远期损害待继续观察。

3. 视网膜脱离　是一种较严重且常见的致盲性眼病，它常见于高度近视患者及外伤者，也可以发生在视网膜老年性变性引起的退行性萎缩区及囊样变化使裂孔形成，造成视网膜脱离，患者主要症状是眼前出现火花与闪光幻觉，眼前有黑影和视物模糊，视力突然下降，眼压降低，眼球变软等症状。视网膜是眼球后面的感光细胞层，如果视网膜与色素上皮之间进入液体，或视网膜内层受到来自玻璃体方面的牵拉，而色素上皮被分开时，即发生视网膜脱离，严重时可导致失明，美国弗吉尼亚大学工艺学院的化学家朱迪·里弗尔等在研究把微小的钴粒子或磁性粒子与液态硅树脂混合注入患处，埋置在眼周围的磁性带能在视网膜复归原位后，通过磁力线对其起支撑作用。

（张仁俊　赵永旺　夏　静）

第21章　高压氧疗法

一、高压氧疗法治疗眼底病的基本原理

1. 高压氧可以迅速纠正缺氧状态　高压氧增加血氧含量，提高血氧分压，增加血浆中物理溶解氧含量。在高压氧状态下组织阻断循环安全时限延长。高压下气体在液体中的溶解遵循 Henry 定律，即气体在液体中的溶解量与该气体的分压成正比，分压越高，溶解量也越多。血内物理溶解的氧充足才能满足组织氧化代谢的需要。高压氧治疗血液中溶解的氧气量增加，才能快速纠正眼底缺氧状况，改善眼底缺氧引起的临床症状。

2. 高压氧可以改善微循环　微循环是血液中的氧及营养物质与组织内的代谢产物进行交换的场所，直接参与物质的新陈代谢，具有重要意义。高压氧提高血氧弥散能力，使氧的有效弥散半径加大，弥散深度和范围增加。压差越大，单位时间内的弥散量就越大，弥散的距离就越远。组织内的氧含量和蓄氧量增加，可治疗伴有微循环障碍眼底血管性疾病。

3. 高压氧可以防治各类水肿　高压氧有 α- 肾上腺素样的作用，可引起血管收缩，使局部组织的血流量及供血减少。有利方面是血管收缩使血管壁通透性下降，渗出减少，水肿减轻。不利方面是血管收缩引起血流量减少。但是这种血管收缩引起的血流量减少不足以抵消血氧含量的增加。高压氧这种作用对各种创伤、炎症、缺血、缺氧所致的组织细胞水肿有独特的疗效。

4. 高压氧有益于血管侧支循环的形成　高压氧能促进血管的新生，有利于血管新的侧支循环的建立。高压氧能促进成纤维细胞的生长、分裂

及胶原纤维的形成，这些都是血管形成的基础，因此高压氧可促进侧支循环的重新建立，侧支循环的建立有利于受损伤的组织修复，使血管生长得更早、更多、更快。

5. 预防血栓形成，促进血栓吸收　体内的气泡在压力升高时，其体积将缩小，梗死的范围缩小。高压氧环境下抗凝系统被激活，凝血酶原指数，血小板凝聚力降低，出凝血时间延长，全血黏度下降，血栓出现早期软化，溶解，栓子变小或消失，使阻塞血管再通。故高压氧治疗适用于血管栓塞性疾病，对于那些由于血栓形成、血管栓塞或者动脉痉挛等造成的眼底病有效。

6. 高压氧有助损伤组织、血管、细胞的修复　高压氧可以加速组织、血管、细胞的再生和修复，尤其是缺血、缺氧组织。由于氧供充足，受损伤的组织及血管在高压氧下比同样条件的常压氧环境下生长得更早、更多、更快，加速受损伤的组织、血管、细胞修复。

7. 高压氧治疗对细菌有抑制作用　高压氧不仅抗厌氧菌，也抗需氧菌。所谓厌氧菌是指某些细菌只能在无氧或少氧的情况下才能生长繁殖。在高压氧状态下，体内的氧含量高，厌氧菌缺乏各种氧化酶，组织产生过多的过氧化物，使厌氧菌无法生存，所以可抑制或杀死厌氧菌。同时高压氧可增强吞噬细胞的活性，促进坏死组织的吸收，有利于组织的愈合。因此，高压氧不仅能够治疗厌氧菌感染，对一些因需氧菌感染而引起的疾病也有一定的治疗作用。

8. 高压氧对放疗、化疗有增敏与协同双重作用　高压氧治疗可以改善肿瘤内部供氧，因而刺激大量处于静止期细胞进入增殖期，增强放疗、化疗的敏感性。同时，高压氧提高血氧张力，增

加物理溶解氧量，增加组织中的氧储量。所以，高压氧治疗不仅对因放疗引起的放射性视神经损伤有效，而且可以加强放疗治疗肿瘤的效果。

二、高压氧疗法治疗眼底病的机制

1. 高压氧治疗有清除氧自由基的作用，可减轻出血后缺氧引起的氧自由基对眼底组织的损伤。

2. 高压氧治疗可以减轻眼底出血引起的眼底水肿，进而达到有效的治疗作用。

3. 高压氧明显增加血氧含量、血氧分压，增加组织毛细血管弥散距离，而达到纠正组织缺氧状态，缺氧受损的组织因此得到修复。

4. 高压氧有神经修复作用，可以使受损神经修复和再生。

5. 高压氧可以对放疗有增敏与协同的双重作用，对肿瘤放疗引起的放射性视神经损伤有独特疗效。

眼底病是眼科常见疾病，病因较复杂。无论何种原因发生的眼底病，均可引起眼底视网膜或脉络膜血管结构异常，从而导致各种病理变化，缺血、缺氧、微循环障碍与血管壁通透性等发生，出现眼底渗出、出血、水肿等，最终导致视力损害。通过在高压氧疗法，能够明显提高血液与组织的氧分压，增加血氧含量及组织的氧气储存量，改善毛细血管血压弥散距离，视网膜、脉络膜都能够得到充足的血氧供应，达到快速纠正缺氧状态。眼底细胞的有氧氧化活动增强，产生的能量明显增加，进而恢复毛细血管管壁的功能，减少局部渗出，减轻水肿。高压氧治疗后患者吞噬细胞的功能明显增强，纤维蛋白溶解酶活性也在一定程度上得到提高，眼底渗出物的吸收速度增加，胶原纤维快速形成，促使创伤愈合，改善眼底组织灌注，进而改善视网膜的血液供应。高压氧能够阻止由于缺氧和水肿引发的眼底细胞继发性损伤，有效阻止神经细胞功能的进一步恶化，缓解临床症状的基础上促进视功能的恢复。因此，高压氧治疗在眼底疾病的治疗中可以发挥出很大的作用，可以作为一种治疗眼底病辅助手段。

三、高压氧治疗眼底病的设备和方法

高压氧舱是高压氧治疗眼底病的主要设备，是一套包含气源、氧源、舱体、电气、消防、对讲、视频监控、控制等的复合系统。

医用高压氧舱有以下两种。

1. 纯氧舱　用纯氧加压，稳压后患者直接呼吸舱内的氧。优点：体积小，价格低，易于运输，很受中小型医院的欢迎。缺点：加压介质为氧气，极易引起火灾，高压氧舱燃烧事故多发生在纯氧舱。为防止火灾发生，进舱人员必须着全棉衣物，严禁穿化纤衣物。每次治疗一般只允许一位患者进舱，有部分患者会出现幽闭恐惧症。医务人员一般不能进舱，一旦舱内有特殊情况发生，医务人员难以及时发现并采取紧急处理，不利于抢救危重及病情不稳定患者。

2. 空气加压舱　用空气加压，稳压后根据病情，患者通过面罩、氧气帐，直至人工呼吸吸氧。优点：安全；体积较大，一次可容纳多位患者进舱治疗，治疗环境比较轻松；允许医务人员进舱，有利于危重患者和病情不稳定患者的救治；如有必要可在舱内实施手术。缺点：体积较大，运输不便，价格昂贵。

【高压氧治疗眼底病的方法】　患者进入高压氧舱，采用空气加压、面罩吸氧的治疗方式，控制高压氧压力为 2.5ATA，稳压状态下患者吸氧 30min 左右，转为舱内吸氧治疗，吸氧 10min，再吸纯氧治疗 30min、减压吸氧 20min。高压氧治 1 次 / 日，10d 为 1 个疗程。吸氧结束后，舱内压力于 20 ~ 25min 均匀减至常压后，患者才能出舱。一般要连续治疗 2 ~ 4 个疗程。

【高压氧治疗眼底病适应证】　主要用于缺血性视神经病变、视网膜动脉阻塞、视网膜静脉阻塞、黄斑囊样水肿、视神经炎、球后视神经炎、老年性黄斑变性、中心性浆液性视网膜脉络膜病变、视网膜色素变性、外伤性视网膜震荡、伴严重颅脑损伤的视神经损伤等眼底病。一般来说，凡是缺氧、缺血性疾病，或缺氧、缺血引起的一系列疾病，高压氧治疗均可取得良好的疗效，某些感染性疾病和自身免疫性疾病引起的眼底疾病，高压氧治疗也能取得较好的疗效。缺血性视神经病变是眼科发病率比较高的视神经疾病。可以双眼同时或先后患病，有较高的双眼致盲性。缺血性视神经病是视神经供血障碍造成视神经缺血，导致视神经破坏，可引起视盘水肿、神经纤维层出血、视野缺损、视神经萎缩等。缺血性视神经病变治疗主要包括激素、自主神经调节剂、中医药治疗等药物治疗，玻璃体腔内注射术、视神经减压术等手术治疗。虽然药物治疗对病情具有一定帮助，但药物毒副作用大，且病情反复发作，需要长期用药，增加了家庭及社会的经济负担，患者难以坚持。使用视神经减压术等手术治疗，手术并发症多，治疗效果差，预后不佳，眼部感染的概率增加，所以临床中未广泛应用。缺血性视神经病变通过高压氧联合药物治疗，可以迅速纠正缺氧状态，有利于患者视力恢复，视野缺损改善，且恢复时间快，不良反应较少，提高了缺血性视神经病变的治疗效果，促进患者康复，改善患者生活质量。值得临床推广。视网膜动脉阻塞是由于血栓形成、血管栓塞或动脉痉挛等造成视网膜中央或分支动脉血流中断，引起视网膜组织缺氧、变性、坏死的致盲性疾病，是眼科常见的急症，发病急，预后差，可以导致严重的视力下降及视野缺损，严重者可导致失明。该病的临床治疗，传统上基本都以药物治疗为主，但效果并不理想。高压氧可以提高血氧张力，增加血氧含量，有效改善眼底组织的缺氧状态，阻止视网膜内层细胞因缺血缺氧所致的病理变化，有助于可逆性病变的恢复；同时可以提高血氧有效扩散距离和组织储氧量。在高压氧下即使视网膜血管阻塞，仍可由脉络膜供氧纠正视网膜缺氧状态。高压氧可引起红细胞类脂质氧化作用，使红细胞脆性增加，有利于血栓软化、溶解和破坏。高压氧还能增加吞噬细胞功能，使纤维蛋白溶解酶活性增加，有利于血凝块及溢出物被微循环运走或弥散到淋巴组织中去，促进血栓减少或消失，使阻塞血管再通，血流恢复。高压氧还能降低全血黏度、血浆黏度和血小板聚集率。可以增加红细胞变形能力，有助于改善微循环，防止血栓形成。

视网膜静脉阻塞是仅次于糖尿病视网膜病变的第二大常见视网膜血管病。按其阻塞部位可分为视网膜中央静脉阻塞和视网膜分支静脉阻塞，以视力下降、视网膜出血及黄斑水肿为主要临床表现。视网膜静脉阻塞是发病率高，且发病率随年龄的增长而增高的眼底病。全球已有超过1600万人患有视网膜静脉阻塞，发病率仍在继续升高。视网膜静脉内血栓形成是视网膜静脉阻塞的主要原因。视网膜静脉阻塞以视网膜静脉充盈、近端血管闭塞、远端血管扩张为特征，视网膜因缺血、缺氧而发生出血和水肿。根据临床表现和预后情况，又可将其分为缺血型和非缺血型，两者之间没有明确界限。长时间的视网膜血液循环障碍导致无灌注区增大。非缺血型视网膜静脉阻塞可以转变成缺血型视网膜静脉阻塞。视网膜静脉阻塞患者视力预后与多种因素有关，如视网膜静脉血管阻塞部位、缺血缺氧程度、视网膜缺血区域、干预时间的早晚、黄斑水肿的特征等。发生在主干血管的阻塞部位比发生在分支血管的视力预后差。缺血型比非缺血型的视功能损害程度严重。黄斑区视网膜缺血比周边视网膜缺血视力下降更严重。一旦出现黄斑区缺血，黄斑区神经节细胞会发生不可逆损害，视功能难以恢复。干预时间越早，视力预后相对较好，提倡早期干预治疗。视网膜静脉阻塞黄斑水肿根据 OCT 分为黄斑囊样型、浆液性神经上皮脱离型和两者的混合型。其中黄斑囊样型对视功能的损害最重，囊样水肿病程越长，视力预后越差，黄斑的囊样改变可作为黄斑水肿近期复发的早期指标。高压氧改善组织缺血缺氧状态，有利于纠正视网膜缺氧状态，高压氧可阻断细胞的无氧酵解，恢复细胞正常代谢；阻断因水肿、出血造成的恶性循环，同时可对抗毛细血管扩张，减少水肿、出血及渗出。高压氧促进血栓软化和血凝块溶解，加快血凝块及渗出物吸收，进一步促进栓子缩小或消失，使阻塞的血管再通。高压氧一方面使血管收缩，减少视网膜血流量，减轻视网膜血管的压力；另一方面可提高血氧张力，使视网膜及其上皮和脉络膜获得足够的氧供。故联合高压氧治疗视网膜静脉阻塞的临床疗效是值得肯定的。

黄斑囊样水肿是很多眼底病在黄斑区的一种病理改变。由于黄斑区外丛状层的 Henle 纤维呈放射状排列，将积液分隔成多个小的液腔，从而形成特征性的多囊形态，称为黄斑囊样水肿。常见于糖尿病性视网膜病变、视网膜静脉阻塞、玻璃体黄斑牵拉综合征、眼外伤、内眼手术后等，可引起视网膜纤维化、继发性黄斑裂孔、光感受器细胞凋亡，最终导致视力丧失等严重后果。高压氧治疗可以收缩血管，减轻水肿，改善微循环，提高血氧张力，增加组织氧弥散距离和速度，增加组织血氧含量，高压氧治疗可使吞噬细胞的吞噬功能提高，纤维蛋白溶解酶活性增强，有助于溶解及吸收眼底等出血与渗出物。故联合高压氧治疗各种原因所致的黄斑水肿有效。

视网膜色素变性是一组遗传性视网膜疾病，其特征是渐进性感光细胞和视网膜色素上皮（RPE）细胞功能障碍，导致视功能严重损害，是世界范围内常见的致盲性眼病。目前视网膜色素变性的治疗方法很多，包括干细胞治疗、基因治疗、神经保护治疗、营养疗法、视网膜移植和中医治疗等治疗，却无有效的治疗方法。干细胞治疗和基因治疗是目前研究较多的治疗方法，主要是通过选择性地促进细胞生成或抑制细胞凋亡，保护、补充或修复 RPE 细胞和光感受器细胞而达到治疗目的，但缺少大样本研究，且还需进一步完善给药途径和时间、载体选择、不良反应的应对措施与预防方法等问题。虽然越来越多的具有营养和保护视神经作用的物质被发现并应用于视网膜色素变性的治疗，神经保护和营养疗法治疗视网膜色素变性仍无特效药物。视网膜移植虽然已经取得了很大的进展，但治疗价格昂贵，推广应用困难，同时移植物的来源和保存技术也需要进一步研究。正常生理状态下，视网膜感光细胞具有较高的氧化代谢能力，而视网膜色素变性患者要维持视功能则需要更高的氧分压。高压氧治疗可以增加体内的氧化代谢，产生更多可利用的腺苷三磷酸，有利于形成视紫红质，提高鸟苷酸环化酶的活性，从而保存患者的视功能。相对上述治疗来说，高压氧治疗是一种简便、省时、廉价的治疗方法，而且几乎无副作用。因此，高压氧治疗视网膜色素变性也是一种容易接受的辅助治疗方法。

放射性视神经损伤是头颈部肿瘤放射治疗后出现的一种不可逆转的并发症，表现为突发性、无痛性、不可逆性单眼或双眼视功能障碍。通常在头颈部肿瘤放射治疗后的数月或数年发生。放射性视神经损伤所致视力损伤通常是灾难性的，但目前却无有效的治疗方法逆转或终止视功能损害。放射性视神经损伤的发生几乎完全是医源性所致。及早发现，及早干预，对于防止放射性视神经损伤的发生尤其重要。利用高压氧治疗可以改善肿瘤内部供氧，因而刺激大量处于静止期细胞进入增殖期，增强放疗、化疗的敏感性。同时，可以给受损伤的组织提供较高浓度的氧，提高血氧张力，增加物理溶解氧量，增加组织中的氧储量，所以对肿瘤放射治疗的患者给予高压氧治疗，可以有效预防放射性视神经损伤的发生，并及早治疗放射性视神经损伤。

颅脑损伤是发病率较高的颅脑损伤性疾病。颅脑损伤可以引起多种严重并发症，其中视神经损伤就是颅脑损伤常见的并发症之一。颅脑损伤常累及视神经管，导致视神经损伤，同时颅脑损伤也可以造成眼部血流障碍，导致视神经受损，视力明显下降，甚至视力丧失。视神经对缺氧、缺血极为敏感，恢复视神经供血供氧成为治疗的关键。高压氧治疗能够提高血氧含量，改善视神经缺氧状态，可使未完全损害的视神经细胞逐渐恢复功能，同时高压氧疗能够提高吞噬细胞对损害渗出物及微小血栓的吞噬能力，帮助营养血管的重建，为视神经提供营养，恢复视神经细胞功能。有研究报道，高压氧能够激活细胞色素酶，促进组织代谢和视神经髓鞘再生，恢复受损视神经细胞的功能。因此，伴严重颅脑损伤的视神经损伤患者在常规治疗的基础上联合高压氧治疗，疗效更好。由于神经细胞是不可再生细胞，所以高压氧治疗应该尽快进行。

【高压氧治疗的禁忌证】 下列情况不适合进行高压氧治疗。

1. 未经处理的气胸和活动性出血。

2. 血压过高（高于 160/100mmHg）、有卒中史，或血压不高，但患者有头痛、恶心、心搏加快等。

3. 严重肺气肿疑有肺大疱者。如需进行高压氧治疗，患者应注意在减压时避免屏气，除去容易引起咳嗽等使肺泡压力升高的因素，必要时医务人员陪舱。

4. 上呼吸道感染时，有引起中耳气压伤和鼻旁窦气压伤的危险。较重的上呼吸道感染应暂停治疗，较轻的病患者酌情给予治疗。

5. 急性传染病患者。

6. 严重的癫痫发作患者及精神障碍患者。

7. 妊娠及月经期妇女。有报道动物实验妊娠早期行高压氧治疗，可增加先天性畸形的发病率，但目前没有实验证明人也会发生这种情况。

8. 青光眼眼压未控制者、视网膜脱离者。

9. 恶性肿瘤及极度疲劳衰弱者。

10. 耳咽管阻塞、鼓膜内陷、鼻旁窦炎。

【高压氧治疗眼底病注意事项】

1. 高压氧不单独治疗眼底疾病。高压氧虽然是目前比较经济、确实、安全的供氧方式，但需要根据不同的疾病，结合不同的药物，才能取得较好的疗效。缺血性眼底病的本质是缺血 - 再灌注损伤、细胞内外及体液平衡被破坏的过程，产生氧气缺乏引起的不良反应。高压氧治疗可以中断与缺血 - 再灌注损伤相关的有害作用。

2. 选择疾病最佳治疗时机。早期应用高压氧对氧化应激和抗氧化防御相关基因的表达具有多种作用，尤其在缺血性眼底病早期应用高压氧治疗会有更好的效果治疗。高压氧通过提高血浆和体液中的血氧浓度，迅速提高视网膜组织及脉络膜的氧供应，改善眼的微循环及视神经的供血。所以，尽量在早期最佳治疗时间，选择高压氧治疗，尽早治疗效果会相对较好，错过最佳治疗时机，疗效欠佳。

3. 根据不同的疾病及疗效选择适当的治疗疗程。一般要连续治疗 2 ～ 4 个疗程。

4. 每次吸氧的时间不宜过长，一般控制在 60 ～ 90min，要采取间接吸氧，避免氧中毒。

5. 告诉患者不得将火柴、打火机、易燃、易爆物品带入舱内，不能穿化纤衣物进舱，以免发生火灾。

6. 告诉患者进舱前不吃产气多的食物，如豆制品、薯类等。进舱前还应排空大小便。

7. 告诉患者要服从医务人员的安排，掌握正确吸氧的方法。

8. 告诉患者治疗过程中发现异常，及时通过舱内电话联系医护人员。

9. 预防减压病。每次治疗将要结束时，减压不要太快，以免患者血液或体液形成氧泡，导致发生气栓塞。采用分段减压法可防止该危险发生。

10. 预防气压伤。气压伤主要有中耳气压伤、鼻窦气压伤、肺气压伤。气压伤的发生主要是由于加减压过程中机体内外压力不平衡，造成中耳、鼻旁窦、呼吸道的裂伤。在高压氧治疗升压过程中外界压力增高，如果存在鼻咽部息肉、严重上呼吸道感染、严重鼻窦炎、调压动作配合不好等原因，导致咽鼓管不通畅，外界气体不能经咽鼓管进入鼓室，造成鼓室内压力低于外界，鼓室内的黏膜发生充血、水肿、渗出等改变，就可以造成耳气压伤，患者感觉到耳部明显疼痛不适，随压力升高，症状持续加重。无论任何原因致鼻窦开口的堵塞，如组织增生、水肿、黏液等，均可引起鼻窦气压损伤，患者主要表现为头痛，上颌窦气压伤痛在面颊部，额窦痛在前额，筛窦痛在鼻根部，蝶窦痛在枕部及眼后。检查可发现鼻腔内有分泌物或血性分泌物。肺的气压伤见于潜水、沉箱工作人员、进行高气压或高压氧治疗的患者在减压过程中不适当的屏气、咳嗽、呕吐、抽搐（癫痫大发作、脑型氧中毒）时使声带闭死，造成气管和肺内压力大于外界压力。由于肺组织的承压能力较差，当肺内外的压力差大于 80mmHg 时肺组织会过度膨胀，导致肺泡壁、血管、间质撕裂而发生气胸、纵隔气肿、皮下气肿，表现为突然胸部刺痛呼吸时加剧，持续性咳嗽、憋气、发绀、呼吸急促，严重时有生命危险。因此，对有慢性肺部疾病，如肺大疱、气胸的患者是不宜进舱的。在高压氧舱内接受治疗的患者减压过程中不宜长时间屏气。因此，高压氧治疗前应注意排除严重上呼吸道感染、严重鼻窦炎等禁忌证。

预防方法：有上呼吸道感染、鼻炎、鼻窦炎患者不宜进舱，在舱内升压及减压过程中，注意做吞咽动作。

11. 预防氧中毒。氧中毒包括脑型、肺型、眼型、溶血型，主要是由于机体在吸入高浓度氧达到一定时间后，表现为机体组织和器官损害。高压氧的毒性通过产生氧自由基来介导，氧自由基会导致脂质过氧化和组织损伤。一般常规高压氧治疗方案下不会出现中毒，除非一些特殊的患者，如对氧比较敏感的患者、高热患者，容易出现氧中毒。在连续超时吸氧的情况下会出现氧中毒。因此，治疗过程中要吸空气 10min。

【高压氧治疗的眼部并发症】

1. 视网膜损伤 高压氧治疗可以损伤视网膜的氧自由基、视网膜光感受器、视网膜血管。机体内自由基的产生与高压氧压力、时间、疗程呈正相关。高压氧的压力越高，吸氧时间越长，氧气浓度越高，疗程越长，机体内自由基的产生越多。视网膜感光细胞外节盘膜含有较高水平的不饱和脂肪酸，可与羟自由基反应形成脂质自由基，并进一步产生一系列自由基连锁反应，使盘膜、线粒体膜和内质膜内的脂类受到不可逆损害，其最终产物丙二醛对膜组织产生严重损伤。视网膜脂质过氧化与高压氧也有密切关系。视网膜光感受器的损伤随高压氧暴露的时间延长而加重，视网膜血管的损伤随之加重。视网膜血管对高压氧很敏感，持续的视网膜血管收缩可引起视网膜血流量的减少，视网膜血流量的减少可以导致组织不能进行正常的物质交换，从而引起视网膜代谢产物堆积，影响视功能。

2. 白内障　高压氧治疗过程中可以产生大量的活性氧，活性氧会损伤晶状体的抗氧化系统，从而引起晶状体蛋白质、脂质、上皮细胞及线粒体 DNA 的损伤，加速白内障的形成。

3. 近视　研究发现高压氧治疗后患者会出现近视。部分患者停止高压氧治疗一段时间可恢复至治疗前屈光状态。无晶状体眼的患者未发现有近视改变。观察眼压、血清电解质、血糖、糖化血红蛋白均无变化，猜测高压氧治疗后的近视改变与晶状体屈光指数或曲率变化可能有密切关系。

4. 远视　有学者发现，非糖尿病患者在接受高压氧治疗后，中央角膜的厚度较前变薄，而在糖尿病患者中没有出现这样的变化。中央角膜的厚度变薄可以减弱角膜的屈光度，可能是引起高压氧治疗后远视的可能原因。但是，引起这一变化的原因还不清楚。

5. 视野缺损　可能与高压氧治疗引起视网膜光感受器损害和视网膜血管收缩继发视神经缺血有关。

【高压氧诱导眼损伤的防治】

1. 视网膜损伤的防治　针对高压氧治疗对视网膜的损伤主要是氧自由基损伤、血管收缩和新生血管生成。在高压氧环境下氧供急剧增多，引起氧自由基生成增多，氧自由基可使细胞膜、线粒体膜脂质过氧化而受损，因此高压氧治疗时宜使用大剂量的氧自由基清除剂。有报道称在高压氧治疗过程中，同时加以抗氧化剂、自由基清除剂，如超氧化物歧化酶、过氧化氢酶、维生素 C、维生素 E 等，可以对视网膜有一定程度的保护作用。有研究称高压氧治疗前口服硝酸甘油片可以使视网膜血管扩张，使高压氧治疗充分发挥作用的同时，又可以避免或减少高压氧缩血管的副作用。因此，在高压氧治疗前应用硝酸甘油扩张血管，可以预防因血管收缩引起的副作用。

2. 晶状体损伤的防治　高压氧治疗过程中可以产生大量的活性氧，活性氧会损伤晶状体的抗氧化系统，引起晶状体蛋白质、脂质、上皮细胞及线粒体 DNA 的损伤，加速白内障的形成。有报道称阿司匹林、牛磺酸、槲皮素对高压氧诱导晶状体混浊有不同程度的抑制作用。还有研究报道称锌-去铁草酰胺可以减少高压氧对晶状体的氧化损伤，增加过氧化氢酶和 Na^+-K^+-ATPase 的活性，降低白内障的发生。有研究报道称 N-乙酰半胱氨酸通过补充晶状体谷胱甘肽及其保护抗氧化酶和 Na^+-K^+-ATPase 活性，抑制了高压氧诱导的晶状体皮质混浊。

因此，高压氧治疗应采用个体化治疗，既要提高疗效，保证患者治疗的依从性和治疗的安全性，更要避免或减少眼部并发症的发生。

（陈小燕　黄雄高　黄一铿）

第22章　针刺及穴位疗法

第一节　眼部周围穴位

一、足阳明胃经

1. 承泣　足阳明、阳跷、任脉交会穴。

定位：在面部，瞳孔直下，当眼球与眶下缘之间（图22-1-1）。

解剖部位：皮肤→皮下组织→眼轮匝肌→眶脂体→下斜肌。

主治：目赤肿痛，夜盲，色盲，屈光不正，视神经萎缩等。

操作：医者押手固定患者眼球，刺手持针，沿眶下缘缓慢直刺0.3～0.7寸；不宜提插和大幅度捻转，以免刺破血管引起血肿；禁灸。

2. 四白

定位：在面部，目正视，瞳孔直下，当眶下孔凹陷处，承泣下方即是。

解剖部位：皮肤→皮下组织→眼轮匝肌、提上唇肌→眶下孔或上颌骨。

主治：角膜炎，青光眼，夜盲等。

操作：直刺0.3～0.5寸，不宜灸。

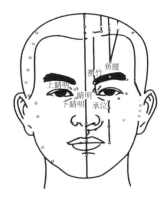

图 22-1-1　承泣、睛明、攒竹位置

二、足太阴脾经

地机　郄穴。

定位：小腿内侧，当内踝尖与阴陵泉（小腿内侧，胫骨内侧髁后下方凹陷）连线上，阴陵泉下3寸（图22-1-2）。

解剖部位：皮肤→皮下组织→腓肠肌→比目鱼肌。

主治：黄斑水肿等。

操作：直刺1.0～1.5寸。

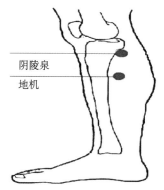

图 22-1-2　阴陵泉、地机位置

三、手太阳小肠经

颧髎　手少阳、足太阳经交会穴。

定位：在面部，当目外眦直下，颧骨下缘凹陷处。

解剖部位：皮肤→皮下组织→颧肌→咬肌→颞肌。

主治：视网膜血管阻塞类疾病，视神经炎，视神经萎缩，视网膜色素变性等。

操作：直刺 0.3 ～ 0.5 寸，或斜刺 0.5 ～ 1.0 寸。

四、足太阳膀胱经

1. 晴明　手足太阳、足阳明、阴跷脉、阳跷脉交会穴。

定位：在面部，目内眦角稍上方凹陷处（图 22-1-1）。

解剖部位：皮肤→皮下组织→眼轮匝肌→上泪小管上方→内直肌与筛骨眶板之间。

主治：近视，目视不明，夜盲，色盲，视神经萎缩，视神经炎等。

操作：患者闭目，医者押手轻轻固定眼球，刺手持针，沿眼眶边缘缓慢刺入 0.3 ～ 0.5 寸；不宜提插捻转，以防刺破血管引起血肿，取针宜用棉棒轻压；禁灸。

2. 攒竹

定位：正坐位或仰卧位，当眉头陷中，眶上切迹处（图 22-1-1）。

解剖部位：皮肤→皮下组织→眼轮匝肌。

主治：屈光不正，视神经萎缩，视网膜色素变性，黄斑水肿等。

操作：平刺 0.5 ～ 0.8 寸。

五、手少阳三焦经

丝竹空

定位：在面部，当眉梢凹陷处。

解剖部位：皮肤→皮下组织→眼轮匝肌。

主治：视神经萎缩，视网膜动脉阻塞，高度近视眼底视网膜病变等。

操作：平刺 0.5 ～ 1.0 寸，不宜直接灸。

六、足少阳胆经

1. 瞳子髎　手太阳，手、足少阳经交会穴。

定位：在面部，目外眦旁，当眶外侧缘处。

解剖部位：皮肤→皮下组织→眼轮匝肌→颞筋膜→颞肌。

主治：视神经萎缩，高度近视视网膜病变，视网膜动脉阻塞，近视性黄斑变性，视网膜色素

变性等。

操作：直刺或平刺 0.3 ～ 0.5 寸，或三棱针点刺出血。

2. 阳白　足少阳、阳维脉交会穴。

定位：在前额部，双目直视，当瞳孔直上，眉上 1 寸。

解剖部位：皮肤→皮下组织→枕额肌额腹。

主治：眼痛，夜盲，视神经炎等。

操作：横刺 0.3 ～ 0.5 寸。

3. 头临泣　足少阳、太阳与阳维脉交会穴。

定位：在头部，当瞳孔直上入发际 0.5 寸，神庭与头维连线的中点处。

解剖部位：皮肤→皮下组织→帽状腱膜→腱膜下疏松结缔组织。

主治：眼痛，视神经萎缩，黄斑变性等。

操作：平刺 0.3 ～ 0.5 寸。

4. 风池　足少阳与阳维脉交会穴。

定位：在项部，当枕骨之下，与风府相平，胸锁乳突肌与斜方肌上端之间的凹陷处（图 22-1-3）。

解剖部位：皮肤→皮下组织→胸锁乳突肌与斜方肌之间→头夹肌→头半棘肌→头后大直肌与头上斜肌之间。

主治：眼痛，近视性黄斑变性，视网膜色素变性，视神经萎缩等。

操作：向鼻尖方向斜刺 0.8 ～ 1.2 寸，或平刺透风府；深部为延髓，必须严格掌握针刺角度与深度。

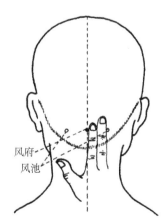

图 22-1-3　风池、风府位置

七、奇经八脉

督脉

1.风府　督脉、阳维脉交会穴。

定位：在项部，当后发际正中直上1寸，枕外隆凸直上，两侧斜方肌之间凹陷中（图22-1-3）。

解剖部位：皮肤→皮下组织→左、右斜方肌腱之间→颈韧带（左、右头半棘肌之间）→左、右头后大、小直肌之间。

主治：目痛，近视性黄斑变性，视网膜色素变性，视神经萎缩等。

操作：正坐位，头微前倾，项部放松，向下颌方向缓慢刺入0.5～1.0寸；不可向上深刺，以免刺入枕骨大孔，伤及延髓。

2.百会　督脉、足太阳经交会穴。

定位：在头部，当前发际正中直上5寸，或两耳尖连线的中点处。

解剖部位：皮肤→皮下组织→帽状腱膜→腱膜下疏松组织。

主治：视神经萎缩，高度近视视网膜病变，黄斑变性，屈光不正，视网膜动脉阻塞，视网膜色素变性等。

操作：平刺0.5～0.8寸；升阳举陷多用灸法。

八、奇穴

1.四神聪

定位：正坐位。在头顶，当百会前后左右各1寸处，共有4个穴位。

解剖部位：皮肤→皮下组织→帽状腱膜→腱膜下疏松组织。

主治：视神经萎缩，高度近视视网膜病变，黄斑变性，屈光不正，视网膜动脉阻塞，视网膜色素变性等。

操作：平刺0.5～0.8寸。

2.印堂

定位：在额部，当两眉头之中间。

解剖部位：皮肤→皮下组织→降眉间肌。

主治：目痛，视神经萎缩，高度近视视网膜病变，黄斑变性，屈光不正，视网膜动脉阻塞，视网膜色素变性等。

操作：向下或向上平刺；或向左右斜刺0.5～1.0寸；或三棱针点刺出血。

3.鱼腰

定位：正坐或仰卧位。在额部，瞳孔直上，眉毛中。

解剖部位：皮肤→皮下组织→眼轮匝肌→枕额肌额腹。

主治：目痛，上睑下垂，视神经萎缩，高度近视视网膜病变，黄斑变性，屈光不正，视网膜动脉阻塞，视网膜色素变性等。

操作：平刺0.3～0.5寸。

4.太阳

定位：正坐或侧伏坐位。在颞侧，当眉梢与目外眦之间，向后约1横指的凹陷处。

解剖部位：皮肤→皮下组织→眼轮匝肌→颞筋膜→颞肌。

主治：视神经萎缩，高度近视视网膜病变，黄斑变性，屈光不正，视网膜动脉阻塞，视网膜色素变性，近视等。

操作：直刺或斜刺0.3～0.5寸；或三棱针点刺出血。

5.球后

定位：仰靠坐位。在面部，当眶下缘外1/4与内3/4交界处。

解剖部位：皮肤→皮下组织→眼轮匝肌→眶脂体→下斜肌与眶下壁之间。

主治：视神经萎缩，高度近视，视网膜病变，黄斑变性，屈光不正，视网膜动脉阻塞，视网膜色素变性，近视等。

操作：轻推眼球向上，沿眶缘缓慢直刺0.5～1.0寸，不宜大幅度提插、捻转，拔针后按压3～5min。

第二节　远端穴位

一、手太阴肺经

列缺　络穴，八脉交会穴，通任脉。

定位:在前臂桡侧缘，桡骨茎突上方，腕横纹上1.5寸，当肱桡肌与拇长展肌腱之间（图22-2-1）。

解剖部位：皮肤→皮下组织→拇长展肌腱→肱桡肌腱→旋前方肌。

主治：目痛，视神经萎缩，高度近视视网膜病变，黄斑变性，屈光不正，视网膜动脉阻塞，视网膜色素变性，近视等。

操作：向上斜刺 0.3 ～ 0.5 寸。

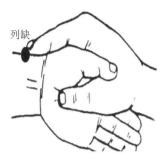

图 22-2-1　列缺位置

二、手阳明大肠经

1. 合谷　原穴。

定位：在手背，第 1、2 掌骨间，当第 2 掌骨桡侧的中点处（图 22-2-2）。

解剖部位：皮肤→皮下组织→第 1 骨间背侧肌→拇收肌。

主治：目痛，视神经萎缩，高度近视视网膜病变，黄斑变性，屈光不正，视网膜动脉阻塞，视网膜色素变性，近视等。

操作：直刺 0.5 ～ 1.0 寸；可灸。妊娠妇女慎用。

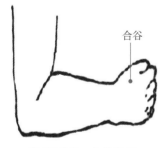

图 22-2-2　合谷位置

2. 曲池　合穴。

定位：在肘横纹外侧端，屈肘，当尺泽与肱骨外上髁连线中点（图 22-2-3）。

解剖部位：皮肤→皮下组织→桡侧腕长伸肌和桡侧腕短伸肌→肱桡肌。

主治：目痛，视神经萎缩，高度近视视网膜病变，黄斑变性，屈光不正，视网膜动脉阻塞，视网膜色素变性，近视等。

操作：直刺 1.0 ～ 1.5 寸；可灸。

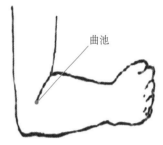

图 22-2-3　曲池位置

三、足阳明胃经

足三里　合穴。

定位：在小腿前外侧，犊鼻下 3 寸，距胫骨前缘一横指（图 22-2-4）。

解剖部位：皮肤→皮下组织→胫骨前肌肉→小腿骨间膜→胫骨后肌。

主治：视网膜血管阻塞类疾病，视神经炎，视神经萎缩，视网膜色素变性等。

操作：直刺 1.0 ～ 2.0 寸。

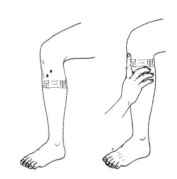

图 22-2-4　足三里位置

四、足太阴脾经

三阴交　足太阴、少阴、厥阴经交会穴。

定位：在小腿内侧，当足内踝尖上 3 寸，胫骨内侧缘后方（图 22-2-5）。

解剖部位：皮肤→皮下组织→趾长屈肌→胫骨后肌→长屈肌。

主治：目痛，视神经萎缩，高度近视视网膜病变，黄斑变性，屈光不正，视网膜动脉阻塞，视网膜色素变性，近视等。

操作：直刺 1.0 ～ 1.5 寸；妊娠妇女禁针。

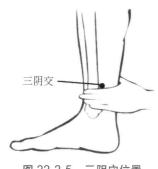

图 22-2-5　三阴穴位置

五、手太阳小肠经

养老　郄穴。

定位：在前臂背面尺侧，当尺骨小头近端桡侧凹陷中（图 22-2-6）。

解剖部位：皮肤→皮下组织→尺侧腕伸肌腱。

主治：视物模糊，结膜下出血，目痛，视神经萎缩，高度近视视网膜病变，黄斑变性，屈光不正，视网膜动脉阻塞，视网膜色素变性，近视等。

操作：以掌心向胸姿势，斜刺 0.5～0.8 寸。

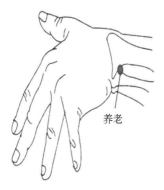

图 22-2-6　养老位置

六、足太阳膀胱经

肝俞　背俞穴。

定位：在背部，第 9 胸椎棘突下，旁开 1.5 寸（图 22-2-7）。

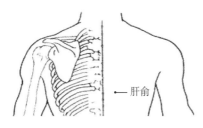

图 22-2-7　肝俞位置

解剖部位：皮肤→皮下组织→斜方肌→背阔肌→下后锯肌→竖脊肌。

主治：目痛，高度近视性视网膜病变，夜盲等。

操作：斜刺 0.5～0.8 寸。

七、足少阴肾经

太溪　原穴，输穴。

定位：在足内侧，内踝后方，当内踝尖与跟腱之间的凹陷处（图 22-2-8）。

解剖部位：皮肤→皮下组织→胫骨后肌腱、趾长屈肌腱与跟腱、跖肌腱之间→踇长屈肌。

主治：复视，目痛，视物模糊等。

操作：直刺 0.5～1.0 寸。

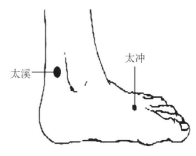

图 22-2-8　太溪、太冲位置

八、手少阳三焦经

1. 关冲　井穴。

定位：在手环指末节尺侧，距指甲角 0.1 寸（图 22-2-9）。

解剖部位：皮肤→皮下组织→甲根。

主治：眼痛，高血压性视网膜病变等。

操作：浅刺 0.1 寸；或三棱针点刺出血。

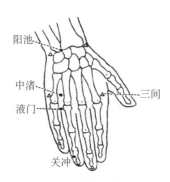

图 22-2-9　关冲、中渚位置

2. 中渚 输穴。

定位：在手背部，当环指本节（掌指关节）的后方，第 4、5 掌骨间凹陷处（图 22-2-9）。

解剖部位：皮肤→皮下组织→第 4 骨间背侧肌。

主治：眼痛，糖尿病性视网膜病变等。

操作：直刺 0.3 ～ 0.5 寸。

3. 外关 络穴，八脉交会穴之一（通阳维脉）。

定位：在前臂背侧，当阳池与肘尖的连线上，腕背横纹上 2 寸，尺骨与桡骨之间（图 22-2-10）。

解剖部位：皮肤→皮下组织→小指伸肌和指伸肌→拇长伸肌和示指伸肌。

主治：眼痛，黄斑水肿等。

操作：直刺 0.5 ～ 1.0 寸。

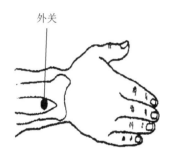

图 22-2-10 外关位置

九、足少阳胆经

光明 络穴。

定位：在小腿外侧，当外踝尖上 5 寸，腓骨前缘（图 22-2-11）。

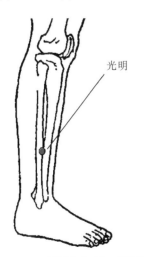

图 22-2-11 光明位置

解剖部位：皮肤→皮下组织→腓骨短肌→前肌间隔→趾长伸肌→拇长伸肌→小腿骨间膜→胫骨后肌。

主治：眼痛，视物模糊，夜盲等。

操作：直刺 0.5 ～ 0.8 寸。

十、足厥阴肝经

太冲 输穴、原穴。

定位：在足背侧，当第 1 跖骨间隙的后方凹陷处（图 22-2-8）。

解剖部位：皮肤→皮下组织→拇长伸肌腱与趾长伸肌腱之间→拇短伸肌腱的外侧→第 1 骨间背侧肌。

主治：眼痛，视网膜动脉阻塞，黄斑水肿等。

操作：直刺 0.5 ～ 0.8 寸。

十一、奇穴

1. 大骨空

定位：握拳，掌心向下。在拇指背侧指间关节的中点处（图 22-2-12）。

解剖部位：皮肤→皮下组织→拇长伸肌腱。

主治：眼痛，视神经萎缩等。

操作：灸。

2. 小骨空

定位：握拳，掌心向下。在小拇指背侧近端指间关节的中点处（图 22-2-12）。

解剖部位：皮肤→皮下组织→指背腱膜。

主治：眼痛，视神经萎缩等。

操作：灸。

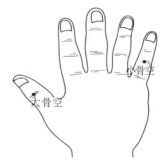

图 22-2-12 大骨空、小骨空位置

第三节　配穴原则

配穴原则主要包括局部取穴、远端取穴、辨证取穴、对症取穴及经验效穴。

1. **局部取穴**　又称近部取穴，是选取病变所在部位或邻近部位的穴位的方法。"输穴所在，主治所在"，本原则是根据输穴的近治作用而来的。例如，承泣主治目赤肿痛，迎风流泪，夜盲，眼睑瞤动，口眼㖞斜等。

2. **远端取穴**　是选取距离病变部位较远的部位的输穴的方法。"经脉所通，主治所及"，本原则是根据输穴的远治作用而来的。例如，合谷主治目赤肿痛，口眼㖞斜等。四总穴歌中"面口合谷收"体现的正是远端取穴的原则。

3. **辨证取穴**　是根据疾病的证候特点，分析病因病机而辨证取穴的方法。

4. **对症取穴**　是根据疾病的特殊症状选取穴位的方法。

5. **经验取穴**　是根据多年临床经验选取穴位的方法。

李玲等认为配穴考虑"形、气、能、量"；杜小正等认为穴方如方剂应遵循"君、臣、佐、使"；白宇乾等认为"治未病"组穴；李中梓《医学入门》指出："大凡用针，皆以一针为律，多则二针，多于四针者可恶。选穴配穴少而精。"

第四节　耳针疗法

1. **耳针**　是指采用毫针或其他针具刺激耳部特定部位，以诊断和治疗全身疾病的一种方法。

2. **耳穴**　指分布于耳郭上的腧穴，也称反应点、刺激点。当人体内脏或躯体有病时，通常会在耳郭的一定部位出现局部反应。耳穴疗法是"微针系统"的一个重要分支，是颇具特色的新兴疗法，通过疏通经络、调理脏腑阴阳，达到治疗疾病、预防保健的作用。

3. **耳穴的操作技术**　耳穴疗法的刺激方法不断发展，目前已有近40种刺激方法。

（1）操作前准备：根据病情需要常规选穴、穴位消毒。

（2）刺激方法

1）毫针刺法

针具的选择：选用 28～30 号 0.5～1 寸长的毫针。

操作方法：进针时，押手固定耳郭，刺手持针以单手进针法速刺进针；针刺方向根据耳穴所在部位灵活掌握，针刺深度宜为 0.1～0.3cm，以不穿透对侧皮肤为度；多用捻转、刮法或震颤法行针，刺激强度视患者病情、体质和敏感性等因素综合决定；得气以热、胀、痛，或局部充血红润为宜；一般留针 15～30min 或间歇行针 1～2 次。疼痛性或慢性疾病留针时间可适当延长；出针时，押手托住耳背，刺手持针速出，同时用消毒干棉球压迫针孔片刻。

注意事项：清洁皮肤后，局部常规消毒，防止交叉感染。

2）埋针法

针具的选择：揿针型皮内针为宜。

操作方法：押手固定耳郭并绷紧欲埋针处皮肤，刺手用镊子夹住皮内针柄，速刺（压）入所选穴位皮内，再用胶布固定；以轻压针柄后局部有轻微刺痛感为宜，可留置 1～3d，其间可嘱患者每日自行按压 2～3 次；起针时轻撕下胶布即可将针一并取出，并再次消毒。两耳穴交替埋针，必要时双耳穴同用。

注意事项：清洁皮肤后，局部常规消毒，防止交叉感染。

3）压豆法

压豆材料的选择：以王不留行籽、磁珠、磁片等为主。

操作方法：所选"压豆"贴于 0.5cm×0.5cm 大小的透气胶布中间，术者用镊子夹持贴于所选耳穴部位，适当按压使其贴伏牢固；以所贴部位发热、胀痛为宜；可留置 2～4d，其间可嘱患者每天自行按压 2～3 次。

注意事项：防止胶布潮湿污染，以免引起耳郭皮肤炎症；胶布过敏者，改用他法；妊娠妇女刺激宜轻，有流产倾向者慎用；使用医用磁片注意同磁疗法。

4）温灸法

灸具选择：艾条等。

操作方法：艾条等物点燃后，距选取耳穴 1～2cm 处施灸，以局部红晕或热胀感为宜，持续施灸 3～5min。

注意事项：确定部位后，清洁皮肤，局部常规消毒，防止交叉感染。

5）刺血法

针具的选择：三棱针等。

操作方法：针刺前在所选耳穴部位进行轻揉，以使血液聚集；常规消毒后，押手拇指、示指固定耳郭，刺手根据三棱针点刺法点刺出血；一般点刺 2～3 处，3～5 次为 1 个疗程。

注意事项：确定部位后，清洁皮肤，局部常规消毒，防止交叉感染。

6）按摩法

操作方法：主要包括全耳按摩、手摩耳轮、提捏耳垂。15～20min 为宜，双耳充血发热为度。

7）注射法

操作方法：注射（如维生素类）时，针头斜面向下，注射在软骨与皮下之间，每穴注射 0.1～0.3ml，呈现一小丘疹。

注意事项：会导致过敏的药物，如青霉素等，必须先做皮试，属阴性者才可注射。

8）电针法

针具的选择：选用 28～30 号 0.5～1 寸长的毫针。

操作方法：押手固定耳郭，刺手持针以单手进针法速刺进针；行针得气后连接电针仪导线，多选用疏密波、适宜强度，刺激 15～20min；起针时，先关闭电源，取下导线，押手固定耳郭，刺手持针速出，并用消毒干棉球压迫针孔片刻。

注意事项：同本章第五节电针疗法。

4. 耳穴的眼科临床应用 眼病处方示例如下。

近视眼：主穴为目 1、目 2、肝、脾、肾，配穴为屏间前、屏间后（图 22-4-1）。

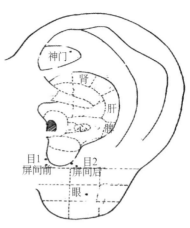

图 22-4-1 耳穴位置

5. 耳穴的取穴原则

（1）辨证取穴：根据中医的脏腑、经络学说辨证选取相关耳穴。

（2）对症取穴：根据中医理论对症选取穴位。

（3）对应取穴：选取发病器官对应的耳穴。

（4）经验取穴：根据临床经验选取穴位。

6. 耳穴的注意事项

（1）严格消毒，防止感染，因为耳郭是暴露在外表面凹凸不平，结构特殊（软骨），所以在针刺前必须严格消毒，有创面或有炎症的部位禁止针刺；埋针法不宜留置过久。

（2）耳穴多为左、右两耳交替治疗。

（3）凝血机制障碍者禁止耳穴刺血法。

（4）有习惯性流产的妊娠妇女禁止针刺和灸治。

（5）严重器质性病变患者和伴高度贫血患者不宜针刺，对于严重心脏病高血压者不宜进行强刺激的手法，年老体弱患者不宜强刺激。

（6）针治疗时应注意防止晕针现象，一旦发生应及时进行处理。

第五节 电针疗法

1. 电针疗法 是指在刺入人体穴位的毫针上，用电针机通以微量低频脉冲流的一种治疗方法，是毫针和电针两种刺激的结合。

2. 电针仪器 电针起源于欧洲，1810 年法国医生 Louis Berlioz 提出针上加电的想法，1921 年 Goulden 医生正式用电针治疗疾病。我国在 1934 年有用电针治疗疾病的报道，1951 年西安卫校朱龙玉医生研制了第一台电针仪——“陕卫式电针机”，之后经过多次改进，出现各种版本的电针机。电针疗法适用于毫针刺法的主治病症。毫针一般选用 26～28 号针。目前我国广泛使用的电针仪均属于脉冲发生器类型，以 G6805 型为例。其作用原理是电量的突然变化构成了电的脉冲。由于脉冲电对机体产生电的生理效应，因而显示各种不同的治疗作用。这种治疗仪可以精确地选择脉冲电波型和刺激强度，以维持较长时间的针感，还可减少手法捻转的工作量。

电针仪种类很多，G6805 系列经过几代改版，形成较为规范的连续波、疏密波、断续波组，且价格实惠，波形、强度调节方便，全国很多针灸医疗器械企业都可生产，至今仍然为临床使用最多的电针治疗仪器。

3. 操作方法

使用方法：仅以 G6805-Ⅱ型电针治疗仪为例。该仪器正面有 5 个并排旋钮，每只强度调节旋钮与对应输出插孔相对应。在使用该仪器之前，首先应该检查一下各部位旋钮是否都处于关闭状态（逆时针方向旋转到底），其中必须将强度调节旋钮调至零位即无输出状态，然后将电源插头插入 220V 交流电插座内。治疗时，每路输出强度可以根据临床需要和患者耐受情况任意调节。

治疗时，将每对输出的 2 个电极的导线夹分别夹在 2 枚毫针上，通常电针治疗大多选择 2 个穴位为一对，形成电流回路。若只需单穴电针时，可选取有主要神经干通过的穴位（如下肢的环跳穴），针刺后，接通电针仪的一个电极，另一个电极则用盐水浸湿的纱布裹上，做无关电极，固定在同侧经脉的皮肤上。特别注意的是，通常将同一对输出电极连接在身体的同侧，在胸、背部的穴位使用电针时，不可将 2 个电极跨接在身体两侧，避免电流回路经过心脏出现危险。通电时应注意从零位开始逐渐加大电流强度，以患者能耐受为度，避免突然加大电流强度而给患者造成刺激。

临床应用时，通常主穴接负极，配穴接正极，打开电源开关，选好波形，逐渐加大刺激量，使患者出现酸、麻、胀等感觉，或局部肌肉做节律性收缩，一般持续通电 15～20min。如进行较长时间的电针治疗，患者会逐渐产生适应性，即感到刺激逐渐变弱，此时可适当增加刺激强度，或采用间歇通电的方法。治疗结束后，先将各个旋钮转至零位，再从毫针上取下导线夹，关闭电源。

各种不同疾病的疗程不尽相同，一般 5～10d

为 1 个疗程，每日或隔日治疗 1 次，急症患者每日电针治疗 2 次，2 个疗程间可以间隔 3～5d。

4. 电针的选穴

与毫针刺法相同，选穴方法除了按经络辨证、脏腑辨证取穴，通常还可用神经干通过的部位和肌肉 - 神经运动点取穴。如头面部：选取听会、翳风（面神经）；下关、阳白、四白、颊承浆（三叉神经）。穴位的配对，如面神经麻痹，可取下关、翳风；鼻唇沟变浅，可取迎香；口角㖞斜，可取地仓、颊车。

5. 电针刺激参数

目前临床使用的主要是研究较为成熟的 G6805 系列，其波形主要是较为规律的密波、疏波、疏密波等，其集中体现为刺激量。

（1）密波：一般频率高于 30Hz 的连续波称为密波。密波能降低神经应激功能，对感觉神经和运动神经均能产生抑制作用，常用于镇痛、镇静、缓解肌肉和血管痉挛，也可用于针刺麻醉等。

（2）疏波：一般频率低于 30Hz 的连续波称为疏波，刺激作用较强，能引起肌肉收缩，提高肌肉、韧带张力，但对感觉和运动神经的抑制发生较慢。常用于治疗痿症，以及各种肌肉、关节、韧带及肌腱的损伤。

（3）疏密波：是疏波和密波交替出现的一种波形，疏密波交替持续的时间各约 1.5s。该波能克服单一波形易产生电适应的缺点，刺激作用较大，治疗时兴奋效应占优势，并能促进代谢、血液循环，改善组织营养，消除水肿炎症等。常用于扭挫伤、坐骨神经痛、关节炎、面瘫、肌无力等。

（4）断续波：是有节律的时断时续自动出现的一种波形，断时在 1.5s 内无脉冲电输出，续时密波连续输出 1.5s。对这种波形机体不易产生电适应，其刺激作用较强，能提高肌肉组织的兴奋性，对横纹肌有良好的刺激收缩作用。常用于治疗痿症、瘫痪。

（5）锯齿波：是脉冲波幅按锯齿状自动改变的起伏波。每分钟 16～20 次或 20～25 次，其频率接近人体呼吸频率，故可用于刺激膈神经，做人工电动呼吸，配合呼吸衰竭的抢救。

常见的脉冲波形有方形波、尖峰波、三角波和锯齿波，也有正向是方形波，负向是尖峰波的。单个脉冲波可通过不同方式组合而形成连续波、疏密波、断续波和锯齿波等。

频率是指每秒出现的脉冲个数，其单位为

Hz。脉冲的频率不同，其治疗作用也不同，临床使用时，应根据不同病情来选用波形。

波幅一般指脉冲电压或电流的最大值与最小值之差，也指它们从一种状态变化到另一种状态的跳变幅度值。电针的刺激强度主要取决于波幅的高低，波幅的计量单位是 V。

波宽指脉冲的持续时间，脉冲宽度与刺激强度亦相关，宽度越大意味着给患者的刺激量越大。电针仪一般适合人体的输出脉冲宽度为 0.4ms 左右。

（王学静　王兴荣）

第六节　腧穴注射疗法

穴位注射法又称水针，是将液体药物注射在腧穴、经络、皮下阳性反应物或压痛点上，是一种不良反应少、简便且效果好的方法。

一、注射用具及药物

1. 注射用具　一次性注射器。根据注射药物剂量大小及针刺深浅，选用不同规格注射器及针头。

2. 注射药物

（1）中药制剂：如复方樟柳碱注射液等。

（2）维生素类制剂：如维生素 B_1 注射液等。

（3）其他：如 5% ～ 10% 葡萄糖溶液等。

二、操作方法

1. 穴位的选择　辨证取穴。临床根据经络、经穴触诊法选取阳性反应点，如背俞穴、募穴、四肢的一些特穴及相关耳穴。选穴宜少而精，1 ～ 2 个为宜，最多不超过 4 个，一般选取肌肉比较丰满的部位进行穴位注射。

2. 操作流程　注射部位皮肤常规消毒，快速刺入腧穴，慢慢推进或上下提插，得气后回抽，无血，推药。一般中等速度推药；慢性病、年老体弱者轻刺激，缓慢推药；急性病、体强者强刺激，快速推药；药物剂量大时，可将注射针由深层逐渐退至浅层，边退针边推药，或将注射器变换不同的方向进行穴位注射。

3. 针刺角度及深度　由穴位所在部位及病变组织的不同决定。如头面四肢等皮肉浅薄处多浅刺；腰部及肌肉丰厚处可深刺。

4. 药物注射剂量　由注射部位、药物的性质、浓度决定。

三、临床应用

1. 适用范围　穴位注射法适用范围广泛，凡是针灸的适应证大部分可以应用本法治疗。

2. 注意事项

（1）严格遵循无菌操作，防止感染。

（2）首先向患者说明本法的特点和注射后的反应。如局部出现酸胀等轻度不适，一般不超过 1d。

（3）注意药物的性能、药理作用、剂量、配伍禁忌及毒副作用。

（4）药物不可注入关节腔、血管内及脊髓腔。

（5）在主要神经干通过的部位进行穴位注射时，注意避开神经干，以免损伤神经。体内有重要脏器的部位不可深刺，以免刺伤内脏。

（6）年老体弱者，最好卧位，注射部位、药量不宜过多，以免晕针；妊娠妇女下腹部、腰骶部及合谷、三阴交等穴，不宜穴位注射，以免流产。

第七节　眼周穴位注射疗法

1. 太阳穴穴位注射法　颞浅动脉旁皮下注射。

太阳穴属于经外奇穴，位于头面部，定位于眉梢与目外眦之间，向后约一横指的凹陷处。穴位注射是将药物注射到特定穴位的一种针药结合的治疗技术，可提高临床疗效。临床常用药物为樟柳碱注射液。穴位注射后局部穴位在一定时间内仍有一定的压力，并提高了局部血药浓度，可持续有效地刺激穴位。具体方法如下。

（1）准备好相关用物，施术者清洗消毒双手。

（2）三查七对，确定眼别，在注射前要向患者介绍治疗的方法和注意事项及目的，解决患者的心理负担，更好地配合治疗。

（3）选择合适的注射器，如 2ml 注射器，遵医嘱抽吸药物。

（4）施术部位：定位于眉梢与目外眦之间，向后约一横指的凹陷处，给予消毒。

（5）以 4 号注射针头成 45°刺入皮下，进针约 0.5cm，进针以后先抽吸回血，无回血后方可缓慢注药，注射后要保证伤口处的卫生，不要用手触碰伤口。

2. 球周穴位注射法

（1）睛明穴：位于目内眦内上方眶内侧壁凹陷中，为足太阳膀胱经首穴。选择复方樟柳碱注射液用于视神经萎缩、视神经炎、青光眼等疾病的治疗。具体方法如下。

1）准备好相关用物，施术者清洗消毒双手。

2）三查七对，确定眼别，在注射前要向患者介绍治疗的方法和注意事项及目的，解除患者的心理负担，更好地配合治疗。

3）嘱患者闭目。操作者左手压紧消毒区边缘的皮肤，右手持吸好药物的注射器，于目内眦稍上方紧贴眶壁凹陷处刺入皮肤，并嘱患者眼球转向外下方，紧贴眶壁垂直进针 1cm，回抽注射器无回血即可慢慢推注药液。

4）出针时注意用棉球按压针孔片刻，避免造成内出血。

（2）攒竹穴：为足太阳膀胱经腧穴，定位于眉毛内侧端、眶上切迹处，选复方樟柳碱注射液或甲钴胺注射液可治疗视神经炎、视神经萎缩等相关疾病。具体方法如下。

1）准备好相关用物，施术者清洗消毒双手。

2）三查七对，确定眼别，在注射前要向患者介绍治疗的方法和注意事项及目的，解除患者的心理负担，更好地配合治疗。

3）常规消毒后，遵医嘱抽取药物入 1ml 注射器，押手示指压住患者上眼睑，刺手持注射器，针尖与皮肤成 45°进针，针尖向睛明斜刺，进针 0.5 寸缓慢注药后出针。

3. 半球周穴位注射法　注射部位、术前准备、注意事项同球周。注射针头选用肌内注射 6 号注头。

4. 球后穴位注射法　球后注射是将药物直接注入眼球后肌圆锥内，用于阻滞睫状神经节麻醉，治疗眼后节疾病或视神经疾病。具体方法如下。

（1）准备好相关用物，施术者清洗消毒双手。

（2）三查七对，确定眼别，在注射前要向患者介绍治疗的方法和注意事项及目的，解除患者的心理负担，更好地配合治疗。

（3）患者取仰卧位或坐位，分别用 3% 碘酊和 75% 乙醇消毒下睑缘至眶下缘附近的皮肤（手术时用 3% 汞溴红及 75% 乙醇消毒）。

（4）球后穴定位于眶下缘外 1/4 与内 3/4 交界处，浅层有上颌神经颧颞支和眶下神经分布，深层有面神经颞支及颞浅动脉肌支分布，进入眶可刺及眶下神经干、下直肌、下斜肌、有眼神经及动眼神经分布，临床多用复方樟柳碱注射液治疗视神经炎、视神经萎缩、视网膜色素变性、视网膜动静脉阻塞。操作者站在患者头顶端，左手压紧消毒区边缘的皮肤，右手持吸好药物的注射器，在眶下缘的外 1/3 与内 2/3 交界处刺入皮肤，并嘱患者眼球转向内上方，靠眶下壁垂直进针 1 ~ 2cm，越过眼球赤道部即斜向鼻上方，进针约 3cm 深，回抽注射器无回血即可慢慢推注药液。

（5）注射完毕轻轻拔出针头，嘱患者闭眼并垫以消毒纱布轻压眼球片刻，使注入药物迅速扩散，并防止出血。

（张仁俊　王学静）

参 考 文 献

白宇乾，崔韶阳，李万瑶，2010. "治未病"理念在针灸穴位配伍中的应用 [J]. 新中医，42(7):101-102.

陈辉，高小明，张黎明，等，2007. 眼外超声助溶治疗实验性视网膜静脉阻塞的初步观察 [J]. 中华眼底病杂志，23(3):166-169.

高岩，戴虹，陈彤，等，2002. X 刀治疗脉络膜黑色素瘤的疗效评估 [J]. 中华眼科杂志，38(2):94-97.

贺月华，2004. 超声治疗玻璃体混浊的疗效观察 [J]. 中华物理医学与康复杂志，26(1):48-49.

胡玲，蔡荣林，2012. 腧穴协同作用的研究与思考 [J]. 上海针灸杂志，31(6):434-437.

黎晓新，廖菊生，2009. 眼底病激光治疗指南 [M]. 北京：人民卫生出版社.

李蓉，王雨生，2012. 冷冻治疗早产儿视网膜病变研究的结果及其意义 [J]. 中华眼底病杂志，28(1):96-100.

李树权，2007. 脉络膜新生血管性疾病的治疗进展 [J]. 齐齐哈尔医学院学报，28(16):1976-1979.

梁繁荣，赵吉平，2012. 针灸学 [M]. 2 版 . 北京：人民卫生出版社 :160.

刘丹，2019. 超声波治疗眼科玻璃体混浊的临床效果探讨 [J]. 系统医学，4(6):34-36.

刘立安，戴淑青，2011. 临床电针疗法 [M]. 北京：中国医药科技出版社 :1-383.

石学敏，2007. 针灸学 [M]. 2 版 . 北京：中国中医药出版社 .

王德敬，2010. 经络与腧穴 [M]. 2 版 . 北京：人民卫生出版社 .

王富春，2011. 刺法灸法学 [M]. 上海：上海科学技术出版社 :128-141.

魏文斌，史雪辉，2014. 同仁眼科手册系列：同仁眼科诊疗指南 [M]. 北京：人民卫生出版社 .

温木生，2005. 耳穴贴压疗法治百病 [M]. 北京：人民军医出版社 .

张惠蓉，2012. 眼底病激光治疗 [M]. 北京：人民卫生出版社 .

周万松，2002. 磁疗的发展与现状 [J]. 人民军医，45(10):64.

周亦凡，刘海芸，孙晓东，2017. 放射治疗在渗出型老年性黄斑变性中的应用及研究进展 [J]. 中华眼底病杂志，33(6):652-655.

朱月芹，曹海波，2013. 下关穴温针灸结合穴位注射甲钴铵治疗发病 2 个月后面瘫的效果观察 [J]. 宁夏医科大学学报，35(12):1419-1421.

Cao GF, Xu XZ, Wang CH, et al, 2020. Sequence effect in the treatment of proliferative diabetic retinopathy with intravitreal ranibizumab and panretinal photocoagulation[J]. European Journal of Ophthalmology, 30(1): 34-39.

Chan WM, Ohji M, Lai TY, et al, 2005. Choroidal neovascularisation in pathological myopia: an update in management[J]. The British Journal of Ophthalmology, 89(11): 1522-1528.

Muqit MM, Marcellino GR, Henson DB, et al, 2011. Pascal panretinal laser ablation and regression analysis in proliferative diabetic retinopathy: Manchester Pascal Study Report 4[J]. Eye (Lond), 25(11): 1447-1456.

第四篇 眼底病中西药

第23章 眼底病常用中药

第一节 清 热 药

知母（Zhimu）

1. 用于视网膜、葡萄膜、视神经炎症的急性期和恢复期，常与黄柏、熟地黄等配伍。如知柏地黄汤（《中西医结合眼底病学》）。

2. 用于葡萄膜炎、前房积脓，常与石膏、粳米等配伍。如白虎汤（《伤寒论》）。

3. 用于葡萄膜炎慢性期，常与黄连、黄柏、生地黄等配伍。如清肾抑阳丸（《审视瑶函》）。

药理作用：知母具有广谱抗菌作用、抗炎、解热、降血糖、利尿、抗病毒、抗肿瘤等作用。

常用代表方：知柏地黄汤（《中西医结合眼底病学》）。黄柏、熟地黄、知母、山药、山茱萸、泽泻、茯苓、牡丹皮、黄柏。知柏地黄汤为眼底病常用方，多用于视网膜、葡萄膜、视神经炎症的急性期和恢复期。

石膏（Shigao）

1. 用于葡萄膜炎症、炎症性眼内出血性疾病、糖尿病性视网膜病变，常与麻黄、杏仁、前胡、栀子仁等配伍。如麻杏甘石汤（《眼科集成》）。

2. 用于青光眼所致的眼部胀痛，常与白芷、升麻等配伍。如升麻芷葛汤（《审视瑶函》）。

3. 用于巩膜炎，常与知母、甘草、粳米等配伍。如白虎汤（《伤寒论》）。

药理作用：石膏具有解热、减轻骨骼肌兴奋性、缩短血凝时间、抗病毒、抗炎、增强免疫、降血糖、利尿、增加胆汁排泄、治疗牙痛、口疮、酒糟鼻、带状疱疹、促进皮肤创口愈合等作用。

常用代表方：麻杏甘石汤（《眼科集成》）。麻黄、杏仁、生石膏、炙甘草。麻杏甘石汤适用于葡萄膜炎症、炎症性眼内出血性疾病、糖尿病性视网膜病变。

夏枯草（Xiakucao）

1. 用于视神经、视网膜急性炎症、眼底病硬性渗出，常与龙胆草、栀子、黄芩、连翘等配伍。如退红良方（《中医眼科学讲义》）。

2. 用于眼内炎，常与大黄、玄明粉、瓜蒌仁、枳实等配伍。如眼珠灌脓方（《中医眼科学讲义》）。

药理作用：夏枯草具有抗菌、降压、抗动脉粥样硬化、降低胆固醇、降血糖、抑制免疫等作用。

常用代表方：退红良方（《中医眼科学讲义》）。龙胆草、栀子、夏枯草、黄芩、连翘、密蒙花、决明子、桑叶、菊花、生地黄。适用于视神经、视网膜急性炎症、眼底病硬性渗出。

黄连（Huanglian）

1. 用于眼内感染性疾病及化脓性炎症，常与黄芩、栀子、柴胡等配伍。如新制柴连汤（《眼科纂要》）。

2. 用于前房积血，常与赤芍、地黄、当归尾等配伍。如泻心汤（《金匮要略》）。

药理作用：黄连具有抗菌、抗氧化、溃疡、肿瘤、心律失常、利胆，以及降血压、血糖、血脂及预防动脉硬化等作用。

常用代表方：新制柴连汤（《眼科纂要》）。柴胡、川黄连、黄芩、赤芍、蔓荆子、山栀子、龙胆草、木通、甘草、荆芥、防风。适用于眼内感染性疾病及化脓性炎症。

黄芩（Huangqin）

1.用于葡萄膜炎、闭角型青光眼发作期、急性视神经炎及视网膜炎，常与龙胆草、栀子、车前子、泽泻等配伍。如龙胆泻肝汤（《太平惠民和剂局方》）。

2.用于眼底出血、外伤性前房积血，常与栀子、大黄、当归、红花等配伍。如大黄当归散（《医宗金鉴》）。

药理作用：黄芩具有抗菌、抗变态反应、解热、降压、镇静、保肝、利胆、保胎、抑制肠管蠕动、降血脂、抗氧化、调节 cAMP 水平、抗肿瘤等作用。

常用代表方：龙胆泻肝汤（《太平惠民和剂局方》）。龙胆草、栀子、夏枯草、黄芩、连翘、密蒙花、决明子、桑叶、菊花、生地黄。适用于结膜炎、角膜炎。

黄柏（Huangbai）

1.用于慢性葡萄膜炎、中心性渗出性脉络膜视网膜炎、中心性浆液性脉络膜视网膜病变、视网膜静脉周围炎、糖尿病性视网膜病变、视网膜静脉阻塞、视神经炎等，常与知母、熟地黄、山茱萸等配伍。如知柏地黄丸（《医宗金鉴》）。

2.用于前葡萄膜炎，常与黄芩、黄连等配伍。如抑阳酒连散（《原机启微》）。

药理作用：黄柏具有抗菌、抗病毒、抗心律失常、降压、利胆、抗溃疡、镇静、抗肌肉松弛、降血糖、镇咳、祛痰等作用。

常用代表方：知柏地黄丸（《医宗金鉴》）。知母、黄柏、熟地黄、山茱萸、山药、牡丹皮、泽泻、茯苓。适用于慢性葡萄膜炎、中心性渗出性脉络膜视网膜炎、中心性浆液性脉络膜视网膜病变、视网膜静脉周围炎、糖尿病性视网膜病变、视网膜静脉阻塞、视神经炎等。

栀子（Zhizi）

1.用于眼底出血性疾病，常与生地黄、牡丹皮、赤芍等配伍。如分珠散（《证治准绳》）。

2.用于眼内炎，常与大黄、玄明粉、瓜蒌仁、枳实等配伍。如眼珠灌脓方（《中医眼科学讲义》）。

药理作用：栀子具有保肝护胃、利胆、降压、促进胰腺分泌、减少动脉硬化、抗肿瘤、抑菌、镇痛、致泻、抗炎、治疗软组织损伤等作用。

常用代表方：分珠散（《证治准绳》）。槐花、白芷、地黄、栀子、荆芥、甘草、黄芩、龙胆草、赤芍、当归。适用于眼底出血性疾病。

龙胆草（Longdancao）

1.用于葡萄膜炎、闭角型青光眼、急性视神经炎及视网膜炎，常与栀子、黄芩、车前子、泽泻等配伍。如龙胆泻肝汤（《太平惠民和剂局方》）。

2.用于急性前葡萄膜炎，常与羌活、防风、菊花、蒺藜等配伍。如龙胆草散（《种痘新书》）。

药理作用：龙胆草具有抗菌、抗炎、保肝、利胆、健胃、抗疟原虫、镇静、抗肌肉松弛、降压、减缓心率等作用。

常用代表方：龙胆泻肝汤（《太平惠民和剂局方》）。龙胆草、栀子、黄芩、车前子、泽泻、木通、当归、生地黄、柴胡、甘草。适用于葡萄膜炎、闭角型青光眼、急性视神经炎及视网膜炎。

密蒙花（Mimenghua）

1.用于糖尿病视网膜病变等，常与黄芪、女贞子配伍。如密蒙花方（《中国中医眼科杂志》）。

2.用于视神经萎缩、维生素 A 缺乏所致的夜盲，常与养血药同用。如猪肝散（《普济方》）。

药理作用：密蒙花具有减轻甲醛性炎症、降低皮肤、小肠血管的通透性及脆性、解痉、利胆、利尿等作用。

常用代表方：密蒙花方（《中国中医眼科杂志》）。黄芪、女贞子、黄连、肉桂、密蒙花。适用于糖尿病视网膜病变等。

地骨皮（Digupi）

1.用于眼底炎症性、出血性疾病，常与桑白皮、黄芩、知母、麦冬等配伍。如泻肺汤（《审视瑶函》）。

2.用于视神经萎缩，常与生地黄、熟地黄、天冬等配伍。如固本丸（《丹溪治法心要》）。

药理作用：地骨皮具有抑菌、解热、降血糖、降血脂、减慢心率、调节免疫、兴奋子宫、镇痛等作用。

常用代表方：泻肺汤（《审视瑶函》）。地骨皮、桑白皮、黄芩、知母、麦冬、桔梗。适用于结膜炎。

竹叶、玄参、犀角、连翘、白芍、知母、桔梗。适用于感染性角膜炎、急性视神经炎。

玄参（Xuanshen）

1. 用于感染性角膜炎、急性视神经炎，常与石膏、知母、生地黄、牡丹皮等配伍。如清瘟败毒饮（《疫疹一得》）。

2. 用于眼内出血、葡萄膜炎、视网膜渗出水肿，常与犀角、黄连、金银花、竹叶心等配伍。如清营汤（《温病条辨》）。

药理作用：玄参具有抗菌、降压、扩张冠状动脉、抗炎、镇静、抗惊厥、增强免疫、抗氧化等作用。

常用代表方：清瘟败毒饮（《疫疹一得》）。生地黄、黄连、黄芩、牡丹皮、石膏、栀子、甘草、

天花粉（Tianhuafen）

1. 用于糖尿病性视网膜病变，常与葛根、生地黄、麦冬、五味子等配伍。如玉泉丸（《中国中成药优选》）。

2. 用于慢性闭角型青光眼，常与法半夏、陈皮、茯苓、栀子等配伍。如清痰饮（《审视瑶函》）。

药理作用：天花粉具有抑菌、致流产、抗早孕、抗病毒、抗肿瘤、提高机体免疫力、降血糖等作用。

常用代表方：玉泉丸（《中国中成药优选》）。葛根、天花粉、生地黄、麦冬、五味子、糯米、甘草。适用于糖尿病性视网膜病变。

第二节 祛 湿 药

茯苓（Fuling）

1. 用于玻璃体混浊、视网膜水肿、视神经炎，常与猪苓、泽泻等配伍。如五苓散（《目经大成》）。

2. 用于视网膜脱离或水肿，常与人参、白术、薏苡仁等配伍。如参苓白术散（《太平惠民和剂局方》）。

3. 用于青光眼，常与车前子、泽泻等药配伍。如术茯车前子汤（《医统》）。

药理作用：茯苓具有利尿、镇静、抗肿瘤、降血糖、增加心肌收缩力、增强免疫功能、抗乙型肝炎病毒、护肝、降低胃液分泌、抑制胃溃疡、抗排异、抗迟发型超敏反应、抗菌、抗炎、抗衰老、增白等作用。

常用代表方：五苓散（《目经大成》）。白术、茯苓、猪苓、泽泻、肉桂。适用于眼睑红肿、视网膜水肿。

泽泻（Zexie）

1. 用于前葡萄膜炎、视网膜水肿，常与车前子、猪苓等配伍。如猪苓汤（《伤寒论》）。

2. 用于眼底退行性疾病，常与熟地黄、牡丹皮等配伍。如六味地黄丸（《小儿药证直诀》）。

药理作用：泽泻具有利尿、降压、降血糖、降血脂、抗脂肪肝、调节免疫、抑制肾结石形成、

调控腹膜穿孔、抗菌等作用。

常用代表方：猪苓汤（《伤寒论》）。猪苓、茯苓、泽泻、阿胶、滑石。适用于角膜炎、前葡萄膜炎、视网膜水肿。

车前子（Cheqianzi）

1. 用于玻璃体混浊、视网膜水肿，常与猪苓、茯苓、白术等配伍。如猪苓散（《伤寒论》）。

2. 用于各类角膜炎，常与龙胆草、黄芩、菊花等配伍。如车前饮（《银海精微》）。

药理作用：车前子具有利尿、降血脂、降眼压、恢复眼损伤、祛痰、镇咳、促进肠蠕动、预防肾结石形成、抗衰老、抗炎等作用。

常用代表方：猪苓散（《伤寒论》）。猪苓、茯苓、白术、车前子。适用于玻璃体混浊、视网膜水肿。

苍术（Cangzhu）

1. 用于葡萄膜炎、视盘水肿等，常与蝉蜕、黄芩等配伍。如苍术散（《圣济总录》）。

2. 用于顽固性部分眼轮匝肌痉挛所致眼睑震颤，常与熟地黄、当归、白芍等配伍。如当归活血饮（《审视瑶函》）。

3. 用于青光眼，常与薏苡仁、厚朴、猪苓等配伍。如加味平胃散（《类编朱氏集验医方》）。

4. 用于黄斑水肿，常与茯苓、白术配伍。如苍附五苓散（《医宗金鉴》）。

药理作用：苍术具有促进胃肠运动、收缩胃平滑肌、保肝、抗炎、降血糖、抗心律失常、抗缺氧、抗菌、抗病毒等作用。

常用代表方：苍术散（《圣济总录》）。苍术、蝉蜕、木贼、黄芩。适用于葡萄膜炎、视盘水肿、真菌性角膜炎。

厚朴（Houpu）

1. 用于玻璃体混浊、葡萄膜炎等，常与苍术配伍。如平胃散（《太平惠民和剂局方》）。

2. 用于睑腺炎、眼睑丹毒、眼睑蜂窝织炎并发感染，常与天南星、大黄、天花粉等配伍。如如意金黄散（《外科正宗》）。

3. 用于眼球钝痛、玻璃体混浊，常与石菖蒲、半夏、芦根等配伍。如连朴饮（《霍乱论》）。

药理作用：厚朴具有降压、抗溃疡、止泻、保肝、中枢性末梢性肌松弛、抗痉挛、镇痛、抗炎、抗菌、抗肿瘤、延缓衰老等作用。

常用代表方：平胃散（《太平惠民和剂局方》）。苍术、厚朴、陈皮、甘草。适用于睑板腺囊肿、睑腺炎反复发作、角膜炎或角膜移植片水肿混浊。

薏苡仁（Yiyiren）

1. 用于视神经炎、化脓性脉络膜视网膜炎、视网膜静脉周围炎等及前部巩膜炎、慢性前葡萄膜炎缠绵难愈，常与杏仁、滑石等配伍。如三仁汤（《温病条辨》）。

2. 用于中心性浆液性脉络膜视网膜病变、渗出性视网膜脱离，常与党参、茯苓、车前子等配伍。如清热泻脾汤（《眼科临症笔记》）。

药理作用：薏苡仁具有抑制癌细胞作用、提高免疫力、降血清钙、降血糖、解热、镇静、抗炎、镇痛等作用。

常用代表方：三仁汤（《温病条辨》）。杏仁、飞滑石、白通草、白蔻仁、竹叶、厚朴、生薏苡仁、半夏。适用于视神经炎、化脓性脉络膜视网膜炎、视网膜静脉周围炎、前部巩膜炎、慢性前葡萄膜炎缠绵难愈。

滑石（Huashi）

1. 用于视网膜炎、眼底变性、视神经炎等，常与秦皮、黄连等配伍。如秦皮汤（《秘传眼科龙木论》）。

2. 用于眼睑水肿、眼睑炎症，常与防风、车前子等配伍。如除湿汤《普济方》。

药理作用：滑石具有抑菌、吸附和收敛、保护肠壁、保护创面、吸收分泌物、促进结痂的作用。

常用代表方：秦皮汤（《秘传眼科龙木论》）。秦皮、滑石、黄连。适用于视网膜炎、眼底变性、视神经炎等。

第三节 理 气 药

陈皮（Chenpi）

1. 用于睑板腺囊肿、视网膜有硬性渗出，常与法半夏、茯苓等配伍。如二陈汤（《太平惠民和剂局方》）。

2. 用于原发性视网膜色素变性、视神经萎缩、视疲劳等，常与人参、黄芪、白术、当归等配伍。如补中益气汤（《内外伤辨惑论》）。

3. 用于闭角型青光眼，常与半夏、礞石、僵蚕等配伍。如将军定痛丸（《审视瑶函》）。

药理作用：陈皮具有松弛胃肠平滑肌、抗胃溃疡、改善小肠功能、保肝利胆、祛痰、平喘、增强心脏收缩力、增加心排血量、扩张冠状动脉、升血压、清除氧自由基、抗脂质过氧化、扩张气管、调节子宫、降胆固醇、抗菌、抗病毒等作用。

常用代表方：二陈汤（《太平惠民和剂局方》）。法半夏、陈皮、茯苓、甘草。适用于睑板腺囊肿、视网膜有硬性渗出。

青皮（Qingpi）

1. 用于球后视神经炎、视神经萎缩、陈旧性视网膜脉络膜病变，常与柴胡、当归、白芍、茯苓等配伍。如逍遥散（《太平惠民和剂局方》）。

2. 用于睑板腺囊肿、眼眶炎性假瘤，常与半夏、天南星、陈皮配伍。如化痰丸（《秘传眼科纂要》）。

药理作用：青皮具有促进消化、舒张胆囊平滑肌、利胆、升血压、祛痰、扩张支气管、平喘、抗血小板聚集、抗休克等作用。

常用代表方：逍遥散（《太平惠民和剂局方》）。甘草、当归、茯苓、白芍、白术、柴胡、青皮。适用于球后视神经炎、视神经萎缩、陈旧性视网膜脉络膜病变。

枳实（Zhishi）

1. 用于视网膜静脉阻塞、视力急剧下降，常与柴胡、白芍、甘草等配伍。如四逆散（《伤寒论》）。

2. 用于眼部红赤疼痛，常与大黄、芒硝配伍。如大承气汤（《伤寒论》）。

药理作用：枳实具有抑制血栓形成、抗溃疡、强心、增加血流量、升血压、利尿、抗变态反应等作用。

常用代表方：四逆散（《伤寒论》）。甘草、枳实、柴胡、白芍。适用于视网膜静脉阻塞、视力急剧下降。

木香（Muxiang）

1. 用于视神经萎缩、视网膜色素变性、视疲劳，常与人参、黄芪、升麻、柴胡等配伍。如调中益气汤（《审视瑶函》）。

2. 用于前葡萄膜炎、玻璃体混浊，常与苍术、厚朴等配伍。如分消汤（《洞天奥旨》）。

3. 用于小儿角膜软化症，常与使君子、神曲、麦芽、槟榔等配伍。如消疳丸（《仙拈集》）。

药理作用：木香具有双向调节胃肠道、抗胃溃疡、利胆、松弛气管平滑肌、利尿、促进纤维蛋白溶解、抗菌等作用。

常用代表方：调中益气汤（《审视瑶函》）。人参、黄芪、升麻、柴胡、木香、苍术、陈皮、甘草。适用于上睑下垂、视神经萎缩、视网膜色素变性、视疲劳。

香附（Xiangfu）

1. 用于眼底病，常与柴胡、枳壳等配伍。如柴胡疏肝散（《景岳全书》）。

2. 用于青光眼缓解期或手术后，常与白芍、当归、枳壳、陈皮配伍。如调气汤（《临证医案医方》）。

药理作用：香附具有抑制子宫、增加胆汁流量、保护肝细胞、降低肠管紧张性、拮抗乙酰胆碱、强心、减慢心率、降血压、抗菌等作用。

常用代表方：柴胡疏肝散（《景岳全书》）。柴胡、陈皮、白芍、枳壳、炙甘草、川芎、香附。适用于眼底病。

第四节　止　血　药

大蓟（Daji）

用于前房积血、玻璃体积血、视网膜出血，常与小蓟、栀子等配伍。如十灰散（《十药神书》）。

药理作用：大蓟具有止血、降脂、利尿、降压、促排卵、抗肿瘤、增强免疫、抗氧化、抗菌等作用。

常用代表方：十灰散（《十药神书》）。大蓟、小蓟、荷叶、侧柏叶、茅根、茜草根、大黄、山栀子、棕榈皮、牡丹皮。适用于前房积血、玻璃体积血、视网膜出血。

小蓟（Xiaoji）

用于眼底出血，常与地黄、滑石等配伍。如小蓟饮子（《济生方》）。

药理作用：小蓟具有止血、强心、抗肿瘤、抗氧化、抗菌等作用。

常用代表方：小蓟饮子（《济生方》）。生地黄、小蓟、滑石、木通、蒲黄、藕节、淡竹叶、当归、山栀子、甘草。适用于眼内出血。

侧柏叶（Cebaiye）

用于眼底出血性疾病早期，常与地黄、栀子炭等配伍。如宁血汤（《中医眼科学》）。

药理作用：侧柏叶具有缩短出血时间及凝血时间、止血、镇咳、祛痰、平喘、镇静、降血压、保护心肌缺血再灌注损伤、防止肺动脉高压、抗肿瘤、抗炎、抗红细胞氧化、防脱发、抗菌作用。

常用代表方：宁血汤（《中医眼科学》）。生地黄、栀子炭、白茅根、侧柏叶、墨旱莲、仙鹤草、白蔹、白芍、白及、阿胶。适用于血热眼内出血早期。

白茅根（Baimaogen）

1.用于各种眼部出血，如结膜下出血、前房积血、黄斑出血，常与大蓟、小蓟等配伍。如十灰散（《十药神书》）。

2.用于黄斑水肿、视网膜水肿，常与车前子等配伍。如白茅根、车前子各50g，加白糖煮水服。

药理作用：白茅根具有止血、利尿、调控免疫、抗乙型肝炎病毒、抗菌抑菌作用。

常用代表方：十灰散（《十药神书》）。大蓟、小蓟、荷叶、侧柏叶、白茅根、茜草、大黄、栀子、牡丹皮、棕榈皮。适用于各种眼部出血，如结膜下出血、前房积血、黄斑出血。

茜草（Qiancao）

用于各种眼底出血症、视网膜中央静脉阻塞、视网膜静脉周围炎，常与大蓟、小蓟、白茅根等配伍。如十灰散（《十药神书》）。

药理作用：促进血液凝固、升高白细胞、抗氧化、调节免疫、镇咳、祛痰、护肝、抗菌消炎、抑制结石形成等作用。

常用代表方：十灰散（《十药神书》）。大蓟、小蓟、荷叶、侧柏叶、白茅根、茜草、大黄、栀子、牡丹皮、棕榈皮。适用于各种眼底出血症、视网膜中央静脉阻塞、视网膜静脉周围炎。

蒲黄（Puhuang）

用于视网膜静脉阻塞、视网膜静脉周围炎、糖尿病性视网膜病变等各种眼底出血，可单味使用，也可与仙鹤草、墨旱莲等配伍。如生蒲黄汤（《中国眼科六经要法》）。

药理作用：蒲黄具有降血压、减轻心脏负荷、改善微循环、提高机体耐缺氧能力、促进凝血、兴奋离体子宫、降血脂、抗炎、抗菌、利胆、利尿、镇痛、平喘等作用。

常用代表方：生蒲黄汤（《中国眼科六经要法》）。生蒲黄、墨旱莲、生地黄、荆芥炭、牡丹皮、

郁金、丹参、川芎。适用于各种眼底出血病。

白及（Baiji）

用于眼底反复出血，如视网膜静脉周围炎、糖尿病性视网膜病变等，常与地黄、栀子、白茅根等配伍。如宁血汤（《眼科汤头歌诀》）。

药理作用：白及具有缩短出血和凝血时间、止血、保护胃黏膜、抑制溃疡、防止肠粘连、抗肿瘤、促进创面愈合、促进血管内皮细胞黏附生长、抗菌等作用。

常用代表方：宁血汤（《眼科汤头歌诀》）。生地黄、栀子炭、白茅根、侧柏叶、墨旱莲、仙鹤草、白蔹、白芍、白及、阿胶。适用于眼底反复出血，如视网膜静脉周围炎、糖尿病性视网膜病变等。

藕节（Oujie）

用于眼部各种出血如前房积血、眼底出血、眶内出血，常与地黄、大蓟、小蓟等配伍。如荷叶丸（《中华人民共和国药典》）。

药理作用：藕节具有凝血、降脂减肥等作用。

常用代表方：荷叶丸（《中华人民共和国药典》）。荷叶、藕节、大蓟、小蓟、知母、黄芩、地黄、棕榈、栀子、白茅根、玄参、白芍、当归、香墨。适用于眼部各种出血。

紫珠（Zizhu）

用于眼部各种出血、术后出血，常与仙鹤草、侧柏叶等配伍；用于外伤所致眼底出血，常与水牛角片、黄连等配伍。如柏超然治眼底出血验案（《全国中医眼科名家学术经验集》），也可单味制成片剂或研末吞服。

药理作用：紫珠具有收缩局部血管、缩短凝血时间及凝血酶原时间、抑制纤溶系统、抗菌等作用。

常用代表方：柏超然治眼底出血验案（《全国中医眼科名家学术经验集》）。水牛角片、酒炒黄连、肉桂粉、连翘心、竹叶卷心、山栀子、苦参、生地黄、紫珠草、荠菜花、首乌藤、甘草、小葱。适用于外伤所致眼底出血。

第五节 活 血 药

三七（Sanqi）

1. 用于各种眼底病出血，用 1% 三七液滴眼。

2. 用于视网膜中央静脉阻塞严重出血，常与通窍活血汤配三七粉冲服。

3. 用于各种角膜炎伴严重浸润、水肿，常用三七液滴眼。

药理作用：三七具有止血、活血、扩张血管、镇痛、抗炎、调节免疫、抗肿瘤、抗衰老、抗氧化、降低血脂、保护肝脏等作用。

常用代表方：三七根磨汁涂四周（《濒湖集简方》）。适用于眼部充血症状严重者。

川芎（Chuanxiong）

1. 用于眼底病，如视神经萎缩、中心性浆液性脉络膜视网膜病变、视网膜变性，常与当归、白芍、丹参等配伍。如四物汤（《太平惠民和剂局方》）。

2. 用于玻璃体混浊，常与细辛、白芷、防风等配伍。如芎菊散（《圣济总录》）。

3. 用于角膜炎伴疼痛畏光，常与蝉蜕、藁本、薄荷配伍。如圣饼子（《普济方》）。

药理作用：川芎具有扩张冠状动脉、改善心肌血氧供应、扩张脑血管、预防血栓、镇静、降血压、促进骨折愈合、抑菌、利胆、抗组胺等作用。

常用代表方：四物汤（《太平惠民和剂局方》）。当归、川芎、白芍、地黄。适用于视神经萎缩、中心性浆液性脉络膜视网膜病变、视网膜变性。

红花（Honghua）

1. 用于眼底病、沙眼、慢性结膜炎、结节性前巩膜炎，常与大黄、赤芍等配伍。如归芍红花散（《审视瑶函》）。

2. 用于蚕蚀性角膜溃疡、边缘性角膜溃疡、病毒性角膜溃疡、角膜炎，常与当归尾、赤芍、木贼草、蝉蜕等配伍。如洗肝散（《眼科全书》）。

3. 用于视网膜静脉阻塞、眼底出血、玻璃体积血，常与枳壳、牛膝配伍。如血府逐瘀汤（《医林改错》）。

药理作用：红花具有保护和改善心肌缺血、抑制血小板聚集、降低血黏稠度、提高耐缺氧能力、抗心律失常、镇痛、镇静、抗惊厥、免疫抑制、抗炎等作用。

常用代表方：归芍红花散（《审视瑶函》）。当归、大黄、栀子仁、黄芩、红花、赤芍、甘草、白芷、防风、生地黄、连翘。适用于眼底病、沙眼、慢性结膜炎、结节性前巩膜炎。

桃仁（Taoren）

1. 用于眼底出血如视网膜静脉阻塞、玻璃体积血，常与枳壳、牛膝等配伍。如血府逐瘀汤（《医林改错》）。

2. 用于视网膜中央动脉阻塞之视力骤降甚至视物不见，常与赤芍、川芎、葱白、麝香等配伍。如通窍活血汤（《医林改错》）。

3. 用于眼底退行性病变，常配以养肝益肾之品，如山茱萸、肉桂等。如补肝汤（《医学六要》）。

药理作用：桃仁具有增加脑血流量、抑制体外血栓形成、润滑肠道、镇痛、抗炎、抗菌、抗过敏等作用。

常用代表方：血府逐瘀汤（《医林改错》）。桃仁、红花、当归、生地黄、川芎、赤芍、柴胡、枳壳、甘草、桔梗、牛膝。适用于玻璃体积血、眼底出血，如视网膜静脉阻塞。

苏木（Sumu）

1. 用于眼底出血、角膜炎、眼部臃肿、外伤性前房积血，常与栀子、黄芩、菊花等配伍。如大黄当归散（《银海精微》）。

2. 用于各类角膜溃疡、角膜炎，常与薄荷、菊花、蝉蜕、木贼等配伍。如洗肝散（《眼科全书》）。

3. 用于眼睑黑肿、球结膜充血呈红紫色，常与桑白皮、陈皮等配伍。如泻肺散（《银海精微》）。

药理作用：苏木具有抗肿瘤、免疫抑制、改善微循环、抗氧化、抗炎等作用。

常用代表方：大黄当归散（《银海精微》）。当归、菊花、大黄、黄芩、红花、苏木、栀子、木贼。适用于角膜炎、眼部臃肿、眼底出血、外伤性前房积血。

泽兰（Zelan）

1. 用于外伤性眼内出血，常与丹参、川芎等配伍。如祛瘀汤（《中医眼科学》）。

2. 用于视盘炎、视盘水肿、视网膜水肿等。单用捣烂外敷。

药理作用：泽兰具有对抗体外血栓形成、抑制凝血系统、强心等作用。

常用代表方：祛瘀汤（《中医眼科学》）。泽兰、丹参、川芎、当归尾、桃仁、郁金、生地黄、赤芍、墨旱莲、仙鹤草。适用于外伤性眼内出血，如视网膜出血、前房积血。

牛膝（Niuxi）

1. 用于视网膜血管阻塞、视网膜反复出血、玻璃体积血、前房积血、眼外伤等，常与当归、川芎、赤芍等配伍。如坠血明目饮（《审视瑶函》）。

2. 用于视网膜色素变性、视神经萎缩、老年性黄斑变性等，常与枸杞子、山萸肉、熟地黄、杜仲等配伍。如左归丸（《景岳全书》）。

3. 用于视网膜静脉阻塞、视网膜动脉阻塞，常与白芍、天冬等配伍。如镇肝熄风汤（《医学衷中参西录》）。

药理作用：牛膝具有免疫调节、抗肿瘤、抗病毒、抗衰老、镇痛、抗炎、子宫兴奋、抗生育、抗凝血等作用。

常用代表方：坠血明目饮（《审视瑶函》）。细辛、人参、牛膝、赤芍、五味子、川芎、石决明、生地黄、山药、知母、当归尾。适用于视网膜血管阻塞、视网膜反复出血、玻璃体积血、前房积血、眼外伤。

延胡索（Yanhusuo）

1. 用于眼底血管阻塞性疾病、老年性黄斑变性等，常与诃子等配伍。如三子散（《中华人民共和国药典》）。

2. 用于眼外伤，常与白芷、香附配伍。如元胡止痛片（《中华人民共和国药典》）。

药理作用：延胡索有镇痛、催眠、镇静与安定、催眠、扩张冠状动脉、降低冠状动脉阻力、增加冠状动脉血流量、提高耐缺氧能力、对抗心律失常、抗心肌缺血、降低血压、减缓心率、抗溃疡、

抑制胃酸分泌等作用。

常用代表方：三子散（《中华人民共和国药典》）。诃子、栀子、川楝子。适用于眼底血管阻塞性疾病、老年性黄斑变性等。

益母草（Yimucao）

1. 用于老年性黄斑变性、视网膜水肿等，常与桃仁、红花等配伍。如桃红四物汤（《医宗金鉴》）。

2. 用于眼底病复发或加重，常与当归、白芍等配伍。如益母草散（《太平圣惠和剂局方》）。

药理作用：益母草具有抗心肌缺血和心律失常、兴奋子宫、降压、扩张血管、抑制血栓形成、改善肾功能、利尿等作用。

常用代表方：桃红四物汤（《医宗金鉴》）。桃仁、红花、川芎、柴胡、赤芍、郁金、枳实、三七粉、琥珀粉、泽兰、益母草、白茅根。适用于老年性黄斑变性、视网膜水肿。

乳香（Ruxiang）

1. 用于眼底出血、眼外伤性前房积血、外伤性前葡萄膜炎，常与没药、当归尾配伍。如活血汤（《万病回春》）。

2. 用于眼眶蜂窝织炎初期，常与金银花、白芷等配伍。如仙方活命饮（《校注妇人大全良方》）。

药理作用：乳香具有镇痛、抗炎、升高白细胞计数、促进伤口愈合等作用。

常用代表方：活血汤（《万病回春》）。当归尾、赤芍、桃仁、肉桂、延胡索、乌药、香附、枳壳、红花、牡丹皮、川芎、乳香、木香、甘草。适用于眼底出血、眼外伤性前房积血、外伤性前葡萄膜炎。

没药（Moyao）

1. 用于眼底病、前房积血继发青光眼，常与没药、大黄配伍。如没药散（《银海精微》）。

2. 用于眼眶蜂窝织炎初起，常与金银花、白芷配伍。如仙方活命饮（《校注妇人大全良方》）。

药理作用：没药具有降血脂、防止动脉内膜粥样斑块形成、抑菌、兴奋肠蠕动等作用。

常用代表方：没药散（《银海精微》）。没药、大黄、朴硝。适用于眼底病、前房积血继发青光眼。

穿山甲 （Chuanshanjia）

1. 用于眼底病、眼眶蜂窝织炎初起者，常与金银花、当归、白芷、赤芍等配伍。如仙方活命饮（《外科发挥》）。

2. 用于眼外伤伴肿胀疼痛，常与大黄、当归、连翘、乳香、没药等配伍。如退气散血方（《银海精微》）。

药理作用：穿山甲具有延长凝血时间、降低血液黏稠度、抗炎、抗心肌缺氧、升高白细胞计数等作用。

常用代表方：仙方活命饮（《外科发挥》）。金银花、当归、白芷、赤芍、白芷、贝母、防风、甘草节、皂角刺、穿山甲、天花粉、乳香、没药、陈皮。适用于眼底病、睑腺炎、眼睑急性化脓性炎症、眼眶蜂窝织炎初起。

大黄 （Dahuang）

1. 用于视神经炎、视网膜静脉阻塞、化脓性脉络膜视网膜炎、眼内炎等，常与枳实、石膏等配伍。如眼珠灌脓方（《韦文贵眼科临床经验选》）。

2. 用于急性闭角型青光眼、眼内急性化脓性炎症，常与玄明粉、枳实等配伍。如大承气汤（《伤寒论》）。

3. 用于外伤性前房积血、球结膜下出血、眼底出血，常与当归尾、赤芍。如大黄当归散（《银海精微》）。

药理作用：大黄具有通便、抗感染、利胆、止血等作用。

常用代表方：眼珠灌脓方（《韦文贵眼科临床

经验选》）。大黄、枳实、金银花、瓜蒌仁、栀子仁、黄芩、生石膏、夏枯草、天花粉、淡竹叶。适用于视神经炎、视网膜静脉阻塞、化脓性脉络膜视网膜炎、眼内炎。

血竭 （Xuejie）

1. 用于眼底出血、眼外伤、前房积血等，常与没药、大黄等配伍。如没药散（《银海精微》）。

2. 用于开角型青光眼，常与熊胆、黄连、蝉蜕、木贼草等配伍。如观音丸（《仁斋直指方论》）。

3. 用于青光眼等，常与龙胆草、密蒙花、蛇蜕、木贼配伍。如熊胆丸（《普济方》）。

药理作用：血竭具有抑制血小板聚集、防止血栓形成、抑菌、抗炎、降血脂、镇痛、降血糖、改善机体免疫功能等作用。

常用代表方：没药散（《银海精微》）。大黄、血竭、没药、朴硝。适用于眼底出血、眼外伤、前房积血等疼痛难忍者。

五灵脂 （Wulingzhi）

用于各种眼底出血、眼外伤、慢性炎症所致的疼痛、积血不散，常与蒲黄配伍。如失笑散（《太平惠民和剂局方》）。

药理作用：五灵脂具有抑制血小板凝聚、降低血液黏稠度、抗真菌、提高耐缺氧耐寒耐高温能力、提高免疫功能、改善实验性微循环等作用。

常用代表方：失笑散（《太平惠民和剂局方》）。蒲黄、五灵脂。适用于各种眼底出血、眼外伤、慢性炎症所致的疼痛、积血不散。

第六节 和 血 药

当归 （Danggui）

1. 用于视神经萎缩、视神经炎、中心性浆液性脉络膜视网膜病变、视力疲劳等，常与熟地黄、白芍等配伍。如四物汤（《太平惠民和剂局方》）。

2. 用于眼外伤或伴眼球胀痛或刺痛，常与川芎、桃仁、红花等配伍。如血府逐瘀汤（《医林改错》）。

3. 用于视网膜静脉或动脉阻塞、玻璃体积血、前房积血，常与桃仁、红花、川芎、赤芍等配伍。

如桃红四物汤（《医宗金鉴》）。

4. 用于前葡萄膜炎，常与羌活、独活、蔓荆子、藁本配伍。如还阴救苦汤（《兰室秘藏》）。

药理作用：当归具有抗血栓形成、改善血液、冠状动脉循环、抗炎镇痛、降血糖、保护肺肾子宫、保肝利胆、补血、抗菌平喘等作用。

常用代表方：四物汤（《太平惠民和剂局方》）。熟地黄、当归、白芍、川芎。适用于视神经萎缩、视神经炎、中心性浆液性脉络膜视网膜病变、视力疲劳等。

丹参（Danshen）

1. 用于外伤性眼底出血，如视网膜出血、前房积血等，常与川芎、当归尾等配伍。如祛瘀汤（《中医眼科学》）。

2. 用于前房积血、眼底出血之早期，常与墨旱莲、蒲黄等配伍。如生蒲黄汤（《中医眼科六经法要》）。

药理作用：丹参具有扩张冠状动脉、改善心肌缺血、修复心肌损伤、提高耐缺氧能力、改善微循环、降血压、抑制血小板和凝血、抗血栓形成、调节血脂、护肝、促进伤口愈合、抑菌、镇静镇痛、改善肾功能、抗炎、抗过敏的作用。

常用代表方：祛瘀汤（《中医眼科学》）。丹参、川芎、当归尾、桃仁、泽兰、郁金、生地黄、赤芍、墨旱莲、仙鹤草。适用于外伤性眼底出血，如视网膜出血、前房积血。

赤芍（Chishao）

1. 用于视神经损伤、眼底出血、视网膜脱离、视盘炎等，常与当归、红花、栀子、黄芩等配伍。如归芍红花散（《审视瑶函》）。

2. 用于眼外伤、视网膜静脉或动脉阻塞、玻璃体积血、前房积血等，常与桃仁、红花、当归、川芎等配伍。如桃红四物汤（《玉机微义》）。

3. 用于急性前葡萄膜炎等，常与龙胆、羌活、防风、菊花等配伍。如龙胆草散（《种痘新书》）。

药理作用：赤芍具有改善过敏炎症、解痉、镇静、解热镇痛、扩张冠状动脉、抗血栓形成、保肝护肝、抗胃溃疡、调节免疫、抗抑郁、抗肿瘤等作用。

常用代表方：归芍红花散（《审视瑶函》）。当归、赤芍、红花、栀子、黄芩、大黄、白芷、连翘、防风、生地黄、甘草。适用于视神经损伤、眼底出血、视网膜脱离、视盘炎等。

鸡血藤（Jixueteng）

1. 用于视神经萎缩、开角型青光眼、视网膜退行性病变、视网膜血管细小等，常与熟地黄、白芍等配伍。如当归鸡血藤汤（《中医伤科学》）。

2. 用于巩膜炎、前葡萄膜炎，常与羌活、独活等配伍。如散风除湿活血汤（《中医眼科临床实践》）。

药理作用：鸡血藤具有降低血管阻力、抑制血小板聚集、抗动脉粥样硬化病变、抗炎、抗病毒、双向调节免疫系统、抗肿瘤等作用。

常用代表方：当归鸡血藤汤（《中医伤科学》）。当归、熟地黄、桂圆肉、白芍、丹参，鸡血藤。适用于视神经萎缩、开角型青光眼、视网膜退行性病变、视网膜血管细小等。

牡丹皮（Mudanpi）

1. 用于眼底出血，常与当归、白芍、柴胡等配伍。如加味逍遥饮（《审视瑶函》）。

2. 用于眼内瘀血、化脓性炎性突眼，常与犀角、生地黄、白芍等配伍。如犀角地黄汤（《备急千金要方》）。

药理作用：牡丹皮具有抗菌、抑制真菌、抑制血小板聚集、镇静、降温、解热、镇痛、解痉、抗动脉粥样硬化、抗心律失常、利尿、抗溃疡、促子宫内膜充血、降血压、调节免疫、保肝等作用。

常用代表方：加味逍遥饮（《审视瑶函》）。当归身、白术、白茯神、甘草、白芍、柴胡、炒山栀子、牡丹皮。适用于眼底出血。

生地黄（Shengdihuang）

1. 用于急性前葡萄膜炎、全葡萄膜炎等，常与独活、黄柏、防风、知母等配伍。如抑阳酒连散（《原机启微》）。

2. 用于眼内出血、葡萄膜炎、视网膜渗出水肿，常与犀角、黄连、金银花、竹叶心等配伍。如清营汤（《温病条辨》）。

3. 用于视神经炎、早期视神经萎缩，常与熟地黄、五味子、当归等配伍。如滋阴地黄丸（《赤水玄珠》）。

药理作用：生地黄具有抗菌、抗炎、抗肿瘤、抗感染、吸附、减少创面渗出、消肿、降低冠状血管阻力、改善心脏功能、增强心肌耐缺氧能力等作用。

常用代表方：抑阳酒连散（《原机启微》）。生地黄、独活、黄柏、防风、知母、蔓荆子、前胡、羌活、白芷、甘草、寒水石、栀子、黄连、防己。适用于急性前葡萄膜炎、全葡萄膜炎等。

第七节　破　血　药

昆布（Kunbu）

1. 用于 PVR、玻璃体混浊等，常与海藻配伍。如海藻玉壶汤（《医宗金鉴》）。

2. 用于玻璃体混浊，常与珍珠母配伍。如复明眼药水。

药理作用：昆布具有防治缺碘性甲状腺肿、降血压、降胆固醇、抗肿瘤、增强免疫功能、降血糖、镇咳、抗辐射等作用。

常用代表方：海藻玉壶汤（《医宗金鉴》）。海藻、昆布、贝母、半夏、青皮、陈皮、当归、川芎、连翘、甘草。适用于 PVR、玻璃体混浊等。

海藻（Haizao）

1. 用于 PVR、玻璃体混浊等，常与当归、川芎等配伍。如海藻玉壶汤（《医宗金鉴》）。

2. 用于眼眶炎性假瘤，常与夏枯草、玄参、贝母等配伍。如内消瘰疬丸（《疡医大全》）。

药理作用：海藻具有抑制甲状腺功能亢进、降血脂、降血压、抗凝血、抗血栓、降低血液黏稠度、改善微循环、抑菌、抗肿瘤等作用。

常用代表方：海藻玉壶汤（《医宗金鉴》）。海藻、昆布、贝母、半夏、青皮、陈皮、当归、川芎、连翘、甘草。适用于 PVR、玻璃体混浊等。

莪术（Ezhu）

1. 用于玻璃体视网膜病变、视网膜动脉静脉阻塞、黄斑变性等，常与芜荑、使君子等配伍。如消疳丸（《秘传眼科纂要》）。

2. 用于视网膜出血、前房积血，常与桃仁、丹参、当归、赤芍等配伍。如祛瘀汤（《中国眼科学讲义》）。

3. 用于视网膜陈旧渗出物、眼内瘀血，常与三棱、昆布、海藻等配伍。如三棱莪术汤《普济方》。

药理作用：莪术具有抗肿瘤、抗早孕、抗菌、升高白细胞计数、保肝、抑制血小板聚集、抗血栓形成、抗炎等作用。

常用代表方：消疳丸（《秘传眼科纂要》）。芜荑、使君子、神曲、麦芽、槟榔、青皮、陈皮、木香、香附、三棱、莪术、芦荟、胡黄连、大黄。适用于玻璃体病变、视网膜动脉静脉阻塞、黄斑变性、角膜软化症。

三棱（Sanleng）

1. 用于眼底视神经萎缩等，常与车前子、菊花等配伍。如车前子散（《普济方》）。

2. 用于眼内瘀血、瘀血机化、眼眶炎性假瘤、视网膜陈旧渗出物，常与莪术、牛膝等配伍。

药理作用：三棱具有镇痛、抗凝血、抗肿瘤作用。

常用代表方：车前子散（《普济方》）。车前子、三棱、菊花、蛇蜕、甘草、石决明、决明子、井泉石、枳壳。适用于角膜炎、视神经萎缩。

水蛭（Shuizhi）

1. 用于糖尿病性视网膜病变等，常与地黄、山茱萸等配伍。如优糖明 II 方（《眼科汤头歌诀》）。

2. 用于眼底退行性病变，常在补益的基础上，配本品少量。

3. 用于视网膜静脉阻塞、玻璃体积血量多甚至机化，且又无出血者，常与大黄、虻虫等配伍。如大黄䗪虫丸《金匮要略方论》。

药理作用：水蛭具有抗凝血、抗血栓、保护脑神经、抑制肿瘤血管生成、抗纤维化等作用。

常用代表方：优糖明 II 方（《眼科汤头歌诀》）。生地黄、山茱萸、葛根、牛膝、枸杞子、生蒲黄、三七、水蛭。适用于糖尿病性视网膜病变。

虻虫（Mengchong）

用于眼底外伤或者眼内有瘀血等，常与大黄、黄芩等配伍。如大黄䗪虫丸《金匮要略》。

药理作用：虻虫具有抗凝、抗炎、镇痛作用。

常用代表方：大黄䗪虫丸（《金匮要略》）。熟大黄、土鳖虫、水蛭、虻虫、蛴螬、干漆、苦杏仁、黄芩、地黄、白芍、甘草。适用于眼外伤或者眼内有瘀血等。

第八节　安　神　药

石决明（Shijueming）

1. 用于急性前葡萄膜炎、全葡萄膜炎等，常与菊花、木贼、决明子等配伍。如菊花决明散（《原机启微》）。

2. 用于青光眼，常与地黄、白芍、牡蛎等配伍。如慢性青光眼方（《韦文贵眼科临床经验选》）。

药理作用：石决明具有抑菌、保肝、抗凝血、中和胃酸等作用。

常用代表方：菊花决明散（《原机启微》）。石决明、石膏、木贼草、川羌活、炙甘草、防风、甘菊花、蔓荆子、川芎、黄芩、决明子。适用于急性前葡萄膜炎、全葡萄膜炎等。

磁石（Cishi）

1. 用于老年性黄斑变性等，常与朱砂、神曲等配伍。如神曲丸（《千金方》）。

2. 用于闭角型青光眼急性发作，常与五味子、牡丹皮等配伍。如磁石丸（《圣济总录》）。

3. 用于玻璃体混浊，常与朱砂、六神曲等配伍。如磁朱丸（《备急千金要方》）。

药理作用：磁石具有抑制中枢神经系统、镇惊、抗惊厥、助眠、抗炎、镇痛、促凝血等作用。

常用代表方：神曲丸（《千金方》）。神曲、磁石、光明砂。适用于老年性黄斑变性。

酸枣仁（Suanzaoren）

1. 用于中心性浆液性脉络膜视网膜病变、葡萄膜炎等，常与地黄、远志、柏子仁、五味子等配伍。如天王补心丹（《校注妇人良方》）。

2. 用于视神经病变，常与生地黄、熟地黄、白芍、当归等配伍。如补水安神汤（《审视瑶函》）。

3. 用于虚性眼底病，常与当归、川芎、茯神、远志等配伍。如加味四物汤《眼科秘书》。

药理作用：酸枣仁具有镇静催眠、抗心律失常、抗惊厥、镇痛、降低体温、降低血压、降低血脂、抗缺氧、抗肿瘤、抑制血小板聚集、增强免疫功能、兴奋子宫等作用。

常用代表方：天王补心丹（《校注妇人良方》）。

人参、茯苓、玄参、丹参、桔梗、远志、当归、五味子、麦冬、天冬、柏子仁、酸枣仁、生地黄。适用于中心性浆液性脉络膜视网膜病变、葡萄膜炎等。

柏子仁（Baiziren）

1. 用于眼底退行性病变，常与五味子、枸杞子、菟丝子、覆盆子等配伍。如三仁五子丸（《圣济总录·济生方》）。

2. 用于中心性浆液性脉络膜视网膜病变，常与五味子、远志、地黄等配伍。如天王补心丹（《校注妇人良方》）。

药理作用：柏子仁具有镇静安神、通便、改善记忆力、增强免疫力等作用。

常用代表方：三仁五子丸（《圣济总录·济生方》）。柏子仁、酸枣仁、薏苡仁、五味子、枸杞子、菟丝子、覆盆子、车前子、肉苁蓉、熟地黄、当归、茯苓、沉香。适用于眼底退行性病变。

远志（Yuanzhi）

1. 用于眼底退行性病变，常与酸枣仁、柏子仁等配伍。如天王补心丹（《世医得效方》）。

2. 用于角膜炎，常与五味子、熟地黄、酸枣仁等配伍。如镇心丸（《证治汇补》）。

3. 用于中心性浆液性脉络膜视网膜病变、视疲劳，常与人参、白术、当归、酸枣仁等配伍。如七福饮《景岳全书》。

药理作用：远志具有镇静、催眠、抗惊厥、祛痰、镇咳、降压、抗衰老、抗氧化、抗突变、抗癌、溶血、抗病毒、降血糖、降血脂、利胆、利尿、消肿等作用。

常用代表方：天王补心丹（《世医得效方》）。生地黄、人参、玄参、天冬、麦冬、丹参、当归、茯苓、远志、五味子、酸枣仁、柏子仁、朱砂、桔梗。适用于眼底退行性病变。

珍珠母（Zhenzhumu）

1. 用于老年性黄斑变性等，常与龙骨、白芍、地黄等配伍。如甲乙归藏汤（《医醇賸义》）。

2. 用于维生素 A 缺乏所致的夜盲、视神经萎缩，常与苍术等配伍。如珍珠母苍术汤（《吉林中草药》）。

3. 用于葡萄膜炎，常与菊花、夏枯草等配伍。

药理作用：珍珠母具有延缓衰老、抗氧化、抗肿瘤、抑制肝损伤、镇静、抗惊厥、抗过敏、抗溃疡、提高免疫力等作用。

常用代表方：甲乙归藏汤（《医醇賸义》）。珍珠母、白芍、生地黄、龙齿、首乌藤、柴胡、薄荷、当归身、丹参、柏子仁、夜合花、沉香、大枣。适用于老年性黄斑变性。

蒺藜（Jili）

1. 用于视盘炎、视神经损伤等，常与决明子、防风、菊花等配伍。如蝉花散（《太平惠民和剂局方》）。

2. 用于开角型青光眼，常与石决明、菊花、黄芩、黄连等配伍。如开光复明丸（《北京市中药成方选集》）。

药理作用：蒺藜具有降压、利尿、强心、提高机体免疫功能、抗衰老、降血糖、抗过敏、抑菌等作用。

常用代表方：蝉花散（《太平惠民和剂局方》）。蝉蜕、谷精草、白蒺藜、木贼、蔓荆子、菊花、荆芥穗、川芎、黄芩、栀子、甘草。适用于视盘炎、视神经损伤等。

天麻（Tianma）

1. 用于高血压性视网膜病变等，常与钩藤、川牛膝等配伍。如天麻钩藤饮（《杂病证治新义》）。

2. 用于巩膜炎并发症或急性穿孔性巩膜软化症早期，常与菊花、白芍配伍。如天麻汤（《奇效良方》）。

3. 用于玻璃体混浊等，常与枸杞子、菟丝子、巴戟天等配伍。如天麻丸（《证治准绳》）。

药理作用：天麻具有抗惊厥、抗癫痫、抗抑郁、镇痛、镇静、催眠、改善记忆力、改善微循环、扩张血管、降血压、抗凝血、抗血栓、抗血小板聚集、抗炎、抗衰老、抗氧化、防止缺氧、抗辐射、兴奋肠管、增强机体非特异性免疫和细胞免疫等作用。

常用代表方：天麻钩藤饮（《杂病证治新义》）。天麻、钩藤、川牛膝、石决明、山栀子、黄芩、杜仲、益母草、桑寄生、夜交藤、茯神。适用于高血压性视网膜病变等。

钩藤（Gouteng）

1. 用于眼底病等，常与防风、僵蚕、全蝎等配伍。如钩藤饮子（《审视瑶函》）。

2. 用于高血压性视网膜病变，常与石决明、决明子、菊花、夏枯草、白蒺藜、牛膝等配伍。

药理作用：钩藤具有镇静、防止癫痫发作、抗惊厥、抗精神依赖、抗脑缺血、扩张血管、降压、抑制血小板聚集、抗血栓、降血脂、抗内毒素血症、平喘等作用。

常用代表方：钩藤饮子（《审视瑶函》）。钩藤、防风、人参、麻黄、僵蚕、天麻、全蝎、炙甘草、川芎。适用于眼底病等。

地龙（Dilong）

1. 用于视神经损伤、外伤性眼底出血、视网膜动脉硬化等，常与当归、赤芍、红花等配伍。如归芍红花散（《审视瑶函》）。

2. 用于前房积血，常与桃仁、红花、当归等配伍。如血府逐瘀汤（《医林改错》）。

药理作用：地龙具有解热、镇静、抗惊厥、舒张支气管、降压、抗凝血、增强免疫、抗肿瘤、抗菌、利尿、兴奋子宫及肠平滑肌等作用。

常用代表方：归芍红花散（《审视瑶函》）。当归、赤芍、红花、大黄、黄芩、防风、生地黄、地龙、甘草。适用于视神经损伤、外伤性眼底出血、视网膜动脉硬化等。

龙骨（Longgu）

1. 用于眼底病，常与沙苑子、牡蛎等配伍。如金锁固精丸（《医方集解》）。

2. 用于青光眼，常与牡蛎、白芍、赭石配伍。如镇肝熄风汤（《医学衷中参西录》）。

药理作用：龙骨具有中枢抑制、抗惊厥、减轻骨骼肌兴奋性、镇静催眠、促进血液凝固、降低血管通透性等作用。

常用代表方：金锁固精丸（《医方集解》）。沙苑子、芡实、莲子、莲须、龙骨（煅）、牡蛎（煅）。

适用于眼底病等。

牡蛎（Muli）

1. 用于青光眼、高血压性视网膜病变等，常与龙骨、牛膝等配伍。如镇肝熄风汤（《医学衷中参西录》）。

2. 用于眼内瘀血机化、视网膜渗出物多，常与玄参、昆布、海藻等配伍。如昆布散（《顾氏医经读本》）。

药理作用：牡蛎具有镇静、抗惊厥、镇痛、抗胃溃疡、降血脂、抗凝血、抗血栓、抗癫痫、抗肝损、增强免疫力、抗肿瘤、抗衰老等作用。

常用代表方：镇肝熄风汤（《医学衷中参西录》）。龟甲、玄参、天冬、白芍、龙骨、牡蛎、牛膝、代赭石、川楝子、麦芽、茵陈、甘草。适用于青光眼、高血压性视网膜病变等。

第九节 补 益 药

人参（Renshen）

1. 用于原发性视网膜色素变性、视神经萎缩等，常与黄芪、白术、当归、茯苓配伍。如大补参芪丸（《秘传眼科纂要》）。

2. 用于视神经萎缩所致的眼底病等。如独参汤（《医方类聚》）。

药理作用：人参具有抗休克、强心、提高应激反应能力、提高脑力劳动功能、抗疲劳、促进造血系统功能、调节胆固醇代谢、增强机体免疫功能、增强性腺功能、降血糖、降血脂、抗炎、抗过敏、抗辐射、抗应激、抗肿瘤等作用。

常用代表方：大补参芪丸（《秘传眼科纂要》）。人参、黄芪、白术、枸杞子、石菖蒲、川芎、生地黄、甘草、石斛、当归、茯苓。适用于原发性视网膜色素变性、视神经萎缩等。

黄芪（Huangqi）

1. 用于视网膜静脉周围炎、视网膜色素变性、视网膜退行性病变等，常与当归、白芷、防风配伍。如助阳活血汤（《脾胃论》）。

2. 用于玻璃体混浊等，常与人参、升麻配伍。如益气聪明汤（《东垣试效方》）。

药理作用：黄芪具有调节血糖及血压、兴奋呼吸、增强机体免疫力、抑制病毒、抗菌、增强心肌收缩力、抗心律失常、扩张冠状动脉和外周血管、降血脂、抗衰老、抗缺氧、抗辐射、保肝、抗炎等作用。

常用代表方：助阳活血汤（《脾胃论》）。生黄芪、柴胡、防风、白芷、升麻、当归、蔓荆子、甘草。适用于视网膜静脉周围炎、视网膜色素变性、视

网膜退行性病变等。

肉苁蓉（Roucongrong）

用于玻璃体混浊、老年性黄斑变性、眼底退行性病变等，常与覆盆子、菟丝子配伍。如补肾丸（《不空和尚目医三种》）。

药理作用：肉苁蓉具有抗衰老、提高免疫力、改善阳痿早泄、抗疲劳、保护肝脏和心脑血管、润肠排毒等作用。

常用代表方：补肾丸（《不空和尚目医三种》）。覆盆子、菟丝子、青盐、肉苁蓉、沉香、枸杞子、磁石。适用于玻璃体混浊，老年性黄斑变性，眼底退行性病变等。

菟丝子（Tusizi）

1. 用于老年性黄斑变性、眼底退行性病变等，常与磁石、枸杞子等配伍。如补肾丸（《银海精微》）。

2. 用于视网膜静脉阻塞、慢性视神经炎等，常与熟地黄、肉苁蓉等配伍。如通明补肾丸（《秘传眼科龙木论》）。

3. 用于视网膜色素变性、视神经萎缩等内眼病，常与熟地黄、山药等配伍。如右归丸（《景岳全书》）。

药理作用：菟丝子具有增强性腺功能、治疗白内障、增加冠状动脉血流量、扩张冠状动脉、降血压、强心、抗癌等作用。

常用代表方：补肾丸（《银海精微》）。磁石、枸杞子、石斛、菟丝子、五味子、熟地黄、覆盆子、楮实子、车前子、肉苁蓉、沉香、青盐。适用于年龄相关性白内障、眼底退行性病变。

山茱萸（Shanzhuyu）

1. 用于玻璃体混浊、视神经萎缩等，常与熟地黄、山药等配伍。如六味地黄丸（《小儿药证直诀》）。

2. 用于视网膜色素变性、老年性黄斑变性，常与枸杞子、鹿角胶、龟甲胶配伍。如左归丸（《景岳全书》）。

3. 用于眼底退行病变，常与熟地黄、枸杞子、地骨皮等配伍。如补肾地黄丸（《活幼心书》）。

药理作用：山茱萸具有强心、升血压、抑制血小板聚集、抗血栓形成、抗肝损、抗氧化、兴奋副交感神经、收敛等作用。

常用代表方：六味地黄丸（《小儿药证直诀》）。熟地黄、山药、山茱萸、茯苓、泽泻、牡丹皮。适用于玻璃体混浊、视神经萎缩。

熟地黄（Shudihuang）

用于老年性黄斑变性、视网膜色素变性、玻璃体混浊等，常与山茱萸、山药、茯苓、泽泻、牡丹皮等配伍。如杞菊地黄丸（《医级宝鉴》）。

药理作用：熟地黄具有防止骨质疏松、抗衰老、改善学习记忆、调节免疫、抗焦虑等作用。

常用代表方：杞菊地黄丸（《医级宝鉴》）。枸杞子、菊花、熟地黄、酒萸肉、牡丹皮、山药、茯苓、泽泻。适用于老年性黄斑变性、视网膜色素变性、玻璃体混浊。

白芍（Baishao）

1. 用于妊娠高血压性视网膜病变、视神经萎缩、开角型青光眼早期等，常与熟地黄、川芎等配伍。如四物补肝散（《审视瑶函》）。

2. 用于视网膜色素变性、高度近视眼底改变、视神经萎缩等眼底退行性病变等，常与地黄、当归等配伍。如四物五子丸（《证治准绳》）。

3. 用于球后视神经炎、中心性浆液性脉络膜视网膜病变、视疲劳等，常与当归、牛膝、白术、天冬等配伍。如芎归养荣汤（《外科正宗》）。

药理作用：白芍具有镇痛解痉、保肝、抑菌、抑制胰淀粉酶、增强应激能力等作用。

常用代表方：四物补肝散（《审视瑶函》）。白芍、熟地黄、川芎、香附、夏枯草、甘草。适用

于妊娠高血压性视网膜病变、视神经萎缩、开角型青光眼早期等。

楮实子（Chushizi）

用于视神经萎缩、中心性浆液性脉络膜视网膜病变恢复期等，常与枸杞子、熟地黄等配伍。如加减驻景丸（《银海精微》）。

药理作用：楮实子具有抗氧化、增加免疫、降血脂、抗肿瘤、保护肝功能等作用。

常用代表方：加减驻景丸（《银海精微》）。熟地黄、楮实子、当归、车前子、枸杞子、五味子、川椒、菟丝子。适用于视神经萎缩、中心性浆液性脉络膜视网膜病变恢复期等。

枸杞子（Gouqizi）

1. 用于玻璃体混浊、视神经疾病等，常与熟地黄、山药等配伍。如左归饮（《景岳全书》）或杞菊地黄丸（《医级宝鉴》）。

2. 用于中心性浆液性脉络膜视网膜病变、老年性黄斑变性等，常与菊花配伍。如菊睛丸（《太平惠民和剂局方》）。

药理作用：枸杞子具有增强免疫、免疫调节、升高白细胞计数、促进造血、强壮、抗衰老、抗突变、抗肿瘤、降血脂、保肝、抗脂肪肝、降血糖、降血压等作用。

常用代表方：左归饮（《景岳全书》）。熟地黄、山药、枸杞子、山茱萸、牛膝、菟丝子、龟甲、鹿角胶。适用于玻璃体混浊、视神经疾病等。

石斛（Shihu）

1. 用于玻璃体混浊等，常与熟地黄、白茯苓、山茱萸等配伍。如地黄丸（《小儿药证直诀》）。

2. 用于老年性黄斑变性、眼底退行性病变等，常与菟丝子、枸杞子、肉苁蓉等配伍。如补肾丸（《银海精微》）。

3. 用于开角型青光眼及闭角型青光眼术后，常与天冬、枸杞子、羚羊角、青葙子等配伍。如石斛夜光丸（《原机启微》）。

药理作用：石斛具有助消化、抑制肿瘤、抑制血栓、镇痛解热、提高免疫、降低白内障晶体混浊度等作用。

常用代表方：地黄丸（《小儿药证直诀》）。熟地黄、山萸肉、干山药、泽泻、牡丹皮、白茯苓。适用于玻璃体混浊等。

桑椹（Sangshen）

1. 用于老年性黄斑变性等，常与何首乌、女贞子等配伍。如首乌延寿丹（《世补斋医书》）。

2. 用于视神经萎缩，常与熟地黄、当归、白芍等配伍。如桑椹膏丸（《外科百效》）。

3. 用于糖尿病视网膜病变、视网膜出血，常与石斛、天花粉、麦冬配伍。

药理作用：桑椹具有抗氧化、降血糖、抗衰老等作用。

常用代表方：首乌延寿丹（《世补斋医书》）。何首乌、菟丝子、金银藤、生地黄、杜仲、牛膝、女贞子、桑叶、桑椹、黑芝麻、金樱子、墨旱莲。适用于老年性黄斑变性等。

女贞子（Nüzhenzi）

1. 用于视神经炎等，常与决明子等配伍。如浙江民间常用草药。

2. 用于中心性浆液性脉络膜视网膜病变、急性视网膜色素上皮炎等，常与柴胡、木贼、苍术等配伍。如清肝解郁益阴渗湿汤（《广西中医药》）。

3. 用于视网膜静脉周围炎眼底出血，常与木贼、蝉蜕、地黄等配伍。如滋阴解郁汤《庞赞襄中医眼科经验》。

4. 用于眼内出血,常与墨旱莲配伍。如二至丸。

药理作用：女贞子具有增强免疫功能、升高白细胞计数、消减动脉粥样硬化斑块、强心、利尿、降血糖、保肝、镇咳、缓泻、抗菌、抗衰老、抗肿瘤等作用。

常用代表方：浙江民间常用草药。女贞子、决明子、青葙子。适用于视神经炎等。

龟甲（Gujia）

1. 用于视神经萎缩等，常与鹿角、枸杞子等药配伍。如龟鹿二仙膏（《摄生秘剖》）。

2. 用于青光眼等，常与玄参、天冬、白芍等配伍。如镇肝熄风汤（《医学衷中参西录》）。

3. 用于眼底反复出血等，常与知母、黄柏等药配伍。如大补阴丸（《丹溪心法》）。

药理作用：龟甲具有增强免疫功能、双向调节 DNA 合成率、解热、补血、镇静、抗凝血、增加冠状动脉血流量、提高耐缺氧能力、升高白细胞计数等作用。

常用代表方：龟鹿二仙膏（《摄生秘剖》）。龟甲、鹿角、枸杞子、人参。适用于视神经萎缩等。

（张仁俊　赵永旺　洪　敏　刘家琪）

第24章　眼底病常用中药注射剂及中成药

第一节　眼底病常用中药注射剂

清开灵注射液（Qingkailing Injection）

【成分】胆酸、珍珠母（粉）、猪去氧胆酸、栀子、水牛角（粉）、板蓝根、黄芩苷、金银花。辅料为依地酸二钠、硫代硫酸钠、甘油。

【性状】本品为棕黄色或棕红色的澄明液体。

【药理】清开灵注射液具有解热、保护脑组织、抑制神经细胞凋亡的发生、减少凋亡及坏死细胞、抗肝损伤的作用。

【适应证】清热解毒，化痰通络，醒神开窍。用于热病、神昏、中风偏瘫、神志不清；急性肝炎、上呼吸道感染、肺炎、脑血栓形成、脑出血见上述证候者。

【眼底病临床应用】用于视网膜动脉阻塞、脉络膜缺血、缺血性视神经病变。

【用法用量】肌内注射，每日 2 ～ 4ml。重症患者静脉滴注，每日 20 ～ 40ml，以 10% 葡萄糖注射液 200ml 或氯化钠注射液 100ml 稀释后使用。

【不良反应】

1. 过敏反应　以各种类型过敏反应为主，严重过敏反应包括过敏性休克、急性喉头水肿、过敏性哮喘、过敏性间质性肾炎。

2. 其他　罕见血尿、肌损害、低血钾。

【注意事项】

1. 本品只适用于温邪入里所致的高热症候者。有表证恶寒发热者、药物过敏史者、脾胃虚弱者慎用。

2. 用药前应详细询问患者是否为过敏体质，是否有药物过敏史，是否有使用清开灵制剂的历史。

3. 到目前为止，已确认清开灵注射液不能与硫酸庆大霉素、青霉素 G 钾、青霉素 G、肾上腺素、间羟胺、乳糖酸红霉素、多巴胺、硫酸镁注射液、山梗菜碱、硫酸美芬丁胺等药物配伍使用。根据现有临床使用文献资料，清开灵注射液与青霉素类、林可霉素类、氨基糖苷类、喹诺酮类、头孢菌素类、维生素类、盐酸氯丙嗪、葡萄糖酸钙、垂体后叶素、氨甲苯酸、氨茶碱、肌苷、1，6-二磷酸果糖、胸腺素、盐酸精氨酸、小诺新霉素、沐舒坦、去甲肾上腺素、异丙肾上腺素、盐酸川芎嗪、川芎嗪注射液等存在配伍禁忌。本品不能与能量合剂、高糖维持液和复方乳酸钠葡萄糖注射液、复方电解质 MG3 注射液、酸性药物配伍使用，特别避免与抗菌药品、青霉素类高敏类药物合用，尤其不能与抗生素类药物混合应用。

4. 本品如产生沉淀或混浊时不得使用。如经 10% 葡萄糖或氯化钠注射液稀释后出现混浊亦不得使用。

5. 适宜单独使用，不能与其他药物在同一容器中混合使用。谨慎联合用药，如确需联合使用其他药品时，应谨慎考虑与清开灵注射液的间隔时间及药物相互作用等问题。

6. 静脉滴注时，必须稀释以后使用，且应现配现用，并在 4h 以内用完。

7. 除按【用法用量】的说明使用以外，还可用 5% 葡萄糖注射液按每 10ml 药液加入 100ml 溶液稀释后使用。

8. 严格控制滴注速度和用药剂量。建议滴注速度小于 40 滴 / 分，一般控制在 15 ～ 30 滴 / 分，儿童用药应严格按千克体重计算。

9. 本品是纯中药制剂，保持不当可能影响产品质量。发现药液出现混浊、沉淀、变色或瓶身有漏气、裂纹等现象时不能使用。

10. 务必加强全程用药监护和安全性监测，密切观察用药反应，特别是开始 30min，发现异常，立即停药。

11. 对老年人、儿童、严重心脏疾病、肝肾功能异常患者等特殊人群和初次使用的患者应慎重使用。妊娠妇女、哺乳期妇女慎用。

12. 临床用药时，建议根据患者年龄、病情、体征等从低剂量开始，缓慢滴入，1 个疗程不宜大于 2 周，坚持中病即止，防止长期用药。对长期使用者在每个疗程间要有一定的时间间隔。

13. 禁止使用静脉推注的方法给药。

14. 避免空腹用药，用药时不宜对患者强调可能发生的不适，以免诱发心理反应。

【药物相互作用】 尚无本品与其他药物相互作用的信息。

【制剂】 每支装 10ml。

醒脑静注射液（Xingnaojing Injection）

【成分】 麝香、冰片、栀子、郁金。

【性状】 本品为无色的澄明液体。

【药理】 醒脑静注射液是由麝香、冰片等中药经科学方法提取精制而成的新型中药注射器剂，对各病因引起的意识障碍及高热等具有明显疗效。其在清除自由基、降低脑脊液中内源性致热原、抑制缺血再灌注诱导的脑神经细胞凋亡、减轻脑水肿、改善脑循环、保护脑细胞、降低卒中面积、缩短昏迷时间及退热等方面有明显作用。

【药动学】 醒脑静注射液的作用一般从损伤后 1d 开始，3d 以后逐渐达到高峰。

【眼底病临床应用】 用于眼底炎症、浅表性巩膜炎等及眼病患者伴发的上述全身性疾病。

【用法用量】 肌内注射，每次 2 ～ 4ml，每日 1 ～ 2 次。静脉滴注，每次 10 ～ 20ml，用 5% ～ 10% 葡萄糖注射液或氯化钠注射液 250 ～ 500ml 稀释后滴注，或遵医嘱。

【不良反应】

1. 过敏反应　潮红、皮疹、瘙痒、呼吸困难、憋气、心悸、发绀、血压下降、过敏性休克等。

2. 全身性损害　畏寒、寒战、发热、乏力、疼痛、面色苍白、多汗等。

3. 呼吸系统　呼吸急促、咳嗽等。

4. 心脑血管系统　心悸、胸闷、血压增高等。

5. 神经精神系统　头晕、头痛、抽搐、昏迷、肢体麻木、烦躁等。

6. 皮肤及其附件　风团样皮疹、丘疹、红斑等。

7. 消化系统　恶心、呕吐、腹痛、腹泻等。

【注意事项】

1. 本品不良反应包括过敏性休克，应在有抢救条件的医疗机构使用，用药后出现过敏反应或其他严重不良反应时须立即停药并及时救治。

2. 不建议儿童使用。

3. 加强用药监护。用药过程中，应密切观察用药反应，特别是用药开始 30min 内。发现异常，立即停药，采用积极救治措施，救治患者。

4. 加强肝功能监测。

【药物相互作用】 尚无本品与其他药物相互作用的信息。

【制剂】 安瓿瓶，5ml/ 支。

银杏二萜内酯葡胺注射液（Ginkgo Diterpene Lactones Meglumine Injection）

【成分】 主要成分为银杏内酯 A、银杏内酯 B、银杏内酯 K 等；辅料为葡甲胺、柠檬酸、氯化钠。

【性状】 本品为无色至微黄色的澄明溶液。

【药理】

1. 特异性拮抗血小板活化因子，改善视网膜血液循环，降低全血黏度，抗栓作用明显。

2. 保护视网膜神经节细胞，促进轴突生长，抑制谷氨酸毒性引起的视网膜神经节细胞凋亡。

【药动学】 起效时间（银杏内酯 B 的达峰时间）为 3.02h，持续时间（银杏内酯 B 的平均滞留时间）为 7.32h。

【眼底病临床应用】

1. 视网膜血管阻塞性疾病，糖尿病视网膜病变，青光眼、视神经炎等眼科疾病。

2. 可用于眼病患者伴发的上述全身性疾病。

【用法用量】 缓慢静脉滴注。每次 1 支(25mg)，临用前，将药物缓缓加入 0.9% 氯化钠注射液 250ml 中稀释，每日 1 次，用药期间严格控制滴速，首次使用时滴速应该控制为每分钟 10 ～ 15 滴，观察 30min 无不适者，可适当增加滴注速度，但应逐渐提高，滴注速度应不高于每分钟 30 滴。1 个疗程为 14d。

【不良反应】

1. 部分患者用药后出现头晕、头昏、眼花、头痛、背痛、颈胀、小便量多、夜尿增多、疲倦思睡、睡眠增多、协调功能异常等。

2. 少数患者用药后出现寒战、发热、心慌、后枕部不适，口、唇、爪、甲轻度发绀、下肢抖动、腹泻等，出现以上症状立即停药，并进行相应的处理。

3. 个别患者用药后出现面部红色点状皮疹等过敏反应。

4. 少数患者用药后出现 ALT、AST 升高。

5. 部分患者用药期间可出现血压波动，以血压降低为主。

【注意事项】

1. 用药前应仔细询问患者用药史和过敏史，过敏体质者慎用。

2. 用药前应认真检查药品及配制后的滴注液，发现药液出现混浊、沉淀、变色、结晶、瓶身细微破裂者，均不得使用。

3. 药品稀释应该严格按照说明书的要求配制，不得随意改变稀释液的种类、稀释浓度和稀释溶液用量，不得使用葡萄糖类溶液稀释；配药后应坚持即配即用，不宜长时间放置。

4. 中药注射液应单独使用，禁止与其他注射剂混合滴注；本品尚无与其他药物联合使用的安全性和有效性信息，谨慎联合用药。

5. 合并有严重心、肝、肾疾病者慎用。

6. 体质虚弱的老年人及合并感染者慎用。

【药物相互作用】 本品尚无药物相互作用相关研究，因此严禁混合配伍，谨慎联合用药。

【制剂】 注射剂：5ml ：25mg。

血栓通注射液（Xueshuantong Injection）

【成分】 三七总皂苷，氯化钠。

【性状】 本品为淡黄色至黄色的澄明液体。

【药理】 血栓通有效成分系由中药三七的根提取活性总皂苷，经一系列药理学实验研究，血栓通治疗脑梗死的作用机制可能与下列因素有关。三七总皂苷能抑制血小板聚集，降低血液黏稠度，改善患者血液的高凝状态，改善梗死区的血液供应；三七总皂苷具有扩张血管的作用。

【眼底病临床应用】 用于视网膜中央静脉阻塞，脑血管病后遗症，前房积血等。

【用法用量】 静脉注射：每次 2 ～ 5ml，以氯化钠注射液20 ～ 40ml 稀释后使用，每日 1 ～ 2 次。静脉滴注：每次 2 ～ 5ml，用 10% 葡萄糖注射液250 ～ 500ml 稀释后使用，每日 1 ～ 2 次。肌内注射：每次 2 ～ 5ml，每日 1 ～ 2 次。理疗：每次 2ml，加注射用水 3ml，从负极导入。

【不良反应】 偶见过敏性皮疹。

【注意事项】

1. 大剂量使用时，需观察血压变化，低血压者慎用，不推荐本品与其他药物在同一容器内混合使用。

2. 个别患者在使用中可能会出现局部皮肤轻度红肿，可采取冷敷患处，不必终止使用。

3. 输注过快可致个别患者出现胸闷、恶心，调慢滴速即可缓解。

4. 本品遇冷可能析出结晶，可置于 50 ～ 80℃ 热水中溶解，放冷至室温即可使用。

【药物相互作用】 尚无本品与其他药物相互作用的信息。

【制剂】 5ml ： 175mg（三七总皂苷）。

葛根素注射液（Puerarin Injection）

【成分】 本品主要成分为葛根素。本品为注射剂，其使用的辅料为丙二醇、枸橼酸钠、枸橼酸、依地酸二钠、亚硫酸氢钠、盐酸。

【性状】 本品为无色至微黄色的澄明液体。

【药理】 葛根素是从豆科植物野葛或甘葛藤根中提出的一种黄酮苷，为血管扩张药，有扩张冠状动脉和脑血管，降低心肌耗氧量，改善微循环和抗血小板聚集的作用。

【药动学】

1. 动物实验表明，随着给药剂量的增加（35mg/kg → 75mg/kg → 370mg/kg），药物的消除半衰期明显降低（11.8h → 10.4h → 4.7h）。

2. 体内分布以肝、肾、心脏和血浆中较多，睾丸、肌肉、脾次之，并可通过血 - 脑脊液屏障进入中枢。

3. 本品消除较快，在体内不易蓄积。

【功效】 可用于辅助治疗冠心病、心绞痛、心肌梗死、视网膜动脉阻塞、视网膜静脉阻塞、突发性耳聋。

【眼底病临床应用】用于视网膜动、静脉阻塞等。

【用法用量】静脉滴注。每次 200 ~ 400mg，加入 5% 葡萄糖注射液 500ml 中静脉滴注，每日 1 次，10 ~ 20d 为 1 个疗程，可连续使用 2 ~ 3 个疗程。超过 65 岁的老年人连续使用总剂量不超过 5g。

【不良反应】

1. 个别患者在用药开始时出现暂时性腹胀、恶心等消化道反应，继续用药至症状自行消失。

2. 少数患者可出现皮疹、过敏性哮喘、过敏性休克、发热等过敏反应，极少数患者出现溶血反应，一旦出现上述不良反应，应立即停药并对症治疗。

3. 偶见急性血管内溶血：寒战、发热、黄疸、腰痛、尿色加深等。

【注意事项】

1. 严重肝、肾功能不全、心力衰竭及其他严重器质性疾病患者禁用。

2. 对本药过敏或过敏体质者禁用。

3. 有出血倾向者慎用，妊娠妇女慎用，哺乳期妇女不建议使用。

4. 血容量不足者应在短期内补足血容量后使用本品。

【药物相互作用】本药为含酚羟基的化合物，遇碱溶液变黄，与金属离子形成络合物等。因此，使用过程中，不宜在碱液中长时间放置，应避免与金属离子接触。

【制剂】安瓿，2ml ：0.1g。

疏血通注射液（Shuxuetong Injection）

【成分】水蛭、地龙。

【性状】本品为黄色的澄明溶液。

【药理】疏血通注射液是由传统中药制作而成的复方制剂，有抗凝、预防血栓、溶栓、抗血小板聚集等作用。

【功效】活血化瘀，通经活络。

【眼底病临床应用】用于视网膜动、静脉阻塞等。

【用法用量】静脉滴注，每日 6ml 或遵医嘱，加于 5% 葡萄糖注射液（或 0.9% 氯化钠注射液）250 ~ 500ml 中，缓缓滴注。

【不良反应】尚不明确。

【注意事项】

1. 有过敏史及过敏性疾病史者禁用。

2. 妊娠妇女禁用。

3. 无瘀血症者禁用。

4. 有出血倾向者禁用。

5. 本品应单独使用，禁忌与其他药品混合配伍使用。

6. 对老年人、肝肾功能异常和初次使用的患者应慎重使用，加强监测。

【药物相互作用】尚无本品与其他药物相互作用的信息。

【制剂】玻璃安瓿瓶，每支装 2ml。

丹参川芎嗪注射液（Salvia miltiorrhiza Ligustrazine Injection）

【成分】丹参、盐酸川芎嗪；辅料为甘油、注射用水。本品为复方制剂，其组成成分为盐酸川芎嗪（化学名称为 2,3,5,6- 四甲基吡嗪盐酸盐）、丹参素 [化学名称为 β-（3,4- 二羟基苯基）乳酸]。

【性状】本品为浅黄色至棕黄色澄明液体。

【药理】有抗血小板聚集，扩张冠状动脉，降低血液黏稠度，加速红细胞的流速，改善微循环，并具有抗心肌缺血和心肌梗死的作用。

【功效】活血和血，祛瘀通络。

【眼底病临床应用】用于眼底病患者伴发闭塞性脑血管疾病、缺血性心血管疾病等全身性疾病。

【用法用量】静脉滴注，用 5% ~ 10% 葡萄糖注射液 250 ~ 500ml 稀释。每次 5 ~ 10ml。

【不良反应】偶见有皮疹。

【注意事项】

1. 脑出血及有出血倾向的患者忌用。

2. 静脉滴注速度不宜过快，儿童及老年患者用药应按儿童及老年剂量使用。

3. 糖尿病患者慎用。

4. 如有结晶析出，用温水加热溶解即可。

【药物相互作用】不宜与碱性注射剂一起配伍。

【制剂】玻璃安瓿瓶，每支装 2ml。

脉络宁注射液（Mailuoning Injection）

【成分】牛膝、玄参、石斛、金银花。

【性状】本品为黄棕色至红棕色的澄明液体。

【药理】经过较长时期的临床观察，药理和生化等方面实验研究，证明本品有扩张血管、改善微循环、增加血流量及抗凝血、溶血栓等作用。临床上治疗周围血管、脑血管闭塞性疾病有较好的疗效。

【功效】清热养阴，活血化瘀。

【眼底病临床应用】用于视网膜动、静脉阻塞。

【用法用量】静脉滴注。每次 10 ～ 20ml(1 ～ 2支)，加入 5% 葡萄糖注射液或氯化钠注射液 250 ～ 500ml 静脉滴注，每日 1 次，10 ～ 14d 为 1 个疗程，重症患者可连续使用 2 ～ 3 个疗程。

【不良反应】本品偶见皮肤瘙痒、皮疹、荨麻疹、面部潮红、肌肉震颤、出汗、头晕、头痛、腹痛、腹泻、恶心呕吐等，罕见呼吸困难、过敏性休克。

【注意事项】

1. 本品应在医生指导下使用。

2. 静脉滴注时，初始速度应缓慢，观察 15 ～ 20min，并注意巡视。

3. 临床使用发现不良反应时，应立即停药，停药后症状可自行消失或酌情给予对症治疗。

4. 本品不宜与其他药物在同一容器中混合滴注。

5. 本品出现混浊、沉淀、颜色异常加深等现象不能使用。

【药物相互作用】尚无本品与其他药物相互作用的信息。

【制剂】低硼硅安瓿瓶，每支装 10ml。

舒血宁注射液（ShuXueNing Injection）

【成分】银杏叶，辅料为葡萄糖、乙醇。

【性状】本品为黄色的澄明液体。

【药理】具有抗心肌缺血、脑缺血、动脉粥样硬化、心律失常及改善血液流变学的作用。

【功效】扩张血管，改善微循环。

【眼底病临床应用】用于视网膜静脉阻塞。

【用法用量】肌内注射，每次 10ml，每日 1 ～ 2 次。静脉滴注，每日 20ml，用 5% 葡萄糖注射液稀释 250ml 或 500ml 后使用，或遵医嘱。

【不良反应】极少见过敏反应。如头晕、头痛、心悸、恶心、皮疹、寒战、静脉炎、发热、瘙痒等症状。

【注意事项】

1. 本品为纯中药制剂，保存不当可能影响产品质量。

2. 发现药液出现混浊、沉淀、变色、漏气等现象时不能使用。

3. 对银杏过敏者不建议用此药。

4. 对乙醇过敏者慎用。

5. 妊娠妇女及心力衰竭者慎用。

【药物相互作用】尚无本品与其他药物相互作用的信息。

【制剂】安瓿，每支装 2ml。

第二节　益气扶正类

黄芪注射液（Astragalus Injection）

【成分】黄芪。辅料为依地酸二钠、碳酸氢钠、甘油。

【性状】本品为黄色或淡棕黄色的澄明液体。

【药理】黄芪对正常心脏有加强其收缩的作用，对于因中毒或疲劳而处于衰竭的心脏，黄芪的强心作用更加明显，有报道指出，黄芪醇提取液对蟾蜍离体心脏有明显收缩作用。黄芪皂苷甲和绵羊黄芪苷腹腔注射可延长硫喷妥钠所致小鼠的睡眠时间。黄芪尚有明显的抗生物氧化、抗辐射、增强细胞生理代谢、降低血液黏稠度、减少血栓形成、护肝等作用。另外，黄芪等有抗菌作用，黄芪多糖对结核菌感染有明显的对抗作用，黄芪

注射液给小鼠静脉注射有抑制病毒的作用。黄芪的其他成分如氨基酸、生物碱、黄酮均具有明显的抗滤泡性口腔炎病毒的作用。

【功效】益气养元，扶正祛邪，养心通脉，健脾利湿。

【眼底病临床应用】用于糖尿病视网膜病变等。

【用法用量】肌内注射，每次 2 ～ 4ml，每日 1 ～ 2 次。静脉滴注，每次 10 ～ 20ml，每日 1 次，或遵医嘱。

【不良反应】

1. 过敏反应：常见药物热、药疹、注射部位红肿等；罕见急性过敏反应、过敏性休克等严重不良反应。

2. 呼吸系统：常见喉头水肿、呼吸困难、哮

喘、胸闷。

3. 循环系统：偶见低血压迟发型静脉炎；罕见快速心房颤动。

4. 消化系统：偶见肝功能损害、呕吐、腹泻。

5. 其他：偶见剧烈头痛、肾功能损害；罕见溶血性贫血；有报道静脉滴注本品致热原反应。

【注意事项】

1. 本品有过敏反应或严重不良反应病史者禁用，过敏体质者禁用。

2. 本品为温养之品，心肝热盛，脾胃湿热者禁用。

3. 家族对本品有过敏史者禁用。

4. 本品与氯霉素存在配伍禁忌。本品不能与青霉素类高敏类药物、头孢类合并使用，禁止与抗生素类联合使用。

5. 严格控制滴注速度和用药剂量。建议滴速小于 40 滴/分，一般控制在 15～30 滴/分。根据患者年龄、病情、体征等从低剂量开始，缓慢滴入。首次用药，宜选用小剂量，慢速滴注。

6. 建议 1 个疗程不宜大于 2 周，坚持中病即止，防止长期用药。对长期使用者，在每疗程间要有一定的时间间隔。

【药物相互作用】 尚无本品与其他药物相互作用的信息。

【制剂】 每支 10ml。

生脉注射液（Shengmai Injection）

【成分】 红参、麦冬、五味子。

【性状】 本品为淡黄色或淡黄棕色的澄明液体。

【药理】 本品注射能迅速全面地改变失血性休克动物的血流动力学参数，促进休克状态的好转。本品能明显降低痢疾杆菌感染所致动物死亡率，表明本品对痢疾杆菌感染有明显的抗感染作用。

【功效】 益气养阴，复脉固脱。

【眼底病临床应用】 用于退变性玻璃体混浊、脉络膜缺血、老年性黄斑变性、眼底退变等。

【用法用量】 肌内注射：每次 2～4ml，每日 1～2 次。静脉滴注：每次 20～60ml，用 5% 葡萄糖注射液 250～500ml 稀释后使用，或遵医嘱。

【不良反应】 临床报道有患者用药后产生局部皮疹、药物热等，另外，还有失眠、潮红、多汗、寒战、心悸、静脉炎，甚至过敏性休克的病例报道。

【注意事项】

1. 本品是纯中药制剂，使用前必须对光检查。

2. 对本品有过敏者或有严重不良反应病史者，新生儿、婴幼儿禁用。

3. 儿童、年老体弱者、心肺严重疾病者、肝肾功能异常者和初次使用中药注射剂的患者要加强临床监护。

4. 本品不与其他药物在同一容器内混合使用。

5. 本品需滴注前新鲜配制。

6. 临床应用时，滴速不宜过快。

7. 本品含有皂苷，摇动时产生泡沫是正常现象，不影响疗效。

【药物相互作用】 本品不宜与含藜芦或五灵脂的药物同时使用。

【制剂】 每支装 25ml。

刺五加注射液（Acanthopanax Senticosus Injection）

【成分】 刺五加。

【性状】 本品为橙黄色或棕黄色的澄明液体。

【药理】

1. 抑制和减缓心律失常　采用家兔自身对照法。静脉阻塞垂体后叶素引起心电图 ST 段升高，或 2min 内 T 波低平，为心脏缺血指标。结果，生理盐水对照组 10/10 心肌缺血，刺五加组 4/10 心肌缺血（$P < 0.05$），实验表明刺五加能明显减少 T 波降低，迅速恢复 ST 段，抑制和减慢心率。

2. 防治血栓形成　家兔耳静脉血体外试管法，结果表明，本品与生理盐水对照组比较，能非常显著地抑制 ADP 诱导的家兔血小板聚集作用，血小板在冠心病、动脉粥样硬化的形成和发展过程中起重要作用，降低血小板的聚集，有利于防治血栓形成。

【功效】 平补肝肾，益精壮骨。

【眼底病临床应用】 用于中心性浆液性脉络膜视网膜病变、糖尿病性视网膜病变等。

【用法用量】 静脉滴注。每次 300～500mg，每日 1～2 次。

【不良反应】 个别患者出现皮疹、头晕，甚者过敏性休克等。

【注意事项】

1. 对本品有过敏史的患者禁止使用，本品严禁混合配伍，谨慎联合用药。

2. 首次使用本品应密切注意观察，一旦出现皮疹、瘙痒、面部潮红，特别是出现心悸、胸闷、呼吸困难、咳嗽等症状应立即停药，及时给予脱敏治疗。

3. 对老年人、肝肾功能异常者和初次使用中药注射剂的患者应慎重使用，加强监护。对长期使用者在每个疗程间要有一定的时间间隔。

【药物相互作用】尚无本品与其他药物相互作用的信息。

【制剂】每瓶 250ml（含总黄酮 500mg）。

第三节　口服中成药

杞菊地黄丸（Qiju Dihuang Pill）

【药理】增强免疫、抗衰老、抗炎、降血糖、抗肿瘤、降血脂。

【功效】本品滋肾养肝。

【眼底病临床应用】用于糖尿病视网膜病变、白内障、视神经萎缩。

【用法用量】口服。每次 9g，每日 2 次。

【注意事项】感冒发热患者不宜服用。

知柏地黄丸（Zhibai Dihuang Pill）

【药理】降血糖、增强免疫、抗氧化、抗疲劳、调节神经内分泌、抗肿瘤。

【功效】滋阴降火。

【眼底病临床应用】用于糖尿病视网膜病变、视神经损伤、肾性视网膜病变、老年性黄斑变性。

【用法用量】口服。每次 1 袋（6g），每日 2 次。

【注意事项】虚寒性患者不适用，其表现为怕冷，手足凉，喜热饮。不宜和感冒类药物同时服用。该药品宜空腹或饭前服用开水或淡盐水送服。

明目地黄胶囊（丸）[Mingmu Dihuang Capsule（Pill）]

【药理】抗菌、抗炎、降血压作用。

【功效】滋肾，养肝，明目。

【眼底病临床应用】用于慢性球后视神经炎、视神经萎缩、黄斑部退行性病变。

【用法用量】口服。每次 3 粒，每日 3 次。

【注意事项】暴发火眼者忌用，其表现为眼白充血发红，怕光、流泪、眼屎多。儿童应用时应先到医院检查眼部情况，如无其他眼病方可服用。如有迎风流泪，又有视力急剧下降，应去医院就诊。按照用法用量服用，治疗 1 周后症状未改善，应去医院就诊。妊娠妇女禁服，对本品过敏者禁用，过敏体质者慎用。本品性状发生改变时禁止使用。

六味地黄胶囊（丸）[Liuwei Dihuang Capsule（Pill）]

【药理】调节免疫、抗衰老、抗氧化、降血糖、抗肿瘤、降血脂、保肝、改善肾功能、保护神经。

【功效】滋阴补肾。

【眼底病临床应用】用于糖尿病视网膜病变、退变性玻璃体混浊、视网膜色素变性、视网膜病变。

【用法用量】口服。每次 1 粒，每日 2 次。

【注意事项】感冒发热患者禁服。忌辛辣、生冷、油腻食物。本品宜饭前服用。有高血压、心脏病、肝病、糖尿病、肾病等慢性病严重者应在医师指导下服用。对本品过敏者禁用，过敏体质者慎用。本品性状发生改变时禁止使用。儿童必须在成年人的监护下使用。请将本品放在儿童不能接触的地方。如正在使用其他药品，使用本品前请咨询医师或药师。

补中益气丸（Buzhong Yiqi Pill）

【药理】增强机体非特异性抵抗力、抗菌、抗病毒、抗肿瘤、抗突变等。

【功效】补中益气，升阳举陷。

【眼底病临床应用】用于糖尿病视网膜病变、先天性视网膜异常、视神经异常、眼底退行性病变。

【用法用量】口服。每次 9g（约一瓶盖），每日 2～3 次。

【注意事项】忌不易消化食物；感冒发热患者不宜服用；有高血压、心脏病、肝病、糖尿病、肾病等慢性病严重者应在医师指导下服用；儿童、妊娠妇女、哺乳期妇女应在医师指导下服用；服药 4 周症状无缓解，应去医院就诊；对本品过敏者禁用，过敏体质者慎用。

和血明目片（He Xue Ming Mu Tablets）

【药理】止血、化瘀、促进出血吸收、抗菌消炎明目。

【功效】凉血止血，滋阴化瘀，养肝明目。

【眼底病临床应用】视网膜静脉阻塞，视网膜静脉周围炎，视盘血管炎，玻璃体积等及外伤所引起的眼底出血。

【用法用量】口服，每次5片，每日3次。

【注意事项】尚不明确。

止血祛瘀明目片（Zhixue Quyu Mingmu Tablets）

【药理】止血、化瘀、促进出血吸收、抗菌消炎明目。

【功效】化瘀止血，滋阴清肝，明目。

【眼底病临床应用】视网膜静脉阻塞，糖尿病视网膜病变，黄斑变性，玻璃体积血等及外伤所引起的眼底出血。所致的眼底出血，视神经炎。

【用法用量】口服，每次5片，每日3次；或遵医嘱。

【注意事项】脾胃虚弱者不宜服用。

复方血栓通胶囊（Compound Xueshuantong Tapsule）

【药理】本品可增加青蛙外周血管灌流量，改善大鼠肠系膜微循环；可抑制热板法和醋酸扭体法所致的小鼠疼痛反应，减轻蛋清所致大鼠足跖肿；对犬和大鼠实验性心肌缺血具有一定的保护作用，并使小鼠的耐缺氧能力增强。

【功效】活血化瘀，益气养阴。

【眼底病临床应用】用于治疗血瘀兼气阴两虚证所致的视网膜静脉阻塞，症见视力下降或视觉异常，眼底瘀血征象。

【用法用量】口服。每次3粒，每日3次。

【注意事项】妊娠妇女禁服。对本品过敏者禁服。

丹红化瘀口服液（Oral Danhong Huayu Liquid）

【药理】本方由7味药组成。方中丹参、红花活血祛瘀，通行经络，共为方中之主药。辅以桃仁活血祛瘀，通行经络；川芎活血祛瘀，行气通络；当归活血补血；柴胡疏肝理气，引药入经；枳壳行气通滞。诸药合用，共奏活血化瘀、行气通络之功，使气血通畅，则诸症可除。

【功效】活血化瘀，行气通络。

【眼底病临床应用】用于气滞血瘀引起的视物模糊；视网膜中央静脉阻塞后期。

【用法用量】口服。每次1～2支，每日3次，用时摇匀。

【注意事项】有出血倾向者、视网膜中央静脉阻塞出血期患者及妊娠妇女禁用。阴虚阳亢者慎用。个别患者服药后出现口干舌燥症状。用药期间应定期检查出、凝血时间。

益脉康片（Yimaikang Tablets）

【药理】本品具有改善脑血循环，增加脑血流量，增加心肌对缺血、缺氧的耐受性，改善微循环的作用。

【功效】活血化瘀。

【眼底病临床应用】眼底视网膜静脉阻塞，糖尿病性视网膜病变，小梁切除术后眼压已控制的晚期青光眼视野缩小症。

【用法用量】口服，每次2片，每日3次。

【注意事项】尚不明确。

银杏叶片（Yinxingye Tablets）

【药理】降血脂、降低血液黏稠度。

【功效】活血化瘀通络。

【眼底病临床应用】糖尿病视网膜病变，非感染性视网膜病变，巨细胞病毒性视网膜炎，炎症、栓塞导致的眼底出血。

【用法用量】口服，每次2片，每日3次；或遵医嘱。

【注意事项】

1. 药品性状发生改变时禁止使用。

2. 请将此药品放在儿童不能接触的地方。

3. 心力衰竭、妊娠妇女及过敏体质者慎用。

云南白药胶囊（Yunman Baiyao Capsule）

【药理】本品具有止血、活血化瘀、抗炎、愈合创面等作用。

【功效】 化瘀止血，活血止痛，解毒消肿。

【眼底病临床应用】 外伤性眼底出血。

【用法用量】 刀、枪伤、跌打诸伤，无论轻重，出血者用温开水送服；瘀血肿痛及未出血者用酒送服；妇科各种，用酒送服；但血过多、红崩用温开水送服；毒疮初起，服 0.25g，另取药粉用酒调匀，敷患处，若已经化脓，只需内服。其他内出血各症状均可内服。口服：每次 0.25～0.5g，每日 4 次(2～5 岁按成年人剂量 1/4 服用，5～12岁按成年人剂量 1/2 服用)。

【注意事项】 妊娠妇女忌用。有本药过敏史或家族过敏体质者慎用。伴有严重心律失常的患者不宜使用。有组织破损或感染者，外敷用药之前必须认真彻底清创、冲洗、消毒，有的患者外敷云南白药后可有轻微灼痛，随着病情的好转将逐渐消失。偶有过敏反应。

（张仁俊　赵永旺　洪　敏　刘家琪）

第25章 眼底病常用方剂

第一节 祛风清热剂

清营汤（Qingying Tang）

【来源】《温病条辨》。

【组成】犀角（现以水牛角代之）、生地黄、玄参、竹叶心、麦冬、丹参、黄连、金银花、连翘。

【功效】清营解毒，透热养阴。

【眼底病临床应用】①常用于视网膜出血，属血热瘀结或血热渗出者。②用于视网膜静脉周围炎、视网膜静脉阻塞、高血压性视网膜出血等病，属血热妄行者。

【方解】本证多由邪热内传营分，耗伤营阴所致。治疗以清营解毒，透热养阴为主。方中犀角清解营分之热毒，故为君药。生地黄凉血滋阴，麦冬清热养阴生津，玄参滋阴降火解毒，三药共用，既清热养阴，又助清营凉血解毒，共为臣药。温邪初入营分，故用金银花、连翘、竹叶心清热解毒、营分之邪外达，此即"透热转气"的应用。黄连清心解毒，丹参清热凉血、活血散瘀，以上五味药为佐药。

【加减】若寸脉大，舌干较甚者，可去黄连，以免苦燥伤阴；若热陷心包而窍闭神昏者，可与安宫牛黄丸或至宝丹合用以清心开窍；若营热动风而见痉厥抽搐者，可配用紫雪丹，或酌加羚羊角、钩藤、地龙以息风止痉；若兼热痰，可加竹沥、天竺黄、川贝母之属，清热涤痰；营热多系由气分传入，如气分热邪尤盛，可重用金银花、连翘、黄连，或更加石膏、知母，以及大青叶、板蓝根、贯众之属，增强清热解毒之力。

疏风清肝汤（Shufeng Qinggan Tang）

【来源】《医宗金鉴》（卷六十五）。

【组成】当归尾、赤芍、荆芥穗、防风、川芎、菊花、生栀子、薄荷、柴胡、连翘（去心）、金银花、枳壳、甘草（生）。

【功效】疏风祛湿，清热明目。

【眼底病临床应用】用于治疗视网膜动、静脉炎初期，既有风热又兼瘀滞者。

【方解】方中薄荷辛凉疏表；金银花辛凉，清热解毒；天花粉清胃热，生津液，且能消肿散结；白茅根导湿热下行，无伤阴之弊；赤芍凉血行血，疏通络脉；枳壳行气以助赤芍行血之力。

【加减】若风热偏盛，眼睑漫肿，身兼寒热者，加牛蒡子。

还阴救苦汤（Huanyin Jiuku Tang）

【来源】《原机启微》。

【组成】桔梗、连翘、红花、细辛、当归身、炙甘草、龙胆草、苍术、黄连、羌活、升麻、柴胡、防风、藁本、知母、生地黄、黄柏、黄芩、川芎。

【功效】泻火解毒，凉血散结。

【眼底病临床应用】视网膜炎，交感性眼炎。

【方解】本方由清热、解毒、祛风、活血诸药组成，方中黄柏、黄芩、黄连、知母、连翘、生地黄、龙胆草清热解毒；川芎、红花、当归身活血化瘀；柴胡、羌活、细辛、藁本开散化结；升麻、苍术疏风祛湿、退翳明目；桔梗通利肺气，载药上行；甘草调补中气。

【加减】上述温燥药运用时应减量或减味，并加入生石膏、金银花，以增强清热泻火之功。

抑阳酒连散（Yiyang Salian San）

【来源】《原机启微》。

【组成】 独活、生地黄、黄柏、防己、知母、蔓荆子、前胡、羌活、白芷、生甘草、防风、栀子、黄芩、寒水石、黄连、白酒少许。

【功效】 清肝疏风。

【眼底病临床应用】 葡萄膜炎，眼底渗出水肿等。

【方解】 方中生地黄、知母滋阴抑阳；黄连、黄芩、黄柏、寒水石苦寒泻火，黄芩、黄连用酒制，可引导诸药直达病所；防风、蔓荆子、白芷、羌活、独活、防己祛风除湿；甘草和中，调和诸药。诸药共用，共奏滋阴清热、散风除湿之功。前胡祛痰降气，疏散风热。

【加减】 赤痛较甚者，加茺蔚子、赤芍、牡丹皮，以散瘀止痛；房水混浊者，加薏苡仁、泽泻、车前子（包煎）以健脾渗湿；无肢节肿胀、酸痛者，去独活、羌活；脾满苔腻者，加祛湿药白豆蔻、薏苡仁，去知母、寒水石，以化湿行气。

清肾抑阳丸（Qingshen Yiyang Wan）

【来源】《审视瑶函》。

【组成】 寒水石、黄柏、生地黄、知母、枸杞子、酒黄连、茯苓、独活、决明子、酒当归、酒白芍。

【功效】 滋阴，补血，清热。

【眼底病临床应用】 慢性葡萄膜炎既有阴虚又有实火之患者。

【方解】 方中生地黄、枸杞子滋养肾阴；当归、白芍滋养肝阴；决明子清肝火；知母、黄柏清肾火；黄连清心火；寒水石清胃火；茯苓、独活祛湿。全方共具滋阴、祛湿之功。

【加减】 对邪热致瞳孔缩小者，可用寒水石、当归、麦冬、茺蔚子、柴胡等药物研为粉末，外敷于眼上。

温胆汤（Wendan Tang）

【来源】《三因极一病证方论》。

【组成】 半夏、竹茹、枳实、陈皮、甘草、茯苓。

【功效】 理气化痰，和胃利胆。

【眼底病临床应用】 临床常用于治疗中心性浆液性脉络膜视网膜病变、中心性渗出性脉络膜视网膜病变、原发性开角型青光眼等症，属痰热上扰型者。

【方解】 方中半夏辛温，燥湿化痰，和胃止呕，为君药。臣以竹茹，取其甘而微寒，清热化痰，除烦止呕。半夏与竹茹相伍，一温一凉，化痰和胃，止呕除烦之功备。陈皮辛苦温，理气行滞，燥湿化痰；枳实辛苦微寒，降气导滞，消痰除痞。陈皮与枳实相合，亦为一温一凉，而理气化痰之力增。佐以茯苓，健脾渗湿，以杜生痰之源；煎加生姜、大枣调和脾胃，且生姜兼制半夏毒性。以甘草为使，调和诸药。

【加减】 若心热烦甚者，加黄连、山栀子、淡豆豉以清热除烦；失眠者，加琥珀粉、远志以宁心安神；惊悸者，加珍珠母、生牡蛎、生龙齿以重镇定惊；呕吐呃逆者，酌加苏叶或苏梗、枇杷叶、旋覆花以降逆止呕；眩晕，可加天麻、钩藤以平肝息风；癫痫抽搐，可加胆南星、钩藤、全蝎以息风止痉。

三仁汤（Sanren Tang）

【来源】《温病条辨》。

【组成】 杏仁、滑石、通草、白蔻仁、竹叶、厚朴、薏苡仁、半夏。

【功效】 宣畅气机，清利湿热。

【眼底病临床应用】 常用于治疗中心性浆液性脉络膜视网膜病变、玻璃体混浊、老年性黄斑变性。

【方解】 本方为湿温初起，邪在气分，湿重于热之证而设。方中杏仁宣利肺气以化湿，白蔻仁芳香行气化湿，薏苡仁甘淡，可渗湿健脾，半夏、厚朴辛开苦降，行气化湿，佐以滑石、通草、竹叶甘寒渗湿，清利下焦。诸药合用，宣上、畅中、渗下，使气机调畅，湿热从三焦分消。

【加减】 加芜荑、芦荟，以杀虫清肝明目；泪液黏稠者，加黄芩、茵陈，以清热利湿；治疗湿热伤阴之干眼症常合二至丸（墨旱莲、女贞子），湿热痰阻经络致关节疼痛、胸闷不畅加独活、羌活、枳壳、丹参，以化痰祛风通络；混合充血较重者，加黄芩、栀子、牡丹皮、桑白皮，以清热泻肺，凉血退赤；睫状充血明显者，加黄连，以清热燥湿。用于治疗角膜混浊，加金银花、秦皮、乌贼骨，以解毒退翳；瞳神紧小者，加龙胆草、石决明、黄芩、木贼、蝉蜕、密蒙花、谷精草，以清肝消翳。

五苓散（Wuling San）

【来源】《伤寒论》。

【组成】 猪苓、泽泻、白术、茯苓、桂枝。

【功效】利水渗湿，温阳化气。

【眼底病临床应用】眼科借其利水渗湿之功，常用于治疗视网膜脱离、黄斑部病变、视盘水肿。

【方解】方中重用泽泻为君，以其甘淡，直达肾与膀胱，可利水渗湿。臣以茯苓、猪苓之淡渗，增强其利水渗湿之力。佐以白术、茯苓健脾以运化水湿。膀胱的气化有赖于阳气的蒸腾，故方中又佐以桂枝温阳化气以助利水，解表散邪以祛表邪。诸药相伍，甘淡渗利为主，佐以温阳化气，使水邪从小便而去。

【加减】临床上若眼底水肿较甚可加黄芩、龙胆草、薏苡仁，以增加利水消肿之力。用于治疗气虚湿停之视盘水肿，常加党参、黄芪，以助其益气明目；加石菖蒲，以开窍；久病，加牛膝、鸡血藤、红花，以活血通络。

第二节 清肝降火剂

龙胆泻肝汤（Longdan Xiegan Tang）

【来源】《医方集解》。

【组成】龙胆草、黄芩、山栀子、泽泻、木通、车前子、当归、生地黄、柴胡、生甘草。

【功效】清肝泻火。

【眼底病临床应用】急性视网膜坏死综合征、前房积脓、眼内出血、急性闭角型青光眼、继发性视网膜脱离、视神经炎、急性视网膜炎、全眼球炎、眶蜂窝织炎、海绵窦血栓形成等眼部疾病。

【方解】方中龙胆草大苦大寒，既能泻肝胆实火，又能利肝经湿热，泻火除湿，两擅其功，切中病机，故为君药；黄芩、栀子苦寒泻火、燥湿清热，以加强君药泻火除湿之力，用以为臣；湿热的主要出路，是利导下行，从膀胱渗泄，故又用渗湿泄热之泽泻、木通、车前子，导湿热从水道而去；肝乃藏血之脏，若为实火所伤，阴血亦随之消耗，且方中诸药以苦燥渗利伤阴之品居多，故用当归、生地黄养血滋阴，使邪去而阴血不伤，以上皆为佐药。柴胡解表退热，疏肝明目。生甘草补益脾肺，调和诸药。

【加减】用于治疗葡萄膜炎，可加青葙子、决明子、赤芍、牡丹皮，以助清肝；眼珠疼痛，白睛混赤甚者，加赤芍、牡丹皮、茜草，以清热凉血；前房积脓者，加蒲公英、败酱草、红藤、金银花，

黄连温胆汤（Huanglian Wendan Tang）

【来源】《六因条辨》。

【组成】半夏、竹茹、枳实、陈皮、甘草、茯苓、生姜、大枣、黄连。

【功效】清热化痰，和胃降逆。

【眼底病临床应用】临床常用于治疗中心性浆液性脉络膜视网膜病变、中心性渗出性脉络膜视网膜病变、原发性开角型青光眼等病，属痰热上扰型者。

【方解】黄连温胆苓半草，枳竹陈皮加姜枣，虚烦不眠舌苔腻，此为胆虚痰热扰。本方由温胆汤加黄连组成。

【加减】用于治疗睑板腺囊肿，可加僵蚕、天花粉，以增强散结之力；睑内紫红明显者，加牡丹皮、栀子，以清热凉血。

以加强清热解毒之力。用于治疗肝胆热毒之急性视网膜坏死综合征，若见视网膜出血量多色红者，加紫草、牡丹皮、赤芍，以清热凉血、散瘀通络；目赤痛较甚者，加石决明、夏枯草、决明子，以清肝泻火，退赤止痛。

泻肝汤（Xiegan Tang）

【来源】《眼科集成》。

【组成】龙胆草、黄芩、栀子、大黄（酒炒）、川芎、柴胡、前胡、荆芥、防风、当归、青皮、木贼、蒺藜、石决明。

【功效】清肝泻火，祛风退翳。

【眼底病临床应用】主治细菌性角膜炎。

【方解】方中龙胆草、黄芩、栀子、酒大黄味苦性寒，直入肝经以泻火；柴胡、前胡、荆芥、防风味辛升散，直入肝经以散风邪；当归、川芎活血理气，消肿止痛；诸药合之，能清泻肝经内热，疏散肝经外风，邪去热清，角膜炎日趋好转，青皮行气疏肝，破气消积。

【加减】眼痒者加蝉蜕。

新制柴胡汤（Xinzhi Chaihu Tang）

【来源】《眼科纂要》。

【组成】柴胡、黄连、黄芩、赤芍、蔓荆子、栀子、龙胆草、木通、甘草、荆芥、防风。

【功效】祛风散邪，清热解毒。

【眼底病临床应用】主要用于急性虹膜睫状体炎。

【方解】方中荆芥、防风、柴胡、蔓荆子祛风散邪；黄连、黄芩、栀子、龙胆草清热解毒；赤芍凉血活血；木通利尿而令邪有出路，助其泄热；甘草解毒调和诸药，并有祛风散邪、清热解毒之功效。

【加减】加金银花、蒲公英可以增强解毒之功；加木贼草、谷精草可以增强退翳之效；加牡丹皮、桃仁等有增强活血之功；眼睑痉挛者，加钩藤、蝉蜕以解痉；眼痛、头痛者，加川芎、羚羊角；大便秘结者，加大黄、决明子。

泻热黄连汤（Xiere Huanglian Tang）

【来源】《东垣试效方》。

【组成】黄连、黄芩、龙胆草、生地黄、柴胡、升麻。

【功效】清热解毒。

【眼底病临床应用】眼暴发赤肿疼痛。本方可用治急性卡他性结膜炎、流行性出血性结膜炎、假膜性结膜炎。

【方解】升麻主脾胃，柴胡行肝经，为君；生地黄凉血，为臣，为阳明、太阳、厥阴多血故也。治客者，黄连、黄芩皆疗湿热，为佐；龙胆草专除眼中诸疾，为使。

【加减】眼干可加菊花，枸杞子。

加减化斑汤（Jiajian Huaban Tang）

【来源】《中医眼科学》。

【组成】生石膏、生决明、水牛角（切片）、玳瑁片（以上 4 味先煎 30min）、玄参、生地黄、知母、怀山药、牡丹皮、川黄连、葛根、青黛（布包）、生甘草、紫草。

【功效】清热凉血，平肝明目。

【眼底病临床应用】用于葡萄膜炎的治疗。

【方解】石膏、知母清实热，水牛角、生地黄、牡丹皮、玄参、紫草、川黄连清营凉血，青黛清热解毒，生决明清肝经之火，怀山药滋阴生津，葛根引药上行，生甘草解毒，调和诸药。

【加减】眼部充血明显，色素膜反应强烈等肝热症状可伴有口苦，咽干等症状明显者，加羚羊角 1g。周边部葡萄膜炎 OT 试验阳性并出现病灶反应者，加百部、黄精，夏枯草；抗 "O" > 500、有活动性病灶者，加连翘，金银花，同时清除病灶。

加味逍遥散（Jiawei Xiaoyao San）

【来源】《审视瑶函》。

【组成】当归（酒炒）、白术（土炒）、茯神、甘草梢、白芍（酒炒）、柴胡、炒栀子、牡丹皮。

【功效】养血健脾，疏肝清热。

【眼底病临床应用】肝郁气滞的暴盲症、视神经萎缩、球后视神经炎、视神经视网膜炎。

【方解】本方即逍遥散（柴胡、白芍、当归、茯苓、白术、炙甘草、煨生姜、薄荷）去生姜、薄荷，加牡丹皮、栀子而成。方中以逍遥散疏肝解郁，养血健脾；牡丹皮清热凉血，活血祛瘀；栀子泻火除烦，清热利湿，凉血解毒。诸药合用，共奏养血健脾、疏肝清热之功。

【加减】有胸闷胁肋胀痛者，加郁金、香附，以疏肝行气止痛；眼球胀痛，角膜雾状混浊，加猪苓、泽泻，以利水泻热；视盘色淡，伴肝郁气滞者，加枳壳、香附，以助疏肝理气；气血郁滞者，加丹参、川芎、郁金，以助行气活血；肾虚者，加菟丝子、枸杞子、桑椹，以滋阴养肝明目；视物模糊者，加远志、石菖蒲，以开窍明目。

第三节　祛湿利水剂

加减八正散（Jiajian Bazheng San）

【来源】《严氏济生方》。

【组成】木通、滑石、瞿麦、车前子、萹蓄、灯心草、白术、山栀子等。

【功效】祛风利湿。

【眼底病临床应用】用于中心性视网膜脉络膜炎。

【方解】方用瞿麦利水通淋，清热凉血，木通利水降火为主；辅以萹蓄、车前子、滑石、灯心草清热利湿，利窍通淋，以栀子清热泻火，引热下行。诸药合用，而有清热泻火，祛风利湿作用，白术补气健脾，燥湿，利尿，止汗。

【加减】如小便尿血严重，加海金沙、白术、山药；大便燥，加大黄。

猪苓散（Zhuling San）

【来源】《审视瑶函》。

【组成】猪苓、车前子（包煎）、木通、栀子、狗脊、滑石、萹蓄、苍术、大黄（后下）。

【功效】利湿清热。

【眼底病临床应用】临证常用于治疗玻璃体混浊、视网膜水肿等。

【方解】方中猪苓、木通、萹蓄、滑石、车前子利湿清热；苍术苦温燥湿；大黄、栀子通利泻下，除下焦湿热；《审视瑶函》认为，本症因肾弱不能济养肝木，故用狗脊补肾。

【加减】大便燥结者，加大黄（后下），以泻热通便。

五苓散（Wuling San）

【来源】《伤寒论》。

【组成】猪苓、泽泻、白术、茯苓、桂枝。

【用法】捣为散，以白饮和服方寸匕，日三服，多饮暖水，汗出愈，如法将息。

【功效】利水渗湿，温阳化气。

【眼底病临床应用】眼科借其利水渗湿之功，常用于治疗视网膜脱离、黄斑部病变、视盘水肿。

【方解】方中重用泽泻为君，以其甘淡，直达肾与膀胱，利水渗湿。臣以茯苓、猪苓之淡渗，增强其利水渗湿之力。佐以白术、茯苓健脾以运化水湿。膀胱的气化有赖于阳气的蒸腾，故方中又佐以桂枝温阳化气以助利水，解表散邪以祛表邪。诸药相伍，甘淡渗利为主，佐以温阳化气，使水邪从小便而去。

【加减】临床上若眼底水肿较甚可加黄芩、龙胆草、薏苡仁，以增加利水消肿之力。用于治疗气虚湿停之视盘水肿，常加党参、黄芪，以助其益气明目；加石菖蒲，以开窍；久病，加牛膝、鸡血藤、红花，以活血通络。

甘露消毒丹（Ganlu Xiaodu Dan）

【来源】《温病经纬》。

【组成】飞滑石、淡黄芩、绵茵陈、石菖蒲、川贝母、木通、藿香、连翘、白豆蔻、薄荷、射干。

【功效】利湿化浊，清热解毒。

【眼底病临床应用】常用于治疗中心性视网膜脉络膜病变、慢性球后视神经炎等。

【方解】方中重用滑石、茵陈、黄芩，其中滑石利水渗湿，清热解暑，两擅其功，茵陈善清利湿热而退黄，黄芩清热燥湿，泻火解毒，三药合用，正合湿热并重之病机，共为君药。湿热留滞，易阻气机，故臣以石菖蒲、藿香、白豆蔻行气化湿，悦脾和中，令气畅湿行；木通清热利湿通淋，导湿热从小便而去，以益其清热利湿之力。热毒上攻，颈肿咽痛，故佐以连翘、射干、贝母、薄荷，合以清热解毒，散结消肿而利咽止痛。

【加减】若见睑内红赤磨痛，眵多黏稠者，加金银花、菊花、蒲公英，以助清热散邪；睑内红赤甚者，加赤芍、牡丹皮，以助清热退赤；治疗角膜实质炎常加蝉蜕、木贼、决明子，以清肝退翳；加土茯苓、萆薢，以祛湿；白睛肿胀明显者，加车前子（包煎）、薏苡仁，以利水渗湿；前房积脓较甚者，加薏苡仁、桔梗、玄参，以清热排脓；大便秘结者，加芒硝（冲服）、生石膏，以泻热通腑；若食少纳呆者，加陈皮、枳壳，以理气调中；腹胀纳差，便溏不爽者，加厚朴、苍术、薏苡仁，以健脾燥湿。

第四节　平肝潜阳剂

羚角钩藤汤（Lingyang Gouteng Tang）

【来源】《通俗伤寒论》。

【组成】羚羊角（先煎）、钩藤（后下）、霜桑叶、川贝母、鲜竹茹、生地黄、菊花、白芍、茯神木、生甘草。

【功效】平肝息风，清热止痉。

【眼底病临床应用】眼科常用于治疗高血压性

视网膜病变，或开角型青光眼。

【方解】方中以羚羊角、钩藤清热凉肝、息风止痉、为主药；桑叶、菊花协助主药以清热息风，为辅药；风火相煽，最易耗伤阴液，故用白芍、生地黄、甘草养阴增液以柔肝命筋；邪热亢盛，易灼津为痰，故用贝母、竹茹清热化痰；热扰心神，又以茯神以宁以安神，均为佐药；其中甘草又能调和诸药，兼以为使；诸药合用，共成平肝息风、清热止痉之剂。

【加减】眼底动脉硬化者，可加丹参、茺蔚子，以活血化瘀；视网膜渗出或有出血者，可加牡丹皮、女贞子、墨旱莲，以凉血止血。

天麻钩藤汤（Tianma Gouteng Tang）

【来源】《杂病证治新义》。

【组成】天麻、钩藤、生石决明、栀子、黄芩、川牛膝、杜仲、益母草、桑寄生、夜交藤、朱茯神。

【功效】平肝息风，清热活血，补益肝肾。

【眼底病临床应用】用于治疗视网膜中央或分支静脉阻塞、视网膜血管炎、缺血性视神经病变等伴有高血压者。

【方解】方中天麻、钩藤平肝息风，为君药；生石决明咸寒质重，平肝潜阳，并能除热明目，与君药合用，加强平肝息风之力；川牛膝引血下行，并能活血利水，共为臣药。杜仲、桑寄生补益肝肾以治其本；栀子、黄芩清肝降火，以折其亢阳；益母草合川牛膝活血利水，有利于平降肝阳；夜交藤、朱茯神宁心安神，均为佐药。诸药合用，共成平肝息风、清热活血、补益肝肾之剂。

【加减】动脉硬化者，加丹参、茺蔚子，以活血化瘀；视网膜渗出或有出血者，加生地黄、牡丹皮、女贞子、墨旱莲，以凉血止血；若潮热口干明显者，可加生地黄、麦冬、知母、黄柏，以滋阴降火；头重脚轻者，加龟甲、何首乌、白芍，以滋阴潜阳。用于治疗阴虚阳亢之缺血性视神经病变，常用天麻钩藤饮合桃红四物汤（当归、川芎、白芍、熟地黄、桃仁、红花），加女贞子、天冬，以滋阴养血。

阿胶鸡子黄汤（Ejiao Jizihuang Tang）

【来源】《通俗伤寒论》。

【组成】阿胶（烊化）、鸡子黄（冲入）、生地黄、生白芍、茯神木、炙甘草、生石决明、生牡蛎、钩藤、络石藤。

【功效】养血滋阴，柔肝息风。

【眼底病临床应用】常用本方治疗阴虚阳亢之原发性闭角型青光眼、老年性黄斑变性、视网膜静脉周围炎等眼病。

【方解】方中用阿胶、鸡子黄作为主药，以养血滋阴；肝质喜柔，燥则风动，故用生地黄、白芍养血柔肝，茯神木、甘草缓中益气作为辅药；阴血虚者肝阳必亢，故用石决明、牡蛎，镇肝潜阳作为兼制药；筋挛者，络不能舒，故用钩藤、络石藤，通络疏风作为引经药。诸药合用，使血足阴充，肝柔气和，则风自息，症可自愈。

【加减】若见五心烦热，加知母、黄柏，以降虚火。

镇肝熄风汤加减（Zhengan Xifeng Tang Jia Jian）

【来源】《中医眼科》。

【组成】怀牛膝、生赭石（轧细）、生龙骨（捣碎）、生牡蛎（捣碎）、生龟甲（捣碎）、生杭芍、玄参、天冬、川楝子（捣碎）、生麦芽、茵陈、甘草。

【功效】镇肝息风，滋阴潜阳。

【眼底病临床应用】用于肝阳上亢所致的高血压性视网膜病变，视网膜动、静脉阻塞等眼病。

【方解】方中重用牛膝以引血下行，此为治标之主药。而复深究病之本源，用龙骨、牡蛎、龟甲、白芍，以镇肝息风。赭石以降胃、降冲。玄参、天冬以清肺气，肺中清肃之气下行，自能镇制肝木。至其脉之两尺虚者，当肾真阴虚损，不能与真阳相维系。其真阳脱而上奔，并挟气血以上冲脑部，故又加熟地黄、山茱萸肉以补肾敛肾，川楝子行气止痛，杀虫；生麦芽消食健胃，回乳消胀；茵陈清热利湿，利胆退黄；甘草补心气，益脾气，祛痰止咳平喘，缓急止痛，清热解毒，调和药性。

【加减】视网膜水肿明显者，加车前子（包煎）、益母草、郁金、泽兰，以活血利水。

第五节　活血祛瘀剂

桃红四物汤（Taohong Siwu Tang）

【来源】《医宗金鉴》。

【组成】当归、川芎、白芍、熟地黄、桃仁、红花。

【功效】养血，活血，化瘀。

【眼底病临床应用】用于治疗视网膜静脉阻塞、视网膜动脉阻塞、视网膜脱离、前房积血、眼内出血、玻璃体混浊、视神经萎缩及眼外伤等。

【方解】方中熟地黄甘温味厚质润，入肝、肾经，长于滋养阴血、补肾填精，为补血要药，故为君药。当归甘辛温，归肝、心、脾经，为补血良药，兼具活血作用，且为养血调经要药，用为臣药。佐以白芍养血益阴；川芎活血行气。加入桃仁、红花以活血祛瘀通经。全方以四物汤补血调血，以桃仁、红花活血祛瘀，共奏养血、活血、化瘀之功。

【加减】视网膜静脉阻塞、视网膜动脉阻塞之视网膜水肿、渗出明显者，加车前子（包煎）、益母草、泽兰，以利水化瘀消肿。视网膜脱离术后，视网膜下仍残留积液者，加茯苓、赤小豆、白茅根，以祛湿利水。眼内出血者，加牡丹皮、丹参、三七，以清热活血；加郁金、枳壳，以行气逐瘀。头目胀痛甚者，加蔓荆子、菊花、石决明，以祛风止痛。

通窍活血汤（Tongqiao Huoxue Tang）

【来源】《医林改错》。

【组成】川芎、赤芍、桃仁、红花、老葱、鲜生姜、大枣、麝香（绢包）、黄酒。

【功效】活血通窍。

【眼底病临床应用】常用于治疗视网膜动脉阻塞、视网膜静脉阻塞、外伤性视神经萎缩等眼病。

【方解】方中桃仁、红花、赤芍、川芎活血祛瘀，使目中血络通畅；加大枣、生姜、老葱散达升腾，使行血之品易上达头目巅顶；麝香芳香通窍走窜，引导活血药祛目络中之瘀血，而散结滞。全方芳香辛散之药与活血药同用，能通达头面诸窍。

【加减】若见视盘色淡者，加丹参、郁金、地龙、石菖蒲，以化瘀通络、开窍明目；胸胁胀满者，加郁金、青皮、香附，以理气；头昏者，加天麻，以平肝降逆；视网膜水肿，加泽兰、车前子（包煎），以利水消肿、活血化瘀。

血府逐瘀汤（Xuefu Zhuyu Tang）

【来源】《医林改错》。

【组成】桃仁、红花、赤芍、牛膝、川芎、枳壳、桔梗、柴胡、当归、生地黄、甘草。

【功效】行气活血，通经明目。

【眼底病临床应用】主治视网膜中央静脉阻塞，眼底出血，或玻璃体积血。

【方解】方中桃仁、红花、赤芍、牛膝破血行瘀；气行则血行，气滞则血滞，用川芎、枳壳行气化瘀；气滞多有肝郁，用柴胡疏肝解郁；肝主藏血，恐破血药耗肝血，伤肝阴用当归、生地黄养肝血，滋肝阴；共为臣药。病在眼部，居高位，用桔梗载药上行，直达病位；甘草调和诸药，是治疗眼科血证有效良方。

【加减】失眠、烦躁不安加黄连；肝阳上亢者加石决明、珍珠母、钩藤；舌红，苔黄腻，大便干结加炒栀子、黄芩、火麻仁。

补阳还五汤（Buyang Huanwu Tang）

【来源】《医林改错》。

【组成】黄芪、当归尾、赤芍、地龙、川芎、红花、桃仁。

【功效】补气，活血，通络。

【眼底病临床应用】常用于治疗视网膜动脉阻塞、视网膜静脉阻塞后期而瘀血不消又有气虚者，也用于治疗球后视神经炎、视神经萎缩等属于气虚血瘀者。

【方解】方中重用黄芪，大补脾胃之元气，令气旺血行，瘀去络通，为君药；当归尾长于活血，且有化瘀而不伤血之妙，是为臣药；川芎、赤芍、桃仁、红花助当归尾活血祛瘀，地龙通经活络，均为佐药。

【加减】心慌心悸，失眠多梦者，加酸枣仁、夜交藤、柏子仁，以养心宁神；视网膜灰白者，加枸杞子、楮实子、菟丝子、女贞子，以益肾明目；情志抑郁者，加柴胡、白芍、青皮、郁金，以疏肝解郁。用于治疗气虚血瘀之球后视神经炎，若饮食不思者，加陈皮、砂仁、佛手，以行气醒脾；便溏者加茯苓、白术，以健脾止泻；口干明显者，加女贞子、天花粉、麦冬，以滋阴增液；眼痛不舒明显者，加蔓荆子、夏枯草、白芷，以行滞消胀。

破血汤（Poxue Tang）

【来源】《眼科纂要》（卷下）。

【组成】刘寄奴、红花、生地黄、赤芍、菊花、苏木、牡丹皮、桔梗、生甘草。

【用法】水煎服。

【功效】清热凉血，活血化瘀。

【眼底病临床应用】眼目击伤，红肿，凝血疼痛，老年性黄斑变性，视网膜静脉阻塞。

【方解】方中刘寄奴、红花、苏木破血行瘀消滞；生地黄、赤芍、牡丹皮凉血活血，消瘀散结；菊花、甘草清肝明目；桔梗清热。

【加减】出血，加血竭；肿甚者，加赤小豆；祛翳者，加海螵蛸、秦皮、决明子等。

坠血明目饮（Zhuixue Mingmu Yin）

【来源】《审视瑶函》。

【组成】细辛、人参、赤芍、五味子、川芎（酒洗，炒）、牛膝（酒洗，炒）、石决明（醋煅）、生地黄、山药、知母（盐水洗）、白蒺藜（研，去刺）、当归尾、防风。

【功效】益气活血，凉血止血。

【眼底病临床应用】糖尿病视网膜病变。

【方解】方中生地黄、知母滋阴降火，凉血止血；石决明、白蒺藜平肝清热明目；赤芍、川芎、当归尾、牛膝活血破瘀，导热下行；人参、山药健脾益气；五味子滋阴益肾涩精，补虚明目；防风散风；细辛镇痛。

【加减】口渴者，加天花粉、玉竹。

大黄当归散（Dahuang Danggui San）

【来源】《医宗金鉴》。

【组成】黄芩、栀子、大黄（后下）、当归、红花、苏木、菊花、木贼。

【功效】清热化瘀。

【眼底病临床应用】临床常用于治疗血热所致的眼底出血，也用于治疗外伤性前房积血。

【方解】方中黄芩、栀子清热凉血；大黄清热逐瘀；当归、红花、苏木活血破瘀；菊花、木贼清利头目。

【加减】胃中有热，眼生赤膜垂下，遮于黑睛疼痛者，加杏仁、川芎、薄荷。

活血汤（Huoxue Tang）

【来源】《中医眼科临床实践》。

【组成】羌活、独活、防风、当归、川芎、赤芍、鸡血藤、前胡、苍术、白术、枳壳、甘草。

【用法】水煎服。

【功效】散风燥湿，活血通络。

【眼底病临床应用】常用于治疗风湿所致巩膜炎。

【方解】羌活、独活祛全身之风；防风为风药之润剂；当归补血活血；川芎、赤芍、鸡血藤、前胡活血止痛；苍术、白术祛湿；甘草调和。

【加减】关节疼痛甚者，可加乳香、没药，以通经、活络、止痛；肢节肿胀者，加秦艽、络石藤、海桐皮，以祛风湿、通经络；肢体重着者，加薏苡仁、茯苓，以健脾渗湿；大便燥结，加番泻叶，以通便泻热；胃纳欠佳，加吴茱萸、麦芽、焦神曲、山楂，以健脾化食；心悸短气，加党参、黄芪，以补脾益气。

祛瘀汤（Quyu Tang）

【来源】《中医眼科学讲义》。

【组成】桃仁、丹参、当归尾、赤芍、泽兰、川芎、郁金、生地黄、墨旱莲、仙鹤草。

【功效】破血化瘀，凉血止血。

【眼底病临床应用】本方主要用于治疗外伤性眼内出血，如视网膜出血、前房积血。

【方解】方中桃仁、丹参、当归尾、赤芍、泽兰行血破血；川芎、郁金行血中之气；生地黄、墨旱莲、仙鹤草凉血止血。本方既散离经之血，又安在脉之血，治乱与防范相结合。

【加减】外伤后眼内出血多者，加三棱、莪术、枳壳，以增强行血祛瘀之力；肝火旺者，加焦栀子、夏枯草、山羊角，以平肝息风；肝阳偏亢者，加石决明、钩藤、天麻，以镇肝明目；痰阻血瘀者，加制天南星、浙贝母，以燥湿化痰；气虚者，加党参、黄芪，以健脾益气；大便秘结者，加大黄（后下），以泻下攻积。

除风益损汤（Chufeng Yisun Tang）

【来源】《原机启微》卷二。

【组成】熟地黄、当归、白芍、川芎、藁本、前胡、防风。

【用法】作一服。水二盏，煎一盏，去滓，大热服。

【功效】疏风清热，养血活血。

【眼底病临床应用】眼目外伤，睛珠突出及血虚生翳膜，产后目痛。现代常用本方治疗睑缘炎、角膜炎、眼外伤、眼科手术后、荨麻疹、血管神经性头痛、神经性皮炎、经前头痛、经期感冒、外阴白斑等。

【方解】以熟地黄补肾水为君，黑睛为肾之子，此虚则补其母也；以当归补血，为目为血所养，今伤则目病，白芍补血又补气，为血病气亦病也，为臣；川芎治血虚头痛，藁本通血去头风，为佐；前胡、防风通疗风邪，俾不凝留，为使。

【加减】伤初一般讲熟地黄易生地黄，白芍易赤芍，当归易归尾；邪毒入侵者，加黄连、黄芩、金银花、蒲公英等清热解毒之品；瘀滞较甚疼痛剧烈者，加乳香、没药等破血化瘀之痛之品；大便秘结者，加大黄、芒硝等通腑泻便之品。

宁血汤（Ningxue Tang）

【来源】《中医眼科学》。

【组成】生地黄、白茅根、白及、白蔹、阿胶（烊冲）、侧柏炭、白芍、仙鹤草、墨旱莲、栀子炭。

【用法】水煎服。

【功效】清热养阴，凉血止血。

【眼底病临床应用】本方为一派止血药，主要用于治疗眼内出血早期，不可久服，以免止血留瘀，待血止后改用活血化瘀兼以止血之法。

【方解】方中生地黄、栀子炭、白茅根、侧柏炭、墨旱莲、仙鹤草、白蔹凉血止血；白芍、白及收敛止血；阿胶滋阴止血。

【加减】火热甚者，加黄柏、黄连、龙胆草，以清热降火；病情较久（15d以上），出血止，瘀血未除者，加川芎、红花、当归尾、泽兰，以活血化瘀；有机化条索者，加穿山甲、昆布、海藻、法半夏、浙贝母，以软坚散结；出血后期，视力恢复较差，加山萸肉、女贞子、山药、党参、麦冬、五味子，以益气养阴。

安珠散（Anzhu San）

【来源】《审视瑶函》。

【组成】龙胆草、栀子、黄芩、槐花、当归、生地黄、赤芍、甘草、荆芥、白芷。

【功效】活血化瘀，凉血止血。

【眼底病临床应用】用于治疗前房积血，角膜新生血管，角膜血管翳。

【方解】当归、赤芍、生地黄活血、凉血；龙胆草、槐花、白芷、栀子行气理气；黄芩清热，甘草调和诸药，荆芥解表散风、透疹消疮。

【加减】春加大黄泻肝；夏加黄连泻心；秋加桑白皮泻肺。

生蒲黄汤（Shengpuhuang Tang）

【来源】《中医眼科六经法要》。

【组成】生蒲黄（包煎）、墨旱莲、丹参、荆芥炭、郁金、生地黄、川芎、牡丹皮。

【用法】水煎服，每日1剂，日服2次。

【功效】活血化瘀，凉血止血。

【眼底病临床应用】本方是四川陈达夫的临床经验方，常用于治疗前房积血、老年性黄斑变性、眼内出血之早期，以此既可止血又可化瘀，止血而不留瘀。

【方解】方中生蒲黄、郁金、丹参、川芎活血化瘀，消散离经之血；墨旱莲养阴止血；生地黄、荆芥炭凉血止血；牡丹皮凉血止血，散瘀明目。全方共奏滋阴凉血，化瘀止血之功。

【加减】治疗络伤出血之老年性黄斑变性，可加郁金、茺蔚子，以助行气；出血之初，出血较重而不易止者，可去生蒲黄汤中的川芎、郁金，加藕节、仙鹤草、白茅根、血余炭、侧柏叶，以助止血之功；出血日久者，加山楂、鸡内金、浙贝母，以活血消滞。

第六节 补益明目剂

升阳益胃汤（Shengyang Yiwei Tang）

【来源】《目科捷径》。

【组成】黄芪、半夏、人参、炙甘草、独活、防风、白芍、羌活、橘皮、茯苓、柴胡、泽泻、白术、黄连。

【功效】补气，升阳，益胃。

【眼底病临床应用】眼睑下垂、麻痹性斜视。

【方解】六君子：助阳益胃，补脾胃之上药也。加黄芪，以补肺而固；白芍，以敛阴而调荣；羌活、独活、防风、柴胡，以除湿痛而升清阳；茯苓、泽泻，以泻湿热而降浊阴。少佐黄连，以退阴火。

【加减】胃泛酸、食后胃胀、晨起口苦缓可以祛黄连。

人参养荣汤（Renshen Yangrong Tang）

【来源】《三因极一病证方论》。

【组成】白芍、熟地黄、五味子、肉桂、当归、人参、茯苓、甘草、陈皮、白术、远志、黄芪。

【功效】滋补肝肾，益气养血。

【眼底病临床应用】眼科常用于治疗老年性黄斑变性、视神经炎、球后视神经炎、视神经萎缩、眼内出血、病理性近视等。

【方解】熟地黄、当归、白芍，养血之品；人参、黄芪、茯苓、白术、甘草、陈皮，补气之品，血不足而补其气，此阳生则阴长之义；人参、黄芪、五味子能补肺；甘草、陈皮、茯苓、白术，能健脾；当归、白芍能养肝；熟地黄能滋肾；远志能通肾气上达于心；肉桂能导诸药入营生血。

【加减】证属心脾两虚者。用于治疗气血亏虚之老年性黄斑变性，出血者，可加生蒲黄（包煎）、藕节，以增强止血的作用；渗出多者，加薏苡仁、白扁豆，以利水渗湿。用于治疗产后哺乳期气血两虚的视神经炎患者，常于方中加丹参、石菖蒲、鸡血藤，以活血养血；心悸失眠者，加酸枣仁、柏子仁、夜交藤，以养心宁神。

补中益气汤（Buzhong Yiqi Tang）

【来源】《脾胃论》。

【组成】人参（或党参）、炙黄芪、炒白术、陈皮、当归身、升麻、柴胡、炙甘草、生姜、大枣。

【用法】上药㕮咀，都作一服。水煎，去滓，空腹时稍热服。

【功效】益气升阳，调脾健胃。

【眼底病临床应用】常用本方治疗视力疲劳、年龄相关性白内障、视网膜色素变性、角膜溃疡迟迟不能愈合、病后调护失宜脾虚气弱之视网膜脱离、视神经萎缩、视神经炎、皮质盲等。此外，对眼部外伤、眼球内异物由于眼压太低不能手术者，以及视网膜脱离手术后恢复期，用此方效佳；对于气虚不能摄血致眼底出血患者，用本方收效。因气为血帅，气虚则脾失统摄，血不循经而溢络外，故补气可以止血，对于脾虚气弱之眼内出血及多种眼底病患者可用此方化裁。

【方解】人参、黄芪、甘草甘温之品，甘者中之味，温者中之气，气味皆中，故足以补中气；白术甘而微燥，故能健脾；当归质润辛温，故能泽土，术以燥之，归以润之，则不刚不柔而土气和也。复以升麻、柴胡升清之气于地道也，盖天地气一升，则万物皆生，天地之气一降，则万物皆死，观乎天地之升降，而用于升麻、柴胡之意，从可知矣，生姜解表散风，温中止吐，温肺止咳。大枣补中益气，养血安神。

【加减】若上睑下垂，视一为二，眼球运动障碍者，加僵蚕、全蝎，以祛风通络。视网膜水肿、积液多者，加苍术、薏苡仁、车前子（包煎），以除湿利水。神疲乏力，食欲不振者，加山药、白扁豆、莲子、砂仁，以益气温中健脾；大便溏泻者，加炒薏苡仁、煨葛根，以健脾渗湿。用于治疗脾虚气弱之视网膜色素变性，常加丹参、川芎、三七、鸡血藤，以活血通络。

归脾汤（Guipi Tang）

【来源】《济生方》。

【组成】白术、茯神（去木）、黄芪（去芦）、龙眼肉、酸枣仁（炒，去壳）、人参、木香（不见火）、甘草（炙）。

【功效】健脾益气，补血养心。治思虑过多，劳伤心脾，健忘怔忡。

【眼底病临床应用】可以治疗视神经萎缩。

【方解】方中以人参、黄芪、白术、甘草温补气健脾；龙眼肉补血养心；酸枣仁、茯苓宁心安神；更以木香理气醒脾，以防补益气血药腻滞碍胃。组合成方，心脾兼顾，气血双补。

【加减】气滞血瘀明显者加香附、桃仁、红花、益母草，阴虚有热者加黄柏、地骨皮，大便干者加火麻仁，心烦失眠者加五味子、夜交藤，小腹疼痛者加延胡索、没药。

七福饮（Qifu Yin）

【来源】《目经大全》。

【组成】人参、熟地黄、当归、白术（炒）、炙甘草、酸枣仁、远志（制用）。

【功效】气血虚亏，心神不安。

【眼底病临床应用】视神经萎缩，弱视。

【方解】人参、白术、甘草补胃气也；当归、熟地黄滋精血也；酸枣仁、远志宁心而交肾。

【加减】自汗多者加黄芪、五味子益气固表敛汗；食少者，加砂仁、陈皮开胃健脾，梦遗虚滑，加牡蛎、莲须、龙骨之属。

四物五子丸（Siwu Wuzi Wan）

【来源】《济生方》。

【组成】当归（酒浸）、川芎、熟地黄、白芍、枸杞子、覆盆子、地肤子、菟丝子（酒炒）、车前子（酒蒸）。

【功效】养心益肾，补血明目。

【眼底病临床应用】视网膜色素变性，高度近视眼底病变，视神经萎缩，弱视。

【方解】当归、川芎、熟地黄、白芍补肝血，滋肝阴。枸杞子、覆盆子、地肤子、菟丝子、车前子补肾养经。

【加减】伴肾阳虚者，加山茱萸、补骨脂，偏肾阴虚者，加桑椹，偏气虚者，加黄芪。

知柏地黄丸（Zhibai Dihuang Wan）

【来源】《医宗金鉴》。

【组成】知母、黄柏、熟地黄、山萸肉、山药、泽泻、牡丹皮、茯苓。

【用法】口服，每次 8 丸，每日 3 次。

【功效】滋阴降火明目。

【眼底病临床应用】用于治疗中心性浆液性脉络膜视网膜病变、中心性渗出性视网膜脉络膜病变、视网膜静脉周围炎、糖尿病性视网膜病变、视网膜静脉阻塞、视盘炎、球后视神经炎、视神经萎缩等多种眼底病。

【方解】本方即六味地黄丸：熟地黄、山萸肉、山药、泽泻、牡丹皮、茯苓，加知母、黄柏组成。方中六味地黄丸滋阴补肾；加知母、黄柏清虚热、泻相火。

【加减】眼干涩痛较甚者，加沙参、麦冬、枸杞子，以养阴生津；眼痒干涩较重者，加当归、蝉蜕、刺蒺藜，以祛风止痒；球结膜充血者，加地骨皮、桑白皮，以清热退赤；结膜下出血量多者，加赤芍，以助凉血活血散瘀之功；角膜点状着色者，加蝉蜕、菊花，以明目退翳；球结膜出血者，加丹参、赤芍，以养血活血化瘀；若因虚火灼络而眼内出血者，加生蒲黄（包煎）、女贞子、墨旱莲，以滋阴降火、凉血止血。

通明补肾丸（Tongming Bushen Wan）

【来源】《银海精微》。

【组成】楮实子、五味子、枸杞子、人参、菟丝子、肉苁蓉、菊花、熟地黄、当归、牛膝、知母、黄柏、青盐。

【用法】上为末，炼蜜为丸，如梧桐子大。每服 10 丸，空心茶送下。

【功效】清肝，滋肾，明目。

【眼底病临床应用】白内障。

【方解】人参、熟地黄、当归补益气血；五味子、枸杞子、菟丝子、肉苁蓉、牛膝补益肝肾；菊花、黄柏清肝明目；知母清热，楮实子抗氧化、补肾清肝、明目利尿。

【加减】口苦可加黄连、黄芩。

扶阳助胃汤（Fuyang Zhuwei Tang）

【来源】《目经大全》。

【组成】干姜（炮）、人参、草豆蔻仁、甘草（炙）、肉桂、白芍、陈皮、白术、吴茱萸、黑附子（炮，去皮）、益智仁。

【功效】扶阳散寒，健脾益胃。

【眼底病临床应用】视物模糊。

【方解】方中附子、干姜、肉桂、吴茱萸、草豆蔻、益智仁扶阳散寒；人参、白术、甘草健脾益胃；白芍缓急止痛；陈皮理气和胃。诸药合用，共奏扶阳散寒、健脾益胃之功。

【加减】视物模糊甚者，加桑椹、女贞子，以益精明目。

加减驻景丸（Jiajian Zhujing Wan）

【来源】《银海精微》。

【组成】楮实子（无翳不用）、菟丝子（酒煮，焙）、枸杞子、车前子（略炒）、五味子、当归、熟地黄、川椒。

【功效】温补肝肾，益精明目。

【眼底病临床应用】常用于治疗中心性浆液性脉络膜视网膜病变、视神经炎等病的后期，属肝肾阳虚者；亦用于治疗年龄相关性白内障、老年性黄斑变性、视神经萎缩、视网膜色素变性等眼底病。

【方解】本病多是肝肾两亏所致的诸多症状。方中菟丝子、楮实子、枸杞子既补肾阴，又补肾阳；当归、熟地黄养血柔肝；五味子补肾滋水；车前子补肾利水，清热除湿，使补而不滞；加川椒温中补肾阳。全方共成补益之剂。

【加减】视力日减，视野渐窄者，加党参、白芍、川芎、当归，以益气养血。

石斛夜光丸（Shihu Yeguan Wan）

【来源】《济生方》。

【组成】石斛、人参、山药、茯苓、甘草、肉苁蓉、枸杞子、菟丝子、生地黄、熟地黄、五味子、天冬、麦冬、苦杏仁、防风、川芎、枳壳（炒）、黄连、牛膝、菊花、蒺藜（盐炒）、青葙子、决明子、水牛角浓缩粉、羚羊角。

【功效】滋阴补肾，清肝明目。

【眼底病临床应用】用于肝肾两亏、阴虚火旺、内障目暗、视物模糊。

【方解】方中以石斛、麦冬、天冬、生地黄、熟地黄为君药，其中麦冬、天冬滋阴润燥，养阴生津；生地黄、熟地黄补肾生精，养血滋阴，二冬合二地，金水相生，再加石斛清热生津，滋阴明目，共收生津补肾，滋阴养血之功。臣以肉苁蓉、菟丝子、枸杞子补益肝肾，益精明目。佐以人参、茯苓、山药补脾健肺，资生气血；蒺藜、菊花、

青葙子、决明子疏风散热，清肝明目；黄连、水牛角、羚羊角凉血清热；川芎、防风、枳壳、杏仁行气活血，畅达气机；五味子酸涩暖肾，固精生津；牛膝补益肝肾，活血祛瘀，引热下行。使以甘草调和药性。诸药配合，共奏滋阴补肾、清肝明目之功。

【加减】临床如见眼底出血，可用赤芍、牡丹皮、仙鹤草、藕节、白茅根等药煎汤送服；兼有头目胀痛、眩晕阵作、耳鸣咽痛、舌红、脉细数等阴虚火旺症状，可用知母、黄柏、玄参、牡丹皮、珍珠母等药煎汤送服；兼见急躁、头胀头痛、胸闷胁痛、脉象细弦等肝气失疏症状，可用柴胡、郁金、白芍、夏枯草、八月札等药煎汤送服；见有迎风流泪症状，可用蔓荆子、白芷、桑叶、薄荷、车前子等药煎汤送服。

滋阴降火汤（Ziyin Jianghuo Tang）

【来源】《审视瑶函》。

【组成】当归、川芎、甘草、生地黄、黄柏、知母、麦冬、白芍、黄芩、熟地黄。

【功效】滋阴降火。

【眼底病临床应用】角膜基质炎、视网膜静脉周围炎、视网膜静脉阻塞。

【方解】熟地黄、当归、白芍、川芎补肝血，滋肝阴；生地黄、麦冬与甘草清润滋阴；知母、黄柏、黄芩滋阴降火；柴胡调理肝气。

【加减】治疗角膜基质炎者，加木贼、蝉蜕，以退翳明目；若腰膝酸软者，加枸杞子、菟丝子；若口干舌燥者，加沙参、天冬以养阴；若视物不模糊者，加桑椹、女贞子，以益精明目。

益气聪明汤（Yiqi Congming Tang）

【来源】《原机启微》。

【组成】黄芪、甘草、人参、升麻、葛根、蔓荆子、白芍、黄柏。

【用法】每次四钱，临卧服，五更再服。

【功效】益气升阳，聪耳明目。

【眼底病临床应用】多用于老年性白内障、色弱、色盲、听力减退属于气虚清阳不升者。

【方解】人参、黄芪甘温以补脾胃；甘草甘缓以和脾胃；葛根、升麻、蔓荆子轻扬升发，能入阳明，鼓舞胃气，上行头目。中气既足，清阳上

升，则九窍通利，耳聪而目明矣；白芍敛阴和血，黄柏补肾生水。盖目为肝窍，耳为肾窍，故又用两者平肝滋肾也。

【加减】近代眼科学家加珍珠母、五味子，以加强安神宁心作用；加茺蔚子，以活血行滞；加生地黄、知母、黄柏，以凉血清热；加枸杞子、菟丝子、车前子（包煎），以滋补肝肾。临症使用时还可加减用药。

第七节　软坚散结剂

活血散结汤（Huoxue Sanjie Tang）

【来源】《中医眼科》。

【组成】川芎、当归、郁金、青皮、红花、忍冬藤、丹参、赤芍、橘核、鸡血藤。

【功效】活血散结。

【眼底病临床应用】糖尿病视网膜病变。

【方解】川芎、当归、红花、丹参、赤芍、鸡血藤活血散瘀，忍冬藤、郁金、橘核行气散结。

【加减】肿核结于眦部胞睑者，加炒栀子以清心热；白睛红赤肿胀者，加桑皮，泻肺利水，以除白睛之赤肿。

防风散结汤（Fangfeng Sanjie Tang）

【来源】《原机启微》。

【组成】防风、羌活、白芍、当归尾、红花少许、苏木少许、茯苓、苍术、独活、前胡、黄芩、炙甘草、防己。

【功效】化痰散热。

【眼底病临床应用】视网膜静脉阻塞。

【方解】以防风、羌活升发阳气为君；白芍、当归尾、红花、苏木破凝行血为臣；茯苓泻邪气，苍术祛湿，前胡利五脏，独活除风邪，黄芩疗热滋化为佐；甘草和诸药，防己行十二经为使。

【加减】病在上睑者，加黄连、柴胡，以其手少阴、足厥阴受邪也；病在下睑者，加藁本、蔓荆子，以其手太阳受邪也。

化坚二陈丸（Huajian Erchen Wan）

【来源】《医宗金鉴》。

【组成】陈皮、制半夏、茯苓、炒僵蚕、黄连、生甘草、荷叶。

【功效】化痰，软坚，散结。

【眼底病临床应用】视网膜静脉阻塞等。

【方解】方中二陈汤健脾化痰，理气祛湿而散结；加僵蚕化痰散结，黄连清热燥湿，荷叶清热明目散结。全方共奏清热燥湿，化痰散结之功。

【加减】常于方中加入炒白术、焦山楂、鸡内金，以助健脾消食、化痰散结；加昆布、海藻，以加强散结的作用。中医学认为瘤病亦属痰湿与气血凝结，故本方尚可用于眼瘤的治疗，可加入海藻、昆布、贝母、赤芍、丹参、川芎，以活血化瘀，软坚消瘤。还可以用于葡萄膜炎角膜后沉着物久不吸收、玻璃体混浊、视网膜渗出斑块等病症，属痰热者。

（张仁俊　赵永旺　张海滨　刘家琪）

第26章 眼底病常用食疗方

第一节 视网膜静脉阻塞

1. 白茅根老鸭汤

【组成】白茅根 30g，老鸭肉 150g，当归 10g，牡丹皮 12g，精盐等佐料适量。

【功效】通络化瘀，活血明目。

【适应证】视网膜静脉阻塞早期。

【方解】白茅根止血凉血，当归养血活血，老鸭肉益气明目，牡丹皮清热凉血。上述 4 种食材搭配在一起，可起到通络化瘀、活血明目的功效。

【制法】将上述 4 种食材洗净切块，一起放入砂锅内，加适量水，文火慢炖 30min 至鸭肉烂，加精盐等作料适量即可。

【用法】中晚餐菜肴。每日 2 次，10d 为 1 个疗程。

2. 三七瘦肉汤

【组成】三七 10g，鲜藕节 100g，瘦肉 100g，山楂 15g，精盐等作料适量。

【功效】和血止血，益气化瘀。

【适应证】视网膜静脉阻塞中期。

【方解】三七和血止血；藕节止血化瘀，瘦肉益气，山楂扩张血管，降血压；上述 4 种食材搭配在一起，可起到和血止血、益气化瘀的功效。

【制法】将三七、瘦肉、鲜藕节、山楂洗净，切块，一起放入砂锅内，加水适量，置火上，文火慢炖，炖至肉熟后，加精盐等作料调味即可。

【用法】可作中、晚餐菜肴，每日 2 次，10d 为 1 个疗程。

3. 当归羊肉汤

【组成】当归 20g，枸杞子、红花各 10g，羊肉 100g，精盐等作料适量。

【功效】益气散瘀，活血明目。

【适应证】视网膜静脉阻塞中晚期。

【方解】当归养血活血，红花和血化瘀，枸杞子降压明目，羊肉补虚。上述 4 种食材搭配在一起，可起到益气散瘀、活血通脉的功效。

【制法】将羊肉、当归、枸杞子、红花洗净，切块，一起放入砂锅内，加水适量，置文火上炖至肉熟后，加精盐等作料适量调味即可。

【用法】可作中、晚餐菜肴，每日 2 次，10d 为 1 个疗程。

4. 人参桑椹瘦肉汤

【组成】人参 10g，桑椹 30g，当归 15g，瘦肉 100g，精盐等作料适量。

【功效】安神滋阴，通络明目。

【适应证】视网膜静脉阻塞晚期。

【方解】人参安神生津，桑椹滋阴明目；当归活血通络，瘦肉补虚益气。上述 4 种食材搭配在一起，具有安神滋阴、通络明目的功效。

【制法】将人参、桑椹、当归、瘦肉洗净；切成小块。上述 4 种食材一起放入砂锅内，加水适量，再用文火慢炖，直至肉烂为止，再加入精盐等作料适量即可。

【用法】可作中、晚餐菜肴，10d 为 1 个疗程。

第二节 视网膜动脉阻塞

1. 葛根瘦肉汤

【组成】葛根 20g，黄芪 20g，丹参 12g，当归 10g，瘦肉 100g，精盐等作料适量。

【功效】益气活血，通络化瘀。

【适应证】视网膜动脉阻塞早期。

【方解】葛根扩张血管，抑制血小板聚集，清除自由基；黄芪益气生血；丹参活血化瘀；当归养血活血，瘦肉补中益气。上述 5 种食材搭配在一起，可起到益气活血、通络化瘀的功效。

【制法】将上述 5 种食材洗净切碎，一起放入砂锅内，加适量水煎熬 30min 后取汁 200ml，另加适量水再熬 30min 后取汁 200ml，把 2 次的食汁混合均匀即可。

【用法】每次 200ml，分早晚口服。10d 为 1 个疗程。

2. 地龙瘦肉汤

【组成】地龙 10g，陈皮 10g，半夏 10g，茯苓 12g，瘦肉 100g，精盐等作料适量。

【功效】化痰散瘀，活血通脉。

【适应证】视网膜动脉阻塞中晚期。

【方解】地龙活血化瘀，通脉；陈皮、半夏燥湿化痰；茯苓健脾益气。上述 4 种药材搭配在一起，可起到化痰散瘀、活血通脉的功效。

【制法】将上述 5 种食材洗净切碎，一起放入砂锅内，加适量水煎熬 30min 后取汁 200ml，另加适量水再熬 30min 后取汁 200ml，把 2 次的食汁混合均匀即可。

【用法】每次 200ml，分早、晚口服。10d 为 1 个疗程。

3. 黄芪红花老鸭汤

【组成】黄芪 20g，红花 10g，石菖蒲 10g，五爪龙 30g，老鸭肉 150g，精盐等作料适量。

【功效】补中益气，化瘀通脉。

【适应证】视网膜动脉阻塞晚期。

【方解】黄芪补中益气；红花、石菖蒲、五爪龙活血化瘀，通脉；老鸭肉滋阴健脾。上述 5 种食材搭配在一起，可起到补中益气、化瘀通脉的功效。

【制法】将上述 5 种食材洗净切碎，同放入砂锅内，把老鸭肉洗净，切成薄片，再把黄芪、红花、石菖蒲、五爪龙装入纱布袋子内，加入适量水、姜末、葱白放入砂锅内煲汤，待鸭肉熟烂后加精盐等作料适量。

【用法】早、晚餐服用，10d 为 1 个疗程。

第三节　脉络膜血管疾病

1. 白茅根三七老鸭汤

【组成】白茅根 10g，三七粉 6g，墨旱莲 15g，老鸭肉 150g，姜末、葱白、精盐等作料各适量。

【功效】凉血止血，活血散瘀。

【适应证】本病而致眼底出血早期。

【方解】白茅根、三七、墨旱莲凉血止血，活血化瘀；老鸭肉滋阴健脾。上述 4 种食材搭配合一起，具有凉血止血、活血散瘀的功效。

【制法】先将老鸭肉、白茅根、墨旱莲洗净，把老鸭肉切成薄片，再把白茅根、墨旱莲、三七粉装入纱布袋子内，加入适量水、姜末、葱白放入砂锅内煲汤，待鸭肉熟烂后加精盐等作料适量。

【用法】早、晚餐服用，10d 为 1 个疗程。

2. 当归丹参母鸡汤

【组成】当归 10g，丹参 15g，桃仁 12g，三棱 10g，母鸡肉 150g，姜末、葱白、精盐等佐料适量。

【功效】活血，化瘀，散结。

【适应证】本病而致眼底出血中期。

【方解】当归、丹参、桃仁活血化瘀、三棱破瘀散结；母鸡肉补中益气。上述 5 种食材搭配一起，具有活血化瘀散结的功效。

【制法】先将母鸡肉、当归、丹参、桃仁、三棱洗净，把母鸡肉切成薄片，再把当归、丹参、桃仁、三棱装入纱布袋子内，加入适量水、姜末、葱白放入砂锅内煲汤，待母鸡肉熟烂后加精盐等作料适量。

【用法】早、晚餐服用，15d 为 1 个疗程。

3. 藕节海带鸽子汤

【组成】生藕节 25g，三七粉 6g，昆布 10g，党参 15g，鸽子肉 200g，姜末、葱白、精盐等作料各适量。

【功效】益气除痰，化瘀散结。

【适应证】本病而致眼底出血的后期，有渗出物或有机花斑者。

【方解】党参补中益气；生藕节、三七活血化瘀；昆布破瘀散结；鸽子肉益气滋阴。上述 5 种食材搭配合在一起，具有益气除痰、化瘀散结的功效。

【制法】先将党参、生藕节、三七、昆布、鸽子肉洗净，鸽子肉切成薄片，加入适量水、姜末、葱白放入砂锅内，煲汤，鸽子熟后，加精盐等作料适量。

用法：早、晚餐服用，10d 为 1 个疗程。

第四节 黄 斑 疾 病

一、中心性浆液性脉络膜视网膜病变

1. 枸杞老鸭汤

【组成】枸杞子 20g，鲜鸡肉 250g，山药 20g，茯苓 20g，精盐等作料适量。

【功效】滋补肝肾，和血明目。

【适应证】中央性浆液性脉络膜视网膜病变早期。

【方解】枸杞子补益肝肾；山药健脾开胃；茯苓利湿补中益气；鸡肉健脾益气，温中补虚。上述 4 种食材搭配在一起，可起到滋补肝肾、健脾利湿、和血明目的功效。

【制法】将上述 4 种食材洗净，切碎放入砂锅内，加适量水后文火炖成烂熟。加入适量精盐等作料即可。

【用法】可作中、晚餐菜肴，10d 1 个疗程。

2. 薏苡仁小米粥

【组成】紫菜 30g，车前子 30g，陈皮 10g，薏苡仁 30g，小米 100g。

【功效】健脾祛痰，利湿明目。

【适应证】中央性浆液性脉络膜视网膜病变中期。

【方解】紫菜祛湿消浊；车前子利湿明目；陈皮健脾理气；薏苡仁和胃健脾；小米温养脾胃。上述 5 种食材搭配在一起，可起到健脾祛痰、利湿明目的功效。

【制法】将上述 5 种食材洗净放入砂锅内，加水后文火炖成粥即可。

【用法】可作中、晚餐食用，10d 为 1 个疗程。

3. 赤小豆枸杞小米粥

【组成】赤小豆 30g，枸杞子 30g，薏苡仁 30g，山楂 10g，小米 100g。

【功效】利水渗湿，补肾明目。

【适应证】中央性浆液性脉络膜视网膜病变晚期。

【方解】赤小豆利水渗湿；枸杞子补肾明目，薏苡仁养肾气，补脾，除湿；山楂健脾消食；小米补中益气，健脾益胃。上述 5 种食材搭配在一起，可起到利水渗湿、补肾明目的功效。

【制法】将赤小豆、枸杞子、薏苡仁、山楂、小米洗净装入纱布袋子内，加入适量水和小米一起放入砂锅内煮烂成粥即可。

【用法】可作中、晚餐食用，10d 为 1 个疗程。

二、老年性黄斑变性

1. 丹参旱莲猪肝汤

【组成】丹参 20g，墨旱莲 50g，枸杞子 20g，猪肝 150g，精盐等作料适量。

【功效】活血化瘀，益精明目。

【适应证】老年性黄斑变性早期。

【方解】丹参活血化瘀，墨旱莲凉血止血，枸杞子益精明目，猪肝滋阴明目。上述 4 种食材搭配在一起，可起到活血化瘀、益精明目的功效。

【制法】将丹参、墨旱莲、枸杞子洗净，水煎取汁，放入砂锅内，加猪肝文火炖成烂熟。加适量精盐等作料即可。

【用法】可作早、晚餐食用，10d 为 1 个疗程。

2. 女贞子丹参小米粥

【组成】女贞子 20g，丹参 20g，山楂 15g，薏苡仁 30g，小米 100g。

【功效】健脾利湿，补肾明目。

【适应证】老年性黄斑变性中期。

【方解】女贞子补肾明目，丹参、山楂活血散瘀；薏苡仁健脾利湿；小米温养脾胃。上述 5 种食材搭配在一起，可起到健脾利湿、活血明目的功效。

【制法】将女贞子、丹参、山楂、薏苡仁 4 种食材洗净装入纱布袋子内，在砂锅内加入小米及适量水后，文火熬粥即可。

【用法】可作早、晚餐食用，10d 为 1 个疗程。

3. 黄芪墨鱼老鸭肉汤

【组成】黄芪 20g，墨鱼 50g，枸杞子 10g，老鸭肉 150g，精盐等作料适量。

【功效】益气，散结，明目。

【适应证】老年性黄斑变性晚期。

【方解】黄芪补中益气，墨鱼养血滋阴散结，老鸭肉益气滋阴，枸杞子滋补肝肾明目。上述 4 种食材搭配在一起，可起到益气散结、明目的功效。

【制法】将上述 4 种食材洗净，切碎放入砂锅内，加适量水后文火炖成烂熟。加适量精盐等作料即可。

【用法】可作中、晚餐菜肴，10d 为 1 个疗程。

第五节　糖尿病视网膜病变

1. 山药玉竹小米粥

【组成】山药 20g，枸杞子 20g，玉竹 20g，小米 100g。

【功效】生津止渴，降糖明目。

【适应证】糖尿病性视网膜病变早期。

【方解】山药健脾益气；枸杞子滋阴明目；玉竹生津止渴降糖；小米养肾气，补脾胃。上述 4 种食材搭配在一起，可起到生津止渴、降糖明目的功效。

【制法】山药、玉竹洗净切片加水煮汁去渣滓，枸杞子、小米洗净加适量清水煮粥。

【用法】当早餐，10d 为 1 个疗程。

2. 人参麦冬小米粥

【组成】人参 6g，麦冬 10g，丹参 20g，墨旱莲 20g，小米 100g。

【功效】益气降糖，凉血化瘀。

【适应证】糖尿病性视网膜病变中期。

【方解】人参大补元气，生津止渴；麦冬滋阴润肺，生津降糖；丹参活血化瘀，墨旱莲凉血化瘀；小米养肾气，补脾胃。上述 5 种食材搭配在一起，可起到益气降糖、凉血化瘀的功效。

【制法】丹参、麦冬、墨旱莲加水，煮汁，去渣滓，另加小米、人参，酌加适量清水煮粥。

【用法】当早餐，10d 为 1 个疗程。

3. 鳝鱼冬瓜汤

【组成】天花粉 50g，冬瓜 200g，鳝鱼 100g，精盐等佐料适量。

【功效】生津止渴，降糖明目。

【适应证】糖尿病性视网膜病变晚期。

【方解】天花粉生津止渴，润燥降糖；冬瓜清热止渴；鳝鱼健脾益气降糖明目。上述 3 种食材搭配在一起，可起到生津止渴、降糖明目的功效。

【制法】将天花粉、冬瓜、鳝鱼洗净，放入砂锅内，加水适量，炖 30min 后放入精盐等作料适量即可。

【用法】可作中、晚餐菜肴，10d 为 1 个疗程。

第六节　视神经炎

1. 当归柴胡老鸭汤

【组成】当归 20g，柴胡 15g，栀子 15g，老鸭肉 150g，精盐等作料适量。

【功效】清肝，泻火，通瘀。

【适应证】视神经炎早期。

【方解】当归活血化瘀，柴胡疏肝解郁，栀子清肝利湿，老鸭肉益气滋阴。上述 3 种药材搭配在一起，可起到清肝、泻火、通瘀的功效。

【制法】将当归、柴胡、栀子、老鸭肉洗净，切碎。上述 4 种食材一起放入砂锅内，加水适量，再用文火慢炖，直至肉烂为止，再加入精盐等作料适量即成。

【用法】可作中、晚餐菜肴，10d 为 1 个疗程。

2. 知母山茱萸小米粥

【组成】知母 15g，山茱萸 15g，枸杞子 20g，小米 50g。

【功效】清热泻火，滋阴明目。

【适应证】视神经炎中期。

【方解】知母清热泻火，生津润燥。枸杞子补肾益精、养肝明目；山茱萸补益肝肾；小米健脾和胃。上述 4 种食材搭配在一起，具有清热泻火、滋阴明目的功效。

【制作】将知母、山茱萸、枸杞子、小米洗净，放入砂锅内，加水适量，煮成稀粥。

【用法】当早、晚餐食用，10d 为 1 个疗程。

第七节　视神经萎缩

1. 柴胡丹皮母鸡汤

【组成】柴胡 15g，当归 15g，牡丹皮 10g，母鸡肉 100g，精盐等作料适量。

【功效】补益肝肾，益精明目。

【适应证】视神经萎缩早期。

【方解】柴胡疏肝解郁，当归活血通络，牡丹皮活血祛瘀，母鸡肉益气养血。上述 4 种食材搭配在一起，可起到补益肝肾、益精明目的功效。

【制法】将上述 4 种食材洗净后放入容器内，加适量水煲成汤即可。

【用法】可作中、晚餐菜肴，每日 1 次。

2. 白芍丹参母鸡汤

【组成】黄芪 20g，当归 10g，丹参 10g，白芍 10g，母鸡肉 150g，精盐等作料适量。

【功效】补益气血，安神明目。

【适应证】视神经萎缩中期。

【方解】黄芪益气固表，利水消肿；当归补血活血；丹参通络化瘀；白芍养血敛阴，柔肝止痛，平抑肝阳；鸡肉温中补脾，益气养血，补肾益精。

上述 4 种食材搭配在一起，可起到补益气血、安神明目的功效。

【制法】老母鸡洗净切块，飞水，放入黄芪、当归、丹参加水适量，煲汤，加精盐等作料即可。

【用法】可作中、晚餐菜肴，10d 为 1 个疗程。

3. 丹参葛根老鸭汤

【组成】丹参 20g，葛根 20g，川芎 10g，枸杞子 60g，老鸭肉 100g，精盐等作料适量。

【功效】补益气血，活血明目。

【适应证】视神经萎缩晚期。

【方解】丹参通络化瘀；葛根、川芎扩张血管，改善微循环。枸杞子滋补肝肾，益精明目；老鸭肉益气滋阴。上述 5 种食材搭配在一起，可起到补气益血，活血明目的功效。

【制法】将丹参、葛根、川芎、枸杞子、老鸭肉洗净切碎，一起放入砂锅内，加水适量。待鸭肉烂熟后，加入精盐等作料即可。

【用法】可作中、晚餐菜肴，10d 为 1 个疗程。

第八节　视网膜脱离

一、视网膜脱离术前

1. 枸杞茯苓小米粥

【组成】枸杞子 10g，茯苓 20g，车前子 20g，小米 100g。

【功效】滋补肝肾，利水明目。

【适应证】视网膜脱离术前。

【方解】枸杞子滋肝补肾；茯苓健脾利湿；车前子利水消肿，益阴明目；小米补中益气。上述 3 种药材搭配在一起，可起到滋补肝肾、利水明目的功效。

【制法】将上述 3 种药材洗净放入砂锅内，用文火煮粥即可。

【用法】当早餐，3d 为 1 个疗程。

2. 茯苓党参鲫鱼汤

【组成】茯苓 20g，党参 15g，陈皮 10g，鲫鱼 200g，精盐等作料适量。

【功效】健脾益气，利水渗湿。

【适应证】视网膜脱离术前。

【方解】鲫鱼利水化瘀；茯苓健脾利湿；党参温中补气；陈皮理气。上述 4 种食材搭配在一起，可起到健脾益气、利水渗湿的功效。

【制法】鲫鱼去内脏，加茯苓、党参、陈皮共入砂锅内，用文火炖 30min，加入精盐等作料适量即可。

【用法】可作中、晚餐菜肴，3d 为 1 个疗程。

二、视网膜脱离术后

1. 墨鱼肉黄芪汤

【组成】墨鱼肉 150g，黄芪 15g，当归 10g，青葙子 10g，精盐等作料适量。

【功效】补脾利水，清肝明目。

【适应证】视网膜复位术后早期。

【方解】墨鱼肉补脾利湿，去瘀生新；黄芪益气补虚、生肌；当归补血行血；青葙子清肝明目。

上述 4 种食材搭配在一起，可起到补脾利水、清肝明目、促进伤口愈合的功效。

【制法】 将墨鱼和葱姜一同倒入锅内煎炸 1min，慢慢翻动鱼块，适当多煎一会儿，然后加入黄芪、当归、青葙子用纱布袋包好煎 1h 后取汁煎鱼，适量黄芪水，改中火炖 30min，然后揭锅放入适量精盐等作料即可。

【用法】 可供早、晚餐菜肴，7d 为 1 个疗程。

2. 黄芪桑椹老鸭汤

【组成】 黄芪 30g，桑椹 20g，葛根 20g，枸杞子 20g，老鸭肉 150g。精盐等作料适量。

【功效】 滋补肝肾，滋阴明目。

【适应证】 视网膜脱离术后中期。

【方解】 黄芪益气补虚、生肌；桑椹滋阴补血；葛根扩张血管，改善微循环。枸杞子益精明目；老鸭肉益气滋阴。上述 5 种食材搭配在一起，可起到滋补肝肾、滋阴补血的功效。

【制法】 将上述 5 种食材洗净切碎，加水适量放入砂锅内，用文火煮鸭肉烂熟，加入精盐等作料适量即可。

【用法】 当早餐，7d 为 1 个疗程。

3. 党参枸杞薏茯苓老母鸡汤

【组成】 党参 10g，枸杞子 20g，薏苡仁 60g，茯苓 20g，老母鸡 100g，精盐等作料适量。

【功效】 健脾益气，渗湿明目。

【适应证】 视网膜脱离术后晚期。

【方解】 薏苡仁利水明目；茯苓健脾利湿；党参温中补气；粳米补中益气。上述 4 种食材搭配在一起，可起到健脾益气、利水渗湿的功效。

【制法】 将薏苡仁、茯苓、党参、陈皮、老母鸡肉洗净切碎，一起加入砂锅内，加水适量，用文火熬母鸡肉烂熟，加入精盐等作料即可。

【用法】 可作早、晚餐菜肴，7d 为 1 个疗程。

第九节　玻璃体疾病

一、玻璃体积血

1. 鲜藕生地汁

【组成】 鲜藕节 100g，生地黄 50g，枸杞子 20g，蜂蜜适量。

【功效】 清热凉血，止血明目。

【适应证】 玻璃体积血早期。

【方解】 藕节凉血止血，活血散瘀，收缩血管；生地黄清热凉血，养阴生津；枸杞子明目。上述 3 种食材搭配在一起可起到清热凉血、止血明目的功效。

【制法】 将生地黄、鲜藕节、枸杞子分别洗净，共入锅内，加适量水煎取汁，加入蜂蜜适量即可。

【用法】 当茶饮，10d 为 1 个疗程。

2. 三七蒲黄老鸭汤

【组成】 三七 10g，蒲黄 10g，藕节 100g，老鸭肉 150g，精盐等作料适量。

【功效】 活血化瘀，祛瘀明目。

【适应证】 玻璃体积血中期。

【方解】 三七活血化瘀，改善微循环；蒲黄止血化瘀；藕节凉血止血，活血散瘀。上述 3 种食材搭配在一起可起到活血化瘀、祛瘀明目的功效。

【制法】 将三七、蒲黄、藕节、老鸭肉洗净切碎，同入砂锅内，加水适量，用文火熬至鸭肉烂熟，加入精盐等作料即可。

【用法】 可供早、晚餐菜肴，7d 为 1 个疗程。

3. 鲫鱼紫菜旱莲汤

【组成】 鲫鱼 250g，紫菜 50g，墨旱莲 250g，精盐等作料适量。

【功效】 健脾软坚，化瘀散结。

【适应证】 玻璃体积血晚期。

【方解】 鲫鱼健脾利湿；紫菜化痰软坚，清热利湿；墨旱莲凉血化瘀。上述 3 种食材搭配在一起，可起到健脾软坚、化瘀散结的功效。

【制法】 将鲫鱼、紫菜、墨旱莲洗净切块，放入砂锅中，加水适量，煮至烂熟后，加入精盐等作料即可。

【用法】 可作中、晚餐食用，10d 为 1 个疗程。

二、玻璃体混浊

1. 海带豆腐汤

【组成】 海带（发好）250g，豆腐干 100g，水发虾米 25g，精盐等作料适量。

【功效】软坚，散结，明目。

【适应证】玻璃体混浊早期。

【方解】海带清热利水，软坚散结；豆腐干不但含有丰富的蛋白质，还含有丰富的钙、磷、铁等矿物质；虾米改善玻璃体的混浊状态。上述 3 种食材搭配在一起可起到软坚散结的功效。

【制法】先将发好的海带切细丝，焯水，豆腐干切细丝，虾米用少量热水泡发，一起放入砂锅内，煮沸 10min 后，加入精盐等作料即可。

【用法】可作中、晚餐菜肴，10d 为 1 个疗程。

2. 山药海菜瘦肉汤

【组成】山药 100g，茯苓 100g，海菜 100g，瘦肉 150g，精盐等作料适量。

【功效】补脾渗湿，软坚散结。

【适应证】玻璃体混浊中期。

【方解】茯苓利水渗湿，健脾补中；山药补益脾胃，海菜软坚散结，瘦肉补中益气。上述 4 种食材搭配在一起，可起到补脾渗湿、软坚散结的功效。

【制法】用山药、茯苓、海菜、瘦肉洗净切块，在砂锅中加水适量，文火炖 1h，加入精盐等作料即可。

【用法】可作中、晚餐菜肴，10d 为 1 个疗程。

3. 楮实子母鸡汤

【组成】楮实子 15g，枸杞子 15g，母鸡肉 100g，黄花鱼 100g，精盐等作料适量。

【功效】补肝肾明目，补虚益气。

【适应证】玻璃体混浊晚期。

【方解】楮实子补肝肾明目利水，枸杞子益精明目，母鸡肉补虚填精，黄花鱼温中益气。上述 4 种食材搭配在一起，可起到补肝肾明目、补虚益气的功效。

【制法】将楮实子、枸杞子洗净，母鸡肉、黄花鱼洗净切块，在砂锅内加水适量，文火炖 1h，加入精盐等作料即可。

【用法】可作中、晚餐菜肴，10d 为 1 个疗程。

第十节　后巩膜加固术

1. 灵芝天麻鸽子汤

【组成】灵芝 10g，天麻 30g，柏子仁 20g，酸枣仁 20g，鸽子 1 只，生姜末、葱白、精盐等作料适量。

【功效】滋阴，安神，定志。

【适应证】后巩膜加固术围手术期。

【方解】灵芝、柏子仁、酸枣仁养心安神，天麻息风止痉，鸽子肉益气滋阴。上述 4 种食材搭配在一起，具有滋阴安神的功效，是围手术期的食疗良方。

【制法】先将鸽子肉洗净切成薄片，柏子仁、酸枣仁、天麻、灵芝洗干净后，放入纱布袋内，加生姜末、葱白、精盐等作料适量，煲汤。

【用法】术前早、晚服用，连服 3d。

2. 山楂神曲鲫鱼汤

【组成】山楂 15g，神曲 15g，黄芪 30g，鲫鱼 250g，鸡内金、陈皮、生姜末、葱白、精盐等作料适量。

【功效】补中益气，消食理气。

【适应证】后巩膜加固术术后 1 ～ 3d，气短乏力，食欲缺乏。

【方解】山楂、神曲、鸡内金、陈皮消食和胃，行气散瘀；黄芪补气生肌；鲫鱼活血理气。上述 6 种食材搭配在一起，具有胃行气散瘀，补气生肌促进伤口愈合。

【制法】先将鲫鱼收拾内脏，洗干净切片，山楂、神曲、黄芪、陈皮、鸡内金洗干净，放入纱布袋内，加生姜末、葱白、精盐等作料适量，煲汤。

【用法】早、晚服用，连服 3d。

3. 人参白术黄鱼汤

【组成】人参 10g，白术 20g，黄芪 30g，山药 30g，黄鱼 250g，生姜末、葱白、精盐等作料适量。

【功效】补中益气，健脾消食。

【适应证】后巩膜加固术术后 1 ～ 3d，气短乏力，食欲缺乏。

【方解】人参补脾益肾，白术健脾益气，黄芪补气生肌，山药养阴健脾，黄鱼益气生肌。上述 5 种食材搭配在一起，具有补脾益肾，健脾消食，补气生肌，提高免疫力的功效。

【制法】先将黄鱼收拾干净切片，人参、白术、黄芪、山药洗干净后放入纱布袋内，和生姜末、葱白、精盐等作料适量，煲汤。

【用法】早、晚服用，连服 3 ～ 5d。

4. 楮实子老鸭汤

【组成】楮实子 20g，人参 5g，当归 15g，老鸭肉 250g，生姜末、葱白、精盐等作料适量。

【功效】补中益气，活血明目。

【适应证】后巩膜加固术术后 10 ～ 20d，气短乏力、视物模糊。

【方解】楮实子补肝肾，增视力，人参大补元气，当归活血和血，老鸭肉滋阴益气。上述 4 种食材搭配，具有补中益气、活血明目的功效。

【制法】先将老鸭肉洗干净切片，人参、当归、楮实子洗干净后放入纱布袋内，加生姜末、葱白、精盐等作料适量，煲汤。

【用法】早、晚服用，可连服 10 ～ 20d。

5. 人参甲鱼汤

【组成】人参 5g，黄芪 30g，菟丝子 20g，甲鱼 250g，生姜末、葱白、精盐等作料适量。

【功效】补中益气，滋阴明目。

【适应证】后巩膜加固术术后 10 ～ 20d，气短乏力、视物模糊。

【方解】人参大补元气，黄芪补气生肌，菟丝子养肝明目，甲鱼滋阴益气。上述 4 种食材搭配，具有补中益气、滋阴明目的功效。

【制法】先将甲鱼肉洗干净切片，人参、黄芪、菟丝子洗干净后放入纱布袋内，加生姜末、葱白、精盐等作料适量，煲汤。

【用法】早、晚服用，可连服 10 ～ 20d。

第十一节 外伤性眼底损害

一、外伤所致前房积血，眼底出血

1. 三七槐花小米粥

【组成】三七粉 10g，地黄 20g，夏枯草 20g，鲜槐花 30g，小米 100g。

【功效】滋阴降火，止血消肿。

【主治】外伤所致前房积血，眼底出血早期。

【方解】三七活血化瘀，地黄清热生津、滋阴养血；夏枯草清火明目、散结消肿、清肝火、降血压；槐花凉血止血、清肝泻火；小米补益虚损、健脾和胃。上述 5 种食材搭配在一起，具有滋阴降火、止血消肿的功效。

【制作】将地黄、夏枯草水煎取汁，加入小米煮粥，将熟时加入洗净的鲜槐花、三七粉煮沸即可。

【用法】可作早餐用，每日 1 次。15d 为 1 个疗程。

2. 当归三七小米粥

【组成】当归 20g，仙鹤草 30g，三七粉 10g，小米 100g。

【功效】活血，通络，化瘀。

【主治】外伤所致前房积血，眼底出血中晚期。

【方解】当归活血通络；仙鹤草收敛止血，补虚；三七粉活血化瘀；小米补益虚损、健脾和胃。上述 4 种食材搭配在一起，可起到活血通络化瘀的功效。

【制法】当归、仙鹤草放入砂锅内，加适量水煎熬 30min，取汁 200ml，另加适量水再熬 30min，再取汁 200ml，把 2 次的食汁混合均匀即可。加入小米煮粥，将熟时加入三七粉煮沸即可。

【用法】可作早餐用，每日 1 次。15d 为 1 个疗程。

二、眼球钝挫伤

1. 夏枯草三七没药粉

【组成】夏枯草 15g，炒香附 9g，三七 3g，没药 6g。

【功效】活血，止痛，化瘀。

【主治】眼球钝挫伤早期。

【方解】夏枯草清肝明目，散结消肿；香附理气解郁，调经止痛；三七散瘀止血，消肿定痛；没药散瘀止血，消肿定痛。上述 4 种食材搭配在一起，可起到活血、止痛、化瘀的功效。

【制法】共研细末，分 2 次开水冲服。

【用法】每日 2 次，15d 为 1 个疗程。

2. 桃仁红花老鸭汤

【组成】桃仁 10g，红花 5g，当归 10g，三七粉 3g，川芎 6g，老鸭肉 100g，精盐等作料适量。

【功效】活血祛瘀，益气明目。

【主治】眼外伤。

【方解】桃仁、红花破血祛瘀；当归、川芎活血祛瘀；三七粉止血活血，散瘀消肿；老鸭益气滋阴。上述 6 种食材配合在一起，可起到活血祛瘀、益气明目的功效。

【制法】上述 6 种食材洗净、切碎，一起放入砂锅内，加水适量，文火炖 1h，加入精盐等作料即可。

【用法】可作中、晚餐菜肴，15d 为 1 个疗程。

三、眼球破裂伤

1. 当归金银花小米粥

【组成】当归 15g，赤芍 12g，牡丹皮 12g，金银花 30g，小米 100g。

【功效】清热解毒，活血祛瘀。

【主治】眼球破裂伤术后早期。

【方解】当归补血活血，止痛；赤芍清热凉血，散瘀止痛；金银花温热解毒；牡丹皮清热凉血，活血散瘀；小米益气健脾胃。上述 5 种食材搭配在一起，可起到清热解毒、活血祛瘀明目的功效。

【制法】将当归、赤芍、牡丹皮、金银花 4 味药水煎后取汁，加入小米煮粥。

【用法】当早餐，15d 为 1 个疗程。

2. 黄芪当归猪肝汤

【组成】黄芪 30g，枸杞子 20g，当归 10g，茜草 10g，猪肝 100g，精盐等作料适量。

【功效】活血祛瘀，益气明目。

【主治】眼球破裂伤术后中晚期。

【方解】黄芪益气生肌；枸杞子补肝明目；当归活血通络；茜草活血化瘀；猪肝补肝明目。上述 5 种食材搭配在一起，可起到活血祛瘀、益气明目的功效。

【制法】将黄芪、枸杞子、当归、茜草、猪肝水煎取汁，猪肝切片。上述食材一起入锅煮汤，加入精盐等作料即可。

【用法】可作中、晚餐菜肴，15d 为 1 个疗程。

（张仁俊　赵永旺　张海滨　刘家琪）

第27章　眼底病常用西药

第一节　影响血液系统、组织代谢的药物及促进吸收药

一、抗凝血药及溶血栓药

蝮蛇抗栓酶（Ahylysantinfarctase）

【成分】本品从蝮蛇毒中分离提取而得，含有精氨酸酶、水解蛋白酶、磷酸二酯酶等多种酶。

【药理作用】本品能降低血小板数量，抑制血小板黏附和集聚，降低血黏稠度、血浆纤维蛋白原和血脂，具有去纤、抗凝、溶栓作用；还有扩张血管、改善微循环、增加病灶处血供的作用，主要用于心脑血管疾病的治疗。

【适应证】

1. 治疗心、脑血管疾病　急性心肌梗死、短暂性脑缺血发作、急性期脑栓塞、脑出血后遗症等脑血管疾病。

2. 治疗周围血管疾病　急性重症缺血、下肢慢性溃疡并发血栓性浅静脉炎、下肢深静脉血栓形成。

3. 治疗结缔组织疾病　系统性红斑狼疮、皮肌炎、多发性肌炎。

4. 治疗皮肤科疾病　银屑病、手足癣、带状疱疹、重度冻伤。

5. 治疗五官科疾病　突发性耳聋、鼻炎。

6. 神经科疾病　一氧化碳中毒性痴呆、小儿偏瘫、脑蛛网膜粘连高颅压综合征、面神经麻痹、脊髓血管阻塞、脑萎缩和晕动病。

7. 治疗其他疾病　糖尿病周围神经病变、老年前列腺增生症、顽固性蛋白尿、类风湿关节炎、肝炎、支气管哮喘、新生儿硬肿症等。

【眼底病临床应用】用于治疗视网膜中央静脉阻塞、玻璃体积血、视网膜挫伤、视网膜中央动脉阻塞、中心性浆液性脉络膜视网膜病变等。

【用法用量】静脉滴注：每次每千克体重0.008U，用等渗盐水（0.9% 氯化钠注射液）或 5% 葡萄糖溶液 250ml 稀释后静脉滴注，滴速以每分钟 40 滴为宜。

【不良反应】少数有皮下出血点及瘀斑、女性月经量增多及经期延长。大剂量时可出现血小板减少。

【禁忌证】脑出血或有出血倾向者、活动性肺结核、溃疡病、严重高血压、亚急性细菌性心内膜炎、肝肾功能不全者及月经期妇女忌用。

组织型纤溶酶原激活药（Tissue-Type Plasminogenactivator，t-PA）

【成分】本品是一种高效特异性的生理性溶血栓药物，属丝氨酸蛋白水解酶。

【药理作用】本品能选择性地将血栓上的纤维蛋白溶酶原变成纤维蛋白溶酶，从而使血栓溶解。即能激活与纤维蛋白结合的纤溶酶原，使其转化为纤溶酶的作用比激活循环血液中纤溶酶原的作用大得多。主要作用是消化局部纤维蛋白凝块。

【适应证】

1. 适用于由冠状动脉梗死引起的急性心肌梗死的溶栓疗法，能够改善心肌梗死后的心室功能，本药应在症状发生后尽可能早期使用。

2. 治疗急性缺血性脑卒中，可以减少并发症、促进改善神经功能。

3. 治疗儿童静脉血栓栓塞症。

4. 应用于某些眼科疾病及手术等。

【眼底病临床应用】 用于治疗视网膜静脉阻塞、外伤性前房积血继发青光眼、老年性黄斑变性视网膜前出血、视网膜动脉阻塞、增生性玻璃体视网膜病变、暴发性脉络膜上腔出血、玻璃体积血、眼底出血等。

【用法用量】 只能静脉使用。本品在使用前应先用附带的稀释剂临时配制，浓度为 1mg/ml。也可用等量的生理盐水或 5% 葡萄糖液进一步稀释成浓度为 0.5mg/ml 的溶液。静脉滴注：成人总量为 100mg，开始第 1 小时静脉滴注 60mg（开始 1 ~ 2min 可先静脉注射 6 ~ 10mg），第 2 小时和第 3 小时再分别静脉滴注 20mg。例如，体重 65kg 者，总量为 125mg/kg，按上述方法在 3h 内滴完。

【不良反应】 可有凝血障碍和出血，血细胞比容及血红蛋白降低，注射部位出血；偶尔见心律失常、体温升高；罕见血压下降、颅内出血、腹膜后出血、便血、血尿等。

【禁忌证】 70 岁以上老年人、出血性疾病、近 3 个月患消化性溃疡者、2 周内进行过手术、口服抗凝药者、主动脉瘤患者、高血压患者、近期内发生过脑卒中者等应禁用或慎用。大剂量长时间给予本品可逆转血液循环中的抑制机制，而致全身性纤维蛋白原溶解。用药期间应严密观察患者，一旦发生不良反应或意外，及时抢救处理。

血凝酶（Hemocoagulase）

【成分】 本品主要成分为从巴西矛头蝮蛇的蛇毒中分离提纯的血凝酶。

【药理作用】 本品能促进出血部位的血小板聚集形成血栓，血凝酶的主要成分为类凝血酶和类凝血激酶，具有凝血和止血的双重作用。注射用血凝酶属高效快速止血药，可促进生理性止血过程，常用于各种创伤及手术止血。

【适应证】 主要用于需减少出血或止血的各种医疗情况，如外科、内科、妇产科、眼科、耳鼻喉科、口腔科等临床科室的出血及出血性疾病；可用来预防出血，如手术前用药，可避免或减少手术部位及手术后出血。

【眼底病临床应用】 用于治疗外伤性前房积血、视网膜静脉阻塞等；也用于外伤性前房积血前房穿刺、慢性泪囊炎患者鼻腔泪囊吻合术、翼状胬肉手术、术前肌内注射预防白内障术中暴发性脉络膜出血等。

【用法用量】 静脉注射、肌内注射，也可局部使用。成年人：每次 1.0 ~ 2.0kU，紧急情况下，立即静脉注射 1.0kU，同时肌内注射 1.0kU。各类外科手术：手术前 1h，肌内注射 1.0kU，或手术前 15min，静脉注射 1.0kU。手术后每日肌内注射 1.0kU，连用 3d，或遵医嘱。在用药期间，应注意观察患者的出血、凝血时间。应防止用药过量，否则疗效会下降。

【不良反应】 不良反应发生率极低，偶见过敏样反应。如出现以上情况，可按一般抗过敏处理方法，给予抗组胺药和（或）糖皮质激素及对症治疗。

噻氯匹定（Ticlopidine）

【成分】 本品是噻吩吡啶的衍生物。

【药理作用】 本品为血小板膜稳定剂、抗炎剂，具有抑制血小板聚集、阻止血栓形成的作用。作用机制为阻断血小板上纤维蛋白原受体，使凝血酶、二磷酸腺苷、血小板活化因子（TXA2）等血小板聚集因子同时失活，抑制血小板聚集、血栓形成。还有降低血液黏稠度、改善微循环的作用，对血小板内及血管壁上的前列腺素合成无抑制作用。

【适应证】 本品适用于预防脑血管、心血管及周围动脉硬化伴发的血栓栓塞性疾病，其中包括首发与再发脑卒中、暂时性脑缺血发作、单眼视觉缺失、冠心病及间歇性跛行等。可用于体外循环心外科手术以预防血小板丢失，也可用于慢性肾透析以增加透析器的功能。

【眼底病临床应用】 用于治疗糖尿病视网膜血管病变。

【用法用量】 口服：每次 1 片 (0.25g)，每日 1 次，就餐时服用，以减少轻微的胃肠道反应。

【不良反应】

1. 偶见轻微胃肠道反应。

2. 罕见的反应：恶心、腹泻、皮疹、瘀斑、牙龈出血、白细胞减少、胆汁淤积、轻度氨基转移酶升高、黏膜皮肤出血倾向。

3. 本品最常见的不良反应为粒细胞减少或粒

细胞缺乏（2.4%）、血小板减少（0.4%）、胃肠功能紊乱及皮疹。上述不良反应多出现于用药后 3 个月之内。偶见用药数年后发生粒细胞减少、血小板减少及血栓形成性血小板减少性紫癜（thrombotic thrombocytopenic purpura，TTP）的报道。严重的粒细胞缺乏或 TTP 甚至有致命的危险，胃肠反应多表现为恶心、呕吐及腹泻，一般为轻度，无须停药，1 ～ 2 周后常可恢复。

【禁忌证】

1. 血友病或其他出血性疾病患者、粒细胞或血小板减少患者、溃疡病及活动性出血患者均不应使用此药。

2. 严重的肝损伤患者，由于凝血因子合成障碍，往往增加出血的危险，故不宜使用本品。

阿替普酶（Alteplase）

【成分】 主要成分是糖蛋白，含 526 个氨基酸。

【药理作用】 本药可通过其赖氨酸残基与纤维蛋白结合，并激活与纤维蛋白结合的纤溶酶原转变为纤溶酶，这一作用比本药激活循环中纤溶酶原的作用显著增强。由于本药选择性地激活纤溶酶原，因而不产生应用链激酶时常见的出血并发症。

【适应证】

1. 用于急性心肌梗死和肺栓塞。

2. 用于急性缺血性脑卒中、深静脉血栓及其他血管疾病。用于动静脉瘘血栓形成。

【眼底病临床应用】 用于治疗视网膜动、静脉阻塞。

【用法用量】

1. 静脉注射　将 50mg 的本药溶解成 1mg/ml 的浓度，注射给药。

2. 静脉滴注　将本药 100mg 溶于注射用生理盐水 500ml 中，在 3h 内按以下方式滴完，即前 2min 先注入本药 10mg，之后 60min 内滴入 50mg，最后 120min 内滴完余下的 40mg。

（1）负荷给药法：总剂量为 100mg，先弹丸注射 15mg，然后 30min 内再静脉滴注 50mg，接着 1h 内静脉滴注剩余 35mg。

（2）按体重法：先静脉弹丸注射 15mg，接着 30min 静脉滴注 0.75mg/kg，然后 1h 内静脉滴注 0.5mg/kg。

（3）二次弹丸法：总量 100mg，分 2 次静脉弹丸注射，间隔 30min，此方法可有 88% 的再通率。

【不良反应】

1. 血液系统　出血最常见。与溶栓治疗相关的出血类型有胃肠道、泌尿生殖道、腹膜后或颅内的出血，浅层的或表面的出血主要出现在侵入性操作的部位（如静脉切口、动脉穿刺、近期做了外科手术的部位）。另外，有出现硬膜外血肿和筋膜下血肿的报道。全身性纤维蛋白溶解比用链激酶时要少见，但出血的发生率相似。

2. 心血管系统

（1）心律失常：使用本药治疗急性心肌梗死时，血管再通期间可出现再灌注心律失常，如加速性室性自主心律、心动过缓或室性期前收缩等。这些反应通常为良性，通过标准的抗心律失常治疗可以控制，但有可能引起再次心肌梗死和梗死面积扩大。心律失常的发生率和静脉滴注链激酶时相似。

（2）血管再闭塞：血管开通后，需继续用肝素抗凝，否则可能再次形成血栓，造成血管再闭塞。有报道用本药进行溶栓治疗后发生了胆固醇结晶栓塞。

3. 中枢神经系统　可出现颅内出血、癫痫发作。

4. 泌尿生殖系统　有报道用药后立即出现肾血管肌脂瘤引起的腹膜后出血。

5. 骨骼 / 肌肉系统　可出现膝部出血性滑膜囊炎。

6. 其他　过敏反应。

【禁忌证】

1. 出血性疾病（如近期内有严重内出血、脑出血或 2 个月内曾进行过颅脑手术者、10d 内发生严重创伤或做过大手术者、严重的未能控制的原发性高血压、妊娠期和产后 14d 内妇女、细菌性心内膜炎和急性胰腺炎）患者。

2. 颅内肿瘤、动静脉畸形或动脉瘤患者。

3. 已知为出血体质（包括正在使用华法林、脑卒中前 48h 内使用过肝素、血小板计数小于 100 000/mm³）的患者。

4. 急性缺血性脑卒中可能伴有蛛网膜下腔出血或癫痫发作者。

去纤酶（Defibrinogenase）

【成分】本品是一种从尖吻蝮蛇毒中分离出的含有纤溶酶的生物制剂。

【药理作用】本品能溶解血浆纤维蛋白原和纤维蛋白，故能溶解血栓。此外，它还能降低血液黏稠度，延长凝血时间。

【适应证】用于治疗血栓栓塞性疾病，如脑血栓形成、脑栓塞、四肢动静脉血栓形成、视网膜静脉栓塞等，对冠心病、心绞痛、心肌梗死也有一定疗效，能使心绞痛症状缓解和消失。

【眼底病临床应用】用于治疗视网膜静脉阻塞。

【用法用量】静脉滴注：每次 0.25～1NIH 凝血酶单位/kg，每 4～7d 一次，3～4 次为 1 个疗程。用前须先做皮试。

【不良反应】少数人有高热、头晕、乏力、齿龈出血、皮下出血点、瘀斑及荨麻疹等不良反应，多在 24～48h 出现，3～5d 自行消失。

【禁忌证】对本品过敏者禁用。有出血倾向及凝血功能低下者忌用。

尿激酶（Urokinase）

【成分】本品是从新鲜人尿中提取的一种能激活纤维蛋白溶酶原的酶。它是由高分子量尿激酶（M_w=54 000）和低分子量尿激酶（M_w=33 000）组成的混合物。

【药理作用】本品直接作用于内源性纤维蛋白溶解系统，能催化裂解纤溶酶原成纤溶酶，后者不仅能降解纤维蛋白凝块，亦能降解血液循环中的纤维蛋白原、凝血因子 V 和凝血因子 VIII 等，从而发挥溶栓作用。本品对新形成的血栓起效快、效果好。本品还能提高血管 ADP 酶活性，抑制 ADP 诱导的血小板聚集，预防血栓形成。

【适应证】本品主要用于血栓栓塞性疾病的溶栓治疗。包括急性广泛性肺栓塞、胸痛 6～12h 内的冠状动脉栓塞和心肌梗死、症状短于 3～6h 的急性期脑血管栓塞、视网膜动脉栓塞和其他外周动脉栓塞症状严重的髂-股静脉血栓形成者。也用于人工心瓣手术后预防血栓形成，保持血管插管和胸腔及心包腔引流管的通畅等。溶栓的疗效均需后继的肝素抗凝加以维持。

【眼底病临床应用】用于治疗视网膜动、静脉阻塞，非动脉炎性急性前部缺血性视盘病变，玻璃体积血，外伤性前房积血继发青光眼，挫伤性前房积血，炎症性玻璃体混浊等。

【用法用量】静脉推注或静脉滴注，每日 4 万～6 万 U，溶于 20～40ml 生理盐水，1 次或 2～3 次推注；或溶于 5% 葡萄糖生理盐水或低分子右旋糖酐 250ml 中滴注。一般 7～10d 为 1 个疗程，或酌情增减。

（1）脑血管疾病：在急性脑血栓形成的脑卒中症状出现 6h 至 6d，用 6 万 U 静脉推注或滴注。

（2）急性静脉血栓形成：首次剂量可以每日 6 万～18 万 U，之后改为 6 万 U，1 日 2 次，用 7～10d。

（3）急性动脉栓塞取栓术时：注射本品 6 万 U，术后继续用 6 万 U，每日 2 次，用 5～7d。

（4）急性心肌梗死：以 50 万 U 溶于 25% 葡萄糖液 20ml 中静脉推注，再以 50 万 U 加于 5% 葡萄糖液 500ml 中静脉滴注。

（5）眼科应用：每日静脉滴注或推注 1 万～2 万 U，或用 200～500U 溶于 0.5ml 注射用水中做结膜下或球后注射。

（6）冠状动脉输注：20 万～100 万 U 溶于氯化钠注射液或 5% 葡萄糖注射液 20～60ml 中冠脉内输注，按每分钟 1 万～2 万 U 的速度输注，剂量可依患者体重、体质情况及溶栓效果等情况做调整。

【不良反应】

1. 使用剂量较大时，少数患者可能有出血现象，轻度出血如皮肤、黏膜、肉眼及显微镜下血尿、血痰或小量咳血、呕血等，采取相应措施，症状可缓解。若发生严重出血，如大量咯血或消化道大出血，腹膜后出血及颅内、脊髓、纵隔内或心包出血等，应中止使用，失血可输全血（最好用鲜血，不要用代血浆），能得到有效的控制，紧急状态下可考虑用氨基己酸、氨甲苯酸对抗尿激酶作用。

2. 少数患者可出现过敏反应，一般表现较轻，如支气管痉挛、皮疹等。偶可见过敏性休克。

3. 发热。有 2%～3% 的患者可见不同程度的发热。可用对乙酰氨基酚作解热药。不可用阿司匹林或其他有抗血小板作用的解热药。

4. 其他：尚可见恶心、呕吐、食欲缺乏、疲倦、可出现丙氨酸转氨酶升高。可引起出血，少数有过敏反应，若出现头痛、恶心、呕吐、食欲缺乏等应立即停药。

【禁忌证】 下列情况禁用。

1. 近期（14d 内）有活动性出血（胃与十二指肠溃疡、咳血、痔疮、出血等）、做过手术、活体组织检查、心肺复苏（体外心脏按压、心内注射、气管插管）、不能实施压迫部位的血管穿刺及外伤史。

2. 控制不满意的高血压（血压 159/110kPa）或不能排除主动脉夹层动脉瘤者。

3. 有出血性脑卒中（包括一时性缺血发作）史者。

4. 对扩容和血管升压药无反应的休克。

5. 妊娠、细菌性心内膜炎、二尖瓣病变并有心房颤动且高度怀疑左心腔内有血栓者。

6. 糖尿病合并视网膜病变者。

7. 出血性疾病或出血倾向，严重的肝、肾功能障碍及进展性疾病。

8. 意识障碍患者。

9. 严重肝功能障碍、低纤维蛋白原血症及出血性素质者忌用。

10. 严重肝功能障碍和严重高血压患者、低纤维蛋白原血症及有出血性疾病者均忌用。

11. 高龄老年人、严重动脉粥样硬化者应用时应谨慎选择剂量。

链激酶（Streptokinase）

【成分】本品是一种由溶血性链球菌合成的蛋白水解酶。

【药理作用】激酶能将纤溶酶原激活为纤溶酶，使具有丝氨酸蛋白酶活性的纤溶酶能降解构成血栓骨架的纤维蛋白，从而起到溶解血栓的作用。

【适应证】用于急性心肌梗死等血栓性疾病。可用于防治急性心肌梗死、脑梗死、深部静脉血栓和肺栓塞；还适用于防治动脉栓塞、血液透析（溶解血凝块）、分流梗阻和胸膜粘连；可以使心、肺功能保持正常，神经系统的后遗症完全消失或大部分消失。

【眼底病临床应用】用于治疗糖尿病性视网膜病变，视网膜动、静脉阻塞。

【用法用量】一般推荐链激酶 150 万 U 溶解于 5% 葡萄糖液 100ml，静脉滴注 1h。急性心肌梗死溶栓治疗应尽早开始，争取在发病 12h 内开始治疗。对于特殊患者（如体重过低或明显超重），医生可根据具体情况适当增减剂量（按 2 万 U/kg 体重计）。

【不良反应】发生率较低。

常见不良反应如下。

1. 发热、寒战、恶心呕吐、肩背痛、过敏性皮疹；链激酶静脉滴注时可发生低血压，如血压下降应减慢滴注速度；过敏性休克罕见。

2. 出血，穿刺部位出血，皮肤瘀斑，胃肠道、泌尿道或呼吸道出血；链激酶用于急性心肌梗死溶栓治疗时，脑卒中的发生率为 0.1% ～ 0.3%。

3. 其他反应，链激酶用于急性心肌梗死溶栓治疗时可出现再灌注心律失常，偶见缓慢心律失常、加速性室性自搏性心律、室性期前收缩或心室颤动等；偶可引起溶血性贫血、黄疸及丙氨酸转氨酶升高；溶栓后可发生继发性栓塞，如肺栓塞、脑栓塞或胆固醇栓塞等。

【禁忌证】

1. 2 周内有出血、手术、外伤史、心肺复苏或不能实施压迫止血的血管穿刺等患者禁用。

2. 近 2 周内有溃疡出血病史、食管静脉曲张、溃疡性结肠炎或出血性视网膜病变患者禁用。

3. 未控制的高血压，血压 > 180/110mmHg 以上或不能排除主动脉夹层动脉瘤患者禁用。

4. 凝血障碍及出血性疾病患者禁用。

5. 严重肝肾功能障碍患者禁用。

6. 二尖瓣狭窄合并心房颤动伴左心房血栓者（溶栓后可能发生脑栓塞）、感染性心内膜炎患者禁用。

7. 妊娠期及哺乳期妇女禁用。

8. 对重组链激酶过敏者禁用。

低分子量肝素（Low Molecular Weight Heparin）

【成分】为低分子量的硫酸氨基葡聚糖。

【药理作用】具有明显而持久的抗血栓作用，其抗血栓形成活性强于抗凝血活性，因而在出现抗栓作用的同时出血的危险性较小。其机制在于通过与抗凝血酶Ⅲ（AT Ⅲ）及其复合物结合，加强对 Xa 因子和凝血酶的抑制作用。但由于其分子链较短，对抗Ⅹa活性较强而久，对凝血酶抑制作用较弱。此外，还能促进组织型纤维蛋白溶解酶激活物（t-PA）的释放，发挥纤溶作用，并能保护血管内皮，增强抗栓作用。对血小板的功能影响较小。

【适应证】

1. 预防深部静脉血栓形成和肺栓塞。

2. 治疗已形成的急性深部静脉血栓。

3. 在血液透析或血液透过时，防止体外循环系统中发生血栓或血液凝固。

4. 治疗不稳定型心绞痛及非ST段抬高心肌梗死。

【眼底病临床应用】用于治疗角膜碱烧伤、视网膜前出血、眼睑黄色瘤；同时能减轻角膜及后囊混浊、抑制后发性白内障形成、降低视网膜脱离的发生率及降低眼压等。

【用法用量】用药剂量因人而异，宜个体化给药。

【不良反应】可能出现的不良反应为皮肤黏膜、牙龈出血，偶见血小板减少，肝氨基转移酶升高及皮肤过敏。

【禁忌证】禁用于严重出凝血疾病，组织器官损伤出血，细菌性心内膜炎，急性消化道出血和脑出血，对本品过敏者。

阿司匹林（Aspirin）

【成分】本品为水杨酸的衍生物。

【药理作用】本品具有解热、镇痛、抗炎、抗风湿和抗血小板聚集等多方面的药理作用。

【适应证】

1. 常用于感冒发热、头痛、神经痛、关节痛、肌肉痛、风湿热、急性风湿性关节炎、类风湿关节炎及牙痛等。

2. 可用于降低急性心肌梗死疑似患者的发病风险、预防心肌梗死复发、脑卒中的二级预防、降低短暂性脑缺血发作（TIA）及其继发脑卒中的风险、降低稳定型和不稳定型心绞痛患者的发病风险、动脉外科手术或介入手术后使用[如经皮冠脉腔内成形术（PTCA）、冠状动脉旁路术（CABG）、颈动脉内膜剥离术、动静脉分流术]、预防大手术后深静脉血栓和肺栓塞、降低心血管危险因素者（冠心病家族史、糖尿病、血脂异常、

高血压、肥胖、吸烟史、年龄大于50岁者）心肌梗死发作的风险。

【眼底病临床应用】用于治疗春季角膜结膜炎、糖尿病性白内障、糖尿病视网膜病变。

【用法用量】

1. 小儿口服量　建议不要给孩子或任何不足19岁的人服用阿司匹林。

2. 成人口服量

（1）解热、镇痛，一次0.3～0.6g，一日3次，必要时每4h 1次。

（2）抗风湿，一日3～5g（急性风湿热可用到7～8g），分4次口服。

（3）抑制血小板聚集，尚无明确用量，多数主张应用小剂量，如50～150mg，每24h 1次。

（4）治疗胆道蛔虫病，一次1g，一日2～3次，连用2～3d；阵发性绞痛停止24h后停用，然后进行驱虫治疗。

【不良反应】

1. 胃肠道症状是阿司匹林最常见的不良反应，较常见的症状有恶心、呕吐、上腹部不适或疼痛等。

2. 特异性体质者服用阿司匹林后可引起皮疹、血管神经性水肿及哮喘等过敏反应，多见于中年人或鼻炎、鼻息肉患者。

3. 神经症状一般在服用量大时出现，出现所谓水杨酸反应，症状为头痛、眩晕、耳鸣、视力听力减退，用药量过大时，可出现精神错乱、惊厥甚至昏迷等，停药后2～3d症状可完全恢复。大剂量时还可引起中枢性的恶心和呕吐。

4. 引起肝损伤通常发生于大剂量应用时。

5. 长期使用阿司匹林可发生间质性肾炎、肾乳头坏死、肾功能减退。

6. 长期应用阿司匹林可导致缺铁性贫血。

【禁忌证】

1. 有出血症状的溃疡病或其他活动性出血时。

2. 血友病或血小板减少症。

3. 溃疡病或腐蚀性胃炎。

4. 葡萄糖-6-磷酸脱氢酶缺陷者（本品偶见引起溶血性贫血）。

5. 痛风（本品可影响其他排尿酸药的作用，小剂量时可能引起尿酸滞留）。

6. 肝功能减退时可加重肝脏毒性反应，加重出血倾向，肝功能不全和肝硬变患者易出现肾脏

不良反应。

7. 心功能不全或高血压，大量用药时可能引起心力衰竭或肺水肿。

8. 肾衰竭时可有加重肾脏毒性的危险。

二、止血药

氨基己酸（Aminocaproic Acid）

【成分】本品是抗纤维蛋白溶解药。

【药理作用】本品能阻抑纤溶酶原与纤维蛋白结合，防止其激活，从而抑制纤维蛋白溶解，高浓度则直接抑制纤溶酶活力，达到止血效果。

【适应证】本品适用于防治纤维蛋白溶解亢进引起的出血。

1. 用于前列腺、尿道、肺、肝、胰、脑、子宫、肾上腺、甲状腺等富有纤溶酶原激活物脏器的外伤或手术出血。

2. 用于肝硬化出血、肺出血、上消化道出血、咯血、原发性血小板减少性紫癜及白血病等出血的对症治疗。

3. 用于弥散性血管内凝血（DIC）晚期，并出现继发性纤维蛋白溶解亢进，还可考虑抗纤维蛋白溶解药与肝素联用治疗。

4. 可用于血友病患者拔牙或口腔手术后出血及月经过多的辅助治疗。

5. 因组织纤溶酶原激活物（t-PA）、链激酶或尿激酶过量引起的出血。

【眼底病临床应用】用于治疗外伤性前房积血；预防继发性前房积血等。

【用法用量】静脉滴注：初用量 4 ～ 6g，用 5% ～ 10% 葡萄糖注射液或生理盐水稀释后 15 ～ 30min 滴完；维持量为 1g/h，维持时间依病情而定，一日不超过 20g，可连用 3 ～ 4d。

【不良反应】本药不良反应与剂量有关。

1. 常见胃肠道功能紊乱（如恶心、呕吐、腹泻）。

2. 可见头晕、头痛、耳鸣、皮疹、瘙痒、红斑、全身不适、射精障碍、低血压、鼻塞、鼻和结膜充血。

3. 大剂量或长期（疗程超过 4 周）给药后，可出现肌痛、软弱、疲劳、肌红蛋白尿，甚至肾衰竭等，停药后可缓解恢复。

4. 静脉快速给药可能因血管扩张导致低血压、

心律失常。少数人可发生惊厥、心脏或肝损伤。

【禁忌证】禁用于对本品过敏者、弥散性血管内凝血的高凝期患者、有血栓形成倾向或有血管栓塞性疾病病史者；注射用制剂禁用于早产儿。

氨甲苯酸（Aminomethylbenzoic Acid）

【成分】本品为对氨甲基苯甲酸一水合物。

【药理作用】氨甲苯酸为促凝血药。氨甲苯酸的立体构型与赖氨酸（1,5- 二氨基己酸）相似，能竞争性阻抑纤溶酶原吸附在纤维蛋白网上，从而防止其激活，保护纤维蛋白不被纤溶酶降解而达到止血作用。

【适应证】本品用于纤维蛋白溶解过程亢进所致的出血，如肝、肺、胰、前列腺、肾上腺、甲状腺等手术时的异常出血；妇产科和产后出血，以及肺结核咯血或痰中带血、血尿、前列腺增生出血、上消化道出血等。此外，尚可用于链激酶或尿激酶过量引起的出血。

【眼底病临床应用】用于治疗糖尿病性眼底出血、外伤性前房积血；预防继发性前房积血。

【用法用量】

1. 口服　每次 0.25 ～ 0.5g，每日 3 次。

2. 静脉注射　每次 0.1 ～ 0.3g，以 5% ～ 10% 葡萄糖注射液或生理盐水 10 ～ 20ml 稀释。1 日量不得超过 0.6g，儿童每次 0.1g。

【不良反应】不良反应极少见。长期应用未见血栓形成，偶有头晕、头痛、腹部不适。有心肌梗死倾向者应慎用。

【禁忌证】有血栓形成者禁用。

氨甲环酸（Tranexamic Acid）

【成分】本品为反 -4- 氨甲基环己烷甲酸。

【药理作用】

1. 氨甲环酸能与纤溶酶和纤溶酶原上的纤维蛋白亲和部位的赖氨酸结合部位（LBS）强烈吸附，阻抑了纤溶酶、纤溶酶原与纤维蛋白结合，从而强烈地抑制了由纤溶酶所致纤维蛋白分解。

2. 在一般出血时，氨甲环酸可阻抑纤维蛋白分解而起止血作用。

3. 氨甲环酸可抑制引起血管渗透性增强、变态反应及炎症性病变的激肽及其他活性肽的产生，具有抗变态反应、消炎作用。

【适应证】

1. 前列腺、尿道、肺、脑、子宫、肾上腺、甲状腺、肝等富有纤溶酶原激活物脏器的外伤或手术出血。

2. 用作溶栓药，如组织型纤溶酶原激活物（t-PA）、链激酶及尿激酶的拮抗物。

3. 人工流产、胎盘早期剥落、死胎和羊水栓塞引起的纤溶性出血。

4. 局部纤溶性增高的月经过多、眼前房积血及严重鼻出血。

5. 用于防止或减轻因子Ⅷ或因子Ⅸ缺乏的血友病患者拔牙或口腔手术后的出血。

6. 中枢动脉瘤破裂所致的轻度出血，如蛛网膜下腔出血和颅内动脉瘤出血，应用本品止血时优于其他抗纤溶药，但必须注意并发脑水肿或脑梗死的危险性。至于重症有手术指征的患者，本品仅可作辅助用药。

7. 用于治疗遗传性血管性水肿，可减少其发作次数、减轻其严重度。

8. 血友病患者发生活动性出血。

9. 对黄褐斑有确切疗效。

【眼底病临床应用】反复性玻璃体积血，眼科手术前或手术中预防出血用药。

【用法用量】静脉滴注：一般成人一次0.25 ～ 0.5g，必要时可每日 1 ～ 2g，分 1 ～ 2 次给药。根据年龄和症状可适当增减剂量，或遵医嘱。为防止手术前后出血，可参考上述剂量。治疗原发性纤维蛋白溶解所致出血。剂量可酌情加大。

【不良反应】主要为食欲缺乏、恶心、呕吐、胃灼热、瘙痒、皮疹等。

【禁忌证】

1. 对本品中任何成分过敏者禁用。

2. 正在使用凝血酶的患者禁用。

酚磺乙胺（Etamsylate）

【成分】用二氧化硫使二乙胺成盐后再与对苯二醌加成而得。

【药理作用】本品可降低毛细血管通透性，使血管收缩、出血时间缩短。酚磺乙胺还能增强血小板的聚集性和黏附性，促进血小板释放凝血活性物质，缩短凝血时间，但确切疗效有待进一步肯定。

【适应证】用于防治手术前后及由血液、血管因素引起的出血，如血小板减少性紫癜、脑出血、胃肠道出血、泌尿道出血、眼底出血、牙龈出血、鼻出血等。

【眼底病临床应用】用于治疗眼底出血、外伤性前房积血。

【用法用量】

1. 肌内注射 ①治疗出血，每次 0.25 ～ 0.5g，每天总量 0.5 ～ 1.5g；②预防手术出血：术前 15 ～ 30min 给药 0.25 ～ 0.5g，必要时 2h 后再注射 0.25g，每天总量 0.5 ～ 1.5g。

2. 静脉注射 治疗出血，每次 0.25 ～ 0.5g，每天总量 0.5 ～ 1.5g。

3. 静脉滴注 ①治疗出血，每次 0.25 ～ 0.75g，每天 2 ～ 3 次，稀释后滴注。②预防手术出血，同肌内注射。

4. 口服给药 治疗出血，每次 0.5 ～ 1g，每天 3 次。儿童：口服给药，治疗出血，每次按体重 10mg/kg 给药，每天 3 次。

【不良反应】

1. 酚磺乙胺毒性低，可出现恶心、头痛和皮疹。

2. 有报道静脉注射后可出现暂时性低血压，偶有过敏性休克发生。

【禁忌证】对本品过敏者禁用。

卡巴克络（Carbazochrome）

【成分】安络血。

【药理作用】本品能促进毛细血管收缩，降低毛细血管通透性，增进断裂毛细血管断端的回缩，从而起到止血作用。

【适应证】本品常用于特发性紫癜、视网膜出血、慢性肺出血、胃肠道出血、鼻出血、咯血、血尿、痔出血、子宫出血、脑出血等。

【眼底病临床应用】用于治疗视网膜出血、新生血管型高度近视性黄斑出血、玻璃体积血、外伤性黄斑出血等。

【用法用量】口服，成人每次 2.5 ～ 5mg，1 日 3 次，肌内注射，每次 5 ～ 10mg，也可静脉注射。

【不良反应】本品毒性低，但不宜大量应用，可诱发癫痫及精神紊乱。

【禁忌证】对水杨酸过敏者禁用。

维生素 K（Vitamin K）

【成分】本品是具有异戊二烯类侧链的萘醌类化合物，包含维生素 K_1、维生素 K_2、维生素 K_3 和维生素 K_4 四种。

【药理作用】本品具有防止新生婴儿出血疾病、预防内出血及痔疮、减少生理期大量出血、促进血液正常凝固等生理作用。还可以改善中老年骨质疏松症患者的状态，从而起到抗骨质疏松的作用。

【适应证】

1. 经常流鼻血者。

2. 近期有严重灼伤或外伤者。

3. 正服用抗生素者。

4. 早产儿。

5. 缺乏足够胆汁吸收脂肪者（需经由注射补充）。

6. 慢性胆囊炎患者。

【眼底病临床应用】用于治疗增殖性玻璃体视网膜病变、玻璃体积血。

【用法用量】日推荐量：婴儿（0～1 岁）10～20mg；儿童（1～10 岁）11～60mg；青少年（11～18 岁）50～100mg；成人 70～140mg。

【不良反应】服用维生素 K 补充品后如有面部泛红、发红疹、肠胃不适、皮肤瘙痒等过敏症状，应立即停用，并请医师诊治。

【禁忌证】

1. 肝病患者不宜服用。

2. 孕妇及哺乳期妇女避免大量服用维生素 K 补充品。

三、血管扩张药

硝酸甘油（Nitroglycerin）

【成分】三硝酸甘油酯。

【药理作用】本品可直接松弛血管平滑肌特别是小血管平滑肌，使周围血管舒张，外周阻力减小，回心血量减少，心排血量降低，心脏负荷减轻，心肌氧耗量减少，因而缓解心绞痛。此外，本品尚能促进侧支循环的形成。舌下含服 1 片，2～3min 即发挥作用，作用约维持 30min。对其他平滑肌也有松弛作用，可解除胆绞痛、幽门痉挛、肾绞痛等，但作用短暂，临床意义不大。

【适应证】本品用于治疗或预防心绞痛，亦可作为血管扩张药治疗充血性心力衰竭。

【眼底病临床应用】用于治疗视网膜中央动脉阻塞、缺血性视神经病变。

【用法用量】舌下含服：0.25～0.5mg/ 次，按需要 5min 后再给药 1 次，如果 15min 内总量达 3 片后疼痛持续存在，应立即就医。静脉滴注：开始按 5μg/min，最好用恒定的输液泵，可每 3～5min 增加 5μg/min，最大可用至 200～300μg/min。喷雾剂用法：发作时 1～2 喷，效果不佳可在 10min 内重复同样剂量。硝酸甘油贴片或贴膜用法：开始时每日使用 1 片，贴于胸前皮肤，剂量可根据需要酌情增加。

【不良反应】由直立性低血压引起的眩晕、头晕、晕厥、面颊和颈部潮红；严重时可出现持续的头痛、恶心、呕吐、心动过速、烦躁；皮疹、视物模糊，口干则少见。过量时的临床表现，按发生率的高低，依次为口唇指甲发绀、眩晕欲倒、头涨、气短、重度乏力，心搏快而弱、发热，甚至抽搐。

【禁忌证】禁用于心肌梗死早期（有严重低血压及心动过速时）、严重贫血、青光眼、颅内压增高和已知对硝酸甘油过敏的患者。

亚硝酸异戊酯（Isoamyl Nitrite）

【成分】本品由异戊醇与亚硝酸钠作用而得。

【药理作用】血管扩张作用与硝酸甘油类似，但作用更快。并能扩张周围静脉，使周围静脉贮血，左心室舒张末期压力降低和舒张期对冠状动脉血流阻力降低，也可扩张周围小动脉而使周围阻力和血压下降，从而降低心肌耗氧量，缓解心绞痛。本品还具有解除氰化物毒性的作用，暂时延缓氰化物的毒性。

【适应证】治疗氰化物中毒及心绞痛急性发作。

【眼底病临床应用】用于治疗视网膜中央动脉阻塞、前部缺血性视神经病变。

【用法用量】氰化物中毒：一次 0.3～0.4ml，2～3min 可重复一次，总量不超过 1～1.2ml。心绞痛发作：一次 0.2ml。

【不良反应】常引起面红、头痛与头晕、恶心与呕吐、低血压、不安和心动过速。

【禁忌证】本品可增加眼压和颅内压，青光眼、近期脑外伤或脑出血患者禁用。

妥拉唑林（Tolazoline）

【成分】本品为 α 肾上腺素受体阻断剂。

【药理作用】

1. 心血管系统静脉注射能使血管扩张、血压下降、肺动脉压和外周阻力降低。

2. 其他作用。有拟胆碱作用，使胃肠道平滑肌兴奋；有组胺样作用，能使胃酸分泌增加、皮肤潮红等。

【适应证】本品能有效降低肺动脉压，可用于治疗新生儿持续肺动脉高压。此外，还用于血管痉挛性疾病，如肢端动脉痉挛、闭塞性血栓性静脉炎等的治疗。局部浸润注射用以处理去甲肾上腺素静脉滴注时的药液外漏。

【眼底病临床应用】眼局部给药可用于角膜化学烧伤、视神经萎缩、视网膜中央动脉阻塞等。

【用法用量】

1. 静脉滴注，1 ～ 2mg/kg，时间在 10min 以上，之后 1 ～ 2mg/（kg·h）。若有尿量减少，应减少维持量。

2. 外周血管疾病。口服，15mg/ 次，45 ～ 60mg/d；皮下注射或肌内注射：25mg/ 次。

【不良反应】头痛、皮肤潮红、心动过速、心律失常、耳鸣、寒冷感、发抖、出汗、恶心、呕吐、腹泻等。能增加胃酸分泌，使胃溃疡恶化。

【禁忌证】胃溃疡、冠状动脉硬化者、肾功能不全、虚脱及休克患者禁用。立毛症及皮疹者忌用。

地巴唑（Bendazol）

【成分】2- 苄基苯并咪唑。由邻苯二胺和苯乙酸经环合而得。

【药理作用】本品能直接松弛血管平滑肌，使血管扩张，血管阻力下降而降低血压。对胃肠道平滑肌也有解痉作用，对中枢神经有轻度兴奋作用。

【适应证】

1. 轻度高血压和脑血管痉挛。

2. 溃疡病、胃肠道痉挛。

3. 脊髓灰质炎后遗症和面肌瘫痪（面神经麻痹）等。

4. 滴眼液用于青少年假性近视。

【眼底病临床应用】用于治疗中心性浆液性脉络膜视网膜病变、视网膜静脉阻塞、缺血性视神经病变、急性视神经炎、视网膜变性、青少年假性近视等。

【用法用量】治疗神经疾病：口服。成人 10 ～ 20mg/ 次，极量 150mg/d。1 个疗程为 10 ～ 30d，隔 3 ～ 4 周可重复治疗。小儿 0.1 ～ 0.2mg/kg，1 次 / 日。

【不良反应】不良反应少，偶有多汗、头痛和热感。大剂量时可引起多汗、面部潮红、轻度头痛、头晕、恶心、血压下降。

【禁忌证】血管硬化病患者禁用。

复方芦丁（Compound Rutin）

【成分】本品为复方制剂，其组分如下：每片含氢氯噻嗪 2.0mg，硫酸双肼屈嗪 1.5mg，盐酸异丙嗪 2.0mg，芦丁 5.0mg，磷酸氯喹 2.5mg，氯化钾 30.0mg，维生素 B_2 61.0mg，维生素 B_6 11.0mg，利血平 0.03mg，三硅酸镁 30.0mg。

【药理作用】利血平为肾上腺素能神经抑制药，可阻止肾上腺素能等神经末梢内介质的贮存，将囊泡中具有升压作用的介质耗竭。硫酸双肼屈嗪为血管扩张药，可松弛小动脉平滑肌，降低外周阻力。氢氯噻嗪则为利尿降压药，能增加利血平和硫酸双肼屈嗪的降压作用，还能降低它们的水钠潴留的副作用。三药联合应用有显著的协同作用，可促进血压下降，提高疗效，从而降低各药的剂量和不良反应。

【适应证】主要用于脆性增加的毛细血管出血症，也用于高血压脑病、脑出血、视网膜出血、出血性紫癜、急性出血性肾炎、再发性鼻出血、创伤性肺出血、产后出血等的辅助治疗。

【眼底病临床应用】用于治疗中心性浆液性脉络膜视网膜病变、缺血性眼底病变、玻璃体积血、视网膜色素变性、糖尿病性视网膜病变。

【用法用量】口服，一次 1 ～ 2 片，一日 3 次。

【不良反应】常见的有鼻塞、胃酸分泌增多及大便次数增多等。

【禁忌证】

1. 对本品过敏者禁用。

2. 胃及十二指肠溃疡患者禁用。

3. 运动员慎用。

维生素 E 烟酸酯 (Vitamin E Nicotinate)

【成分】消旋 -α- 生育烟酸生育酚酯，为微循环活化剂。

【药理作用】本品可直接作用于血管壁而舒张血管，持续稳定地增加血流量，促进周围血液循环和脑、皮肤、肌肉的血液循环。能特异性地抑制激肽酶引起的毛细血管通透性亢进，以释放激肽，使血压降低。有强化血管作用，能稳定微粒体膜，防止溶血作用，延长红细胞的寿命和抑制微粒体膜的破坏。

【适应证】本品适用于治疗脑动脉硬化症、脑卒中、脑外伤后遗症、脂质代谢异常，以及冠状动脉粥样硬化性心脏病、高血压、冠状动脉功能不全及血液循环障碍引起的头晕、耳鸣、眩晕、感觉麻木、四肢强直等。

【眼底病临床应用】用于治疗中心性浆液性脉络膜视网膜病变、视疲劳、球后视神经炎、眼底动脉硬化、黄斑变性。

【用法用量】每次 100 ～ 200mg，每天 3 次，饭后服用。

【不良反应】偶有轻微头晕、胃部不适等，尚可有便秘、腹泻、胃痛、食欲缺乏、恶心等。

【禁忌证】活动性溃疡者，孕妇忌用。

血管舒缓素 (Kallikrein)

【成分】本品是激肽系统的主要限速酶，它是一组存在于多数组织和体液中的丝氨酸蛋白酶，是一种肽链内切酶。

【药理作用】

1. 可改善血管的通透性和血液流量，有血管舒张作用，能降低血压、扩张末梢血管及冠状动脉。

2. 抑制血小板聚集，以防止凝血，防治血栓形成。

3. 促进男性生殖细胞增生和修复。

【适应证】本品用于脑动脉硬化症、闭塞性动脉内膜炎、闭塞性血管炎、四肢慢性溃疡、肢端动脉痉挛症、手足发绀、老年性四肢冷感、中央

视网膜炎、眼底出血等。

【眼底病临床应用】用于视网膜中央动脉阻塞、中央视网膜炎、眼底出血等。

【用法用量】皮下注射或肌内注射，一次 10 ～ 20U，一日 1 ～ 2 次；轻症每日 10U，1 个疗程 3 周。用于眼角膜下注射，每次 5U。口服，每次 1 ～ 2 片，每日 3 次。如果效果不显著，可增加到每次 2 ～ 4 片或遵医嘱，饭前服用。

【不良反应】个别患者用药后出现疼痛。

【禁忌证】肿瘤患者、颅内压增高、心力衰竭者忌用。

曲克芦丁 (Troxerutin)

【成分】人工半合成黄酮化合物。

【药理作用】本品具有降低致炎物质所引起的血管通透性增加、抑制血小板聚集、解痉、活化细胞呼吸等作用。

【适应证】本品适用于脑血栓形成和脑栓塞所致的偏瘫、失语及心肌梗死前综合征、动脉硬化、中心性浆液性脉络膜视网膜病变、血栓性静脉炎、静脉曲张、血管通透性升高引起的水肿等。

【眼底病临床应用】用于治疗中心性浆液性脉络膜视网膜病变等。

【用法用量】

1. 口服　每次 300mg，每日 2 ～ 3 次。

2. 肌内注射　每次 100 ～ 200mg，每日 2 次，20d 为 1 个疗程，可用 1 ～ 3 个疗程，每疗程间隔 3 ～ 7d。

3. 静脉滴注　每次 400mg，每日 1 次，用 5% ～ 10% 葡萄糖溶液稀释。

【不良反应】偶有过敏、胃肠道障碍等不良反应。

【禁忌证】暂无。

导升明 (Doxium)

【成分】羟苯磺酸钙。

【药理作用】本品通过调节微血管壁的生理功能、降低血浆黏稠度、减少血小板聚集等机制，调节微循环功能，从而起到治疗糖尿病引起的视网膜微循环病变的作用。

【适应证】糖尿病性视网膜病变。

【眼底病临床应用】用于治疗糖尿病性视网膜

病变。

【用法用量】口服：亚临床视网膜病变或预防性用药，每日 500mg，分 1 ～ 2 次服用；非增生性视网膜病变或隐匿性视网膜病变每日 750 ～ 1500mg，分 2 ～ 3 次服用；增生性视网膜病变，每日 1500 ～ 2000mg，分 3 ～ 4 次服用。轻症疗程为 1 ～ 3 个月，中症疗程为 6 ～ 12 个月，重症疗程为 1 ～ 2 年。

【不良反应】本品不良反应较少，主要为胃肠道不适，其次为疲乏无力、嗜睡、眩晕、头痛；也有皮肤过敏反应；偶有发热、出汗、面部红热、心脏不适等。

【禁忌证】胃肠道功能不全或过敏者禁用。

第二节 影响组织代谢的药物

一、碘制剂及生物制品

卵磷脂络合碘（Iodized lecithin）

【成分】本品为碘的络合物。

【药理作用】促进视网膜组织呼吸，增进视网膜的新陈代谢。

【适应证】本品用于血管痉挛性视网膜炎、出血性视网膜炎、玻璃体积血、玻璃体混浊、中央静脉闭合性视网膜炎、婴幼儿哮喘、支气管炎、缺碘性甲状腺肿、缺碘性甲状腺功能减退。

【眼底病临床应用】用于治疗中心性浆液性脉络膜视网膜病变、中心性渗出性脉络膜视网膜病变、血管痉挛性视网膜病变、出血性视网膜炎、玻璃体混浊、玻璃体积血、视网膜中央静脉阻塞等。

【用法用量】口服，成人每次 1 ～ 3 片，每日 2 次或 3 次。

【不良反应】偶尔发生胃肠不适。

【禁忌证】对碘过敏患者禁用。慢性甲状腺疾病患者、曾患毒性弥漫性甲状腺肿的患者、内源性甲状腺素合成不足的患者慎用。

普罗碘铵（Prolonium Iodide）

【成分】安妥碘。

【药理作用】本品能阻抑纤溶酶原与纤维蛋白结合，防止其激活，从而抑制纤维蛋白溶解；高浓度时则直接抑制纤溶酶活力，达到止血效果。

【适应证】用于晚期肉芽肿或非肉芽肿性虹膜睫状体炎、视网膜脉络炎、眼底出血、玻璃体混浊、半陈旧性角膜白斑、角膜斑翳，亦可作为视神经炎的辅助治疗。

【眼底病临床应用】同上。

【用法用量】

1. 结膜下注射 一次 0.1 ～ 0.2g，2 ～ 3d 1 次，5 ～ 7 次为 1 个疗程。

2. 肌内注射 一次 0.4g，每日或隔日 1 次，30 次为 1 个疗程，每疗程间隔 7 ～ 14d，2 ～ 3 个疗程后休息 2 周。

【不良反应】久用可偶见轻度碘中毒症状，如恶心、发痒、皮肤红疹等。出现症状时可暂停使用或少用。

【禁忌证】对碘过敏者禁用。严重肝肾功能减退者、活动性肺结核、消化性溃疡隐性出血者禁用。甲状腺肿大及有甲状腺功能亢进家族史者慎用。

肌苷（Inosine）

【成分】本品是由次黄嘌呤与核糖结合而成的核苷类化合物。

【药理作用】本品能直接透过细胞膜进入体细胞，参与体内核酸代谢、能量代谢和蛋白质的合成；本品能活化丙酮酸氧化酶系，提高辅酶 A 的活性，活化肝功能，并使处于低能缺氧状态下的组织细胞继续进行代谢，有助于受损肝细胞功能的恢复。本品参与人体能量代谢与蛋白质合成；能提高 ATP 水平并可转变为各种核苷酸。可刺激体内产生抗体，还可提高肠道对铁的吸收，活化肝功能，加速肝细胞的修复。有加强白细胞增生的作用。

【适应证】

1. 用于治疗白细胞减少、血小板减少。

2. 治疗急性肝炎和慢性肝炎、肝硬化、肝性脑病。

3. 用于冠状动脉粥样硬化性心脏病（冠心病）、心肌梗死、风湿性心脏病、肺源性心脏病的辅助用药。

4. 用于预防及减轻血吸虫病防治药物所引起的心脏和肝脏的毒性反应。

5. 用于眼底疾病（中心性浆液性脉络膜视网膜病变、视神经萎缩）的辅助用药。

【眼底病临床应用】用于治疗中心性浆液性脉络膜视网膜病变、视神经萎缩。

【用法用量】

1. 口服　成人每次 0.2～0.4g，每日 3 次，必要时（如肝脏疾病）用量可加倍；小儿每次 0.1～0.2g，每日 3 次。

2. 静脉注射　每次 0.2～0.6g，每日 1～2 次。

3. 静脉滴注　成人每次 0.2～0.6g，可用 5% 葡萄糖注射液或注射用生理盐水 20ml 稀释滴注，每日 1～2 次；小儿每次 0.1～0.2g，每日 1 次。

【不良反应】偶见胃部不适、轻度腹泻，静脉注射可有颜面潮红、恶心、腹部灼热感。

【禁忌证】禁与氯霉素、双嘧达莫等注射剂配伍。

三磷腺苷（Adenosine Triphosphate）

【成分】三磷酸腺苷（ATP），为一种辅酶。

【药理作用】本品有改善机体代谢的作用，参与体内脂肪、蛋白质、糖、核酸及核苷酸的代谢。同时又是体内能量的主要来源，当体内吸收、分泌、肌肉收缩及进行生化合成反应等需要能量时，三磷腺苷即分解成二磷酸腺苷及磷酸基，同时释放出能量。能终止房室结折返和旁路折返机制引起的心律失常。

【适应证】用于心力衰竭、心肌炎、心肌梗死、脑动脉硬化、冠状动脉硬化、心绞痛、阵发性心动过速、急性脊髓灰质炎、进行性肌萎缩性疾病、肝炎、肾炎、视疲劳、眼肌麻痹、视网膜出血、中心性浆液性脉络膜视网膜病变、视神经炎、视神经萎缩等。其能量注射液为本品与辅酶 A 等配制的复方注射液，用于肝炎、肾炎、心力衰竭等。

【眼底病临床应用】用于治疗视疲劳、眼肌麻痹、视网膜出血、中心性浆液性脉络膜视网膜病变、视神经炎、视神经萎缩等。

【用法用量】肌内注射或静脉滴注，10～20mg/ 次，40mg/d。

【不良反应】

1. 可有咳嗽、胸闷及暂时性呼吸困难，有哮喘病史者可能诱发哮喘。

2. 可有低血压。转复心律时有短暂的心脏停搏。

3. 极少数患者可出现一过性丙氨酸转氨酶升高。

4. 大剂量肌内注射可引起局部疼痛，少数患者可出现关节酸痛和下肢痛。

5. 少见荨麻疹，偶见过敏性休克。

6. 可有发热、头晕。转复心律后可出现乏力。

7. 可有呃逆。

【禁忌证】脑出血初期禁用。有过敏史者不宜使用。

辅酶 A（Coenzyme A）

【成分】本品是一种含有泛酸的辅酶，在某些酶促反应中作为酰基的载体。是由泛酸、腺嘌呤、核糖核酸、磷酸等组成的大分子。

【药理作用】本品对糖、蛋白质及脂肪的代谢有重要作用；体内三羧酸循环、乙酰胆碱的合成、肝糖原的储存、胆固醇量的降低及血浆脂肪含量的调节等，均与辅酶 A 有密切关系。

【适应证】主要用于白细胞减少症、特发性血小板减少性紫癜（原发性血小板减少性紫癜）、功能性低热等，对于脂肪肝、肝性脑病、急慢性肝炎、冠状动脉硬化、慢性动脉炎、慢性肾功能减退引起的肾病综合征、尿毒症等，可作为辅助治疗药。

【眼底病临床应用】用于前部缺血性视神经病变、视网膜静脉阻塞、视网膜挫伤等。

【用法用量】每次 50～100U，每天 1～2 次或隔日 1 次。用 0.9% 氯化钠注射剂或 5%～10% 葡萄糖注射剂 500ml 溶解稀释后静脉滴注。肌内注射：以 0.9% 氯化钠注射剂 2ml 溶解后肌内注射，每次 50～100U，每天 1 次。一般以 7～14d 为 1 个疗程。

【不良反应】过敏反应；头晕，心搏加快，同时出现手足麻木，短暂的昏迷。

【禁忌证】急性心肌梗死患者禁用。

脑蛋白水解物（Cerebrolysin）

【成分】本品是由动物脑组织蛋白通过酶水解获得的多种氨基酸和低分子肽混合物的水溶液。

【药理作用】本品通过血脑屏障，能促进脑细胞蛋白质合成，并影响呼吸链，增强抗缺氧能力，改善脑内能量代谢，激活腺苷酸环化酶和催化其他激素系统；提供神经递质、肽类激素及辅酶的前体。

【适应证】本品可用于脑血管病、脑动脉硬化、脑软化、脑卒中后遗症、大脑发育不全、痴呆或老年性痴呆、以记忆力衰退为主要表现的神经衰弱等。颅脑手术后、脑震荡后遗症、顽固性抑郁及癫痫等亦可用。

【眼科临床应用】用于治疗外伤性视神经损伤、视神经萎缩、中心性浆液性脉络膜视网膜病变、视网膜震荡伤等。

【用法用量】

1. 静脉滴注 10～30ml 溶于生理盐水 250ml，以 60～120min 缓慢滴注。每疗程注射 10～20 次。开始每日注射，随后每周 2～3 次；或每日静脉滴注，连续 8～10d。根据病情考虑疗程及给药次数。

2. 静脉注射 每次 10ml。

3. 皮下注射 每次 2ml。

4. 肌内注射 每次 5ml。

【不良反应】

1. 注射过快可有中度灼热感。

2. 偶可引起过敏反应，表现为寒战、低热，有时可见胸闷不适、头痛、气促、呕吐及便意。

3. 偶可诱发癫痫发作，使血尿素氮升高。

【禁忌证】

1. 对脑蛋白水解物过敏者。

2. 妊娠前 3 个月及哺乳期妇女。

3. 癫痫大发作及癫痫持续状态。

4. 严重肾功能障碍。

胞磷胆碱（Citicoline）

【成分】胞二磷胆碱，为核苷衍生物。

【药理作用】

1. 可改善头部外伤后或脑手术后意识障碍的意识状态及脑电图，促进脑卒中偏瘫患者的上肢运动功能的恢复，对促进大脑功能恢复、促进苏醒有一定作用。

2. 有促进卵磷脂生物合成和抗磷脂酶 A 作用。

3. 与蛋白分解酶抑制剂合用，可保护及修复胰腺组织。

【适应证】本品可用于急性颅脑外伤和脑手术后的意识障碍、胰腺炎。还可促进脑卒中偏瘫患者上肢运动功能的恢复。

【眼底病临床应用】用于治疗弱视、特发性视神经炎、青光眼视神经萎缩、糖尿病并发眼外肌麻痹、视神经萎缩、眼睑痉挛、视神经挫伤、外伤性视神经病变、视网膜动脉阻塞等。

【用法用量】

1. 急性颅脑外伤、脑手术后脑梗死急性期意识障碍 静脉滴注、静脉注射或肌内注射，100～500mg/ 次，1～2 次 / 日，可根据年龄、症状适当增减。

2. 脑手术后脑梗死急性期意识障碍 1g/ 次，1 次 / 日。脑卒中偏瘫：1g/ 次，1 次 / 日，静脉注射 4 周，然后 250mg/ 次，1 次 / 日，静脉注射 4 周，好转后再用 4 周。

3. 胰腺炎 1g/ 次，1 次 / 日，静脉注射 2 周，与蛋白分解酶抑制剂合用。

【不良反应】偶尔出现休克，应仔细观察，如有血压下降、胸闷、呼吸困难等症状，应立即停药并采取适当的处理。有时出现失眠、皮疹，偶尔出现头痛、兴奋、痉挛等症状。用于脑卒中偏瘫患者时，有时瘫痪肢可能出现麻木感。少见恶心、肝功能异常、热感。罕见食欲缺乏、一过性复视、一过性血压波动及倦怠。

【禁忌证】

1. 对本品过敏者。

2. 严重颅内损伤急性期。

甲钴胺（Mecobalamin）

【成分】本品是内源性维生素 B_{12}。

【药理作用】本品对神经元的传导有良好的改善作用，可通过甲基转换反应促进核酸 - 蛋白 - 脂肪代谢，其作为甲硫氨酸合成酶的辅酶，可使高半胱氨酸转化为甲硫氨酸，参与脱氧核苷合成胸腺嘧啶的过程，促进核酸、蛋白合成，促进轴索内输送和轴索再生及髓鞘的形成，防止轴突变性，修复被损害的神经组织。

【适应证】用于治疗缺乏维生素 B_{12} 引起的巨幼细胞性贫血，也用于周围神经病。

【眼底病临床应用】用于治疗糖尿病视网膜病变、眼肌麻痹、原发性开角型青光眼、视神经炎、缺血性视神经病变、视盘血管炎、视神经损伤、视网膜中央动脉阻塞、中心性浆液性脉络膜视网膜病变、带状疱疹病毒感染、麻痹性斜视等。

【用法用量】口服：500μg/次，3次/日。肌内注射或静脉注射：500μg/次，3次/周。对巨幼红细胞性贫血患者，治疗2个月后改用维持量，即每1~3个月注射500μg。

【不良反应】偶见皮疹、头痛、发热感、出汗、肌内注射部位疼痛和硬结。可引起血压下降、呼吸困难等严重过敏反应。

【禁忌证】对本品过敏者禁用。

复方樟柳碱
（Compound Anisodine Hydrobromide）

【成分】本品为复方制剂，其组分为氢溴酸樟柳碱0.2mg，盐酸普鲁卡因20mg。辅料为氯化钠。

【药理作用】本品可以加速恢复眼缺血区血管活性物质的正常水平，缓解血管痉挛，维持脉络膜血管的正常紧张度及舒缩功能，增加血流量，改善血流供应，促进缺血组织迅速恢复。

【适应证】本品用于缺血性视神经病变、视网膜病变、脉络膜病变等。

【眼底病临床应用】用于治疗缺血性视神经病变、视网膜病变、脉络膜病变、麻痹性斜视、眼睑痉挛、糖尿病性视网膜病变、眼眶爆裂性骨折、急性视神经炎、视网膜静脉阻塞合并黄斑水肿、眼底出血等。

【用法用量】患侧颞浅动脉旁皮下注射，一日1次，每次2ml（1支）（急重症者可加球旁注射，一日1次），14次为1个疗程。据病情需要可注射2~4个疗程。

【不良反应】少数患者注射后轻度口干，15~20min消失。

【禁忌证】
1. 脑出血及眼出血急性期禁用。
2. 有普鲁卡因过敏史者禁用。

二、维生素类

维生素A（Vitamin A）

【成分】本品是一种脂溶性维生素，包括维生素A$_1$及维生素A$_2$，维生素A$_1$即视黄醇，维生素A$_2$即3-脱氢视黄醇，其生理活性为维生素A$_1$的40%。

【药理作用】本品有促进生长、繁殖，维持骨骼、上皮组织、视力和黏膜上皮正常分泌等多种生理功能，维生素A及其类似物有阻止癌前期病变的作用。

【适应证】本品主要用于防治夜盲症、眼干燥症，也用于烧伤后皮肤的局部化脓性感染。

【眼底病临床应用】用于治疗干眼症、睑缘炎、夜盲症、修复角膜上皮等。

【用法用量】我国成人维生素A推荐摄入量（RNI）：男性为每日800μg视黄醇活性当量，女性为每日700μg视黄醇活性当量。

【不良反应】本药不良反应与剂量有关。

1. 缺乏时表现为生长迟缓、暗适应能力减退而形成夜盲症。由于表皮和黏膜上皮细胞干燥、脱屑、过度角化、泪腺分泌减少，从而发生眼干燥症，重者角膜软化、穿孔而失明。呼吸道上皮细胞角化并失去纤毛，使抵抗力降低易于感染。

2. 服用过量维生素A时，主要症状为短期脑积水与呕吐，部分可有头痛、嗜睡与恶心等症状。幼儿长期服用大剂量维生素A后，会发生维生素A过多症状，主要是肝脾大、红细胞和白细胞均减少、骨髓生长过速及长骨变脆，易发生骨折等。

维生素D（Vitamin D）

【成分】本品是一种脂溶性维生素，是环戊烷多氢菲类化合物，最主要的成分是维生素D$_3$与维生素D$_2$。

【药理作用】本品主要作用是促进小肠黏膜细胞对钙和磷的吸收；此外还有促进皮肤细胞生长、分化及调节免疫功能的作用。

【适应证】作为药物制剂，本品在临床上主要用于治疗佝偻病、软骨病、骨质疏松、甲状腺功能减退、银屑病等病症；作为食品饮料添加剂，可添加于牛奶、乳制品、饮料、饼干、糖果中，用于预防维生素D缺乏症；维生素D作为家禽和家畜的饲料添加剂，可增加肉、蛋、奶的产量，提高其营养价值。

【眼底病临床应用】用于治疗老年性黄斑变性、前段非动脉炎性缺血性视神经病变、老年性白内障、干眼症、近视、糖尿病视网膜病变等。

【用法用量】维生素D的推荐剂量，各国不同：在欧洲，维生素D的推荐剂量仅为0～400IU/d；在美国，对51～70岁妇女的推荐剂量为400IU/d，对70岁以上妇女为600IU/d；而加拿大的骨质疏松协会建议，成人至少应摄入800IU/d。

【不良反应】本药不良反应与剂量有关。

1. 缺乏时儿童可患佝偻病，成人患骨质软化症。

2. 服用过量维生素D时，高血钙可引起肾功能损害及软组织钙化等。

【禁忌证】暂无。

维生素C（Vitamin C）

【成分】本品是一种多羟基化合物。

【药理作用】本品可以作为氧化型，也可以作为还原型存在于体内，所以既可作为供氢体，又可作为受氢体，在体内氧化还原过程中发挥重要作用。

【适应证】本品有利于组织创口更快愈合；延长机体寿命；改善铁、钙和叶酸的利用；改善脂肪和类脂特别是胆固醇的代谢，预防心血管疾病；促进牙齿和骨骼的生长，预防牙龈出血，预防关节痛、腰腿痛；增强机体对外界环境的抗应激能力和免疫力；坚固结缔组织；促进胶原蛋白的合成，防止牙龈出血。

【眼底病临床应用】用于治疗角膜炎和角膜溃疡；治疗经上皮准分子激光切削术后不适；治疗白内障术后角膜水肿；预防白内障；治疗干眼症等。

【用法用量】口服；每次0.05～0.1g，每日2～3次；结膜下注射50～100mg；也可静脉注射或肌内注射。

【不良反应】本品不良反应与剂量有关。

1. 如果维生素C缺乏，胶原蛋白就不能正常合成，导致细胞连接障碍，易引发坏血病。体内维生素C不足，微血管容易破裂，血液将会流到邻近组织，这种情况在皮肤表面发生，则产生淤血、紫斑；在体内发生则引起疼痛和关节胀痛。严重时在胃、肠道、鼻、肾脏及骨膜下面均可有出血现象，甚至死亡。缺乏维生素C将会引起牙龈萎缩、出血；诱发动脉硬化、贫血。

2. 如果短期内服用维生素C补充品过量，会产生多尿、下痢、皮肤发疹等副作用；长期服用过量维生素C补充品，可能导致草酸及尿酸结石；小儿生长时期过量补充维生素C，容易产生骨骼疾病；如果一次性摄入维生素C 2500～5000mg甚至更高时，可能会导致红细胞大量破裂，出现溶血等危重现象。

【禁忌证】不宜与异烟肼、氨茶碱、链霉素、青霉素及磺胺类药物合用。

维生素B₁₂（Vitamin B₁₂）

【成分】本品又名钴胺素，是唯一含金属元素的维生素。

【药理作用】本品作为甲基转移酶的辅因子，参与甲硫氨酸、胸腺嘧啶等的合成，因此维生素B₁₂可促进蛋白质的生物合成，保护叶酸在细胞内的转移和贮存。

【适应证】本品在医疗方面有以下用途。

1. 用于治疗和预防维生素B₁₂缺乏症。

2. 用于胃切除或吸收不良综合征，以及维生素B₁₂缺乏造成贫血的预防。

3. 用于补充因消耗性疾病、甲状腺功能亢进、妊娠、哺乳等造成的维生素B₁₂需求的增加。

4. 营养性和妊娠性贫血。

5. 阔节裂头绦虫病贫血。

6. 肝功能障碍性贫血。

7. 放射性引起的白细胞减少。

8. 神经痛，肌肉痛，关节痛。

9. 末梢神经炎，末梢神经麻痹。

10. 脊髓炎，脊髓变性。

【眼底病临床应用】用于治疗调节性视疲劳、眼外肌麻痹、糖尿病视网膜病变、眶上神经痛、特发性眼睑痉挛、视神经炎、干眼症、前部缺血性视神经病变、近视等。

【用法用量】

1. 结膜下注射　每次0.5～1mg，每周1次。

2. 球后注射　每次0.5～1mg，每周1次。

3. 肌内注射　每次0.5～1mg，每日1次。

【不良反应】有些患者对本品有过敏反应，甚至过敏性休克，使用时应注意。

【禁忌证】暂无。

维生素B₁（Vitamin B₁）

【成分】本品又称硫胺素，是最早被人们提纯的水溶性维生素。

【药理作用】本品是葡萄糖代谢的关键酶的辅助因子，在维持脑内氧化代谢平衡方面具有重要作用，也是维持神经、心脏及消化系统正常功能的重要生物活性物质。

【适应证】

1. 适用于维生素 B_1 缺乏的预防和治疗，如维生素 B_1 缺乏所致的脚气病或韦尼克脑病。亦用于周围神经炎、消化不良等的辅助治疗。

2. 全胃肠道外营养或摄入不足引起的营养不良时维生素 B_1 的补充。

3. 下列情况时维生素 B_1 的需要量增加：妊娠期或哺乳期、甲状腺功能亢进、烧伤、血液透析、长期慢性感染、发热、重体力劳动、吸收不良综合征伴肝胆系统疾病（肝损伤、酒精中毒伴肝硬化）、小肠疾病（乳糜泻、热带口炎性腹泻、局限性肠炎、持续腹泻、回肠切除）及胃切除后。

4. 大量维生素 B_1 可改善下列遗传性酶缺陷病的症状：亚急性坏死性脑脊髓病（利氏病）、支链氨基酸代谢病、乳酸性酸中毒和间歇性小脑共济失调。

【眼底病临床应用】用于治疗视神经炎、眼外肌麻痹等。

【用法用量】

1. 口服　片剂，成人每次 10～20mg，每日 3 次。儿童每次 5～10mg，每日 3 次。

2. 肌内注射　成人每次 50～100mg，每日 1 次。儿童每次 10～20mg，每日 1 次。

【不良反应】

1. 大剂量服用可出现烦躁、疲倦、食欲缺乏等。

2. 偶见皮肤潮红、瘙痒及过敏性休克。

【禁忌证】不宜静脉注射。

第三节　抑制新生血管生成药及抗肿瘤药

一、抑制新生血管生成药

雷珠单抗（Ranibizumab）

【成分】本品是一种人源化的重组单克隆抗体片段（FAB），靶向抑制人血管内皮生长因子 A（VEGF-A）。

【药理作用】本品比其母体分子小得多，能更紧密地结合到 VEGF-A。而 VEGF-A 与其受体结合，可导致血管内皮细胞增殖和新生血管形成，以及增加血管渗漏。此外，本品与 VEGF-A 亚型（即 VEGF110、VEGF121、VEGF165）有较高的亲和力，从而抑制了 VEGF-A 与其受体 VEGFR-1 和 VEGFR-2 的结合。

【适应证】本品用于治疗湿性老年性黄斑变性。

【眼底病临床应用】用于治疗湿性老年性黄斑变性、新生血管性青光眼、糖尿病性黄斑水肿、脉络膜新生血管、视网膜静脉阻塞继发黄斑水肿、糖尿病视网膜病变等。

【用法用量】本品经玻璃体内注射给药。推荐剂量为每次 0.5mg（相当于 0.05ml 的注射量），每月 1 次给药。如果不能长期每月注射给药，也可在初始 3 个月连续每月注射 1 次给药之后，按每 3 个月 1 次注射给药。

【不良反应】眼内炎、原发性视网膜脱离、视网膜撕裂、医源性外伤性白内障、眼压升高、虹膜炎或玻璃体炎等。

【禁忌证】对本品或本品成分中任何一种辅料过敏者禁用。活动的或怀疑的眼部或眼周感染的患者。活动期眼内炎症的患者。

贝伐珠单抗（Bevacizumab）

【成分】本品是一种重组的人类单克隆 IgG1 抗体。

【药理作用】本品可结合 VEGF 并防止其与内皮细胞表面的受体（Flt-1 和 KDR）结合。在体外血管生成模型上，VEGF 与其相应的受体结合可导致内皮细胞增殖和新生血管形成。其作为一种重组的人类单克隆 IgG1 抗体，通过抑制人类血管内皮生长因子的生物学活性而起作用。

【适应证】本品用于治疗转移性结直肠癌、晚期、转移性或复发性非小细胞肺癌及眼科某些疾病等。

【眼底病临床应用】

1. 用于治疗视网膜母细胞瘤。

2. 用于治疗糖尿病性黄斑水肿、湿性老年性黄斑变性、视网膜静脉阻塞继发黄斑水肿、难治性青光眼、糖尿病视网膜病变、病理性近视脉络膜新生血管、抑制角膜移植术后新生血管及免疫排斥反应、特发性脉络膜新生血管等。

【用法用量】治疗其他癌症一般为 5 ～ 10mg/kg。①静脉滴注：需用 0.9% 氯化钠注射液 100ml 稀释，第 1 次静脉注射时间应 ≥ 90min，第 2 次静脉注射时间应 ≥ 60min，之后静脉注射时间应 ≥ 30min。②玻璃体内注射：每次 1.25 ～ 2.5mg，每 4 周 1 次。③球结膜下注射：1.25mg/0.05ml，滴眼；药物浓度为 0.5% ～ 2.5%。

【不良反应】胃肠穿孔、伤口开裂综合征、出血、高血压危象、肾病综合征、充血性心力衰竭、皮肤黏膜出血、血栓栓塞；其他少见的不良反应：浆膜炎、肠梗阻、肠坏死、肠系膜静脉阻塞、吻合口溃疡形成，全血细胞减少，低钠血症，输尿管堵塞。

【禁忌证】对本品或其产品的任一组分过敏的患者应慎用。

康柏西普（Conbercept）

【成分】本品是利用中国仓鼠卵巢（CHO）细胞表达系统生产的重组融合蛋白（由人血管内皮生长因子 VEGF 受体 1 中的免疫球蛋白样区域 2、VEGF 受体 2 中的免疫球蛋白样区域 3 和 4，与人免疫球蛋白 Fc 片段经过融合而成）。辅料：枸橼酸、蔗糖、精氨酸、聚山梨酯 20 等。

【药理作用】本品作为一种抗血管内皮生长因子的融合蛋白，可以抑制病理性血管生成。

【适应证】本药用于治疗湿性老年性黄斑变性（AMD）。

【眼底病临床应用】用于治疗湿性老年性黄斑变性、糖尿病性黄斑水肿、新生血管性青光眼、视网膜静脉阻塞合并黄斑水肿、脉络膜新生血管、早产儿视网膜病变、息肉样脉络膜血管病变等。

【用法用量】本品经玻璃体腔内注射给药。本品推荐给药方案：初始 3 个月，每个月玻璃体腔内给药每只眼 0.5mg/ 次（相当于 0.05ml 的注射量），之后每 3 个月玻璃体腔内给药 1 次。或者，在初始 3 个月连续每月玻璃体腔内给药 1 次后，按需给药。

【不良反应】最常见的不良反应为注射部位出血、结膜充血和眼压增高。其他的不良反应包括结膜炎、玻璃体混浊、视觉灵敏度减退、前房性闪光、眼部炎症、白内障和角膜上皮缺损等，极少数患者出现虹膜睫状体炎、虹膜炎、葡萄膜炎、视网膜破裂、眼充血、眼痛、眼内炎等偶发的不良反应。

【禁忌证】对本品或本品成分中任何一种辅料过敏者禁用。活动的或怀疑眼部或眼周感染的患者。活动期眼内炎症的患者。

二、抗肿瘤药

环磷酰胺（Cyclophosphamide）

【成分】本品是氮芥类衍生物，进入人体内后可被肝脏或肿瘤内存在的过量磷酰胺酶或磷酸酶水解，变为活化作用型的磷酰胺氮芥而起作用。

【药理作用】本品在体外无活性，主要通过肝脏 P450 酶水解成醛磷酰胺再运转到组织中形成磷酰胺氮芥而发挥作用。环磷酰胺可由脱氢酶转变为羧磷酰胺而失活，或以丙烯醛形式排出，导致泌尿道毒性。其作用机制与氮芥相同，与 DNA 发生交叉联结，抑制 DNA 的合成，也可干扰 RNA 的功能，属细胞周期非特异性药物。本品抗瘤谱广，对多种肿瘤有抑制作用。

【适应证】

1. 作为抗肿瘤药，本品用于恶性淋巴瘤、多发性骨髓瘤、乳腺癌、小细胞肺癌、卵巢癌、神经母细胞瘤、视网膜母细胞瘤、尤因肉瘤、软组织肉瘤，以及急性白血病和慢性淋巴细胞白血病等。对睾丸肿瘤、头颈部鳞癌、鼻咽癌、横纹肌瘤、骨肉瘤也有一定疗效。目前多与其他抗癌药组成联合化疗方案。

2. 作为免疫抑制剂，本品用于各种自身免疫性疾病，如严重类风湿关节炎、全身性红斑狼疮、儿童肾病综合征、多发性肉芽肿、天疱疮及溃疡性结肠炎、特发性血小板减少性紫癜等。也用于器官移植时的抗排斥反应，通常与泼尼松、抗淋巴细胞球蛋白合用。

3. 本品滴眼液可用于翼状胬肉术后、角膜移植术后蚕蚀性角膜溃疡等。

【眼底病临床应用】用于治疗痛性眼肌麻痹、自身免疫性葡萄膜炎、甲状腺功能亢进浸润性突眼、蚕蚀性角膜溃疡、联合手术治疗翼状胬肉、交感性眼炎等。

【用法用量】

1. 口服　每次 50～100mg，2～3 次 / 日，1 个疗程总量 10～15g。

2. 静脉注射　0.2g/ 次，每日或隔日 1 次；或每次 0.6～0.8g，每周 1 次，1 个疗程总量 8～10g。

【不良反应】骨髓抑制（最低值 1～2 周，一般维持 7～10d，3～5 周恢复）、脱发、消化道反应、口腔炎、膀胱炎，个别报道有肺炎、过量的抗利尿激素（ADH）分泌等。一般剂量对血小板影响不大，也很少引起贫血。此外，环磷酰胺可杀伤精子，但为可逆性。超高剂量时（＞120mg/kg）可引起心肌损伤及肾毒性。

【禁忌证】对本品过敏者、妊娠期及哺乳期妇女禁用。感染、肝肾损伤者禁用或慎用。

三、眼底病诊断药

荧光素钠（Fluorescein Sodium）

【成分】本品主要成分为荧光素钠。含荧光素 100mg/ml（相当于荧光素钠 113.2mg/ml），所用辅料为氢氧化钠和（或）盐酸（调节 pH）、注射用水。

【药理作用】本品作为诊断用药，是一种染料，对正常角膜等上皮不能染色，但能将损伤的角膜上皮染成绿色，从而可显示出角膜损伤、溃疡等病变。荧光素钠注射液流经小血管时，能在紫外线或蓝色光激发下透过较薄的血管壁和黏膜呈现绿色荧光，从而显示小血管行径和形态等，据此可供眼底血管造影和循环时间测定。

【适应证】本品适用于诊断性眼底和虹膜血管的荧光素血管造影检查。

【眼底病临床应用】用于诊断眼底和虹膜血管的荧光素血管造影检查、角膜疾病的染色检查等。

【用法用量】将装好荧光素钠的注射器连接于透明导管和 25 号头皮静脉针。将针头扎入静脉，回抽患者的血液进入注射器内，此时套管内有一小空气泡将患者的血液与荧光素钠分开，在室内灯光下，缓慢地将血液注回静脉内，同时观察针尖上的皮肤，如果针尖不在静脉内，就会看到患者的血将皮肤隆起，应在荧光素注入前停止继续注射。

【不良反应】应用本品后可发生恶心、头痛、胃肠道不适、晕厥、呕吐、低血压，以及过敏反应的症状和体征。而且已有使用本品后出现心搏停止、基底动脉缺血、严重休克、抽搐、注射部位发生血栓性静脉炎，以及极个别死亡病例的报道。注射部位的药液外渗可引起局部强烈疼痛和注射侧手臂的钝痛。也有发生全身荨麻疹、瘙痒、支气管痉挛和过敏反应的报道。注射荧光素钠后可发生强烈的味觉改变。

【禁忌证】对本品任何成分过敏者禁用。

吲哚菁绿（Indocyanine Green）

【成分】本品主要成分为吲哚菁绿，是诊断用药。

【药理作用】本品经静脉注入体内后，立刻和血浆蛋白结合，随血液循环迅速分布于全身血管内，高效率、选择性地被肝细胞摄取，又从肝细胞以游离形式排泄到胆汁中，经胆道入肠，随粪便排出体外。

【适应证】

1. 用于诊断肝硬化、肝纤维化、韧性肝炎、职业和药物中毒性肝病等各种肝脏疾病，了解肝脏的损害程度及其储备功能。

2. 用于脉络膜血管造影，确定脉络膜疾病的位置。

【眼底病临床应用】用于晶体膨胀期白内障术中染色、眼底疾病的造影诊断等。

【用法用量】

1. 测定血中滞留率或血浆消失率　以灭菌注射用水将本品稀释成 5mg/ml 的浓度，按每千克体重相当于 0.5mg 吲哚菁绿的溶液，由肘静脉注入，边观察患者反应，边徐徐地注入，一般在 10s 内注完。

2. 测定肝血流量　25mg 吲哚菁绿溶解在尽可能少量的灭菌注射用水中，再用生理盐水稀释成 2.5～5.0mg/ml 的浓度，静脉注入相当于 3mg 吲哚菁绿的上述溶液。接着，以每分钟 0.27～0.49mg

的比例持续以一定速度静脉滴注约 50min，直至采完血样（同时需采周围静脉和肝静脉血）。

3. **脉络膜血管造影**　25mg 吲哚菁绿用灭菌注射用水 2ml 溶解，迅速地于肘静脉注射。

【不良反应】本品可能引起休克、过敏样症状，所以从注射开始到检查结束的过程中要进行密切注视观察，并做好处置准备工作。本制剂不完全溶解时，可能发生恶心、发热、休克等反应。

【禁忌证】对碘有过敏史者禁用。过敏体质者慎用。

（张仁俊　赵永旺　杨爱萍　刘家琪）

参 考 文 献

傅仁宇, 2017. 审视瑶函 [M]. 赵艳、郭军, 整理. 北京：人民卫生出版社.

金兰, 赵蒙蒙, 宋艳敏, 等, 2017. 血栓通注射液对缺血性眼底病疗效及血流动力学的影响 [J]. 检验医学与临床, 14(20):3059-3060, 3063.

彭清华, 2011. 中西医结合眼底病学 [M]. 北京：人民军医出版社.

宋丽君, 2014. 止血祛瘀明目片治疗非缺血型视网膜静脉阻塞的临床疗效观察 [J]. 临床合理用药杂志, 7(36):138-139.

佚名, 2006. 银海精微 [M]. 郑金生, 整理. 北京：人民卫生出版社.

张仁俊, 钟兴武, 张铭连, 2019. 中西医眼科学 [M]. 北京：科学出版社.

第五篇 眼底病各论

第28章 玻璃体疾病

第一节 炎性玻璃体混浊

【病因及发病机制】 炎性玻璃体混浊的病因可分为外因性和内因性。

1. **外因性原因** 主要为眼外伤及手术创伤、感染等。具体包括：①手术后眼内炎症。手术后眼内炎可发生在任何内眼手术以后，如白内障、青光眼、角膜移植、玻璃切割和眼穿通伤修复等。葡萄球菌是最常见的致病菌，病原菌可存在于睑缘、睫毛、泪道里，有时候手术缝线和人工晶体也可以成为感染源。②眼球破裂伤和眼内异物。内因性原因主要包括来源于全身或眼部的炎症，常见于葡萄膜炎、化脓性眼内炎、交感性眼炎、梅毒性视网膜脉络膜炎等。

2. **内因性病因** 主要为病原微生物由血流或淋巴进入眼，或由于免疫功能抑制、免疫功能缺损而感染。如细菌性心内膜炎、肾盂肾炎等可引起玻璃体细菌感染。器官抑制或肿瘤患者化疗后常发生真菌感染，白念珠菌是临床常见的致病菌。

【临床表现】

1. **症状** 内因性眼内炎症状为视物模糊。手术后细菌性眼内炎常发生在手术后 1～7d，突然眼痛和视力丧失。真菌性感染通常发生在手术后 3 周以后。临床常见的症状还有眼前黑影飘动，可呈点状、条状、灰尘状，形态各异，数量不等。视野范围内出现的黑影多随眼球转动而飘动，在明亮苍白的背景下最为明显。视力可正常或出现不同程度的视力下降。这些症状的严重程度取决于原发病的严重程度和发展进程。

2. **眼底表现**

（1）内因性感染常从眼后部开始，可同时存在视网膜炎症性疾病。病灶处发白，边界清楚，开始是分散的，之后逐渐变大，蔓延到视网膜前，产生玻璃体混浊。同时，也可以并发前房积脓。

（2）手术后出现的细菌感染常有眼前节的急性炎症表现，眼睑红肿，球结膜混合充血，伤口处可有脓性渗出，前房积脓或玻璃体积脓，虹膜充血。需要及时治疗，视力下降迅速。

（3）手术后真、霉菌感染时，常受累的部位为前部玻璃体，前部玻璃体表面可见积脓或形成膜，治疗不及时感染可向后部玻璃体腔和前房蔓延（图 28-1-1）。

（4）受玻璃体混浊程度的影响，检查时可以发现玻璃体内漂浮的点状和絮状的炎性细胞，如果严重，可有玻璃体内积脓，最终导致牵引性视网膜脱离。散瞳后，通过裂隙灯、检眼镜等工具，进行眼底检查，了解玻璃体内及视网膜的病变情况，辨别漂浮物的来源。

3. **相对传入瞳孔反应缺陷（RAPD） 阴性。**

4. **B超** 眼部 B 超检查可以了解玻璃体的混浊程度。玻璃体内炎性渗出引起玻璃体脓肿时，玻璃体内见中强回声，边界不明显，一般不与眼底光带相连（图 28-1-2）。当并发视网膜脱离时，可有视网膜脱离的征象。有不同程度的玻璃体混浊，玻璃体腔内可见低到强回声絮样光团，分布不均，与球壁关系密切，玻璃体腔后部变动明显。部分患者玻璃体腔中后部混浊不明显，而周边部、

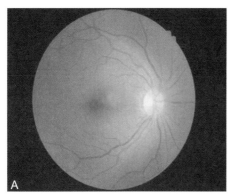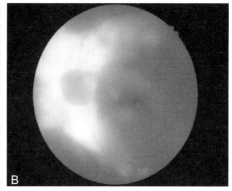

图 28-1-1　炎性玻璃体混浊眼底照相（双眼）

A. 右眼无玻璃体混浊；B. 左眼玻璃体炎性混浊

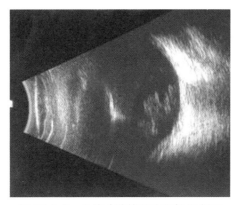

图 28-1-2　炎性玻璃体混浊眼部 B 超图

眼部 B 超可见玻璃体内散在混浊灶，结合病史可作为诊断依据

赤道部以前混浊明显，同时还可以了解眼内炎的轻重。光团多、浓密、范围广说明炎症较重。

【诊断要点】

1. 病史　内因性感染诊断依据病史，身体及其他部位存在的感染灶及治疗史等。患者的血液学检测结果，以及尿的细菌及真菌培养结果有助于诊断。必要时可实施诊断性玻璃体切割来明确诊断。外因性感染一般有眼外伤及手术创伤、感染史。全身或眼部炎症，常见于葡萄膜炎、化脓性眼内炎、交感性眼炎、梅毒性视网膜脉络膜炎病史。手术后虹膜睫状体炎症反应常见但是疼痛较轻。如果存在前房积脓或玻璃体混浊，应考虑细菌感染的可能。此时，可以抽取房水或玻璃体进行细菌和真菌培养。取房水标本可从角膜缘切口进针，抽取 0.1ml；取玻璃体标本可从扁平部，一般是距角膜缘 2.5m 处进针，抽取 0.4 ～ 0.5ml。

2. 临床表现　多表现为单眼的玻璃体混浊。

3. B 超检查　对本病诊断及分型可提供重要

依据。根据眼部 B 超显示玻璃体内光团的多少、分布的疏密、回声的强弱及累计的范围，结合病史及临床体征，可以较为准确地做出诊断。

【鉴别诊断】

1. 与飞蚊症相鉴别：与飞蚊症的症状类似，但是定义纬度不同，玻璃体混浊是通过检查可以看到的体征，而飞蚊症为患者主观描述的症状。

2. 与白内障相鉴别：出现玻璃体混浊时，混浊位于眼球后部的 4/5，呈透明胶洞状。常有眼前黑影飘动。白内障是晶状体出现混浊，晶状体位于玻璃体的前面，虹膜的后面，这两种组织之间的间隙常无动态黑影。

3. 需与玻璃体积血相鉴别：玻璃体积血时，玻璃体后脱离常见，且范围广，积血常位于下方或后极部。于玻璃体腔下方多见玻璃体机化膜形成，新鲜出血时回声低，呈点状均匀分布。而眼内炎时玻璃体光团大多与球壁关系密切，后脱离少见且范围局限，炎症分散于整个玻璃体，疏密分布不均。如感染灶在前部，且发病时间较短时，一般玻璃体前部混浊致密，后部疏松。

4. 其他原因引起的前房积脓。

5. 结膜炎、虹膜睫状体炎：一般没有眼后节表现。

【治疗】寻找病因，进行病因治疗。眼局部重点在于预防和治疗并发症。炎性玻璃体混浊的治疗主要包括需要针对病因采取药物或手术治疗。

1. 抗感染　原则上抗生素的使用取决于细菌培养和药物敏感测定的结果，但最初的给药可基于房水和玻璃体革兰氏染色结果。给药途径如下。

（1）全身应用抗生素：庆大霉素 1.5mg/kg（80mg/ 次），每 8h 1 次肌内注射或静脉滴注。头孢唑林 0.5 ～ 1.0g，每日 3 次，静脉滴注。

（2）局部点抗菌眼药，对眼内炎的治疗作用较"全身应用抗生素"差。使用各种抗生素眼液，可以不同抗生素眼液联合使用，并增加一些皮质激素药水。

（3）非真菌感染治疗中，可合并使用激素，泼尼松 60 ～ 100mg/d。

（4）结膜下注射：万古霉素 25mg 溶于 0.5ml 注射用水；或者阿米卡星 25mg 溶于 0.5ml 注射用水；或者头孢他啶 100mg 溶于 0.5ml 注射用水。上述药物联合地塞米松 6mg 溶于 0.25ml 注射用水内。

（5）玻璃体内注射：庆大霉素 0.1 ～ 0.4mg，妥布霉素 0.45mg，头孢唑林 2.25mg，克林霉素 250 ～ 450μg，给药容量不超过 0.3ml，玻璃体内注射通常仅一次，若病情不能控制应行玻璃体手术。抗真菌治疗中，目前缺乏安全有效的抗真菌药物。全身用药有两性霉素 B、酮康唑和氟胞嘧啶。

但两者的全身副作用比较大，眼内穿透性差，不能有效地对抗真菌。因此，当我们怀疑有真菌感染时，最后的诊断和治疗方法是玻璃体切割术。

（6）静脉给药：同全身抗生素使用原则，内源性眼内炎的治疗主要通过静脉给药和玻璃体内注射。

2. 手术治疗 玻璃体切割术。玻璃体切割能排除玻璃体腔脓肿，清除致病菌，迅速恢复透明度，并且有利于前房内感染物质的排出。目前广泛用于眼内炎的治疗。手术开始时可先抽取玻璃体液进行染色和细菌培养，以明确具体致病菌。

3. 预防 各文献报道的眼内炎分析显示，眼内炎的发病率在不同国家有所上升，为 0.1% ～ 0.18% 不等，这可能与手术切口等相关的因素有关。目前虽然发现了一些耐药性，但第四代氟喹诺酮类药物似乎是预防眼内炎的一种合适的抗生素，因为它具有广谱抗菌性、穿透力强的作用。

中西医结合

炎性玻璃体混浊相似中医学飞蚊症"云雾移睛"的范畴。

【病因病机】郁怒伤肝或忧思伤脾，则疏泻失常，升降失调，玄府郁闭，湿热循经上攻头目，致玻璃体瘀滞，混浊不清；外感风湿，郁久化热，或素体阳盛，内蕴热邪，复感风湿，风湿与热邪搏结于内，上犯轻窍；或素体阴虚，肾水不能济于肝木，则相火妄动，循经上炎，灼伤目络，血溢络外，扰犯玻璃体清纯之气。

【辨证论治】

1. 肝胆湿热

临床表现：珠痛拒按，痛连眉棱，颞颥，视力锐减，畏光泪热；结膜混赤，角膜后壁大量沉着物，房水混浊重，虹膜肿胀，瞳孔甚小；可兼见前房积脓，或兼见前房积血；全身可见口苦咽干，烦躁易怒。舌质红，苔黄厚，脉弦数等。

治法：清泻肝火，清利下焦湿热。

方药：龙胆泻肝汤（《医宗金鉴》）加减。龙胆草 9g，生地黄 15g，当归 9g，柴胡 9g，木通 12g，泽泻 9g，车前子 15g，栀子 9g，黄芩 12g，甘草 3g。

加减：如伴前房积脓，则去当归，加清热解毒之品，如蒲公英、败酱草、金银花等；如病情

缠绵，苔厚脉濡者，可选加土茯苓、萆薢等以祛除湿邪。伴眼压升高，加羚羊角、葛根等。

2. 风湿夹热

临床表现：发病或急或缓，眼珠坠痛，连及眉骨、颞颥闷痛，视物昏矇，或自觉眼前黑花飞舞，羞明流泪；结膜混合充血，房水混浊，虹膜肿胀，纹理不清，瞳孔紧小或偏缺不圆；常伴有头重胸闷，肢节酸痛。舌红，苔黄腻，脉弦数或濡数。

治法：祛风清热除湿。

方药：抑阳酒连散（《原机启微》）加减。独活 12g，生地黄 12g，黄柏 9g，防己 9g，知母 9g，蔓荆子 12g，前胡 12g，甘草 6g，防风 12g，栀子 15g，黄芩 15g，寒水石 15g，羌活 12g，白芷 12g，黄连 15g。

加减：热偏重者，减羌活、独活等辛温发散药物，加茺蔚子、赤芍以清肝凉血；若湿邪偏重，胸闷、苔白腻者，宜减知母、黄柏等寒凉泻火药物，加茯苓、厚朴、薏苡仁等以祛湿邪。

3. 阴虚火旺

临床表现：患病日久，眼干涩不适，眼胀痛，视物模糊；结膜混合充血时轻时重，角膜后壁细点状或色素状沉着物，虹膜纹理不清或部分干枯

变白，瞳孔干缺状如花瓣，锯齿，或小如针孔，或见纤维膜遮蔽，玻璃体细点状混浊；全身可见心烦不眠，咽干舌燥。舌质红，苔少有裂痕，脉细数。

治法：滋阴降火。

方药：知柏地黄汤（《医宗金鉴》）加减。知母30g，黄柏15g，熟地黄15g，山萸肉15g，山药30g，茯苓15g，泽泻15g，牡丹皮15g。

加减：如畏光流泪，加防风、菊花以祛风止泪；结膜混合充血，加丹参、红花以活血祛瘀；眠差者加远志、酸枣仁；便秘者加火麻仁、郁李仁等以润肠通便。

【食疗方】

1. 山药茯苓饼

组成：山药粉100g，茯苓粉100g，青菜馅适量。

功效：补脾益气，利水渗湿。

主治：脾虚湿困、湿浊上泛、炎性玻璃体混浊。

方解：茯苓利水渗湿，健脾补中；山药补益脾胃；青菜清热利水。上述3种食材搭配在一起，具有益脾胃、渗水湿、涩精气的功效。

制法：用山药粉、茯苓粉、青菜做成饼，蒸熟即可。

用法：作早餐。

2. 厚朴母鸡汤

组成：厚朴5g，白豆蔻仁10g，老母鸡200g，精盐等作料各适量。

功效：行气化湿，温中止痛。

主治：湿浊上泛，炎性玻璃体混浊。

方解：厚朴破积滞，泻痞胀，散湿满；白豆蔻仁行气化湿，消赤退翳；老母鸡补中益气，益精补虚。3种食材搭配在一起，具有行气化湿、温中止痛的功效。

制法：将原料入砂锅文火炖2～2.5h，去除厚朴、白豆蔻仁、葱姜，调味后即可。

用法：可作中、晚餐菜肴，每日1次。

第二节　积血性玻璃体混浊

【病因及发病机制】 玻璃体本身无血管，不发生出血，积血性玻璃体混浊是一个症状，需要进一步分析导致积血的原因。其发病机制为任何原因致使视网膜葡萄膜血管或新生血管破裂，血液流出并积聚在玻璃体腔内形成玻璃体积血。出血的原因可归纳为以下几点。

1. 外伤　是其中一个诱因，其还可由多种全身性或局部的疾病引起。严重的眼外伤可以直接导致玻璃体积血。Terson综合征（Terson syndrome）是指蛛网膜下腔出血的眼内出血综合征。

2. 眼部自身问题　如视网膜裂孔、视网膜脱离和玻璃体后脱离，视网膜血管瘤（retinal angiomatosis）和视网膜毛细血管扩张（retinal telangiectasia），以及性连锁视网膜劈裂症（X-linked retinoschisis）。自发性玻璃体积血是一种严重的疾病，每年发病率为7/10万人。后玻璃体脱离或无视网膜撕裂、糖尿病视网膜病变、视网膜静脉阻塞后血管增生、老年性黄斑变性和Terson综合征是最常见的原因。

3. 全身的系统性疾病　全身的系统性疾病造成的视网膜血管性疾病伴缺血性改变。例如高血压、糖尿病所造成的眼底血管变性，视网膜血管

性疾病，如视网膜中央静脉阻塞（central retinal vein occlusion）、视网膜静脉周围炎（又称Eales病）；创伤和手术并发症。增殖性糖尿病性视网膜病变（PDR）、视网膜静脉阻塞（RVO）、视网膜裂孔及脱离（RH/RD）、息肉样脉络膜血管病变（PCV）在临床上为非外伤性玻璃体积血的主要病因。糖尿病视网膜病变引起的玻璃体积血最为常见，常出现在糖尿病视网膜病变的增殖期。

【临床表现】

1. 症状　玻璃体少量积血时可形成眼前黑影飘动等症状，眼底检查可见玻璃体有血性浮游物。玻璃体积血量大时，视力可突然减退，甚至仅余光感。同时视力下降是最主要的临床症状，同时会继发其他眼部疾病，如新生血管性青光眼、牵拉性视网膜脱离等。外伤性积血性玻璃混浊常伴有眼部疼痛、眼压增高等症状。非外伤性积血性玻璃混浊通常以突然发生的无痛性视力急剧下降为主，视力下降的程度及水平取决于玻璃体腔内积血的多少。当积血量较少时候，患者多以眼前黑点飘动等飞蚊症症状为主诉就诊，此时视力轻度受影响，部分患者甚至无视力下降。当积血量逐渐增大后，由于玻璃体混浊严重，可以出现眼

前大片黑影飘动，眼前黑影固定遮挡，视力会明显受到影响，可降低至光感或眼前手动视力。当积血继发其他眼病时，会出现相应的症状，如新生血管性青光眼，出现眼压增高、眼红眼痛伴头痛等症状。

2. 眼底表现　通常检查可发现玻璃体中有血性漂浮物，出血量大的时候整个眼底都可不窥见。所以，眼底的情况和玻璃体混浊程度有关。玻璃体混浊分级为Ⅰ级时，由于玻璃体极少量积血，不影响眼底观察。玻璃体混浊分级为Ⅱ级时，眼底红光反射明显，可见上方视网膜血管。玻璃体混浊分级为Ⅲ级时，可见眼底部分红光反射。玻璃体混浊分级为Ⅳ级时，眼底无红光反射，窥不清眼底（图 28-2-1 ～图 28-2-3）。

3. 眼部 B 超　可明确显示玻璃体积血的量及机化程度，可以观察和视网膜的相对关系，早期的几天内，玻璃体积血的征象非常微妙，只有少量非常低幅度的回声。随着积血的增多，可能会产生纤维素性增殖膜，这些膜最初在动态 B 超上显示非常容易移动，但是随着时间的推移逐渐变硬。急性玻璃体积血表现为雪花样、点状回声，散在分布或局限玻璃体腔一侧，且常有局部与眼球壁相连，提示为单纯少量积血。尽管在形态上与视网膜脱离相似，但是纤维蛋白膜通常比分离的视网膜更为精细，在动态的扫描中与玻璃体一起移动，并且与视盘缺乏解剖学的附着。在玻璃体后脱离的动态检查中，后部脱离的玻璃体显示为波浪样起伏的膜，其自由移动并且在完全玻璃体后脱离的情况下在视盘区域旋转。玻璃体视网膜的紧密连接可引起视网膜撕裂或外周血管撕脱，导致玻璃体积血。大量积血（图 28-2-4）则表现为形状不规则的回声光团，可占据整个玻璃体腔，而当回声表现多为团块状，很少有与眼球壁相连者，则考虑已发生玻璃体液化、浓缩。3 个月以上的陈旧性积血多位于玻璃体后下方，有牵引条索，与眼球壁紧密连接。眼部 B 超对于玻璃体积

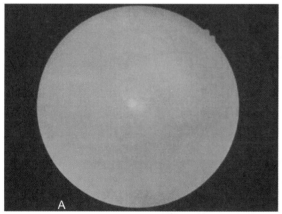
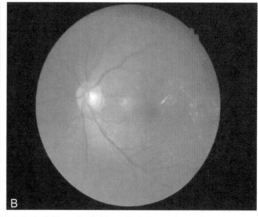

图 28-2-1　积血性玻璃体混浊与对侧眼玻璃体无积血的眼底彩色图像
A. 眼底彩照，玻璃体积血时，眼底模糊；B. 正常的对侧眼（无玻璃体积血）

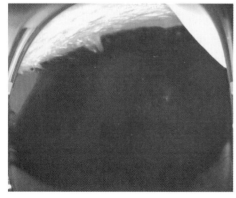

图 28-2-2　王某，45 岁，外伤引起玻璃体积血，眼底窥不清

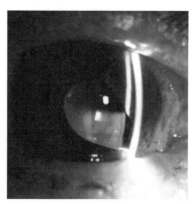

图 28-2-3　与图 28-2-2 同一患者，外伤后 1 周，瞳孔变形，裂隙灯下可见晶体尚透明，玻璃体积血

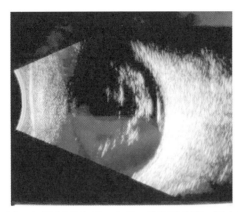

图28-2-4　与图28-2-2同一患者，外伤后1周，积血性玻璃
体混浊在B超上表现为玻璃体腔形状不规则的中低回声光团

血治疗方案的选择、预后估计及疗效评价均有重
要价值。

4.FFA特征　可以发现玻璃体内遮挡物，可
见较多漂浮物遮挡荧光（图28-2-5）。合并有视网

膜血管疾病时，可以发现视网膜疾病。

5.OCT特征　出血量少时，对眼底成像影响
不大，出血量多时，可发现OCT影像受影响，成
像不清楚（图28-2-6，图28-2-7）。

6.OCTA检查　同OCT检查。

7.视野检验　出血量少时，对视野影响不
大，出血量多时，可遮挡视野，出现视野缺损等
（图28-2-6，图28-2-7）。

8.相对传入瞳孔反应缺陷（RAPD）　一般无
阳性改变。

【诊断要点】

1.病史、症状及临床眼底检查　玻璃体少量
积血时可形成眼前黑影飘动等症状，眼底检查可
见玻璃体有血性浮游物。对就诊患者的双眼应进
行充分的散瞳，以寻找病因。眼底模糊，窥不清
或窥不见者应及时进行眼部B超检查，以及时排

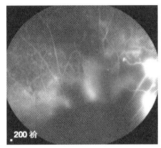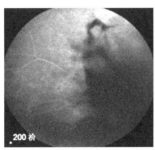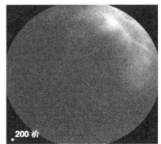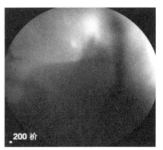

图28-2-5　糖尿病视网膜病变引起的玻璃体积血的FFA图像
右眼玻璃体腔内可见较多漂浮物遮挡荧光

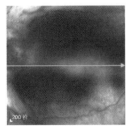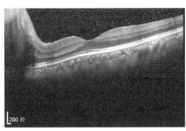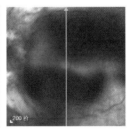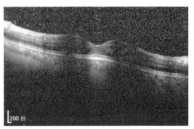

图28-2-6　糖尿病视网膜病变引起的玻璃体积血OCT图像
玻璃体积血较多时，玻璃体腔可见积血遮挡，视网膜成像清晰度受影响

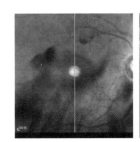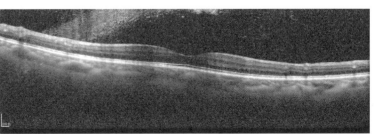

图28-2-7　视网膜静脉阻塞引起的玻璃体积血OCT图像
玻璃体混浊严重时，无法窥清眼底，视网膜成像不清楚

除视网膜脱离和眼内肿瘤。病情特殊的患者，可嘱患者头高位卧床休息2d后再进行眼底检查。

2. 眼部辅助检查　B超，眼部OCT等。

3. OCT/OCTA检查　对本病所致的黄斑部并发症可提供直观的依据。

【鉴别诊断】

1. 与生理性玻璃体混浊相鉴别。玻璃体积血是由于玻璃体周围组织的炎症、出血、损伤等造成炎症细胞、血液、色素进入玻璃体导致飞蚊症现象，一般起病急骤，变化快，常有明显视力下降，需要仔细检查，明确周围组织的原发病变再做积极处理。生理性患者以退行性改变为主，以老年人及近视患者为主，其发生过程主要是玻璃体内胶原纤维减少，透明质酸浓度降低，出现玻璃体液化，液化腔逐渐扩大，腔内液体进入玻璃体后方，后玻璃体膜与视网膜分离，演变成玻璃体后脱离，同时玻璃体内胶原纤维发生变性聚集，呈活动度较大的点状、条索状、网状，随玻璃体内液体进入玻璃体后方，入眼光线将其投影于视网膜上，产生飞蚊症。

2. 需要与感染性眼内炎引起的玻璃体混浊相鉴别。详见本章第一节。

3. 与其他特殊原因一起引起的玻璃体混浊相鉴别。

【治疗】大量的玻璃体积血可能影响眼底的观察。如果积血长时间未被吸收，则会引起纤维增殖、机化膜形成，并导致严重的并发症，对并发症的初步判断是非常重要的，如牵引性视网膜脱离等，对病情的评估、治疗方案的制订都有重要作用。

1. 积极寻找积血来源及病因，同时重视针对原发疾病及并发症的治疗，避免引起严重的并发症。

2. 主动检查配合治疗，密切随诊。极少量积血时可考虑药物保守治疗，积血量少时可以不进行特殊处理，等待其自行吸收。怀疑存在视网膜裂孔或其他眼底疾病时，应待血液下沉后给予眼底激光等治疗。积血量比较大时，积血无法在短时间内完全吸收，容易引起玻璃体变性、增殖等

一系列更加严重的并发症，需要积极的手术干预。根据不同病因，采用适合的手术方法清除积血，防止术后再次积血，术后积极治疗原发病，控制病变继续恶化，保存或提高视力。脉络膜、视网膜及视网膜血管的炎症，可见玻璃体混浊及炎性细胞浸润。常有眼前黑影飘动的表现，确诊后葡萄膜炎需给予皮质激素眼局部和全身结合治疗。

3. 发现有玻璃体积血合并视网膜脱离，应及时行手术治疗。手术中注意事项：采取常规经睫状体扁平部三通道时，切割头进入眼内时，需小心谨慎不要伤及透明晶状体；需要同时行白内障手术时，当晶状体核变硬时，可以通过超声波粉碎除去晶状体和后囊，并保留前囊。当视网膜前积血且积血量很大时，可以于皮质处做切口，用笛针消除干净血液，将剩余的玻璃体皮质切割到周围区域，玻璃体切割过程中切割周边，基底玻璃体时需要行巩膜顶压。对于视网膜脱离范围大，且脱离严重的PVR，必要时需注入重水进入玻璃体腔，尽可能地将视网膜复位。然后根据术中视网膜的情况选择在玻璃体内填充消毒空气、惰性气体（C_3F_8）或硅油。

4. 玻璃体腔内注射：视网膜中央静脉阻塞，增殖期糖尿病视网膜病变伴严重黄斑水肿的患者采用玻璃体腔注射（曲安奈德注射液、抗血管内皮细胞生长因子）治疗。血管内皮细胞生长因子（vascular endothelial growth factor，VEGF）是一种炎症因子，可增强血管渗透性。常用的眼内注射的抗VEGF药物主要有雷珠单抗（Ranibizumab）、阿柏西普（Aflibercept）和康柏西普（Conbercept）。

5. 巩膜外环扎：适用于部分PVR和部分创伤性玻璃体积血的患者。

【预后】

1. 大部分少量积血能在一定时间内吸收。

2. 长期不吸收的玻璃体积血可引起纤维增殖、机化，进而导致牵拉性视网膜脱离，可能合并或不合并裂孔，并引起白内障、继发性青光眼等。

中西医结合

玻璃体积血归属中医学"眼科血证""暴盲"和"云雾移睛"的范畴。

【病因病机】①肝胆火炽，肝火上炎，热入营血，灼伤目中脉络，致血不循经，破络妄行，溢

于络外，注于睛内。② 劳损伤阴，水亏不能制火，虚火上炎，或偶有瞳孔干缺，久病不愈，耗损肝肾之阴，阴虚火旺，灼伤脉络，目中之血破络而出。③ 劳倦太过，心脾亏虚，血虚气弱，气不摄血，溢于络外。④ 撞击伤目，或内眼手术，损及虹膜或眼底血管，血溢络外。

【辨证论治】

1.热入营血证

临床表现：自觉眼前黑影飞舞，或红色阴影飘浮，或眼前红光满目，甚则漆黑一片。眼外观端好，玻璃体腔内色泽鲜红，或眼底不能窥见，瞳孔无红光反射。全身可兼见头痛眩晕，口苦咽干，舌红苔薄，脉弦数。

治法：清热凉血，活血止血。

方药：生蒲黄散（《中医眼科六经法要》）或宁血汤（《中医眼科学》）加减。生蒲黄散：生蒲黄15g，墨旱莲30g，生地黄15g，荆芥炭10g，牡丹皮15g，郁金15g，丹参15g，川芎6g。宁血汤：仙鹤草15g，墨旱莲30g，生地黄15g，栀子炭12g，白芍15g，白及12g，白蔹15g，侧柏叶15g，阿胶6g，白茅根15g。

加减：肝阳上亢者加石决明、夏枯草以清热平肝。出血量大且不止者，加血余炭、侧柏炭，以凉血止血。大便秘结者，加大黄、决明子以活血泻热通腑。

2.肝肾阴虚，虚火上炎证

临床表现：眼外观端好，眼前黑花渐生，继而黑云遮挡，眼底隐约可见，视网膜可见片状或点状出血。全身可兼见头晕目眩，耳鸣如蝉，失眠多梦，口燥咽干，五心烦热，舌红少苔，脉细数等。

治法：滋阴降火，凉血止血。

方药：知柏地黄汤（《医宗金鉴》）合生蒲黄散加减。知柏地黄汤：知母30g，黄柏15g，熟地黄15g，山萸肉15g，山药30g，茯苓15g，泽泻15g，牡丹皮15g。生蒲黄散：生蒲黄15g，墨旱莲30g，生地黄15g，荆芥炭10g，牡丹皮15g，郁金15g，丹参15g，川芎6g。

加减：口燥咽干、五心烦热者加沙参、玄参、地骨皮以养阴清热。虚烦少寐者加生龙骨、生牡蛎、酸枣仁以安神除烦。

3.脾虚不摄证

临床表现：本证易反复发作，全身可见面色萎黄，气短懒言，怔忡健忘，舌淡苔薄，脉虚而弱。

治法：益气摄血。

方药：归脾汤（《济生方》）加阿胶、侧柏炭等。归脾汤：白术15g，茯苓15g，黄芪30g，龙眼肉10g，党参15g，酸枣仁30g，木香6g，炙甘草6g，远志15g，当归15g。

4.眼部外伤损络，或内眼手术引起者

临床表现：自觉眼珠胀痛，头额疼痛，视力下降，脉正常。

治法：清热凉血，活血止血。

方药：除风益损汤（《原机启微》）加减。当归15g，白芍15g，熟地黄15g，川芎9g，藁本12g，前胡12g，防风12g。

加减：如出血不久，有继续加重或再出血可能，去当归，加生蒲黄、女贞子、墨旱莲以凉血止血。出血停止后，宜活血化瘀，轻者用桃红四物汤（《医宗金鉴》），重者用血府逐瘀汤（《医林改错》）加减，或大黄当归散（《银海精微》）选加墨旱莲、荆芥炭、牡丹皮之类。大黄当归散：当归15g，川芎10g，苏木10g，红花6g，大黄9g，菊花15g，黄芩15g，栀子12g；桃红四物汤：当归15g，白芍15g，川芎12g，熟地黄15g，桃仁12g，红花9g。血府逐瘀汤：生地黄9g，柴胡6g，当归15g，桃仁15g，红花9g，枳壳6g，赤芍15g，甘草6g，牛膝15g，桔梗9g。

【食疗方】

1.地黄藕节汤

组成：鲜藕节100g，地黄50g，冰糖20g（糖尿病者慎用）。

功效：凉血止血。

主治：玻璃体积血早期。

方解：藕节凉血止血又活血散瘀，收缩血管；地黄清热凉血，养阴生津；冰糖调味，滋补。上述3种食材搭配在一起，具有清热凉血止血的功效。

制法：将地黄、鲜藕节分别洗净，一起放入锅内，加适量水煎，取汁，加入冰糖融化即可。

用法：当茶饮，每日多次。

2.三七橙藕汁

组成：三七10g，新鲜橙汁、藕汁各适量。

功效：祛瘀止血。

主治：玻璃体积血中期。

方解：三七活血化瘀，改善微循环；橙汁降

低毛细血管的通透性，防止出血，营养视网膜，保护视神经；藕止血散瘀。上述 3 种食材搭配在一起，具有祛瘀止血的功效。

制法：三七研粉，加入适量新鲜橙汁、藕汁中，混匀后用开水冲服即可。

用法：当茶饮，每日多次。

3. 鲫鱼紫米汤

组成：鲫鱼 250g，紫菜 50g，粳米 100g，精盐等佐料适量。

功效：健脾益胃，软坚散结。

主治：玻璃体积血晚期。

方解：鲫鱼健脾利湿；紫菜化痰软坚，清热利尿；粳米健脾益气。上述 3 种食材搭配在一起，具有健脾益胃、软坚散结的功效。

制法：将鲫鱼洗净切块，放入锅中加精盐等佐料煮至极烂，用汤筛过滤，去刺留汁。下紫菜和淘洗净的粳米。添加适量水，改文火慢熬至米烂即可。

用法：可作中、晚餐，每日 1 次。

4. 阿胶猪肉包

组成：阿胶 50g，猪肉 200g，面粉、葱、姜、味精、食盐、胡椒粉各适量。

功效：补血止血，滋阴润燥。

主治：虚火伤络，出血性玻璃体混浊。

方解：阿胶养血滋阴润肺止血，明目；猪肉补中益气。上述 2 种食材搭配在一起，具有补血止血、滋阴润燥的功效。

制法：将阿胶溶化，混到猪肉中，冻结后捏碎，拌上肉馅及葱、姜、精盐等调味，做成包子，蒸熟即可。

用法：当作早餐。

【经验方】止血明目颗粒（河北省眼科医院制剂室制）。墨旱莲、丹参、牡丹皮、郁金、蒲黄、三七等。具有养血活血、凉血散瘀、补益肝肾的功效，用于血热瘀阻所致的眼底出血性疾病。瘀血灌睛目（生地黄 20g，焦栀子 10g，当归尾 10g，赤芍 10g，炒荆芥 3g，龙胆草 3g，黄芩 5g，黄连 3g，炙甘草 3g，白芷 5g，槐花 10g）。具有清肝泻火、凉血止血、活血化瘀的功效。主治肝胆火盛引起的前房积血，亦可治疗玻璃体积血。[韦企平，孙艳红，2018. 韦氏眼科 [M]. 北京：人民卫生出版社]

【中西医治疗新思路】玻璃体积血早期可以药物治疗，后期玻璃体积血不吸收时，之前认为积血 3 个月仍不能吸收时，再考虑玻璃体切割术。随着医疗技术的进步及对疾病的认识逐步深入，目前认为玻璃体积血 1 个月不吸收者，即可行手术治疗，减少全身用药的副作用，使患者早日恢复视力。

第三节　退变性玻璃体混浊

一、原发性家族性玻璃体淀粉样变性

原发性家族性玻璃体淀粉样变性可以影响到眼部，据报道眼部受累率可达 9%。家族性玻璃体淀粉样变性（familial vitreous amyloidosis，FVA）属常染色体显性遗传性疾病，因淀粉样物质在玻璃体沉积致病。

【病因及发病机制】目前，原发性家族性玻璃体淀粉样变性研究最多，且与眼部淀粉样变性，特别是玻璃体淀粉样变性密切相关。淀粉样物质可沉积在眼部的小梁网脉络膜，而大量的物质沉积在玻璃体内而致病。

【临床表现】

1. 症状　突然的、进行性视力下降，畏光、眼睑痉挛。

2. 眼部表现

（1）外眼和眼前节：可出现眼外肌麻痹，双侧眼球突出，瞳孔不等大，对光反射迟钝。

（2）眼底：玻璃体充满无定形的白色或略带黄色的物质。视网膜动脉旁可有渗出性出血，视网膜上有"棉絮"斑，周边部可见新生血管。

（3）全身体征：多发性骨髓瘤、巨球蛋白血症的改变，心脏受累时出血，心律失常、心力衰竭，还可能影响肝、肾、脾、肾上腺，出现相应的体征。

3. FFA 特征　可以出现视网膜出血的造影改变。

4. OCT 特征　可以出现视网膜出血的 OCT 改变。

5. ERG 检查　无特殊。

6. 视野检验　一般对视野无影响。

7. 相对传入瞳孔反应缺陷（RAPD）　阴性。

8. B 超　眼部 B 超可见玻璃体混浊。

【诊断要点】

1.临床表现和活检:可进行诊断性玻璃体切割。

2.B超:提示玻璃体混浊。

3.患者的病史。

4.FFA检查:对本病诊断可提供重要依据。

5.OCT/OCTA检查:对诊断本病所致的黄斑部并发症,以及合并其他疾病可提供直观的依据。

【鉴别诊断】

1.星状玻璃体混浊　玻璃体内混浊物为圆形,分散状,而原发性家族性玻璃体淀粉样病变的玻璃体混浊物形态无一定规则,有时伴有膜的形成。

2.玻璃体积血　一般有玻璃体积血病史,玻璃体混浊物呈团块状者比较多。

【治疗】全身系统病治疗,局部对症处理,预后比较差。

二、星状玻璃体病变

星状玻璃体病变(asteroid hyalosis,AH)是1894年由Benson第一次发现并命名的疾病,又名"Benson disease",是一种常见的老年性退行性变,该病的特点为黄白色明亮的反射颗粒被紧密附着的原纤维包围在玻璃体内。具有其独特的全身及局部特点,发病率为0.36%～1.96%,75%的患者单眼发病。糖尿病患者该病的发生率高于非糖尿病患者。星状玻璃体病变通常被认为属于良性病变,不需要特殊干预,但随着老龄化社会的到来,星状玻璃体病变患者的发病人群和严重程度也会有别于以往。混浊物的主要构成是脂肪酸和磷酸钙盐。文献报道总体人口患病率为

0.75%,随着年龄的增长而增加,0～39岁人群患病率为0.27%,80岁以上人群患病率逐渐上升至3.07%,且男性高于女性。据估计,1950年全球患病人数为1070万人,预计2020年将增加到4150万人,2100年将增加到9120万人。

【病因及发病机制】星状玻璃体病变属于眼部退行性变,年龄可能是其主要的发病因素,发病机制尚不清楚。研究显示,AH的发生与高血糖、高血脂、玻璃体后脱离的状态密切相关。此外,AH患者较正常人更易发生异常的玻璃体视网膜附着。单纯的AH甚少引起临床重视,但是最近的研究表明,白内障超声乳化联合人工晶状体植入术后的人工晶状体钙化可能与AH有关。

【临床表现】

1.症状　无明显症状,视力一般不受影响,偶有飞蚊症和视力下降。

2.眼底检查　散瞳后裂隙灯下检查,可见玻璃体内无数点状混浊体,即星状小体,其大小在0.01～0.1mm,为多个大小不等、形状不同的黄白色结晶样卵圆形小体在玻璃体腔悬浮,又称"闪辉状混浊"(图28-3-1～图28-3-3,图28-3-4A,图28-3-5,图28-3-6)。

3.眼部B超　40%可表现为在静态下玻璃体腔内可见由孤立光点组成球形中、高回声团,与球壁之间有一低回声区(图28-3-7)。

B超显示玻璃体腔内可见散在的、离散的、自由漂浮的回声粒子,形状和星状小体相似。

4.FFA检查　结果发现,由于不同程度的玻璃体混浊的遮挡,患者难以获得高质量的眼底图像。与眼底照相相比,FFA检查更易获取清晰的

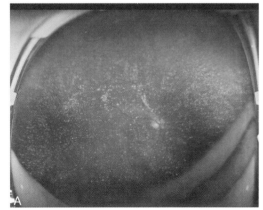
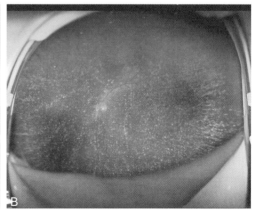

图 28-3-1　星状玻璃体变性眼底广角照相(双眼)

可见玻璃体内散在分布无数大小不等、形状不同的黄白色结晶样卵圆形小体

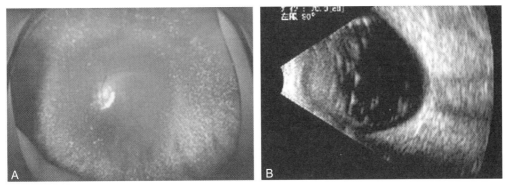

图 28-3-2　星状玻璃体病变超广角眼底照相及眼部 B 超图（左眼）

A. 超广角眼底照相，可见玻璃体内无数星状小体；B. 眼部 B 超图，显示玻璃体不同程度的混浊

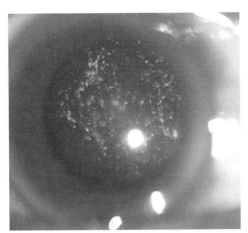

图 28-3-3　星状玻璃体变性眼前段照相（左眼）

可见玻璃体腔内很多黄色玻璃体混浊颗粒，呈现星形小体状

眼底图像（图 28-3-4B，图 28-3-8，图 28-3-9）。与传统的眼底照相相比，广角眼底照相仪可以扫描到 200° 范围的眼底，AH 患者眼底成像效果较好。

5. OCT 检查　AH 玻璃体混浊较重时会影响黄斑 OCT 图像清晰度。AH 合并其他眼底疾病的患者可通过 OCT 获得黄斑区玻璃体视网膜交界面的情况。受制于 OCT 扫描深度的限制，当玻璃体腔内的星状小体比较靠前，距离视网膜较远时，一般不会对扫描区域的视网膜成像有遮挡，而当星状小体位置靠近视网膜时，则会吸收光束或者反射光束，导致某些地方光信号损失，对视网膜乃至脉络膜 OCT 图像有不同程度的遮挡。

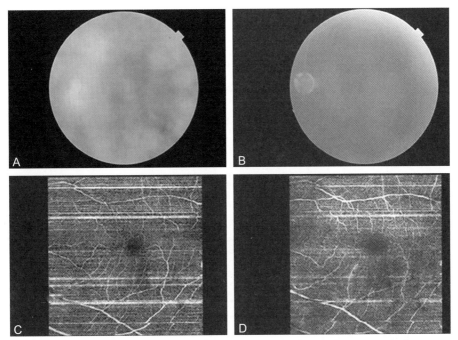

图 28-3-4　4 级星状玻璃体变性患者的眼底照相、造影图像和 OCTA 图像

A. 眼底彩照；B. FFA 造影；C. 浅层视网膜；D. 深层视网膜。由于玻璃体混浊明显，眼底照相显影不清，FFA 可见玻璃体遮蔽荧光

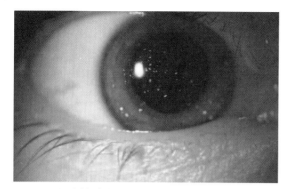

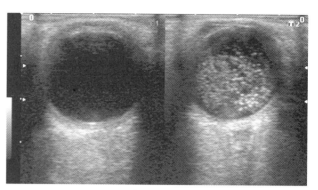

图 28-3-5　闪光性玻璃体液化患者眼前段照相图像（右眼）
可见玻璃体内金黄色结晶样小体

图 28-3-6　闪光玻璃体液化患者的 B 超图像
B 超显示玻璃体混浊

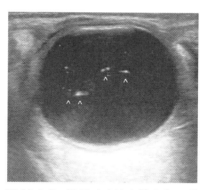

图 28-3-7　星状玻璃体变性 B 超图像

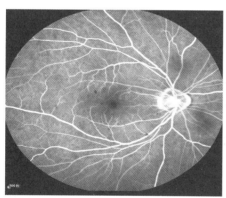

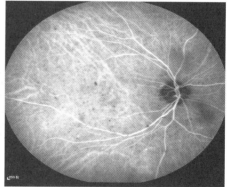

图 28-3-8　星状玻璃体变性的 FFA 图像
可见玻璃体腔内漂浮散在遮蔽荧光

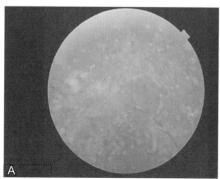

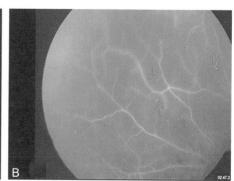

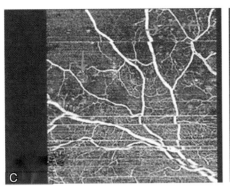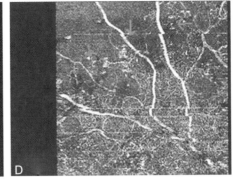

图 28-3-9　3 级星状玻璃体变性患者的眼底照相、造影图像和 OCTA 图像

A. 眼底彩照；B. FFA 彩照；C. 浅层视网膜；D. 深层视网膜。可见玻璃体腔内漂浮大小不等的黄白色星状小体，可见不同程度的玻璃体混浊的遮挡

6. ERG 检查　无特殊。

7. 视野检验　玻璃体混浊比较轻时，一般对视野无影响。

8. 相对传入瞳孔反应缺陷（RAPD）　阴性。

【诊断要点】

1. 临床表现和眼底检查：可见玻璃体内无数点状的混浊体，即星状小体，为多个大小不等、形状不同的黄白色结晶样卵圆形小体在玻璃体腔悬浮。

2. B 超检查：提示玻璃体混浊，可显示玻璃体腔内有离散的、自由漂浮的、回声粒子和星状小体相似。

3. 老年人多见。

【鉴别诊断】

1. 原发性家族性玻璃体淀粉样变性　病变的玻璃体混浊物形态无一定规则，有时伴有膜的形成。

2. 玻璃体积血　一般有玻璃体积血病史，玻璃体混浊物呈团块状比较多。

3. 闪光性玻璃体液化　星状玻璃体病变，多为单眼发病，无玻璃体液化，当眼球突然停止转动时，白色小点轻微移动回到原位，而不沉积玻璃体下方。闪光性玻璃体液化多为双侧，多发生在 40 岁以前，与玻璃体外伤性损害和炎症损害有关。裂隙灯或检眼镜检查，混浊物为金黄色结晶样小体，眼球转动时，混浊物自由漂浮于玻璃体腔内，眼球静止时，混浊物沉积于玻璃体下方。

4. 生理性玻璃体混浊　以退行性改变为主，以老年人及近视患者为主，其发生过程主要是玻璃体内胶原纤维减少，透明质酸浓度降低，出现玻璃体液化，液化腔逐渐扩大，腔内液体进入玻璃体后方，玻璃体膜与视网膜分离，演变成玻璃体后脱离，同时玻璃体内胶原纤维发生变性聚集，呈活动度较大的点状、条索状、网状，随玻璃体内液体进入玻璃体后方，入眼光线将其投影于视网膜上，产生飞蚊症。

【治疗】

1. 一般不影响视力，无须治疗。

2. 随人均寿命的延长，星状玻璃体变性必然会影响到与年龄密切相关的眼科疾病如白内障、老年黄斑变性等眼底疾病的诊断和治疗，加强对其基础和临床研究，特别是探索如何客观评价 AH 对我们视觉质量影响意义深远。

星状玻璃变性是一种良性玻璃体混浊，一般不需要积极干预。但是，准确的临床诊断，对相关眼科和系统特征、发病机制、生化组成等方面的研究值得探讨。

三、闪光性玻璃体液化

闪光性玻璃体液化（synchysis scintillans），又称眼胆固醇结晶沉着症（cholesterolosisbulbi），比星状玻璃体病变少见。多为双侧，显微镜和化学检查玻璃体内混浊物为胆固醇结晶。

【病因及发病机制】目前病因和发病机制不清，多发生在 40 岁以前，与玻璃体外伤性损害或炎症损害有关。

【临床表现】

1. 症状　无明显症状，视力无明显改变。

2. 眼底检查　裂隙灯或检眼镜检查可见混浊物为金黄色结晶样小体（图 28-3-5），眼球转动时，混浊物自由漂浮于玻璃体腔内，眼球静止时，混浊物沉积于玻璃体下方。

3. 眼部 B 超　可表现为玻璃体内混浊（图28-3-6）。

4. ERG 检查　无特殊。

5. 视野检验　玻璃体混浊比较轻时，一般对视野无影响。

6. 相对传入瞳孔反应缺陷（RAPD）　阴性。

【诊断要点】

1. 临床表现和眼底检查：玻璃体混浊物为金黄色结晶样小体，眼球转动时，混浊物自由漂浮于玻璃体腔内，眼球静止时，混浊物沉积于玻璃体下方。

2. B 超：提示玻璃体混浊，混浊图像多为团

状混浊，亦可见少许点状混浊。

3. 多双侧发病，40 岁以前发病多见。

【鉴别诊断】

1. 原发性家族性玻璃体淀粉样变性　病变的玻璃体混浊物形态无一定规则，有时伴有膜的形成。

2. 玻璃体积血　一般有玻璃体积血病史，玻璃体混浊物呈团块状比较多。

3. 星状玻璃体病变　多为单眼发病，无玻璃体液化，当眼球突然停止转动时，白色小点轻微移动回到原位，而不沉积玻璃体下方。

【治疗】

1. 一般不影响视力，无须治疗。

2. 对症支持处理。

中西医结合

退变性玻璃体混浊相似中医学"云雾移睛"或"蝇翅黑花"的范畴。

【病因病机】①常因湿热痰火，蕴郁熏蒸，浊气上泛，损及目中清纯。②肝肾亏损，精耗津伤，气血不足，目失荣润。

【辨证论治】

1. 热入营血证

临床表现：自觉眼前黑影飞舞，或红色阴影飘浮，或眼前红光满目，甚则漆黑一片。眼外观良好，玻璃体腔内色泽鲜红，或眼底不能窥见，瞳孔孔区无红光反射。全身可兼见头痛眩晕，口苦咽干，舌红苔薄，脉弦数。

治法：清热凉血，活血止血。

方药：生蒲黄散（《中医眼科六经法要》）加减。生蒲黄 15g，墨旱莲 30g，生地黄 15g，荆芥炭 10g，牡丹皮 15g，郁金 15g，丹参 15g，川芎 6g。或宁血汤（《中医眼科学》）加减：仙鹤草 15g，墨旱莲 30g，生地黄 15g，栀子炭 12g，白芍 15g，白及 12g，白蔹 15g，侧柏叶 15g，阿胶 6g，白茅根 15g。

加减：肝阳上亢者加石决明、夏枯草，以清热平肝。出血较重而不止者，加血余炭、侧柏炭，以凉血止血。大便秘结者，加大黄、决明子，以活血泻热通腑。

2. 湿热蕴结证

临床表现：因湿热痰火所致者，神膏之中，

混浊多呈絮网、团块状。若兼见胸腹闷胀，头沉身重，舌苔黄腻，脉濡而数者，则为湿热偏重之候。

治法：清热除湿，消滞化积。

方药：猪苓散（《审视瑶函》）加丹参、赤芍。猪苓散：猪苓、木通、萹蓄、苍术、黑狗脊、大黄、滑石、栀子各 18g，车前子 15g。如玻璃体混浊严重，加丹参、赤芍、郁金等活血行气消滞之品。或三仁汤（《温病条辨》）加减：杏仁 15g，飞滑石 18g，通草 6g，白蔻仁 6g，竹叶 6g，厚朴 6g，薏苡仁 18g，半夏 15g。

加减：上证兼见胸痛满，痰多而黏稠，不思饮食，口苦舌黄，脉滑而数，是痰火引起的，治宜清热祛痰，用温胆汤（《千金要方》）加黄连、川贝之类。温胆汤：陈皮 9g，半夏 9g，茯苓 12g，甘草 3g，枳实 6g，竹茹 10g。

3. 精血亏虚证

临床表现：玻璃体中有发亮之波纹样或雪花样白点状改变，随目珠而荡漾，若兼见面色淡白，形寒畏冷，目眩耳鸣，腰腿酸软，遗精盗汗，五心烦热，失眠多梦，脉细而弱，或有能近怯远之征，或为年老之人。

治法：宜滋养肝肾，固气培元。用驻景丸加减方（《中医眼科六经法要》）加人参。驻景丸加减方：菟丝子 15g，楮实子 15g，茺蔚子 15g，枸杞子 15g，车前子 30g，木瓜 6g，寒水石 12g，紫

河车粉 6g，五味子 9g。

加减：若兼见体质素弱，面色无华，少气乏力，心悸易累，舌淡脉弱者，又为气血不足所致。宜补益气血，用芎归补血汤（《原机启微》）加减；若兼见视物昏渺，耳聋耳鸣，头晕，肢节屈伸不利者，则为精伤津耗之证。宜滋养精津，用生脉散合六味地黄加减。此类方中，亦可加入丹参、赤芍、生三七之属。芎归补血汤：生地黄 15g，天冬 15g，川芎 12g，牛膝 15g，白芍 15g，炙甘草 6g，白术 15g，防风 12g，熟地黄 15g，当归 15g。可去防风，加楮实子、枸杞子、菟丝子以助滋养肝肾而明目；选加鲜猪肝、桑椹、鸡血藤以助补血。

4. 肝肾亏虚证

临床表现：眼前黑花飘动，时隐时现，检查可见玻璃体内有透明丝状或絮状混浊，随眼球转动而飘动。全身见头晕耳鸣，腰膝酸软，舌淡苔薄，脉细数。

治法：补益肝肾，益精明目。

方药：明目地黄丸（《审视瑶函》）加减。生地黄 15g，熟地黄 15g，山萸肉 15g，牡丹皮 10g，山药 30g，茯苓 15g，泽泻 15g，茯苓 10g，柴胡 6g，当归 15g，枸杞子 15g，五味子 10g。

加减：混浊较重者可加海藻、昆布以软坚散结。

【食疗法】

1. 猪腰首乌汤

组成：猪腰子 400g，何首乌 20g，山药 100g，甘草 10g，调料适量。

功效：益肝肾，补中气。

主治：肝肾亏损，玻璃体变性混浊。

方解：猪腰子补肾利水；何首乌滋补肝肾、乌发明目；山药、甘草善于补中益气。上述 4 种食材搭配在一起，具有益肝肾、补中气的功效。

制法：先将猪腰剔去筋膜，洗净，放入锅内。将何首乌、山药、甘草装在纱布袋内扎紧，加水，大火烧开，小火炖至酥烂，捞出猪腰，放凉，切薄片，加入精盐等作料即可。

用法：可作中、晚餐菜肴，每日 1 次。

2. 杞子地黄粥

组成：枸杞子 15g，熟地黄 50g，山药 100g，小米 100g。

功效：滋补肝肾。

方解：枸杞子、熟地黄、山药补益肝肾、滋阴明目，小米益气和胃。4 种食材搭配在一起，具有补益肝肾、滋阴明目的功效。

制法：把 4 味中药及食材洗净，一起放入砂锅内，加水适量，共煮粥。

用法：每日晨服，7d 为 1 个疗程。

第四节　玻璃体液化、后脱离

【病因及发病机制】研究发现玻璃体液化多起始于黄斑前及玻璃体中心附近。玻璃体液化与 II、V、XI 和 IX 型胶原纤维的液化密切相关，且导致液化的因子多为透明质酸酶、MMP、胰蛋白酶、金属离子及维生素 B_2 等。PVD 的发病基础为玻璃体不同程度液化，其发病率随年龄增长表现出升高趋势。流行病学调查显示 PVD 的分期与年龄组显著相关（$P < 0.000\,1$）。在 40～49 岁和 50～59 岁年龄组中，PVD 分级的分布在男性和女性之间没有明显差异。在 60～69 岁和 70 岁及以上年龄组中，女性的 PVD 分期分布明显高于男性（$P \leqslant 0.029\,2$）。白内障手术可引起玻璃体的巨大改变，导致玻璃体后侧脱离。研究表明，这些变化，无论是否与周围视网膜退化（如格点区）结合，都有导致视网膜破裂或脱离的风险。

【临床表现】

1. 症状　眼前有黑影，少数患者伴有眼前闪光感。眼前黑影飘动为就诊主诉，伴有闪光感，"黑影"表现为点状、片状、线状、环状、不规则状、烟雾状等形状，个数从 1 个至无法计数不等。大部分患者在患有 PVD 后均会出现眼前漂浮物、视力下降或闪光感等症状，而小瞳孔眼底检查极易忽视 PVD。玻璃体后脱离患者眼前会出现漂浮物，如点状物等。玻璃体后脱离对视网膜构成牵拉时，若有"闪电感"牵拉，会导致血管破裂，产生"红色烟雾"；若过强牵拉，会导致视网膜裂孔形成。

2. 眼底表现　玻璃体液化时，可发现玻璃体逐渐变成液状，可见玻璃体后脱离，检眼镜下可见一环形致密的混浊圈，为玻璃体和视盘附着不撕开所致。裂隙灯检查可见玻璃体后补有一巨大的透明空腔。眼球转动时，玻璃体飘动度大。一般情况下，裂隙灯下见到玻璃体内烟灰色色素，应警惕视网膜裂孔和视网膜脱离。

3. FFA 特征　玻璃体后脱离时可出现环形遮蔽。

4. OCT 特征　可以显示玻璃体后脱离。OCT是现阶段该病的最佳诊断方式，其可清晰显示玻璃体的脱离程度与范围，追踪其发展与变化，进

而预防并发症。OCT 能够较好的诊断完全 PVD与不完全 PVD，且具有直观性和高清晰度。其对于不完全 PVD 的诊断效果尤其明显，可明确诊断无症状不完全 PVD（图 28-4-1 ～ 图 28-4-4）。有学者发现，经 OCT 检查，健康人患有不完全 PVD 的概率为 34% 左右，且无任何症状表现。

5. OCTA 检查　可以显示玻璃体后脱离的范

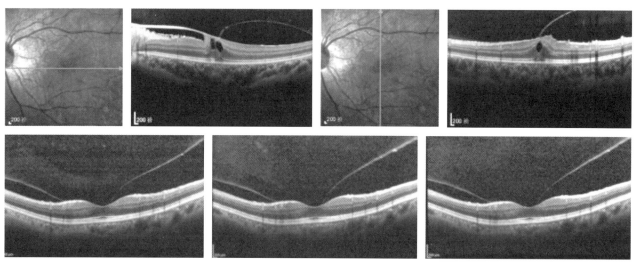

图 28-4-1　玻璃体后脱离患者的 OCT 图像

黄斑部 OCT 显示玻璃体后脱离，玻璃体牵拉

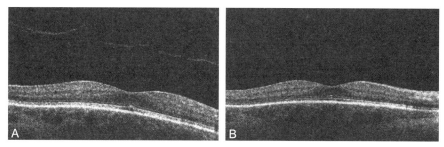

图 28-4-2　玻璃体后脱离患者的 OCT 图像

A. 后玻璃体与视网膜表层分离；B. 视网膜手术后牵拉解除

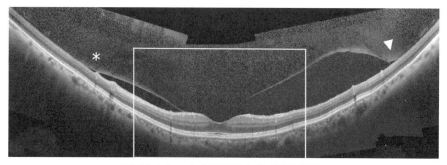

图 28-4-3　玻璃体后脱离的 OCT 图像

中心凹周玻璃体分离向上、向远高于内、下方向。上、后玻璃体与周围视网膜形成较宽的角度（＞ 30°，箭头处），下玻璃体形成一个浅的，更锐角（＜ 30°，*处）

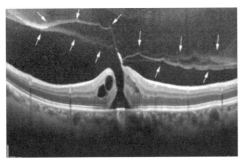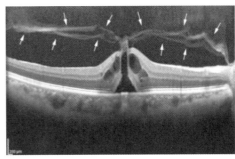

图 28-4-4　黄斑裂孔合并玻璃体后脱离的 OCT 图像
箭头处可见后脱离及牵拉

围，以及是否合并血管病变。

6. ERG 检查　阴性。但是对比敏感度下降。

7. 视野检验　一般情况下无明显视野改变。

8. 相对传入瞳孔反应缺陷（RAPD）　阴性。

9. B 超　脱离较轻时 B 超可无明显变化，完全后脱离时，B 超可提示（图 28-4-5）。

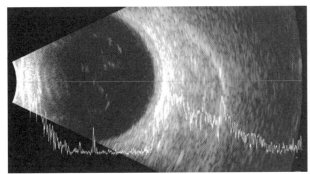

图 28-4-5　玻璃体后脱离患者的眼部 B 超图像
眼部 B 超可见玻璃体完全后脱离后，玻璃体腔内有高回声区

【诊断要点】

1. 病史和体征　眼底检查可见典型的玻璃后脱离体征。

2. OCT 检查　可以较好地诊断完全 PVD 与不完全 PVD，且具有直观性和高清晰度。

3. FFA 检查　对本病诊断及分型可提供重要依据。

4. OCT/OCTA 检查　对本病所致的黄斑部并发症可提供直观的依据。

【鉴别诊断】

1. 生理性玻璃体混浊：以退行性改变为主，以老年人及近视患者为主，其发生过程主要是玻璃体内胶原纤维减少，透明质酸浓度降低，出现玻璃体液化，液化腔逐渐扩大，腔内液体进入玻璃体后方，后玻璃体膜与视网膜分离，演变成玻璃体后脱离，同时玻璃体内胶原纤维发生变性聚集，呈活动度较大的点状、条索状、网状，随玻璃体内液体进入玻璃体后方，入眼光线将其投影于视网膜上，产生飞蚊症。

2. 积血性玻璃体混浊：由于玻璃体周围组织的炎症、出血、损伤等造成炎症细胞、血液、色素进入玻璃体，产生飞蚊症，一般起病急骤，变化快，常有明显的视力下降，需要仔细检查，明确周围组织的原发病变，再做积极处理。

3. 炎性玻璃体混浊。

4. 视网膜裂孔：经过详细查看眼底可以鉴别。

【治疗】 PVD 的病情发展与视网膜界面相关疾病，如黄斑裂孔、黄斑劈裂和黄斑前膜等疾病相关。其可引发糖尿病黄斑水肿，也是老年性黄斑变性发生与进展的高危因素。其是引发玻璃体严重疾病与视网膜疾病的重要原因，其影响到以上疾病的发展与预后。所以早发现，早就诊，早干预对预后有着重要的影响。

1. 详查眼底，对于主诉为飞蚊症的患者应详细进行眼底检查，散瞳查看周边部，不能因为暂时视力未受到影响而遗漏检查，避免延误治疗。玻璃体后脱位容易形成视网膜裂孔和视网膜脱离。玻璃体后脱位无须特殊治疗，但应仔细检查眼底，以便早期发现视网膜裂孔或视网膜图例，并及时进行治疗。

2. 经检查后眼底无异常者也需嘱咐患者在眼前黑影增多，遮挡感扩大或闪光感增加时及时复诊。

3. 因玻璃体后脱离导致的单纯玻璃体积血，应给予止血、促吸收药物治疗。

中西医结合

玻璃体液化、后脱离相似中医学"云雾移睛"的范畴。

【病因病机】 因脏腑功能失调，玻璃体失养引起。患者年老体弱，肝肾亏损，精血不足，不荣目窍，神膏失养。或脾气亏虚，气血不足，致目失濡养所致。

【辨证论治】

1. 肝肾亏虚证

临床表现：眼前黑花飘动，时隐时现，或原有近视，视物模糊。检查可见玻璃体内有透明丝状或絮状混浊，随眼球转动而飘动。全身见头晕耳鸣，腰膝酸软，舌淡苔薄，脉细数。

治法：补益肝肾，益精明目。

方药：明目地黄丸（《审视瑶函》）加减。生地黄15g，熟地黄15g，山萸肉15g，牡丹皮10g，山药30g，茯苓15g，泽泻15g，茯神10g，柴胡9g，当归15g，枸杞子15g，五味子10g。

加减：混浊较重者可加牛膝、海藻、昆布以活血化瘀、软坚散结。

2. 气血亏损证

临床表现：眼前黑花飘动，时隐时现，多原有近视，视物模糊。检查可见玻璃体内有透明丝状或絮状混浊，随眼球转动而飘动。全身见肢体乏力，面色不荣，纳差，舌淡苔白，脉细弱。

治法：补益气血。

方药：八珍汤（《正体类要》）加减。当归15g，川芎15g，白芍15g，熟地黄15g，党参10g，白术15g，茯苓15g，甘草9g。

加减：近视度数较高者加枸杞子、车前子、决明子等以补肝肾明目。

3. 心脾两虚证

临床表现：眼前黑点或黑花飘动，时隐时现。检查可见玻璃体内有液化腔或絮状混浊，随眼球转动而飘动。伴心悸健忘，头晕目眩，眠差多梦，舌淡，脉细。

治法：补益心脾。

方药：天王补心丹加减（《摄生秘剖》）加减。生地黄15g，五味子6g，当归15g，天冬15g，麦冬10g，柏子仁30g，酸枣仁30g，人参9g，玄参15g，茯苓15g，远志15g，桔梗6g。

加减：加菟丝子、茺蔚子、女贞子以养精明目。

【食疗方】

海带豆腐肴

组成：海带250g，香豆腐干6块，水发虾米25g，精盐等作料适量。

功效：软坚散结。

主治：玻璃体混浊。

方解：海带清热利水，软坚散结；香豆腐干不但含有丰富的蛋白质，还含有丰富的钙、磷、铁等矿物质；虾米可以改善玻璃体的混浊状态。上述3种食材搭配在一起，具有软坚散结的功效。

制法：先将发好的海带切细丝，焯水，香豆腐干切细丝。虾米用少量热水泡发。装盘内，加入精盐等作料即可。

用法：可作中、晚餐菜肴，每日1次。

第五节　增生性玻璃体视网膜病变

【病因及发病机制】 增生性玻璃体视网膜病变（PVR）的发病机制目前尚不完全明确，但细胞增生在其发生、发展过程中起重要作用。大多数学者认为PVR的发生主要是由于视网膜色素上皮细胞和神经胶质细胞移行。这些细胞移行到脱离的视网膜表面和下方，以及脱离的玻璃体后表面，然后增生形成膜。一般认为膜的收缩导致视网膜皱缩、固定皱褶及视网膜脱离。多种因素、多种细胞因子相互作用导致血-视网膜屏障破坏，伴玻璃体和视网膜增殖性改变最终导致牵引性视网膜脱离，其发生、发展是多种因素共同作用的结果。复杂的纤维细胞组织是导致PVR的主要原因，复杂的纤维细胞组织主要包括成纤维细胞、视网膜色素上皮细胞、胶质细胞等。当视网膜脱离或外伤破裂后，色素上皮细胞和神经胶质细胞等在细胞因子及细胞外基质的作用下，离开其正常位置，进入玻璃体腔及视网膜下。RPE 在炎性细胞刺激下激活、分泌多种细胞因子，在某些病理状态下，如视网膜脱离时，会引起损伤型反应，导致 RPE 自膜上分离，血 - 视网膜屏障被破坏，眼内血清蛋白和白细胞（尤其是单核粒细胞）渗漏、堆积，明显刺激 RPE 生长，两者呈协同关系。

【临床及病理因素】导致 PVR 发生的高风险因素主要包括以下几点。

1. 术前就存在 PVR。

2. 患者在手术过程中过量冷凝或术中术后有少量玻璃体积血。

3. 2 个象限以上的视网膜脱离、超过 3 个视盘面积的视网膜裂孔，以及巨大视网膜裂孔等。

4. 患者在手术前和手术后发生脉络膜脱离现象。

5. 术前有葡萄膜炎症。

6. 术后玻璃体腔填充空气等。

上述因素均能够参与并促进 PVR 的发生及发展过程。此外还有研究发现，上述原因均与血 - 视网膜屏障被破坏、视网膜色素上皮细胞播散进入玻璃体腔存在密切联系。视网膜表面的细胞增生和收缩是本病的基本病理过程。

许多组织学和临床研究强调了导致 PVR 的一系列事件。细胞迁移到玻璃体腔，细胞分化，肌成纤维细胞激活和增殖，细胞外基质蛋白合成，然后细胞前组织收缩。PVR 的发展可以通过细胞暴露于生长因子和细胞因子（特别是视网膜色素上皮细胞和胶质细胞）、血 - 视网膜屏障被破裂（炎症、脉络膜脱离、冷冻疗法和手术的医源性影响）和细胞接触玻璃体来解释。人们虽然现在对 PVR 的病理生理学有了更好的了解，但其严重程度仍

是一个问题。系统地寻找术前 PVR 的危险因素可以用于选择最合适的治疗方案。

【临床表现】

1. 症状　常见的症状是视力下降，眼前黑影飘动及固定。

2. 眼底表现　视网膜脱离。根据病情的变化，临床上分为以下 4 级（图 28-5-1 ～图 28-5-6）。A

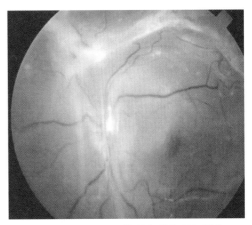

图 28-5-1　PVR 的眼底彩色照相图像
眼底彩色照相可见视网膜脱离及玻璃体牵拉

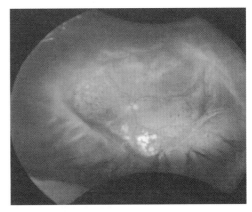

图 28-5-2　视网膜脱离及 PVR 超广角眼底照相图像
可见与 PVR 相关的细胞膜收缩，视网膜脱离

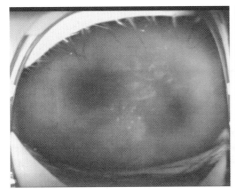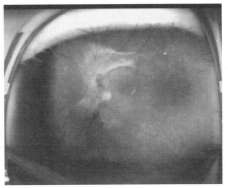

图 28-5-3　PVR 患者的超广角眼底照相图像（双眼）
可见与 PVR 相关的细胞膜收缩，玻璃体增殖

级：轻度，玻璃体内有云雾状或色素性颗粒中混浊。B级：中度，视网膜内面出现皱褶和视网膜裂孔有卷边，视网膜血管明显纡曲。C级：重度，视网膜脱离处，出现全层固定皱褶，又因其范围分为3个等级。上述病变不超过1个上限为C1级，不超过2个上限为C2级，超过2个上限为C3级。D级：极重度，整个眼底有视网膜全层固定皱褶，皱褶以视盘为中心形成漏斗状，漏斗的尖端朝向视盘。根据漏斗宽窄分成：第一级，宽漏斗状脱离，可见到眼底后极部35°范围内的视网膜；第二级，窄漏斗状脱离仅可见到视盘；第三级，壁漏斗状脱离视盘不能见到。

3. FFA特征　出现视网膜脱离的造影影像（图28-5-4）。

4. OCT特征　可出现玻璃体牵拉，视网膜脱离（图28-5-5）。

5. OCTA检查　可出现玻璃体牵拉，视网膜脱离。

6. ERG检查　阴性。

7. 视野检验　可出现视野缺损。

8. 相对传入瞳孔反应缺陷（RAPD）　阴性。

9. B超　出现视网膜脱离的典型B超影像（图28-5-6）。

【诊断要点】

1. 病史和体征。

2. 眼底检查：可见玻璃体增殖、视网膜脱离。

3. 眼部B超：可以辅助诊断。

4. FFA检查：对本病诊断及分型可提供重要依据。

5. OCT/OCTA检查：对本病所致的黄斑部并发症可提供直观的依据。

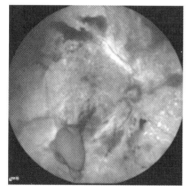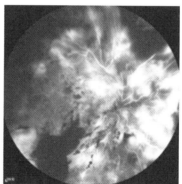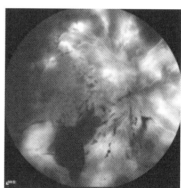

图28-5-4　PVR的FFA造影图像
可见大片遮蔽荧光，视网膜脱离，玻璃体牵拉

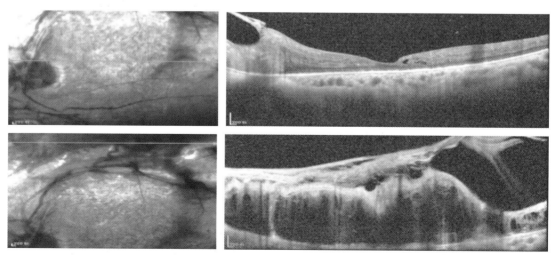

图28-5-5　PVR的OCT图像
可见玻璃体牵拉，视网膜脱离

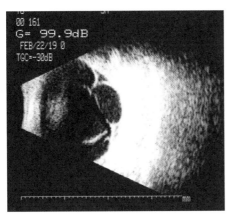

图 28-5-6 PVR 的 B 超图像
可见由于病变牵引造成牵拉性视网膜脱离

【鉴别诊断】

1. 单纯性原发性视网膜脱离：可见视网膜裂孔，但未见增殖。

2. 玻璃体积血：一般有玻璃体积血病史，玻璃体混浊物呈团块状比较多。

3. 其他原因引起的视网膜脱离：如眼外伤等引起的视网膜脱离。

4. 其他原因引起的视网膜牵拉。

【治疗】

1. 手术治疗　目前临床上常见的治疗 PVR 的方式为手术治疗。PVR 不同时期的手术方法在操作方法及术后效果上具有较大差异，手术时机的准确掌握是彻底解除视网膜牵拉及切除增殖膜的关键所在，而且与能否降低患者术后复发、提高手术成功率有密切关系。临床上，PVR 患者的最佳手术时间为发病后 2～6d。对于早期 PVR 患者的治疗，我们通常采用巩膜扣带术来缓解由于玻璃体基底部发生变化而造成的牵拉。封闭裂孔是视网膜复位手术的关键步骤，而冷凝是我们在手术过程中常采用的方法，冷凝能够造成色素细胞向玻璃体腔中释放，从而导致血-视网膜屏障被破坏，过度冷凝后通常会促使玻璃体腔纤维条索的形成，所以过度冷凝常

被认为是造成 PVR 发生的诱导因素之一。在临床实践过程中，严重的 PVR 当采用玻璃体切割术(pars plana vitrectomy，PPV)，在手术过程中将增殖膜剥除，有必要注入重水进入玻璃体腔，尽可能复位视网膜，最后行眼内气体或硅油进行填充。采用常规玻璃体切割术，视网膜仍然重注水后收缩，并不能使复杂性 PVR 患者所有视网膜复位，通常需采用松懈性视网膜切开术，常被用于那些已经最大限度切除增殖膜，并且联合气体或硅油填充后仍未能够使视网膜恢复的病例。

2. 激光治疗　可以辅助视网膜激光光凝治疗。

3. 药物治疗　手术治疗 PVR 通常能够将病变的增殖组织进行去除，但不能起到预防及抑制细胞增殖和发展的作用，也有一定的局限性。药物辅助治疗也是治疗过程中重要的一个方面，针对不同的致病因素及患者不同的发病时期进行药物辅助治疗，对改善患者的病情及手术治疗效果有重要作用。药物的作用机制是对 PVR 形成过程中的细胞活动、移行、增殖产生影响，干扰细胞外基质的分泌，抑制细胞附着及收缩。目前临床上常用的治疗 PVR 的辅助药物有以下几种。

(1) 抗肿瘤药物：低分子肝素、5-FU、葡萄胺、道诺霉素、丝裂霉素等。

(2) 皮质类固醇激素类药物：地塞米松。

(3) 抗氧化剂：N-乙酰半胱氨酸。

(4) 维 A 酸。

(5) 免疫毒素：α-干扰素免疫毒素、舒拉明等。

4. 基因治疗　随着遗传学、现代分子生物学及临床医学的不断发展，以及分子生物学技术中新方法、新载体的不断发展和应用，使基因治疗技术成为眼病研究及治疗的一个方法。

防止细胞凋亡是基因治疗的最好手段，但目前的研究仍处于动物实验阶段，在未来有望应用于人体并进行临床推广。

中西医结合

PVR 西医行手术治疗，治疗后按辨证论治可予以中医中药治疗。

【辨证论治】

1. 水湿内停证

临床表现：视物模糊，检查见视网膜下积液

或视网膜水肿。全身见胸闷纳呆，舌淡苔薄有齿痕，脉滑。

治法：健脾利湿。

方药：五苓散(《伤寒论》)加减。猪苓 12g，桂枝 9g，白术 9g，茯苓 15g，泽泻 9g。

加减：伴少量出血者，可加适量活血化瘀药，如生地黄、当归、川芎、赤芍、牡丹皮等。

2. 络伤出血证

临床表现：视物模糊，检查见视网膜下或视网膜表面有新鲜出血。舌暗有瘀斑，苔薄白，脉涩。

治法：凉血止血。

方药：生蒲黄散（《中医眼科六经法要》）或宁血汤（《中医眼科学》）加减。生蒲黄散：生蒲黄 15g，墨旱莲 30g，生地黄 15g，荆芥炭 10g，牡丹皮 15g，郁金 15g，丹参 15g，川芎 6g。宁血汤：仙鹤草 15g，墨旱莲 30g，生地黄 15g，栀子炭 12g，白芍 15g，白及 12g，白蔹 15g，侧柏叶 15g，阿胶 6g，白茅根 15g。

【食疗方】患者术后常出现以下临床表现。①玻璃体切割术后早期可出现眼睑肿胀、结膜水肿、患眼疼痛。②由于术后患者活动少，俯卧位压迫腹部或术后眼压增高，可出现便秘、恶心、呕吐、食欲缺乏等症状。③术后可出现并发症，如眼压升高、玻璃体积血、晶状体混浊、眼内感染、交感性眼炎、视网膜脱离等。

1. 芝麻黄芪糊

组成：黑芝麻 60g，黄芪 20g，蜂蜜适量（糖尿病患者慎用）。

功效：补中益气，润肠通便，滋养肝肾。

主治：玻璃体切割术后气虚便秘。

方解：黄芪补中益气，明目，活血；黑芝麻补肝肾，益精血，润肠燥；蜂蜜补中缓急，润肠通便。上述 3 种食材搭配在一起，具有补中益气、润肠通便的功效。

制法：将捣烂成粉末状的黑芝麻及黄芪放入锅中，加适量水煎煮取汁，加入蜂蜜调匀成糊状即可。

用法：当作早餐。

2. 鸡肉粳米粥

组成：母鸡肉 200g，粳米 50g，精盐适量。

功效：补气血，养五脏。

主治：玻璃体切割术后身体虚弱。

方解：鸡肉温中益气，补虚填精；粳米补中益气，健脾和胃。上述 2 种食材搭配在一起，具有补气血、养五脏的功效。

制法：将母鸡肉、粳米放入锅内，用武火烧沸煮成粥，加精盐即可。

用法：当作早餐。

另外，术后应进食清淡、易消化的饮食，多吃新鲜水果蔬菜，保持大便通畅、少食乳制品，防止腹胀。

（谢　青　彭　立　高延娥）

第29章 视神经疾病

第一节 视盘水肿

【病因及发病机制】视盘水肿常见于颅内肿瘤、脑膜炎、脑积水、脑炎、颅内静脉栓塞和一些特发性颅内水肿性疾病。确切的发病机制尚不清楚。既往认为视神经筛板后鞘膜间隙与脑蛛网膜下隙相通，增高的颅内压传导至筛板处，使视网膜中央静脉回流受阻，引起视盘水肿，向前隆起。现代研究认为视盘水肿主要是因为神经纤维轴浆流障碍，造成机械性压迫，而致神经纤维梗死，静脉淤滞，毛细血管扩张或阻塞，进而继发视盘改变。

【临床表现】

1. 症状　患者可有头痛、恶心、呕吐等颅高压体征，也可没有这些症状。部分患者可因Valsalva动作，导致头痛加重，而喷射性呕吐少见。早期视力正常，患者可出现短暂的一过性黑矇、视物模糊或全盲，或视物灰暗感、闪光感和眼前暗点。可单眼或双眼发生，持续几秒或数小时，1d内可发作数次，会因体位的改变而加重。视力下降可以是隐匿的或是缓慢的，还有可能是急性的，应根据颅内病变严重程度而定。若水肿累及黄斑区，有出血、渗出时，视力可下降；若肿瘤直接压迫视神经或视神经供血动脉，早期可出现视力严重受损。视盘水肿长期不退，视神经萎缩，可出现视力下降甚至失明。部分患者因肿瘤直接压迫或颅内压增高压迫展神经或滑车神经引起复视，常于眼科首诊。

2. 眼底表现　不同病期可有不同的眼底表现。早期眼底可无特征性变化，视盘轻度充血、颜色略红，为视盘周围毛细血管扩张所致（图29-1-1）。视盘边缘模糊，浅层出血，视网膜中央静脉可轻

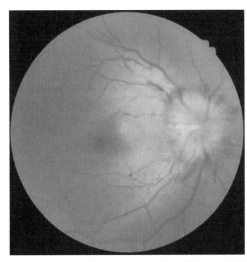

图 29-1-1　颅内占位性病变致视盘水肿彩色眼底图像（右眼）

视盘水肿隆起，边缘模糊，周围有小片状出血

度扩张、充盈。颅内压高于14.7mmHg时，或手指轻压眼球，可发生视网膜中央静脉搏动消失。此期不容易诊断，可借助视野或眼底血管造影进行确诊。当视盘水肿加重，视盘扩大，充血色红，视盘表面隆起明显，呈绒毛样外观，甚至呈蘑菇样，视盘表面的毛细血管扩张明显。视盘周围可见点状、火焰状出血或棉絮斑，静脉怒张，严重者甚至可见Panton线，即在视盘颞侧呈垂直向围绕视盘的同心圆样线状皱纹，此期易诊断。若未能及时治疗，水肿持续存在，最终发生继发性视神经萎缩。由于视盘表面血管闭塞，胶质细胞增生，视盘由红色变灰白或白色，边缘不清，此时患者有不同程度的视力减退，色觉障碍和视野向心性缩小。

3. FFA特征　FFA易于发现早期的视盘水肿，表现为荧光造影动脉期视盘表面扩张的毛

细血管，即显示荧光，继而出现染料渗漏蔓延至视盘周围，晚期可见整个视盘呈现强荧光，有时候可见毛细血管瘤和睫状静脉分流（图 29-1-2）。但 FFA 若无明显变化，不能排除最早期视盘水肿。

4. 视野检查　与不同病因引起的视野缺损形态不同，早期视盘水肿最常见的表现是生理盲点扩大。若视盘水肿明显，或波及黄斑区，可见中心暗点。随着病情进展，视野缺损加重，晚期多呈向心性缩小。这些视野缺损一般是可逆的。突发的视野丧失可能有局部病因，如缺血。

5. B超　对于疑似视盘水肿的患者，超声检查，可明确视神经直径是否增粗，对诊断颅内高压有重要意义，还可发现埋藏于视盘内的玻璃膜疣。

6. OCT 检查　以生理凹陷为界，视盘呈 2 个山峰状隆起。

7. VEP 检查　P_{100} 波延长。

8. 其他影像学检查　CT、MRI、MRV、DSA 等影像学检查可帮助发现、定位颅内占位性病变或血管性疾病。

【诊断要点】 早期患者视力正常或有一过性黑矇，可出现复视，伴头痛、恶心等颅内高压症状，晚期视力减退，最后可完全失明。

1. 眼底检查　表现为视盘高度隆起，边界模糊，视盘静脉搏动消失，静脉纡曲扩张，可伴有浅层出血、渗出、棉绒斑等改变。

2. 视野缺损的类型　视野缺损可由最初的生理盲点慢慢发展为弓形暗点，最后向心性缩小。

3. FFA 检查　视盘区渗漏随时间扩大，对本病诊断及分型可提供重要依据。

4. 头颅 CT、MRI 检查　对病因诊断提供重要的参考依据。

【鉴别诊断】

1. 假性视盘水肿　是一种常见的视盘先天异常，多见于眼球较小的远视眼，视盘本身也小。检眼镜下可以观察到类似视盘水肿的现象，包括倾斜、拥挤视盘、视盘玻璃疣、有髓神经纤维等，绝大多数在进出视盘的视网膜中央动、静脉血管旁可见灰白色或略带青灰色的半透明的鞘膜包裹。视盘拥挤的患者容易误诊为颅高压导致的双侧视盘水肿而过度治疗。

2. 前部缺血性视神经病变　好发于伴有高血压、糖尿病等全身系统性疾病的中老年患者，发病突然，患者常可明确指出发病日期，多为双眼同时或先后发生视功能障碍，两眼也可间隔数周或数年发病，并在之后的数日或数周逐渐加重。眼底表现为轻度视盘水肿，边界较为模糊，视盘可有局限性颜色变淡区域，视盘周围可有一些局限性火焰状出血，视网膜血管改变不是很明显，视盘水肿消退后，其边界仍非常清楚，但视盘的某一区域可能颜色稍淡或显苍白。荧光造影检查可发现早期视盘灌注迟缓，中晚期荧光素渗漏。视野检查典型者表现为与生理盲点相连的弧形、扇形或束状缺损，且常绕过中心注视区。

3. 视神经炎　儿童多见，多累及双眼，也可先后发病。视力骤降，多伴有眼球转动痛，视盘

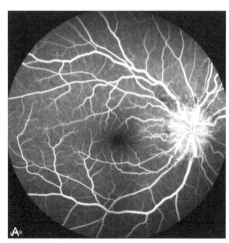 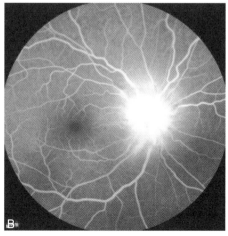

图 29-1-2　颅内占位性病变致视盘水肿的 FFA 图像（右眼）

A. FFA 动静脉早期，右眼视盘毛细血管扩张呈点状强荧光，上方出血荧光遮蔽；B. 造影晚期，视盘弥漫性强荧光，周围组织着染

充血水肿，但一般不超过 3D，视盘周围可见出血渗出，静脉扩张纤曲，晚期继发视神经萎缩。视野检查可见中心暗点和生理盲点扩大，晚期向心性缩小。

【治疗】视盘水肿一旦确诊，应立刻转诊神经科进行进一步处理。目前视盘水肿的主要治疗是以消除病因、降低颅内压为基本原则，分为药物治疗和手术治疗两大类。对于药物不能耐受或无效的患者须及时手术治疗。

1. **药物治疗** 主要是对症支持治疗，如应用神经营养药物营养神经。如治疗急性期脑水肿，可使用高渗剂、利尿剂或肾上腺糖皮质激素减轻水肿；乙酰唑胺对降低颅内压效果较好。

2. **手术治疗** 包括腰椎穿刺脑脊液术、脑脊液分流手术，如果是局部肿瘤引起的，应该早期进行手术摘除。对于伴有严重头痛及视神经病变者，可以选用减压术或分流术，视神经鞘减压术对治疗顽固性颅内压增高性视盘水肿有效。

中西医结合

视盘水肿相似中医学"视瞻昏渺"的范畴，晚期类似"青盲"的范畴。

【病因病机】本病病机主要是邪闭清窍，脑窍滞塞，目系经气不利，气血津液升降失常，而致目系瘀滞肿胀。主要与肝、脾、肾有关。①肝阳上亢，气血上冲。②肝胆湿热，上蒙清窍。③瘀毒浊邪，留滞脑窍。④脾肾阳虚，运化失职。

【辨证论治】

1. 肝阳上亢证

临床表现：起病较急，阵发视物模糊，视盘充血水肿、边界模糊，视网膜静脉怒张纤曲。伴头痛目胀，眩晕耳鸣，急躁易怒，头重足轻，失眠多梦，舌红，脉弦或弦细数。

治法：平肝潜阳，活血利水。

方药：羚羊钩藤汤（《通俗伤寒论》）加减。羚羊角 1g，桑叶 10g，菊花 10g，钩藤 2g，川贝 10g，白芍 12g，茯苓 20g，车前子 15g，猪苓 12g，桃仁 10g，地龙 20g，丝瓜络 10g，磁石 12g，牛膝 15g。

加减：若见头痛，加菊花 10g，夏枯草 15g。

2. 肝胆湿热证

临床表现：视物模糊或阵发性视物不清，伴有胁肋胀痛，厌食腹胀，头痛泛恶，口苦尿黄，舌红苔黄腻，脉弦数。

治法：清肝利湿，活血化瘀。

方药：龙胆泻肝汤（《医宗金鉴》）加减。龙胆草 10g，栀子 10g，泽泻 15g，木通 10g，车前子 15g，当归 10g，桃仁 10g，牡丹皮 10g，赤芍

12g，地龙 2g，牛膝 12g，茺蔚子 15g。

加减：若见呕逆，加竹茹、黄连、半夏。

3. 毒瘀痰浊证

临床表现：视盘水肿较重，多为颅内占位性病变，伴头痛头重，恶心欲呕，或呕吐涎沫，体胖，胸脘痞闷，纳差便溏，舌有瘀斑，脉沉或涩。

治法：解毒化痰，活血祛瘀。

方药：银翘散（《温病条辨》）合黄连温胆汤（《六因条辨》）加减。金银花 20g，连翘 10g，白花蛇舌草 30g，紫花地丁 10g，黄连 10g，清半夏 12g，茯苓 10g，胆南星 10g，陈皮 10g，甘草 6g，车前子 15g，地龙 15g，水蛭 8g，全蝎 3g，蜈蚣 1 条。

加减：视盘水肿重者，可加猪苓、茯苓、泽泻以清热利水。

4. 脾肾阳虚证

临床表现：视盘水肿，视物模糊，视盘色泽淡。伴有面色㿠白，神疲乏力，畏寒肢冷，面浮肢肿，尿频或小便不利，阳痿不举，舌淡胖，苔白滑，脉沉细。

治法：温补脾肾，利水化浊。

方药：肾气丸（《严氏济生方》）加减。制附片 10g，桂枝 10g，补骨脂 10g，熟地黄 20g，怀山药 15g，茯苓 15g，泽泻 15g，牡丹皮 12g，山茱萸 10g，车前子 15g，牛膝 15g，地龙 20g，白术 12g。

加减：腰痛足软者加狗脊、续断、牛膝以补肝肾，强筋骨；小便不利加车前子以利湿消肿。

第二节　视神经炎

根据病变部位的不同，分别介绍视盘炎和球后视神经炎。

一、视盘炎

视盘炎是指球内段的视神经发生炎症，以视盘充血水肿、视力急性下降为主要特征。常见于男性青壮年，多为单眼发病，也可双眼同时或先后发病。病情轻者，经治疗后可恢复正常；重者可累及视网膜而致视神经视网膜炎，预后较差。

【病因及发病机制】常找不到具体发病原因。发病原因可能为：脱髓鞘疾病，如视神经脊髓炎、Devic 病、多发性硬化等；全身性传染性疾病，如脑膜炎、流行性感冒、麻疹、伤寒、腮腺炎、结核、梅毒等；局部感染及邻近组织感染的蔓延，如眼眶、鼻窦、牙齿、中耳、乳突等炎症；自身免疫性疾病，如系统性红斑狼疮、韦格肉芽肿、风湿性或类风湿疾病、白塞病、结节病等；中毒和全身代谢障碍等。儿童多因上呼吸道感染引起。

【临床表现】

1. 症状　主要为视力急剧下降，由于大多数视盘炎患者的视盘黄斑束受累，中心视力由视网膜神经纤维的视盘黄斑束传导，故多数患者表现为中心视力下降，常在 1～2d 达到最严重的程度。当影响到肌肉圆锥附近眼肌的肌鞘时，产生眼球后部胀痛或眼球转动时球后胀痛等感觉。少数患者有头痛、头晕，但一般无恶心、呕吐。颅巨细胞动脉炎的患者可以单眼患视盘炎，伴有全身不适和红细胞沉降率升高，视盘炎能迅速累及另一眼而导致双眼失明，通过颞动脉活组织检查可明确诊断。

2. 眼底表现　早期呈现视盘充血色红，边界模糊，视盘水肿程度一般较轻，不超过 3 个屈光度，视盘周围或视盘上可见少许渗出物和出血（图 29-2-1）。若炎症累及邻近的视网膜，即视神经视网膜炎，视网膜静脉纡曲扩张，动脉一般无明显改变，也可见到棉绒斑和小片状出血（图 29-2-2）。有些患者在视盘附近或眼底后极部的后玻璃体处，有一些

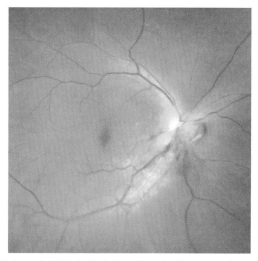

图 29-2-1　右眼视盘炎患者，右眼视盘水肿，边界不清，生理凹陷不明显，视盘周围静脉扩张纡曲，下方可见片状出血

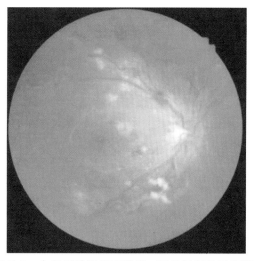

图 29-2-2　右眼视神经视网膜炎，可见视盘边界模糊，后极部静脉纡曲扩张，可见黄白色渗出及片状出血灶

炎性细胞存在。晚期继发视神经萎缩，视盘呈白色，动脉变细，视网膜上可并有色素沉着，血管可伴有白鞘。

3. 瞳孔　可有不同程度的散大。单眼患者，表现为 RAPD 阳性，视力严重障碍者，瞳孔的光反射明显减弱或迟钝。

4. FFA 检查　动脉期显示视盘毛细血管扩张，静脉期以后，视盘毛细血管渗漏强荧光，但黄斑血管结构正常，炎症消退后渗漏消失（图 29-2-3）。

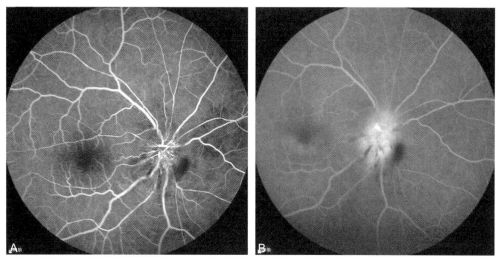

图 29-2-3　右眼视盘炎的 FFA 图像

A. FFA 早期，视盘表面及其周围毛细血管扩张，视盘下方出血荧光遮蔽；B. 在 FFA 晚期，视盘边界不清，可见大量荧光素渗漏

视神经视网膜炎造影晚期可见视盘及视网膜周围弥漫性荧光渗漏（图 29-2-4）。

5. OCT 检查　通过检测视神经纤维层（RNFL）厚度，可以用于评价急性视盘炎患者的视神经损伤程度，并能客观反映治疗过程中视盘的变化情况（图 29-2-5）。

6. VEP 检查　图形 VEP 表现为振幅下降，潜伏期延长。视力恢复后，振幅可回升，但潜伏期仍延长。

7. 视野　主要是巨大的中心暗点，中心暗点大而致密，周围视野一般改变不大，可有向心性缩小或生理盲点扩大。疾病严重时，可完全失明

无光感。

【诊断要点】视盘炎主要表现为视力在 1 ~ 2d 发生骤降，至指数甚至无光感。视盘水肿一般不超过 3 个屈光度，少有出血或渗出。早期视野检查可发现巨大的中心暗点，中心暗点大而致密，严重患者也可出现向心性视野缩小。

【鉴别诊断】

1. 部缺血性视神经病变　凡使视盘供血不足的全身性或眼部疾病均可引起本病，如高血压、动脉硬化、颈动脉阻塞、血液黏稠、眼压过低或过高等。视野表现为弓形、扇形或象限性视野缺损，特别是与生理盲点相连的视野缺损，具有诊

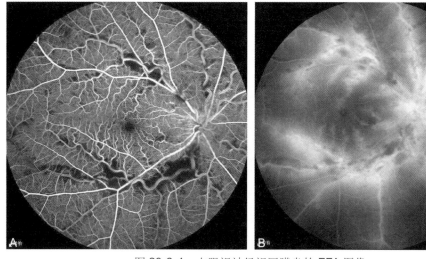

图 29-2-4　右眼视神经视网膜炎的 FFA 图像

A. 在 FFA 早期，视盘毛细血管、视盘周围静脉纤曲扩张，周围出血荧光遮蔽；B. 在 FFA 晚期，视盘强荧光，边界不清，视盘周围及后极部视网膜弥漫性荧光渗漏周围组织着染

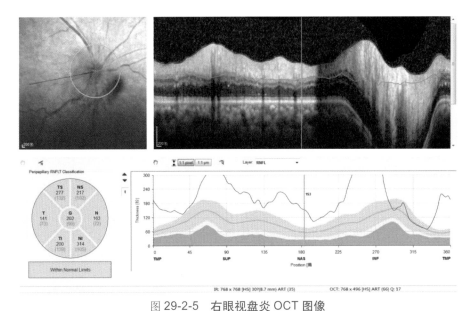

图 29-2-5　右眼视盘炎 OCT 图像
右眼视盘炎患者，OCT 可见视盘水肿，神经纤维层明显增厚，生理凹陷消失

断价值。由于乳斑束由后睫状后动脉供血，故中心视力一般无太大障碍。发现视野缺损的象限性与视盘缺血区具有高度的对应关系，与 FFA 所见的视盘损害基本相符。

2. *视盘水肿*　一般有头痛、恶心、呕吐等全身症状，伴有一过性黑矇的病史。视功能多正常，视盘水肿程度和视功能障碍不成比例。视野检查可见生理盲点扩大，周围视野正常。

3. *假性视神经炎*　视盘隆起多不超过 2 个屈光度，无出血渗出，长期观察眼底无变化。视力正常或矫正视力正常。视野和 VEP 正常，生理盲点无扩大。

【治疗】

1. *病因治疗*　主要是找出病因，选择相应的针对性治疗，防止或减轻视神经发生进一步损害，如对已明确是病原体的感染性视神经炎应尽早给予足量、足疗程的抗生素治疗。对病因不明者，应去除一切可疑因素，及时转诊相应科室进行全身系统治疗。部分患者发病 2～6 周后，即使未给予任何治疗，也可以自行缓解，视力可完全恢复至正常。

2. *糖皮质激素治疗*　糖皮质激素是非感染性视神经炎急性期治疗的首选用药。使用糖皮质激素的目的是减少复发，缩短病程，提高疗效。但糖皮质激素本身不能防止视神经萎缩的发生。糖皮质激素治疗的常见用法包括静脉滴注和（或）口服，不推荐球后或球周注射。2014 年中华医学会眼科学分会神经眼科学组推荐用法：甲泼尼龙静脉滴注 1g/d×3d，然后口服泼尼松每日 1mg/kg 体重，共 11d，减量为 20mg×1d、10mg×2d 后停用。国外研究提示单纯口服中小剂量糖皮质激素者 2 年内复发率较高，故不推荐对特发性脱髓鞘性视神经炎患者进行单纯口服中小剂量糖皮质激素治疗。

3. *支持疗法*　B 族维生素、神经生长因子、神经节苷脂和血管扩张剂等可起到一定的辅助治疗效果。

4. *手术治疗*　今年来，国内外学者发现急性视盘炎患者的视神经直径增粗，如果经鼻窦或眼眶进行视神经管减压术，解除视神经所受的压力，术后视力常可较快恢复。

二、球后视神经炎

球后视神经炎（retrobulbar neuritis）是指发生于视神经球后段的炎症病变，以视力下降及视野损害为主要特点，眼底无明显改变，多见于青壮年。根据病变损害视神经的部位不同，球后视神经炎又分为：①轴性球后视神（axial optic neuritis），病变最常侵犯视盘黄斑束纤维，因该束纤维在球后眶内段视神经轴心部分而命名；②球后视神经周围炎（optic perineuritis），病变主要侵犯球后视神经鞘膜及其周围纤维束；③横断性视神经炎（transverse optic neuritis），病变累及整个视神经横断面，表现为无光感，此类型最严重。根据球后视神经炎发病的缓急，临床上又可分为急性球后视神经炎和慢性球后视神经炎，后者多见。

【病因及发病机制】球后视神经炎的发病原因较复杂，相关文献报道较少，多数病例在临床上查不出明显的病因，至今仍没有确切的结论。有学者认为其发病机制主要与神经组织肿胀致神经内部压力增高、轴浆运输受阻、局部缺血缺氧，或神经纤维失代偿而出现部分或全部视神经萎缩严重影响视功能有关。其可能病因主要包括以下几类。

1. 多发性硬化　是中枢神经系统多灶性脱髓鞘疾病，患者以女性多见，发病年龄多为青壮年，虽然发病率低，但近年来有逐渐升高的趋势。一部分多发性硬化患者以球后视神经炎为首发症状，之后才逐渐显露其他症状。多发性硬化患者的神经纤维失去髓鞘，视觉信息传导发生障碍，导致视力下降，通常数周后视力可部分恢复，但可反复发作，每次发作后，残存的视功能越来越差。对于反复发作的球后视神经炎，要考虑多发性硬化的可能。视神经脊髓炎的患者也可表现为球后视神经炎。

2. 代谢障碍　糖尿病、甲状腺功能障碍和哺乳期均可发生视神经炎。哺乳期视神经炎即哺乳时诱发视神经炎，停止哺乳并给予维生素 B 和皮质类固醇药物治疗后，视功能可恢复；之后可因继续哺乳，再次诱发视神经炎发作，具体发病机制不明。

3. 眼内炎症　常见于视网膜脉络膜炎、葡萄膜炎、虹膜睫状体炎、眼眶骨膜炎和蜂窝织炎等。

4. 全身传染性疾病　常见于病毒感染，如流行性感冒、带状疱疹、麻疹和腮腺炎；细菌感染，如肺炎、脑炎、脑膜炎、细菌性心内膜炎、梅毒和结核。梅毒可以引起多种眼病，其中常见且严重的是视神经炎，可以引起视神经萎缩，先天性和后天性晚期梅毒均可引起。

5. 中毒　当患者合并有营养不良时，更容易发生中毒性视神经炎。氰化物聚集可破坏血中的维生素 B_{12}，导致视神经损害，长期吸烟者可因体内氰化物积聚，发生中毒性视神经炎；当误饮工业酒精时，导致体内甲醇堆积，代谢产生较多的甲醛或乙酸，引起视神经及视网膜神经节细胞发生损害，导致视功能损害；砷、铅和铊等重金属亦可造成视神经损害。

6. 维生素 B 的缺乏　B 族维生素的缺乏可引起双侧慢性球后视神经炎，尤其是患有糙皮病、脚气病或严重贫血的患者。维生素 B_1 缺乏，导致体内糖类代谢障碍，丙酮酸堆积，损害视神经。

7. 药物　乙胺丁醇、异烟肼、氯喹、链霉素、氯霉素、洋地黄、口服避孕药和杀虫剂等均可引起药物性视神经损害。乙胺丁醇是一种人工合成的抗结核药，当每日用量超过 25mg/kg 时，视神经炎的发病率升高，目前认为每日 15mg/kg 较为安全。乙胺丁醇导致的视神经损害，多表现为轴性视神经炎，引起中心视力减退，色觉障碍，经停药后，视力可逐渐恢复。

8. 血管性疾病　颅内动脉炎也可引起视神经发生损害，尤其是颞浅动脉炎症，患者红细胞沉降率增快，血液黏稠度增高，颞浅动脉变硬触痛，颞浅动脉活检可确诊。

【临床表现】

1. 症状　急性球后视神经炎患者多表现为单眼双眼突发视力下降，一般常在 1～2d 发生严重的视功能障碍，多伴有色觉异常，重者可以完全失去光感。患者常感到有眼球后部的轻微胀痛，特别是在向上及内侧转动时明显，用手压迫眼球有时也可发生轻微疼痛，这是因发炎而肿胀的视神经影响了眶尖部的总腱环，尤其是上直肌及内直肌的肌鞘。而慢性球后视神经炎通常表现为双眼视力逐渐减退，病程进展缓慢，视力损害程度较轻，很少完全失明，无明显色觉障碍，一般也没有眼球胀痛或眼球转动痛。

2. 眼底表现　少数急性球后视神经炎患者炎症邻近球后不远处，视盘可有轻度充血，然而绝大多数患者眼底均查不出任何异常。慢性球后视神经炎患者早期眼底一般正常，随着病程进展视盘颞侧即视盘黄斑束纤维可显苍白。

3. 瞳孔　急性球后视神经炎患者瞳孔可有明显的改变。单眼全盲者，RAPD（+）；双眼全盲者，双侧瞳孔散大，无对光反射；单侧视力障碍者，患侧瞳孔 Marcus Gunn 征阳性；但双侧球后视神经炎者，瞳孔 Marcus Gunn 征阴性；慢性球后视神经炎患者绝大多数瞳孔无明显异常。

4. FFA 检查　无异常发现。

5. VEP 检查　视觉诱发电位（VEP）显示 P_{100} 波潜伏期明显延迟，振幅明显下降。

6. 视野检验　急性球后视神经炎患者发生横断性视神经损害时，患眼视野完全丧失，而对侧视野完好无缺；如果炎症只累及视盘黄斑束，即发生轴性视神经炎时，则表现为一巨大的中心暗点；而视神经周围炎患者，视野检查则表现为周围视野向心性缩小；如果炎症位于视神经的后段，邻近视交叉前角处，视野表现为患眼全盲和对侧健眼视野颞上象限缺损。慢性球后视神经炎周围视野一般均无改变，中央视野则可查出一个相对性或绝对性的中心暗点，有时也可为旁中心暗点，或为中心暗点与生理盲点相连的哑铃状暗点。

7. MRI　眼眶的脂肪抑制序列 MRI 可显示受累视神经信号增粗、增强；头部 MRI 除可以帮助鉴别鞍区肿瘤等颅内疾病导致的压迫性视神经病外，还可以了解蝶窦和筛窦的情况，以及帮助进行鉴别诊断。通过 MRI 了解脑白质有无脱髓鞘斑，对选择治疗方案及患者的预后判断有参考意义。

【诊断要点】根据视力、眼底、视野、VEP 等检查一般可确诊。球后视神经炎患者视力障碍并伴有眼球运动疼痛，有时可见瞳孔改变，眼底正常，视野检查可发现中心暗点，VEP 检查发现 P_{100} 波潜伏期明显延迟，振幅明显下降。

【鉴别诊断】

1. 中心性浆液性脉络膜视网膜病变　患者也表现为视力障碍及中心暗点，但患者多述有视物变形或视物变暗，无眼球后胀痛，色觉障碍及瞳孔障碍均没有球后视神经炎者明显。FFA 可以鉴别诊断。

2. 癔症　有发作性特点，患者行动能力与视力障碍不成比例。瞳孔对光反射及眼底均正常。视野检查呈螺旋状缩小，有明显的诱因，可通过暗示疗法治疗。VEP 及颅脑 CT 等可鉴别诊断。

3. 弱视　多为单眼，瞳孔对光反射及眼底正常，常有高度屈光不正或屈光参差。

4. 伪盲或伪弱视　详问病史常有矛盾或不合理之处；但长期客观检查无阳性发现，多种诈盲试验有助鉴别，VEP 正常可立即排除。

5. 皮质盲　多有外伤、中毒、高热、脑积水、脑梗死、脑部手术等造成枕叶皮质缺氧病史。与球后视神经炎不同，皮质盲患者双眼失明，但瞳孔对光反射及集合反射均正常。

6. 颅内肿瘤　特别是蝶鞍区占位性病变，早期可呈球后视神经炎改变，视野及头颅 X 线有助诊断，头颅 CT 及 MRI 更有助于早期发现。

【治疗】球后视神经炎患者应积极寻找病因，对病因进行治疗。例如，戒烟、戒酒、停止哺乳、停用引起视神经炎的药物、治疗原发性疾病、改善全身情况等；同时还应大量补充 B 族维生素药物及对急性病例使用皮质类固醇药物进行治疗。多数患者经过治疗后，视神经炎常可很快痊愈，视力明显进步或完全恢复正常。然而不少多发性硬化的患者，不经任何治疗，视力常在数周后自行恢复。但当急性球后视神经炎患者视力发生严重障碍，经激素等治疗无效，CT 或 MRI 检查发现视神经明显增粗者，可选用上颌窦入路开放筛窦、蝶窦，在显微镜下切除视管内下壁，对视神经减压，改善神经营养，有利于视神经功能恢复。一般急性期常可取得良好效果，严重者可导致视神经颞侧萎缩甚至全萎缩。慢性期发展缓慢，常由于延误治疗或病程迁延较久而导致视神经颞侧明显萎缩，预后则较差。

中西医结合

视神经炎相似中医学"暴盲""目系暴盲"的范畴。

【病因病机】本病的病机系肝经实热，肝火循经直灼目系；肝郁气滞，目系郁闭；阴虚火旺，虚火上炎灼伤目系；气血两虚，目系失养或肝肾亏损，目系失用所致。

【辨证论治】本病为眼科血证与气血相关，活血通络是治疗本病大法。中医学认为，非缺血型视网膜中央静脉阻塞属轻症，缺血型视网中央膜静脉阻塞属重症。

1. 肝经实热证

临床表现：视力急降甚至失明，头目胀痛或眼球转动痛，眼底视盘正常或有充血水肿，易怒烦躁，口苦胁痛，失眠少寐；舌红苔黄，脉弦数。

治法：清肝泻热，凉血散瘀。

方药：龙胆泻肝汤（《医宗金鉴》）加减。龙胆草 10g，栀子 10g，黄芩 10g，生地黄 15g，车前子 15g，泽泻 10g，柴胡 6g，甘草 6g，当归 12g，金银花 10g，连翘 10g。

加减：若头胀目痛明显者，加夏枯草、菊花各 10g，以清利头目止痛；口干舌燥，大便秘结者，加天花粉、玄参、决明子各 15g，以滋阴生津，润肠通便。

2. 肝郁气滞证

临床表现：视力明显下降，眼球隐痛或压痛，情志抑郁，胸胁满闷胀痛或妇女月经不调，喜太息；舌质偏红，苔薄白，脉弦或弦细。

治法：疏肝解郁，凉血通络。

方药：丹栀逍遥散（《内科摘要》）加减。牡丹皮 10g，栀子 10g，柴胡 12g，当归 12g，白芍 10g，白术 10g，茯苓 10g，薄荷 6g，甘草 6g，蔓荆子 10g，石菖蒲 10g。

加减：头目隐痛者，加决明子、丹参各 10g，以清热化瘀止痛；郁闷不解，少言太息者，加郁金、青皮各 10g，以理气解郁。

3. 阴虚火旺证

临床表现：眼球疼痛拒按，痛连眉棱骨并波及同侧头面部，颧红口干，腰酸便结，头晕耳鸣，五心烦热，舌红少苔，脉细数。

治法：滋阴降火，活血化瘀。

方药：知柏地黄汤（《医宗金鉴》）加减。知母 10g，黄柏 10g，熟地黄 10g，牡丹皮 20g，山茱萸 15g，山药 15g，茯苓 10g，泽泻 10g，女贞子 15g。

加减：大便秘结者，加决明子、火麻仁各 15g，以润肠通便。

4. 气血两虚证

临床表现：病程日久或产后哺乳期发病。视物模糊，少气懒言，面白唇淡，神疲倦怠；舌淡嫩，脉细无力。

治法：补益气血，开窍明目。

方药：人参养荣汤（《太平惠民和剂局方》）加减：当归 10g，熟地黄 15g，当归 15g，党参 10g，白术 12g，茯苓 12g，炙甘草 5g，白芍 12g，远志 6g，陈皮 6g，五味子 5g。

加减：心悸失眠者，加酸枣仁、夜交藤各 15g，以养心安神。

5. 肝肾阴虚证

临床表现：病情反复，迁延日久，或久用激素，致使肝肾阴亏，双眼干涩，咽干舌燥，健忘失眠，烦热盗汗，男子遗精，女子月经量少；舌红少苔，脉细偏数。

治法：滋补肝肾，活络明目。

方药：明目地黄汤（《审视瑶函》）加减。当归 10g，柴胡 10g，五味子 10g，熟地黄 20g，山茱萸 15g，山药 15g，茯苓 10g，牡丹皮 10g，泽泻 10g，枸杞子 15g，楮实子 15g。

加减：眼干口燥明显者，加石斛、麦冬各 10g。

【经验方】彭清华从肝论治，进行辨证 [彭清华，1991. 从肝论治视乳头炎 21 例临床观察 [J]. 贵阳中医学院学报，(3)：28-29]

1. 肝郁气滞型 治以疏肝理气，解郁明目。方用逍遥散加减：柴胡、生地黄、当归、白芍、茯苓、白术、牡丹皮、赤芍、丹参、栀子、薄荷、甘草。

2. 肝郁血瘀型 治以疏肝解郁，活血明目。方用血府逐瘀汤加减：柴胡、生地黄、当归、赤芍、白芍、红花、枳壳、桔梗、牛膝、茯苓、丹参、甘草。

3. 肝郁阴虚型 治以疏肝解郁，益阴明目。方用疏肝解郁益阴汤加减：柴胡、当归、生地黄、白芍、茯苓、白术、枸杞子、桑椹、女贞子、墨旱莲、石斛、甘草。

【名医经验】《陈达夫中医眼科临床经验样本》认为寒邪直重足少阴肾经，闭塞目中玄府，选用麻黄附子细辛汤；风邪为患，选用柴葛解肌汤去姜枣；情志郁结，肝失疏泄，玄府闭塞选用丹栀逍遥散；足少阴肾经及足厥阴肝经里虚，阴弱不能配阳，选用驻景丸。[罗国芬，1985. 陈达夫中医眼科临床经验 [M]. 成都：四川科学技术出版社：188-192]

第三节　视盘血管炎

【病因及发病机制】引起视盘血管炎的发病原因之前一直不很清楚，直至 20 世纪 60 ～ 70 年代才逐渐认识到这是一种局限于视盘内血管的非特异性炎症，因而命名为视盘血管炎。引起这种炎症的原因可能是对自身抗原或外来抗原的一种过敏反应，免疫复合物可能是一种致敏原。Ⅰ型为筛板前睫状血管的轻度非特异炎症，使毛细血管的通透性增加，于松散的筛板前组织内聚集液体，导致视盘水肿，压迫筛板前区小静脉，使其水肿加重。视盘水肿压迫视盘内段的视网膜中央静脉，使之产生继发性视网膜静脉扩张与淤滞，当视盘的侧支循环也受到波及时，加重组织缺血和缺氧，毛细血管内皮受到损伤后表现为出血，闭塞表现为棉绒斑。Ⅱ型的临床表现如同年轻患者，无血管硬化所呈现的视网膜中央静脉阻塞，影响视网膜中央静脉的炎症位于视盘区或筛板区，导致局部静脉血栓形成，视网膜中央静脉阻塞，但不伴发动脉缺血。近年来也有研究显示感染、高脂血症等其他因素可能在疾病的发生和发展过程中起重要作用。

【临床表现】

（一）Ⅰ型视盘血管炎

1. 症状　患眼视物模糊或间歇性视物不清，但视力下降程度较轻，多在 0.5 以上。偶有眼球后钝痛。

2. 眼底表现　由于炎症主要侵及筛板前区，引起睫状动脉炎，血管渗透性增加和组织缺氧而水肿，视盘呈中重度水肿、充血。视盘边缘可见微血管瘤，棉絮斑，少许线状、火焰状出血，视网膜静脉纤曲扩张，常可见视盘上静脉搏动，动脉无明显改变，对侧健眼眼底完全正常（图 29-3-1）。

3. FFA 检查　视网膜动脉充盈正常，静脉充盈延缓，视盘表面毛细血管扩张及微血管瘤，视盘血管管壁着染，晚期微血管瘤处有渗漏，主干静脉旁无渗漏，黄斑无异常（图 29-3-2）。

4. 视野检验　生理盲点扩大，周围视野一般正常。

5. VEP 检查　P_{100} 潜伏期正常，但波幅降低。

6. CT 或 MRI　排除脑部肿瘤或其他病变。

（二）Ⅱ型视盘血管炎

1. 症状　视力根据受累视网膜位置的不同，表现不同程度的视力下降。若累及黄斑部，中心视力突然明显下降。

2. 眼底　当炎症主要累及筛板后区视网膜中央血管时，主要表现为静脉炎导致的完全或不完全阻塞，以出血为主。视盘充血水肿，边界模糊不清，但水肿程度不及Ⅰ型视盘血管炎。沿视盘及大血管可见大片浅层或深层视网膜出血、灰白色渗出，视网膜动脉变细，静脉纤曲扩张，视网膜水肿，黄斑区视网膜囊样水肿。

3. FFA 检查　视网膜动静脉充盈迟缓，出血灶处荧光遮蔽，视盘表面可见毛细血管扩张及微血管瘤，晚期近视盘处视网膜中央静脉着染、荧光渗漏，有的可见黄斑水肿和渗漏荧光。

4. 视野检查　中心暗点或旁中心暗点，但不如Ⅰ型明显，周边视野一般正常。

5. VEP 检查　P_{100} 潜伏期正常，但波幅降低。

6. CT 或 MRI　排除脑部肿瘤或其他病变。

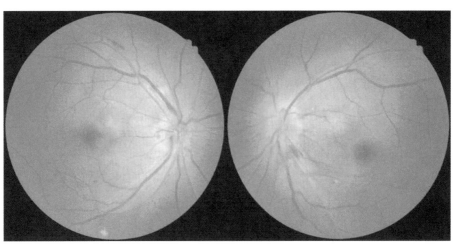

图 29-3-1　Ⅰ型视盘血管炎彩色眼底图像（双眼）
双眼视盘充血水肿，边界不清，周围片状出血

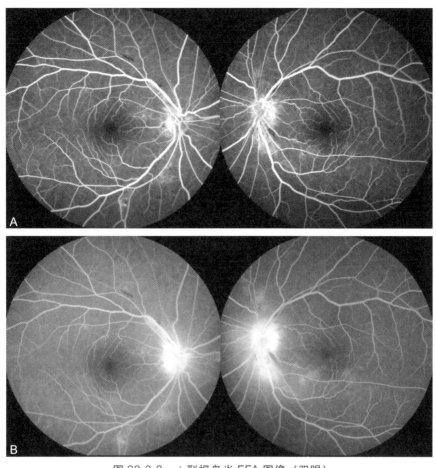

图 29-3-2　Ⅰ型视盘炎 FFA 图像（双眼）

A.FFA 早期，视盘血管扩张充盈，呈强荧光，部分出血荧光遮蔽；B. FFA 晚期，视盘大量荧光渗漏，边界不清，黄斑区未见渗漏

【诊断要点】

1. Ⅰ型视盘血管炎　中青年患者单眼视力轻中度下降，视盘充血水肿，视野检查发现生理盲点扩大，FFA 检查可见视盘表面毛细血管扩张及微血管瘤，晚期荧光渗漏。

2. Ⅱ型视盘血管炎　中青年患者单眼发病，无心脑血管疾病史，检查所见似视网膜中央静脉阻塞。

【鉴别诊断】

（一）Ⅰ型视盘血管炎

1. 缺血性视盘病变　Ⅰ型视盘血管炎发病年龄多为青壮年，单眼发病，一般有疲劳，情绪激动等诱发因素，视盘及其附近视网膜充血性水肿，隆起度一般在 3D 以内，视盘静脉怒张可有放射状出血，一般不影响黄斑，颅内压不高，视力下降不明显。缺血性视盘病变以中老年患者居多，女性多于男性，视力中重度下降，发病前常有大

出血、休克、严重贫血、红细胞计数增多、糖尿病、高血压、动脉硬化、白血病、颞动脉炎、青光眼等病史，视盘为缺血性充血水肿，静脉纤曲扩张，动脉较细，愈后常遗留视神经萎缩，如果两眼不同时发病可见一眼视盘水肿，另一眼视神经萎缩。应与福 - 肯综合征鉴别。视野检查呈扇形或象限性视野缺损。视盘水肿，颜色淡白。FFA 早期视盘缺血区弱荧光。

2. 颅内占位性病变　视盘水肿多为双眼，而且有颅内压力增高的其他症状和其他相应的神经系统体征。而Ⅰ型缺血性视盘病变绝大多数为单眼，没有颅内压增高和神经系统体征。

（二）Ⅱ型视盘血管炎

1. 视网膜中央静脉阻塞　Ⅱ型视盘血管炎发病年龄小，单眼发病，无心脑血管疾病史，发病前常有疲劳、感冒和发热病史，眼底出血同中

央静脉阻塞，但动脉不缺血，视盘充血、轻度水肿，絮状渗出斑，无血管鞘，出血灶一般不严重，黄斑很少受累，视力障碍不明显；视网膜中央静脉阻塞，视力障碍严重，多发生于动脉硬化、糖尿病、高血压等老龄患者中，视盘充血，边界模糊，视盘常被出血遮盖，视网膜血管高度纡曲扩张，血柱呈节段状，以视盘为中心向静脉周围呈放射状出血，并侵犯全部视网膜而呈现水肿，黄斑区常有星芒状渗出斑，波及黄斑者，视力严重下降，无灌注区大者随时间延长会出现视网膜新生血管，引起玻璃体积血或新生血管性青光眼。

2. 视网膜静脉周围炎　病变多累及双侧周边部视网膜小静脉，受累静脉粗细不均，伴白鞘，易反复发生玻璃体积血而引起明显视力下降，但视盘多无异常改变。

【治疗】一般找不到具体病因。该病通常呈慢性自限性，3～6个月可自行缓解。患者无论是哪种类型视盘血管炎均首选糖皮质激素治疗，同

时辅以神经营养及改善微循环类药物。激素有助于控制视网膜中央静脉炎症及视盘上小血管炎症，防止静脉血栓形成及向视网膜中央静脉近端扩展，以保持其视盘上筛板区小分支的开通，建立视网膜-睫状循环，加快视盘水肿的消退和炎症的抑制，缩短病程，减少并发症，有利于疾病的恢复。对于Ⅰ型患者，用泼尼松或泼尼松龙80mg/d的剂量，1周后视力与眼底明显好转，以后减少用量，3～6周后，小剂量激素维持至6个月，以防复发。对于Ⅱ型患者，激素效果不如Ⅰ型，治疗方案可参照视网膜中央静脉阻塞的治疗。本病一般为良性病程，需要18个月或更长的时间，视力可恢复正常，无严重并发症。有报道视盘血管炎与EB病毒感染有关，故用糖皮质激素、免疫球蛋白、阿昔洛韦治疗有效。另有报道玻璃体内联合注射抗VECF药物治疗视盘血管炎引起的黄斑水肿，效果较好。也有报道球后注射曲安奈德治疗视盘血管炎，可以取得一定的疗效。

中西医结合

视盘血管炎相似中医学"暴盲""视瞻昏渺"的范畴。

【病因病机】

1. 情志不遂，气郁化火，肝火亢盛，热郁目络，脉络失和。

2. 劳思竭视，阴血耗伤，水不制火，虚火内生，或相火妄动。

3. 肝郁脾虚，七情伤肝，肝气郁结，肝失疏泄，横逆于脾。

其病因病机与火、郁关系密切，多因热邪所犯，火性炎上，热郁于目，玄府闭塞，导致神光不能发越。本病是视盘内的血管发生炎症，心主血脉，目为心之使，少阴心经系目系；瞳神属肾，肝气通于目，肝经连目系，故本病的发生与心、肝、肾功能失调有关。

【辨证论治】

1. 热郁目络证

临床表现：视盘水肿、充血，周围放射状出血，视网膜静脉纡曲怒张，视物模糊，头痛或偏头痛，口苦胁痛，烦躁失眠，大便干，小便黄；舌红苔黄，

脉弦。

治法：清热泻火，凉血化瘀。

方药：清营汤（《温病条辨》）加减。水牛角9g，生地黄15g，黄连6g，连翘10g，金银花10g，麦冬10g，丹参12g，牡丹皮12g，栀子10g，赤芍10g，竹叶6g，玄参10g，生蒲黄6g。

加减：眼底视盘充血严重，视网膜静脉纡曲怒张等热重者，重用黄连、金银花各20～30g，以加强清热解毒之功；若肝胆火盛，加龙胆草10g，夏枯草15g。

2. 阴虚火旺证

临床表现：视盘水肿、充血，周围放射状出血，视网膜静脉纡曲怒张，口苦咽干，五心烦热，眩晕耳鸣，腰膝酸软；舌红苔薄黄，脉弦细。

治法：滋阴降火，凉血活血。

方药：知柏地黄汤（《医宗金鉴》）加减。知母10g，黄柏10g，泽泻10g，牡丹皮10g，生地黄30g，怀山药10g，山茱萸10g，茯苓10g，玄参15g，赤芍10g。

加减：瘀血重者，可加三七粉3g，桃仁10g，

红花 10g 等。

3.肝郁脾虚证

临床表现：视盘充血，周围放射状出血，或有白色絮状斑，视网膜静脉纡曲怒张，视物模糊，伴有闪光点，头晕目眩，食少纳呆，口苦胁痛；舌淡胖苔白腻，脉沉弦。

治法：疏肝解郁，健脾利湿。

方药：柴胡疏肝散（《医学统旨》）加减。柴胡 12g，白芍 15g，香附 10g，枳壳 10g，陈皮 10g，川芎 9g，炒白术 10g，茯苓 15g，山药 15g，焦三仙各 10g，泽泻 10g，甘草 5g。

加减：有瘀血者，加丹参 15g，炒蒲黄 10g。

4.血郁水停证

临床表现：视盘充血，周围放射状出血，或有白色絮状斑，视网膜静脉纡曲怒张，视物模糊，食少纳呆，气短懒言，舌淡或紫暗，脉弦涩。

治法：活血利水。

方药：血府逐瘀汤（《医林改错》）加减。桃仁 10g，红花 9g，柴胡 10g，枳壳 10g，赤芍 10g，牛膝 10g，生地黄 15g，茯苓 15g，桔梗 6g，当归 12g，川芎 9g，泽泻 10g，车前子 20g，甘草 6g。

加减：久瘀伤正者，可加黄芪、太子参以扶正祛瘀。

【物理疗法】 针刺。

主穴：睛明、攒竹、承泣、丝竹空。

配穴：合谷、足三里、肝俞等穴。

每次取主穴 2 个，配穴 1 ~ 2 个交替应用，中等刺激，留针 20min，每日 1 次，10 ~ 14 次为 1 个疗程。

【经验方】 姚芳蔚认为在"肝郁""阳亢""阴虚"等不同病机下产生热，其中与肝、肾关系最大。肝为刚脏，内寄相火，主动主升，同时又依赖肾水的滋养，如果肾水亏损，水不涵木，或肝郁阳亢，都可导致肝阳与肝火上升，逼血妄行，使眼内的血不循经流注，而发生出血、水肿。用凉血清热，佐以活血利水等药物治疗本病效果良好。[姚芳蔚，1995. 眼底病的中医治疗 [M]. 上海：上海中医药大学出版社：42-43]

第四节　缺血性视神经病变

【病因及发病机制】 导致缺血性视神经病变的病因复杂，与多种因素相关。

1.动脉炎性　患者多继发于巨细胞动脉炎，也有继发于带状疱疹病毒感染、系统性红斑狼疮、白塞病等。我国目前颞动脉活检技术尚未普及，动脉炎性缺血性视神经病变的确诊病例少。

2.非动脉炎性　包括全身危险因素和眼局部危险因素。与发病有关的全身因素包括高血压、低血压、高血脂、动脉硬化、贫血、糖尿病，血液黏稠度增高及急性失血等血液流动学异常，脊柱或心胸手术，睡眠呼吸暂停综合征，全身药物使用，遗传因素等。眼局部因素包括眼压异常、小视盘、小视杯、视盘玻璃疣、内眼手术等。大多数(95%)前部缺血性视神经病变为非动脉炎性。

(1) 高血压：在非动脉炎性前部缺血性视神经病变患者中患有高血压的比例要高于一般人群。有学者提出缺血性视神经病变的视神经改变机制，类似于长期高血压引起的脑部血管管壁变性，从而发生组织缺血性梗死。也有学者认为，长期高血压导致供应视盘的动脉管壁紧张性增加，导致调节血流通过后睫状动脉的括约肌不能够及时松弛而获得正常血压下的灌注压梯度。慢性高血压患者由于血管管壁变性使得自身调节的功能下降，因而这类患者在血压下降时就容易导致视盘缺血。

(2) 糖尿病：与高血压的情况类似，非动脉炎性前部缺血性视神经病变患者的糖尿病患病率高于其他对照人群，在中青年及大于 65 岁的老年患者中比例较高。糖尿病患者长期处于糖代谢紊乱状态，导致毛细血管循环障碍，血流缓慢，毛细血管壁内皮细胞增生，毛细血管床缺血，组织缺血缺氧，从而较容易发生视神经缺血性病变。

(3) 心、脑血管疾病：心血管的炎症、动脉硬化或细菌性心内膜炎的栓子阻塞均可使血管狭窄或阻塞，导致视神经发生缺血性改变。目前虽然非动脉炎性前部缺血性视神经病变与脑血管疾病是否存在因果关系尚不清楚，但它们可能具有相同的危险因素，如高血压、高血脂、小血管动脉粥样硬化等。研究发现动脉粥样硬化所造成的视盘循环的自身调节障碍和 5- 羟色胺、内皮因子介导的血管痉挛可能起一定的作用。

（4）颈动脉疾病：同侧颈动脉疾病被认为是非动脉炎性前部缺血性视神经病变的致病因素，由于颈动脉狭窄或阻塞，侧支循环差，以及视神经软脑膜循环的局部改变，导致视神经的血供减少，而发生视神经的缺血性梗死。Biousse 认为非动脉炎性前部缺血性视神经病变可以是颈动脉瘤的一个早期症状。

（5）栓塞：血液某些成分改变，如凝血、抗凝机制障碍，血液黏稠度增加，血液循环减慢，均会促使血栓形成阻塞血管，进而引起缺血性视神经病变。

（6）急性失血、贫血：无论是自发性出血还是手术引起的继发性出血、贫血、低血压，均易使那些合并全身疾病的老年和手术患者发生视力损伤，如高血压、冠状动脉疾病、糖尿病及长期吸烟等。大多数患者经临床和影像检查发现视神经是缺血的唯一部位，提示视神经对低血压、贫血具有较高的敏感性。有时临床病例发现单纯的重度贫血并没有发生缺血性视神经病变，但重度贫血的患者如果合并短暂的低血压，就会引起视神经损伤。

（7）夜间性低血压：睡眠时可能因血压下降，使供应视神经的血流量减少，当降低到一个临界水平时，就会引起视神经发生慢性损害，特别是那些有高血压、视盘循环自身调节已受到损害的患者，如果患者接受降压治疗，特别是在夜间，其损伤程度将更加严重。

（8）眼压升高：由于视神经的正常血管灌注压需要全身血压与眼压的相对稳定，眼压的升高，如青光眼患者，会引起视盘灌注压低于临界水平而发生缺血。

（9）眼部手术：有些眼部手术需进行球后麻醉，可能直接损伤视神经血液供应血管，或眶内出血压迫后睫状血管，或术中行球后注射后按压的力量过大或过久，尤其是麻药内加入肾上腺素，促使小动脉收缩，导致视神经血液循环障碍，引起视神经缺血缺氧。

（10）解剖因素：与正常人群相比，存在小视盘、小视杯、视盘玻璃疣等解剖结构的人群更容易引起视神经缺血缺氧。

【临床表现】

1. 症状　发病年龄一般多在中年以后，双眼先后受累，时间间隔不一，可为数周、数月或数年。表现为突然视力下降，可说明发病具体时间。黄斑区通常不受累，因此中心视力障碍有时并不严重。几乎所有的患眼的色觉都有所下降，主要是以红绿色觉障碍为主，色觉障碍的程度常与视力下降程度直接对应。一般无眼球胀痛或转动痛，但动脉炎性者可有严重且持续的头痛、眼痛，可致盲。不少患者伴有高血压、动脉硬化、糖尿病、偏头痛、颞浅动脉炎等疾病。

2. 瞳孔　患侧 RAPD（+）。

3. 眼底表现　前部缺血性视神经病变眼底可见视盘边界不清，局部或全部水肿，颜色淡白，血管变细，视盘周围出血或伴有棉绒斑，少数人也可表现为视盘轻度充血（图 29-4-1）。后部缺血性视神经病变发病初期眼底无明显异常改变，后期视盘颜色变白。

4. VEP 检查　表现为 P_{100} 波潜伏期延长，波幅降低。

5. 视野检查　典型视野改变表现为与生理盲点相连的象限性缺损，但不以水平正中线或垂直正中线为界。常绕过中心注视区，所以中心暗点没有或少见，中心视力可较好。动脉炎者，多为全视野缺损。有研究发现在前部缺血性视神经病变早期可表现出和视神经损伤相关的不同视野缺损，其中鼻下方绝对视野缺损较下方水平绝对视

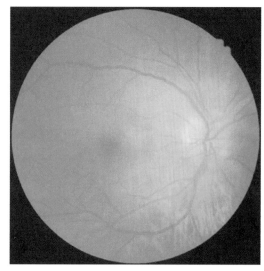

图 29-4-1　前部缺血性视神经病变眼底彩色图像（右眼）
视盘水肿，动脉血管稍细，视盘周围视网膜有水肿

野缺损更为普遍，鼻下方绝对视野缺损联合下方水平视野相对缺损是前部缺血性视神经病变最常见的类型。

6. FFA 检查　视盘的血液供应来自睫状动脉的小支，不同分支阻塞后，视盘相应部位颜色变浅，早期可见与视野缺损相对应的视盘弱荧光或充盈缺损，且不均匀。视盘水肿处出现局限性充盈不良。后期可见荧光渗漏强荧光，视神经萎缩则呈弱荧光。后部缺血性视神经病变无异常改变（图 29-4-2）。

7. OCTA 检查　可用于观察视盘周围的视网膜血管密度、形态改变。

8. OCT 检查　能够对视盘水肿和微小的视网膜神经纤维缺失进行监测，可发现与视网膜神经纤维缺失和视野缺损一致的改变。而且 OCT 能够查出视野不能发现的视神经纤维缺损。

9. 彩色超声多普勒（CDI）检查　前部缺血性视神经病变患者可见睫状后短动脉和视网膜中央动脉的收缩期峰值血流速度及舒张末期血流速度减慢，睫状后短动脉的阻力指数升高。

10. 经颅多普勒超声（TCD）　部分患者可见眼动脉收缩期血流速度下降。

11. 颞动脉活检　动脉炎患者，颞动脉活检可见坏死性或肉芽肿性炎症。

12. 实验室检查　患者全身可能有高血压、高血脂、高血糖等。动脉炎者可有细细胞沉降率增高、C 反应蛋白增高等。实验室检查可作为辅助检查。

【诊断要点】

1. 非动脉炎性缺血性视神经病变　可参照以

下标准进行排除：①突然无痛性视力下降；②患眼 RAPD（+）；③患眼出现视野缺，典型视野改变表现为与生理盲点相连的象限性缺损，但不以水平正中线或垂直正中线为界，健眼的视野正常；④早期可见视盘水肿，视盘周围出血，但无明显充血，晚期视神经萎缩；⑤ FFA 示视盘呈弱荧光或荧光充盈缺损；⑥眼血流图提示睫状血管系统供血不足。

2. 动脉炎性缺血性视神经病变　除了以上症状，还出现以下几点：①颞浅动脉活检有肉芽肿炎性改变；②伴有眼痛或头痛；③红细胞沉降率增快，C 反应蛋白增高等。

【鉴别诊断】

1. 视盘炎　发病急，视力障碍明显，多数患者仅能见手动甚至无光觉。视盘水肿轻，充血明显，可有出血、黄斑部可受累，视野改变主要是中心暗点及周围视野向心性缩小。晚期视神经呈原发性萎缩改变。

2. 颅内占位性病变　多为双侧病变，视盘水肿程度高，多大于 3 个屈光度，视盘充血明显，静脉粗大、纡曲，出血多，伴颅内高压表现，如头痛、恶心、呕吐或其他神经系统损害体征等，一般视神经萎缩侧呈中心暗点，视盘水肿侧则呈生理盲点扩大，CT 或 MRI 可帮助诊断。福-肯综合征是颅前窝底占位病变造成的综合征，常见于嗅沟区的大脑膜瘤或颅前窝底的颅骨病变。临床表现为同侧视神经萎缩，眼底视盘苍白，边界清，可伴有同侧视力减退或消失，病灶对侧出现

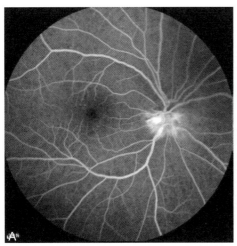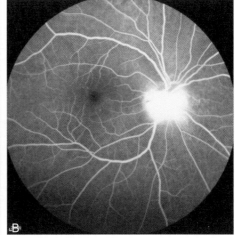

图 29-4-2　前部缺血性视神经病变 FFA 图像（右眼）

A. FFA 动静脉早期，视盘上方局限性弱荧光；B. 造影晚期，视盘弥漫性荧光渗漏，视盘上方仍较下方弱

视盘水肿,其与缺血性视神经病变的区别在于前者多有颅内压增高的症状和体征,如头痛、恶心、呕吐及其他视神经系统损害体征,而且视盘水肿较重,充血明显,视网膜静脉曲张,视野检查水肿侧生理盲点扩大,萎缩侧有中心暗点。而缺血性视神经病变的视野改变与之不同,没有颅内高压及神经系统体征。

3. 正常眼压或低眼压性青光眼 病程长,视功能逐渐受损,有青光眼视盘凹陷,而缺血性视神经病变表现为突发的视力下降,发病急,但视力骤降多不严重,有典型的视野缺损,无青光眼视盘凹陷,大片的视野缺损没有相应的视盘改变。

4. 糖尿病性视盘病变 糖尿病患者的一眼或双眼的视盘水肿。常双眼发病,以 1 型糖尿病患者多见,视功能检测及神经系统检查多无阳性发现,预后良好。患者有糖尿病视网膜病变表现和血糖增高,可进行鉴别。

5. 视盘血管炎(视盘型) 眼底视盘红色水肿,无明显视力下降和视野缺损为其特征。

【治疗】缺血性视神经病变患者,视盘水肿常在半个月至 2 个月即可消退,留下局限性苍白区。如果能及时得到相应的治疗,预后较好,如果错过治疗时机,将会留下不同程度的视神经萎缩,严重者可致盲。到目前为止,没有确切、有效的治疗方法,多依据缺血的病因进行治疗,治疗的目的是减轻水肿,保护视功能。

肾上腺糖皮质激素可减轻渗出、水肿、毛细血管扩张、白细胞浸润等炎症反应,如无激素使用禁忌证,在视盘水肿明显时,可考虑在急性期全身应用肾上腺糖皮质激素,可以对视力提高和视野改善有所帮助。但有关剂量、途径、方法和用药时间目前暂无统一标准,临床上应结合患者自身情况,个体化制订方案,有严重糖尿病、高血压等全身疾病的患者应慎用,甚至不用肾上腺糖皮质激素。对动脉炎性缺血性视神经病变需要早期大量、全身使用糖皮质激素,以后逐渐减量,持续 1 个月以上。非动脉炎性缺血性视神经病变应适量全身使用糖皮质激素以减轻视盘水肿。

中西医结合

缺血性视神经病变相似中医学"目系暴盲""视瞻昏渺"的范畴。

【病因病机】本病终至血脉不通,目系失用的病因病机是素禀赋阳亢之体,阴不制阳,冲逆为害,络损脉阻;或因情志郁闷,肝郁气滞,血瘀脉阻,或因年老劳伤久病,肝肾阴亏,虚火上扰,血脉不畅;或因产后、创伤或手术后失血,气血双亏,目失所养。

【辨证论治】

1. 肝阳上亢证

临床表现:视力急剧下降或突然出现眼前阴影,眩晕耳鸣,头目胀痛,急躁易怒,腰膝酸软,失眠健忘;舌质红,苔薄黄,脉弦数。

治法:平肝息风,滋阴活血。

方药:天麻钩藤饮(《杂病证治新义》)加减。天麻 10g,钩藤 12g,石决明 18g,川牛膝 12g,栀子 10g,黄芩 10g,杜仲 10g,益母草 10g,桑寄生 10g,夜交藤 10g,茯神 10g。

加减:情志波动或郁怒者,加柴胡、郁金疏肝理气。

2. 气滞血瘀证

临床表现:视力骤降,心烦郁闷,头目隐痛,胸胁胀满;舌质紫暗或有瘀斑,脉弦数。

治法:益气活血,通络明目。

方药:逍遥散(《太平惠民和剂局方》)加减。柴胡 10g,当归 12g,白芍 15g,白术 10g,茯苓 12g,甘草 3g,桃仁 10g,红花 10g,路路通 10g,丝瓜络 10g。

加减:气滞重者加佛手、木香疏理肝脾气滞;血压偏高者加珍珠母、牛膝平肝降压。

3. 气血两虚证

临床表现:视物模糊,病势缠绵,面色苍白,心悸失眠,少气懒言;舌质淡白,脉细而弱。

治法:益气养血,活络明目。

方药:归脾汤(《重订严氏济生方》)加减。人参 10g,黄芪 15g,白术 10g,茯苓 15g,龙眼肉 10g,酸枣仁 15g,当归 12g,木香 6g,远志 10g,炙甘草 6g,枸杞子 15g,楮实子 10g。

加减：气虚明显者重用黄芪；唇舌淡白，血虚甚者加阿胶、制首乌养阴补血。

4.肝肾阴虚证

临床表现：视物模糊日久，头晕耳鸣，健忘失眠，眼干口燥，五心烦热，腰膝酸软；舌红少苔，脉细数。

治法：滋养肝肾。

方药：四物五子汤（《审视瑶函》）加减。熟地黄 15g，当归 10g，川芎 6g，白芍 10g，菟丝子 10g，枸杞子 10g，地肤子 10g，车前子 10g，覆盆子 10g。

加减：失眠多梦加柏子仁、夜交藤养血安神。

【物理疗法】可选承泣、球后、上明、合谷、风池、太阳、足三里、三阴交、太冲等穴，局部和全身选穴相结合，按辨证虚施行针刺手法，每日 1 次，10 次为 1 个疗程。

【经验方】黄秀梅等报道以活血化瘀、通窍明目为大法，采用通窍活血汤。气虚血瘀型加党参 15g，甘草 6g，白术 12g；阴虚阳亢型加墨旱莲 9g，女贞子 9g，枸杞子 12g。治疗 NAION 22 例（30 只眼），显效 12 只眼，有效 14 只眼，无效 4 只眼，总有效率为 86.67%。治疗后患者的视野、视觉诱发电位指标均改善。[黄秀梅，吴伯乐，叶锌铭，等，2010. 通窍活血汤治疗前部缺血性视神经病变临床观察 [J]. 中国中医急症，19（5）：764，766]

姜道平等报道给予通窍活血汤加减治疗 NAION，组成为赤芍 10g，川芎 6g，桃仁 10g，红花 10g，麝香 0.06g（冲服），琥珀 2g（研末冲服），泽兰 10g，三七 10g（研末冲服），生姜 6g，大枣 15g，老葱 15g。治疗 NAION 总有效率为 90.48%，明显高于对照组的 60.53%，且显效及治愈患者比例明显增多。对照组中治疗效果较差者加用通窍活血汤治疗后，也取得较好效果。笔者认为所用方药能有效改善血液的循环与灌注，增加视神经的血液供应，使受损的视神经功能得到恢复，因而治疗效果得到提高。[姜道平，柳宝国，2006. 通窍活血汤治疗急性缺血性视神经病变 38 例 [J]. 中国中医急症，（10）：1158]

【名医经验】王某，1989 年 12 月 21 日初诊。

主诉：右眼突然视物模糊一个半月。

病史：患者于一个半月前清晨起床后突感右眼视物模糊，眼前偏外下方有一片抹不去的阴影。某医院按缺血性视神经病变治疗，球后注射妥拉唑林、激素等，视力无进步。平日体健，但情绪易激动。

检查：右眼视力为 0.1，矫正视力为 0.2，右眼前节正常，眼底视盘色淡红模糊，筛板饱满。视盘边缘不清，静脉纤曲，动脉细，黄斑中心凹反光隐见。右眼视野显示连接生理盲点的下方扇形缺损，但未超过水平中线。

舌象：舌质暗红而嫩，舌边有齿痕。

脉象：脉细涩。

诊断：右视瞻昏渺（右前部缺血性视神经病变）。

辨证：气滞血瘀，脉络失充，目窍失养。

治则：疏肝理气，滋阴开窍明目。

方药：柴胡 6g，当归、牡丹皮、茯苓、炒白术、白芍、菊花、石菖蒲、甘草各 10g，枸杞子 15g，每日 1 剂，共 7 剂，水煎服。

二诊：1989 年 12 月 28 日。右眼视力无明显改善，舌质淡嫩，苔薄白腻，脉细。余如前，因服汤药不方便，改用明目逍遥冲剂。每次 2 包（18g），共 60 包，水冲服，每日 2 次。

三诊：1990 年 1 月 6 日。右眼矫正视力增至 0.5，要求继续服药。现情绪稳定，纳眠均好，二便调。

末诊：1990 年 1 月 25 日。自感眼前发亮。视力恢复。右眼矫正视力达 1.2。视野下方仍有类神经束状狭窄缺损。[韦企平，2004. 韦玉英眼科经验集 [M]. 北京：人民卫生出版社：313-314]

第五节　Leber 病（遗传性视神经病变）

【病因及发病机制】Leber 病是一种常见的线粒体 DNA 位点突变所致的母系遗传疾病。Leber 于 1871 年首次描述了临床特征并冠名，但直到 20 世纪 80 年代才明确该病为母系遗传的线粒体基因突变。该病在遗传学上有很多特点，如遗传异质性、不完全外显性和男女发病有明显性别取向等。真核生物氧化呼吸链不可缺少的还原型辅酶Ⅰ脱氢酶复合体（NADH）位于线粒体内膜，负责电子传递而完成有氧代谢。该复合体的 3 个亚单位 ND4、ND6 和 ND1，分别由线粒体 DNA (mtDNA) 11778 位点、14484 位点和 3460 位点编码。这 3 个位点是世界公认的引起 LHON 的原发位点，其中以 11778 位点突变最为常见。目前除了以上 3 种原发性突变，还发现了 50 多种不同的突变，这些突变在正常人群中也可能存在，但频率远低于 Leber 遗传性视神经病变（Leber hereditary opticus neuropathy，LHON）患者，为继发性突变。在携带这 3 种原发突变的人群中仍有很大一部分人群不发病，为不完全外显性，这说明该疾病的发生除了携带致病原发突变，还有其他因素共同参与，如性别、年龄、核基因修饰、单倍体、遗传异质性、环境因素，其中性别和年龄是该病发生最危险的 2 个因素。家系谱研究认为 LHON 是一个母系遗传与 X- 连锁隐性突变共同作用的结果。目前环境因素如吸烟、饮酒对 LHOH 发病的影响已有一些研究，认为慢性氰化物中毒可能是导致 LHON 发病的一个危险因素。

【临床表现】

1. 症状　好发于青少年男性，临床表现为无痛性双眼先后出现中心视力下降，急性或亚急性起病，通常发病 4 ~ 6 周达到最低，两眼同时发病者少见。年龄较小的儿童缺乏主诉，可于查体时偶然发现双眼视力无法矫正。视力可在 1 ~ 2 年逐步下降，甚至完全丧失。最差视力可依不同突变类型有所差异，从 0.4 至无光感。发病初期常表现为一眼视物模糊，有些存在轻度色觉减退（通常为红绿色），偶有夜盲现象，数日或数周后，另一眼也发生同样的症状。极少数人两眼发病时

间间隔在 1 年以上。女性致病基因携带者无视力、色觉、视野等异常。有些 LHON 患者还伴有痴呆、耳聋、共济失调等神经系统或其他全身病。

2. 瞳孔　LHON 患者即使视力差，但瞳孔光反射保存良好，相对瞳孔传入障碍不明显。

3. 眼底表现　是该病最具特征的临床表现之一。急性期视盘充血、色红，视盘周围毛细血管扩张样微血管病变，神经纤维层肿胀。亚急性期视盘充血逐渐消退，盘缘颞侧颜色变淡，出现视神经萎缩征象。慢性期视盘颞侧呈苍白征象，随着病程进展，逐渐累及鼻侧表现为全视盘颜色苍白，边缘清晰（图 29-5-1）。视盘周围血管的数量减少，小动脉狭窄，但视力下降程度与眼底改变不一定一致。双眼发病患者多表现双侧对称性视神经萎缩，易误诊为视神经萎缩，尤其是没有母系家族史时。其他少见的眼底征象包括盘周线状出血、黄斑水肿，视网膜条纹等。但有些 LHON 患者，虽然视力、视野改变极为典型，但眼底可完全正常，表现为球后视神经炎。

LHON 眼底三联征包括：①视盘周围毛细血管扩张；②视盘周围神经纤维层肿胀；③ FFA 视盘无渗漏。这种眼底改变可见于发病患者、临床前期患者及无症状母系相关成员。但存在视盘周围视神经纤维层异常，并不一定出现视力下降。部分 LHON 患者即使在急性视力下降时也未出现典型的眼底改变。如在患者或母系相关成员见到典型的 LHON 眼底改变可帮助诊断，但未见这种改变，即使是在急性视力下降时，也并不能排除

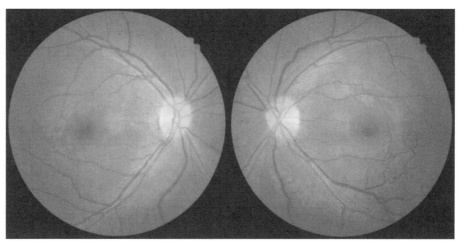

图 29-5-1　LHON 患者眼底彩色图像（双眼）

双眼视盘毛细血管充血、色潮红；双眼后极部视网膜黄斑未见明显异常

LHON。

4. FFA 检查　急性期视盘的浅层毛细血管有明显扩张，视盘强荧光，然而扩张的毛细血管却不渗漏荧光素（图 29-5-2）。

5. OCT 检查　可以对患者视盘周围视网膜神经纤维层厚度和黄斑节细胞复合体厚度（GCC）进行分析。急性期由于视盘充血、毛细血管扩张，视盘周围视网膜神经纤维层增厚，黄斑 GCC 可变薄，表明 LHON 存在慢性潜在损害而表现为急性发作的特点（图 29-5-3）。亚急性期和慢性期视盘

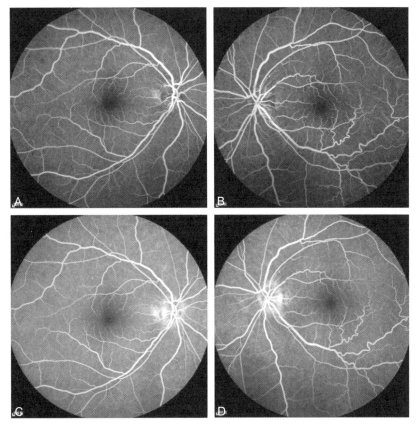

图 29-5-2　与图 29-5-1 同一 LHON 患者的 FFA 检查图像

A、B. FFA 的早期，可见视盘表面的毛细血管扩张；C、D. FFA 的晚期，可见视盘强荧光，但扩张的毛细血管却不渗漏荧光素

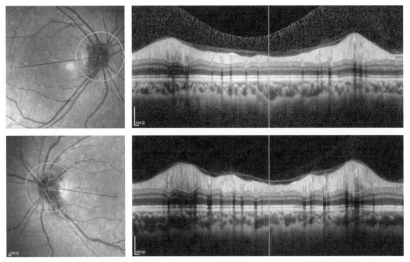

图 29-5-3　与图 29-5-1 同一 LHON 患者的 OCT 检查图像

可见双眼视盘周围神经纤维层厚度增加

颞侧视网膜神经纤维层变薄。部分患者鼻侧视网膜神经纤维层厚在疾病晚期也未受明显影响。

6.视野检查 LHON 患者视野检查通常表现为中心暗点或旁中心暗点，随病情进展，视野缺损扩大。暗点巨大时可向周边扩展，更易向上方延伸或连接包绕生理盲点。有些患者见类似视交叉受损时出现的双颞侧偏盲，有可能是巨大的旁中心暗点在 30°范围的表现，可进一步行更大范围的视野检查（图 29-5-4）。

7.VEP 检查 发病早期，VEP 可无异常改变，进展期和晚期通常表现为潜伏期延长、波幅降低。

【诊断要点】

1.临床诊断 LHON 目前尚无明确的临床诊断标准。需要详细询问病史，特别是有无家族史。若患者为青年男性，急性起病，双眼先后发病，有母系家族遗传史，结合眼底、视野、OCT 等检查，可得到初步临床诊断。若无阳性母系遗传家族史，则需行外周血线粒体 DNA 或直接对突变热点基因进行检测。

2.基因诊断 LHON 确切的诊断需要借助分子生物学的基因诊断技术，尤其是对于临床表现不典型、无母系家族史的散发视神经病变病例，以及晚期视神经萎缩的患者，基因诊断具有重要的诊断和鉴别诊断价值。主要是通过检测患者 mtDNA 三个原发致病突变，包括位于 ND4 基因

的 G117784、ND6 基因的 T14484C 和 NDI 基因的 G34604，该方法高效灵敏，确诊率高，国内外一些医院已用于常规的临床检测。视神经病变病因复杂,临床上不易鉴别。LHON 基因诊断的应用，有利于视神经病变的病因分析、诊断和鉴别诊断及其防治。此外，婚前遗传咨询与基因检测进行产前诊断也是优生优育的重要手段，有利于本病的预防和降低本病的发生。

【鉴别诊断】只根据临床特征，LHON 易与多种视神经疾病相混淆，线粒体 DNA 基因检测是目前最有价值的诊断和鉴别方法。

1.视神经炎 泛指累及视神经的各种炎病变，发生在球内段称为视盘炎，发生在球后段的炎症称为球后视神经炎。视盘炎表现为视盘充血水肿，视野检查为中心暗点，而 LHON 存在假性视盘水肿，尤其是无母系遗传家族史时，极易误诊为视盘炎。但视盘炎起病急骤，可伴有眼球转动痛，对激素反应好，视力恢复程度也相对较好，FFA 可见荧光素渗漏，急性期视神经 MRI 可见强化，线粒体 DNA 检测可资鉴别。

2.缺血性视神经病变 主要是由于供应视盘的血液循环发生障碍，早期表现为视盘水肿，晚期视神经萎缩，易与 LHON 相混淆。但该病好发于伴有全身疾病的中老年患者，或伴有小视盘、小视杯等解剖结构，典型视野改变表现为与生理

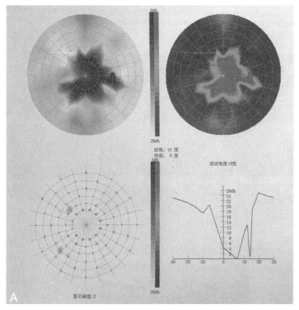
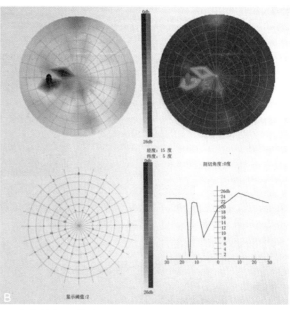

图 29-5-4 同一 LHON 患者的视野检查

A. 右眼，可见中心视野缺损扩大，并与生理盲点相连；B. 左眼，可见旁中心暗点

盲点相连的象限性缺损，荧光造影检查存在荧光素渗漏，可与 LHON 鉴别。

3. 常染色体显性遗传视神经萎缩　与 LHON 一样，是遗传性视神经萎缩最常见的类型之一。典型的常染色体显性遗传和母系遗传可资鉴别。常染色体显性遗传性视神经萎缩起病隐匿，常无明确发病时间，且直接表现为视盘颞侧或广泛视盘萎缩。而 LHON 有明确的发病时间，早期表现为视盘水肿、充血，视盘周围毛细血管扩张。基因检测有助于明确这两者的诊断。

4. 糖尿病视神经萎缩 - 听力减退 - 尿崩症综合征（Wolfran 综合征）　为常染色体隐性遗传性视神经疾病，临床症状包括尿崩症、糖尿病、神经性耳聋、视神经萎缩。WFSI 基因或线粒体 DNA 可帮助鉴别诊断。

5. 其他原因引起的视神经萎缩　外伤、颅内肿瘤或眼眶肿瘤、维生素 B_{12} 缺乏、烟草中毒、某些药物中毒等都会引起视神经萎缩，导致营养不良或中毒性视神经病变。若患者有外伤或毒物接触史，或影像学检查发现占位性病变，可帮助鉴别诊断。

【治疗】目前尚无有效方法能够治疗 LHON，药物治疗机制主要为增加线粒体能量合成及抗氧化应激。艾地苯醌是唯一一种被批准用于成年人及青少年 LHON 的药物，可激活脑线粒体呼吸活性，改善能量代谢发挥神经保护作用。其他药物包括辅酶 Q10、维生素 C、维生素 E、维生素 K、活性氧自由基清除剂等，具有一定的辅助治疗作用。基因治疗目前还停留在研究阶段，但也有突破性的进展，基因治疗无疑是今后治疗的主要发展方向。因为目前还没有有效方法可以阻止或延缓 LHON 的发病，因此产前诊断和遗传咨询十分重要，遗传咨询可以为患者及其家属提供必要的信息与建议，使他们明白自己的处境，做出更好的选择，及时得到预防与治疗。尽管在我国该病的产前诊断尚未进行，但从优生优育的角度来讲，产前诊断已经是发展的趋势，在进行产前诊断前首先要明确母亲的 mtDNA 突变类型，当妊娠 15 ～ 18 周时取羊水进行 DNA 检测，可做出明确诊断。

中西医结合

Leber 病相似中医学"青盲"的范畴。

【病因病机】本病为遗传性疾病，必责之于先天之本。患者突然双眼低视力，发病对情志的影响不可忽视，而肝主疏泄，调畅情志，且本病以青少年男性居多，男性青年肾气充，气血盛，阳气偏亢，阴精相对不足，故其证多属热。结合病程中不同阶段眼底表现，可分为：①肝失疏泄，郁久化火，气火塞阻脉络，精血不能上承目系，视物昏矇。②病程日久，郁热耗伤，肝肾阴精亏虚，不能滋润濡养目系，目系失养，神光不明。

【辨证论治】

1. 肝经郁热证

临床表现：发病早期，眼底视盘色红，视盘周血管扩张，伴口苦咽干、情志抑郁、胸闷易怒；舌质红，苔薄黄，脉弦或弦数。

治法：疏肝解郁，清热凉血。

方药：丹栀逍遥散（《内科摘要》）加减。柴胡 10g，当归 15g，赤芍、白芍各 10g，茯苓 15g，白术 15g，甘草 6g，牡丹皮 15g，栀子 10g。

加减：肝郁化火，口干咽燥者加夏枯草、天花粉；气滞较重，郁怒难解者加郁金、青皮。

2. 肝肾阴虚证

临床表现：病至晚期，眼底视盘色淡或苍白，潮热盗汗，男子遗精；舌质红，苔少，脉细数。

治法：补益肝肾，养血明目。

方药：补水宁神汤（《审视瑶函》）加减。熟地黄 20g，生地黄 20g，白芍 10g，当归身 15g，茯神 15g，甘草 6g，太子参 20g，木香 10g。

加减：腰痛甚者、加狗脊、桑寄生；盗汗明显者，加生龙牡、浮小麦。

3. 气血两亏证

临床表现：眼底视盘苍白，面色萎黄，懒言少动，食少便溏，唇舌淡白，脉细无力。

治法：补气养血，滋阴明目。

方药：八珍汤（《瑞竹堂经验方》）加减。熟地黄 20g，当归 15g，白芍 10g，川芎 10g，人参 6g，白术 15g，枸杞子 10g，枳壳 10g，茯苓 15g，甘草 6g，菟丝子 10g。

加减：视久疲劳者，加炙黄芪 20g，蔓荆子 10g；久病有郁，患者神烦郁闷者，加柴胡、郁金疏肝理气。

【物理疗法】 针刺。

局部多取眼周穴。全身配穴根据辨证论治思路，肝经郁热证可取行间、侠溪、太冲、膻中、期门等穴；肝肾阴虚证可取太冲、太溪、肝俞、肾俞等穴。

【经验方】 庄曾渊、张守康、韦企平应用五子衍宗汤治疗 LHON，处方：枸杞子 20g，菟丝子 20g，覆盆子 10g，车前子 5g，五味子 2.5g，发现中药五子衍宗汤对 LHON 有较为理想的治疗作用。[李成武，庄曾渊，张守康，等，2009.五子衍宗汤治疗 Leber 遗传性视神经病变的临床研究 [J].中国中西医结合杂志，29（12）：1078-1080]

第六节 视神经萎缩

【病因及发病机制】 病因多样，如外伤、炎症、缺血、中毒、肿物压迫、晚期青光眼、脱髓鞘疾病、营养障碍、梅毒感染、遗传等，任何可以造成前视路（视网膜外侧膝状体通路）的神经纤维、神经节细胞和其轴突发生病变的疾病均可以造成视神经萎缩。因此视神经萎缩泛指各种不同视神经病变造成的共同病理过程或结果，即视神经纤维变性、坏死、髓鞘脱失，视盘周围胶质细胞增生、毛细血管减少，最后视盘变白，视神经传导功能发生障碍。

视神经萎缩一旦发生，一般不可逆转，导致永久性失明，因此早日确定病因对早期预防和治疗视神经萎缩至关重要。眶颅压迫性病变为最常见，近年来广泛开展的影像学检查，对排除眶颅占位病变起积极的作用，对疑似占位而一时无法排除者，除随访观察外，定期影像学检查也很重要。对原因不明的视神经病变，经治疗有一时性好转，如视力又开始下降，要特别注意排除颅内占位，应行头颅 MRI 检查等。国内对原因不明的视力下降、视神经萎缩，特别是年轻的男性患者，行头颅影像学均无异常，激素等治疗无效，即使无家族遗传史，也要特别警惕是否为 LHON。对于原因不明、年龄超过 50 岁，合并高血压、糖尿病等全身病的视神经萎缩患者，要考虑是否与前部缺失性视神经病变有关。视神经萎缩的病因虽然复杂，但只要重视病史，进行系统的神经眼科及全身检查，采用颅脑影像术及实验室相关新技术，病因便可逐渐明确。

【临床表现】 视神经萎缩患者主要表现为视力减退，甚至无光感，伴色觉障碍（红绿色觉多见），视野改变呈多样性，单眼失明者，患眼 RAPD（+）；双眼失明者，双侧瞳孔散大，无对光反射，视盘不同程度的变白或呈蜡黄色。我国 1996 年出版的《眼科全书》根据眼底表现及视神经损害的部分将视神经萎缩分为原发性、继发性及上行性 3 种。

1. 原发性视神经萎缩（primary optic atrophy）是由于筛板以后的眶内、管内、颅内段视神经，以及视交叉、视束和外侧膝状体的损害而引起的视神经萎缩，因此又称为下行性视神经萎缩（descending optic atrophy），如球后视神经炎、缺血性视神经病变、垂体肿瘤、中毒、代谢障碍、营养缺乏等均可引起视神经萎缩。下行性视神经萎缩的眼底表现为视盘呈灰白色，边界清楚，并可见灰蓝色小点状筛板，视网膜黄斑部及视网膜血管均正常。原发性视神经萎缩的诊断不能仅凭眼底所见视盘颜色变白，必须结合视野、视觉电生理等综合分析。视盘血管多为 9～10 支，少于此数量时要考虑有无视神经萎缩的迹象；同时尚可见视网膜动脉细小、狭窄、闭塞等。视野可见多种类型改变，如中心暗点、鼻侧缺损甚至向心性视野缩小等。用小红色视标检查，操作简单，敏感度高。

2. 继发性视神经萎缩（secondary optic atrophy）一般发生在晚期视盘水肿或视盘炎之后，病变多局限于视盘及其邻近区域，因而其眼底仅局限于视盘及其邻近的视网膜。继发性视神经萎缩主要为视神经纤维化，神经胶质和结缔组织混合填充视盘所致。视盘呈白色或灰白色，边缘不清，生理凹陷模糊或消失，筛板小点不可见，视盘旁视网膜动脉血管变细，伴有白鞘，视野多呈向心性缩小（图 29-6-1，图 29-6-2）。

3. 上行性视神经萎缩（ascending optic atrophy）由广泛性视网膜或脉络膜病变性引起视网膜节

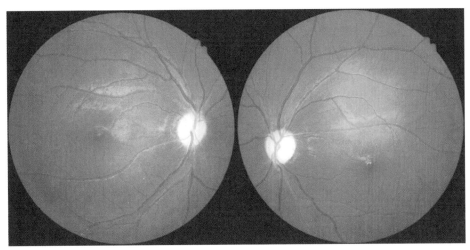

图 29-6-1　继发性视神经萎缩眼底彩色图像（双眼）

双眼视盘苍白，生理凹陷消失

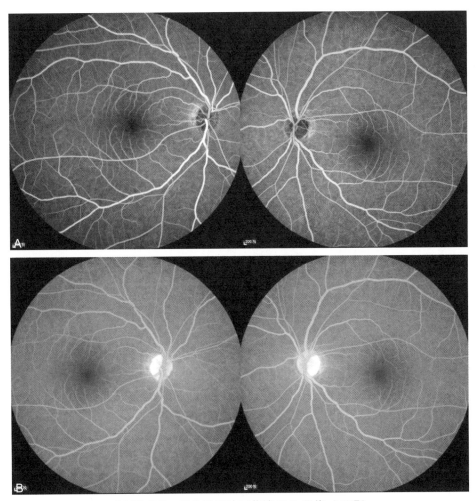

图 29-6-2　继发性视神经萎缩 FFA 图像（双眼）

A. 动静脉早期，视盘弱荧光，血管和视网膜血管未见异常；B. 动静脉晚期，视盘强荧光无渗漏

细胞损害，导致视神经萎缩，视盘呈蜡黄色，边界清晰，血管较细小，眼底有时可散在色素沉着。常见疾病有视网膜色素变性、中央动脉阻塞、播散性脉络膜视网膜炎等。

【诊断要点】临床主要表现为视力减退，眼底检查可见视盘为淡黄或苍白色，但单凭眼底视盘变白诊断视神经萎缩并不可靠，应排除正常生理变异，同时结合色觉、瞳孔对光反应、OCT、视野、VEP 等可定位于视神经损害的相关检查综合评价。视盘外观特征性改变有助于诊断，如双颞侧视盘苍白或呈蝴蝶结样苍白可提示鞍区占位。小儿尤其是婴幼儿由于语言表达有限，不能准确提供详细的病史，又难以配合主观的视功能检查，因此小儿需要更详细地询问病史，包括母亲妊娠期用药，是否有过感染，是否过度饮酒、吸烟，是否近亲结婚，小儿有无外伤、饮食结构、生活环境等，进行多学科合作，尤其是神经内分泌系统进行全面检查，尽可能做出病因诊断。

【鉴别诊断】

1. 先天性视盘发育不良(congenital optic nerve hypoplasia)　可仅有眼部症状，也可伴有中枢神经系统异常及全身疾病。它是一种常见的先天性视盘形态异常，通常表现为小视盘及视盘颜色变淡，视盘周围常围绕一圈"光晕"，其边缘的色素增多或减少。临床诊疗过程中，先天视盘发育异常及这类疾病继发的斜视、弱视、视野缺损的患者很常见，尤其是儿童及青少年。

2. 倾斜视盘　是一种先天性、非遗传性视神经形态异常，多为双眼且不伴有中枢神经系统的发育异常。视盘颞上方相对抬高而鼻下方相对凹陷，致卵圆形的视盘形态，长轴倾斜。视功能异常包括近视、散光和视野缺损，发生机制可能与视网膜脉络膜的发育缺陷有关。

3. 视盘玻璃疣　极易误诊为颅内压增高导致的视盘水肿和视盘炎。虽然视野可有不同程度的缺失，但患者视力良好。可行眼底血管造影、OCT 及 B 超等检查相鉴别。

【治疗】本病明确诊断后，通过病史和各种检查明确病因至关重要。即使视神经已经明显萎缩，但能够使残存的神经纤维保持其功能不进一步恶化，对患者来说也是非常重要的。若能尽快消除病因，如对颅咽管瘤或脑垂体瘤尽早行手术治疗，术后视力常可得到极好的恢复。外伤后视神经管骨折引起视神经萎缩，如果早期手术减压，清除骨折片，解除压迫，也可以收到较好的治疗效果。若在疾病的早期，适当给予适量的糖皮质激素治疗，对视力预后有益。临床实践表明，只要视神经萎缩患者有一定的视功能，发病时间短，积极采取中西医结合疗法，应用神经营养剂及维生素类药物等，同时配合针灸治疗，可使部分患者视功能改善或长期保持。若患者视功能已完全丧失，或 VEP 波形熄灭，则治疗已无价值。

中西医结合

视神经萎缩相似中医学"青盲"的范畴。

【病因病机】本病可由邪毒外袭、热病痘疹、七情所伤、头目撞击、肿物压迫后造成；或因先天禀赋不足、脉络闭塞、酒色过度、目力过劳后导致。此外，视瞻昏渺、高风内障、青风或绿风内障、暴盲等也可演变或发展为青盲。其病机或因余热痰浊阻经蒙络，清窍失养失用；或是内伤七情，气滞血瘀，玄府郁闭，阻碍神光发越；或为脏腑、气血渐亏，精血不能荣养目窍，目系失用、萎缩。

【辨证论治】

1. 肝郁气滞证

临床表现：视物模糊，视野中央区或某象限可有大片暗影遮挡，心烦郁闷，口苦胁痛，头晕目胀，舌红苔薄白，脉弦偏数。

治法：疏肝解郁，清热养血，平补肝肾。

方药：逍遥散《太平惠民和剂局方》加减。当归身 15g，炒白术 15g，柴胡 10g，牡丹皮 10g，茯苓 15g，炒栀子 10g，白菊花 10g，白芍 10g，枸杞子 10g，石菖蒲 10g。

加减：郁闷日久加枳壳、郁金以助疏肝理气散郁；气滞血瘀者加丹参、红花、川芎加强行血活血。

2. 脾虚湿泛证

临床表现：视物模糊，头重眼胀，胸闷泛恶，纳呆便稀；舌淡苔薄白或白腻，脉滑。

治法：益气健脾，利湿明目。

方药：参苓白术散（《太平惠民和剂局方》）加减。人参 10g，茯苓 15g，白术 15g，炙甘草 10g，薏苡仁 10g，白扁豆 10g，桔梗 6g，山药 10g，莲子肉 10g，砂仁 6g。

加减：水湿停滞有寒者可加桂枝、干姜、牛膝以温通消滞，散寒行水；大便不稀偏干者，可去莲子肉。

3. 肝肾阴虚证

临床表现：双眼模糊日久，渐至失明，口眼干涩，头晕耳鸣，腰酸肢软，烦热盗汗，男子遗精，大便干，舌红苔薄白，脉细。

治法：补益肝肾。

方药：左归饮（《景岳全书》）加减。熟地黄20g，山茱萸10g，山药10g，枸杞子15g，茯苓10g，炙甘草6g，太子参20g，当归10g，枳壳10g。

加减：久病或年老阴亏，津液耗损明显者，加西洋参6g，黄精、石斛各15g，以滋阴增液、生津润络。

4. 气血两虚证

临床表现：视力渐降，日久失明，面色无华，唇甲色淡，神疲乏力，懒言少语，心悸气短；舌淡苔薄白，脉细无力。

治法：益气养血，宁神开窍。

方药：人参养荣汤（《太平惠民和剂局方》）加减。人参10g，黄芪15g，白术15g，茯苓10g，炙甘草10g，陈皮10g，五味子10g，远志10g，熟地黄10g，白芍10g，当归10g，肉桂6g。

加减：气虚明显者，重用炙黄芪30g，可另加太子参；血虚有寒者，加肉桂以温通血脉。

5. 脾肾阳虚证

临床表现：久病目无所见，畏寒肢冷，面白乏力，腰膝酸软，便溏尿频，阳痿早泄，女子带下清冷；舌淡苔薄白，脉沉细。

治法：补益脾肾，温阳通窍。

方药：十补丸（《严氏济生方》）加减。熟地黄15g，山药15g，山茱萸10g，牡丹皮10g，泽泻10g，茯苓10g，制附子10g，肉桂6g，五味子10g。

加减：若脾虚偏重，可改用补中益气汤加制附子、桂枝各10g；若元阳不足，久病神疲气衰明显，可以右归丸为主温补肾阳。

【物理疗法】

1. 眼周围　睛明、上明、承泣、球后、攒竹、丝竹空、鱼腰、瞳子髎。

2. 辨证取穴　①肝郁气滞选行间、太冲、中都、肝俞；②脾虚湿泛选足三里、商丘、脾俞；③肝肾阴虚选三阴交、阳陵泉、悬钟、肝俞、肾俞；④气血两虚选合谷、足三里、百会、气海、脾俞、肾俞；⑤脾肾阳虚选关元、足三里、三阴交、脾俞、肾俞。

【其他治疗】

1. 直流电药物离子导入　利用直流电磁场作用，将拟导入的药物离子放在同性电极下，根据同性相斥、异性相吸的原理，将药物离子不经血液循环而直接导入眼内。

2. 中药注射剂　银杏叶、川芎、丹参等注射剂。

【经验方】孙艳红应用韦氏验方"青盲一号"治疗视神经萎缩，并进行疗效评价。青盲一号方组成：柴胡、当归、白芍、党参、白术、茯苓、石菖蒲、枸杞子等。研究显示青盲一号方对于治疗各种病因引起的肝郁血虚型视神经萎缩有较好的效果，可以在一定程度上提高患者的视功能，减少视野的绝对和相对缺损，缩短视觉诱电位的峰潜时。[孙艳红，2013. 青盲一号方治疗视神经萎缩的临床疗效评价 [D]. 北京：北京中医药大学]

【名医经验】

1. 韦文贵医案　朱某，女，21岁。

1959年4月17日外院会诊，患者主诉双眼视力逐渐减退9年。曾在某医院诊断双眼视神经萎缩，治疗无效。

检查：双眼视力为0.4，不能矫正。双视盘全淡白，颞侧苍白，视网膜动脉细，余正常。双眼视野均有周边向心性缩小（右眼120°、左眼70°范围内）。患者长期月经不调，2个月1次，神烦眠差，舌质暗，苔薄白，脉沉细而数。

诊断：双眼视瞻昏渺。

辨证：肝郁气滞，升降失常，精血不能上荣，目失濡养。

治法：以疏肝解郁，养血活血为主，适加滋阴清肝明目之品。

方药：当归、白芍、桑叶、枸杞子各10g，焦白术、柴胡、牡丹皮、炒栀子、白菊花各6g，茯苓12g，生地黄、熟地黄各15g，白芍、甘草各3g。每日或隔日服1剂。

1959年10月12日二诊，上药共服90剂，双眼视力升至0.6，月经已正常，唯头晕目眩，脉细无力，舌红少津。证属阴虚肝旺，治宜滋补肝肾，辅以平肝明目，方用杞菊地黄汤加味。

此后三诊及四诊根据全身证候，分别用明目

地黄汤和益气聪明汤加减。

1959 年 12 月 25 日末诊，右眼视力为 1.0，左眼视力为 1.2。双周边视野恢复正常，眼底大致同前，全身无不适症状，停止治疗（中国中医研究院广安门医院，2006.韦文贵眼科临床经验选，北京：人民卫生出版社）。

2.陆南山医案　马某，男，53 岁，1973 年 6 月 7 日初诊。双眼视力逐渐下降 3 年，诊断为视神经萎缩，神经科已排除颅内占位病变。曾用多种西药治疗，并行视神经按摩和羊肠线埋藏法，疗效均不明显。

检查：视力右眼为 0.2，左眼为 0.07，眼底视盘苍白，视网膜血管细，管状视野。两手脉象濡软无力，以右尺更细弱。

诊断：青盲重症，因肾阳不足，精血衰弱所致。

治法：补肾益阳，补血明目。

方药：淡苁蓉 90g，熟地黄 180g，补骨脂、菟丝子、当归身、党参、杞子、茯苓各 120g。上药研末，炼蜜为丸，每日服 9g。1973 年 12 月 13 日二诊，上方连服 2 剂，自觉症状好转，但视力无变化。原方加楮实子 90g，柴胡 30g，仍研制成丸，每日服 9g。

1974 年 8 月 15 日三诊，视力右眼为 0.4，左眼为 0.1，眼底无变化，仍用原方。此后因自行停止服药 2 年，1976 年 5 月 27 日随访，右眼视力稳定在 0.4，视野范围仍甚小，左眼视力则退至仅有光感。

第七节　原发性青光眼所致视神经损害

【病因及发病机制】视神经损害的不可逆性决定了青光眼防治的重要地位。原发性青光眼是主要的青光眼类型，其发病机制认为是多种因素的综合过程。

长期以来机械学说和血管学说被认为是青光眼的两大发病机制。机械学说强调眼压的作用，筛板在高眼压的压迫下发生凹陷，视神经发生扭曲和形变，产生剪切力，其作用使视神经轴浆运输在视盘的筛板区发生阻断，从而导致轴突蛋白的生成和转运减少，细胞代谢受损。而血管学说则认为视神经血流灌注不足、缺血导致青光眼视神经病变。视盘微循环障碍，导致视盘及其周围组织营养物质供应减少，使该处组织发育不良或遭受破坏，视神经纤维由于缺血、缺氧及失去周围组织的保护而发生损害。诸多影响视神经血管灌注压的疾病均可以加剧青光眼视神经的损害。这两种理论都有支持的根据，但单一的理论又不能解释青光眼性改变的各种事实。除上述 2 种机制外，还包括其他一些机制，如解剖结构异常、性别、年龄、免疫、遗传、屈光状态、精神心理因素、全身疾病等，很可能对于青光眼性视神经萎缩的发生都起了一定作用。

【临床表现】

1.症状　闭角型青光眼急性发作时，症状明显，即患眼视力多急剧下降，严重者仅见眼前指数，甚至只剩光感，自觉剧烈眼痛及同侧头痛，常合并恶心、呕吐，有时可伴有发热寒战、便秘及腹泻等症状。开角型青光眼起病隐匿，早期一般无任何症状，进展缓慢，视力缓慢下降，视野逐渐缩小，无明显红痛，故不易被察觉。当病变发展到一定程度时，可有轻度眼胀、视力疲劳和头痛。有些年轻患者可表现为眼压明显升高而出现虹视、视物模糊等症状。中心视力一般不受影响，而视野逐渐缩小。晚期当视野缩小呈管状时，则出现行动不便和夜盲等症状。有些晚期患者可有虹视或视物模糊，最后视力完全丧失。

2.眼压　除正常眼压性青光眼外，患眼眼压都有不同程度的升高。开角型青光眼的眼压波动幅度大，但大多数患者眼压在 22 ～ 40mmHg，波动幅度增大可能比眼压升高出现更早。急性闭角型青光眼急性发作期眼压突然升高，一般在 40mmHg 以上，个别严重病例可达 100mmHg 以上。对于这类病例，如不及时治疗，常于 24 ～ 48h 即可失明，有学者称其为暴发型青光眼。多数病例经治疗后眼压可下降。而慢性闭角型青光眼的眼压升高是发作性的。发作之初具有明显的间隔时间，充分睡眠和休息后可自然缓解。随着疾病的发展，高眼压持续时间变长，甚至必须用药物才能缓解。有一部分病例眼压虽超过了正常范围，但缺乏明显的自觉症状，并且还能保持良好的视力，这给诊断和治疗都带来一定的困难。

3.眼底表现　典型的青光眼眼底改变为视盘盘沿变窄，视杯变大且深，视盘周围或表面可见线状出血，神经纤维层萎缩变薄，有时可见青光眼晕轮和视网膜中央动脉搏动（图 29-7-1）。原发性急性闭角型青光眼急性发作期因为角膜水肿，以及患者疼痛难以配合，眼底变化通常容易被忽视。急性发作时眼压急骤升高，可直接对视神经造成损害，视盘充血、水肿，视盘周围血管出血，有时可发生视网膜中央静脉阻塞。急性眼压升高可造成视神经纤维、视网膜节细胞及光感受器不可逆的损伤，眼底检查可发现无明显视杯扩大性的视盘苍白。

4.视野检验　与视网膜神经纤维层缺失相对应的视野缺损，即早期最常见的视野改变表现为旁中心暗点，以鼻上方多见。鼻侧阶梯是指鼻侧视野水平分界线附近等视线的上下错位或压陷，也是青光眼视野损害的早期表现。随着病情进展，旁中心暗点逐渐扩大，多个暗点互相融合，形成弓形暗点，上下方弓形暗点连接则形成环形暗点。而急性发作期视野改变可表现为非特异性的向心性或上方视野缩窄、盲点扩大、视神经纤维束损害性视野缺损、中心视野缺损等，如果眼压得到及时控制，病情缓解后，患者视野可恢复正常，但遗留不同程度的色觉、对比敏感度损害。

5.OCT 检查　视杯凹陷，视盘周围视网膜神经纤维萎缩变薄。

【诊断要点】视力正常或下降，伴或不伴有眼压升高，出现典型的青光眼视盘损害和与视网膜神经纤维缺损相对应的视野改变。

【鉴别诊断】

1.生理性视盘大凹陷　属先天发育异常，双眼对称，常与受检者父母相似，不会进展，也无青光眼视野改变。视盘凹陷多呈圆形，少数呈椭圆形，杯缘光滑完整，盘沿无缺失。青光眼 FFA 显示视杯边缘荧光缺损，杯底荧光渗漏。而生理性视盘大凹陷无异常改变。一旦发现视盘凹陷呈垂直椭圆形，双眼杯盘比之差超过 0.2，视盘盘沿有缺失或切迹，应高度怀疑为青光眼性凹陷。

2.视盘发育异常　视盘缺损可累及整个视盘，使视盘扩大发生明显的凹陷，但视野缺损一般不进展，如牵牛花综合征、乳头小凹等。牵牛花综合征的特征是视盘和视盘周围出现漏斗状葡萄肿大缺损，中央为白色组织，周围隆起伴色素紊乱，视盘血管呈放射状分布。

3.非青光眼性获得性视盘凹陷　青光眼性和非青光眼性视神经萎缩的鉴别要点是非青光眼性视神经萎缩的视盘盘沿呈苍白色，青光眼性视神经萎缩的视盘盘沿会有缺失。前部缺血性视神经病变可引起视盘获得性凹陷。与其相似的一种情况是视盘血管梗死，可引起视盘颞下方浅凹陷，并有弧形视野缺损。它与青光眼的不同在于它并不是进行性地发展。获得性视盘凹陷也可发生于视神经压迫性病变，如颅内动脉瘤，与早期青光眼不易区别，视野检查可能有助于诊断。

4.缺血性视神经病变　急性缺血性视神经病

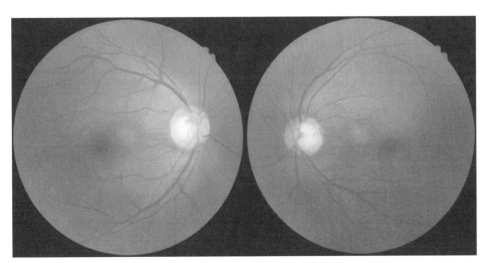

图 29-7-1　青光眼致视神经萎缩眼底彩色图像（双眼）

双眼视盘颞下方视盘盘沿变窄，视杯变大，相应处视网膜神经纤维层缺损

变有时可出现与青光眼相似的凹陷，但其视野改变与青光眼者不同。

【治疗】原发性青光眼应该早诊断、早治疗，尽可能阻止青光眼的病程进展，避免视网膜神经纤维层的进一步损害，以达到保护残存的视功能的目的。首先通过全面临床检查，准确监测患者眼压变化，掌握患者视野、视盘改变，确定青光眼的类型，评估疾病的发展阶段，同时结合患者的生活方式、健康状况和预期寿命等情况综合制订治疗策略。

（一）药物治疗

目前，对闭角型青光眼的治疗，原则上是一旦确诊，主要的治疗方法是手术。但急性闭角型青光眼和一些高眼压者，首先需迅速控制眼压，防止视神经进一步损害，并促使房角开放，减少炎症，缩小瞳孔，为手术安全创造条件。慢性闭角型青光患者手术后眼压控制不良的，仍需药物治疗。对开角型青光眼，高眼压和正常眼压性青光眼的治疗，近几年在国际上发表的围绕青光眼多中心临床随机对照研究的范本中都强调了降低眼压对青光眼患者视神经保护的重要意义。对大多数继发性青光眼患者，在治疗原发病的同时，多数需用抗青光眼药物。儿童青光眼常需早期手术，对手术后眼压控制不良或伴有眼部或全身发育异常者，也需要药物治疗。所以，各型青光眼患者都离不开药物的治疗。

药物治疗的目的是降眼压，将眼压控制在目标眼压水平，即能保护青光眼视神经功能不继续恶化。目标眼压是个动态概念，且目前尚无可靠手段确定每一位青光眼患者的目标眼压，国外常用的方法有两种：①以诊断时眼压基线为标准，开角型青光眼要求眼压下降20%～30%，进展期青光眼要求下降40%，正常眼压性青光眼下降30%，高眼压者下降20%。②根据病情和视功能程度，保持相对的眼压水平。开角型青光眼保持在14～18mmHg，进展期保持在15mmHg，晚期保持在10～12mmHg，正常眼压性青光眼保持在10～12mmHg最好。眼压高度与视野损害成正比，临床表明眼压≤18mmHg，无视野损害或损害较小；>18mmHg，视野损害会明显进展。当已知患病时的眼压，但不知道患病前的眼压时，可考虑以正常眼压（15～16mmHg）作为目标眼压，这可能符合多数人的情况。

在选择药物时应该了解药物作用机制、不良反应等各种因素等。临床上常需要多种药物联合使用，才能达到较理想的降压效果。而理想的药物降压效果好，作用持续时间长，治疗效果不随时间推移减低或消失，全身和局部的副作用小，并具有改善视盘血流、保护视神经的功效。根据药物的化学结构和药理学作用，现有青光眼治疗药物，一大类为通过减少房水生成（β受体阻滞剂、α₂肾上腺素受体激动剂和碳酸酐酶抑制剂），另一大类为增加小梁排出或葡萄膜巩膜外流（前列腺素类药、缩瞳药）达到降压目的。不影响房水生成而增加房水排出的药物有利于眼前部的营养代谢，是更符合眼生理的降眼压药物，如前列腺素类药物，应列为首选。选择性β₁受体阻滞剂和α₂受体激动剂，均初步表明具有视神经的保护作用。

除降低眼压外，在治疗过程中应同时重视视神经的保护。临床研究发现青光眼视神经损害的原发因素不仅有眼压，还包括神经营养因子缺乏、代谢障碍、毒性产物、自身免疫等也可以直接或间接损害视神经。因此除降眼压外，也需要采取直接神经保护的治疗。这些药物包括钙离子通道阻滞剂、神经营养因子、抗氧化剂、谷氨酸受体拮抗剂、β受体阻滞剂、α受体阻滞剂、热休克蛋白、一氧化氮合酶抑制剂、神经干细胞移植、免疫治疗等。干细胞治疗和免疫治疗目前仅限于动物实验，尚未应用于临床。

（二）手术治疗

青光眼降眼压治疗的方法有药物和手术，其中以手术降低眼压的幅度最大。随着对青光眼眼压升高和房水循环病理生理机制的不断认识，青光眼降眼压药物的研究和新药的开发取得了重大进展，为治疗青光眼提供了更多无创选择。但是很多青光眼病例最终也还是需要手术治疗，如闭角型青光眼、婴幼儿型青光眼和大多数继发性青光眼首选手术治疗。而且随着靶眼压概念的提出，越到晚期，所要求达到的目标眼压就越低，这样的较低眼压水平也通常需要通过手术才能达到。因此，手术仍是青光眼治疗的主要手段之一。青光眼手术治疗的直接目的是解除青光眼眼压升高的发病机制或降低已升高的眼压。从治疗原理上看，众多抗青光眼手术一般可以分为以下三大类。

1. 解除机械性阻塞，疏通生理性房水循环途径。如对闭角型青光眼，施行周边虹膜切除手术或激光虹膜切开术，以及激光周边虹膜成形术等，使膨隆的虹膜平展，狭窄的房角加宽，消除或减少虹膜根部与小梁接触，进而减少发生粘连的可能性，但如果房角已有大面积的粘连或虽无广泛粘连，但小梁网滤过功能已受损，虽然解除了前后房之间的压差，加宽了房角，但眼压可能仍得不到控制。对于开角型青光眼，氩激光小梁成形术是采用激光在房角小梁网上做不穿透的烧灼，使组织中的胶原纤维皱缩，从而增宽激光点瘢痕之间的小梁孔隙，或激活了小梁细胞，从而改善了房水流出度，降低眼压。近年开发的选择性激光小梁成形术则是通过一定的激光能量刺激小梁细胞，使其重新活化来清理小梁网路径上异常堆积的细胞外间质，减少房水外流阻力，达到降低眼压的作用。睫状环阻滞型青光眼又称恶性青光眼，手术的目的是解除睫状环阻滞，可用激光光凝睫状突，使其收缩而解除阻滞，也可采用晶状体玻璃体切割术，需将玻璃体前界膜尽量完全切除，使玻璃体腔与后房贯通，方能使睫状环阻滞解除，房水进入前房角向外引流。对原发性婴幼儿型青光眼则行房角切开术及小梁切开术，促进房水从原生理循环途径外引流。

2. 重建房水外流途径的滤过性手术。即人为地在角巩膜缘处建立一条滤过通道，将房水引流到眼外，以降低眼压，这是目前临床上治疗青光眼的主要手术方式。这类手术主要适用于小梁网功能受损严重，房水外流障碍的各种类型青光眼，如原发性闭角型青光眼的进展期、原发性开角型青光眼、发育性青光眼和大部分的继发性青光眼等。常用的滤过性手术方式有小梁切割术、巩膜咬切术或灼滤术、虹膜嵌顿术、非穿透小梁术和导管植入物引流术等。

3. 破坏睫状体，减少房水生成的手术。通过破坏睫状突来减少房水生成，从而平衡房水循环、降低眼压。一般是经其他治疗方式无效后的顽固性青光眼，如那些滤过性手术反复施行仍失败、眼压仍高，或视功能已接近丧失，症状仍不能消除的晚期病例。睫状体破坏性手术的主要方式有睫状体冷凝术、睫状体激光光凝术、睫状体高能超声波治疗术。睫状体破坏性手术的术后反应均较强烈，有造成眼球萎缩的风险，对于视功能尚好或独眼患者应慎重。

中西医结合

青光眼属于中医学"五风内障"的范畴；已出现明显视神经萎缩者，则属于中医学"青盲"的范畴。

【病因病机】不同发病原因导致气血失和，脉络不利，气滞血瘀，神水瘀滞，酿成本病。本病可由忧愁忿怒，肝郁气滞，气郁化火而成；或竭思劳神，用意太过，真阴耗损，阴虚火旺所致；或病久元气衰惫，肝肾精血亏虚，目窍失养形成本病。

【辨证论治】

1. 肝郁化火证

临床表现：视力骤降，眼底可见视杯扩大；或见眼胀头痛，胸胁胀闷；或情志抑郁，心烦口苦；或忿怒暴悖，烦躁失眠；或乳房胀痛，月经不调等症；舌质红苔黄，脉弦细。

治法：清热疏肝，活血利水。

方药：丹栀逍遥散（《内科摘要》）加减。牡丹皮10g，栀子10g，柴胡10g，茯苓10g，当归10g，白术10g，车前子10g，郁金10g，赤芍10g，丹参10g，枸杞子10g，薄荷6g，甘草5g。

加减：气滞血瘀者加红花、川芎，以加强行血活血。

2. 阴虚火旺证

临床表现：视物模糊，眼底可见视杯扩大，视盘色淡；兼见口燥咽干，五心烦热；舌红，脉细数。

治法：滋阴降火，利水明目。

方药：知柏地黄丸（《医宗金鉴》）加减。熟地黄15g，山茱萸10g，山药15g，泽泻10g，茯苓15g，牡丹皮10g，知母10g，黄柏10g，牛膝10g，车前子10g。

加减：久病或年老阴亏，津液耗损明显者，

加西洋参 6g，黄精、石斛各 15g，以滋阴增液、生津润络。

3. 肝肾两亏证

临床表现：视物日渐模糊，视野明显缩窄，眼球胀痛，眼底可见视杯加深扩大，颜色苍白；兼见头晕耳鸣，失眠健忘，腰膝酸软；舌淡，脉细。

治法：补益肝肾，活血利水明目。

方药：杞菊地黄丸（《医级宝鉴》）加减。熟地黄 15g，山茱萸 10g，山药 15g，泽泻 10g，茯苓 15g，枸杞子 15g，菊花 10g，丹参 15g，车前子 10g。

加减：失眠多梦加柏子仁、夜交藤养血安神。

【物理疗法】

1. 体针 眶周围穴位有睛明、球后、鱼腰、攒竹、太阳等；远端穴位有风池、合谷、内关、太冲、肝俞、肾俞、足光明。

2. 耳针 取肝、胆、脾、肾、目1、目2、眼、脑干、神门等穴。

【其他治疗】 活血化瘀中药，如银杏叶提取物、灯盏细辛、复方丹参注射液、葛根素注射液等静脉滴注。

【经验方】 彭清华等采用青光安颗粒剂对抗青光眼手术后患者 107 例 152 只眼进行治疗，并进行随机双盲对照观察。结果显示，治疗组服药前后比较，无论是视力增进、视野改善、血液流变学指标的改善等方面均有明显差异。青光安颗粒剂是由地龙、赤芍、红花、茯苓、车前子、白术、黄芪、生地黄等药制成的中成药，具有益气养阴、活血利水的作用。[彭清华，罗萍，李传课，等，1997. 青光安颗粒剂对抗青光眼术后患者作用的临床研究 [J]. 中国中医眼科杂志，(3)：24-27]

【名医经验】 韦玉英青光眼性视神经萎缩病案举例。[韦企平，2004. 韦玉英眼科经验集 [M]，北京：人民卫生出版社：331-332]

黄某，男，81 岁，泰国患者。初诊日期为 1992 年 10 月 12 日。

主诉：左眼视物昏矇伴眼胀、头痛数月。

病史：20 余年前确诊为双原发性开角型青光眼，近 1 年前双眼先后行青光眼白内障联合术，术后眼压偏高，常头痛眼胀，近数月因家中有事，情绪波动大，症状加重。现右眼已失明，左眼近乎失明，特来著者处求诊于中医眼科。

检查：视力右眼无光感、左眼 1 尺远勉强指数，面对面视野上下及鼻侧明显缩小，颞侧缩小。双眼人工晶体位正，眼底视盘近苍白，杯盘比右眼为 0.9，左眼为 0.8 ~ 0.9。双眼眼压为 32.97mmHg。行动迟缓，面色淡红。舌体大，舌质黯红。脉象：脉弦。

诊断：双青风内障（双青光眼性视神经萎缩）。

辨证：年老肾亏。奔波操劳，耗伤气血，复加七情所伤，气阴不足，阴虚阳亢，虚实兼杂。

治则：平肝祛风，滋阴益气。

方药：生石决明（先煎）、决明子、防风、羌活、白芷、蔓荆子、车前子、夏枯草、女贞子、菟丝子、太子参各 10g，枸杞子 15g，五味子 6g，7 剂，每日 1 剂，水煎服。另服石斛夜光丸，每日 1 次，每次 1 丸。继续滴抗青光眼眼液，每日 2 次。

二诊：1992 年 10 月 20 日。头痛眼胀好转，视物仍昏矇，双眼眼压为 24.34mmHg。因患者要回国，以原方为主配用丸剂：石决明、决明子、夏枯草、菟丝子、女贞子、炒白术、茯苓、蔓荆子、夜明砂、牛膝、石菖蒲各 90g，枸杞子、丹参各 150g，木瓜、伸筋草、冬虫夏草各 60g。上方共研细末，水泛为丸，如梧桐子大。每服 3g，每日 3 次，温水送服并嘱患者眼压一定要尽量降至正常界限下。

三诊：1993 年 3 月 7 日在泰国应诊，患者一直坚持服丸药，精神好，无眼痛，眼压一直平稳在 17.30mmHg。视力增加，但诊前 1 个月感冒，反复不愈，停服丸药，视力又下降，仅为半尺指数，大便偏干，夜间口干，咳嗽痰多。急治其标，先治外感为重，兼治其本，缓治眼病为次。

治则：化痰止咳，平肝明目。

处方：桔梗、川贝母、莱菔子、蔓荆子、决明子、菊花、茯苓、凤凰衣、女贞子、菟丝子、石斛各 10g，白芥子 6g，5 剂，水煎服。配合针刺脾俞、肝俞、翳风、内关、攒竹、承泣等，眼局部及全身轮流取穴。

四诊：1993 年 3 月 11 日左眼视力为 2 尺指数(1 尺≈0.33m)，咳痰减少，大便通畅。仍守原方加针刺治疗。

五诊：1993 年 4 月 3 日，左眼视力 1m 指数，眼压为 17.30mmHg，痰少，干咳，难以入睡。以益气养阴为主施治，方用北沙参、太子参、杏仁、桔梗、茯苓、女贞子、白芥子、决明子、菊花、石菖蒲各9g，冬虫夏草、川贝母、五味子各6g，百合12g，炒酸枣仁15g。先服14剂，症状缓解后，根据患者肾亏脾弱，肺气又虚的特点，再用扶正祛邪、补肾益气、健脾化痰立法开方，处方：

党参15g，枸杞子12g，生黄芪、石菖蒲、女贞子、菟丝子、丹参、神曲、莲子肉、百合、决明子、葛根各10g,川贝母、桔梗、姜半夏各6g,隔日1剂，水煎服。1个月后左眼视力增加到1.5m指数，眼压一直稳定。全身情况好。

第八节　颅内占位性病变所致视神经损害

【病因及发病机制】 颅内占位性病变引起的视神经损伤多由于颅内压增高传导至视神经鞘膜下腔导致视盘水肿，长期的视盘水肿继发视神经萎缩，以及占位性病变直接压迫或间接累及视神经或视交叉,导致供血障碍,造成原发性视神经萎缩。压迫症状与病灶的大小及病灶与视神经或视交叉的毗邻密切相关，病灶越大，与受累神经的距离越近，眼部表现一般出现得越早，早期易误诊为视神经炎和球后视神经炎。

【临床表现】

1. 症状　颅内占位性病变常以眼部症状为首发症状，起病隐匿，或缓慢，或急性，可单眼或双眼发生，可根据颅内病变部位和严重程度而定。早期可有视觉异常，如出现短暂的一过性黑矇、视物模糊或全盲，或视物灰暗感、闪光感和眼前暗点，持续几秒或数小时，一日内可发作数次，症状会因体位改变而加重。色觉，特别是红光敏感度早期即可出现异常。发展速度较快的占位性病变，视力下降较快，并呈进行性下降。缓慢生长的肿物，可长时间感觉不到视力下降，就诊时，视力已经很差或仅存较好的管状视力。颅内占位性病变造成的视盘水肿如果长期不解除，可导致视神经萎缩，视力将完全丧失。颅内压升高使颅底基底动脉横支压住展神经或背部组织压迫滑车神经，或占位性病变直接压迫眼部相关神经，出现神经麻痹性复视、瞳孔散大，可以是单侧，也可以是双侧。除了视觉症状，颅内占位性病变还会出现很多非视觉症状，这些非视觉症状常更加严重，对患者影响更大，如头痛、恶心呕吐、癫痫发作、意识丧失等。

2. 眼底表现　颅内占位性病变所致视神经损害的眼底改变常与肿物是否引起脑脊液压力升高、肿物的性质（恶性或良性）及病程的长短等有关。视盘水肿为其中的重要客观征象，视盘边界不清，眼底改变多见于双眼，也可先发生于一眼。水肿初期，视盘色稍红，边界模糊，尤其视盘上下方明显，可能因为该部位视纤维及血管比较拥挤之故（图29-8-1）。视盘和邻近视网膜可有渗出和水

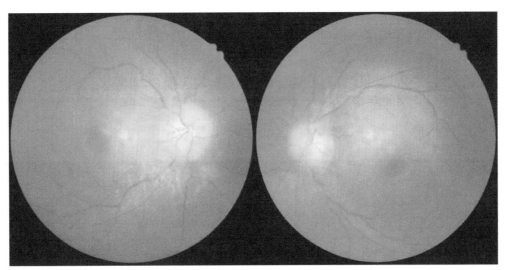

图 29-8-1　颅内脑膜瘤致双眼视盘水肿眼底彩色图像（双眼）
双眼视盘隆起，边界不清，静脉血管稍纤曲

肿，水肿可涉及黄斑，甚至可呈不完全的星芒状渗出，部分伴有视盘或黄斑部、玻璃体积血；视盘水肿消退后，颜色变为污白，边界不整齐，沿血管可有白鞘，形成继发性视神经萎缩。而原发性视神经萎缩整个眼底比较干净，视盘边界清晰，色淡，颞侧苍白可发生在其他症状出现之前，视盘边缘上小血管数量变少，视网膜动脉较细。视盘变白的区域和范围对鉴别不同病因有一定意义，如视盘苍白主要局限在鼻侧和颞侧，即所谓带状或蝴蝶结 - 领结状萎缩，则有一定的定位意义，提示病变累及对侧的视交叉纤维。额叶底部肿瘤（如嗅沟脑膜瘤）直接压迫同侧视神经引起原发性视神经萎缩，因颅内高压而引起对侧视盘水肿，称福 - 肯综合征。

3. 视野检查　不同占位，病灶和病因不同，视野缺损形态不同。早期最常见生理盲点扩大，也可有弓形暗点或鼻侧阶梯，中心暗点，偏盲类缺损。随病情发展，视野缺损加重，晚期多呈向心性缩小。

4. FFA　尚处于视纤维细胞内肿胀期的初期视盘水肿病例，一般不出现荧光改变；当视盘水肿已有毛细血管扩张时，可出现渗漏，使视盘及其周围着染，继之出现强荧光，可持续数小时。

5. VEP 检查　图形和闪光 VEP 均表现为振幅下降，潜伏期延长。

6. OCT 检查　视盘局灶或全周视神经纤维层厚度变薄，或视盘水肿时，以生理凹陷为界，视盘呈 2 个山峰状隆起。

7. CT 和 MRI 影像学检查　均可以用于发现颅内占位性病变。CT 扫描可以发现视盘疣引起的类似视盘水肿的改变。CT 和 MRI 的应用极大促进了疑有颅内压增高伴或不伴视盘水肿的患者的诊断和治疗，也减少了腰椎穿刺可能带来的并发症。

8. 超声波检查　可以敏感地发现视神经的直径是否增粗或萎缩。

9. 腰椎穿刺　可以确定脑脊液压力和性质，但对颅高压患者行腰椎穿刺有一定的风险。

【诊断要点】对于有症状，如头痛、恶心、呕吐，不同程度的视力下降、视野缺损，视盘水肿，或视盘颜色变淡或苍白，伴或不伴神经系统症状者，结合 VEP、头颅影像学检查的结果可做出诊断。

但对于那些症状隐匿和进行性的患者，常易被误诊或漏诊。当出现可见的视盘苍白时，视神经常已发生了明显的损害。对视力减退无法解释的患者，不能排除颅内占位性病变，并考虑进行色觉、视野和恰当的神经影像学检查。

【鉴别诊断】

1. 青光眼性视神经萎缩　通常有眼压升高病史，闭角型青光眼患者常有前房浅、房角窄等典型体征。可双侧眼先后发病。

2. 炎症性视神经萎缩　视盘炎与球后视神经炎均有可能引起视神经萎缩。多数病例有视力急剧下降病史，数日之内恶化，早期有视盘水肿、表面出血、视网膜水肿、静脉怒张、白鞘形成等炎症的典型表现。头颅影像学检查未见占位性病变。

3. 颅内静脉窦血栓形成相关眼病　可有眶部疼痛、眼球突出、眼睑结膜高度水肿及高热等症状。MRI、MRV 检查可发现相应的静脉窦内血液流空现象消失，或表现为边缘模糊，呈现随不同时期变化的血栓信号。DSA 是诊断颅内静脉窦血栓形成的"金标准"。

4. 遗传性视神经萎缩　如 LHON，是 mtDNA 上核苷酸发生突变引起的，与母系遗传物质密切相关，故常见于青年男性。有家族史无外伤史，急性发作时表现视神经炎，在球后视神经炎无特殊鉴别点，出现视神经萎缩时也无特殊的表现。但当查找其他原因未果时，应该考虑 Leber 病的可能。可通过详细询问家族史、检查血液中的 mtDNA、筛查突交热点基因等方法明确诊断。

【治疗】

1. 病因治疗　对占位性病变进行手术摘除是最基本的治疗方法之一，以达到解除对视神经的直接压迫或颅高压造成的继发性视神经萎缩，挽救残存视力。凡生长于可以摘除部位的肿物，在不引起严重病残的情况下，均应首先考虑手术治疗，力争做到完全切除或切除得越彻底越好。对于生长部位不能进行手术的肿物，或手术效果差的肿瘤，可采用姑息性手术，以暂时缓解增高的颅内压，或进行放疗、化疗。

2. 对症治疗　如通过药物或腰椎穿刺降低颅内压，减轻视盘水肿，抗癫痫、控制精神症状等。

中西医结合

本病无明确中医病名，已出现明显视神经萎缩者，则相似中医学"青盲"的范畴。本病以手术治疗为主，中医主要参与术后的视功能恢复。

【病因病机】风、火、痰湿、瘀、气滞等是造成颅内占位的主要因素，而且把"痰"和"瘀"作为重点。痰瘀之邪长久不化，因其特性重着黏腻，若凝聚于脑，易造成脉络受阻，继而形成肿块，阻塞清窍。

【辨证论治】

1. 肝郁气滞证

临床表现：视物模糊，视野中央区或某象限可有大片暗影遮挡；心烦郁闷，口苦胁痛，头晕目胀；舌红苔薄白，脉弦偏数。

治法：疏肝解郁，清热养血，平补肝肾。

方药：逍遥散《太平惠民和剂局方》加减。当归身 15g，炒白术 15g，柴胡 10g，牡丹皮 10g，茯苓 15g，炒栀子 10g，白菊花 10g，白芍 10g，枸杞子 10g，石菖蒲 10g。

加减：气滞血瘀者，加丹参、红花、川芎，以加强行血活血之效。

2. 脾虚湿泛证

临床表现：视物模糊，头重眼胀，胸闷泛恶，纳呆便稀，舌淡苔薄白或白腻，脉滑。

治法：益气健脾，利湿明目。

方药：参苓白术散（《太平惠民和剂局方》）加减。人参 10g，茯苓 15g，白术 15g，炙甘草 10g，薏苡仁 10g，白扁豆 10g，桔梗 6g，山药 10g，莲子肉 10g，砂仁 6g。

加减：水湿停滞有寒者可加桂枝、干姜、牛膝，以温通消滞、散寒行水；大便不稀偏干者，可去莲子肉。

3. 气虚血瘀证

临床表现：视物模糊，少气懒言，头晕；舌红苔薄白，脉涩，舌下络脉发绀。

治法：益气化瘀。

方药：补阳还五汤（《医林改错》）加减。黄芪（生）20g，当归尾 6g，赤芍 5g，地龙（去土）、川芎、红花、桃仁各 3g。

加减：气虚明显者重用炙黄芪 30g。

4. 肝肾阴虚证

临床表现：眼底视盘色泽淡白，久病视物模糊，伴头晕耳鸣，失眠健忘，多梦盗汗，舌质红少苔，脉细数。

治法：滋补肝肾，养血明目。

方药：明目地黄汤（《审视瑶函》）加减。生地黄、熟地黄各 15g，赤芍、白芍各 10g，当归 10g，柴胡 10g，五味子 5g，山萸肉 10g，茯苓 10g，泽泻 10g，丹参 10g，女贞子 10g，枸杞子 15g。

加减：津液耗损明显者，加西洋参 6g，黄精、石斛各 15g，以滋阴增液、生津润络。

（谢　青　张小花　王兴荣　张有花）

第30章 视网膜血管性疾病

第一节 视网膜动脉阻塞

【病因及发病机制】 病因较多，多发于患有高血压、糖尿病、心脏病、动脉粥样硬化的老年患者，青年患者较少。

视网膜动脉闭塞的大多数病例被认为与动脉粥样硬化相关的栓塞和血栓形成有关，栓塞被认为是最常见的病因，可来自颈动脉栓子。诱因可有偏头痛、血液黏稠度异常、血液病、口服避孕药，以及外伤、因患有风湿性心脏病而有心内膜赘生物等。

其发病机制为视网膜中央动脉血管发生阻塞，常见因素有血管栓塞、血管痉挛、血管壁改变、血栓形成、外部压迫动脉管腔等，筛板是视网膜中央动脉阻塞的好发部位。

【临床表现】

1. 症状　视网膜中央动脉阻塞位于筛板或筛板以上的位置。根据阻塞程度，可有完全和部分阻塞之分，症状轻重亦有所变化。完全阻塞者，症状严重，发展迅速，无痛性视力骤降，可至无光感，不完全阻塞者程度较轻，可存在部分视力。发病前，部分患者可有一过性黑矇，数秒后恢复。

2. 眼底　典型表现为后极部视网膜灰白、水肿，黄斑相对呈红色，即"樱桃红点（cherry-red spot）"（图 30-1-1），这是由于黄斑中心神经上皮薄，视网膜水肿较轻，可以透见脉络膜而致。视盘初始边界可正常或模糊，而后苍白。视盘周围视网膜可能特别肿胀和不透明。视网膜中央动脉及其分支变细，不易辨别。如有栓子，在视盘表面或在动脉分叉处可见管腔内有白色斑块。一般视网膜动脉阻塞较少出血，若出血，可呈火焰状

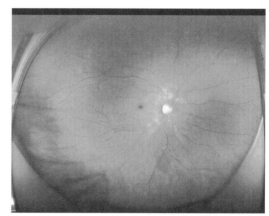

图 30-1-1　视网膜动脉阻塞患者右眼眼底彩照，可见视网膜水肿，黄斑区因透见脉络膜色泽而呈红色，即"樱桃红斑"

出血及可见棉絮斑。数日至数周后，尽管动脉仍然扭曲，但视网膜混浊和"樱桃红斑"逐渐消失。可有视神经萎缩、血管鞘膜和视网膜内部萎缩（图 30-1-2）。

3. FFA　视网膜动脉阻塞数小时至数日后造

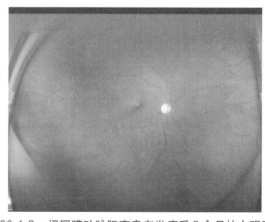

图 30-1-2　视网膜动脉阻塞患者发病后 2 个月的右眼眼底彩照，可见"樱桃红斑"消失，视盘色泽苍白，视神经萎缩

影，发现视网膜循环时间和视网膜循环时间均延长，表现为动静脉充盈延迟（图 30-1-3，图 30-1-4）。阻塞的中央动脉管腔内无荧光灌注，视盘来自睫状动脉的小分支可充盈。由于灌注压低，管腔内荧光素流变细，可呈节段状，无法进入末梢或毛细血管，尤其是在黄斑周边，灌注可突然截断。对于不完全阻塞者，数周后，灌注可恢复如初，检查时难以发现异常。

4. OCT　对于急性期患者，后极部视网膜神经上皮层水肿增厚，内核层以内各结构不清，外丛状层以内反射增强，内核层反射性减弱，可呈

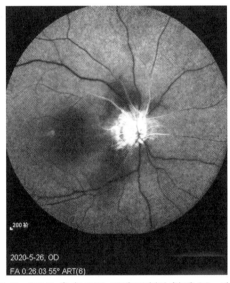

图 30-1-3　RAO 患者 FFA 示造影剂注射后 26s 动脉方开始出现荧光素，提示视网膜循环时间明显延长

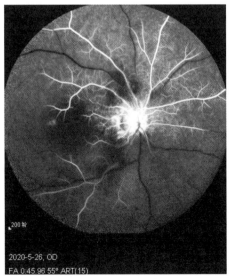

图 30-1-4　RAO 患者 FFA 示造影剂注射后 45s 视网膜静脉仍未出现荧光素，提示视网膜循环时间明显延长

现一低反射带，光感受器外节不完整，RPE 层正常。对于萎缩期患者，后极部视网膜神经色素上皮层均明显变薄，反射减弱，外界膜以外各层可表现正常。

5. ERG　完全阻塞呈典型负相波，由于 b 波起源于内核层，故 b 波降低，而 a 波起源于感光细胞层，血供由脉络膜血管提供，呈负相波。

6. B 超和 CT　有助于排除压迫性病变。

7. 其他　视野：可完全丧失，呈管状视野。患者常自诉"窗帘"样阴影遮盖；患眼瞳孔中等散大，直接对光反射明显迟钝或消失，间接对光反射灵敏，RAPD 存在；完整的心血管评估，包括 ECG、超声心动图和颈动脉多普勒超声检查。

【诊断要点】

1. 患有高血压、糖尿病、心脏病、动脉粥样硬化患者，尤其是老年患者。

2. 可有一过性黑矇前兆，突发无痛性单眼视力骤降，可低至无光感。

3. 眼底后极部视网膜乳白色混浊，黄斑区樱桃红点。

4. FFA、OCT、ERG 等检查提示该病。

【鉴别诊断】

1. 眼动脉阻塞　发病率低，但由于视网膜内、外层血供均阻断，故视力影响更为严重，常无光感。视网膜乳白色混浊情况更严重，部分患者无黄斑区樱桃红点，脉络膜及视网膜色素上皮层因缺血而混浊水肿。荧光血管造影可见眼动脉点状荧光渗漏，位于视网膜深层；视网膜电生理检查，a 波和 b 波降低或者消失。

2. 前部缺血性视神经病变　常双眼先后发病，眼底表现为视盘水肿明显、视力轻度或中度降低，视野典型损害为与生理盲点相连的弧形暗点。

【治疗】因视网膜耐受缺血的时间短，短时间内光感受器细胞即可死亡且不能逆转，故视网膜动脉阻塞需要急诊处理。视网膜动脉阻塞的预后与阻塞的部位、程度、血管的状况关系密切，特别重要的是开始治疗的时间，发病后 1h 内阻塞得到缓解者，有可能恢复部分视力，发病时间长则很难恢复。高龄者应进行颈动脉多普勒超声检查，了解是否存在颈动脉硬化斑块，相对年轻的患者应注意排查心脏瓣膜病变。由于预后差，对治疗

的益处存在争议。大多数操作旨在向远端移动栓子以恢复近端视网膜血流及迅速降低眼压。

1. 降低眼压　可利用 Goldmann 接触镜或手指按压或前房穿刺、口服或静脉注射乙酰唑胺等以降眼压。

2. 吸氧　持续低流量吸入含有 95% 氧和 5% 二氧化碳的混合气体，可增加脉络膜毛细血管血液含氧量，从而缓解视网膜缺氧状态，并适度扩张血管。

3. 血管扩张剂　急诊时，应立即吸入亚硝酸异戊酯或舌下含服硝酸甘油。还可球后注射妥拉唑林，或静脉滴注罂粟碱，或可口服烟酸。

4. 溶栓治疗　对疑有血栓形成或纤维蛋白原增高的患者可应用纤溶制剂。治疗过程中应注意检查血纤维蛋白原含量，降至 2g/L 以下后应停药。本法尚存在争议。

5. 其他治疗　可口服阿司匹林、双嘧达莫等血小板抑制剂。此外，根据可能的病因，降低血压，治疗颈动脉病，有炎症者可用皮质激素、吲哚美辛等药物，以及神经支持药物等。以上治疗可综合应用，力求视力恢复至最大限度。同时做全身详细检查以尽可能去除病因。

一、视网膜分支动脉阻塞

【病因与发病机制】　与 CRVO 相似，如阻塞发生在动脉分叉点，一般认为是栓子栓塞，颞侧分支常累及。

【临床表现】

1. 症状　累及黄斑区者，可有无痛性单眼视力骤降；无累及黄斑区者，视力可正常或自觉模糊、有黑影等。

2. 眼底　由阻塞血管支配的视网膜呈扇形或象限形乳白色水肿，缺血边缘尤为明显，如累及黄斑区，可有樱桃红点征，受累动脉变细，部分患者可发现栓子。若患者有糖尿病病史，可能出现新生血管。数周或数月后，眼底外观可恢复正常。淤血和血栓形成时，动脉和静脉可有"运货车"的外观。

3.FFA　阻塞动脉及相应静脉充盈较为阻塞延迟，部分患者栓子阻塞的血管壁有荧光渗漏。2～3 周后视网膜水肿消退，阻塞支动脉变细并有白鞘，

注意观察阻塞部位和血管壁的染色。荧光血管造影表现恢复正常。少数病例阻塞支与未阻塞支在视网膜上形成动脉-动脉侧支，或与视盘上的睫状血管形成睫网侧支。

4. OCT　急性阻塞过程中视网膜增厚且内反射层过高，对细胞内水肿有反应。外部视网膜的反射率受阻。后期视网膜内膜萎缩使视网膜变薄。视图上，遮挡区域显示为暗（或蓝色），表明视网膜变薄的区域。

5.B 超和 CT　可协助排除压迫性病变。

6.ERG　正常或有轻度改变。

7. 其他　视野：呈象限形缺损或弓形暗点；RAPD：通常存在。进行完整心血管评估的医学咨询，包括基线心电图（ECG）、超声心动图和颈动脉多普勒超声检查。

【诊断要点】

1. 有高血压、糖尿病、心脏病等疾病的患者应注意。

2. 自觉视力突发模糊或无痛性单眼视力骤降。

3. 眼底检查可见扇形或象限形视网膜乳白水肿，若累及黄斑，可见樱桃红点。

4.FFA 检查可见受累血管充盈延迟。

【鉴别诊断】

1. 视网膜静脉周围炎　发病群体以年轻健康人为主，其特征是双眼反复发生视网膜和玻璃体积血。疾病早期病变多位于视网膜周边，出血量多时可进入玻璃体内，因其患者会发生视网膜浅层出血，常易与视网膜静脉阻塞相混淆，但眼底检查可发现视网膜周边一处或多处血管呈白线状及出血症状，可进行鉴别。

2. 糖尿病性视网膜病变　是常见的糖尿病慢性并发症之一，其特征是双眼视网膜发生微血管损害，因糖尿病患者亦是视网膜静脉阻塞的高发人群，故应予以鉴别。经眼底检查可见深层出血点及微血管瘤，可进行鉴别。

【治疗】同 CRVO，由于视网膜血供受影响程度较轻，若及时处理，预后较好，不建议进行有创性操作。

二、前毛细血管小动脉阻塞

【病因及发病机制】　与血管内皮受损、血栓形

成、血管炎症或异常红细胞阻塞及其他因素有关。可见于高血压、糖尿病或放射病所致视网膜病变或全身性红斑狼疮、镰状细胞视网膜病变、白血病等血液病等。

【临床表现】

1. 症状 多无明显症状，不单独出现，常为其他眼底病表现，如糖尿病视网膜病变。

2. 眼底 视网膜前小动脉阻塞，导致视网膜缺血,可出现棉绒斑。数日或数周后棉絮状斑消失，小动脉重新灌注，重建的毛细血管床呈纡曲状态。晚期由于视网膜内层局部变薄，透明度增加，形成局限凹面反光区,说明该处视网膜曾经有缺血改变。发生于全身疾病如糖尿病、高血压动脉硬化等情况下，可以不影响视力，数周或数月可以消退。

3. FFA 可见斑状无灌注区，邻近毛细血管扩张，有的扩张如瘤样，晚期可见荧光素渗漏。

4. 视野 正常或有暗点。

【诊断要点】

1. 眼底检查 可见棉绒斑，走行与视网膜神经纤维走行一致，边界不清。

2. FFA 可见斑状无灌注区，邻近毛细血管扩张，有的扩张如瘤样，晚期可见荧光素渗漏。

【鉴别诊断】

1. 有髓神经纤维 多位于视盘旁，走行同神经纤维一致，但多数范围较棉绒斑大，有特征性的彗星尾样形态。

2. 硬性渗出 为视网膜血浆成分，细胞间水肿，边界清楚，与棉绒斑细胞内水肿不同。

【治疗】 同 CRVO，注意原发病的治疗。

三、睫状视网膜动脉阻塞

【病因与发病机制】 病因与 CRVO 相似。

【临床表现】

1. 症状 典型表现为睫状视网膜血管分布对应区的旁中心暗点，不易被患者察觉。如有供应黄斑区，则视力受损严重。

2. 眼底 血管支配区域视网膜常呈矩形或舌形乳白色水肿。数周后，视网膜水肿消退，逐渐恢复透明，呈正常色泽，但血管仍细，黄斑区可见色素沉着或色素紊乱，视盘颜色明显变淡或苍白。

【诊断要点】

1. 患者可有旁中心暗点。

2. 眼底检查可见睫状视网膜动脉供应区域乳白水肿。

【治疗】 同 CRVO。

中西医结合

视网膜动脉阻塞相似中医学"暴盲"的范畴。

【病因病机】 主要病机是脉络瘀阻，目窍失养，神光泯灭。本病多因忿怒暴悖，气机逆乱，气血上壅，血络瘀阻，窍道不利，或偏食肥甘厚味，痰热内生，血脉阻塞；或年老体虚，肝肾阴亏，肝阳上亢，气血并逆，脉络瘀阻；或心气亏虚，血动乏力，血行涩缓，络脉闭塞。

【辨证论治】

1. 气滞血瘀证

临床表现：眼外观端好，骤然盲无所见，眼底表现同眼部体征；兼情志抑郁，胸胁胀满，头痛眼胀，或病发于暴怒之后；舌有瘀点，脉弦或涩。

治法：行气活血，通窍明目。

方药：通窍活血汤（《医林改错》）加减。麝香 3g，老葱、大枣、红花、桃仁、赤芍、川芎、泽兰各 10g，石菖蒲 15g，路路通 30g，黄酒 10ml。

加减：头晕、肢体抽动者加天麻、钩藤；痰浊明显者加半夏、陈皮 6g；便秘腑实者加大黄 9g，芒硝 12g；阴虚者加麦冬、枸杞子 15g。

2. 痰热上壅证

临床表现：眼部症状及体征同前，视力骤降；形体多较胖，头眩而重，胸闷烦躁，食少恶心，口苦；舌苔黄腻，脉弦滑。

治法：涤痰通络，活血开窍。

方药：涤痰汤（《济生方》）加减。法半夏、胆南星、桔梗、橘红、枳实、竹茹各 10g，茯苓、人参、石菖蒲各 15g，甘草 6g，路路通 30g。

加减：湿象偏重，舌苔白厚偏腻者，去枳实、竹茹，加半夏、厚朴；肝火明显，素体偏热，性格急躁，舌质偏红者，去人参，加龙胆草、龙舌草。

3. 肝阳上亢证

临床表现：眼部症状及体征同动脉阻塞眼底的临床表现，目干涩；头痛、眼胀或眩晕时作，急躁易怒，面赤烘热，口苦咽干；脉弦细或数。

治法：滋阴潜阳，活血通络。

方药：镇肝熄风汤（《医学衷中参西录》）加减。生龙骨、生牡蛎、生龟甲各30g，玄参、茵陈、怀牛膝、白芍、生赭石各15g，天冬、生麦芽、川楝子各10g，甘草6g。

加减：血虚甚者加当归、熟地黄；气虚甚者加黄芪、党参；血瘀甚者加桃仁、红花。

4. 气虚血瘀证

临床表现：发病日久，视物昏矇，眼底见视盘色淡白，动脉细而色淡红或呈白色线条状，视网膜水肿；或伴短气乏力，面色萎黄，倦怠懒言；舌淡有瘀斑，脉涩或结代。

治法：补气养血，化瘀通脉。

方药：活血通络汤（《中西医结合眼科疾病诊疗手册》）。黄芪、葛根各30g，丹参12g，当归、赤芍、川芎、桃仁、红花、地龙、石菖蒲、路路通、丝瓜络各10g，水蛭3g。

加减：肝阴虚者加熟地黄、枸杞子、黄精；气虚者加党参。

【针刺治疗】 可选用睛明、球后、承泣、瞳子髎、合谷、攒竹、太阳、风池、内关、太冲、命门、肾俞、肝俞等穴，每次选2～4穴，强刺激，每日1次，10d为1个疗程，可行2～3个疗程。

【食疗方】

1. 益气活血茶

组成：葛根20g，黄芪20g，丹参12g，当归10g。

功效：益气活血，通络化瘀。

适应证：气滞血瘀型动脉栓塞。

方解：葛根扩张血管，抑制血小板聚集，清除自由基；黄芪益气生血；丹参活血化瘀；当归养血活血；上述4种食材搭配在一起，具有益气活血、通络化瘀的功效。

制法：将上述4种食材放入砂锅内，加适量水煎熬3mim后，取汁200ml，另加适量水再熬30min后，取汁200ml，把2次的食汁混合均匀即可。

用法：每次200ml，分早、晚口服。

2. 赤小豆茯苓粥

组成：赤小豆100g，茯苓粉30g，月季花10g，粳米150g。

功效：利水化瘀，消肿。

适应证：视网膜动脉栓塞早期视网膜水肿。

方解：赤小豆化瘀利水；茯苓益脾和胃，宁心安神，增强机体免疫力；月季花活血理气；粳米益脾胃。上述4种食材搭配在一起，具有利水化瘀的功效。

制法：上述4种食材同放入锅内，加适量水熬成粥即可。

用法：当早餐。

【名医经验】 陈明英将本病辨证分为3型：①气血瘀阻型，用柴胡、枳壳、牛膝、桔梗、地黄、当归、赤芍、桃仁、红花、川芎、甘草；②肝火亢盛型，用龙胆、木通、焦栀子、当归、地黄、柴胡、石决明、泽泻、黄芩、车前草、甘草；③阴虚火旺型，用知母、黄柏、地黄、泽泻、山药、山茱萸、牡丹皮、茯苓、玄参、枸杞子、麦冬、甘草。[陈明英，2002.中西医结合治疗视网膜中央动脉阻塞10例 [J].实用中医药杂志，18（1）：28]

曾刚将本病分为3型：①气滞血瘀型：治需行气活血、化瘀通络；方选通窍活血汤加减：大枣5枚，桃仁15g，当归12g，赤芍12g，石菖蒲12g，红花12g，川芎9g，郁金6g，香附6g。②气血两虚型：治需益气补血，方选归脾汤加减：白术9g，茯苓9g，黄芪12g，酸枣仁12g，人参6g，龙眼肉12g，当归6g，远志9g，桂枝6g，川芎6g，炒地龙6g。③肝阳化风型：治需平肝、潜阳息风，方选天麻钩藤饮加减：天麻9g，钩藤12g，栀子9g，石决明9g，黄芩9g，丹参12g，炒地龙6g，川芎6g，牛膝12g，夜交藤6g，益母草6g，杜仲6g，桑寄生6g等。[曾刚，2011.中医辨证论治视网膜中央动脉阻塞36例治疗观察 [J].中医中药，8（9）：93-94]

第二节　视网膜静脉阻塞

【病因及发病机制】视网膜静脉阻塞（retinal vein obstruction，RVO）的发病由多因素参与，包括全身危险因素和眼局部危险因素。目前广泛认为老年人与青壮年发生 RVO 的原因有很大差异。老年人多因高血压、低血压、高血脂、动脉硬化、糖尿病，血液黏稠度增高及血液流变学异常等全身危险因素而发病。青壮年多因静脉本身的炎症所致。一般认为病因包括：①与动脉供血不足；②静脉管壁损害；③血液流变学改变；④血流动力学改变等。眼局部因素包括青光眼、中央动脉阻塞、视盘玻璃疣等。此外，吸烟被认为会增加 RVO 的发病危险。

【临床表现】

1. 症状　视力下降程度取决于病变是否累及黄斑区。如黄斑受到波及，单眼突然视力下降或眼前黑影飘动，或于数日内快速下降，甚至可降至数指或仅辨手动。如果病情较轻或是病变尚未累及黄斑区，患者可以没有明显症状。缺血型视力明显下降，多低于 0.1，非缺血型常轻中度视力下降。

2. 眼底表现

（1）非缺血型视网膜静脉阻塞：可见视盘正常或边界轻度模糊、水肿。动脉管径正常，静脉纡曲扩张，视网膜 4 支静脉有少量或中等火焰状及点状出血，视网轻度水肿，偶见棉絮状斑。黄斑区正常或有轻度水肿、出血（图 30-2-1），FFA 显示无明显灌注区，散在遮蔽荧光（图 30-2-2）。

（2）缺血型视网膜静脉阻塞：可见视盘高度充血水肿，边界模糊。视网膜黄斑区有明显水肿混浊。黄斑隆起和出血，伴有小泡状囊样水肿。

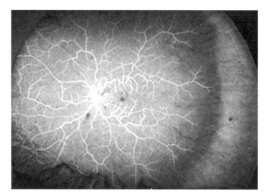

图 30-2-2　FFA 示无明显无灌注区，散在遮蔽荧光

动脉管径正常或变细，静脉高度扩张纡曲呈腊肠状。视网膜严重水肿，特别是后极部明显，有火焰状、斑点状出血（图 30-2-3）。病程久者常见棉絮状斑，黄斑囊样水肿或囊样变性（图 30-2-4）。更严重者可穿破内界膜成为玻璃体积血。

3. FFA 特征

（1）非缺血型视网膜静脉阻塞：FFA 提示无灌注区面积小或无明显无灌注区（图 30-2-2）。荧光遮蔽较小，动 - 静脉过渡时间延长并不明显。

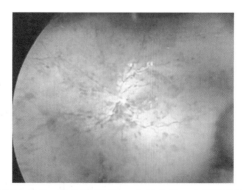

图 30-2-3　缺血型 RVO，大量点状、火焰状出血

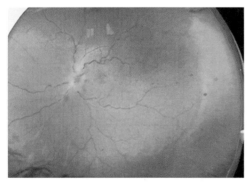

图 30-2-1　非缺血型 RVO，散在点状出血

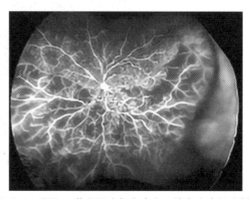

图 30-2-4　FFA 示黄斑区隆起和出血，伴有小泡状囊样水肿

（2）缺血型视网膜静脉阻塞：视网膜有大量出血病灶，使脉络膜及视网膜荧光被遮蔽，在被遮蔽处则可见充盈迟缓的动静脉（动 - 静脉过渡时间延长，常超过 20s），大片毛细血管无灌注区（大于 5 个视盘直径），甚至累及黄斑区。黄斑区隆起和出血，伴有小泡状囊样水肿（图 30-2-4）。

4. OCT 特征　OCT 可以显示视网膜静脉阻塞所致黄斑水肿，增厚（图 30-2-5）。

5. OCTA 检查　能较 FFA 更清晰地显示无灌注区的边界（图 30-2-6），并对无灌注区面积进行定量测量，有助于鉴别缺血型或非缺血型 RVO。

OCTA 能发现 RVO 早期所致的新生血管、毛细血管扩张、视网膜微血管瘤、侧支循环及 FAZ 结构破坏等微血管异常，较 FFA 更为直观和清晰。缺血型可见视网膜新生血管生长，非缺血型无明显新生血管形成。OCTA 无法显示液体积聚与渗漏，需要 SD-OCT 来辅助评价黄斑水肿的情况。

6. ERG 检查　缺血型 RVO b 波降低，b/a 振幅降低。非缺血型 b 波振幅正常，b/a 值正常或轻度下降。

7. 视野检验　缺血型常周边异常，有中心或旁中心暗点。非缺血型周边正常，有或无相对中

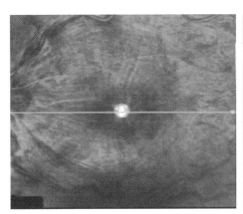
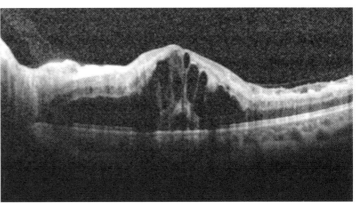

图 30-2-5　RVO 累及黄斑。OCT 示黄斑囊样水肿

OCT血管造影术 - 表面　　　　　　结构 - 表面

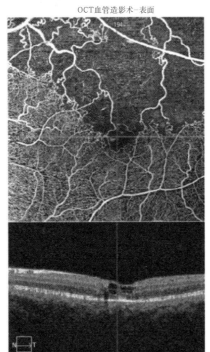
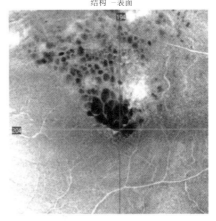

断层：204　　　顶部：ILM　底部：IPL

图 30-2-6　OCTA 示 RVO 致视网膜浅层血管大片无灌注区，累及黄斑中心无血管区。无灌注区边界清晰。OCT B-scan 示黄斑水肿

心暗点。

8. 相对传入瞳孔反应缺陷（RAPD） 为鉴别非缺血型和缺血型的重要依据，缺血型者常有RAPD 存在，而非缺血型者 RAPD 不常见。

9. 彩色超声多普勒血流成像 可较准确地进行视网膜中央动静脉、睫状血管和眼动脉血流速度、血管阻力的检查，可量化评估视网膜及眼部血管血流动力学改变。

10. B 超 了解有无玻璃体积血、视网膜脱离。

【诊断要点】

1. 中老年发病者素有高血压、高血脂、糖尿病等病史，单眼突然视力下降或眼前黑影飘动。

2. 阻塞部视网膜静脉纡曲扩张。视网膜有火焰状、斑点状出血，视网膜水肿、渗出、棉絮状斑，更严重者可穿破内界膜进入玻璃体，仅见红色反光眼底无法看清。

3. FFA 检查对本病诊断及分型可提供重要依据。

4. OCT/OCTA 检查对本病所致的黄斑部并发症可提供直观的依据。

【鉴别诊断】

1. 视网膜中央静脉阻塞、半侧视网膜静脉阻塞及视网膜分支静脉阻塞的鉴别 临床上根据视网膜静脉阻塞部位，分为视网膜中央静脉阻塞（central retinal vein occlusion，CRVO）、半侧视网膜静脉阻塞（hemi-central retinal vein occlusion，HCRVO）及视网膜分支静脉阻塞（branch retinal vein occlusion，BRVO）。若阻塞部位发生在视盘后，则为 CRVO；若阻塞部位发生在二级分支血管，则为 HCRVO；若阻塞部位发生在三级分支血管，则为 BRVO。

（1）CRVO 患者视力骤降，或于数日内快速下降，甚至可降至数指或仅辨手动，病情发展很快。眼底视网膜静脉纡曲扩张呈腊肠状、断续状埋藏在水肿的视网膜内，严重者可见棉絮斑及视盘充血、水肿。出血量较多者可发生视网膜前出血（图 30-2-7）。早期可见视网膜静脉荧光素回流缓慢，充盈时间延长，出血区遮蔽荧光，阻塞区毛细血管扩张或有微血管瘤；造影后期可见毛细血管的荧光素渗漏，静脉管壁着染；或可见毛细血管无灌注区、黄斑区水肿，新生血管强荧光等表现（图 30-2-8）。

（2）HCRVO 患者单眼突然无痛性视力下

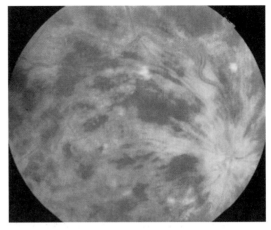

图 30-2-7 CRVO 视盘充血水肿，眼底大量出血

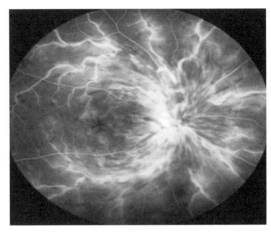

图 30-2-8 CRVO FFA 示静脉血管管壁着染，荧光渗漏，静脉纡曲扩张，呈腊肠状，视盘水肿，黄斑囊样水肿

降。眼底根据阻塞静脉主干不同，该静脉引流区的视网膜出血、水肿、渗出和静脉纡曲扩张。阻塞出血区可见散在棉绒斑。视网膜出血可延及周边。累及黄斑区，引起黄斑出血水肿（图 30-2-9，图 30-2-10）。随着病情进展，视网膜出血水肿吸收消退，其管壁可有与血管平行的白鞘形成，还可以出现视网膜新生血管和侧支循环。

（3）BRVO 较 CRVO 更为常见。患者视力可正常或轻度减退，视力减退程度与出血量、部位及黄斑水肿有关。常为单眼颞上支或颞下支静脉阻塞，尤以颞上支为多见。阻塞部位多见于第一至第三分支动静脉交叉处，周边小分支阻塞的概率较小。眼底表现为阻塞的远端静脉扩张、纡曲、视网膜水肿，常呈三角形分布，三角形尖端指向阻塞部位（图 30-2-11，图 30-2-12）。该区视网膜有散在大小不等的火焰状出血斑；阻塞严重者有

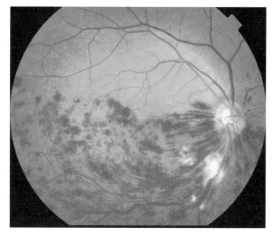

图 30-2-9　视网膜中央静脉下半侧阻塞，视盘黄斑连线下半视网膜大量火焰状出血，静脉纡曲，散在棉绒斑，累及黄斑

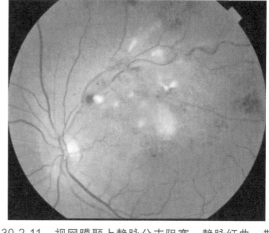

图 30-2-11　视网膜颞上静脉分支阻塞，静脉纡曲，散在大小不等火焰状出血斑

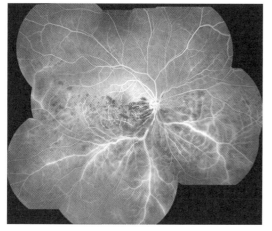

图 30-2-10　视网膜中央静脉下半侧阻塞，FFA 示下半部视网膜散在遮蔽荧光，下半静脉主干分支管壁渗漏强荧光，黄斑区遮蔽荧光

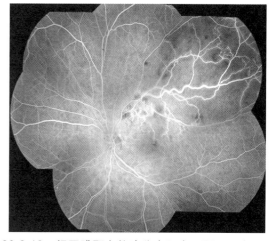

图 30-2-12　视网膜颞上静脉分支阻塞，FFA 示大面积无灌注区，呈三角形分布

时可见棉絮斑，病程久后呈现黄白色脂质沉着，还可见视网膜新生血管或侧支循环建立。黄斑分支静脉阻塞可致整个黄斑区水肿、出血及环形硬性渗出，黄斑水肿（图 30-2-13，图 30-2-14）。

2. 视网膜静脉周围炎　多为年轻患者，其出血及血管伴白鞘或血管白线多位于周边部，FFA 提示无灌注区（图 30-2-15，图 30-2-16）。在患眼玻璃体混浊不能看清眼底时，应检查另眼周边部视网膜，可有血管炎症或出血表现。

【治疗】应查找全身病因，针对全身病因进行治疗。眼局部重点在于预防和治疗并发症。视网膜静脉阻塞的并发症主要包括黄斑水肿、视网膜新生血管及其并发症，也是 RVO 导致视力丧失的主要原因。

1. 黄斑水肿　是视网膜静脉阻塞最常见的威

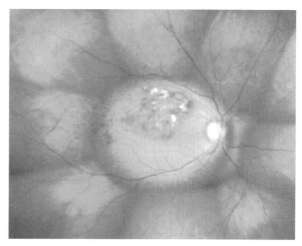

图 30-2-13　视网膜颞上静脉黄斑小分支阻塞血管弓下黄斑区出血、水肿及散在渗出

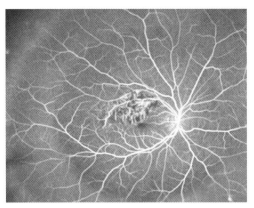

图 30-2-14 视网膜颞上静脉黄斑小分支阻塞，FFA 示黄斑区斑点状遮蔽荧光，夹杂斑点状强荧光

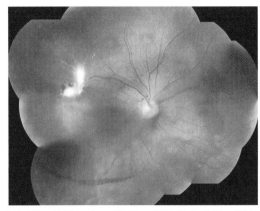

图 30-2-15 吴某，女，17 岁。视网膜血管炎，颞上中周围血管呈白线，局部纤维增生，少许视网膜出血，周边弧形视网膜前出血，玻璃体中轴部轻度出血

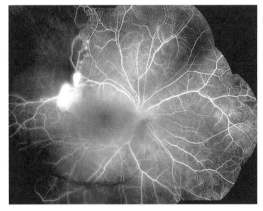

图 30-2-16 图 30-2-15 同一患者右眼的 FFA 示相应颞上下方渗漏强荧光，远端大片无灌注区，玻璃体腔遮蔽荧光

胁视力的并发症。

（1）抗血管内皮细胞生长因子眼内注射治疗：VEGF 是一种炎症因子，促进血管渗透性增强，在 RVO 患者眼中，VEGF 高度表达，其在 RVO 引起的黄斑水肿中起重要作用。常用的眼内注射的抗 VEGF 药物主要有雷珠单抗（Ranibizumab）、阿柏西普（Aflibercept）和康柏西普（Conbercept）。抗 VEGF 治疗 RVO 黄斑水肿视力获益明显优于局灶性黄斑激光光凝治疗，因此眼内注射抗 VEGF 为当前治疗 RVO 黄斑水肿的一线治疗选择。

（2）激光治疗：目的是重建视网膜供氧平衡，使光凝部位视网膜脉络膜产生粘连，增强视网膜色素上皮细胞的转运能力，促进视网膜下液吸收。同时直接破坏病变血管，减少血管内液体外渗。研究已证实，格栅样光凝治疗 BRVO 所致的黄斑水肿具有可观疗效，并已作为 BRVO 黄斑水肿的标准治疗方法。但激光治疗 CRVO 人群并发的黄斑水肿效果欠佳，目前不推荐应用。

（3）糖皮质激素治疗：在 RVO 的发病中起到重要作用，炎症因子可使血管通透性增加，从而引起黄斑水肿。研究已证实眼内注射曲安奈德 4mg/0.1ml 能有效减轻黄斑水肿，但需警惕出现继发性青光眼和并发性白内障的情况。眼内置入地塞米松缓释剂（Ozurdex，含地塞米松 0.7mg）可延长眼内作用时间至 6 个月，减少了并发症的发生。

2. 眼内新生血管 是 RVO 引起重视力障碍的并发症。缺血型 RVO 的发病率约为 35%，而非缺血型 RVO 的发病率约为 10%。预防性全视网膜光凝（panretinal photocoagulation，PRP）可降低缺血型 CRVO 所致的眼内新生血管的发生。眼内注射抗 VEGF 可暂时有助于消退新生血管，便于完成 PRP。

3. 手术治疗 对于有浓密的玻璃体积血、致密的机化膜，引发牵拉性视网膜脱离倾向者应行玻璃体手术和眼内激光光凝。

中西医结合

RVO 相似中医学"络瘀暴盲"（《临床必读》）的范畴。

【病因病机】本病的病机关键是脉络瘀阻，血溢脉外，遮蔽神光。多因情志郁结，气滞血瘀，血溢络外，蒙蔽神光；或因年老体弱，阴气渐衰，劳思竭视，阴虚阳亢，气血逆乱，血不循经，溢于目内；或因嗜食烟酒、辛辣厚味，痰热内生，上扰清窍，脉络瘀阻，血溢脉外而成。

【辨证论治】本病为眼科血证与气血相关，活血通络是治疗本病之大法。中医学认为，非缺血型视网膜中央静脉阻塞属轻症，缺血型视网中央膜静脉阻塞属重症。

1. 气滞血瘀证

临床表现：视力骤降，眼底可见视网膜静脉阻塞；兼眼胀头痛，胸胁胀闷，或情志抑郁，食少嗳气，忿怒暴悖，乳房胀痛，月经不调等症；舌质紫暗或有瘀斑，脉弦紧或涩。

治法：理气解郁，化瘀止血。

方药：血府逐瘀汤（《医林改错》）加减。柴胡、当归、桃仁、枳壳、川芎各10g，生地黄、赤芍、牛膝、生蒲黄各15g，桔梗8g，甘草、红花各6g。

加减：出血鲜红者加炒山栀子、牡丹皮；水肿者加车前子、茺蔚子；渗出者加茯苓、陈皮、夏枯草。

2. 肝阳上亢证

临床表现：多有高血压动脉硬化病史，视力骤降，眼底可见视网膜静脉阻塞；兼见眩晕耳鸣，头目胀痛，急躁易怒，口苦口干；舌红苔薄黄或苔少，脉弦或弦数。

治法：平肝潜阳，化瘀止血。

方药：天麻钩藤饮（《杂病证治新义》）加减。天麻、钩藤、栀子、黄芩、杜仲、桑寄生、茯神各10g，生石决明、牛膝、益母草、夜交藤各15g。

加减：出血不吸收者加桃仁、红花、丹参、当归尾；肢体麻木者加蟅虫；大便秘结者加枳壳、大黄。

3. 气虚血瘀证

临床表现：视物模糊，眼底可见出血久不吸收；兼见神疲乏力，心悸少寐，少气懒言，食少纳差；舌淡苔薄，脉虚无力。

治法：益气养血，行血散瘀。

方药：补阳还五汤（《中西医眼科学》）加减。熟地黄、当归各15g，红花、川芎、赤芍、地龙各10g。

加减：解郁行滞者加柴胡、枳壳；气血虚甚者，合八珍汤并用；心脾两虚，反复出血者，去桃仁、红花，合归脾汤并用；水肿明显者加车前子、白茅根、茯苓、泽泻；渗出明显者加牡蛎、连翘、昆布、海藻、夏枯草；为了提高视力，加枸杞子、女贞子。

4. 痰瘀血滞证

临床表现：病程日久，视力严重减退、视网膜水肿明显、渗出较多，经FFA造影、OCT检查，提示黄斑囊样水肿。多为视网膜静脉阻塞后期。兼见倦怠乏力，舌体有瘀斑，舌淡苔白腻，脉弦滑。

治法：化痰祛瘀，软坚散结。

方药：化坚二陈汤合桃红四物汤（《实用眼科药物学》）加减。制半夏10g，陈皮10g，茯苓10g，胆南星10g，昆布10g，夏枯草15g，当归10g，姜黄10g，玄参10g，牡蛎15g，炙甘草8g，蝉蜕6g，三七粉3g。

加减：食欲不振者加炒白术、山楂、鸡内金健脾消食；有玻璃疣及渗出物者，加白芥子、香附行气、化痰散结；有出血者，加血竭、三七和血止血。

【物理疗法】

1. 针刺眶周围。穴位可选晴明、球后、瞳子髎、承泣、攒竹、太阳等；远端穴位可选风池合谷、内关、太冲、翳风。每次选眶周穴位2个，远端穴位2个，留针15min，1次/日，10d为1个疗程。耳针：取肝、胆、脾、肾、心、耳尖、目1、目2、眼、脑干、神门等穴，针刺与压丸相结合，2次/日。头针：取视区，1～2d1次，10d为1个疗程。穴位放血：取耳尖或耳背小静脉，刺放少许血液。

2. 可选用血栓通、川芎嗪、丹参、黄芪注射液药物离子导入。

3. 激光治疗缺血型视网膜静脉阻塞可做全视网膜光凝术，防止新生血管性玻璃体积血及新生血管性青光眼。

4. 高压氧治疗。

【其他治疗】中成药。

1. 和血明目片、复方血栓通胶囊、丹红化瘀口服液，加味逍遥散、复方丹参滴丸、七叶皂苷钠等酌情选用。

2. 清开灵注射液，葛根素注射液、丹参川芎嗪注射液、血栓通注射液、疏血通注射液、银杏二萜内酯葡胺注射液、黄芪注射液等酌情选用。

【食疗方】

1. 白茅根老鸭汤

组成：白茅根30g，老鸭肉150g，当归10g，牡丹皮12g，精盐等佐料适量。

功效：通络化瘀，活血明目。

适应证：静脉阻塞早期。

方解：白茅根止血凉血，当归养血活血，老鸭肉益气明目，牡丹皮清热凉血。上述4种食材搭配在一起，可起到通络化瘀、活血明目的功效。

制法：将上述4种食材洗净切块，同放入砂锅内，加适量水煎熬30min至鸭肉烂，加入精盐等佐料即可。

用法：中晚餐菜肴。每日2次，10d为1个疗程。

2.三七瘦肉汤

组成：三七10g，鲜藕节100g，瘦肉100g，山楂15g，精盐等佐料适量。

功效：和血止血，益气化瘀。

适应证：静脉阻塞中期。

方解：三七和血止血，藕节化瘀止血，瘦肉益气，山楂扩张血管，降血压。上述4种食材搭配在一起，可起到和血止血、益气化瘀的功效。

制法：将三七、瘦肉、鲜藕节，山楂洗净，切块，一同放入砂锅内，加水适量，置火上炖至肉熟后，加精盐等作料调味即可。

用法：可作中、晚菜肴，每日2次，10d为1个疗程。

3.当归羊肉汤

组成：当归20g，枸杞子、红花各10g，羊肉100g，精盐等作料适量。

功效：益气散瘀，活血明目。

适应证：静脉阻塞中晚期。

方解：当归养血活血，红花和血化瘀，枸杞子降压明目，羊肉补虚。上述4种食材搭配在一起，可起到益气散瘀、活血通脉的功效。

制法：将羊肉、当归、枸杞子、红花洗净，切块，一同放入砂锅内，加水适量，置火上炖至肉熟后，加精盐等作料调味即可。

用法：可作中、晚菜肴，每日2次，10d为1个疗程。

【经验方】

1.张梅芳（《眼科血证》）温胆汤合生脉散加减 党参15g，麦冬12g，五味子6g，茯苓12g，制半夏12g，陈皮6g，甘草3g，枳实9g，竹茹6g，泽兰9g，瓦楞子15g，郁金9g，毛冬青12g，三七粉3g，仙鹤草12g。适用于本病中晚期，经久不愈，眼底出血已停止，但仍有血斑、渗出物及机化物。

加减：面色晦暗，舌苔厚腻，脉缓等，加全蝎、胆南星等；肢体困倦，大便溏泻，食欲不振，舌苔厚腻，脉缓等，加白术、细辛、干姜等。

2.彭清华（《中西医结合眼底病学》）生蒲黄汤合猪苓散加减 生蒲黄、丹参、赤芍各10g，萹蓄、墨旱莲、当归、麦冬、地龙各15g，生地黄、车前子、猪苓各20g，茯苓30g。治疗本病阳亢血瘀型23例，23只眼，每日1剂，30d为1个疗程，临床治愈13只眼，显效8只眼，好转2只眼。

3.张仁俊（《实用眼科药物学》）用二陈汤合桃红四物汤加减 陈皮、法半夏、茯苓各10g，胆南星、昆布、海藻、桃仁、苏木、红花各12g，当归、赤芍、川芎各15g，地龙、水蛭、桔梗各10g。配合卵磷脂络合碘、复方芦丁片、普罗碘胺、眼生素、疏血通、葛根素注射液。适用于本病中后期，患者视物模糊，视网膜水肿明显，渗出较多，OCT提示：黄斑囊样水肿。25例，治疗25只眼，30d为1个疗程，临床治愈15只眼，显效10只眼，好转3只眼。

【名医经验】陆绵绵（《世界传统医学眼科学》）涤痰汤：半夏、胆南星、陈皮、枳壳、竹茹各10g，茯苓20g，甘草、生姜各3g，大枣5g；适用于本病眼底出血量多且色红，伴有棉絮状渗出斑，黄斑囊样水肿。

加减：风痰上扰，头面赤者，加僵蚕、地龙、钩藤；加白茅根、生地黄凉血止血；伴有棉絮状渗出斑者加浙贝母、鳖甲、鸡内金软坚散结；加桃仁、红花活血化瘀。

黄叔仁、张晓峰（《眼底病诊断与治疗》）加味桃红四物汤：生地黄、当归尾、丹参、广地龙、生川牛膝、夏枯草各15g，川芎、赤芍、桃仁、红花、枳壳、郁金、刘寄奴、柴胡、制香附各10g，土鳖虫6g。适用于本病早中期。

加减：动脉硬化者，加山楂、海藻、鸡内金、苦丁茶；高血压者，加天麻、决明子、白菊花；眼底静脉炎症者加玄参、牡丹皮、黑山栀子、酒黄芩、姜黄连、制大黄、连翘、金银花；黄斑水肿者，加车前子、赤茯苓、满天星、白术、猪苓。亦可与尿激酶、阿司匹林肠溶片等配合应用。30剂为1个疗程。必要时可以连续服用2～4个疗程。

据相关报道认为本病临床分早、中、晚三期

进行治疗。

1. **发病初期** 早期，15d 以内。要注意病因和针对基础性疾病的治疗。宜以止血凉血，清热凉血为主。活血通络，可用四妙勇汤合生蒲黄汤加减；合用藤类通络药如忍冬藤、海风藤、络石藤等祛风利湿以助清热通络。

2. **稳定期** 中期，15～60d。离经之血或瘀血，治疗重在活血化瘀，如血府逐瘀汤加减；气虚者加补气之黄芪、党参、白术；视网膜水肿较明显者加利水渗湿药如车前子、薏苡仁、泽泻等；血不利化为水，瘀血化水亦发水肿，加泽兰、益母草能活血利水。

3. **恢复期** 晚期，60d 以上。久瘀伤络引起络脉痹阻，气血两虚，肝肾不足，宜益气养血、疏通脉络，在扶助正气、益精明目的同时，应用虫类剔络，典型方剂如大黄䗪虫丸。黄斑囊样水肿宜益气利水或温阳利水，如春泽汤、黄芪防己汤等。

【视网膜静脉阻塞活血化瘀药临床应用现代研究】 根据现代医学的观点，治疗本病应该从改变血液成分，降低血液黏稠度，减少外周血管阻力和抗凝、溶栓、祛瘀等方面着手。采用中西医结合疗法，早、中期以滋阴凉血止血、活血化瘀为主，后期以滋阴益肾明目为法常可取得满意疗效。

根据现代医学药理研究表明，丹参、当归、赤芍、川芎、牡丹皮等为活血化瘀的良药，能降低血液黏稠度，并有抑制凝血及血小板凝集的作用，使外周血管扩张，改善微循环和局部代谢，有利于组织的修复，丹参能活血化瘀，促进毛细血管血流速度加快，使血液流变学趋于正常，生地黄可清热生津、滋阴凉血；当归具有活血、抗动脉粥样硬化、抗血栓的作用；赤芍、川芎具有促进血液循环，以及缓解组织缺血、缺痒及组织水肿的作用。牡丹皮有活血凉血的作用，并能消散瘀血，消除视网膜陈旧性出血。

本病恢复期患者仍属肾、肝、脾虚，气血两虚，虽然以血瘀为主，因此在辨证中应注意养血扶正，滋养肝肾，切记和血化瘀明目，并加用补肾固摄的药物，如杜仲、桑寄生、菟丝子类，慎用破血软坚、削伐之类药物，以防伤其元气。

本病三大并发症难点的中西医结合治疗如下。

1. **黄斑水肿** 分 3 种类型：①弥漫性黄斑水肿；②黄斑囊样水肿伴有囊腔；③黄斑区囊腔。黄斑长期处于水肿状态损伤感光细胞，晚期视网膜变薄、纤维化，引起不可逆的视力丧失。

（1）未发展为黄斑囊样水肿前（细胞外水肿）尚未发展为囊样变性（细胞内水肿）时，可以考虑抗血管内皮生长因子（抗 VEGF）玻璃体腔内注射治疗。但有一定风险，要十分慎重。

（2）激素治疗：曲安奈德玻璃体腔内注射，易复发，还可引起高眼压、白内障等并发症。

（3）物理疗法：①患者未发展为黄斑囊样水肿前仅有黄斑水肿时，高压氧配合应用醋甲唑胺治疗本病能改善视力。虽然有一定疗效但仍需循证医学证实。②激光对本病的治疗可做局灶性光凝，要求严格控制光斑直径及曝光时间，以防损伤黄斑组织。

（4）根据 FFA、OCT 和临床表现，酌情选用益气利水或温阳利水剂，如驻景丸，加全蝎、水蛭、虻虫等虫类药，以活血利水、通络明目。用春泽汤、黄芪防己汤等加减方治疗，虽然有一定疗效但缺少循证依据。

2. **新生血管性青光眼**

（1）气滞血瘀型

临床表现：头痛，眼胀，眼压高，兼口苦便秘、口干烦热，视网膜出血虽减未消，虹膜有新生血管，夜寐不安。

治法：理气活血，利水止痛。

方药：血府逐瘀汤加减；痛甚加乳香、没药、五灵脂；机化膜较多加莪术、昆布、海藻；前房积血久不消散加三七、生蒲黄；口苦便秘加山栀子、大黄、车前子、泽泻；口干烦热加知母、黄柏、牡丹皮。

（2）阴虚火旺型

临床表现：眼胀，眼压高，视网膜反复出血，虹膜有新生血管，兼耳鸣、口干、便秘。

治法：滋阴降火，凉血散血。

方药：知柏地黄汤加减。

（3）若西药疗效不明显，在大多数情况下，早期可进行全视网膜光凝。为了降低眼压缓解疼痛，保存残余视力，也可选择滤过性手术。还可以考虑抗血管内皮生长因子（抗 VEGF）玻璃体腔内注射治疗，但有一定风险，要十分慎重，晚期可进行全视网膜冷凝术。

3. 眼底出血对眼组织的损害 视网膜、视网膜下、视网膜前出血而导致的玻璃体积血，虽然经治疗出血可逐渐被吸收，但视力很难恢复到发病前的视力。主要是由于出血，红细胞释放，Fe^{2+}浓度增加，并诱发脂质过氧反应，使眼内阴离子浓缩液化，同时使视网膜、视神经组织产生同样损害，致使视力难以恢复，甚至不能恢复，造成终身残疾。

中药活血化瘀药物如丹参、三七、毛冬青都有一定增强抗自由基酶如超氧化物歧化酶的作用，从而起到清除自由基，保护眼组织的作用。活血化瘀代表方有血府逐瘀汤、桃红四物汤、益气散结汤等。对自由基清除，出血吸收，活血化瘀，软坚散结，促进机化物的吸收有一定疗效。如果治疗效果不理想，必要时也可以进行玻璃体联合激光手术。

黄斑水肿、新生血管性青光眼、眼底出血是本病对眼组织损害的三大主要并发症，要做到尽早防控，早诊断，早治疗。并且要遵循中西医结合联合治疗的原则：①病因治疗。②辨证论治，选方遣药。③ TA 的联合应用，玻璃体内注射 TA 与物理疗法（激光治疗）相结合。④抗血管内皮生长因子（抗 VEGF）玻璃体腔内注射治疗。⑤物理疗法(高压氧配合醋甲唑胺)联合激光治疗。⑥玻璃体切割联合物理疗法（激光治疗）。

【视网膜静脉阻塞中西医结合治疗新理念】本病病因虽多，但瘀血是主要的发病原因。临床中西医治疗注意以下 5 点。

1. 辨证论治，千万不要忘记用活血药。基础方为血府逐瘀汤、当归活血汤、归脾汤合生蒲黄散等。

2. 活血、和血、破血三类药物虽有活血作用，但活血程度轻重有别；常用活血药有川芎、蒲黄、红花、三七、穿山甲、五灵脂、牛膝等，用于活动积滞，疏通血脉。常用和血药有当归、丹参、赤芍、鸡血藤、牡丹皮、生地黄等，用于调和血脉，理顺血液运行。常用破血药有水蛭、虻虫、莪术、血竭、桃仁、三棱等，用于血管阻塞不通或瘀血积滞不散。联合应用相辅相成。

3. 病程不同，用药各异。早期，15d 以内有新鲜出血，以凉血止血。中期，15 ～ 60d，出血基本停止，以活血祛瘀治之。晚期，60d 以上，出血停止，或大部分出血已吸收，机化物已形成，以活血化瘀、软坚散结治之。

4. 活血化瘀用药牢记 5 点。①早期宜少宜轻。②中病即止不宜久用。③辨证论治的基础上灵活加入活血化瘀药。④切记活血化瘀同时，加用补肾固摄的药物，如杜仲、桑寄生、菟丝子类，慎用破血软坚、攻伐之类药物，以防伤其元气。⑤眼居高位，要加用引经药，如柴胡、升麻、桔梗、葛根等。

5. 本病在 FFA、OCT、眼底检查指导下，在此基础上根据病因、病性和临床表现进行辨证论治，选方遣药，配合中成药、中草药注射液。必要时配合物理疗法、激光治疗、高压氧治疗、抗 VEGF、曲安奈德玻璃体腔内注射及手术治疗。

因为本病病程一般在 60d 左右，目前本病的治疗仍以中西医结合配合物理疗法为主。虽然用多种联合治疗方法，但疗效不尽如人意。如果能够研究发掘出一种治疗本病行之有效新药、新方，缩短疗程，能达到痊愈的目的。使患者视力恢复到发病前的视力，这是我们临床科研工作中面临的新课题、新的挑战。

第三节　视网膜静脉周围炎

【病因及发病机制】 视网膜静脉周围炎的病因与发病机制至今不明，有研究显示该病和自身免疫反应增强、年龄、结核、感染、糖尿病等多种因素有关。还有一些报道认为与神经系统疾病、多发性硬化等因素有关。常见病因有：①遗传因素。有学者认为与人类白细胞抗原（HLA）Ⅰ、Ⅱ有关。②营养缺乏。缺乏维生素 A、维生素 C、维生素 E 等可能促进该病的发生。③吸烟。研究表明，吸烟者罹患该病比例高。④结核感染。有研究显示存在相关性。此外，神经系统相关性疾病，如多发性硬化等，有可能导致该病。以上这些病因均可产生异常的视网膜血管反应，使血管壁的屏障功能被破坏，导致视网膜血管渗漏和组织水肿、出血、血管闭塞、新生血管膜形成等。

【临床表现】双眼可同时发病，或先后发病，严重程度不一，多在1年内发病。

1. 症状 早期病变只是在周边部，患者常无自觉症状。周边部的小血管有病变，但出血量不多者，患者仅有飞蚊症现象，视力正常或轻度下降，常不易发觉。当病变侵及较大静脉，出血量增多，且突破内界膜进入玻璃体时，患者突然发病，患眼无痛性视力急剧减退至眼前指数、手动，甚至仅有光感。如黄斑未受损害，玻璃体积血吸收后，视力可恢复正常。临床上，患者常因视力下降前来就诊。

2. 眼底 透照法检查眼底时可无红光反射，或仅有微弱红光，但数日后大部分出血戏剧性地被吸收，甚至视力可恢复正常。早期视网膜周边部小静脉纡曲扩张，管径不规则，可扭曲呈螺旋状，有的血管旁有白鞘，受累血管附近视网膜水肿，且有火焰状或者片状出血。随着病情发展，可累及整个视网膜周边小静脉，以及后极部大静脉。

若波及视盘周围静脉，可引起视盘水肿。若血管渗漏，则可形成血管白鞘。病情严重者可有黄斑水肿。若血管渗出明显，视网膜下可见大量白黄渗出物（图30-3-1，图30-3-2）。

病情更为严重者，尤其波及后极部，视盘上方可有新生血管，易破裂出血，形成玻璃体积血（图30-3-3）。积血可逐步吸收，但易反复发作，且后期积血机化可牵拉视网膜，造成更为严重后果。病程久者可发生并发性白内障。亦可出现虹膜新生血管，继发新生血管性青光眼，这些并发症均可致盲。

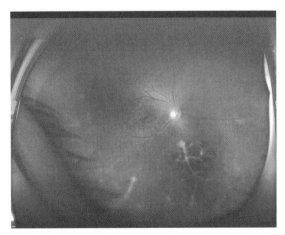

图30-3-1 视网膜静脉周围炎患者右眼眼底彩照，可见颞侧、下方及鼻侧周边视网膜静脉旁白鞘，伴视网膜片状出血及视网膜下点状黄白色渗出

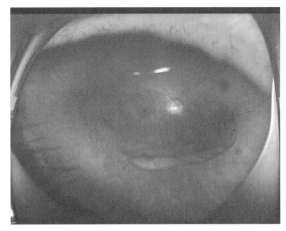

图30-3-2 视网膜静脉周围炎患者右眼眼底彩照，可见颞下及下方视网膜周边血管闭塞呈白线状，除视网膜层间出血外，伴有内界膜下出血

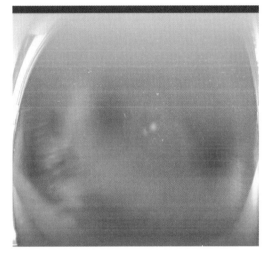

图30-3-3 视网膜静脉周围炎患者2个月后突发视力下降，眼底彩照可见大量玻璃体积血，眼底窥不清

3. FFA 在诊断该病的过程中起至关重要的作用，原则上要求进行双眼检查并注意周边部，尽早发现另一只眼的早期病变，以免延误治疗。

早期患者尽管后极部未见明显异常，但在周边部或周边部的某一个象限可能已经出现了小静脉扭曲，荧光素渗漏，甚至已出现大片血管闭塞区（图30-3-4）。

若病情时间较长，累及大静脉，可在后极部或中周部发现某支静脉或某个象限静脉扩张，荧光素渗漏，甚至大片血管闭塞区及新生血管膜，在灌注区和无灌注区有微血管瘤、新生血管和动静脉短路形成。对于新生血管膜荧光素渗漏，可有棉花团样强荧光，随着病情进展，可演变为纤维增生膜。

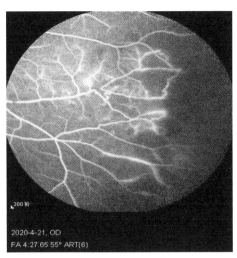

图 30-3-4　视网膜静脉周围炎病患者右眼 FFA 显示周边视网膜小静脉扭曲，伴荧光素渗漏，周边视网膜存在无血管区

可见玻璃体积血，由于重力原因，积血沉积下方，可遮蔽荧光，进而干扰检查，因此建议积血吸收后需重新进行检查评估。

4. B 超　若患者眼内积血严重，影响眼底检查，可利用 B 超评估眼内情况、积血来源等，排除视网膜裂孔等情况。

5. OCT　对于黄斑区功能评估有着重要作用，由于血管渗漏，可致黄斑水肿。

【诊断要点】

1. 视物模糊、自觉眼前黑影飘动、视力骤降或突发失明的青年患者。

2. 眼底检查：可见视网膜周边部小静脉扭曲，周边有片状渗出，部分血管闭塞呈白线状，同时应对另一眼进行散瞳，仔细检查周边部视网膜，可能存在周边视网膜血管旁白鞘或呈白线状，伴有浅层出血，则可确诊。在白鞘。病程短的病例，经过休息数日有可能查见眼底，有利于诊断。

3. FFA：视网膜周边小静脉存在扭曲、渗漏、闭塞、棉花团样高光等情况。

4. 双眼严重玻璃体混浊的年轻患者，也应拟诊本病，利用 B 超了解有无牵拉性视网膜脱离。

5. 排除全身病所致眼内出血，如糖尿病。

【鉴别诊断】

1. 外层渗出性视网膜病变　毛细血管异常扩张，视网膜内、下大量黄白色渗出，血管异常，小动脉可呈球形瘤样扩张，呈梭形或串珠状，动静脉均可受累。可有血管闭塞及继发性视网膜脱离，早期病变多见于周边部。静脉周围炎的早期病变也发生在周边部，病程晚期视网膜也可出现大量渗出，视网膜血管闭塞和微血管形成。但静脉周围炎没有像外层渗出性视网膜病变那样的异常毛细血管扩张。发病年龄较外层渗出性视网膜病晚，病程较短，玻璃体可反复出血。外层渗出性视网膜病变多单眼发病，静脉周围炎多双眼先后发病。根据病史及眼底检查，有助于鉴别诊断。

2. 急性视网膜坏死　初发视网膜坏死病灶也多见于视网膜周边部，动静脉均有闭塞。但视网膜坏死较早出现黄白色点团状渗出病灶，如未及时治疗，可很快发展为中后大动脉闭塞和出血，伴玻璃体炎症和视网膜坏死穿孔。FFA 检查：血管闭塞区更加清晰，周边部动静脉血管均有闭塞，并可看到血管闭塞的影子。但患者没有反复玻璃体积血的病史，抗病毒治疗效果较好。

3. 视网膜中央静脉阻塞　以视盘为中心至视网膜周边部可见广泛性火焰状、放射状出血，中央静脉纡曲、扩张，FFA 检查与视网膜静脉周围炎明显不同。

4. 视网膜分支静脉阻塞　视网膜静脉阻塞患者可有高血压等心血管疾病病史，发病年龄较大，FFA 除阻塞的静脉所属血管有闭塞区或血管变形、通透性增加外，余象限血管大致正常。

5. 糖尿病视网膜病变　部分病例视网膜也可出现大量渗出、血管扩张、微血管瘤及血管异常等，但多双眼发病，实验室检查可明确诊断。

【治疗】

1. 药物治疗　在刚出现玻璃体积血的病例，要注意休息，半卧位，不宜剧烈运动，让积血沉到下方，不会遮住黄斑而影响视力。

（1）止血药物：立即应用止血剂、静脉注射钙剂，以及口服维生素 A、维生素 C、维生素 K 等。

（2）激素药物：可抑制炎症反应和减轻黄斑水肿，激素的用量要根据患者的临床反应、病情的变化适当调整。

（3）抗结核药物：如发现全身有活动性结核病灶，应抗结核治疗。未发现身体其他部位结核病变者，其在 Eales 病治疗中所起的作用仍存在争议。

2. 激光治疗　适应视网膜血管无灌注及新生血管形成（图 30-3-5）。视网膜光凝可以阻止玻璃体积血等并发症的出现，并能加速视网膜出血及

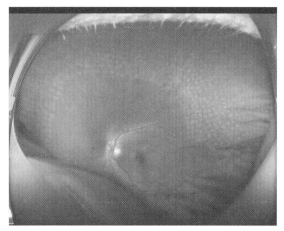

图 30-3-5　视网膜静脉周围炎患者接受激光光凝治疗后的左眼眼底彩照，可见激光斑覆盖区域为周边视网膜无灌注区，其间可见闭塞的视网膜血管

黄斑水肿的吸收。激光治疗后仍应定期复查，一些患者病情仍会发展，血管闭塞区可继续扩大，新生血管可继续产生。激光治疗后 1 个月应复查 FFA，不仅是判断病情是否发展，还是检验光凝治疗效果的重要手段，如发现新的血管闭塞区或新生血管可再次行激光治疗。

3. 手术治疗　大量玻璃体积血 1 个月不吸收，就要及时做玻璃体手术，清除玻璃体积血，同时也清除玻璃体内炎性因子、分解产物和渗出物，减轻对视网膜的刺激，从而阻止病情的发展。术中对增生膜要尽量剥除，解除对视网膜的牵拉，防止发生视网膜脱离。

中西医结合

视网膜静脉周围炎根据不同的发病阶段和对视力的影响程度，分别相似中医学"暴盲""云雾移睛"和"视瞻昏渺"的范畴。

【病因病机】因心肝火旺，循经上攻目窍，灼伤脉络，血溢络外；或七情内郁，肝失疏泄，五志化火，火郁脉络，血溢络外；或瘀热内伤，阴虚火旺，虚火上炎，灼伤脉络，血不行经而外溢。

【辨证论治】

1. 肝郁血瘀证

临床表现：视网膜静脉扩张、纡曲，或玻璃体多量积血；伴头痛眼胀，眩晕耳鸣，烦躁易怒，胸胁胀痛，口苦咽干；舌质紫暗或有瘀斑，脉弦紧或涩。

治法：疏肝解郁，活血祛瘀。

方药：血府逐瘀汤（《医林改错》）加减。桃仁、红花、赤芍、牛膝、川芎、枳壳、柴胡、当归、桔梗各 10g，生地黄 15g，甘草 6g。

加减：出血鲜红加炒山栀子、牡丹皮、白茅根；水肿加车前子、猪苓、薏苡仁；渗出加茯苓、陈皮、夏枯草。

2. 胃火炽盛证

临床表现：视物昏矇或眼前有黑影，或视白如赤，眼内出血量多，颜色鲜红；可伴齿衄、口臭，口渴喜饮，嘈杂易饥，大便秘结；舌质红舌苔黄厚，脉数。

治法：清胃泻火，活血祛瘀。

方药：玉女煎（《景岳全书》）合泻心汤（《金匮要略》）加减。石膏 30g，知母、麦冬、黄芩、黄连、大黄、连翘、赤芍、车前子、菊花各 10g，生地黄、玄参各 15g。

加减：新鲜出血者加牡丹皮、白茅根、地骨皮；大便秘结者，加大黄、生石膏以泻火通便；口干舌燥者，加沙参、麦冬以养阴润燥。

3. 肝肾阴虚证

临床表现：视网膜反复出血，或有新生血管，视物昏花；兼见五心烦热，颧红唇赤，口干咽燥，腰膝酸软，虚烦梦遗；舌质红，舌苔少，脉细数。

治法：滋阴降火，活血祛瘀。

方药：知柏地黄丸（《景岳全书》）加减。知母、黄柏、泽泻、牡丹皮、三七、丹参、泽兰各 10g，熟地黄、山药、山茱萸、茯苓各 15g。

加减：阴虚甚者，加龟甲、鳖甲、女贞子以养阴清热；血热偏甚者，加紫草、赤芍以凉血化瘀；有新鲜出血者，加白茅根、地榆、仙鹤草。

【名医经验】杨光教授认为本病初发的基本病因病机为血热上行、灼伤目络。在疾病中晚期，遵"离经之血即为瘀血"的认识，病机主要为目窍瘀血。治疗以凉血法与引火归原法结合，命之为"引血下行法"，自拟"降火凉血明目饮"，基本方：生地黄 15g，当归 10g，赤芍 15g，牡丹皮 10g，牛膝 10g，鸡血藤 20g，天冬 15g，黄柏 10g，砂仁 6g，陈皮 6g，炙甘草 6g。临床尚需根据具体情况加减应用，若患者唇红而燥、口干渴、溲赤舌黄、脉数等热象明显，可加水牛角粉30g（先煎），黄连10g；若口渴咽干，舌红瘦而光、无苔，尺脉沉细等下焦阴虚明显者，加地黄15g（生、熟地黄合用），女贞子15g，墨旱莲10g；若乏力面白，舌淡脉弱等，属气阴两虚，加太子参15g，黄芪10g；若太息连连，情绪低落，口苦脉弦，属兼有肝郁者，加白芍15g（赤芍、白芍同用），青皮10g。部分患者嗜辛辣烟酒，舌苔黄腻，兼湿热痰热，可减生地黄，加佩兰10g，胆南星10g，车前子10g（包煎）等。发病7～10d，若无新出血，即已度过初期，当加强活血之力，鸡血藤加至30g，三七3g，丹参15g，红花10g等。后期瘀血不化、吸收缓慢当加强化瘀之力，加血

竭1g（冲服），蜈蚣3条。部分患者积血吸收、视力恢复，但视网膜残留机化物，当软坚散结，加半夏10g，海藻10g，三棱10g等。其他兼证均可随症加减。患者大多经4～6周治疗视力恢复，眼内瘀血基本吸收，此时可改用成药。杨光教授常根据辨证选用知柏地黄丸（阴虚内热证）、杞菊地黄丸（肝肾阴虚证）、复方血栓通胶囊（气虚血瘀证）等，或拟处方灵活配制丸药，再服3个月以防复发。部分出血较多，2个月仍吸收不理想者，勿固守药物，建议患者手术治疗。亦有患者明确诊断为结核病、免疫系统疾病者嘱其同时重视内科治疗。[刘文，童毅，杨光，2008. 杨光运用引血下行法治疗 Eales 病经验 [J]. 中国中医眼科杂志，6（28）：167-169]

第四节　视网膜血管炎

【病因及发病机制】 该病病因复杂，一般认为在 40 岁以下的年轻人中更为常见，可由全身或眼局部的病变引起，包括以下几点。①感染性疾病：如病毒、细菌、真菌、弓形虫感染等或免疫复合物侵犯血管壁，如视网膜静脉周围炎、动脉炎、急性视网膜坏死等；②全身性疾病：如系统性红斑狼疮、全身病毒感染、结核、梅毒、免疫缺陷性疾病、白塞病等；③眼局部的炎症：中间葡萄膜炎、鸟枪弹样脉络膜视网膜病变、霜样树枝样视网膜血管炎、节段状视网膜动脉周围炎等。近年有学者认为本病的发生还与遗传因素有关。

以上这些病因均可产生异常的视网膜血管反应，使血管壁的屏障功能被破坏导致视网膜血管渗漏和组织水肿、出血、血管闭塞、新生血管膜形成等。但目前，尚未很好地阐明各种类型的视网膜脉管炎的确切病理生理机制。

【临床表现】 以视网膜葡萄膜和玻璃体的炎症改变为主要特征，存在反复出血和血管白线。

1. 症状

（1）视物模糊和眼前有黑影飘动：早期常见症状，一般由玻璃体混浊或内浮细胞引起。

（2）视力下降：黄斑水肿和视网膜出血是视力下降的重要原因。

（3）视野缺损或暗点：局部血管堵塞所致。

（4）视物变形：黄斑水肿或病变累及黄斑所致。

2. 眼底　可见视网膜血管扩张，围绕血管有黄白色炎性渗出或白鞘，渗出可包绕血管全长，自视盘至周边视网膜，但更常见的是呈节段性（图30-4-1）。视网膜水肿、出血，常由血管炎症、血 - 视网膜屏障破坏、血浆、血细胞渗出血管外所致。黄斑部可见水肿。如供应视盘的血管发生炎症，则出现视盘充血、水肿。

炎症可导致血管阻塞，如发生在毛细血管前的小动脉，则可见棉絮斑；更大的血管阻塞，则

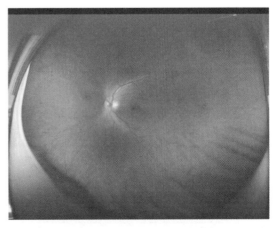

图 30-4-1　视网膜血管炎患者左眼眼底彩照，可见鼻侧、颞上及颞侧视网膜周边血管呈白鞘状，颞侧少量视网膜点状出血，伴黄斑水肿

产生视网膜中央或分支动、静脉阻塞。缺血的视网膜产生新生血管生长因子，促使视网膜生长新生血管。而新生血管的出血，可致玻璃体积血，之后出血机化，可牵拉视网膜使其脱离。

3. FFA　诊断视网膜血管炎的金标准。造影早期显示视网膜血管扩张，尤其是静脉，血管壁壁染与造影后期的血管渗漏是特征性改变（图30-4-2，图30-4-3）。后期可见视盘渗漏、黄斑水肿与囊样水肿（图30-4-4，图30-4-5）。如同时存在视网膜脉络膜炎症，则有相应的荧光改变，早期病灶表现以弱荧光为主，之后逐渐渗漏，晚期出现强荧光。

4. OCT　对了解黄斑情况十分重要，如黄斑水肿、囊样水肿、黄斑视网膜脱离、玻璃体黄斑牵拉、黄斑前膜等。该法具有无创、快速、可重复等优点，还能检测疗效及判断预后情况。

5. 其他　如胸部 X 线或 CT 对诊断结核、结节病等有帮助；实验室检测，如血清学检查可辅助病因判断。

【诊断要点】

1. 存在视物模糊和眼前黑影飘动、视力下降、视野缺损或暗点、视物变形的患者，青年人居多。

2. 眼底可见视网膜血管扩张，围绕血管有黄

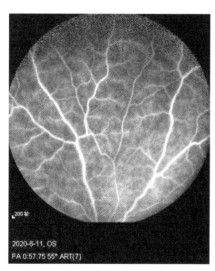

图 30-4-2　视网膜血管炎患者 FFA 早期示视网膜血管扩张，以静脉为主，伴有血管壁壁染

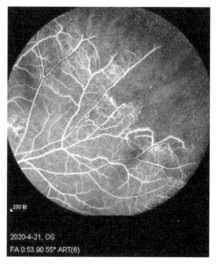

图 30-4-4　视网膜血管炎患者 FFA 示视网膜血管壁壁染，伴周边视网膜无灌注区

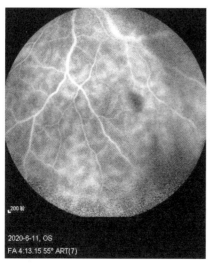

图 30-4-3　视网膜血管炎患者 FFA 晚期示弥漫性周边视网膜血管渗漏

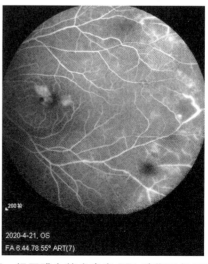

图 30-4-5　视网膜血管炎患者 FFA 晚期示视网膜血管荧光素渗漏，伴黄斑区荧光素渗漏

白色炎性渗出或白鞘，渗出可包绕血管全长，自视盘至周边视网膜，常呈节段性。可有视盘、黄斑水肿，棉絮斑等异常情况。

3. FFA：是诊断视网膜血管炎的金标准。可见视网膜血管，尤其是静脉扩张，血管壁壁染与造影后期的血管渗漏是特征性改变。

4. 其他检查：OCT、胸部 X 线、实验室检测等有助于诊断。

【鉴别诊断】

1. 急性视网膜坏死综合征　是由带状疱疹病毒或单纯疱疹病毒等引起的一种坏死性视网膜炎，可发生于正常人，也可发生于免疫功能受抑制的患者。典型表现为周边部进展性、全层坏死性视网膜炎，以闭塞性动脉炎为主的视网膜血管炎，中度以上的玻璃体混浊和炎症反应。后期易发生视网膜脱离（图 30-4-6，图 30-4-7）。根据 FFA 和临床表现可鉴别。

2. Eales 病　累及的血管也多为静脉，管壁可伴有白鞘，但多为周边部静脉受累，玻璃体可反复积血。可借助 FFA 协助鉴别。

3. 中间葡萄膜炎　睫状体平坦部呈雪堤样改变，而常见的视网膜血管炎不会有这些改变。

【治疗】 对于不同病因导致的视网膜血管炎，需要先判断是什么病因导致的，在判断病因时首先要确定血管炎是感染性，还是非感染性。感染性者由细菌、病毒、寄生虫等引起，有特效的抗菌药物，如治疗及时，预后一般较好。非感染性者大多数属自身免疫性疾病，需用免疫抑制剂，包括糖皮质激素。如将感染性误作非感染性，长期使用免疫抑制剂，不仅不能治愈疾病，还会加重病情甚至导致失明。根据患者眼部及全身具体疾病情况，采取综合治疗方案，以保存视力，预防并发症及复发为原则进行治疗。

1. 药物治疗

（1）针对感染性病因：抗病毒、抗结核等对症治疗。

（2）针对非感染性病因

1）糖皮质激素：由免疫因素致病的视网膜血管炎，可以优先考虑激素疗法，遵循足量、早期、全程、递减原则，根据患者病情变化及时调整，应注意长期使用可能存在不良反应。

2）免疫抑制剂：对于 Behcet 病患者，除了应用激素治疗，还应使用免疫抑制剂。

2. 手术治疗

（1）激光光凝治疗：根据 FFA 检查结果，若出现视网膜无灌注区或新生血管，应及时进行激光干预，有助于预防新生血管（图 30-4-7）。

（2）玻璃体视网膜手术：若存在大量玻璃体积血无法吸收，应及时手术干预，清除积血，防止病情发展。

3. 其他　视网膜血管炎伴全身血管病众多，侵犯大动脉的有颞动脉炎；侵犯中血管的有结节性多动脉周围炎等；侵犯小血管的有系统性红斑狼疮、韦氏肉芽肿、Susac 综合征等。其中不少是可致命的。医师应尽快做出诊断并及时转诊，这不仅挽救了视力，还可能拯救了生命。

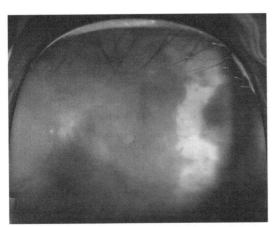

图 30-4-6　HSV-1 感染所致急性视网膜坏死患者眼底彩照，见严重的玻璃体混浊，颞上方可见视网膜血管闭塞，360° 周边视网膜见白色坏死灶

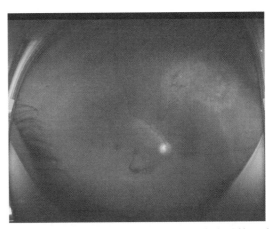

图 30-4-7　视网膜血管炎右眼接受激光治疗后的眼底彩照，可见视盘下方少量鼻上方激光斑，激光斑封闭视网膜无灌注区及新生血管膜

中西医结合

本病根据对视力的影响程度，分别相似中医学"络损暴盲""云雾移睛"和"视瞻昏渺"的范畴。

【病因病机】多与情志、饮食及脏腑功能失调相关。如因七情内郁，肝失疏泄，五志化火，火郁脉络，灼伤血络、血溢络外；忧思过度，心脾俱伤，气不摄血，溢于脉外；或嗜食辛辣肥甘厚味，胃火内蕴，灼伤目中脉络，迫血旺行；或久病伤阴，阴虚火旺，虚火上炎，灼伤脉络，血不行经而外溢。

【辨证论治】根据病情不同阶段及不同表现辨证治疗。

1. 肝郁血瘀证

临床表现：视网膜静脉扩张、纡曲，或玻璃体积血多；伴头痛眼胀，眩晕耳鸣，烦躁易怒，胸胁胀痛，口苦咽干；舌质红，舌苔黄，脉弦数。

治法：疏肝解郁，活血祛瘀。

方药：血府逐瘀汤（《医林改错》）加减。生地黄15g，当归15g，桃仁15g，红花6g，赤芍15g，川芎12g，枳壳9g，柴胡9g，甘草9g，桔梗12g，牛膝15g。若肝火炽盛，加龙胆草、泽泻，以泻肝火；瘀血日久未消，加郁金、玄参、枳壳、鸡内金等以行气活血。

加减：出血鲜红加炒山栀子、牡丹皮、白茅根；肝火炽盛，加龙胆草、泽泻；瘀血日久未消，加郁金、玄参、枳壳、鸡内金等以行气活血。

2. 胃火炽盛证

临床表现：视物昏矇或眼前黑影，或视白如赤，眼内出血量多，颜色鲜红；可伴齿衄口臭，口渴喜饮，嘈杂易饥，大便秘结；舌质红，舌苔黄厚，脉数。

治法：清胃泻火，活血祛瘀。

方药：玉女煎（《景岳全书》）合泻心汤（《金匮要略》）加减。石膏30g，知母、麦冬、黄芩、黄连、大黄、连翘、赤芍、车前子、菊花各10g，生地黄、玄参各15g。

加减：大便秘结者，加大黄、生石膏以泻火通便；口干舌燥，加沙参、麦冬以养阴润燥；心烦失眠者，选加远志、知母、夜交藤、黄柏、山栀子等以清热除烦。

3. 肝肾阴虚证

临床表现：视网膜反复出血，或有新生血管；素体阴虚，五心烦热，颧红唇赤，虚烦梦遗，口干咽燥；舌红少苔，脉细数。

治法：滋阴降火，活血祛瘀。

方药：知柏地黄丸（《症因脉治》）加减。知母、黄柏、泽泻、牡丹皮、三七、丹参、泽兰各10g，熟地黄、山药、山茱萸、茯苓各15g。

加减：阴虚甚者，加龟甲、鳖甲、女贞子以养阴清热；血热偏甚者，加紫草、赤芍以凉血化瘀；有新鲜出血者，加白茅根、地榆、仙鹤草。

4. 脾虚气弱证

临床表现：视网膜反复出血，出血斑颜色淡；伴有面色萎黄，心悸健忘，肢体倦怠，少气懒言，月经量少或淋漓不断，纳差便溏；舌质淡胖，有齿印，舌苔薄白，脉细或细弱。

治法：健脾益气，摄血祛瘀。

方药：归脾汤（《正体类要》）加减。白术15g，茯苓15g，黄芪30g，龙眼肉10g，党参15g，酸枣仁30g，木香6g，炙甘草6g，远志15g，当归15g。

加减：出血已止者，加生地黄、泽兰、三七、丹参等以增活血祛瘀之效。

中成药：和血明目片、复方血栓通胶囊、丹红化瘀口服液，加味逍遥散、复方丹参滴丸等酌情选用。

【名医经验】丁淑华教授以凉血化瘀法治疗络瘀暴盲疾病早期（即发病后2周内视为络瘀暴盲早期），尤其是对因视网膜血管炎导致静脉阻塞的青年患者，FFA提示疗效较好，可减少出血继续发生，促进血液吸收，并有助于恢复视力。方药组成：凉血化瘀基本方（生地黄10g，牡丹皮10g，赤芍10g，大蓟10g，小蓟10g，生蒲黄10g，仙鹤草10g，焦山栀子10g，茜草10g，枳壳6g）。临证加减：眼底渗出明显时可加茺蔚子；黄斑水肿时可加白术、茯苓健脾利湿，泽泻、玉米须、冬瓜皮、泽兰、益母草以助利水，且泽兰、益母草亦可有助于抗凝血，即有祛瘀之效，阴虚口渴者可加女贞子、墨旱莲、黄精以滋阴助凉血；血瘀明显，FFA造影提示为缺血型，可加鸡血藤、当归以助活血祛瘀。青年患者考虑视网膜血管炎症，若经中药治疗1周后，炎症控制不理想，可酌情给予醋酸泼尼松 30 mg，每日 1 次口服，黄斑水肿者可给予羟苯磺酸、地奥司明改善循环，黄斑水肿较重者可再给予迈之灵。[周文，丁淑华，2016. 丁淑华教授运用凉血化瘀法治疗早期络瘀暴盲的经验总结 . 中国中西医结合急救杂志，23（6）：648]

第五节　外层渗出性视网膜病变

【病因及发病机制】外层渗出性视网膜病变的病因仍不完全明确，可能与炎症、内分泌失调引起的代谢障碍有关。也有研究表明外层渗出性视网膜病变与遗传因素有关，NDP 基因的变异引起诺里综合征（一种在视网膜发育及血管形成中起重要作用的蛋白）缺乏，可能引起外层渗出性视网膜病变。患有 coats plus（CTC1 突变）的患者还患有脑微血管病，伴有脑囊肿，颅内钙化，白细胞营养不良，胃肠道血管扩张，有出血风险和骨质减少。

外层渗出性视网膜病变的初始改变在视网膜血管小动脉和毛细血管异常扩张，管壁增厚，形成了"腊肠"样血管外观。此外，还有类似糖尿病视网膜病变的改变，即毛细血管周细胞缺失，微动脉瘤形成。由于血管内皮细胞的玻璃样变性和分离引起通透性异常，内皮细胞和周细胞的破坏引起血视网膜屏障破坏，从而导致血液内高脂质成分渗入视网膜组织和视网膜下间隙，视网膜出现肿胀、囊腔和渗出性视网膜脱离的病理改变。

【临床表现】外层渗出性视网膜病变是一种常见病，无种族特异性，多见于健康男性儿童，男性发病率是女性的 3 倍，发病年龄一般在 10 ～ 20 岁；也有少数成年患者，多伴有高胆固醇血症。多为单眼发病，患儿（者）常以视力低下、斜视、白瞳症而就诊。成年人症状与儿童相似，但预后较儿童好。

1. *症状*　早期多无自觉症状，由于儿童多见，常无法自诉异常，多因视力明显下降或瞳孔出现黄白反射或斜视前往就医而发现。

2. *眼底*　典型改变为视网膜渗出和血管异常。由于发现时间较晚，故眼底改变常为晚期。

早期病变轻微，视盘常正常，仅周边部或黄斑区可有点状黄白渗出。渗出物可出现于视网膜任何位置，但以颞侧居多，尤以围绕视盘和黄斑者居多。一般其位置与视网膜血管异常所在位置契合或环绕视网膜血管异常区域，可呈现片状或环状，环状可称为环状视网膜病变，多位于视网膜血管下。渗出灶周围可见胆固醇结晶沉着及点和片状出血。因渗出使视网膜略隆起不平，累及黄斑可见星状或环形硬性渗出，时间久者黄斑区形成致密的机化斑块，并有黑色素。血浆渗出量多则可致视网膜隆起，大量渗出造成广泛渗出性视网膜脱离，严重者可呈球形隆起贴近晶状体，并可继发虹膜睫状体炎、新生血管性青光眼、并发性白内障，最终导致眼球萎缩。而长期视网膜脱离，又可致视网膜下增生，呈瘤样，单个或多个，孤立或相连，多见于颞侧周边部，可与视网膜或脉络膜相连。部分患者由于大量渗出，导致血管异常，缺血加重，可刺激产生视网膜前的新生血管纤维膜形成，甚至视网膜完全被增生纤维和胶质组织代替。

除了可见渗出，血管异常同样明显。视网膜血管第二级分支后，多数发生在颞侧和下方象限，动静脉均可受累，以小动脉明显，表现为血管变直或扭曲、囊样或串球状扩张，新生血管少见。

随着病情的发展，视盘可有充血，玻璃体有点状混浊，大血管扩张充盈，血管瘤增多，病变区扩大。晚期，大块渗出增多可占据整个眼底，同时引起视网膜球形脱离，脱离范围可占据眼底 1 ～ 2 个象限或影响全视网膜，颜色呈黄白色稍发暗或带暗绿色，在脱离的视网膜上血管有异常改变，或在未脱离的视网膜上发现血管瘤等异常损害。

有时在疾病发展过程中发生视网膜血管大出血，如血液入玻璃体，则导致玻璃体混浊。有的病例大块渗出使视网膜高度隆起至晶状体后囊，出现白色瞳孔，酷似视网膜母细胞瘤。最后视网膜下和视网膜内渗出机化，被瘢痕组织代替。玻璃体也因出血机化，导致 PVR。有些病例晚期可合并虹膜睫状体炎、并发性白内障或继发性青光眼，最后眼球萎缩。本病发展较慢、病程较长，可长达数年或更久。也有患者病情进展较快，一两年后即发生视网膜全脱离。但有部分患者可以静止，病情并不恶化。

故病变的进展速度和是否静止于某一阶段，主要与视网膜血管异常的程度和范围有明显关系。

其具体分期如下。

1期：仅有毛细血管扩张（图30-5-1）。

2期：毛细血管扩张和渗出。根据渗出部位可分为：①渗出位于黄斑中心凹外（图30-5-2）；②渗出位于黄斑中心凹（图30-5-3）。

3期：渗出性视网膜脱离。根据脱离程度，可分为：①局限性视网膜脱离（图30-5-4）；②完全性视网膜脱离（图30-5-5）。其中局限性视网膜脱离可继续分为未累及黄斑中心凹及累及黄斑中心凹。

4期：完全性视网膜脱离合并继发性青光眼（图30-5-6，图30-5-7）。

5期：疾病终末期（眼球萎缩）（图30-5-8）。

3. FFA 典型表现为血管改变，病变区可见

大量的毛细血管扩张形成，小动脉和小静脉扩张纤曲，尤以小动脉为重，管壁呈现囊样扩张，或呈串珠状动脉瘤，表现为圆点状强荧光（图30-5-8）。血管通透性增加，染料渗漏，晚期呈现片状强荧光。晚期浓厚的视网膜渗出灶可显示视网膜大、中血管的浅淡遮蔽荧光（图30-5-9）。

4. OCT 在区分视网膜中央液与视网膜下液，渗出液或纤维化的中央凹受累方面尤其有用。在疾病发展中，OCT对黄斑水肿程度、浆液性视网膜脱离等观察起到了一定作用。在OCT上可以看到，从神经节细胞层到视网膜外层的扩大的圆形结构，向后投射阴影，并可能使视网膜变形，然后可以向上凸入玻璃体腔，使动脉瘤扩张可见。这些病变周围有渗出液，偶尔有液体。

5. B超 视网膜脱离在A型超声波表现为玻璃体腔出现锐利的高波峰，为脱离的视网膜回声，其后多个低峰，是渗出液内胆固醇颗粒的回声，

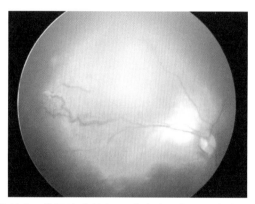

图30-5-1 外层渗出性视网膜病变1期，颞上方周边视网膜可见呈腊肠样扩张的毛细血管

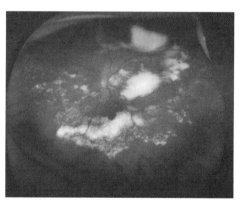

图30-5-3 外层渗出性视网膜病变2B期，颞下方周边视网膜可见扩张的毛细血管，4个象限视网膜下均见黄白色硬性渗出，渗出累及中心凹

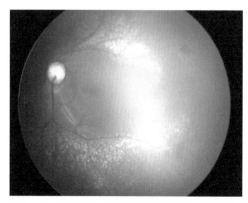

图30-5-2 外层渗出性视网膜病变2A期，颞下方周边视网膜可见扩张的毛细血管，颞上及颞下视网膜下见黄白色硬性渗出，渗出未累及中心凹

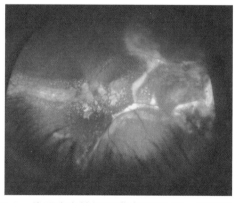

图30-5-4 外层渗出性视网膜病变3A期，颞下方周边视网膜可见扩张的毛细血管，视网膜下大量黄白色硬性渗出，伴有颞下方局限性视网膜脱离

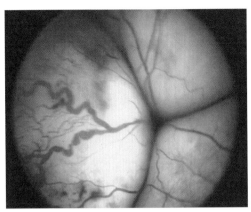

图 30-5-5　外层渗出性视网膜病变 3B 期，视网膜球形脱离至晶体后，脱离的视网膜上可见呈腊肠样扩张的视网膜血管，视网膜下见大量黄白色

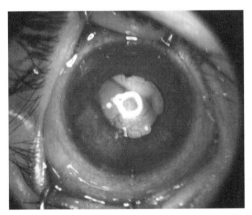

图 32-5-6　外层渗出性视网膜病变 4 期，球结膜混合性充血，虹膜表面见萎缩灶，视网膜球形脱离

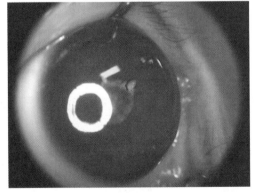

图 30-5-7　外层渗出性视网膜病变 5 期，虹膜后粘连，瞳孔膜闭，眼球萎缩

波峰的密度取决于胆固醇颗粒含量，颗粒越多低波峰也越多。B 型超声波可显示视网膜脱离形态，大量视网膜下胆固醇结晶显示为视网膜下间隙密集的点状高回声视网膜瘤样增生。

6. CT　早期渗出位于视网膜内，CT 可见眼

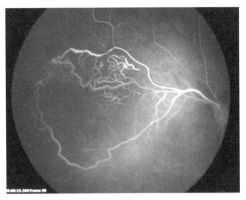

图 30-5-8　外层渗出性视网膜病变 FFA 示颞上视网膜毛细血管扩张，视网膜血管呈节段状腊肠样扩张，呈强荧光

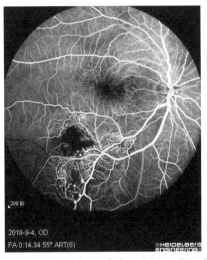

图 30-5-9　外层渗出性视网膜病变 FFA 示颞下视网膜毛细血管扩张，视网膜小动脉管壁瘤样扩张呈点状强荧光，视网膜出血灶遮蔽荧光

环增厚，当渗出物增多，形成浆液性视网膜脱离时，可较好显示视网膜下液的形态、密度。如渗出液中蛋白含量较高，CT 值高于玻璃体；以红细胞成分为主，CT 值可更高；以胆固醇成分为主，CT 值与玻璃体相近。

7. MRI　在显示视网膜脱离、出血、渗出方面更为清晰。渗出液中以蛋白含量为主，T_1 高信号，T_2 中等或高信号；蛋白含量低时，T_1 低信号，T_2 高信号。外层渗出性视网膜病变的视网膜下液的结晶在 T_1、T_2 均表现为高信号。

【诊断要点】

1. 年龄较小，男性居多，单眼发病，视力下降，瞳孔黄白反射。

2. 眼底：血管扭曲、囊样扩张或串珠状改变，

伴广泛黄白渗出。

3. FFA：显示异常血管明显渗漏。

4. 其他辅助检查：显示眼底情况异常。

【鉴别诊断】

1. 早产儿视网膜病变　有早产和出生低体重病史，多为双眼发病，当发生白瞳症时，已发生增生膜牵拉视网膜脱离。结合病史及其他检查可鉴别。

2. 糖尿病性视网膜病变　有时有环状渗出及微血管瘤，但糖尿病性视网膜病变者常为双眼发病，且有全身性糖尿病病史、症状和体征。

3. 转移性眼内炎　常继发于全身急性感染性病变，特别是肺部感染。眼前节常有不同程度的炎症表现，如角膜后沉着物，前房闪辉等葡萄膜炎体征。

4. 家族性渗出性玻璃体视网膜病变　可能出现大量黄白色视网膜渗出和渗出性视网膜脱离。但本病一般有家族史，双眼发病，早期视网膜无血管区，血管异常位于周边视网膜，以颞侧最明显。可见侧赤道部视网膜血管走行变直，分支增多，且在赤道部以前突然中止，血管末端形成扇形边缘。而外层渗出性视网膜病变多为单眼，血管异常可发生在眼底任何部位，以血管串珠状扩张、血管白鞘、异常血管吻合及大量黄白色渗出为特征。

5. 视网膜母细胞瘤　是常见的白瞳征，较易与外层渗出性视网膜病变混淆，常有因外层渗出性视网膜病变误认为肿瘤而摘除眼球者。视网膜母细胞瘤多见于 3 岁前儿童，发展较快，玻璃体混浊较多，眼底可见视网膜呈灰白色隆起，有卫星样结节，出血少，有钙质沉着，肿瘤隆起处血管扩张，在 X 线上可有钙化点，超声检查常见实质性肿瘤波型，透照试验不透光，病理呈现假菊花形和菊花形排列；而外层渗出性视网膜病变多见于 6 ～ 12 岁儿童，发展缓慢，玻璃体混浊较少，眼底可见视网膜有大块黄白色渗出和胆固醇结晶，血管扩张呈血管瘤样改变及出血，X 线和超声检查均不同于视网膜母细胞瘤，病理上，视网膜和视网膜下有渗出、出血、机化结缔组织和胆固醇结晶。

【治疗】目前尚无特殊治疗方法，早期病例运用光凝疗法效果好。治疗的目的是保存或提高视力，以防止视网膜病变进一步发展。当视力损害不能恢复时，尽量维持视网膜在位和眼球完整。

1. 激光光凝治疗　利用激光治疗，对早期病例效果较好，光凝视网膜血管病变区可使异常血管闭塞，渗出减少，病变区为脉络膜视网膜瘢痕代替。

根据分期，激光光凝治疗是病情较轻、渗出局限病例的最佳选择（1 期、2 期），可以封闭异常血管，减少渗出并促进吸收（图 30-5-10，图 30-5-11）。

2. 手术治疗　如果有前膜形成和视网膜脱离，可做玻璃体切割术和视网膜切开术去除视网膜下渗出，保留部分视网膜功能和视力。外层渗出性视网膜病变终末期无光感且伴眼球疼痛时，可采

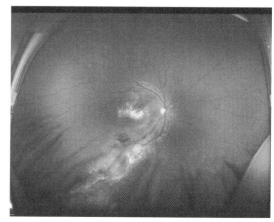

图 30-5-10　外层渗出性视网膜病变治疗前，颞下方见异常扩张血管，伴视网膜片状出血、视网膜下黄白色渗出，渗出累及黄斑中心凹

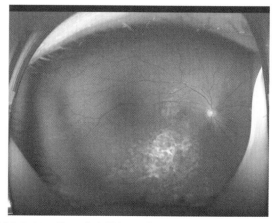

图 30-5-11　外层渗出性视网膜病变激光治疗后，颞下方见视网膜激光斑，视网膜下黄白色渗出吸收

取眼球摘除术＋异眼座置入术。

3. 肾上腺糖皮质激素 有促进视网膜水肿和渗出吸收的作用，使病情暂时缓解。玻璃体腔内注射曲安奈德液是一种较为有效的辅助和替代治疗手段。高眼压、白内障、原发性视网膜脱离是较为常见的并发症，但缺乏充足临床证据支持。

4. 抗血管内皮生长因子（抗 VEGF）药物 作为辅助治疗手段也越来越多地应用在 Coats 病的治疗。大部分报道均在病变 2、3 期使用抗VEGF 药物，贝伐珠单抗剂量为 1.25mg 或 2.5mg，雷珠单抗 0.5mg，哌加他尼钠 0.3mg，根据病情 1

次或多次重复注射。随访结果表明玻璃体腔注射抗 VECF 药物或联合曲安奈德液注射、PDT、激光或冷凝治疗，可有效地减少视网膜下渗出，消退异常扩张血管，减轻视网膜水肿，提高或稳定视力。但到目前还没有就玻璃体腔内注射抗VEGF 的剂量及次数达成共识，其引起全身或局部并发症的情况亦未见报道。其长期效果还未知，需要更多前瞻性多中心的临床研究。

5. 药物治疗 目前尚无针对该病的特异性药物，可运用促进视网膜出血吸收的药物，如维生素 C 等，但是尚未证实有明显作用。

中西医结合

外层渗出性视网膜病变相似中医学"视瞻昏渺"的范畴，若发生视网膜脱离则属于"暴盲"的范畴。

【病因病机】 多因先天禀赋不足，精血无以上承，目失所养，或肾精亏乏，水不济火，心火上扰，灼伤络脉；或饮食不节，脏腑精气不能上荣于目；或脾失健运，水湿内停，日久蕴积成痰，痰湿滞结，脉络受阻，痰瘀互结等，导致目内渗出、出血及络脉异常。

【辨证论治】

1. 脾虚气弱证

临床表现：病变区域视网膜血管扩张、纡曲，或渗出、出血；伴神疲乏力，胃纳欠佳；舌质淡，舌苔白，脉无力。

治法：健脾益气，活血祛瘀。

方药：益气聪明汤（《东垣试效方》）加减。黄芪、人参、白芍各 15g，炙甘草、升麻各 6g，川椒、蔓荆子、泽兰、茺蔚子、黄柏各 10g。

加减：纳呆腹胀、头脑昏沉者，可增加白术；腰膝冷痛、畏寒者，加熟地黄、肉桂；烦躁易怒、胁痛、头晕者，加柴胡、夏枯草、菊花、川楝子；心悸怔忡者，加夜交藤、合欢皮。

2. 痰瘀滞结证

临床表现：病程迁延，视网膜反复出现黄白色渗出物、出血灶，视网膜血管扩张纡曲，新生血管形成；且眼胀不舒；舌有瘀点或瘀斑，脉滑或涩。

治法：化痰散结，活血祛瘀。

方药：温胆汤（《备急千金要方》）合桃红四物汤（《医宗金鉴》）加减。陈皮、甘草各 6g，法

半夏、竹茹、枳实、桃仁、红花、川芎、赤芍、当归各 10g，茯苓、生地黄各 15g。

加减：伴有新鲜出血者加泽兰、三七、白茅根；渗出较多或陈旧出血者，宜去甘草加海藻、昆布、夏枯草；头目胀痛甚者，加蔓荆子、菊花、石决明。

3. 肾精亏虚证

临床表现：视物昏矇，眼内干涩，视网膜反复出现渗出物，出血灶；兼见头晕耳鸣，腰膝酸软，夜卧多梦；舌红苔少，脉沉细。

治法：滋补肝肾，益精明目。

方药：驻景丸（《银海精微》）加减。楮实子、枸杞子、五味子、菟丝子、乳香、茺蔚子各 10g，肉苁蓉、熟地黄、泽兰、人参各 15g，川椒 5g。

加减：兼气滞者加香附子、柴胡、枳壳；兼肝阳上亢者加天麻、钩藤；眼底新鲜出血者加蒲黄、白茅根、墨旱莲；眼底出血难以吸收者加三七、海藻、昆布。

【中成药】

1. 川芎嗪注射液 每次 80mg，静脉滴注，每日 1 次，适用于兼血瘀者。

2. 黄芪注射液 每次 20mg，静脉滴注，每日 1 次，适用于兼气虚者。

3. 温胆丸 每次 6g，每日 3 次，温开水送服，适用于痰瘀滞结证。

4. 杞菊地黄丸 每次 6g，每日 3 次，温开水送服，适用于肾精亏虚证。

【名医经验】 彭清华教授根据对本病患者的临床观察，认为此病病因为阴虚内热，血瘀水停，

故治疗采用养阴清热、活血利水法，方用桃红四物汤合四苓散加减，常用生地黄、栀子、玄参、当归尾、川芎、赤芍、地龙、牛膝、茯苓、车前子、泽泻、枸杞子、益母草等。患者经治疗后，可提高视力，促进玻璃体积血及视网膜出血、渗出的吸收，使视网膜平复。[彭俊，曾志成，姚小磊，2010. 彭清华教授运用活血利水法治疗眼科疾病的临床经验 [J]. 中国中医眼科杂志，6（20）：171]

第六节　眼缺血综合征

【病因及临床机制】 在眼缺血综合征（ocular ischemia syndrome，OIS）患者中，≥90% 的眼部缺血综合征是同侧颈动脉狭窄或闭塞引起。在 50% 的情况下，颈动脉完全阻塞，而眼动脉阻塞很少导致 OIS。OIS 大多发生在颈内动脉和颈外动脉之间或 2 条颈内动脉之间的侧支循环不良的患者中。若颈内动脉完全闭塞，但侧支循环良好的患者仍可能不发生 OIS。而在侧支循环不发达的患者中，颈动脉狭窄高达 50% 可能导致 OIS。

动脉粥样硬化是 OIS 主要的原因。其他原因包括解剖颈动脉瘤、巨细胞动脉炎，纤维血管发育不良、主动脉弓综合征、白塞病、创伤或发炎、引起颈动脉狭窄、玻璃体内注射抗 VEGF 及放疗后的并发症鼻咽癌等。由于 OIS 与动脉粥样硬化有关，因此患者通常有其他相关的合并症。高血压患者占 73%，糖尿病患者占 56%。心血管疾病是主要的死亡原因（约占 66%），卒中为第二大死亡原因。总体而言，狭窄程度、是否存在侧支血管、吻合通道的变化，以及颈动脉疾病的慢性、双侧性及与之相关的系统性血管疾病都与 OIS 的发病机制有关。

【临床表现】 多见于年龄大的患者，平均年龄为 65 岁（年龄在 50 ～ 80 岁），没有种族差异，男性多于女性，比例约为 2：1。双眼均可发病。

1. **症状**　颈动脉狭窄缓慢发展患者，开始时可没有症状。仅在偶然发生视网膜动脉微小栓塞和严重动脉狭窄时，才出现眼部症状。超过 90% 的患者出现视力丧失，并伴有钝性眼痛或头痛，或眼绞痛，通常与继发性青光眼引起的慢性或急性视网膜缺血或视神经损害有关。大部分患者视力丧失会在数周或数月逐渐发生，少数患者几日甚至数分钟、数秒钟视力突然丧失，可低至数指。具体可表现为以下症状。

（1）一过性黑矇：视力短时间丧失几秒或几分钟。可由颈动脉缺血引起短暂性脑缺血引起，也可由栓子引起的视网膜中央动脉栓塞或血管痉挛引起。

（2）闪辉性暗点：又称暂时性不完全黑矇，是在视野中央或附近的一个闪辉性暗点，暗点区不是全黑的，但妨碍视觉，暗点以外视觉正常。一般是偏头痛先兆，在脑动脉痉挛和视网膜小动脉痉挛也可出现。

（3）延长光照恢复：是指暴露于强光后恢复视力时间延长，见于严重颈动脉阻塞患者，同时伴有视觉诱发电位（VEP）降低，与黄斑区视网膜缺血有关。双侧颈动脉严重阻塞患者，暴露强光后，可发生双眼视力丧失。

（4）视力下降：突发无痛性的单眼视力消失，之后视觉从各个象限开始恢复，然后扩展到全部视野或表现为由暗变亮的过程。一般持续 2 ～ 10min，视力都可以恢复到以前的水平。发作频率变化没有太多规律，可以是每周 1 ～ 2 次，也可多至每日 10 ～ 20 次。下降比较快者甚至在几周内视力丧失，除非发生新生血管性青光眼，无光感少见。个别患者表现为突然的视力丧失，出现典型的黄斑樱桃红斑的视网膜中央动脉阻塞表现。

（5）眼部疼痛：是眼部缺血的常见表现，多数患者表现为眼眶疼痛，胀痛或钝痛。部分患者可能是由于继发性新生血管性青光眼导致的眼部疼痛，或缺血导致角膜水肿进而引起疼痛。

（6）其他：眼前节体征可能是 OIS 的单一表现。部分患者发现虹膜和虹膜角膜角处的新生血管形成，这导致房水从眼球流出的功能受损。在大多数患者中，房水呈乳白色，在前房中可见炎症细胞，前段的炎症状态可能导致后粘连。在单侧 OIS 患者中，患眼的晶状体通常不透明。由于瞳孔括约肌缺血和萎缩，瞳孔被固定并伴扩张。对光反射缓慢，这也可能是视网膜缺血引起的。

2. **眼底**　早期玻璃体透明，视网膜动脉常变细，而视网膜静脉扩张，伴出血，部分患者视网膜动静脉都可以变细。由于缺血损伤视网膜血管内皮细胞，80%的患者可见到视网膜出血。出血通常位于眼底中周部，也可扩展到后极部，形态以点状和片状多见，偶尔可见到视网膜表层的神经纤维层内出血（图 30-6-1）。微动脉瘤在 OIS 患者中非常常见，可能同时位于黄斑和周围中部，部分患者可出现棉絮斑、自发性视网膜动脉搏动或视网膜动脉胆固醇栓子；也可出现前段缺血性视神经病变，极少数出现视网膜动静脉吻合。在眼底观察到的最早表现之一是弥漫性黄斑毛细血管扩张，它与微动脉瘤一起可能引起黄斑水肿。视网膜中央动脉急性阻塞患者，可有樱桃红斑。随着病情发展，视盘上形成新血管，继发新生血管出血，可见玻璃体积血。严重病例发展成纤维血管增生、新生血管性青光眼等。

3. FFA　OIS 患者臂 - 脉络膜循环时间和臂 - 视网膜循环时间延长。正常人注射造影剂后 5s 后脉络膜出现充盈，眼部缺血患者可出现斑片状和（或）延迟脉络膜充盈。脉络膜充盈延迟的时间可达 1min 或更长，脉络膜充盈时间延迟是最特异的 FFA 表现（图 30-6-2）。视网膜动静脉过渡时间延长也是最常见的表现，视网膜动脉见到荧光素充盈的前峰和视网膜静脉在动脉充盈后长时间不充盈，都是典型的 OIS 表现（图 30-6-3）。晚期，在 85% 的患眼中，出现视网膜血管染色，动脉比静脉更明显，慢性缺氧损伤血管内皮细胞是血管壁染色的原因（图 30-6-4）。而单纯视网膜中央动脉

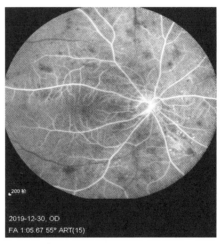

图 30-6-3　OIS 患者 FFA 显示注射造影剂后 65s 才出现视网膜静脉层流，视网膜动静脉过渡时间明显延长。并伴多发散在的点状强荧光的微动脉瘤

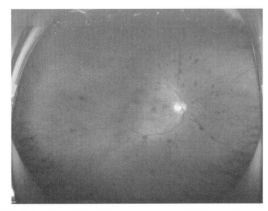

图 30-6-1　OIS 患者右眼眼底彩照，可见视网膜散在的点状、片状出血灶，主要位于中周部和后极部。视网膜动脉略细，视网膜静脉扩张

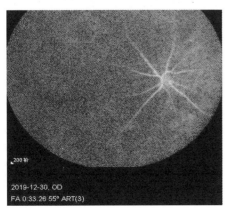

图 30-6-2　OIS 患者 FFA 显示脉络膜充盈明显延迟。注射造影剂后 30s 才出现视网膜动脉充盈

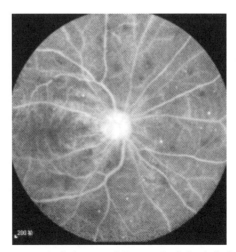

图 30-6-4　OIS 患者 FFA 晚期显示视盘轻度荧光染色，视网膜动脉和静脉壁染色，动脉比静脉更明显，并伴多发散在的点状强荧光的微动脉瘤

阻塞的视网膜血管壁不染色。OIS 患者中有 17% 出现黄斑水肿，并经常伴有视盘过度荧光，这是盘状毛细血管渗漏引起的，而视盘是弱荧光染色。FFA 还可发现毛细血管无灌注，微血管瘤，一般在疾病发展一段时间才出现。

4. ERG　因为眼部缺血征患者脉络膜和视网膜同时缺血，所以 ERC 同时出现 a 波和 b 波峰值降低，单纯视网膜中央动脉阻塞仅出现明显的 b 波降低。

5. 颈动脉成像　颈部血管造影常用于可能有手术指征者或诊断不明者，有 ≥ 90% 的眼部缺血综合征患者造影发现单侧颈内动脉或颈总动脉阻塞。最常用的方法包括非侵入性检查（如多普勒超声和眼部体积描记术）及侵入性检查（如颈动脉造影）。非侵入性测试可在至少 75% 的情况下检测出颈动脉狭窄。如果怀疑存在 OIS，但颈动脉的多普勒超声扫描在正常范围内，则应进行球后血管尤其是眼动脉的多普勒成像。颈动脉造影仅在非常晚期的情况下进行，然后才计划对颈动脉进行手术。

【诊断要点】

1. 视力下降　有一过性黑矇或闪辉性暗点病史，突然无痛性的单眼或双眼视力下降。

2. 眼部疼痛　可表现为眼眶疼痛，胀痛或钝痛。

3. 眼底改变　视网膜动脉变细，静脉扩张或变细，中周部视网膜内点状和片状出血。FFA 表现脉络膜和视网膜血管充盈时间延长，有动脉血管充盈前峰。

4. 全身疾病　引起颈外血管狭窄的各种疾病病史。

【鉴别诊断】

1. 视网膜中央静脉阻塞　通常单眼发生，眼底可见静脉扩张纡曲，出血位于后极部、神经纤维层，视盘肿胀。有助于区分 OIS 与 CRVO 的主要表现是 OIS 中不存在弯曲的视网膜静脉。另外，在 CRVO 中很难引起视网膜动脉搏动。

2. 糖尿病性视网膜病变　多发于双眼，年龄不限；眼底可见静脉扩张，呈串珠状，出血位于后极部，呈点状、片状，可见渗出；FFA 脉络膜充盈正常，视网膜血管染色常缺乏；视网膜动脉灌注压正常。根据有无渗出、脉络膜充盈情况、视网膜血管染色等有助于鉴别诊断。

【治疗】OIS 不仅应由眼科医生治疗，必要的时候还需要多学科专家综合治疗。

1. 系统治疗　因为动脉粥样硬化是眼部缺血综合征最常见的原因，病因治疗（即恢复颈动脉通畅和预防其狭窄）似乎是 OIS 最合适的方法，可控制引起动脉粥样硬化疾病的危险因素，如高血压、吸烟、糖尿病和高脂血症等。

（1）颈动脉内膜切除（endarterectomy）：适用于患有溃疡性或明显影响到血流动力学改变，但又没有完全阻塞的颅外颈动脉病变患者。它对有症状的颈动脉狭窄 70% ～ 90% 有效，对无症状的狭窄至少 60% 有效。因此，在所有 OIS 和颈动脉严重狭窄的患者中均应考虑该治疗方案。

（2）表浅侧动脉与中脑动脉搭桥术：在完全闭塞的情况下，该手术无效，因为血栓通常向远处行进至大动脉，在这种情况下，应进行动脉搭桥手术。

对于不适合手术的患者，可以考虑使用抗血小板凝集药物，应首选阿司匹林，但阿司匹林的最佳剂量还不能肯定。

2. 眼科治疗　最重要的目标是治疗 OIS 并发症，尤其是在后段，因为它们与视力丧失的最高风险有关。

（1）当发生虹膜红变和（或）视网膜新生血管时，要做全视网膜激光光凝，但光凝后约 36% 的患者虹膜新生血管会消退的，因为仅脉络膜缺血而无视网膜缺血可能足以诱导新生血管形成（图 30-6-5）。

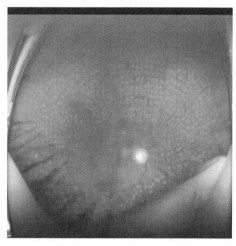

图 30-6-5　OIS 患者发生虹膜红变后行全视网膜光凝（PRP），可见视盘色泽淡，视网膜动脉极细，视网膜点状出血较前略好转

（2）当发生新生血管性青光眼，早期阶段，对于正常眼压的青光眼，可通过局部用药来降低眼压（IOP），如前列腺素类似物，它是治疗眼压最有效的药物。由于新生血管形成伴有炎症，因此应避免使用前列腺素类似物，因为它们可能具有促炎作用。毛果芸香碱应禁用，因为它可能会导致后粘连和继发性瞳孔缩小，从而增加虹膜-角膜角闭合性，还是增加眼压的另一个因素。

局部点多种抗青光眼滴眼剂仍不能控制眼压者，需行青光眼滤过术或引流阀置入术。当难治性新生血管性青光眼发展时，可以在视力保持不变且角度狭窄的新生血管形成患者中考虑采用小梁切除术。但是，采用这种手术方法时，必须考虑到术中和术后并发症的风险，以及其成功率低。对于因青光眼而导致眼部疼痛且无视力的患者，优选冷冻手术或使用二极管激光器进行部分环切割术。

如果玻璃体混浊和眼压难以控制，可做玻璃体和晶状体切除术联合眼内睫状突光凝。在视力恢复无望和难以控制的新生血管性青光眼伴眼部疼痛时，可选择经巩膜睫状突光凝或经巩膜冷冻睫状体，同时动脉内膜切除手术和外科搭桥手术都有减轻前段缺血、缓解眼疼痛的作用。

如果手术不能缓解疼痛，应考虑破坏神经以减轻眼球的疼痛感觉神经。如果这仍然不能减轻盲人的疼痛，则应考虑摘除眼球。

（3）当发生黄斑水肿时，可有通过玻璃体内注射类固醇（如曲安奈德）和 VEGF 抑制剂来治疗，但迄今为止尚无足够的数据证实其安全性和有效性。

中西医结合

眼缺血综合征相似中医学"暴盲"或"视瞻昏渺"的范畴。

【病因病机】 多因情志抑郁，肝失疏泄，日久气滞血瘀致肝血瘀滞，血瘀络阻；或心脾失养，或化源不足，或病久体虚，以致气血两虚、瘀血内停；或肝肾阴虚，肝阳上亢，蒙蔽清窍，或痰热郁闭清窍，玄府受阻以致神光无以发越。

【辨证论治】

1. 气血瘀阻证

临床表现：眼外观好，骤然盲无所见，眼底表现同眼部体征；兼情志抑郁，胸胁胀满，头痛眼胀，或病发于暴怒之后；舌有瘀点，脉弦或涩。

治法：行气活血，通窍明目。

方药：通窍活血汤（《医林改错》）加减。麝香 3g，老葱、大枣、红花、桃仁、赤芍、川芎、泽兰各 10g，石菖蒲 15g，路路通 30g，黄酒 10ml。

加减：头晕、肢体抽动者加天麻、钩藤；痰浊明显者加半夏、陈皮；便秘腑实者加大黄 9g，芒硝 12g；阴虚者加麦冬、枸杞子。

2. 痰热上壅证

临床表现：眼部症状及体征同"气血瘀阻证"，视力骤降；形体多较胖，头眩而重，胸闷烦躁，食少恶心，口苦，痰稠；舌苔黄腻，脉弦滑。

治法：涤痰通络，活血开窍。

方药：涤痰汤（《济生方》）加减。法半夏、胆南星、桔梗、橘红、枳实、竹茹各 10g，茯苓、人参、石菖蒲各 15g，甘草 6g，路路通 30g。

加减：湿象偏重，舌苔见白厚偏腻者，去枳壳、竹茹，加半夏、厚朴；肝火明显，素体偏热，性格急躁，舌质偏红者，去人参，加龙胆草、龙舌草。

3. 肝阳上亢证

临床表现：眼部症状及体征同"气血瘀阻证"，目干涩；头痛、眼胀或眩晕时作，急躁易怒，面赤烘热，口苦咽干；脉弦细或数。

治法：滋阴潜阳，活血通络。

方药：镇肝熄风汤（《医学衷中参西录》）加减。生龙骨、生牡蛎、生龟甲各 30g，玄参、茵陈、怀牛膝、白芍、生赭石各 15g，天冬、生麦芽、川楝子各 10g，甘草 6g。

加减：血虚甚者加当归、熟地黄；气虚甚者加黄芪、党参；血瘀甚者加桃仁、红花。

4. 气虚血瘀证

临床表现：发病日久，视物昏矇，眼底见视盘色淡白，动脉细而色淡红或呈白色线条状，视网膜水肿；或伴短气乏力，面色萎黄，倦怠懒言；舌淡有瘀斑，脉涩或结代。

治法：补气养血，化瘀通脉。

方药：活血通络汤（《中西医结合眼科疾病诊疗手册》）。黄芪、葛根各 30g，丹参 12g，当归、赤芍、川芎、桃仁、红花、地龙、石菖蒲、路路通、丝瓜络各 10g，水蛭 3g。

加减：肝阴虚者加熟地黄、枸杞子、黄精；气虚者加党参。

【物理疗法】 针刺治疗。可选承泣、球后、睛明、合谷、风池、太阳、足三里、三阴交，局部和全身选穴相结合，按辨证虚施行针刺手法，每日 1 次，10 次为 1 个疗程。

【其他治疗】 注射活血化瘀注射液，如丹参注射液、灯盏花素注射液、金纳多注射液、苦碟子（碟脉灵）注射液等。口服中成药，如银杏叶片、复方血栓通、丹参片等。颞浅动脉旁注射复方樟柳碱注射液对治疗本病易取得较好疗效。

【食疗方】

1. 葛根益气茶

组成：葛根 20g，黄芪 20g，丹参 12g，当归 10g。

功效：益气活血，通络化瘀。

适应证：气滞血瘀型眼缺血综合征。

方解：葛根扩张血管，抑制血小板聚集，清除自由基；黄芪益气生血；丹参活血化瘀；当归养血活血。上述 4 种食材搭配在一起，具有益气活血、通络化瘀的功效。

制法：将上述 4 种食材同放入砂锅内，加适量水加热 30min 后取汁 20ml，另加适量水再加热 30min 后取汁 200ml，把 2 次的食汁混合均匀即可。

用法：每次 200ml，分早、晚口服。

2. 陈皮半夏祛痰茶

组成：陈皮 10g，半夏 10g，茯苓 12g，地龙 10g。

功效：化痰散瘀，活血通脉。

适应证：风痰阻络型动脉栓塞。

方解：陈皮、半夏燥湿化痰；茯苓健脾益气；地龙活血化瘀。上述 4 种食材搭配在一起，具有化痰散瘀、活血通脉的功效。

制法：将上述 4 种食材一同放入砂锅内，加适量水，煎熬 30min 后取汁 200ml，另加适量水再熬 30min 后取汁 200ml，把 2 次的食汁混合均匀即可。

用法：每次 200ml，分早、晚口服。

第七节　早产儿视网膜病变

【病因及发病机制】

1. 早产和低出生体重　作为早产儿视网膜病变（retinopathy of prematurity，ROP）发病的根本原因已被人们所公认。研究表明，出生胎龄越小，体重越低，ROP 的患病率越高。此外，由于早产，IGF-1、VEGF、EPO、ω-3 PUFA 等营养因子浓度下降，也可能导致 ROP 的发生，因此预防低出生体重的早产儿出生是预防 ROP 的重要措施。

2. 氧气　是抢救早产儿生命的重要措施。研究显示视网膜组织相对缺氧是诱发 ROP 的因素。一方面，未成熟的视网膜血管对氧浓度极为敏感，在相对高浓度氧的状态下引起视网膜血管痉挛收缩，加重早产儿视网膜缺氧，从而诱导视网膜产生血管内皮生长因子，刺激视网膜新生血管生成，最后新生血管机化形成增生膜，严重者可牵拉视网膜，造成视网膜脱离，发展为重度 ROP。另一方面，周边视网膜无血管区存在着原始梭形细胞，它们是视网膜毛细血管的前身，胎儿期在子宫内低氧环境下，梭形细胞先增生成条索块，管道化后形成正常的毛细血管，当早产儿出生后暴露在高氧环境下时，梭形细胞受到损伤，导致血管异常增生而产生 ROP 病变。此外，过多的氧自由基可引起早产儿发生 ROP，在缺氧 - 再给氧的相对缺氧状态下更易产生过多的氧自由基，导致反应性氧化物的积聚，造成组织过氧化损伤。国内外关于吸氧与 ROP 的研究显示，给氧浓度、给氧持续时间、相对缺氧和给氧方式等均与 ROP 的发生密切相关。目前就最佳给氧浓度尚未达成共识，仍需更多地探讨。

3. 其他　在某些情况下，引起早产的因素也可能影响子宫内视网膜神经血管的发育。产前因素，如胎盘感染和炎症可能使胎儿视网膜容易发生严重的早产儿视网膜病变；遗传因素，如 FEVR 和 Norrie 病与 ROP 有相似临床特征，因此也有学者认为遗传因素在 ROP 发生中起一定作用；新生儿因素，如贫血和输血，可能更容易导致 ROP 等。

ROP 的发病机制尚未完全阐明，可以看作是早产儿正常视网膜神经和血管发育的停滞，最终具有导致视网膜异常血管化的病理补偿机制。大致可以分为两个阶段：第一阶段，血管闭塞，未成熟的视网膜血管对氧极为敏感，高浓度氧使视网膜血管收缩或阻塞，从而使正常发育的视网膜血管停止发育，已形成的视网膜血管关闭导致视网膜缺氧。第二阶段，新生血管形成，由于缺氧而产生血管增生因子，刺激视网膜血管增生，新生血管出现形态和功能上的异常。新生血管都伴有纤维组织增生，后期可引起牵拉性视网膜脱离，最终导致眼球萎缩和失明。

【临床表现】

1. 我国 ROP 的临床特征 由于国情不同，我国 ROP 的临床特征具有特殊性。在中国出生体重≤1500g 的婴儿 ROP 的发生率约为 26.0%。随着新生儿重症监护室的建立和技术设备的不断完善，低出生体重早产儿的存活率不断提高，ROP 的发病率也随之上升。我国《早产儿治疗用氧和视网膜病变防治指南》发布后，各地儿科的用氧情况逐渐规范，ROP 的筛查工作逐步普及，因此 ROP 的发病率和致盲率将会逐渐降低。

2. 筛查对象 不同国家和地区的 ROP 筛查对象不尽相同，我国规定：①对出生体重＜2000g 的早产儿和低体重儿必须进行眼底病变筛查；②对于患有严重疾病的早产儿，筛查范围可适当扩大。

初次检查时间和随访时间为：①初次检查时间一般在生后 4～6 周或矫正胎龄 32 周，超低出生体重儿或怀疑急进性后部型早产儿视网膜病变者可适当提前至出生后 3 周。② ROP 的随访频率一般根据眼底病变情况确定。没有 ROP 者，2～3 周 1 次；轻度 ROP 者，1～2 周 1 次；2 型阈值前 ROP 随访间隔应少于 1 周。③随访终止时间，以视网膜完全血管化或病变静止、瘢痕化为标准，一般在矫正胎龄 42～52 周。

3. 国际分类法

（1）ROP 分区：ICROP 将全眼底分为以下 3 个区域。

Ⅰ区（zone Ⅰ）：指以视盘为中心，以视盘到黄斑中心凹距离的 2 倍为半径的圆内区域。ROP 病变发生在该区者病情最严重。

Ⅱ区（zone Ⅱ）：指以视盘为中心，以视盘至鼻侧锯齿缘距离为半径，Ⅰ区以外的圆内区域。

Ⅲ区（zone Ⅲ）：指Ⅱ区以外的颞侧半月形区域，此区是 ROP 最高发的区域。

（2）ROP 范围：为了表明病变所在区域与范围，将分区图标记成 12 个钟点，通过描述分区与累及钟点数可准确标示出病变所在位置。

（3）ROP 分期：ICROP 根据病情轻重将 ROP 分为 5 期。ROP 病变开始于视网膜有血管区和无血管区的交界处。

1 期（stage 1）：视网膜后极部有血管区与周边无血管区之间出现 1 条白色平坦的细分界线（图 30-7-1）。

2 期（stage 2）：白色分界线进一步变宽且增高，形成高于视网膜表面的嵴形隆起（图 30-7-2）。

3 期（stage 3）：嵴形隆起更加明显，并呈粉红色，说明新生血管不仅长入嵴内且发展到嵴上。此期伴纤维增生，新生血管可向玻璃体腔内生长（图 30-7-3）。

4 期（stage 4）：部分视网膜脱离，此期根据是否累及黄斑区又细分为 4A 期与 4B 期。4A 期

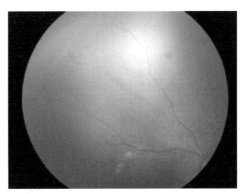

图 30-7-1 ROP1 期，颞上周边视网膜，有血管区与无血管区交界处见白色细分界线

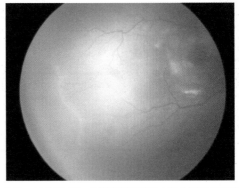

图 30-7-2 ROP2 期，颞侧视网膜血管区与无血管区交界处见嵴样隆起的分界线

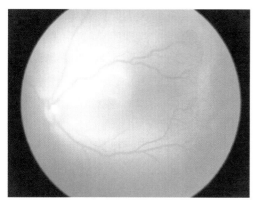

图 30-7-3 ROP3 期，视网膜血管区与无血管区交界处峭样病变进一步增宽，新生血管长入峭内，使峭呈粉红色改变

为未累及黄斑区的部分视网膜脱离（图 30-7-4）；4B 期为累及黄斑区的部分视网膜脱离（图 30-7-5）。

5 期（stage 5）：视网膜全脱离（图 30-7-6）。根据视网膜脱离的形状可分为宽漏斗、窄漏斗、前宽后窄及前窄后宽 4 种类型。

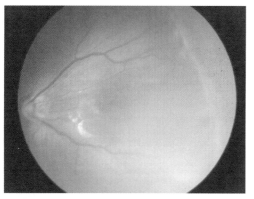

图 30-7-4 ROP4a 期，颞侧视网膜前见纤维增殖膜，牵拉视网膜致视网膜局限性脱离，脱离范围未累及黄斑

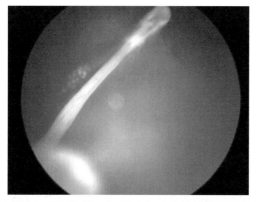

图 30-7-5 ROP4b 期，颞侧视网膜前增殖膜连至晶状体后，局部伴出血，视网膜局限性脱离，脱离范围累及黄斑，伴后极部视网膜下黄白色渗出

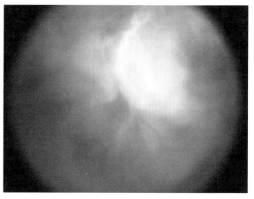

图 30-7-6 ROP5 期，视网膜表面见大量纤维增殖膜，全视网膜脱离呈闭漏斗状

4. ROP 特殊病变

（1）附加病变（plus 病变）（图 30-7-7）：眼底后极部视网膜血管纤曲、扩张，瞳孔僵直难散大，虹膜血管高度扩张，玻璃体混浊。附加病变是病变处于活动期的指征，一旦出现常提示预后不良。

（2）急进性后部型早产儿视网膜病变（aggressive posterior ROP，AP-ROP）（图 30-7-8）：发生在极低体重的高危早产儿，进展很快，如不及时治疗，预后很差。其特征是病变位置靠后，有明显的附加病变，可有适度增生性视网膜病变。AP-ROP 的另一特点是病变不依常规由 ROP1 期向 2 期和 3 期发展，病变呈圆周形扁平样扩展，在有血管区与无血管区分界处可有出血但一般无明确的分界线和峭。

（3）阈值病变（threshold disease）：病变发生在 ROP3 期，处于Ⅰ区或Ⅱ区，新生血管连续占据 5 个时钟范围，或病变虽不连续，但累计达到

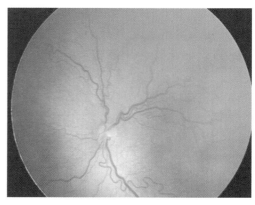

图 30-7-7 附加病变，表现为后极部视网膜动脉纤曲和视网膜静脉扩张

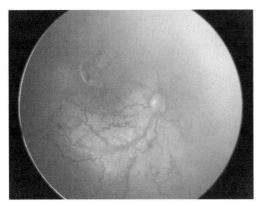

图 30-7-8 急进性后部型早产儿视网膜病变眼底可见后极部视网膜血管高度纡曲扩张，存在异常的动静脉吻合，视网膜血管仅发育至 I 区，血管区与无血管区分界处无明显线样或嵴样病变

8 个时钟范围，同时伴有附加病变。多中心临床试验 CRYO-ROP 研究结果发现，在阈值病变 72h 内进行冷冻治疗，可将视网膜脱离、黄斑皱襞或晶体后纤维增生等严重影响视力的不良预后发生率从 47.9% 降低到 27.2%。因此，认为此期是早期治疗的关键时期。

（4）阈值前病变（pre-threshold disease）：发生在 I 区的任何分期早产儿视网膜病变；或 II 区 2 期病变合并附加病变；或 II 区的尚未达到阈值病变的 3 期病变。研究者根据发生不良预后结果的比例将阈值前病变分为 1 型和 2 型。1 型指 I 区伴有附加病变的各期早产儿视网膜病变；或不伴附加病变的 3 期早产儿视网膜病变；II 区伴有附加病变的 2 期或 3 期病变。2 型指 I 区不伴附加病变的 1 期或 2 期早产儿视网膜病变；II 区不伴附加病变的 3 期早产儿视网膜病变。其中，1 型阈值前病变也称高危性阈值前病变，其不良预后结局的比例不小于 15%。2 型阈值前病变也称低危性阈值前病变，其不良预后结局的比例小于 15%。因此，阈值期病变和阈值前 1 型病变，必须及时按规定施行治疗。

（5）前附加病变（pre-plus disease）：后极部血管的异常并没有像附加病变那样充分，但是与正常眼底相比，确实存在明显的动脉纡曲和静脉扩张。

（6）ROP 退行性改变：多数 ROP 可自行退化，病变由血管增生型向纤维化型转化。退化的 ROP 病程由急性发展期先表现为静止，视网膜病变不再

向严重程度发展，病变范围可由 I 区逐步退至 II 区或由 II 区退至 III 区。大部分退行性改变发生在分界线部位，嵴的颜色由橙红色变为白色，周边部视网膜血管变少，颞侧血管弓走行变直，视网膜有色素性改变，患儿成长过程中还可出现视网膜裂孔，甚至发生牵引性和（或）原发性视网膜脱离。

5. 具体临床表现

（1）急性期 ROP：共分 5 期，各期的表现如下。

1 期：在血管区与无血管区之间出现大致与锯齿缘平行的灰白色分界线。分界线较多在颞侧出现，其细小、低平、界线清楚，呈灰白色或略微奶黄色，位于视网膜内。紧邻分界线后有异常分支状，有时呈扫帚状小血管。虽然常有异常形态的小血管先于分界线出现，诊断本期必须有明确的"分界线"。

2 期：分界线隆起，变宽呈嵴样改变，视网膜内组织增生。分界线发展，变高变宽，体积增加，增生组织仍在视网膜内，"嵴"呈白色或奶油色。在嵴后，视网膜血管高于视网膜平面进入嵴，小丛状的视网膜血管位于视网膜表面。

3 期："嵴"上发生视网膜血管扩张、增生，伴随纤维组织增生。新生血管可来自嵴的后缘处或嵴顶处的小血管丛，丛状小血管相互吻合，扭结，呈不规则状。互相吻合的血管呈腊肠状，平行于嵴行走。进入嵴内的视网膜血管扩张、充血。嵴上或嵴周视网膜出血较常见。

4 期：不完全性视网膜脱离。颞侧出现纤维性血管组织增生，黄斑区、血管弓被牵拉。血管分支之间角度变小，走行变直。以后在增生部位发生牵拉性视网膜脱离，始于周边逐渐向后极部发展。视网膜脱离未累及黄斑区为 4A 期，视网膜脱离累及黄斑区为 4B 期。

5 期：漏斗状视网膜全脱离。病变晚期前房变浅，继发青光眼，角膜变性，晶状体后全部为纤维组织占据，最终导致失明和眼球萎缩。

（2）瘢痕期 ROP：临床表现大部分急性期 ROP 退化，并不发展成视网膜脱离，但形成的瘢痕性（退行性）病变按部位分为周边部和后极部病变，表现为血管性和视网膜退行性病变。

6. 眼底 ROP 眼底检查前须充分散瞳，主要用双目间接检眼镜或广角数码儿童视网膜成像系统（wide-field digital pediatric retinal imaging

system，简称 Retcam）进行检查。双目间接检眼镜可配合巩膜压陷检查到锯齿缘，被视为 ROP 眼底检查的"金标准"。

早产儿出生时视网膜尚未完全血管化，特别是侧周边视网膜，视网膜未血管化的程度与早产程度一致。动静脉隐约可以分辨，周边血管没有扩张或充血，从有血管到无血管逐渐过渡。周边视网膜和视网膜无血管区呈现银灰色、不透明、闪亮的丝绸样表现，这可能是由于周边视网膜缺少或几乎没有血液供应，加之检查时光线阴暗所致。瘢痕期 ROP 的表现应注意周边部和后极部的血管及视网膜的改变。

7. 其他

（1）眼外观检查：应注意外眼的任何异常，包括眼睑异常、眼球是否萎缩或突出等，是否斜视则一般要等 6 个月后才能判断。

（2）眼球前段检查：包括角膜、前房、虹膜、瞳孔和晶状体。晶状体后纤维增生、永存瞳孔膜及后粘连也要注意。还要检查和记录瞳孔直接对光反射及间接对光反射。ROP 晚期通常发生继发性青光眼（图 30-7-9），导致前房变浅、角膜混浊；急性期 ROP 发生附加病变时通常会出现虹膜血管扩张或新生血管（图 30-7-10），瞳孔强直，对光反应迟钝，散瞳困难等；早产儿有时会发现白内障，部分是一过性的，不需要治疗，而严重白内障影响眼底观察，则需要及时手术摘除，以便 ROP 治疗或观察。

8. B 超　未发生视网膜脱离的 ROP，B 型超声波难以发现异常，但对 4、5 期 ROP 有较为典

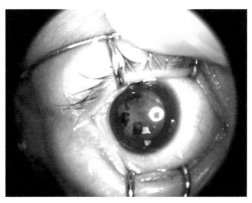

图 30-7-9　ROP5 期患儿眼前节照片，可见前房浅，虹膜后粘连，色素沉积于晶状体前囊膜上。如此时不积极治疗，很快将进展至前房消失，继发性青光眼，角膜混浊

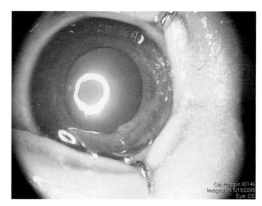

图 30-7-10　AP-ROP 患儿眼前节照片，可见瞳孔僵直，近瞳孔缘虹膜表面见扩张的虹膜血管

型的表现。在 4 期 ROP 患儿中，B 型超声波可显示周边视网膜的牵拉机化膜样形成，可伴有周边视网膜脱离。5 期 ROP 特点为晶状体后前部玻璃体内不规则回声光点，后运动不明显，玻璃体内强回声条索状物与脱离处相连，考虑为玻璃体内机化条索形成，有的视网膜脱离呈漏斗状。

【诊断要点】

1. 病史　多发生于低体重、早产、有吸氧史及其他危险因素的患儿。

2. 眼底　病变早期在视网膜有血管区和无血管区之间出现特征性分界线或嵴，分界处增生性病变，视网膜血管走行异常；有附加病变预示着 ROP 病变急性进展。不同程度的牵拉或渗出性视网膜脱离，以及晶状体后纤维增生、前房变浅甚至消失、角膜水肿或眼球萎缩可能是 ROP 晚期改变。

【鉴别诊断】

1. 永存原始玻璃体增生症（persistent hyperplastic primary vitreous，PHPV）　一般发生在正常出生儿，多为单眼发病，另一眼也可能有不同程度的玻璃体异常。在晶状体后黏附有纤维血管性膜，将睫状突拉长及向中心移位。如果有与晶状体后的纤维性组织相连的永存性玻璃体动脉，可见到血流灌注。病变严重者，呈小眼球，晶状体虹膜膈前移位，发生浅前房和青光眼。眼后部型的牵拉性组织起自视盘，导致"镰刀"状视网膜皱褶，甚至"帐篷"状先天性视网膜皱褶，罕见发生牵拉性和（或）原发性视网膜脱离。

2. 家族渗出性玻璃体视网膜病变（familial exudative vitreoretinopathy，FEVR）　胚胎期玻璃体和视网膜发育异常，为染色体显性遗传。85%

为双眼发病，但双眼病变可能不同。发病过程与 ROP 几乎相同，有 ROP 样眼底表现。但本病见于成熟新生儿，无吸氧史，约 55% 有家族史，直系亲属的双眼或单眼周边有血管异常和渗出，可与 ROP 区别。

3. Norrie 病 （Norrie disease） 目前主要认为是一种性连锁隐性遗传性疾病。出生 8d 至 60 岁均有发生，仅见于男性。婴儿期发病，眼部表现为：早期，晶状体轻度混浊，进而晶状体后部出现灰黄色团块状物，逐渐变成白内障。玻璃体呈灰黄色条块状混浊，与晶状体后部混浊可能相连，或伴有新生血管。少数病例有视网膜前增生，脉络膜、视网膜增生性结节形同假性肿瘤。另外尚有小眼球，虹膜粘连、萎缩，前房深浅不均。全身性方面，患儿智力迟钝，精神障碍，大脑发育不全，部分病例呈进行性耳聋。

4. Coats 病 （Coats' disease） 多见于儿童，12 岁以下儿童占 97.2%，最小者见于 4 个月大的婴儿。多单眼发病，眼底病变主要包括视网膜血管异常和渗出。视网膜血管异常主要为毛细血管扩张，微血管瘤导致小血管管径不规则、变细、球形扩张或梭形瘤样局部扩张，或呈纽结状。新生血管形成，血管短路和交通支形成。视网膜下和视网膜内有大量黄白色渗出，视网膜下液内含大量胆固醇结晶。

5. 视网膜色素失禁症 又称为 Bloch- Sulzberger 综合征，是一种 X- 性连锁显性遗传病。它的特点为线状及轮状的皮肤色素沉着，皮肤白斑，牙齿异常；球结膜色素沉着，眼球震颤，先天性白内障，视神经萎缩，视网膜脉络膜色素沉着，周边部视网膜存在无血管区。眼底的表现可有较大差异，有的近似 ROP 样眼底表现。

6. 视网膜母细胞瘤 （retinoblastoma，RB） 当眼内肿瘤较大时，发生白瞳症，类似 ROP 白瞳症。但 RB 患儿无早产和低体重病史，单眼或双眼发病。眼底检查肿瘤呈圆形或椭圆形，边界清楚，白色或粉白色实性肿块，表面有或无血管。当一个或多个肿瘤向玻璃体种植转移时，引起玻璃体混浊。B 型超声波和 X 线拍片检查眼内实性肿块，能发现肿瘤内钙化斑，彩色多普勒超声波发现叠加血流信号均有助于与 ROP 相鉴别。

【治疗】 对于 1 期和 2 期 ROP，一般无须特殊治疗，但需要定期随访，密切观察，大部分可以自然回退；对于阈值期 ROP 或阈值前期 1 型 ROP，可采用双目间接镜激光光凝或冷凝术。随着抗 VEGF 药物在眼部新生血管类疾病的广泛应用，玻璃体腔内注射抗 VEGF 药物在治疗 ROP，特别是在 AP-ROP 治疗方面起到独特的效果，但由于远期效果不确定，目前如何使用仍然存在争议。

4 期和 5 期 ROP 可以进行冷冻或玻璃体手术治疗等，但效果通常很差。因此，对于 ROP 治疗，强调及早筛查干预，可以一定程度挽救患儿视力情况。

1. 激光光光凝治疗 因为它具有更好的视觉效果和更少的副作用，已有效地替代了冷冻疗法，成为治疗 ROP 的金标准。适用于 1 型 ROP 和急性进展性后极部早产儿视网膜病变，应在 72h 内进行光凝治疗。

2. 手术治疗

（1）巩膜扣带术：如果阈值期 ROP 没有得到控制，发展至 4 期或尚能看清眼底的宽漏斗型 5 期 ROP，且玻璃体牵引较轻者可采用巩膜扣带手术治疗。巩膜扣带手术可使脱离的视网膜复位，手术目的是从巩膜外解除视网膜牵引，促进视网膜下液的吸收，阻止病变进一步发展，从而尽量保留患儿的视功能。

（2）玻璃体手术治疗：适用于 5 期 ROP 或有明显玻璃体牵拉的 4A 期、4B 期 ROP。手术目的是清除增殖膜，解除玻璃体牵拉，恢复视网膜活动度，使视网膜复位。具体玻璃体手术的术式包括以下 3 种。

1）保留晶状体玻璃体切割术 （lens sparing vitrectomy，LSV）：主要用于治疗晶状体本身和晶状体后玻璃体未受累的视网膜脱离，它是治疗 4A 期 ROP 的最佳选择。

2）闭合式晶状体切除联合玻璃体切割术 （closed lensectomy and vitrectomy，CLV）：彻底清除增殖膜，松解牵拉。主要用于治疗 5 期或病变累及晶状体后玻璃体的 4B 期 ROP。对于 5 期 ROP 进行手术治疗时最需要考虑的就是辨别视网膜脱离的形态。

3）开窗式玻璃体切割术（open-sky vitrectomy，OSV）：目前已不是 ROP 的主流术式，只有在特殊情况下才使用。该术式主要用于严重晚期闭合式玻璃体切割术无法进行的 ROP 患者，特别适用于伴有前房消失、角膜混浊的患眼。

3. 玻璃体腔注射抗 VEGF 药物　主要适用于急进型后极部 ROP 和某些尚有活动性病变的 4 期 ROP。抗 VEGF 治疗的潜在优势如下。与激光光凝术（每只眼睛 30 ～ 40min）相比，注射可以快速进行（每只眼睛 2 ～ 3min）；需要较少的专用设备，并且似乎具有较少的眼部副作用，如诱发近视和散光。国内外部分学者主张用于阈值期和阈值前期 1 型 ROP，抗 VEGF 治疗取得了促进患眼视网膜血管继续正常发育和不需要激光治疗的效果，但目前抗 VEGF 治疗的后续性、安全性和有效性的证据远低于激光疗法的证据，仍需要进行更多的临床研究。

4. 联合治疗　即玻璃体腔注射抗 VEGF 药物联合玻璃体手术或激光光凝，可以用作激光治疗失败后的抢救治疗。

5. 其他　口服预防性 β 受体阻滞剂，如普罗奈尔，可能会减慢进入 3 期 ROP 的进程，并减少对抗 VEGF 药物或激光疗法的需求，但临床证据仍不够充分。

中西医结合

中医学中无对应病名，根据病变部位及临床特点，相似中医学"视瞻昏渺"（《证治准绳》）的范畴。

【病因病机】　与先天禀赋不足，肝肾亏虚，五脏六腑之精气不能上荣目珠；或妊娠期间休息失度，致胎儿脾肾两虚，不能固摄血液；或产道窒息后脉络受损，气机不畅，血瘀于目窍。

【辨证论治】

1. 肝肾不足证

临床表现：典型眼部表现，兼见哭闹、盗汗、口干咽燥，出现五迟或五软，毛发色泽不荣，舌质淡，苔薄白，指纹色淡或脉弱。

治法：补益肝肾。

方药：六味地黄丸（《小儿药证直诀》）加减。葛根 10g，茯苓 15g，泽泻 10g，丹参 30g，白术 10g，薏苡仁 30g，黄芪 80g，决明子 15g，枸杞子 15g。

加减：纳差者加麦芽、神曲；夜寐不安者加柏子仁、酸枣仁、夜交藤。

2. 脾胃气虚证

临床表现：典型眼部表现，兼见精神倦怠，不欲吮乳，时时啼哭，腹胀便溏，小便短少；唇舌偏淡，苔白滑，指纹淡。

治法：补脾益气。

方药：四君子汤（《太平惠民和剂局方》）加减。党参 12g，白术 10g，茯苓 15g，甘草 5g，山药 15g，薏苡仁 10g，炒谷芽 10g，麦芽 10g。

加减：夜寐不安，加牡蛎；纳差者加麦芽、神曲。

3. 气滞血瘀证

临床表现：典型眼部表现，兼见腹部胀满，青筋暴露，肝脾肿大质硬，小便短黄，大便秘结或灰白，唇色暗红；舌见瘀点，指纹紫。

治法：活血化瘀，通窍明目。

方药：通窍活血汤（《医林改错》）加减。麝香 3g，老葱、大枣、红花、桃仁、赤芍、川芎、泽兰各 10g，石菖蒲 15g，路路通 30g。

加减：视网膜水肿者，加茯苓、薏苡仁；纳差者加麦芽、神曲。

初生小儿，微小而薄，用药不宜过多，应少量多次喂服，并需注意某些药物（如人参、附子等）使用过量对新生儿的副作用。

【物理疗法】

1. 中药离子导入　方选补阳还五汤，每日 2 次，10d 为 1 个疗程，该治疗须在小儿睡眠时进行。

2. 隔药灸　将附子研成细末，加黄酒调和成饼状，直径约 1cm，厚 0.3 ～ 0.4 cm，置于肾俞（双侧）、命门上，其上置艾炷施灸，每日 2 次，每次 10 炷，10d 为 1 个疗程。

【治疗】　规范筛查、早期治疗是防治 ROP 的关键。中医离子导入及艾灸痛苦小，较易执行并易被患者接受，可作为本病辅助治疗。

（许　宇　张仁俊　黄雄高
王剑辉　王　菲　王兴荣）

第31章 脉络膜血管病变

第一节 息肉状脉络膜血管病变

【病因及发病机制】目前 PCV 的病因及发病机制尚不明确。近年的研究提示，PCV 可能是血流动力学、血管壁细胞炎症反应、细胞外基质酶系、脂质代谢等多种因素共同参与所致，相关基因与 PCV 易感性存在一定相关性。高血压、吸烟及既往中心性浆液性脉络膜视网膜病变病史等均是 PCV 的易感因素。本病进展缓慢，反复迁延，也可以短期加重，预后不良。

【临床表现】

1. 症状　患者有眼前黑影，视物模糊，视力下降或伴视物变形等症状。如大量出血，短期内视力急剧下降，严重病例甚至光感可疑。

2. 眼底表现　检眼镜下可见视网膜橘红色病灶（图 31-1-1），合并或不合并异常的分支状血管网（图 31-1-2），息肉状病灶可以出现在黄斑区或视盘附近，甚至周边视网膜（图 31-1-3）。后极部斑块状视网膜下出血并伴有脂样沉积或渗出，主要是位于视盘旁边血管弓周围（图 31-1-4）。部分患者可发生严重玻璃体积血、混浊。少数反复发作的患者晚期表现为广泛的色素上皮变性和萎缩，但也可见薄层的灰白色纤维性瘢痕（图 31-1-5）。

3. 眼底血管造影特征

（1）FFA 检查：若无明显遮盖荧光时，典型的息肉状扩张血管病变表现类似 CNV，造影早期病变血管呈花边状或斑块状强荧光（图 31-1-6），晚期可有不同程度的荧光渗漏，而多分支的异常血管网通常不能看到，缺少特征性表现。

（2）ICGA 检查：典型的表现为 ICGA 显示后极部脉络膜异常扩张的分支状血管网（图 31-1-6 C），呈扇形或放射状（图 31-1-7）。在 BVN 的末端或周围可见扩张膨大的息肉状病灶（图 31-1-6 C，图 31-1-7）。活动性息肉病灶指息肉在 ICGA 早期呈囊袋样强荧光，病变随造影时间的延长出现荧光渗漏或染色（图 31-1-8）。非活动性或静止

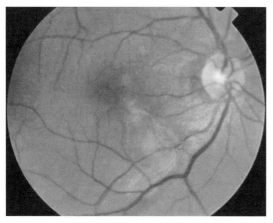

图 31-1-1　右眼 PCV 底病灶。眼底彩照示橘红色强荧光息肉状病灶及异常分支状血管网

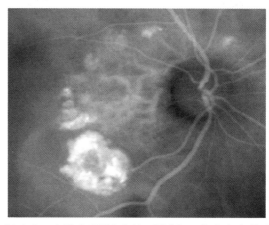

图 31-1-2　右眼底 PCV 病灶。ICGA 示荧光息肉状病灶及异常分支状血管网

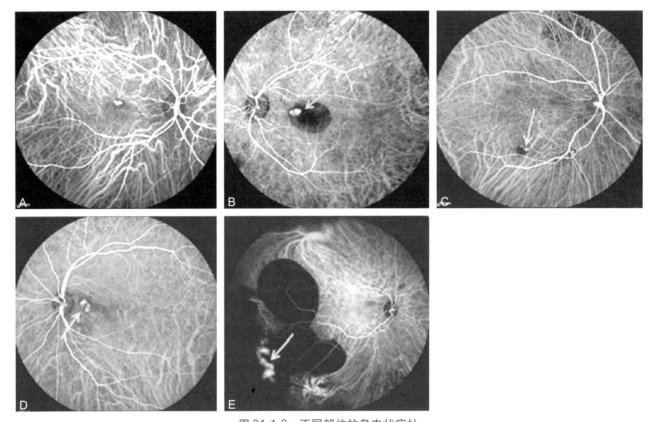

图 31-1-3　不同部位的息肉状病灶

A. 息肉状病灶位于黄斑中心凹；B. 位于旁中心；C. 位于下方血管弓旁；D. 位于视盘旁；E. 位于周边部。箭头所指处为病变部位

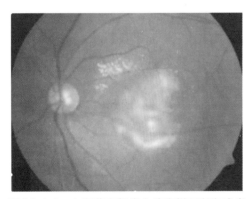

图 31-1-4　左眼黄斑部出血伴脂样沉积和渗出

性病灶指息肉在 ICGA 检测早期不显影，中晚期呈稍强荧光，后期荧光逐步消退（图 31-1-9）或呈中心弱荧光，周围环状染色的"冲刷"现象。ICGA 能动态清晰显示脉络膜异常血管网和息肉样病灶，因此 ICGA 检查是诊断 PCV 的唯一金标准。

4. OCT　视网膜线状扫描特征性表现为"指样"隆起的色素上皮脱离（图 31-1-6D，图 31-1-10 A），其内中高反射为息肉样病灶（图 31-

1-6D），脉络膜异常分支血管网表现为"双层征"（double layer sign），即色素上皮层呈弧形或波浪样隆起的强反射带，Bruch 膜呈薄而平直的强反射带，两者之间呈均质性中等或弱反射代表了 BVN（图 31-1-10B）。血管成像 OCT（Angio OCT）可以清晰显示脉络膜异常分支血管网，表现为黄斑部不规则网状血流信号，周围低信号为水肿渗出区。En face 图像上息肉状病灶为高反射区，神经上皮脱离为低反射区，其内点片状高反射信号为渗出。亦可用频域光相干断层深度增强成像（EDI-OCT）检测脉络膜厚度，本病脉络膜的厚度可明显增厚，也可表现为脉络膜明显变薄。

5. 临床分型

（1）按临床表现：可将 PCV 分为渗出型和出血型。渗出型 PCV 指除息肉外，有明显的浆液性PED 和（或）视网膜脱离及大量黄白色脂质渗出（图31-1-11）。出血型 PCV 指除息肉外，伴有出血型视网膜脱离和（或）大片视网膜下出血，常导致突然视力下降。出血可能反复发作，导致 RPE 萎缩变性，视力永久下降。一般来说渗出型 PCV 较

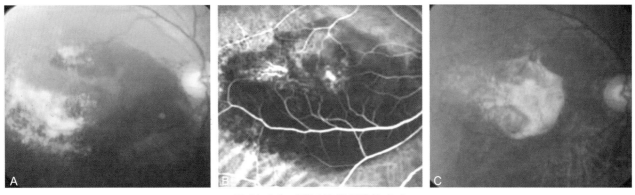

图 31-1-5 PCV 晚期纤维性瘢痕

A. 黄斑下大片出血及渗出；B. ICGA 示伴息肉病灶和 BVN；C. 发病 1 年后，黄斑区出血吸收，色萎缩及纤维瘢痕

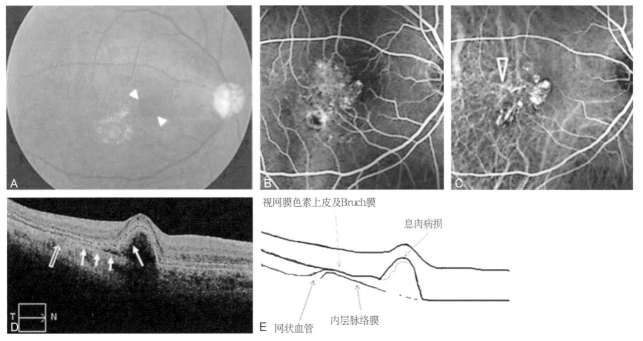

图 31-1-6 右眼黄斑区 PCV

A. 橘红色病灶位于黄斑（白箭头）。B. FFA 示相应病灶处斑点状强荧光。C. ICGA 示黄斑区 BVN（白空心箭头）及其末梢扩张的息肉强荧光。D. OCT 显示 PCV 病灶特征。空心箭头处示异常扩张的血管网的起始处，短箭头示 Bruch 膜，与 RPE 反光带形成"双层征"（double layer sign），与图 C 中的 BVN 相对应。长箭头是位于 RPE 下的息肉病灶，可见局部 RPE 断裂。E. 进一步图解图

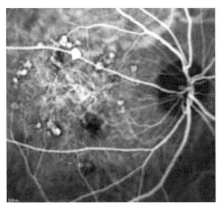

图 31-1-7 ICGA 显示多个息肉和反射状行走的 BVN

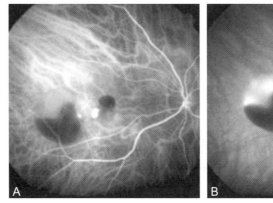

图 31-1-8 ICGA 显示活动性息肉

A. ICGA 早期息肉强荧光；B. ICGA 晚期荧光渗漏

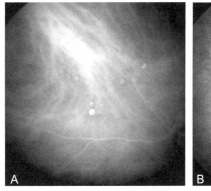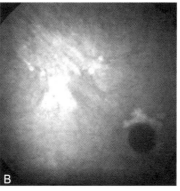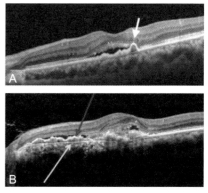

图 31-1-9　ICGA 显示静止性息肉

A. ICGA 中期息肉稍呈强荧光；B. ICGA 晚期荧光逐渐消退

图 31-1-10　OCT 表现

A."拇指样"隆起；B."双层征"。红箭头
示 RPE，黄箭头示 Bruch 膜

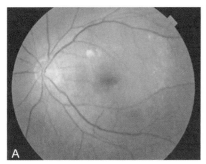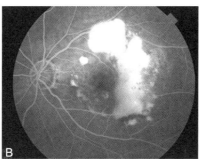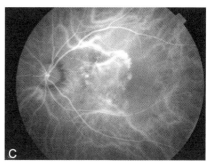

图 31-1-11　左眼渗出型 PCV

A. 眼底彩照显示视网膜色素上皮脱离，渗出型黄斑病变及脂质沉着；B. FFA 示黄斑颞侧因 PED 所致的大量荧光积池；
C. ICGA 示黄斑部多个与息肉和 BVN 相关的点状强荧光

出血型预后好，但两者可以同时存在或相互转化。

（2）按 ICGA 表现：可将 PCV 分为 1 型和 2 型。1 型 PCV 即息肉状脉络膜新生血管(choroidal neovasculopathy，CNV)，其表现类似 1 型 CNV，可见供养、引流血管的 BVN 及息肉（图 31-1-12A）。2 型 PCV 又称典型 PCV，ICGA 只见息肉而不见供养血管及引流血管（图 31-1-12B）。与 1 型 PCV 相比，2 型 PCV 更常见，视力更好，病变直径小，脉络膜更厚，息肉数量少，病程缓慢（图 31-1-12）。

（3）按 FFA 和 ICGA 表现：有学者根据 FFA 和 ICGA 表现，将 PCV 分为 A、B、C 3 种类型。A 型 PCV 的 ICGA 表现为息肉有互相连接的血管网供应，但没有供应血管，FFA 表现为荧光素积聚，无渗漏。B 型 PCV 的 ICGA 表现为有供养血管和引流血管的 BVN 供应息肉，FFA 表现与 A 型 PCV 相似。C 型 PCV 的 ICGA 表现与 B 型 PCV 相同，但 FFA 表现为有荧光渗漏。与按 ICGA 表现分为 1 型和 2 型 PCV 相比，A 型 PCV 可对应 2 型 PCV，B、

C 型 PCV 可对应 1 型 PCV（图 31-1-13）。

（4）按脉络膜厚度：根据 SD-OCT 的脉络膜形态学特征，以脉络膜厚度为界将 PCV 分为厚脉络膜型 PCV（图 31-1-14D）和薄脉络膜型 PCV（图 31-1-15D）。但目前尚无统一脉络膜厚度分界标准。厚脉络膜型 PCV 具有脉络膜高血管化特征，对应典型 PCV，其分支血管网及病灶面积较小，息肉数目较少，ICGA 早期无明显供养血管呈现。薄脉络膜型 PCV 具有脉络膜低血管化特征，对应息肉型 CNV，其分支网面积较大，息肉数目多，ICGA 早期可看到供养血管，因此比典型 PCV 更易出血。

【诊断】本病诊断主要依据 ICGA 检查结果，即异常的脉络膜分支血管网和血管瘤样扩张的病灶结构做出诊断，尤其是 ICGA 晚期可见结节状、血管瘤样强荧光结构，是本病诊断最具特征的依据。眼底橘红色息肉样病灶及多灶性复发性浆液性或出血性色素上皮脱离也是本病诊断的重要参考依据。联合 FFA、ICGA 及 OCT 有助于进一步

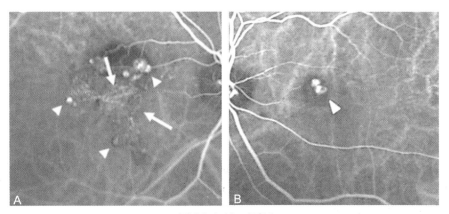

图 31-1-12　PCV

A. I 型 PCV，可同时有息肉和 BVN；B. 2 型 PCV，仅有息肉

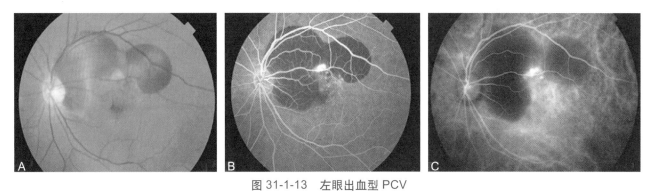

图 31-1-13　左眼出血型 PCV

A. 后极部大片出血型视网膜脱离；B. FFA 示大片遮蔽荧光及出血性 PED 高渗漏荧光；C. ICGA 示息肉强荧光

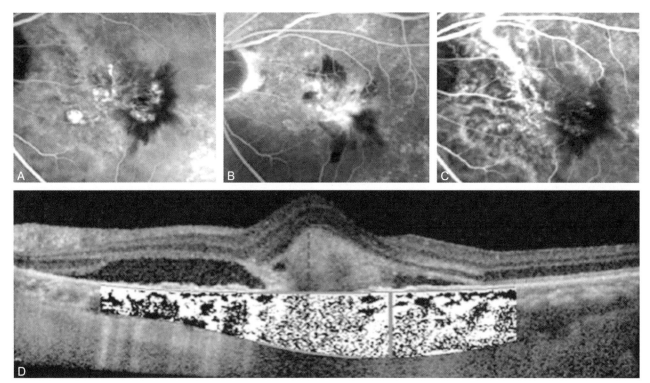

图 31-1-14　PCV

A. ICGA（5min）示息肉和 BVN；B. FFA（5min）示 BVN 渗漏；C. ICGA 早期相未显示供养血管；D. OCT 示脉络膜较厚，CT=486μm

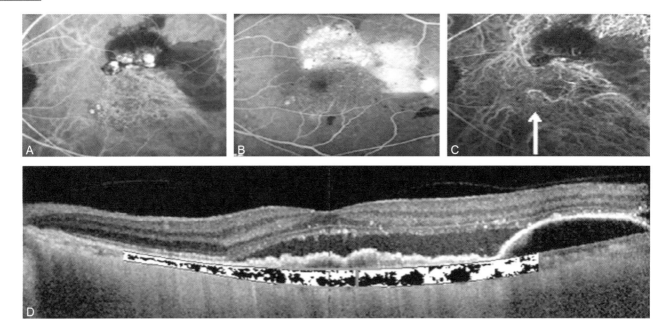

图 31-1-15　PCV 按 FFA 和 ICGA 表现分型为 B、C 型

A. ICGA（5min）示息肉和 BVN；B. FFA（5min）示 BVN 无明显渗漏，息肉及出血性 PED 区荧光积聚；C. ICGA 早期相显示供养血管（白箭头）；D. OCT 示脉络膜较薄，CT=130μm

临床分析。

【鉴别诊断】

1. 新生血管性老年性黄斑变性　多见于中老年人，白种人多见，眼底大多可见硬性或软性玻璃膜疣。眼底可见橘红色息肉样病灶，ICGA 可见脉络膜新生血管，但少见异常扩张粗大的血管网及息肉样结构。

2. 中心性浆液性渗出型视网膜脉络膜病变（CSC）　大部分发生在中青年人，但慢性 CSC 多年后有可能转化为 PCV。FFA 可表现为中期单一或多灶性强渗漏荧光点，ICGA 显示脉络膜血管通透性增强，晚期可见脉络膜血管负影等特征易与 PCV 鉴别。

【治疗】目前 PCV 治疗主要手段包括激光治疗、光动力疗法、眼内注射抗 VEGF 药物，如发生严重视网膜下出血或玻璃体积血，需行玻璃体切割术治疗。

1. 局灶热激光光凝　对于 ICGA 显示的 PCV 的息肉样病灶及相关 BVN 位于距离黄斑中心凹安全距离之外的有症状的患者，激光光凝是一种切实可行的治疗方法。

2. PDT 治疗　治疗目标主要是息肉样病灶的消退。治疗范围必须包括 ICGA 显示的整个 PCV 病灶，包括息肉和 BVN。临床应用 PDT 治疗的

参数是通过静脉注射 6mg/m² 维速达尔 10min 后以光照剂量为 50J/cm²、辐射量为 600mW/mm² 的 689nm 波长光线照射 83s，利用冷激光产生局限性脉络膜血管的短暂闭锁使 PCV 病灶灌注减少，造成脉络膜供应血管栓塞，继而消退 PCV 息肉状病灶。与传统热激光相比，PDT 对视网膜正常组织的损伤极小，目前 PDT 是治疗黄斑区及黄斑旁 PCV 较为安全的方法。单独 PDT 治疗，PCV 息肉样病灶的短、中期消退率高达 70% 以上，但也存在较高的复发率。其根源是 PDT 并不能完全闭塞 BVN。

3. 抗 VEGF 治疗　研究已证实，抗 VEGF 治疗可以减少渗出和出血，稳定或提高患者视力。但息肉消除率低，BVN 持续不变。目前常用的抗 VEGF 药物主要包括雷珠单抗、阿柏西普和康柏西普。相关的随机对照临床研究分别为 EVEREST、PLANET 和 AURORA。这些临床研究结果表明，抗 VEGF 单药治疗 PCV 可以提高视力和减少疾病的活动度，可以用作 PCV 的一线治疗。

4. 联合治疗　临床研究已证实，较单独 PDT 或单独抗 VEGF 治疗，联合 PDT 和抗 VEGF 治疗可以获得更好的视力提高及消退息肉，并可以减少抗 VEGF 的注射次数。初始联合治疗与延迟

联合治疗，在最佳矫正视力与息肉消退率相似。

5. 手术治疗 对于较新鲜的黄斑区出血的 PCV 患者，可早期行玻璃体腔注射气体，以便于顶压出血偏离黄斑，促进止血。可向玻璃体腔注射 C_3F_8 气体 0.3ml，并采取面向下体位。对于大量视网膜下出血并严重玻璃体积血的患者，需行玻璃体手术，清除积血。必要时联合激光，PDT 或抗 VEGF 治疗。

虽然治疗 PCV 有上述治疗手段和方法，但对 PCV 患者的长期观察发现，PCV 治疗的复发率很高，反复 PDT 或大量黄斑区出血吸收后，常造成黄斑区萎缩，最终的视功能并不理想。尤其是 PCV 并发的脉络膜下腔、视网膜下及玻璃体腔大量出血的患者，视力预后更差。因此，医患双方均需知晓 PCV 的危害性及治疗的长期性。

中西医结合

PCV 眼底表现与 nSMD 相似，从临床症状来看，相似中医学"眼科血证""暴盲"和"视直如曲"的范畴。

【病因病机】中医认为本病多因患者年老体衰，精、气、血亏损，肾、脾和肝的功能失调所致。出现眼底视网膜出血、水肿、渗出等病变。以本虚标实多见，晚期多虚实夹杂，以虚为本。本虚与肝肾阴虚、阴虚火旺、气血不足有关，标实多以瘀血内阻、痰湿阻络常见。

【辨证论治】

1. 血热瘀阻证

临床表现：视力突然下降、眼前黑影、视物变形，眼底可见视网膜下橘红色病灶、渗出和水肿，ICGA 血管造影提示为 PCV。兼头痛失眠，颜面红赤，口渴咽干，烦躁易怒，便结小便黄，舌红苔黄，脉弦或弦数。

治法：清热凉血，化瘀止血。

方药：凉血散瘀汤（《中医眼科临床实践》）加减。生地黄 30g，赤芍 30g，夏枯草 30g，牡丹皮 10g，木贼 10g，蝉蜕 10g，白茅根 30g，生甘草 10g，金银花 30g，枳壳 10g，大黄 10g，黄芩 10g。

加减：心烦失眠加栀子。

2. 肝肾亏虚证

临床表现：视物模糊或眼前固定暗影，眼底可见视网膜下橘红色病灶、渗出和水肿，ICGA 血管造影提示为 PCV。兼头晕耳鸣，腰膝酸软，失眠多梦，舌红少苔，脉细。

治法：滋补肝肾，活血明目。

方药：驻景丸（《中医眼科六经法要》）加减。

菟丝子 10g，楮实子 10g，茺蔚子 10g，车前子 10g，枸杞子 10g，木瓜 10g，寒水石 10g，紫河车 10g，生三七 3g，五味子 10g。

加减：有瘢痕者，加山楂、昆布、鸡内金等，以软坚散结；五心烦热、失眠盗汗者，加黄柏、知母、地骨皮，以降虚火。

3. 脾虚湿困证

临床表现：视力下降，眼底可见视网膜下橘红色病灶水肿、渗出者，ICGA 脉络膜血管造影提示为 PCV。兼见食少口黏，大便溏薄，肢困身重，舌质淡，苔白腻，脉细弱或濡。

治法：健脾利湿，活血明目。

方药：六君子汤（《医学正传》）加减。党参 12g，炒白术 12g，茯苓 15g，泽泻 10g，制半夏 10g，陈皮 6g，薏苡仁 15g，丹参 10g，郁金 10g，牡丹皮 10g，炙甘草 10g。

加减：如出血多，加生蒲黄、藕节、三七粉；水肿，加猪苓、车前子、益母草等利水渗湿。

4. 痰瘀互结证

临床表现：眼前有黑影、视物变形，视力严重减退、病程日久，眼底可见视网膜下橘红色病灶、渗出和灰白色纤维血管性瘢痕，经眼底血管 ICGA 造影提示为 PCV。兼见倦怠乏力，舌体有瘀斑，舌淡苔白腻，脉弦滑。

治法：化痰祛瘀，软坚散结。

方药：化坚二陈汤合升降散（《医宗金鉴》）加减。制半夏 10g，陈皮 10g，茯苓 10g，白僵蚕 10g，川黄连 10g，浙贝母 10g，夏枯草 15g，当归 10g，姜黄 10g，玄参 10g，牡蛎 15g，炙甘草 8g，蝉蜕 6g，三七粉 3g。

加减：有玻璃疣及渗出物者，加白芥子、香附行气、化痰散结；有出血者，加血竭止血；有灰白色纤维血管性瘢痕者，加桃仁、红花等软坚散结。

【外治法】 外用眼药，如七叶洋地黄双苷滴眼液、丹参壳聚糖凝胶、八宝拨云散眼药。

【中成药】 和血明目片，止血祛瘀明目片，知柏地黄丸。

【针刺治疗】

主穴：睛明、球后、承泣、瞳子髎、攒竹、丝竹空、风池。

配穴原则：针对主症配穴，一般将眼周穴位和肢体穴位配合应用，每次眼周穴位2个，肢体穴位2～4个，分组交替运用，每日或隔日1次，每次30min，10次为1个疗程。

【食疗方】

1. 白茅根三七老鸭汤

组成：白茅根10g，三七粉6g，墨旱莲15g，老鸭肉100g，姜末、葱白、精盐等作料适量。

功效：宁血止血，活血散瘀。

适应证：本病眼底出血早期。

方解：白茅根、三七、墨旱莲宁血止血，活血化瘀。上述3味药和老鸭肉配合一起煮汤，具有宁血止血、活血散瘀的功效。

制法：先将老鸭肉、白茅根、墨旱莲洗净，把老鸭肉切成薄片，再把白茅根、墨旱莲、三七粉装入纱布袋子内，加入适量水、姜末、葱白放入砂锅内煲汤，加入精盐等作料适量。

用法：早晚餐服用，10d为1个疗程。

2. 当归丹参母鸡汤

组成：当归10g，丹参15g，桃仁12g，三棱10g，母鸡肉100g，姜末、葱白、精盐等作料适量。

功效：活血化瘀散结。

适应证：本病眼底出血中期。

方解：当归、丹参、桃仁活血化瘀，三棱破瘀散结。上述4味药和老母鸡肉配合一起煮汤，具有活血、化瘀、散结的功效。

制法：先将母鸡肉、当归、丹参、桃仁、三棱洗净，把母鸡肉切成薄片，再把当归、丹参、桃仁、三棱装入纱布袋子内，加入适量水、姜末、葱白放入砂锅内煲汤，加入精盐等作料适量。

用法：早晚餐服用，10d为1个疗程。

3. 藕节海带鸽子汤

组成：生藕节25g，三七粉6g，昆布10g，党参15g，鸽子肉200g，姜末、葱白、精盐等作料适量。

功效：益气除痰，活血化瘀散结。

适应证：本病眼底出血的后期，有渗出物或有机化瘀者。

方解：党参补中益气、生藕节、三七活血化瘀、昆布破瘀散结。上述4味药和鸽子肉配合一起煮汤，具有益气除痰，活血化瘀散结的功效。

制法：先将党参、生藕节、三七、昆布、鸽子肉洗净，鸽子肉切成薄片，加入适量水、姜末、葱白放入砂锅内煲汤，鸽子熟后，加精盐等作料适量。

用法：早晚餐服用，10d为1个疗程。

【经验方】

1. 止血明目颗粒（张铭连经验方）

组成：墨旱莲、丹参、牡丹皮、郁金、蒲黄、三七等。

功效：养血活血、凉血散瘀、补益肝肾。用于血热瘀阻所致的眼底出血性疾病。

2. 二至明目汤（唐由之经验方）

组成：女贞子、墨旱莲、川芎、丹参、白芍、枸杞子、楮实子、五味子等。

功效：滋养肝肾、活血明目。用于治疗年老体衰，精血不足，肝肾亏虚的黄斑变性。

【名医经验】

1. 唐由之认为渗出型SMD多属本虚标实，患者多由肝肾阴虚，精血不足，虚火上炎，灼伤目络，血溢脉外，血瘀不祛，"瘀"邪可转化成"痰"邪，痰瘀互结，是主要病机。在治疗上以滋阴清热，凉血止血，化瘀通络为主。

2. 张梅芳针对不同病机灵活使用各种调脾法治疗眼底出血证，可采用健脾益气法、健脾化痰法、温补脾阳法，可应用四君子汤、归脾汤、温胆汤、理中汤治疗。他认为有一部分眼底出血证就是脾气亏虚、脾不摄血等脾虚所致，在治疗时要分析由脾所引起的病因及病机。

3. 张仁俊认为本病早期病机以火为主，包括实火和虚火，早期为实证热证为主要病机，火邪灼伤视网膜、脉络膜，故发病快，眼底以渗出、水肿及出血为主要临床表现，治则以清热凉血、化瘀止血为主，可选用凉血散瘀汤加减。中期以瘀为主，湿滞和血瘀为主要病机，眼底以渗出、水肿、出血为主要临床表现，火邪致视网膜、脉络膜、微循环受阻，治以滋补肝肾、活血明目，可选用驻景丸加减。晚期以眼底组织损伤为主，虚损为主要病机，因五脏六腑精气不能上升于目，气血不足，微循环障碍，以眼底瘢痕形成，机化瘢增生为主要临床表现，治以化痰祛瘀、软坚散结，可选用化坚二陈汤合升降散加减。对于病情日久，伤及阳气，损伤脾阳时，要予以温补脾阳。在眼底出血证治疗中，常使用到活血化瘀的药物，如桃仁、红花、水蛭、莪术等比较峻猛的药物，可能会损伤脾胃，特别是原本就脾胃虚弱的患者，在治疗中出现脾胃功能异常，应以调理脾胃为先，以免影响药物的吸收，从而影响治疗效果。所以在眼底出血证的防控中，切不可只注重活血化瘀，一定要顾及脾胃。如果眼底见渗出，有形则为痰；眼底见到视网膜下新生血管形成，或有视网膜色素上皮脱离，则为痰瘀互结，治当健脾化痰，软坚散结明目。

4. 彭清华采用中医辨证分型治疗 SMD，分为脾气虚弱、脾虚湿热、肝肾阴虚三个证型，分别采用归脾汤、参苓白术散、杞菊地黄丸治疗。长期黄斑水肿，则酌情加入赤小豆、白茅根、益母草以利水活血，黄斑渗出者，加入石决明、生蒲黄、郁金以化痰健脾，新鲜出血加入藕节、三七、白茅根以凉血止血。

【抗 VEGF、PDT 配合中药治疗 PCV 临床应用现代研究】

1. 抗 VEGF 治疗眼内注射

（1）适应证：通过 ICGA、OCT 诊断为 PCV，且存在活动性的渗漏和视网膜内、视网膜下渗出的患者。

（2）方法：初始每4周注射1次，连续注射3次，第3次注射4周后对 PCV 患者病情进行评估，如果 OCT 图像显示无明显的视网膜内和视网膜下渗出，则以是否再次出现渗出作为扩展治疗的参考。如果 OCT 图像显示视网膜内和视网膜下渗出即使在第3次注射后仍然存在，那么在此次检查时黄斑的情况应作为扩展治疗的参考，如果在扩展治疗阶段黄斑情况进一步改善，则将最大改善情况作为以后随访的新参考。评估后再次注射，进入扩展治疗

阶段，6周后进行下一次注射和随访。在扩展治疗阶段，若没有发现活动性病变或相比之前黄斑情况没有变得更差，则将注射间隔时间延长2周，最长可延长至12周；若发现活动性病变或相比之前情况变得更差，则将注射间隔时间缩短至2周，最短可缩短至4周；若超过2次发现活动性病变，则将注射间隔时间固定在上一次的间隔周期。

（3）注意事项

1）术前连续点抗生素眼药水3d，一定要在无菌手术室进行操作。

2）抗 VEGF T&E 治疗方案增加了注射药物的次数，也增加了玻璃体腔注药术带来的风险，应尽量规避。

2. PDT 适合于治疗黄斑区及黄斑旁 PCV，息肉消退率较高。但因不能完全闭塞 BVN，远期息肉易复发。

3. 配合中药治疗

（1）PCV 早期（发病1个月内）：临床表现为视力突然下降、眼前黑影、视物变形，眼底可见视网膜下橘红色病灶、渗出和水肿，ICGA 血管造影提示为 PCV。兼头痛失眠、颜面红赤、口渴咽干、烦躁易怒、便结、小便黄、舌红苔黄、脉弦或弦数。经玻璃体腔注射 VEGF 后配合凉血散瘀汤（《中医眼科临床实践》）加减。组成：生地黄30g，赤芍30g，夏枯草30g，牡丹皮10g，木贼10g，蝉蜕10g，白茅根30g，生甘草10g，银花30g，枳壳10g，大黄10g，黄芩10g。加减：心烦失眠加栀子。每日1剂，7～14d为1个疗程，视具体情况而定。

（2）PCV 中期（发病2～3个月）：视力下降、眼前黑影、视物变形，眼底可见视网膜下橘红色病灶、渗出和水肿，尚有少许出血，ICGA 血管造影提示为 PCV。兼口干欲饮、潮热面赤、口渴咽干、五心烦热、盗汗多梦、腰酸膝软、舌红苔少、脉细数。经玻璃体腔注射 VEGF 后配合生蒲黄汤合知柏地黄汤（《实用中医眼科》）加减。组成：生蒲黄15g，墨旱莲10g，丹参12g，生地黄10g，牡丹皮10g，荆芥炭12g，郁金10g，川芎10g，知母10g，黄柏10g，山萸肉10g，三七3g。每日1剂，7～14d，视情而定。加减：腰酸膝软加熟地黄、枸杞子、川牛膝等。

（3）PCV 晚期（发病3～6个月）：临床表

现为眼前有黑影、视物变形，视力严重减退、病程日久，眼底可见视网膜下橘红色病灶、渗出和灰白色纤维血管性瘢痕，经眼底血管 ICGA 造影提示为 PCV。兼见倦怠乏力，舌体有瘀斑，舌淡苔白腻，脉弦滑。经玻璃体腔注射 VEGF 后配合化坚二陈汤合升降散（《中西医眼科学》）加减。组成：制半夏 10g，陈皮 10g，茯苓 10g，白僵蚕 10g，川黄连 10g，浙贝母 10g，夏枯草 15g，当归 10g，姜黄 10g，玄参 10g，牡蛎 15g，炙甘草 8g，蝉蜕 6g，三七粉 3g。加减：有玻璃疣及渗出物者，加白芥子、香附行气、化痰散结；有出血者，加血竭止血；有灰白色纤维血管性瘢痕者，加桃仁、红花等软坚散结。每日 1 剂，7 ～ 14d，视具体情况而定。

第 1 个疗程即连续 3 次（每 4 周 1 次）的初始抗 VEGF 治疗，再次治疗的方法依据每 4 周临床随访结果按需选择抗 VEGF 和中药治疗方案。根据目前相关文献报道，临床应用现代研究证明，抗 VEGF 配合中药治疗 PCV 的中西医结合治疗，可以明显提高本病治疗效果。

【中西医结合治疗新思路】PCV 是 1982 年由 Lawrenbce A. Yannuzzi 首先报道，并于 1984 年确认命名的。因此我国对 PCV 的认识和研究起步较晚。PCV 在我国是一种较常见的好发于中老年人的眼底疾病，PCV 相似中医学"眼科血证"的范畴，其眼疳表现与 nSMD 相似，故目前 PCV 的中医辨证论治参照 nSMD 及眼科血证的辨证论治原则进行加减。唐由之、彭清华、张铭连、张仁俊等专家认为本病病因病机要按照早、中、晚期，再结合现代医学检查结果，即可明确诊断达到病证结合。西医行抗 VEGF 联合 PDT 或激光光凝治疗，必要时手术治疗，以治其标；中医根据辨证施治应用中药治疗，以治其本，中西医结合达到标本共治的目的。并且强调一定要做到将现代医学检查手段与中医辨证论治相结合 PCV 依然是眼科目前疑难病症之一，中西医 PCV 病证结合研究仍有待进一步深入探讨。

【预后】至今 PCV 的病因及发病机制尚不明确，并且无有效药物治疗。根据最新的研究表明早期采用中西医结合治疗，用抗 VEGF 药，配合中药对新生血管所致眼底出血治疗有较好疗效。一定要做到早发现，早治疗。

第二节　脉络膜渗出与脱离

【病因及发病机制】引起脉络膜渗出与脱离的原因复杂多样，以眼外伤最常见，其次为内眼手术。手术又以抗青光眼手术和玻璃体视网膜手术为多，术中、术后均可发生。高眼压状态下或晚期青光眼患者的眼外引流手术，术中或术后发生脉络膜脱离甚至出血是较常见的并发症。原发性视网膜脱离行巩膜手术时广泛、过度冷凝、电凝，外加压或环扎过紧，或位置偏后，玻璃体手术时间过长，灌注压偏低，大面积的激光光凝均可引发术中或术后的脉络膜脱离。原发性视网膜脱离如果持续性低眼压也可导致脉络膜脱离，多合并睫状体脱离和葡萄膜炎，导致眼压进一步降低，并形成低眼压恶性循环状态。目前因白内障手术多采用超声乳化白内障手术，由于该术式切口小、时间短、术中眼压保持恒定，故白内障术中或术后发生脉络膜脱离已很少见。但核硬度在 IV 级或以上的高度近视的核性白内障，在超声乳化手术时仍可能发生，且多为脉络膜上腔出血。此外，在缝合悬吊式人工晶状体手术中，因缝针损伤了 3 点钟或 9 点钟方向的睫状长动脉，亦可引起脉络膜脱离。在外伤中，高龄、高度近视、高眼压、糖尿病、高血压、动脉硬化等心血管疾病及多次内眼手术史，都是内眼手术易诱发脉络膜脱离的高危因素。其他病因，如特发性脉络膜渗漏、真性小眼球、过度使用降眼压药物、后巩膜炎、血液病、极度营养不良导致的低蛋白血症等，也可诱发脉络膜渗出及脱离。如果在手术后或老年人突然出现前房变浅或消失，眼压急剧下降，瞳孔区暗黑时应该考虑此病。脉络膜转移癌、白血病、多发性骨髓瘤等恶性肿瘤也可引起脉络膜脱离。原因不明的脉络膜渗出与脱离又称特发性脉络膜渗漏综合征。

外伤发生睫状体脉络膜脱离的机制如下。外伤可直接损伤脉络膜大血管、睫状动脉和涡静脉等，引起脉络膜上腔出血，导致脉络膜渗出与脱离。外伤如伴有大量脉络膜及视网膜出血，提示伤情严重，预后极差。

内眼手术后发生睫状体脉络膜脱离的机制如下。由于眼球切开后，眼压下降，血管扩张，液体漏到脉络膜睫状体上腔，或因手术时前房角受到损伤，使房水进入睫状体和脉络膜上腔，青光眼滤过手术后尤其容易发生，这是手术后渗漏过强，长期处于低眼压状态所致。脉络膜睫状体上腔的压力等于或略小于眼压，如果这种压力关系遭到破坏，液体会积聚于脉络膜上腔，导致脉络膜渗出与脱离。脉络膜渗出与脱离的发生机制可能有多种，在低眼压、葡萄膜炎的情况下，或涡静脉回流受阻的情况下，脉络膜上腔回流不畅，液体积聚，形成脉络膜脱离。

脉络膜上腔积聚的液体可以是渗出液、漏出液、血液或是三者皆有。通常液体以渗出液或漏出液为主的称为脉络膜渗出性脱离；以血液为主的称为脉络膜上腔出血。按病因可以分为特发性脉络膜脱离、手术后睫状体脉络膜脱离及继发性脉络膜睫状体脱离。

【临床表现】

1. 症状　患者常诉患眼视力下降、视物变形等眼部不适。有原发病病史，脉络膜脱离出现后自觉患眼视力更差，甚至光感消失。部分患者自述患眼变小、变软。脉络膜脱离发生的部位不同，患者描述的症状可以不同。脉络膜脱离发生在前部未累及黄斑时；患者可能无明显视力下降，或有暂时性的屈光性近视。后极部的脉络膜浅脱离，患者可出现视力轻度下降，可伴有视物变形和小视症。

2. 体征

（1）眼底表现：眼底球形或环形棕褐色隆起，严重的出血性脉络膜脱离者可致玻璃体大量积血，眼底窥不见。有时睫状体高度隆起，不用巩膜压迫器就可以见到锯齿缘。

（2）原发性疾病体征：手术、外伤、炎症或眼内肿瘤等原因引起脉络膜脱离，多可见到原发性疾病的体征。

（3）眼压变化：多数浆液性脉络膜脱离患者伴睫状体脱离，出现低眼压。少许患者睫状体脱离引起虹膜根部向前堵塞房角，出现继发性闭角型青光眼，眼压升高。出血性脉络膜脱离患者眼压常增高。

（4）眼球变小：因低眼压和眼球张力降低，致眼球萎缩。患眼眼睑裂变小，眼球较对侧正常眼变小，指按眼球较软。

（5）角膜或巩膜伤口渗漏：外伤或术后因伤口闭合不严密而渗漏，伤口渗漏导致的低眼压，可引起脉络膜脱离，渗液可以是浆液性的，亦可以是出血性的，伴或不伴有视网膜脱离。

（6）前房变浅或加深：由于睫状体脱离，晶状体悬韧带松弛，导致晶状体向前位移，引起前房变浅甚至消失。睫状体分离可引起分离侧前房加深及瞳孔向分离侧移位。少数患者由于后房压力过低，可出现前房加深和虹膜向后移位，称为虹膜后退综合征，可由多种原因引起，后房低眼压最常见，其次是后房的纤维组织增生和牵拉。在有晶状体眼，包括悬韧带的松弛和晶状体一起后移。

3. 辅助检查

（1）超声波检查：B型超声波是诊断脉络膜脱离最有价值的检查。它不但可以明确脉络膜脱离的部位，还可以根据脉络膜上腔是低密度还是高密度来区分是渗出性脱离还是出血性脱离，也可以显示有无眼内占位及视网膜脱离等伴随情况。低眼压者，应常规进行B型超声波检查，以明确脉络膜脱离位置及性质。脉络膜水肿在B型超声波上是一弧形增厚带，密度稍低于巩膜的回声，其内面常可见到脱离的视网膜（图31-2-1），严重者两边的脉络膜略呈"对吻"征（图31-2-2）。浆液性脉络膜脱离在脉络膜上腔出现无回声的暗区（图31-2-3）。出血性脉络膜脱离表现为脱离的脉络膜上腔内充满致密的杂波（图31-2-4）。出血性睫状体脱离的病例，在睫状体上腔内显示高回声的杂波。有些较轻的脉络膜或睫状体脱离，B型超声波检查未能显示，可用活体超声显微镜（UBM）检查，可见到睫状体水肿和睫状体脱离（图31-2-5）。UBM对诊断前部脉络膜脱离很有价值。

（2）眼底血管造影检查：当发生原因不明的脉络膜脱离时，考虑行FFA和吲哚菁绿脉络膜血管造影。FFA和吲哚菁绿脉络膜血管造影有助于炎症性疾病、肿瘤和渗出性视网膜脱离等的鉴别诊断。FFA检查可以鉴别脉络膜黑色素瘤和脉络膜脱离；吲哚菁绿脉络膜血管造影可鉴别视网膜色素上皮下出血与脉络膜脱离。

（3）OCT：在屈光间质透明患者，可用OCT

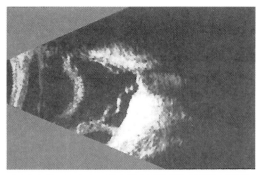

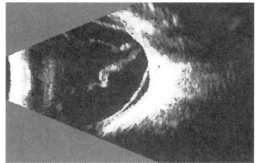

图 31-2-1　脉络膜脱离 B 超所见

引自魏文斌，陈积中，2012.眼底病鉴别诊断学.北京：人
民卫生出版社

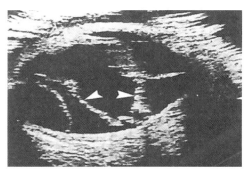

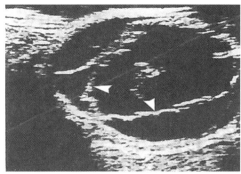

图 31-2-2　脉络膜脱离 B 超所示"对吻"征（箭头所示
病变区）

引自魏文斌，陈积中，2012.眼底病鉴别诊断学.北京：人
民卫生出版社

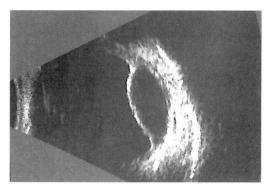

图 31-2-3　渗出性脉络膜脱离

引自李立新，2003.眼部超声诊断图谱.北京：人民卫生出
版社

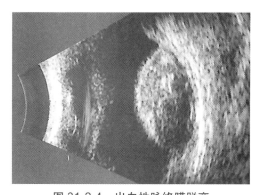

图 31-2-4　出血性脉络膜脱离

引自李立新，2003.眼部超声诊断图谱.北京：人民卫生出
版社

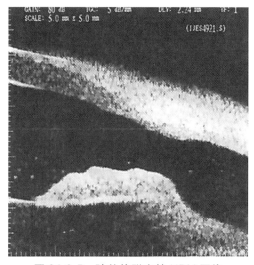

图 31-2-5　睫状体脱离的 UBM 图像

引自黄叔仁，张晓峰，2006.眼底病诊断与治疗.北京：人
民卫生出版社

的深层增强成像技术检查脉络膜水肿和增厚程度，
观察脉络膜水肿的转归。

（4）针对病因检查：针对病因进行相应的特

殊检查。

（5）UBM、CT 和 MRI，均有助于脉络膜脱
离的诊断与鉴别诊断。

【诊断】本病诊断主要依据前房变浅、低眼压和眼底半球状棕色光滑隆起。多种疾病可导致脉络膜脱离，发现引起脉络膜脱离的原发疾病，更有助于诊断。B 型超声波在诊断脉络膜脱离上的作用尤其突出，不仅可以明确定位脱离的部位，还可根据脉络膜上腔为低密度或高密度来区分是渗出性脱离或出血性脱离，脉络膜上腔透明回声为浆液性脉络膜脱离、脱离的脉络膜上腔大量高回声为出血性脉络膜脱离，只见脉络膜增厚可诊断脉络膜水肿。B 型超声波还可以显示有无眼内占位，以及视网膜脱离等伴随情况。UBM 检查可提供睫状体水肿和脱离性质的诊断。UBM、CT 和 MRI 均有助于脉络膜脱离的诊断与鉴别诊断。

【鉴别诊断】临床发现有脉络膜脱离，应同以下疾病进行鉴别诊断。

1. **后巩膜炎** 也可发生环状睫状体脉络膜脱离及渗出性视网膜脱离，视网膜下液体也随体位移动。但后巩膜炎多有眼痛、眼球运动痛、眼红，重者有复视、眼球运动障碍，甚至眼球突出。患者多有类风湿关节炎，也可伴前巩膜炎。超声波检查可发现后部脉络膜脱离、巩膜增厚及球后水肿等，本病皮质激素治疗有效。

2. **脉络膜炎** 眼部 B 型超声波检查时如果发现脉络膜增厚仅局限在后极部，那么就要排除脉络膜炎或眼内肿瘤的可能，应当特别警惕脉络膜炎症。低眼压时引起的巩膜皱褶可以与脉络膜脱离相近。脉络膜脱离时，B 超见圆形膜状隆起，后端越过赤道部达视盘周围，可见多个半球形膜状回声向玻璃体腔凸起，呈花瓣状，膜状物光带较厚，厚度均匀，回声较强，缺乏后运动，光带与球壁之间为无回声区。因此，B 型超声波可以帮助鉴别。

3. **脉络膜恶性黑色素瘤** 前房深度正常，眼压正常或升高，眼底见孤立的棕黑色隆起。B 超和 CT 可以发现肿瘤的实性占位性病变证据。B 超检查脉络膜脱离无脉络膜凹陷（图 31-2-6），脉络膜恶性黑色素瘤可见脉络膜凹陷（图 31-2-7）。FFA 检查可见视网膜动脉期出现独立于视网膜血管大量瘤体内血管网强荧光，即双循环征象。另外，恶性黑色素瘤同时还可出现斑驳状或斑点状强荧光。巩膜透照法检查见黑色素瘤不透光，浆液性脱离呈明显透光。

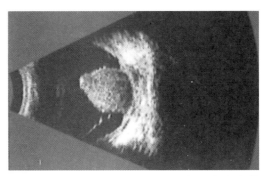

图 31-2-6 脉络膜脱离 B 超。局限性出血性脉络膜脱离与脉络膜黑色素瘤相似，但无脉络膜凹陷
引自魏文斌、陈积中，2012.眼部超声诊断图谱.北京：人民卫生出版社

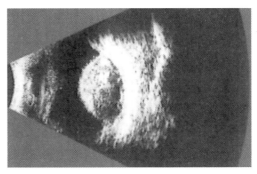

图 31-2-7 脉络膜黑色素瘤 B 超。圆锥形，肿瘤边界清楚，表面光滑，肿瘤内部为均质结构，可见脉络膜凹陷
引自魏文斌、陈积中，2012.眼部超声诊断图谱.北京：人民卫生出版社

4. **多发性后极部色素上皮病变** 后极部可出现圆形黄白色的色素上皮脱离，可以继发无孔性视网膜脱离，很像葡萄膜渗漏，但其突然发病，前驱期经常有反复发生的中心性浆液性脉络膜视网膜病变，无周边部脉络膜脱离。而葡萄膜渗漏常有周边部的脉络膜脱离。根据眼底血管造影及有无中心性浆液性脉络膜视网膜病变病史可以将两者区别开来。多灶性视网膜色素上皮渗漏和脉络膜血管循环障碍（包括脉络膜血管充盈延迟及脉络膜血管的扩张渗漏）是活动期 MPPE 患者在 FFA 和 ICGA 检查中的主要特征性改变。由于长期大量的视网膜色素上皮渗漏，部分患者会继发渗出性视网膜脱离，其中小部分在 FFA 检查时还有视网膜小血管普遍渗漏、视网膜无灌注区及新生血管形成、晚期视盘强荧光着色等慢性葡萄膜炎改变。静止期 MPPE 患者在 FFA 和 ICGA 中的荧光改变则主要为视网膜色素上皮和脉络膜毛细血管的萎缩，而脉络膜血管充盈迟缓和血管扩张

等循环异常变化基本消失。

5. 视网膜脱离　前房深度无无明显改变，脱离面透明或半透明，脱离面呈起伏的波浪形皱褶，而脉络膜脱离呈脱离面光滑的深褐色隆起，并伴有浅前房。

【治疗】首先寻找病因，对因治疗。通过眼科检查和各种实验室检查确定脉络膜渗出与脱离的发病原因，针对原发疾病进行治疗。治疗主要包括药物治疗和手术治疗。明确诊断并去除诱因后，多数无严重并发症的脉络膜脱离和脉络膜上腔血肿只需观察或药物治疗。

（一）药物治疗

1. 病因治疗　眼底内科治疗主要是通过眼科检查和各种实验室检查确定脉络膜渗出与脱离的发病原因，并针对原发疾病的治疗。

2. 肾上腺糖皮质激素治疗　对于脉络膜渗出与脱离，PVR 常发展迅速，最终导致视网膜不能复位和视功能改善差。脉络膜脱离型裂孔性视网膜脱离、手术外伤和炎症引起的脉络膜脱离等均伴有较重的眼内炎症反应，而激素在控制炎症、改善脉络膜脱离、升高眼压方面具有良好的疗效，激素还有助于脉络膜渗出吸收。术前使用激素有利于寻找视网膜裂孔、术中放液和冷凝性视网膜裂孔，以及术后控制眼内炎症反应，为接下来的手术治疗做准备。因此，在处理脉络膜渗出与脱离的病例，一旦确诊应及时使用激素治疗。然后再根据患者的眼部病情，尽早进行外路手术或内路手术，不必等待脉络膜渗出与脱离完全消失后再手术。早期多数学者主张手术前激素治疗直至脉络膜上腔液体完全或大部分吸收后再进行手术治疗，此过程多需数周。随着玻璃体视网膜手术技术的提高和处理方法的多样性，不再刻意强调术前炎症的控制和脉络膜脱离的消失，因此可先非手术治疗 1～10d 再行手术治疗。糖皮质激素的使用方式包括局部用药和全身用药两种，局部用药包括局部滴眼和涂眼、结膜下、Tenon 囊下、球旁和球后注射、玻璃体腔注射；全身用药包括静脉给药和口服药物两种方式。一般情况下全身情况允许的患者可全身使用激素治疗，对于无法全身使用激素治疗的患者，有研究发现术前行 TA 玻璃体腔注射后的患者玻璃体纤维增生与视网膜

粘连得以松解，手术时可更容易剥离切除。因此，对于那些不宜全身激素治疗、局部强化激素点眼治疗执行力差、球周注射激素有恐惧感的患者可以采用玻璃体腔注射 TA。但是此方法也存在不足，玻璃体腔注射 TA 要求严格无菌，需要在手术室完成，这样也会增加患者的经济负担及手术风险。严重的脉络膜脱离患者，脉络膜高度隆起呈漏斗状，玻璃体腔注药时易造成视网膜和脉络膜损伤。TA 玻璃体腔内注射容易出现并发症，如眼压升高、白内障加重、眼内炎、玻璃体积血等。其中高眼压和白内障加重较常见，而且眼压升高的发生概率和白内障加重程度与 TA 的注射剂量呈正相关，所以我们必须严格明确掌握注射的剂量及适应证。

3. 止血和活血化瘀治疗　对术中和外伤性脉络膜上腔出血，早期使用止血药物防止继续再出血。未继续出血后，采用活血化瘀中成药治疗，促进血凝块液化和吸收。

4. 其他治疗　脉络膜上腔出血患者和少数睫状体脱离的睫状突前旋可引起房角关闭，导致青光眼，应采取联合局部和全身用抗青光眼药物控制眼压。

（二）手术治疗

脉络膜脱离型视网膜脱离是一种复杂的危重的眼底疾病，多发视网膜裂孔、视网膜脱离、低眼压、脉络膜脱离等，这些症状互为因果形成恶性循环。血-视网膜内外屏障遭到破坏，会导致玻璃体腔内炎症因子的释放，以及视网膜色素上皮细胞的迁移等，这些都是引起 PVR 手术失败的主要原因。

1. 巩膜扣带术　早期临床上一般采用巩膜扣带术治疗脉络膜脱离，但是手术效果欠佳。适应证为 PVR ≤ B 级和屈光间质混浊不明显的小裂孔，脉络膜脱离局限和病情不严重者。

2. 玻璃体切割术　这类手术的缺点主要有脉络膜脱离导致皱褶使术中裂孔难以发现、脉络膜上腔积液导致电凝或冷凝失败、低眼压状态下放液增加手术难度。另外，外冷冻会进一步加重术后 PVR 的发生，导致手术失败。

由于玻璃体视网膜手术技术的改进和处理方法的多样性，现在已经不那么强调先控制炎症，以及脉络膜脱离后再行玻璃体视网膜手术。对于

复杂性脉络膜脱离型视网膜脱离患者而言，玻璃体切割术已取代传统巩膜扣带术。玻璃体切割术具有以下优点：①术中置管时巩膜穿刺会使脉络膜上腔积液很大程度释放，为视网膜复位提供了解剖基础；②术中可通过前房灌注使眼压快速升高，有利于更好地行脉络膜上腔放液，避免低眼压下放液引起的出血、视网膜下液不易流出的问题；③术中玻璃体的切除可以清除玻璃体中各种炎症介质；④术中还能发现视网膜表面尚未形成固定皱褶的色素膜，减少术后 PVR 的复发率；⑤术中可进一步寻找视网膜折叠处或增生膜下隐匿裂孔并激光封闭裂孔，提高裂孔的检出率和手术成功率；⑥术毕硅油填充可以升高眼压，抑制 PVR 的发展。相比于巩膜扣带术，手术复位率有了很大的提高，取得了良好的手术效果。因此术前激素的应用，联合玻璃体切割术中预置灌注排出脉络膜上腔积液，辅助重水激光，彻底剥除增生膜，硅油填充等，可以提高玻璃体手术成功率。玻璃体手术的适应证为：①虹膜后粘连、瞳孔缩小、晶状体混浊和（或）玻璃体混浊；② PVR ≥ C1；③大裂孔、多个裂孔和后极部裂孔；④中度以上脉络膜脱离或眼内炎症反应重的病例。

对于脉络膜上腔排液，肾上腺糖皮质激素治疗无效的患者，需用手术排出脉络膜上腔积液，适用于浆液性脉络膜脱离和已经液化的脉络膜上腔出血（出血性要 10 ～ 14d 才液化）。通过睫状体平坦部巩膜切口和同时向玻璃体腔内注液的方法排出脉络膜上腔的液体。有裂孔性视网膜脱离患者，要同时做封闭视网膜裂孔的手术。

3. 玻璃体切割术联合巩膜环扎术　巩膜外环扎术可以在一定程度上提升眼压，有利于脉络膜上腔穿刺放液，同时巩膜外环扎术可以在一定程度上对抗因 PVR 而导致的手术失败或再次手术率，环扎条带不宜过紧，使环扎条带位于赤道部，防止并发症的出现。可见玻璃体切割术联合巩膜环扎术可以提高手术成功率。

4. 密闭渗漏伤口　对于开放性眼外伤伤口和手术伤口闭合不良，渗漏引起低眼压，继发脉络膜上腔浆液性或出血性脱离，首先应密闭伤口，升高眼压。在眼压正常后，有些脉络膜脱离和渗出性视网膜脱离可自行复位，若不能很好地复位，可考虑进一步手术治疗。

5. 睫状体分离缝合术　对于眼外伤导致的睫状体损伤和脉络膜脱离，可通过在巩膜面缝合分离的睫状体，以达到减轻和治愈睫状体及脉络膜脱离的目的。

6. 脉络膜上腔减压术　是通过在巩膜面切除一块全层厚的巩膜达到排出脉络膜上腔液体的作用。

7. 前房成形术　严重的渗出性脉络膜脱离可引起前房消失、房角粘连和继发性青光眼，并可引起角膜损伤，导致角膜中央内皮细胞减少和角膜内皮形态改变，进而造成基质水肿、角膜混浊、角膜大泡性病变。

处理方法：先经角膜缘向前房注入平衡盐溶液（BSS）形成前房，在脉络膜隆起最高象限的角膜缘后 4mm 处，用 20G 的巩膜穿刺刀平行角膜缘刺入巩膜约 1mm 深，进入脱离的睫状体上腔（不要刺穿睫状体）退刀后用刀尖扒开穿刺孔后唇，放出脉络膜上腔液体。当有大量液体流出，眼压过低，脉络膜上腔液体排除不充分，甚至可能导致脉络膜上腔出血。在无晶状体眼可继续向前房注入 BSS，在有晶状体眼则需在穿刺孔的对侧（最好是上半象限好操作）角膜缘后 4mm 的睫状体平坦部刺入 30 号针，在瞳孔区见到针尖后，将 BSS 注入玻璃体腔以恢复眼压，继续排除剩余的脉络膜上腔液体。有"对吻"征的患者，即使有晶状体，也只能继续间断向前房注入 BSS，当前房过深，应暂停注射，待前房恢复后，再注射，直到有可刺入玻璃体腔的空间，才换成经睫状体平坦部进针。

8. 脉络膜上腔放血术　对于大量脉络膜上腔出血患者，特别是产生了不能控制的高眼压、持续疼痛及伴有其他玻璃体视网膜并发症，如大量玻璃体积血、视网膜脱离或视网膜嵌顿等，需进行手术处理。手术时机一般掌握在出血后 7 ～ 14d，此时脉络膜上腔的血凝块基本融化，便于放出。同时角膜水肿、眼内炎性反应也趋于消退或稳定，使手术易于进行。在放血前应再行 B 超检查，进一步核实脉络膜上腔血液积聚最多的部位、液化状况及玻璃体视网膜状态；并参考原手术伤口愈合的情况，做出手术决定。切开巩膜放血多需结合玻璃体视网膜手术。主要手术步骤有以下几步。①牵引四直肌：以便转动眼球。②形成前房及清洗前房血液并了解瞳孔区状况，可将灌注针从角巩膜缘插入前房以便持续灌注和维持眼压。③巩膜切开：根据 B 超所示，选在脱离最高处，通常在颞下象限距角巩膜缘 6～10mm 处做一长约 3mm 的巩膜切口，必要时可在其他象限再做切口。切开巩膜后，即见大量深褐色液体自切口流出。巩膜切开可不做缝合，任其开放继续引流。④放置玻璃体手术灌注管：多选择 6mm 长灌注管并确认其已进入玻璃体腔后再开管放液。⑤引入导光纤维及玻璃体手术器械：注意与虹膜面平行缓慢引入，以免损伤已向前移位的视网膜，然后进行玻璃体视网膜复位手术。大部分驱逐性脉络膜上腔出血病例通过上述处理得以保留了眼球。

中西医结合

脉络膜渗出与脱离相似中医学"暴盲""视衣脱离"的范畴。

【病因病机】①脾失健运，水湿内停，湿聚为痰，郁遏化热，上犯于目。②情志不舒，肝郁气滞，玄府闭塞，目络壅阻。③肝肾不足，精血亏虚，目失濡养；或阴精过伤，虚火上炎；或因肾阳不足，命门火衰，致脾阳不运。

【辨证论治】

1. 中药

（1）脾虚湿滞证

临床表现：自觉视物不清，周边脉络膜脱离或渗漏。全身兼见胸膈满闷，头沉身重，胃纳不佳，苔白厚腻，脉濡。

治法：健脾利湿。

方药：参苓白术散（《太平惠民和剂局方》）加减。人参 9g，白术 15g，茯苓 15g，炙甘草 6g，白扁豆 15g，莲子肉 15g，薏苡仁 30g，砂仁 15g，桔梗 6g。

加减：若全身兼见心烦少寐，五心烦热，舌红苔薄，脉弦细者，则为虚兼挟肝肾阴亏之征，宜健脾渗湿，兼滋养肝肾，用驻景丸加减方（去河车粉、寒水石，选加薏苡仁、茯苓、白术之属）。

（2）痰湿化热证

临床表现：自觉证候同上，或兼见脘闷痞满，多痰口黏，舌苔黄腻，脉滑而数。

治法：清热除湿化痰。

方药：温胆汤（《千金要方》）加减，或三仁汤（《温病条辨》）加竹茹、浙贝母。

加减：若眼底有出血点者，又系湿热化火，损及血络之征，用以上方剂选加凉血、止血、活血之品，如生蒲黄、赤芍、牡丹皮、丹参。

（3）肝肾不足证

临床表现：病程较久，病至后期。全身兼见口干咽燥，虚烦不寐，潮热盗汗，腰脊酸痛，大便秘结，小便黄赤，舌红少苔，脉细而数者，为阴虚火炎之征。

治法：滋阴降火。

方药：知柏地黄丸（《医宗金鉴》）加减，或驻景丸加减方去河车粉、寒水石，加生地黄、知母。

加减：若全身兼见少气懒言，面色白倦，身软乏力，苔薄脉弱等症者，又为脾肾阳虚之候，宜温补脾肾，用五苓散酌加附子、生姜。凡渗出物或色素堆集较多难消者。

2. 中成药　参苓白术散，口服。

【食疗方】

（1）枸杞子 20g，鲜鸡肉 250g，山药 20g，茯苓 20g。

功效：滋补肝肾，和血明目。

主治：肝肾阴虚型脉络膜渗出或脱离。

制法：将上述 4 种食材洗净，放入砂锅内，加适量水后文火炖成烂熟，加适量精盐等作料即可。

用法：可作中、晚餐菜肴，每日 1 次。

（2）紫菜 30g，车前子 30g，陈皮 10g，薏苡仁 30g，小米 50g。

功效：健脾祛痰，利湿明目。

主治：痰湿内蕴证脉络膜渗出或脱离。

制法：将上述 5 种食材洗净，放入砂锅内，加水后文火炖成烂熟，加适量精盐等作料即可。

用法：可作中、晚餐菜肴，每日 1 次。

（3）薏苡仁 30g，赤小豆 30g，山楂 10g，红糖、粳米各适量。

功效：利水渗湿，化浊明目。

主治：脾虚湿泛型脉络膜渗出或脱离。

制法：将薏苡仁、赤小豆、山楂、粳米洗净，放入砂锅内，加适量水煮烂，食前加入红糖即可。

用法：当作早餐。

第三节　脉络膜缺血

【病因及发病机制】脉络膜是葡萄膜的最后部分，位于视网膜和巩膜之间，前端以锯齿缘为界，向后止于视神经周围，是一层富含血管的外观呈棕色的膜。脉络膜血管分为大、中、小 3 层血管层，脉络膜血流量约占整个眼球血流量的 90%，其中 70% 在脉络膜毛细血管层。其主要供应视网膜外五层结构、脉络膜及视盘。人类眼球黄斑中心部位完全由脉络膜营养。此外脉络膜血管还参与调节眼压，控制眼球温度等作用，而眼压的变化也会影响供应眼球动脉灌注。

从解剖学角度看，目前已经肯定脉络膜血管在毛细血管小动脉、大动脉和静脉各个水平上都存在广泛的血管吻合，因此脉络膜发生缺血的概率相对视网膜血管来讲很小。尽管脉络膜存在大量血管吻合交通支，但脉络膜血管系统有明确的区域专属分布特性，在某个具体的范围内，脉络膜也同终末小动脉一样，不同的睫状后动脉之间没有相互吻合，不同的涡静脉之间也没有任何层次的吻合。大量的临床证据说明在某些特定情况下的确存在脉络膜缺血的现象，而且引起了视网膜和视神经损害。

目前发生三角综合征最常见的原因是眼球钝挫伤，眼球在钝力的冲击下产生力量，作用于后极部球壁，使脉络膜某一动脉发生剧烈痉挛而阻塞，导致该分支远端脉络膜缺血，受其血液供应的视网膜外层和脉络膜因血液中断而出现梗阻，形成脱色素和色素增生黑色区夹杂的斑驳椒盐状形态。

急性多灶性缺血性脉络膜病变的病因及发病机制尚不完全明确。推测其为全身炎症的非特异性眼部表现，主要的病理损害是多发性脉络膜血管炎，毛细血管前小动脉炎所致的脉络膜缺血，以致影响其上视网膜色素上皮的营养供应，故色素上皮水肿，呈现羽毛状病灶，继而色素脱失与增殖，从而导致血 - 视网膜外屏障功能受损。

1. 脉络膜前小动脉炎症　是最常见的原因。患者常合并有自身免疫性疾病，凝血功能异常，如大脑血管炎、病毒性脑膜炎、结节性红斑、微血管性肾病、胶原性血管性疾病（如硬皮病、系统性红斑狼疮等）、颞侧动脉炎、血液病、出血性休克、弥散性血管内凝血性疾病、血小板凝集异常、急性甲状腺炎、肉样瘤、呼吸道感染等，还有面神经瘫、鼻窦炎、OT 试验阳性及眼部合并葡萄膜炎、巩膜炎与视盘炎等。

2. 高血压　合并有高血压等心脑血管疾病的中老年人，常会有动脉硬化导致脉络膜血管硬化、缺血（图 31-3-1）。Klien 等学者对高血压患者的脉络膜血管进行了相关的组织病理研究，发现这类患者的脉络膜血管可出现以下改变：①脉络膜血管存在轻微或中等程度的管径变窄，血管壁可见不同的炎症细胞聚集，形成透明物质沉积；②脉络膜大动脉，小动脉和毛细血管的血栓性栓塞，并且伴有血管基质和 RPE 坏死性改变；③脉

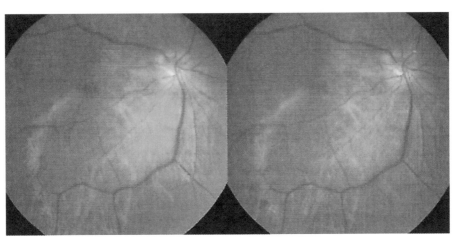

图 31-3-1　高血压性脉络膜梗阻缺血灶
引自闵寒毅，2016. 立体眼底病鉴图谱 . 北京：人民卫生出版社

络膜毛细血管壁纤维样变性、坏死；④视网膜脱离的视网膜下液与脉络膜毛细血管阻塞区的渗出液相融合。因此可以看出高血压患者的血管管径相对于健康人群而言是狭窄的，对于这类中老年患者而言，其对缺血非常敏感，因而发生脉络膜缺血的可能性也相对增加，短暂的缺血也有可能会引起严重的视力下降。若出现急性高血压，患者通常有比较明显且严重的眼底改变，如小动脉变细、视盘水肿、视网膜出血、棉絮斑等，这些改变通常掩盖了脉络膜的血管闭塞表现，因此高血压患者应注意脉络膜缺血的发生。

3. 糖尿病　相关组织病理研究也证实糖尿病患者的视网膜色素上皮增生或萎缩。还有研究证实糖尿病患者的脉络膜血流量随疾病的严重程度而减少。脉络膜血流量减少，可由于脉络膜大血管动脉硬化，微血管病变，血管收缩，血管紧张素转化酶（abgiotensin converting enzyme，ACE）增加，从而发生糖尿病性微小血管病变，导致视网膜脉络膜缺血的发生。目前已经有学者发现使用 ACE 抑制剂，可以减少血管紧张素 II 的产生，进而能够减少血管收缩，增加血流量。

4. 年龄　在个体老化的进程中也有明显的脉络膜血管改变，脉络膜毛细血管塌陷，管腔变小，毛细血管前动脉管壁增厚硬化，局部脉络膜毛细血管消失，尤其在周边铺路石样变性。这些变化使脉络膜毛细血管灌注减慢，同时伴有相应的老年性视力减退。

5. 手术　还有部分患者在手术的过程中，如玻璃体手术、青光眼手术、激光光凝等，由于术中眼压的波动，眼压短时间内急剧升高，可能会造成短暂的脉络膜缺血。有报道称急性中心性浆液性脉络膜视网膜病变患者无论是患眼还是健眼脉络膜毛细血管均存在不同程度的缺血，这些脉络膜微循环血流的缺失可能是导致急性中心性浆液性脉络膜视网膜病变发生的原因之一。

6. 眼外伤　尤其是眼挫伤，大部分患者同时存在视神经、视网膜及脉络膜等组织受损，最后可进展为视神经、视网膜及脉络膜缺血性病变，导致不同程度的视力下降。临床常见的由于机械性致伤因素造成的头部及眼眶骨损伤患者中，常合并视神经、视网膜、脉络膜等组织损伤。严重外伤可引起自主神经功能失调，进而导致血管内皮功能紊乱，

影响眼部的正常血供，最终导致眼底缺血性病变的发生。已有研究表明，视神经周围小血管出现微循环障碍，是缺血性眼底病的发病机制，可导致视力下降，严重者出现视野缺损等症状。

7. 妊娠　妊娠期间发生与脉络膜视网膜相关的并发症的概率明显增多，如恶性高血压、急性肾病、妊娠毒血症、出血性休克及栓塞性疾病等发生率明显增高。妊娠期间系统性红斑狼疮比较容易加重。妊娠毒血症是对妊娠期间整个高血压病理改变的总称，其眼底表现是严重的小血管收缩，合并有线状出血，神经纤维轴浆流阻断形成棉絮样软性渗出、视盘水肿、视网膜脱离。Gitter 等对妊娠毒血症患者出现的视网膜脱离进行了研究，他们发现一例妊娠毒血症患者，双眼视网膜多灶性脱离，但视网膜血管并没有痉挛，视盘无水肿。荧光血管造影显示血管正常，多灶性脉络膜渗出，染料聚集的部位与视网膜脱离部位一致。因此该研究认为这些视网膜下液来自脉络膜渗出，其直接原因可能是脉络膜血管痉挛造成的静血压力增高。现在比较普遍的看法是在妊娠毒血症的情况下视网膜和脉络膜的血管都可出现血管痉挛，引起视网膜、脉络膜缺血。

【临床表现】脉络膜缺血对视力影响的程度取决于脉络膜缺血性损伤的严重程度、范围及持续缺血的时间。急性脉络膜循环受损可以出现血栓性栓塞、血管急性炎症等情况。由于睫状后短动脉不仅供应后部脉络膜，同时还供应视神经，因此某些患者不仅有脉络膜缺血，同时还可能出现视神经缺血表现。这些患者的色觉检查及眼电图（EOG）检查不仅符合视网膜外层损伤，也符合缺血性视神经病变的表现，主要表现为急性视力下降。而慢性的脉络膜缺血则可与动脉硬化，糖尿病血管改变相关，起病比较隐匿，视力缓慢下降。

（一）急性多灶性缺血性脉络膜病变

这类患者在眼部疾病发生前有上呼吸道感染前驱症状，如发热、头痛等，另有一些患者可出现类似 Vogt- 小柳 - 原田病的前驱期症状，如颈项强直、耳鸣、听力下降等；除此之外还有一些患者可伴有病毒感染，可出现流清涕、发热、四肢疲软等症状。

1. 症状　本病起病较急，视力急剧下降，多

累及双眼，单眼发病，随后 1～2 周另一眼亦常受累。发病多发生于中青年，发病年龄在 20～50 岁，无性别、种族差异。脉络膜缺血后引起视网膜改变，进而影响视力。急性期视力变化程度不同，主要依据脉络膜缺血发生的部位、面积和出现的快慢，可引起不同程度的视力和视野损害。可仅轻度减退或严重降低。患者常因视力下降甚至失明就诊。有些患者有闪光感，闪光感可出现于视力下降前数周，一般无眼红、眼痛等表现。有些患者甚至可伴有恶心、呕吐等消化道症状。

2. 体征　眼底病变主要在后极部，但亦可远至赤道部。眼底表现根据阻塞血管的大小、数量和病变时期而定。急性期表现为眼底出现弥漫性大小不一的深层黄白色斑点，边界不清。当病变出现多而密集时，有时可见融合病灶，呈片状甚至地图状。2～5 周后，病灶可自发消退，中央

病灶变得较为清晰，随之有色素沉着和（或）脱色素。病灶之间还可见相对正常的橘红色眼底，常在同一眼底可见不同时期的病灶。病变多出现在阻塞的血管分支供应区域，位于脉络膜毛细血管和视网膜色素上皮水平，若后睫状动脉一支主干（颞侧或鼻侧后睫状动脉）阻塞，则于其供应的一侧眼底出现黄白色病灶。若两支均阻塞，则整个眼底出现相应的黄白色病灶（图 31-3-2）。其玻璃体、视神经、视网膜血管及病灶处的视神经和视网膜多正常。少数患者可合并视网膜炎、视盘炎等，这时眼底可见视盘充血、边界不清、视网膜水肿及出血。少见的并发症有黄斑区可见脉络膜新生血管膜。活动期黄白色斑点病灶在 FFA 早期为荧光不充盈的暗斑，暗斑边缘有荧光渗漏（图 31-3-3A），后期逐渐融合成强荧光（图 31-3-3B）。急性期过后，在眼底出现一种边界清楚的视

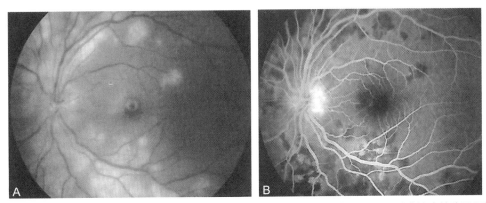

图 31-3-2　A. 可见视网膜下黄白色病灶，有融合，下方可见色素紊乱的较陈旧病灶；B. 显示活动性病灶造影早期呈现弱荧光

引自魏文斌，陈积中，2012. 眼底病鉴别诊断学. 北京：人民卫生出版社

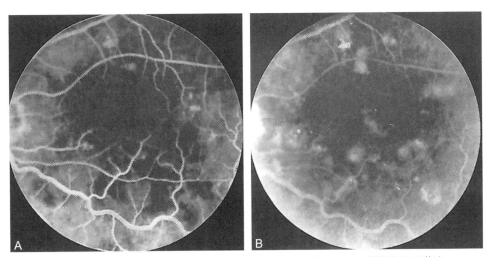

图 31-3-3　A. 荧光不充盈的暗斑，暗斑边缘有荧光渗漏；B. 病灶处呈强荧光

A. 引自闵寒毅，2016. 立体眼病图谱. 北京：人民卫生出版社；B. 引自魏文斌，陈积中，2012. 眼底病鉴别诊断学. 北京：人民卫生出版社

网膜色素上皮增生位于视网膜深层，大小和形态不一，边缘由环形脱色素围绕，称为 Elschnig 斑。Elschnig 斑是由于供应单一脉络膜毛细血管小叶的终末脉络膜小动脉阻塞而产生的局部脉络膜梗阻，是急性脉络膜血管缺血引起的 RPE 缺血性坏死眼底改变。

（二）三角综合征

1. 症状　若病变部位位于后极部则常有视力下降，视野缺损或缩小，或出现暗点。若病变在周边部，一般不影响视力。

2. 体征　睫状后长动脉受损常在周边部呈三角形病损，睫状后短动脉阻塞常在视盘周围呈三角形病损。一般情况下睫状后短动脉阻塞引起的三角形损伤更常见，形态不规则，通常比较小。如果数个三角形损伤融合，则可表现为半侧或象限性脉络膜病灶。

眼底典型改变：早期为视网膜大片灰白色水肿，累及黄斑区，呈三角形，顶点指向后极部，底边朝向周边；晚期为三角形的视网膜脉络膜萎缩灶，顶点指向后极部，底边朝向周边（图 31-3-4）。三角形的分布多位于颞侧。其大小根据阻塞血管的大小而不同，有的从后极部伸向周边部，亦可从赤道部伸向周边部，三角形的底边可大至一个象限呈扇形，亦可小至 3PD，新鲜病灶呈灰白色，位于视网膜深层，色素上皮混浊水肿。液体聚集在视网膜下，病变处边界清楚，1 周后灰白色病灶消退，开始脱色素和色素增生，2～3 周后视

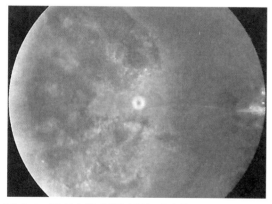

图 31-3-4　患者右眼底颞侧彩色眼底像可见颞侧视网膜三角形区域，呈颗粒状色素增生和色素脱失的椒盐状改变
引自魏文斌、陈积中，2012. 眼底病鉴别诊断学 . 北京：人民卫生出版社

网膜深层水肿消退，出现颗粒状色素增生。除旧病变则呈现脱色素的灰色区和色素增生的黑色区夹杂的斑驳（椒盐状）形态。由于后极部脉络膜血管排列与周边部者不同，位于后极部的病灶亦可不呈三角形，而呈扇形、矩形或条带形。

【辅助检查】

1. FFA 检查　急性多灶性缺血性脉络膜病变造影早期急性期病变表现为弱荧光，其后弱荧光处出现弥漫荧光。早期弱荧光可能因为脉络膜不规则灌注，之后可能被充盈不良的、混浊肿胀的 RPE 所遮挡。RPE 细胞膜和视网膜外屏障因为缺血而失去正常功能。造影过程中可有荧光素渗漏，故晚期出现强荧光。病灶边缘为色素上皮所致窗样缺损强荧光。晚期病变由于视网膜色素上皮脱色素及色素增生，表现为椒盐样斑驳状的透见荧光和色素遮蔽荧光。而三角综合征因为睫状后短动脉的分支阻塞后，可见脉络膜阻塞区域的充盈延迟，甚至可见相应区域血管无荧光素充盈。FFA 急性期 Elschnig 斑显示斑点状荧光素渗漏，边界不清，慢性期表现为斑点状遮蔽荧光和色素增生边缘围绕着透见荧光。三角综合征可见三角形尖端指向视盘的病灶呈弱荧光。1 周后缺血情况好转，2～3 周后大部分恢复。但少数患者数周后仍可见迟缓充盈，通常在 3 周至 1 个月后血管造影显示正常。随着灰白色水肿逐渐吸收，局部形成脉络膜视网膜色素变性性病变，逐渐出现色素颗粒。典型的表现为三角形的色素瘢痕区域，其顶点指向视盘，底边朝向周边部。

2. ICGA 检查　可见臂 - 脉络膜循环及脉络膜内循环时间延长，外周分水岭区无灌注或灌注减慢。活动性病灶显示早期和晚期弱荧光，在早期弱荧光区可见大的脉络膜血管，后期弱荧光损害的边界清楚，通常呈不规则形。病变愈合后，在早期和晚期同样显示脉络膜弱荧光，但范围较活动性病变小，其弱荧光的程度也低于急性期。

3. 视野　符合脉络膜严重缺血的表现。在视功能丧失处可有相应的不规则的岛状视野缺损。急性多灶性缺血性脉络膜病变视野符合脉络膜严重缺血的表现。在视功能丧失处可有相应的不规则岛状视野缺损。

4. 视网膜电图（ERG）　因 a 波代表光感受器的电活动，b 波为双极细胞、Müller 细胞的电活

动,当脉络膜缺血时,视网膜和脉络膜均受到影响,故 ERG 示 a 波和 b 波波幅均降低。

5. 彩色多普勒超声检查 观察颈动脉、眼动脉有无软、硬斑,动脉是否狭窄、阻塞及血流情况。

6. 颈动脉造影 可以更加直观观察到颈部血管狭窄、阻塞情况。

【并发症】脉络膜缺血可合并玻璃体混浊、视盘炎、视网膜炎,并可有视网膜水肿及出血等。

【诊断】脉络膜缺血的诊断是建立在患者的眼部症状和典型的眼底改变基础之上,包括视力下降,明显的 Elschnig 斑、三角综合征,还包括眼底荧光造影检查,吲哚菁绿造影检查及相应的视野改变等检查。另外有些患者在眼部发病前有头痛、发热不适、颈项强直、耳鸣、听力下降等上呼吸道感染的前驱症状。

【鉴别诊断】

1. 后极部葡萄膜炎 无论何种葡萄膜炎,只要波及后极部,特别是出现脉络膜萎缩时应当考虑与脉络膜缺血鉴别。区别的要点是前者有各种葡萄膜炎的体征,如玻璃体混浊、前段葡萄膜炎、弥漫性视网膜水肿。多灶性脉络膜炎的病灶在静止后可见大量色素斑块,分布比较均匀,患者没有心血管系统疾病。

2. 视网膜挫伤或震荡伤 外伤后出现的局限性视网膜和视网膜色素上皮的萎缩需要结合外伤史进行辨别,排除全身高血压等病史来确诊。

3. 视网膜分支动脉阻塞或睫状视网膜动脉阻塞 位于后极部的局限性三角综合征需与这类疾病相鉴别。这类疾病可表现为视盘周围的水肿,水肿的性质是视网膜的缺血梗死,水肿范围与相应区域的视网膜分支动脉或睫状视网膜动脉的供应范围一致。

4. 急性视网膜坏死 位于中周部的广泛的急性脉络膜缺血、视网膜灰白水肿,需与急性视网膜坏死相鉴别。后者伴有玻璃体炎,视网膜动脉广泛闭塞,视网膜灰白水肿区实为坏死灶,而不是缺血性梗死。

【治疗】目前并无针对脉络膜缺血的有效治疗,因此根据脉络膜缺血的判断,医师应当有意识地寻找可能导致本病的全身疾病,尤其是高血压及其他原发疾病。配合相应的专科会诊,缓解脉络膜缺血,减轻其带来的不良后果。如果病变区出现视网膜下新生血管,可行光动力治疗,抗VEGF 治疗或激光光凝治疗。可以给予营养神经,改善微循环的药物,如果黄斑中心凹受累且视力差,短期可以应用糖皮质激素。

中西医结合

脉络膜缺血相似中医学"视瞻昏渺"或"暴盲"的范畴。

【病因病机】肝性条达而主疏泄。肝气郁结,则气机不畅,气为血之帅,气滞则血瘀,凝结于脉中而阻塞脉道。或因年老体弱,或久病气衰,气虚运行无力,血行瘀滞,阻塞脉络。均可致目不能得血而不能视。

【辨证论治】

1. 中药

(1) 肝郁气滞

临床表现:视力突然下降,眼底见视网膜动脉狭窄、静脉扩张,出血和微血管瘤;视盘和(或)视网膜新生血管;视网膜见棉絮斑等。兼有情志不舒、精神抑郁,烦躁易怒,口苦面红、头晕目眩,舌苔白,舌质紫暗,脉涩或弦数。

治法:疏肝理气,祛瘀通络。

方药:血府逐瘀汤(《医林改错》)加减。生地黄 15g,当归 15g,桃仁 15g,红花 6g,赤芍15g,川芎 12g,枳壳 9g,柴胡 9g,甘草 9g,桔梗 12g,牛膝 15g。

(2) 气虚血瘀

临床表现:视物模糊或视力突然下降,眼底见视网膜动脉狭窄、静脉扩张,出血较少;视盘和(或)视网膜新生血管;视网膜见棉絮斑等。兼见面色无华,神疲乏力,少气懒言,头晕目眩,舌淡苔少,脉虚无力。

治法:益气养血,行血散瘀。

方药:补阳还五汤(《医林改错》)加减。桃仁 15g,红花 9g,熟地黄 15g,当归 15g,川芎12g,地龙 15g,赤芍 15g,黄芪 30g。

(3) 肝阳上亢

临床表现:视物模糊或视力突然下降,眼底

见视网膜动脉狭窄、静脉扩张，出血较少；视盘和（或）视网膜新生血管；视网膜见棉絮斑等。兼见头痛眼胀或眩晕，急躁易怒，面赤烘热，口苦咽干，脉弦细或数。

治法：滋阴潜阳，活血通络。

方药：镇肝熄风汤（《医学衷中参西录》）加减。怀牛膝 30g，代赭石 30g，生龙骨 15g，牡蛎 15g，龟甲 15g，白芍 15g，玄参 15g，天冬 15g，川楝子 6g，麦芽 6g，茵陈 6g，甘草 6g。可加地龙、川芎、丹参以通络活血。五心烦热者加知母、地骨皮以降虚火。

2. **外治法** 可予以吸氧或高压氧治疗。

3. **中成药** 复方血栓通胶囊、复方丹参滴丸、葛根素注射液等。

4. **针刺治疗** 可选睛明、球后、承泣、攒竹、太阳、风池、丝竹空、肾俞、肝俞等穴，每次选 4～5 穴，每日 1 次，10d 为 1 个疗程。可配合电针刺激。

（张仁俊　陈小燕　黄雄高

高延娥　王兴荣）

第32章 视网膜色素上皮病变

第一节 中心性浆液性脉络膜视网膜病变

【病因及发病机制】病因不清，推测与机体糖皮质激素代谢失衡和交感神经兴奋，儿茶酚胺分泌增多有关。其病理机制为视网膜色素上皮细胞（retina pigment epithelium，RPE）的紧密连接受损，而非RPE凋亡致视网膜外屏障破坏，使脉络膜毛细血管渗液进入视网膜神经上皮下，形成局限性视网膜神经上皮浆液性脱离。最近的研究发现显示所有患者的双眼均有多灶性脉络膜血管异常，因此推测脉络膜毛细血管通透性增加在先，继而引起局部RPE功能失代偿。故有学者将中心性浆液性脉络膜视网膜病变列入肥厚性脉络膜疾病分类中。

【临床表现】

1. 症状 常由紧张、焦虑情绪、睡眠不足、吸烟、酗酒、妊娠、服用糖皮质激素等因素诱发。患者发病突然，多自觉单眼轻度视物模糊，眼前变暗或有暗影，视力基本正常，随着病情发展，视力可逐渐下降，也可伴有视物变形，视物变小，色觉改变。反复发作或迁延时间长的患者，可单眼反复视力下降，或双眼先后视力下降，最终中心视力永久性损害。

2. 眼底表现 眼部无葡萄膜炎症表现。眼底后极部多出现黄斑中心凹反光消失，周围见1～3PD的圆弧形光晕，即为盘状视网膜神经上皮浆液性浅脱离，数周后可见黄白色点状渗出灶，伴或不伴浆液性RPE层脱离（图32-1-1）。反复发作或进入迁延期，可见后极部色素紊乱，如果视网膜下积液过多，迁延时间长则会由于重力作用，向下流动，出现下方视网膜脱离，甚至大泡性视网膜脱离，液体吸收会留下色素上皮萎缩带。

3. FFA特征 病变活动期FFA显示随造影时

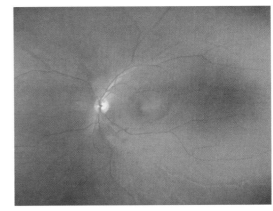

图 32-1-1 黄斑中心凹反光消失，周围见一约5PD圆弧形光晕

间延长出现的强荧光渗漏点，呈墨渍弥散形，炊烟喷出形或不典型形，其中墨渍型最多见；晚期可见盘状神经上皮脱离区荧光素积存。有的病例伴有RPE脱离，FFA表现为随时间改变逐渐增强的强荧光灶，其范围不变，边界清晰（图32-1-2A、B）。慢性期或反复发作者FFA表现不典型，新旧病灶混杂，RPE色素脱失处呈现透见荧光，RPE增生处荧光遮蔽，黄斑区下方可伴有沙漏状色素上皮萎缩带，末端可伴有大泡性浆液性视网膜脱离，有时甚至延伸至赤道部。萎缩带顶端为RPE渗漏点，或斑驳状RPE着色区。

4. ICGA特征 早期可见病灶区范围更大的脉络膜毛细血管局部小叶充盈迟缓弱荧光。中晚期局灶性脉络膜大中静脉、毛细血管扩张，进而引起脉络膜毛细血管通透性增加，呈弥漫性强荧光，这些强荧光区常与FFA中的渗漏点范围重叠或相邻（图32-1-2C、D）。如果病灶反复发作或进入慢性期，造影晚期由于毛细血管闭塞仍显示

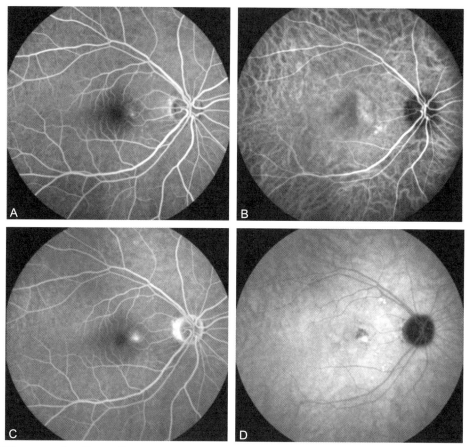

图 32-1-2 A. FFA 可见墨渍弥散形强荧光渗漏点；B. 随时间改变逐渐增强的强荧光灶；C. ICGA 可见与渗漏点范围重叠的弥漫性强荧光；D. 晚期呈现强荧光点

弱荧光。神经上皮脱离区晚期可见盘形弱荧光光晕。RPE 层脱离晚期为边界清晰的强荧光区。大多病例的正常眼也有类似脉络膜病变。

5. OCT 特征　表现为后极部神经上皮隆起，其下有低反射的液性暗区，积液下方为 RPE 层、Bruch 膜和脉络膜毛细血管复合体（图 32-1-3）。有些病例伴有底部 RPE 层局限性隆起，其下为液体积聚的低反射区，积液下方见 Bruch 膜和脉络膜毛细血管层。大多数病例显示双眼均有脉络膜增厚。OCT 可以定性、定量检查视网膜下及 RPE 积液并追踪其吸收情况，为临床提供了极佳的客观检查方法。

6. 自发荧光（AF）　急性期、渗漏点和 RPE 脱离大多为低 AF，视网膜神经上皮脱离区呈现弥漫性 AF 增强，如果神经上皮脱离持续一段时间，则其内见分散点状强 AF。慢性期或反复复发，呈

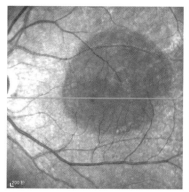
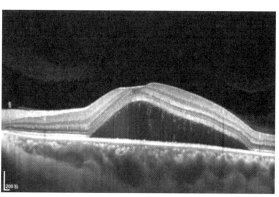

图 32-1-3　OCT 可见后极部神经上皮层隆起，其下有低反射的液性暗区

与图 32-1-1 为同一患者

新旧混杂的 AF、弱荧光、强荧光、荧光遮蔽等混合出现。

7. 视野检查 急性期可有中心暗点，与 Amsler 表结果类似，但 Amsler 表结果更敏感。当处于病灶反复发作期或慢性期，可能存在中心视野相对暗点。

8. B 超 较轻病例无特殊表现。有的病例表现为视盘颞侧 2～3mm 处有一局部球形膜状隆起，光带菲薄光滑，呈拱形凸入玻璃体，光滑膜状物与球壁之间为无回声液性暗区。随着近年来眼科诊断及辅助检查的快速发展，临床已基本不用眼科 B 超诊断中心性浆液性脉络膜视网膜病变。

【诊断要点】对中心性浆液性脉络膜视网膜病变的诊断一般不难。可根据以下几点进行诊断。①中青年男性，常由紧张焦虑、睡眠不足、压力大、吸烟、酗酒等因素诱发。②突然自觉单眼轻度视物模糊，眼前有暗影，也可伴有视物变形、视物变小、色觉改变。反复发作或迁延时间长的患者，多诉之前有中心性浆液性脉络膜视网膜病变病史。③眼部无炎症表现。眼底后极部出现黄斑中心凹反光消失，周围见 1～3PD 的圆弧形光晕。④ FFA 可见墨渍状或炊烟状强荧光渗漏点，神经上皮脱离，荧光素积存；ICGA 见脉络膜毛细血管扩张渗漏弥漫荧光。⑤ OCT：后极部神经上皮隆起、脱离，伴或不伴浆液性 RPE 脱离。

【鉴别诊断】

1. 特发性脉络膜新生血管（ICNV） 又称中心性渗出性脉络膜视网膜病变（central exudative chorioretinopathy，CEC）。中青年女性发病较多，易与中心性浆液性脉络膜视网膜病变进行鉴别。不合并出血且病灶较小的特发性脉络膜新生血管与中心性浆液性脉络膜视网膜病变难以鉴别，需通过 FFA 的渗漏时间的不同进行鉴别，中心性浆液性脉络膜视网膜病变渗漏点出现在静脉期后，中心性浆液性脉络膜视网膜病变的 CNV 渗漏出现在动脉早期。

2. 其他原因所致的色素上皮脱离（PED） ①出血性 PED 与中心性浆液性脉络膜视网膜病变易于鉴别，如果眼底照相等难以区分时，可以通过 OCT 鉴别，出血性 PED 内回声较强，遮蔽其后组织影像。②特发性浆液性 PED 仅有 RPE 浆液性脱离，不伴神经上皮脱离，因此需与急性中心性浆液性脉络膜视网膜病变恢复期相鉴别。特发性浆液性 PED 一般双眼发病，通过病史及临床表现能区分，但也可能属于特殊类型的中心性浆液性脉络膜视网膜病变。③以浆液性 PED 作为初发表现的隐匿性 CNV，也需与中心性浆液性脉络膜视网膜病变相鉴别。当 OCT 发现浆液性 PED 伴有切迹或周围视网膜渗出，结合 ICGA 表现可鉴别。

3. 息肉状脉络膜血管病（PCV） 典型 PCV 与中心性浆液性脉络膜视网膜病变通过橘红色病灶、视网膜下出血等眼底表现易于鉴别。一些不典型 PCV，如孤立静止的 PCV，可能只有浆液性 PED，伴或不伴神经上皮脱离，RPE 脱色素脉络膜萎缩，甚至类中心性浆液性脉络膜视网膜病变样渗漏，这些特殊类型的 PCV 与中心性浆液性脉络膜视网膜病变难以鉴别，需靠病史和 ICGA 仔细区别，PCV 发病年龄较大（多＞50 岁），ICGA 表现为脉络膜异常分支血管网（BVN）和脉络膜毛细血管末端囊袋样变，晚期囊内有冲刷现象。也有发现青年时患过中心性浆液性脉络膜视网膜病变，中老年患有 PCV 的病例，提示 2 种疾病可能有某种联系。

4. Vogt- 小柳 - 原田综合征（VKH） 黄斑区多发性浆液性视网膜浅脱离时需与慢性中心性浆液性脉络膜视网膜病变相鉴别。VKH 有 KP（+）、Tyndall 征等眼部炎症表现，也会有全身表现、玻璃体混浊、视盘充血水肿等表现。激素治疗有效。而慢性中心性浆液性脉络膜视网膜病变反复发作，病程较长，激素治疗病情加重。通过病史，眼部炎症表现及眼底荧光造影等可以鉴别。

5. 黄斑囊样水肿（CME） 以视网膜增厚为主，伴有神经上皮脱离的病例较少。OCT 示黄斑区视网膜神经上皮增厚，外丛状层内见液体低反射信号，液体呈多个囊腔状，与中心性浆液性脉络膜视网膜病变易于鉴别。未分化呈多个囊腔的 CME 与中心性浆液性脉络膜视网膜病变不易区分，CME 的眼底血管造影呈花瓣状强硬光渗漏，可与中心性浆液性脉络膜视网膜病变相区别。

6. 原发性视网膜脱离 上方和黄斑孔视网膜脱离与中心性浆液性脉络膜视网膜病变容易区分，下方孔源性视网膜浅脱离时，刚波及黄斑，与中心性浆液性脉络膜视网膜病变有一定类似性，散瞳并仔细检查容易鉴别。

7. 其他　脉络膜肿块，视网膜血管病变，先天性视盘小凹等眼底疾病，均可以引起黄斑区渗出性视网膜脱离或弥漫性黄斑水肿，通过病史、眼部检查，以及 OCT、FFA 及 ICGA 等检查，不难明确诊断。

【治疗】首先应纠正患者不良习惯，并尽量消除诱因。建议其戒烟戒酒，充足睡眠，释放压力，缓解其紧张、焦虑情绪等。仔细询问病史，如果患者有口服、鼻喷剂、关节腔注射及全身使用糖皮质激素的情况，除非是治疗全身疾病必不可少药物，否则需停止用药，这样可以防止浆液性视网膜脱离加重，进而引起大泡性视网膜脱离，造成 RPE 层撕裂或视力永久性受损。

1. 药物治疗　需避免应用烟酸，血管扩张药和糖皮质激素药物。可应用神经营养类药物，如多种维生素、肌酐等缓解症状，也可服用活血化瘀类中成药，但均缺乏相关循证依据。最近研究显示抗皮质激素疗法对急性、慢性及复发性中心性浆液性脉络膜视网膜病变均有较好疗效。

2. 激光治疗　安全有效且并发症少，值得推广。目前认为激光治疗虽然可以缩短病程，减少因长期视网膜神经上皮浆液性脱离造成的视功能受损，但经过长期观察发现，中心性浆液性脉络膜视网膜病变并不能减少或预防复发。虽然中心性浆液性脉络膜视网膜病变是自限性疾病，但不建议不做处理待其自然恢复。因为长期黄斑区浆液性神经上皮脱离，光感受器外节与 RPE 不能恢复定向性生理嵌合的正常结构，随着病程延长，视物变形，对比敏感度等视功能越难完全恢复。

因此建议有条件且医师能熟练正确操作激光的情况下，尽早进行激光光凝治疗。

各种波长激光治疗效果可靠。激光治疗机制和激光参数选择请参考第 19 章。光凝注意事项：①一般使用 3 ～ 5 个激光点封闭 RPE 渗漏点。②光凝时注意控制能量，仅需要灼伤 RPE，促进周围 RPE 增生并移行至光凝处，即 I 级光斑即可。③中心性浆液性脉络膜视网膜病变伴有明显 PED 光凝时注意激光参数，曝光时间过短，激光功率过高，会发生爆破效应并击穿 RPE 和 Bruch 膜，导致 RPE 破裂、撕裂和脉络膜新生血管。④如果渗漏点位于黄斑中心凹附近，激光应选低功率，以免损伤黄斑；如果渗漏点邻近血管，激光也应选低功率，以免引起出血。激光治疗后约 4 周，RPE 层渗漏点封闭，视网膜下液明显吸收，视功能恢复明显。因此，激光光凝后 1 ～ 3 个月，需复查视力、眼底、OCT 和 FFA，FFA 尤其重要。如果 FFA 仍然渗漏，应谨慎选择再次光凝。

3. PDT 治疗　原理为维替泊芬经低密度脂蛋白（LDL）载体运输，与 LDL 受体高表达的毛细血管内皮结合，经激光发生光动力反应。其治疗使扩张和充血的脉络膜血管口径变正常，并使毛细血管栓塞及闭塞，阻止了脉络膜毛细血管通透性增加导致的渗漏，属于病因性治疗。治疗后 RPE 渗漏口封闭，视网膜下液吸收，脉络膜厚度降低，视力恢复和视敏度明显改善。目前半量 PDT 治疗提高了治疗的安全性，降低了患者的经济负担。其副作用小，有可能发生 CNV，脉络膜缺血，RPE 撕裂等并发症。

中西医结合

中心性浆液性脉络膜视网膜病变相似中医学"视直如曲""视瞻有色""视瞻昏渺"的范畴。

【病因病机】多有饮食不节，或思虑过甚，内伤于脾，脾不健运，水湿上泛；或湿聚为痰，痰湿内蕴，上扰清窍；或肝肾两亏，精血不足，目失所养而致。

【辨证论治】

1. 中药

（1）水湿上泛证

临床表现：视物模糊，眼前出现有色阴影，

视物变小或变形，眼底可见视网膜反光晕轮明显，黄斑水肿、中心凹反光减弱或消失；胸闷纳呆，呕恶，大便稀溏；舌苔滑腻，脉濡或滑。

治法：利水渗湿。

方药：四苓散（《丹溪心法》）加减。白术 12g，茯苓、猪苓、泽泻各 15g。

加减：积液多者，加苍术、薏苡仁、车前子；黄斑渗出较多者，加浙贝母、昆布；兼肝郁气滞者，加制香附、广郁金。

（2）痰湿内壅证

临床表现：视物模糊，眼前棕黄色阴影，视物变小或变形，眼底可见黄斑水肿及黄白色渗出；脘腹痞满，纳呆呕恶，小便短赤；舌红苔黄腻，脉濡数。

治法：健脾祛痰利湿。

方药：三仁汤（《温病条辨》）加减。飞滑石、生薏苡仁各15g，白通草、竹叶、杏仁、白豆蔻仁、厚朴、半夏各10g。

加减：黄斑渗出较多者，加浙贝母、昆布；积液多者，加苍术、猪苓、车前子。

（3）肝肾不足证

临床表现：视物模糊，眼前可见暗灰色阴影，视物变小或变形，眼底可见黄斑区色素紊乱，少许黄白色渗出；或兼见头晕耳鸣，多梦滑遗，腰膝酸软；舌红少苔，脉细。

治法：滋补肝肾，和血明目。

方药：四物五子丸（《医方类聚》）加减。熟地黄、车前子各15g，当归、地肤子、白芍、菟丝子、川芎、覆盆子、枸杞子各10g。

加减：目干涩，昏花者，可酌加女贞子、青葙子、茺蔚子、楮实子、决明子等。

2. **外治法**　可选用昆布、丹参、三七注射液做电离子导入，每日1次，每次15min，1次为1个疗程，间隔2～5d再进行第2个疗程。

【食疗方】

1. **枸杞山药鸡**

组成：枸杞子20g，鲜鸡肉250g，山药20g，茯苓20g，生姜、蒜、葱各适量。

功效：滋补肝肾，和血明目。

主治：肝肾阴虚型中心性浆液性脉络膜视网膜病变。

方解：枸杞子补益肝肾；山药健脾开胃；茯苓利湿补中益气；鸡肉健脾益气，温中补虚。上述4种食材搭配在一起，具有滋补肝肾、健脾利湿、和血明目的功效。

制法：将上述4种食材洗净，放入砂锅内，加适量水，文火炖成烂熟，加适量精盐等作料即可。

用法：可作中、晚餐菜肴，每日1次。

2. **紫菜薏米粥**

组成：紫菜30g，车前子30g，陈皮10g，薏苡仁30g，小米50g。

功效：健脾祛痰，利湿明目。

主治：痰湿内蕴证中心性浆液性脉络膜视网膜病变。

方解：紫菜祛湿消浊；车前子利湿明目；陈皮健脾理气；薏苡仁和胃健脾；小米温养脾胃。上述5种食材搭配在一起，具有健脾祛痰、利湿明目的功效。

制法：将上述5种食材洗净放入砂锅内，加水后文火炖成烂熟，加适量精盐等作料即可。

用法：可作中、晚餐菜肴，每日1次。

3. **赤小豆薏米粥**

组成：薏苡仁30g，赤小豆30g，山楂10g，红糖、粳米各适量。

功效：利水渗湿，化浊明目。

主治：水湿上泛型中心性浆液性脉络膜视网膜病变。

方解：薏苡仁养肾气，补脾，除湿；赤小豆利水渗湿；山楂健脾消食；红糖益气补血，健脾暖胃；粳米补中益气，健脾益胃。上述5种食材搭配在一起，具有利水渗湿、化浊明目的功效。

制法：将薏苡仁、赤小豆、山楂、粳米洗净放入砂锅内，加适量水煮烂，食前加入红糖即可。

用法：可作早餐。

4. **桑叶明目茶**

组成：桑叶5g，菊花5g，薄荷3g，淡竹叶30g，车前子30g。

功效：疏风清热，清肝明目。

主治：肝经风热型中心性浆液性脉络膜视网膜病变。

方解：桑叶、菊花疏风清热，平肝明目；薄荷发散风热，疏肝明目；淡竹叶、车前子利湿明目。上述5种食材搭配在一起，具有疏风清热、清肝明目的功效。

【制法】将上述5种食材洗净，放入大号茶杯内，开水浸泡。

【用法】当茶饮，每日多次。

【名医经验】庞赞襄治疗中心性浆液性视网膜脉络膜病变的经验。

庞赞襄将本病分为以下八型。

1. **肾阴不足，相火上炎型**　多由肾精不足，肝失所养，肝阳上浮，相火上炎所致。除眼部自觉症状外，多兼见头晕、头痛、耳鸣、口干、腰酸、遗精、盗汗、小便频数。舌质红或尖赤，脉细数或弦细。宜滋阴益肾、壮水制火为主。

方药：知柏地黄汤加减。熟地黄 15g，生地黄 15g，山药 9g，枸杞子 12g，茯苓 9g，泽泻 9g，牡丹皮 4.5g，知母 9g，黄柏 9g，银柴胡 9g，当归 9g，车前子 9g。

2. 肝经郁热，湿热蕴脾型　多见于性情急躁之人，因性急之人，肝必抑郁，郁久生热，湿与热合，蕴结于脾，使精气受损而目暗不明。多兼有头痛，眼胀，口不干或口干不欲饮，大便润，小便黄。舌润无苔或见薄白苔，脉弦数或弦细。宜清肝解郁，健脾渗湿，佐以益阴之品。

方药：清肝解郁益阴渗湿汤。银柴胡 9g，菊花 9g，蝉蜕 9g，木贼 9g，羌活 9g，防风 9g，苍术 9g，白术 9g，女贞子 9g，赤芍 9g，生地黄 9g，甘草 3g，菟丝子 9g。

3. 脾胃虚热，运化失调型　病后失调，或饥饱劳役，脾胃受伤，水谷之精微不能上注于目，故目暗不明。面色焦黄，疲倦乏力，胃脘胀满，嗳气吞酸，腹胀便溏。舌淡，苔厚腻或薄白，脉缓细或弦细。宜以健脾和胃为主。

方药：健脾燥湿汤。苍术 15～30g，白术 15～30g，草豆蔻 9g，焦神曲 9g，橘红 9g，羌活 9g，防风 9g，蝉蜕 9g，木贼 9g，甘草 3g。

4. 肝气郁结型　多见口干苦，胁胀或胁痛，胸闷叹气，食欲不振，或妇女经血不调，脉弦数或弦细。此属怒气伤肝，肝失于条达所致。宜疏肝解郁为主。

方药：逍遥散加减。当归 9g，白芍 9g，茯苓 9g，白术 9g，银柴胡 9g，香附 9g，郁金 9g，橘红 9g，苍术 9g，蝉蜕 9g，木贼 9g，甘草 3g。

5. 产后气血两亏型　多见于产后数日或 2 个月左右者，面色萎黄，体软乏力，或心悸懒言，气短，或出虚汗，食欲不振，便润。舌质淡，苔薄，脉虚数或沉细。此属产后失血，血伤则气亦必受损。宜益气养血为主。

方药：补中益气汤加减。当归 9g，党参 9g，白术 9g，茯苓 9g，黄芪 9g，升麻 3g，银柴胡 3g，陈皮 3g，熟地黄 9g，枸杞子 9g，远志 9g，炒酸枣仁 9g，炙甘草 3g。

6. 膀胱湿热，痹阻脉络型　口不干或口干不欲饮，小便频数或小便急痛，尿色黄或尿血，大便润后微燥，舌苔黄腻或薄白，脉滑数或细数。此属湿热内蕴，膀胱气化不行，脉络受阻所致，宜清热利湿为主。

方药：八正散加减。萹蓄 9g，瞿麦 9g，木通 9g，栀子 9g，滑石 9g，车前子 9g，竹叶 9g，黄芩 9g，枳壳 9g，甘草 3g。

7. 命门火衰，阳气下陷型　黎明前腹痛，肠鸣，腹部畏冷，四肢发凉，或小便不利，口淡不喜饮，舌质淡，苔薄，脉沉细或弦细，宜温补命门，培土壮火为主。

方药：四神丸合桂附地黄汤加减。吴茱萸 9g，炮姜 9g，肉豆蔻 9g，苍术 9g，白术 9g，山药 9g，茯苓 9g，附子 9g，肉桂 3g，橘红 3g，甘草 3g。水煎服。

8. 脾胃气虚，湿邪阻滞型　脘腹满闷，肢体困重，纳食呆滞，自觉口中黏腻不适，口淡无味，或口中有甜味，一般不渴，亦有口干口苦者，但渴不欲饮，或欲漱水而不欲咽。总见苔腻，或白腻，或黄腻，或黄白相兼而腻。脉象濡。治宜益气健脾，渗湿止泻。

方药：参苓白术散加减（《太平惠民和剂局方》）。党参 10g，白术 10g，焦神曲 10g，炒山药 15g，茯苓 10g，车前子 12g，砂仁 10g，木香 2g，陈皮 10g，炙甘草 3g。[庞荣，张彬，2014. 庞赞襄治疗中心性浆液性视网膜脉络膜病变的经验 [J]. 中医临床研究，6（11）：11-14]

第二节　急性后部多发性鳞状色素上皮病变

【病因及发病机制】急性后部多发性鳞状色素上皮病变（APMPPE）的发病原因和机制不明。

1. 一些感染性炎症有可能与此病有关。有报道发生 APMPPE 的患者，亦合并有腺病毒感染、流行性感冒感和水痘带状疱疹病毒疫苗注射后或伯氏疏螺旋体感染。

2. 可能与全身系统性自身免疫性炎症有关。例如，APMPPE 患者同时患有甲状腺炎、结节病、结节性红斑、系统性血管炎、溃疡性结肠炎、韦氏肉芽肿、微血管性肾病等疾病。

3. 与神经系统疾病和症状有关。例如，脑血管炎、短暂性四肢轻瘫、感觉异常、眩晕、脑神经麻痹，脑梗死等。甚至患者可因脑部并发症而死亡。因此可疑患者，建议行脑脊液和磁共振检查，必要时可重复检查以确诊。

【临床表现】

1. 症状 少数患者起病前期有感冒样症状，可伴头痛、眩晕或听力障碍。多双眼发病，偶有单眼发病。急性期视力下降，视力下降程度与侵犯黄斑程度相关，轻度或严重视力下降均有发生。可合并有巩膜炎、角膜炎、角膜后沉积物、前房闪辉、前房浮游细胞、虹膜炎、玻璃体炎、视网膜血管炎、视神经炎或静脉阻塞等其他眼部症状。

2. 眼底表现 急性期，后极部散在多发黄白色鳞片状，边缘不规则病灶最常见，病灶约1/6PD大小，亦可见融合病灶，多不超过赤道部（图32-2-1A）。1～2周后病灶开始消退，遗留RPE萎缩和色素沉着，呈色素上皮斑驳状改变。随后旧病灶周围出现新病灶，新旧病灶同时可见；病变亦可向赤道部发展，呈放射状长条形。浆液性视网膜脱离罕见，浆液性视网膜脱离为RPE和脉络膜炎症的表现，可伴有视盘充血、水肿、视网膜出血或视网膜水肿等。偶有脉络膜新生血管，黄斑地图样萎缩等并发症。

3. FFA特征 急性期病灶，造影早期多处散在奶油状病灶呈弱荧光（图32-2-1B），随着时间的延长，病灶逐渐渗漏，晚期呈病灶边缘不清高荧光。早期的弱荧光可能是脉络膜毛细血管局灶性充盈不全和混浊肿胀RPE的遮挡。晚期的强荧光可能是RPE和视网膜外屏障受损，造影剂渗漏，组织染色。伴有浆液性视网膜脱离，早期为荧光遮挡，晚期染料积存，显现出视网膜神经上皮脱离范围。

恢复期病灶色素脱失，萎缩灶呈透见荧光，色素增生和色素沉着处呈荧光遮挡。新旧病灶同时可见，呈现中央区弱荧光的活动性病灶（急性期病灶），周围绕以强荧光的非活动病灶（恢复期病灶），呈现斑驳状荧光。

4. ICGA特征 急性期病灶呈现全程弱荧光，可见其后的脉络膜大血管；晚期可见弱荧光灶变小，形状不规则（图32-2-1C）。与眼底所见和FFA相比，ICGA可显示更多病灶。恢复期病灶虽然仍呈全程弱荧光改变，但较急性期病灶减少，形态亦有所减小。

5. OCT特征 急性期外核层见高反射信号（与鳞状病灶相对应），RPE增厚隆起，局灶性神经上皮层浆液性脱离。恢复期外界膜和椭圆体带连续性中断或消失（图32-2-1D），视网膜变薄，其下局灶性脉络膜毛细血管萎缩。Goldenberg等将OCT分5期。1级：1a，超急性期，椭圆体带圆顶状隆起，与RPE之间可见局限性视网膜下液；1b，急性期，椭圆体带变平增厚，外核层高反射信号。2级：亚急性期，椭圆体带与RPE层分离明显，局灶性神经上皮浆液性脱离减轻，外核层高反射信号减弱。3级：晚期，椭圆体连续性中断，部分区域区增厚RPE层融合。4级：恢复期，椭圆体带到RPE之间分层重新清晰可见。

6. 自发荧光（AF） 急性期，呈多发散在强弱不一的局部强荧光（图32-2-1E）。恢复期，呈弱荧光、强荧光、荧光遮蔽等新旧混杂AF。

7. 视野检查 可有中心暗点或旁中心暗点。脉络膜缺血导致的视功能受累区域可有对应的不规则视野缺损。

【诊断要点】 ①多双眼发生，有自限性。②眼底特征为黄白色多发性扁平鳞状病灶。③FFA急性期病灶，造影早期多处散在弱荧光，晚期为病灶边缘不清强荧光及染色。恢复期病灶，可见透见荧光，荧光遮蔽及斑驳状荧光。④ICGA见全程弱荧光灶，形状不规则。与FFA相比，可显示更多病灶。⑤自发荧光呈多发散在强弱不一的局部强荧光。⑥视野检查，可有（旁）中心暗点，或相应部位的视野缺损。

【鉴别诊断】

1. 匐行性脉络膜炎（serpiginous choroiditis，SC） 多见于30～40岁的健康成年人。通常眼前节正常，眼底表现为绕视盘向周边扩展的匐匍状脉络膜视网膜萎缩灶，新病灶常从老病灶边缘发生。本病易反复发作，迁延时间较久，常合并新生血管，出血渗出纤维化，致黄斑中心视力明显受损，预后不佳。FFA急性期呈弱荧光，病灶边缘的活动性病变呈强荧光。而APMPPE常发生于后极部，呈多发散在不规则病灶，不伴有纤维化，并且视力受损较轻，复发少见。

2. 多发性一过性白点综合征（multiple evanescent white dot syndrome，MEWDS） 青年女性单眼多见。眼前节一般正常。眼底表现为多发散在白色点状病灶，病灶位于视网膜深层或RPE层。本病病程短，视力可恢复至发病前，因此视力预

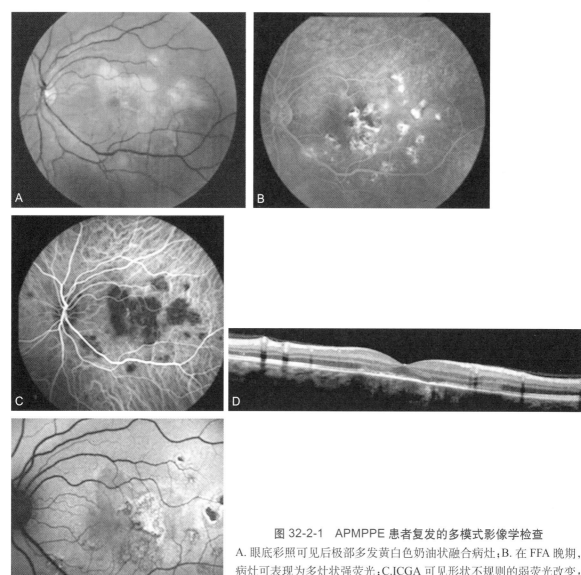

图 32-2-1　APMPPE 患者复发的多模式影像学检查
A. 眼底彩照可见后极部多发黄白色奶油状融合病灶；B. 在 FFA 晚期，病灶可表现为多灶状强荧光；C.ICGA 可见形状不规则的弱荧光改变；D. OCT 检查可见外界膜和椭圆体带消失；E. 自发荧光呈强弱不一的荧光表现。引自 Alexa L. Li 等的研究

后良好，但偶有复发。FFA 病灶呈点状或簇状弱荧光并染色，视盘周围小血管扩张，毛细血管壁渗漏，病灶围绕黄斑拱环呈现"花环"状。

3. Vogt- 小柳 - 原田病（Vogt Koyanagi Harada disease，VKH）　多见于青壮年女性，发病前有感冒样症状，以及脑膜刺激症状、头痛、眼眶疼痛、耳鸣、听力下降、毛发变白等前驱症状。眼前节一般表现为非肉芽肿性前葡萄膜炎。眼底表现为玻璃体炎性混浊、弥漫性脉络膜炎和多发糊状浆液性视网膜脱离。易反复发作，晚期为晚霞状眼底。FFA 表现为多发点状强荧光和多糊状浆液性视网膜脱离。当前驱症状有听力障碍的 APMPPE 合并浆液性视网膜脱离时，与 VKH 难以鉴别，可通

过病情进展过程中的表现和造影来鉴别。

4. 多灶性脉络膜炎伴全葡萄膜炎（multifocal choroiditis and panuveitis，MCP）　多见于青壮年女性，眼前节炎症反应明显，眼底表现为多发圆形或椭圆形黄白色病灶，从视盘周围到中周部眼底均可出现，渗出性视网膜脱离罕见。FFA 活动期病灶区遮蔽荧光，周围可有强荧光染色环。本病易复发，视力预后不佳。

5. 点状内层脉络膜病变（punctate inner choroidopathy，PIC）　多见于青年近视女性，发病前可有感冒样前驱症状，一般无眼前节及玻璃体炎症。眼底表现为后极部多发圆形黄白色点状病灶，累及视网膜中周部者少见。FFA 表现为活动性病灶

早期强荧光，后期染色渗漏。OCT 可见"孔凿样"脉络膜视网膜瘢痕。

6. 眼底组织胞浆菌病（presumed ocular histo-plasmosis syndrome，POHS） 一般无性别差异，多有流行区旅居史，一般前房和玻璃体通常无炎症。眼底表现为视盘周围见多发脱色素萎缩斑，其中央多有色素沉着；后期以视盘周围和脉络膜视网膜瘢痕，黄斑病变为特征。FFA 病灶处见车轮状强荧光，其环内荧光遮蔽，黄斑 CNV 时见新生血管渗漏荧光。如果迁延不愈形成瘢痕，则视力预后不佳。

7. 其他 需与鸟枪弹样视网膜脉络膜病变、类肉瘤病性葡萄膜炎、梅毒性葡萄膜炎、急性视网膜色素上皮炎、交感性眼炎等相鉴别。

【治疗】

1. 对因治疗 仔细查找致病原因，而后对因治疗。

2. 皮质激素类药物 可以缩短病程。急性期，合并黄斑受累，视力不佳，视盘水肿，渗出性视网膜脱离等，可予以短期全身口服糖皮质激素治疗。亦有使用地塞米松玻璃体内植入剂或眼内注射曲安奈德等治疗的报道。

3. 免疫抑制剂 当长期大量应用糖皮质激素效果仍不佳时，需联合免疫抑制剂治疗。也有报道米托蒽醌治疗 APMPPE 伴有脑血管炎患者。

4. 并发症治疗 出现渗出性视网膜脱离，脉络膜新生血管等并发症，需对症治疗，详见各个章节。

中西医结合

急性后部多发性鳞状色素上皮病变相似中医学"视瞻昏渺"的范畴。

【病因病机】本病多因风热外袭，热郁肝经，循经犯目所致；或情志不畅，肝失条达，气机郁滞，血行不畅，气滞血瘀，目络瘀阻，玄府闭塞所致；或肝肾亏损，血不荣目所致。

【辨证论治】

1. 肝经郁热证

临床表现：视物模糊，眼前棕黄色阴影，视物变小或变形，眼底可见黄白色渗出；胁肋胀痛，嗳气叹息，小便短赤；舌红苔黄，脉弦数。

治法：疏肝解郁，清热化湿。

方药：丹栀逍遥散（《内科摘要》）加减。牡丹皮 10g，栀子 10g，柴胡 12g，当归 12g，白芍 10g，白术 10g，茯苓 10g，薄荷 6g，甘草 6g，蔓荆子 10g，石菖蒲 10g。

加减：黄斑区黄白色点状渗出较多者，可加丹参、郁金、山楂以理气化瘀；脘腹痞满者，宜加鸡内金、莱菔子以消食散结；小便短赤者，加车前子、泽泻、黄柏以助清热利湿。

2. 气滞血瘀证

临床表现：视物模糊，眼前有阴影，视物遮挡感，眼底可见黄白色渗出；眼胀头痛，胸胁胀痛，或情志抑郁，食少嗳气，或忿怒暴悖，烦躁失眠；舌红有瘀斑，苔薄白，脉弦或涩。

治法：活血化瘀，行气明目。

方药：血府逐瘀汤（《医林改错》）加减。柴胡、当归、桃仁、枳壳、川芎各 10g，生地黄、赤芍、牛膝、生蒲黄各 15g，桔梗 8g，甘草、红花各 6g。

加减：气虚者，加黄芪、党参、白术；黄白色渗出物较多者，加山楂、郁金。

3. 肝肾不足证

临床表现：视物模糊，眼前可见暗灰色阴影，视物变小或变形，眼底可见黄斑区色素紊乱，少许黄白色渗出，中心凹光反射减弱；或兼见头晕耳鸣，多梦滑遗，腰膝酸软；舌红少苔，脉细。

治法：滋补肝肾，活血明目。

方药：四物五子丸（《医方类聚》）加减。熟地黄、车前子各 15g，当归、地肤子、白芍、菟丝子、川芎、覆盆子、枸杞子各 10g。

加减：黄斑区渗出较多、色素紊乱者，加山楂、昆布、海藻以软坚散结。

【物理疗法】

针刺治疗：主穴选攒竹、鱼腰、睛明、球后、承泣、风池；配穴选百会、合谷、肝俞、肾俞、脾俞、足三里、三阴交、光明。每日 1 次，10d 为 1 个疗程。

复方樟柳碱注射液对本病治疗安全、有效。[陈跃，2010. 复方樟柳碱注射液治疗急性多发性后极部鳞状色素上皮病变 18 例疗效观察 [J]. 中国现代药物应用，12：175-176]

第三节　视网膜色素上皮脱离

【病因及发病机制】视网膜色素上皮脱离(PED)的确切病因及发病机制不详。有可能与RPE代谢异常,脂质异常,其内离子泵受损或退化,使RPE转运功能下降有关;有可能与BM膜胶原纤维层自身损害或退化,致使RPE与BM之间的连接松弛有关;还有可能与BM脉络膜毛细血管渗透系数降低,脉络膜毛细血管代谢异常,RPE与脉络膜液体交换减少,或病理性新生血管入侵RPE有关以上均使视网膜色素上皮与BM分离导致PED。常见的引起PED为中心性浆液性脉络膜视网膜病变(CSC)、老年性黄斑变性(SMD)、息肉状脉络膜血管病变(PCV)、视网膜血管瘤样增生(RAP)、特发性浆液性视网膜色素上皮脱离(ISPED)等疾病。

【分型】目前关于PED的分型较多,暂没有国际统一分类方法。

1.根据FFA分型　分为浆液性PED、血液性PED、混合性PED。

2.根据OCT分型　分为玻璃膜疣性PED(drusenoid retinal pigment epithelium, dPED)、浆液性PED(serous retinal pigment epithelium, sPED)、纤维血管性PED(fibrovascularized retinal pigment epithelium, fPED)、出血性PED(hemorrhagic retinal pigment epithelium, hPED)。

3.根据多模式影像和疾病种类分型　分为AMD-PED、PCV-PED、RAP-PED、CSC-PED、ISPED等。

一、特发性浆液性视网膜色素上皮脱离

特发性浆液性视网膜色素上皮脱离(idiopathic serous retinal pigment epithelium, ISPED)由Gass于1966年首先报道。目前认为积液来源于扩张的脉络膜毛细血管。临床特征为浆液积存于视网膜色素上皮下,几乎不伴视网膜神经上皮下积液。属于临床少见良性疾病,常双眼发病,病变缓慢发展,可自愈,视力预后良好,但会复发。

【临床表现】

1.症状　多发生于中青年人,发病无性别和种族差异。单发病灶或多发病灶。常为检查眼底时偶然发现,一般不影响视力。如果累及黄斑中心,会出现视力轻度下降、视物变形、视物变暗、视物显小或中心暗点等症状。

2.体征　多位于后极部,不常见于视网膜颞侧血管弓外。眼底呈边界清晰,边缘陡峭,颜色均匀的圆形或圆顶形隆起,周围绕有黄色亮晕。病灶一般小于1PD, 1/4～1/2PD多见。迁延时间久者,PED脱离的前表面见色素紊乱。伴有神经上皮脱离者罕见。

3.FFA　早期,PED呈边界清晰,密度均匀的强荧光渗漏。病程久者,可见其表面有散在点状荧光遮蔽,后期可见残余染料积存强荧光,原有大小和形态不变。如果有神经上皮脱离,表现为早期荧光遮蔽,晚期染料积存勾勒出脱离范围。

4.ICGA　早期PED处脉络膜毛细血管通透性增加,呈现遮蔽其后脉络膜结构的弱荧光灶,大小和形态一直不变。晚期,染料积存呈边界清晰的圆形或半圆形强荧光,无染料扩散。

5.OCT　单发或多发, 1/4～1/2PD大小的视网膜色素上皮穹顶状隆起,穹顶光滑完整,其下方有密度均匀的低反射液性暗区,积液下方可见清晰的BM反光线,可见其后的脉络膜毛细血管层。伴神经上皮脱离者,见穹顶形PED两侧上方有少量低反射液性暗区。

6.AF　视网膜色素上皮脱离灶大多为弱荧光。如伴视网膜神经上皮脱离,呈现弥漫性自发荧光增强。

【诊断要点】①中青年人,有自愈性。②排除中心性浆液性脉络膜视网膜病变,老年性黄斑变性,息肉状脉络膜血管病变,视网膜血管瘤样增生等疾病。③眼底可见后极部1/4～1/2PD,其边界清晰,边缘陡峭,颜色均匀的圆形或圆顶形隆起,周围绕有黄色亮晕。④ OCT,几乎不伴视网膜神经上皮下积液,孤立或多发的色素上皮脱离。⑤ FFA,呈边界清晰,密度均匀的强荧光渗漏,后期见染料积存。⑥ICGA,早期PED为弱荧光灶,大小和形态一直都不变,晚期呈染料积存的圆形

强荧光。

【鉴别诊断】

1. 视网膜血管瘤样增生性色素上皮脱离 (RAP-PED) RAP 一般认为是渗出性老年性黄斑变性 (eSMD) 的一种亚型或特殊形式，属于 3 型新生血管 (NV)。亚洲人相对少见。临床特点为视网膜内出血、视网膜前出血、视网膜下出血、视网膜玻璃膜疣、黄斑区环形渗出，多 sPED 或 hPED 视网膜脉络膜吻合 (RCA)。ICGA 比 FFA 更好地显示 PED，病灶滋养动脉和 RCA。OCT：I 期，视网膜内新生血管期 (IRN)；II 期，视网膜下新生血管期 (SRN)；III 期，脉络膜新生血管期。一般 RAP-PED 通过 ICGA 和 OCT 可以较好地进行鉴别。

2. 中心性浆液性脉络膜视网膜病变性色素上皮脱离 (CSC-PED) 中青年男性单眼多见，发病前大多有精神紧张等诱因。临床表现为盘状神经上皮浅脱离，伴或不伴浆液性 PED。FFA 示病灶为强荧光渗漏点，ICGA 病灶早期弱荧光，晚期强荧光。一般通过病史、临床表现及 FFA 等检查可以区分。另外，中心性浆液性脉络膜视网膜病变患者应用烟酸、血管扩张药和糖皮质激素类药物后症状加重，本病一般无变化。

3. 老年性黄斑变性色素上皮脱离 为 eSMD 的临床表现之一，由视网膜下或脉络膜新生血管 (SRNVM&CNV) 引起。eSMD 多发生于 45 岁以上中老年人，临床特点为黄斑区类圆形或不规则形黄白色渗出灶，周围或表面见出血及反光晕。常伴各种类型的 PED，视网膜神经上皮隆起脱离。病程迁延者，见黄斑区病灶瘢痕化。典型 FFA 早期可见边界清楚的强荧光，晚期可见荧光渗漏。ICGA 一般造影早期可见强荧光，晚期可见明显染色及染料渗漏。一般通过病史、临床表现、FFA 及 OCT 等检查可以区分。

4. 息肉状脉络膜血管病变性色素上皮脱离 (PCV-PED) 典型的 PCV-PED 可通过橘红色病灶、视网膜下出血等眼底表现进行鉴别。一些不典型 PCV，如孤立静止的 PCV (可能只有浆液性 PED，伴或不伴神经上皮脱离，RPE 脱色素脉络膜萎缩) 等，这些特殊 PCV 引起的 PED 与 ISPED 难以鉴别，需靠病史和 ICGA 仔细区别，一般 PCV 发病年龄较大 (多 > 50 岁)，ICGA 可

见脉络膜异常分支血管网 (BVN) 和脉络膜毛细血管末端囊袋样变，晚期囊内有冲刷现象。

5. 其他 视网膜血管病变，葡萄膜炎等眼底疾病，需通过病史、眼部检查，以及 OCT、FFA 及 ICGA 等检查鉴别。

【治疗】 本病可缓慢自愈，大多数患者建议观察不处理。另外，需避免睡眠不足，情绪波动过大，精神紧张和过度疲劳，建议充足睡眠，释放压力，缓解精神紧张，改善情绪波动过大的不良习惯，增强身体抵抗力等。

1. 口服药物 口服维生素 C、维生素 B_1、维生素 E 等增强身体抵抗力。

2. 激光治疗 虽然某些患者激光后病灶消退，但远离黄斑中心视力正常者仍建议多观察不首选激光。近黄斑中心累及视力者，需排除 CNV、PCV 和 RAP 后才考虑激光治疗。

3. PDT 由于特发性 PED 不能完全排除是中心性浆液性脉络膜视网膜病变的特殊类型，因此有学者尝试用半量维替泊芬治疗，治疗后 PED 内积液吸收，眼底及 OCT 显示病灶区结构基本恢复正常。

【转归】 本病一般病程长，眼底病灶常年无明显变化，但一般属于良性可自愈，视力预后较好。长期存在的病灶吸收后，可见色素上皮紊乱和斑驳状眼底。病灶消退后，有的患者在原位或新的部位又再次出现视网膜色素上皮脱离。

二、老年性黄斑变性视网膜色素上皮脱离

最初关注视网膜色素上皮脱离这一体征是来自观察老年性黄斑变性患者。因此目前老年性黄斑变性中的 PED 研究最多，尤其是渗出型 SMD (eSMD) 中的 PED。无论是 eSMD 还是非渗出型 SMD (neSMD)，均有可能发生 PED。

非渗出型 SMD 患者多发生浆液性视网膜色素上皮脱离 (sPED)，并且 sPED 常与玻璃膜疣相伴出现。其表现类似于特发性浆液性色素上皮脱离，出现于后极部，单发为主。呈现边界清晰，边缘陡峭的穹窿状隆起。另外，非渗出型 SMD 的 sPED 常与玻璃膜疣相伴出现。但是其较特发性 sPED 病灶范围更大，为 1～3PD。FFA 显示

早期均匀一致强荧光灶，晚期染料积存，但无脉络膜新生血管（CNV）渗漏。ICGA 早期 PED 处呈形态和大小不变的半圆形弱荧光灶，晚期染料积存强荧光，无染料扩散。OCT 表现为视网膜色素上皮穹窿状隆起，穹顶光滑完整，其下方可见密度均匀的低反射／无反射液性暗区，积液下方为光滑清晰的 Bruch 膜反光带（图 32-3-1）。迁延时间久者，其后的脉络膜毛细血管层也见萎缩。当脱离区病灶内液体吸收后，遗留边界清晰的色素上皮萎缩，其下的脉络膜也萎缩明显。这种表现称为地图样萎缩（geographic atrophy）。需与中央晕轮状脉络膜萎缩（central areolar choroidal atrophy）相鉴别，前者多单眼发病，无遗传性，中老年开始发病，常伴玻璃膜疣，尤其以网状玻璃膜疣更多见。后者多为双眼发病，有家族发病史，中青年即可发病。

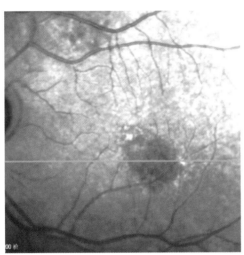

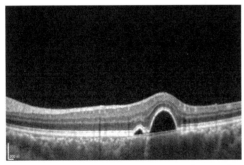

图 32-3-1　OCT 示视网膜色素上皮层穹窿状隆起，穹顶光滑完整，其下方见密度均匀的无反射液性暗区，其下见光滑清晰的 Bruch 膜反光带

非渗出型 SMD 还经常发生玻璃膜疣性视网膜色素上皮脱离（dPED），为一个或多个玻璃膜疣引起的视网膜色素上皮隆起，又称为无血管

性 PED。简单地说，发现玻璃膜疣的部位都属于 dPED。眼底可见散在黄白色边界清楚或部分融合边界不清的玻璃体疣（图 32-3-2），边缘呈裙边状。但孤立大的玻璃膜疣或融合玻璃膜疣，与 dPED 难以区分。dPED 的 FFA 显示动脉期呈强荧光，随着时间延长荧光增强，但病灶边界始终清晰，形态和大小不变，晚期荧光积存而不消退。ICGA 表现多样，但始终无脉络膜新生血管（CNV）渗漏荧光。OCT 显示波浪状的高反射色素上皮（RPE）带，与 Bruch 膜之间见中等反射的玻璃膜疣反光团，呈穹顶状，圆锥状，扁平状或弥漫隆起（图 32-3-3）。自发荧光（AF）显示 dPED 处自发荧光增强。与其他类型 PED 相比，视力预后较好，恢复较快。

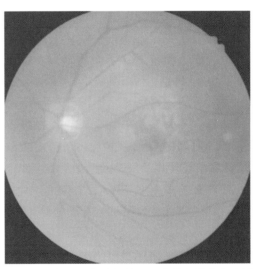

图 32-3-2　眼底见散在融合边界不清楚和黄白色边界清楚的玻璃体疣

渗出型 SMD 患者发生的 PED，多为新生血管（neovascularization，NV）存在的一种继发性反应。其内的渗液多来自新生血管，而不是直接来自脉络膜。渗出型 SMD 患者也可能发生 dPED 和 sPED，因此鉴别 PED 是否伴有新生血管（包括脉络膜新生血管、视网膜血管瘤样增生、息肉状脉络膜血管病变等），有助于疾病的诊断和治疗。只有继发于 NV 的视网膜色素上皮脱离，才考虑必要的眼内抗 VGEF 注射和其他积极的治疗方法。含有新生血管的 PED，又称为血管性 PED，包括浆液性 PED、纤维血管性 PED、血液性 PED。

渗出型 SMD 患者多发生浆液性视网膜色素

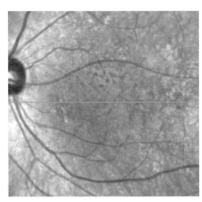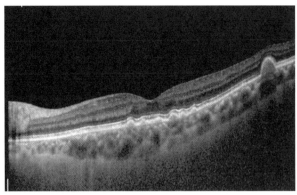

图 32-3-3　OCT 示波浪状的高反射 RPE 带，与 Bruch 膜之间见中等反射的玻璃膜疣反光团，呈穹顶状，扁平状或弥漫隆起

上皮脱离（sPED），呈穹顶状隆起，其边缘常有切迹，切迹形状多样，见哑铃形、肾形、沙漏形或不规则形。FFA 示强荧光染料积存，有时在切迹处可透见荧光。ICGA 示均匀弱荧光的边缘切迹处，见点片状强荧光渗漏。AF 示自发荧光增强灶周围环绕弱自发荧光环（图 32-3-4）。自然病程预后差，视力难以恢复。

渗出型 SMD 患者还会发生纤维血管性 PED（fPED），RPE 层呈不规则隆起，可伴色素沉着，病灶周围见脂质渗出、出血或积液。FFA 示斑驳状荧光灶中单发或多发的点片状强荧光，晚期渗漏。ICGA 示更明显的点片状强荧光，晚期渗漏。OCT 色素上皮轻度隆起，边缘不规则，与 Bruch 膜之间见有血管组织的中等反射反光团。AF 示 fPED 处自发荧光减弱。

渗出型 SMD 还经常发生出血性视网膜色素上皮脱离（hPED），为 CNV、RAP 或 PCV 等疾病导致出血进入视网膜色素上皮下或引起视网膜色素上皮撕裂出血。眼底边界清楚，暗红色或紫红色光滑圆形隆起，通常较视网膜下出血颜色更深。FFA 显示出血区呈荧光遮蔽，多呈舟状；由于出血遮蔽大多数不能显示出其内的 CNV。虽然病灶处出血荧光遮蔽明显，ICGA 仍可以显示大部分 CNV，多位于边缘切迹处。OCT 示色素上皮下穹顶形隆起，其内呈无反射暗区，遮蔽其后深层组织信号，使 BM、脉络膜等细节不可见。AF 显示 hPED 处自发荧光减弱。自然病程预后差，视力难以恢复。

三、视网膜血管瘤样增生性色素上皮脱离

RAP 常伴 sPED，眼底呈透明样圆形隆起，常伴视网膜内出血。FFA 除 sPED 表现外，早期可见点片或局灶状染料渗漏，晚期增强。OCT 多见穹顶状隆起的视网膜色素上皮不完整，其上可见高反射光带（位于视网膜外层与 RPE 之间）。AF 可见 sPED 病灶点片状高自发荧光。

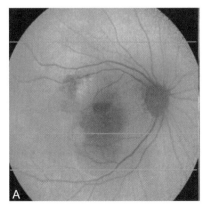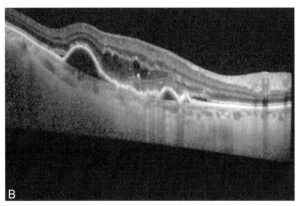

图 32-3-4　A. AF 示自发荧光增强灶周围绕弱自发荧光环；B. OCT 示呈穹顶状隆起，其边缘有切迹

四、息肉状脉络膜血管病变性色素上皮脱离

PCV 常伴 hPED、sPED 等表现。PED 呈透明样或红色边界清晰的近圆形隆起（图 32-3-5 A）。FFA 显示出血区呈荧光遮蔽，浆液区呈强荧光染料积存，有时可显示出其内的 CNV。ICGA 可以更加清晰地显示大部分 CNV，脉络膜异常分支血管网（BVN），脉络膜血管分支末端囊样变。OCT 示除 sPED 或 hPED 的特征外，还可以看到双线征、拇指征、视网膜下出血等（图 32-3-5B）。AF 显示 sPED 较 hPED 有更强的自发荧光。

中心性浆液性脉络膜视网膜病变性色素上皮脱离（CSC retinal pigment epithelium，CSC-PED）的特征详见本章第一节。

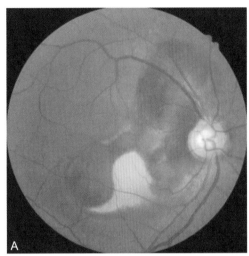

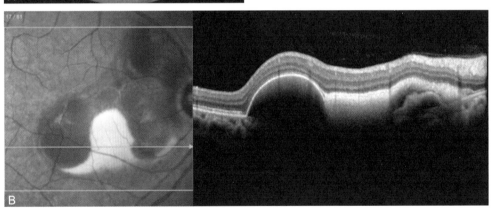

图 32-3-5 A.眼底彩照，可见不均匀、红色、边界清晰的近圆形隆起；B. OCT 检查，可见色素上皮下穹顶形隆起，其内呈中低反射暗区，遮蔽其后深层组织信号，旁边见视网膜下出血

中西医结合

视网膜色素上皮脱离（PED）相似中医学"视瞻昏渺""视直如曲"的范畴。

【病因病机】①饮食不节或忧思过度，脾失健运，不能运化水湿，浊气上泛于目。②素体阴虚，或劳思竭虑，肝肾阴虚，虚火上炎，灼伤目络则视物昏朦。③情志内伤，肝失疏泄，肝气犯脾，脾失健运，气机阻滞，血行不畅为瘀，津液凝聚成痰，痰瘀互结，遮蔽神光则视物不清。④年老体弱，肝肾两虚，精血不足，目失濡养，以致神光暗淡。

【辨证治疗】

1.湿浊上泛证

临床表现：视物模糊，眼前出现有色阴影，视物变小或变形，眼底可见视网膜反光晕轮明显，

黄斑水肿，中心凹光反射减弱或消失；胸闷，纳呆呕恶，大便稀溏；舌苔滑腻，脉濡或滑。

治法：利水化湿。

方药：三仁汤（《温病条辨》）加减。飞滑石、生薏苡仁各15g，白通草、竹叶、杏仁、白豆蔻仁、厚朴、半夏各10g。

加减：黄斑区水肿明显者，宜加车前子、琥珀末以利水化痰；纳呆便溏者，加白术、山药、芡实以健脾除湿；失眠多梦者，可用温胆汤加减。

2. 肝经郁热证

临床表现：视物模糊，眼前棕黄色阴影，视物变小或变形，眼底可见黄斑水肿及黄白色渗出；胁肋胀痛，嗳气叹息，小便短赤；舌红苔黄，脉弦数。

治法：疏肝解郁，清热化湿。

方药：丹栀逍遥散（《内科摘要》）加减。牡丹皮10g，栀子10g，柴胡12g，当归12g，白芍10g，白术10g，茯苓10g，薄荷6g，甘草6g，蔓荆子10g，石菖蒲10g。

加减：黄斑区黄白色点状渗出较多者，可加丹参、郁金、山楂以理气化瘀；脘腹痞满者，宜加鸡内金、莱菔子以消食散结；小便短赤者，加车前子、泽泻、黄柏以清热利湿。

3. 肝肾不足证

临床表现：视物模糊，眼前可见暗灰色阴影，视物变小或变形，眼底可见黄斑区色素紊乱，少许黄白色渗出，中心凹光反射减弱；或兼见头晕耳鸣，多梦滑遗，腰膝酸软；舌红少苔，脉细。

治法：滋补肝肾，活血明目。

方药：四物五子丸（《医方类聚》）加减。熟地黄、车前子各15g，当归、地肤子、白芍、菟丝子、川芎、覆盆子、枸杞子各10g。

加减：黄斑区渗出较多、色素紊乱者，加山楂、昆布、海藻以软坚散结。

4. 痰瘀互结证

证候：视物变形，视力下降，病程日久，眼底可见瘢痕形成及大片色素沉着；伴见倦怠乏力，纳食呆顿；舌淡，苔薄白腻，脉弦滑。

治法：化痰软坚，活血明目。

方药：化坚二陈丸（《医宗金鉴》）加减。陈皮、半夏各10g，茯苓15g，僵蚕6g，黄连5g，生甘草5g，荷叶10g。

加减：常加丹参、川芎、牛膝等活血通络；瘢痕明显者，可加浙贝母、鸡内金软坚散结。

【物理疗法】针刺治疗。主穴选睛明、球后、承泣、瞳子髎、攒竹、风池；配穴选完骨、百会、合谷、肝俞、肾俞、脾俞、足三里、三阴交、光明。每次选主穴2个，配穴2～4个，根据辨证补泻，每日1次，留针30min，10d为1个疗程。

【其他疗法】

1. 中成药治疗　根据证型选用参苓白术丸、知柏地黄丸、杞菊地黄丸、生脉饮、血府逐瘀口服液等。

2. 玻璃体腔内注射　抗新生血管药物。

3. 激光治疗　传统激光光凝适用于位于黄斑中心凹200μm以外的视网膜下新生血管膜。该法可封闭新生血管膜，以免病变不断发展、扩大，进而影响中心视力。距离黄斑中心凹过近的病灶使用微脉冲激光消除水肿。

【名医经验】

1. 郭承伟教授使用柴胡疏肝散+五苓散加减治疗中心性浆液性脉络膜视网膜病变导致的视网膜色素上皮脱离的患者。方药：猪苓15g，白术15g，茯苓15g，泽兰15g，柴胡15g，陈皮12g，枳壳9g，川芎12g，牡丹皮10g，赤芍12g，连翘15g，黄芩12g，生地黄12g，甘草6g。[杨颖，郭承伟，2019.郭承伟教授治疗中心性渗出性脉络膜视网膜病变验案[J].中国药物经济学，14（3）：65-69]

2. 庄曾渊运用中医取象思维，临床以柴芍汤治疗SMD浆液性PED取得一定疗效。[盛倩，亢泽峰，庄曾渊，等，2016.柴芍汤治疗AMD浆液性视网膜色素上皮脱离的疗效机制探讨[J].中国中医眼科杂志，26（1）：68-69]

【中西医结合治疗新理念】本病通常为自限性，西医无特殊药物治疗，糖皮质激素可引起大泡性视网膜脱离，故禁用。仅用激光封闭中心凹外渗漏点。中医以补益肝肾，健脾除湿，行气活血为基本治则。

（谢青生　侠　王兴荣　王菲）

第33章 黄斑疾病

第一节 老年性黄斑变性

【病因及发病机制】如今老年性黄斑变性（SMD）的病因及发病机制仍然不明确，可能与年龄、遗传因素、环境影响、性别、吸烟、营养饮食、慢性光损害、内眼手术及全身因素等有关。现在临床上较被大家认可的是多种因素共同作用引起视网膜色素上皮的代谢功能减退。

1. 年龄　SMD 是与年龄密切相关的疾病。随着年龄增长，色素上皮老化，丧失正常生理功能，其消化所吞噬的细胞的能力消失或下降，导致代谢产物积聚在 Bruch 膜，使其增厚形成玻璃膜疣。玻璃膜疣附近的视网膜组织也被牵连受到损害，形成恶性循环，Bruch 膜遭到损伤、破坏，最后脉络膜毛细血管通过损伤的 Bruch 膜生长进入到色素上皮或神经上皮下，从而形成脉络膜新生血管，导致湿性 SMD 的发生。玻璃膜疣处的色素上皮、Bruch 膜及视细胞发生变性、增生或萎缩。Bruch 膜的通透性改变，从而使 RPE 对代谢障碍做出反应，导致 RPE、Bruch 膜和脉络膜毛细血管萎缩，缓慢发展为萎缩型 SMD。

2. 氧化损伤　过氧化物引起的视网膜细胞损伤及凋亡，被认为是 SMD 的致病因素之一。人体内的活性氧自由基及活性氮自由基产生过多，明显超出了氧化物的清除能力，使氧化系统和抗氧化系统失去平衡，最终导致组织损伤。

3. 血管内皮生长因子　对于 CNV 的形成，目前已发现多种与新生血管形成相关的物质，主要为细胞生长因子和作用于细胞基质的物质两大类。细胞生长因子主要有血管内皮生长因子（vaseular endothelial growth faclor，VECF）、血管生成素（angiogenin，Ang）、成纤维细胞生长因子（firoblast growth factor，FCF）等，均能在体外调节内皮细胞反应。VEGF 家庭成员主要包括 VEGFA、VEGFB、PIGF 等，其中 VEGFA 可促进 CNV 的生长，VEGFB 对 CNV 可有保护作用，PIGF 能促进病理性新生血管的生长。另外，眼内亦存在某些可以抑制血管生成的蛋白质，其中色素上皮细胞衍生因子（pigment epithelium-denved fator，PEDF）是重要的血管生成抑制因子。当血管生成因子一旦过度表达或血管生成抑制因子生成减少时，许多血管性疾病便会发生。

【临床表现】

1. 干性 SMD　一般双眼对称，在早期除了视力缓慢地进行性下降及可有轻度的视物变形，无其他不适；在晚期，中心视力严重下降，并存在绝对的中心暗点。由于患者后极部视网膜外层、RPE 层、Bruch 膜及脉络膜毛细血管呈缓慢性进行性变性萎缩，其后极部视网膜表现为黄斑区玻璃膜疣、色素紊乱及地图样萎缩。早期黄斑区可见视网膜下有大量黄白色、大小不一的玻璃膜疣。硬性玻璃膜疣呈小圆形，边界较清晰；软性玻璃膜疣较大，边缘不清，可扩大相互融合，后者是 RPE 萎缩及渗出型 SMD 的危险因素。玻璃膜疣较小时，可没有明显的症状；当其数量增多、融合时，患者可出现视力下降、视物变形、视野中心暗点等症状。RPE 层变性萎缩后，后极部视网膜可见色素紊乱，进一步发展可见地图状萎缩；发展至脉络膜毛细血管萎缩后，可见裸露的脉络膜大血管。如果干性 SMD 得不到有效的治疗与控制，病情进一步发展可转化为严重影响视力的湿性 SMD。

2. 湿性 SMD　Bruch 膜变性损伤，使得脉络膜毛细血管侵入黄斑区视网膜下，形成脉络膜新生血管（choroidal neovascularization，CNV），长入 RPE 层下或神经上皮下，引发渗出性或出血性的盘状脱离，最终发展为机化瘢痕。其中，根据 CNV 与 RPE 的位置关系，可将 CNV 分为 3 种基本类型：Ⅰ 型 CNV，又称 RPE 下型 CNV，其在 RPE 下生长，尚未突破 RPE 层；Ⅱ 型 CNV，又称视网膜下型 CNV，指 CNV 穿过 RPE 层在视网膜神经上皮下生长；Ⅲ 型 CNV，又称混合型 CNV，指 CNV 不但在 RPE 下间隙生长，而且亦在视网膜神经层下间隙生长。

由于黄斑功能严重受累，可发生中心视力进行性下降。黄斑部出血、渗出及水肿将导致视物模糊、视物变形，以致中心视力丧失。患者发病年龄偏大，临床上通常表现为突然单眼视力下降、视物变形或出现中央暗点，而对侧眼经过较长一段时间才发生同样病变。后极部视网膜下出血、渗出，其中有时会见灰黄色病灶，即可能为新生血管。眼底可见大量散在点状玻璃膜疣，后极部视网膜神经上皮或 RPE 下暗红，甚至暗黑色出血，病变区可隆起（图 33-1-1）。病变区大小不一，大的可超过上下血管弓。病变区内或边缘有黄白色脂性渗出及玻璃膜疣。大量出血时，出血可突破视网膜进入玻璃体，产生玻璃体积血。病程晚期黄斑下出血机化，形成盘状瘢痕，中心视力完全丧失。

【影像学检查】

1.OCT 特征　在干性 SMD 患者中，评估玻璃膜疣的超微结构（图 33-1-2）及检查邻近受损的视网膜时，OCT 高清晰度的 B- 扫描都起着重要作用。OCT 亦可以监测早期 SMD 的进展，如地图状萎缩等。在湿性 SMD 患者中，OCT 不但可以发现视网膜层间积液或视网膜下液存在（图 33-1-3），而且能鉴别浆液性、纤维性和出血性视网膜 PED。

2. FFA 特征　干性 SMD 玻璃膜疣表现为散在的、边界清晰的强荧光（图 33-1-4），由于出现 RPE 萎缩，FFA 可见透见性强荧光。病程较长者，由于脉络膜毛细血管进行性萎缩闭塞，FFA 表现为萎缩区弱荧光，其中可见残余的粗大的脉络膜血管，无荧光素渗漏。FFA 通常用于确认存在新生血管，并确定病变的特征，其中包括新生血管的位置和组成。除了明确新生血管的存在，FFA 可将在湿性 SMD 患者中出现的 CNV 分为经典或隐匿性病变。经典 CNV 型的特点是早期显现花边状、车轮状的边界清晰的新生血管形态，随即迅速出现明亮强荧光渗漏，晚期病灶边界模糊不清

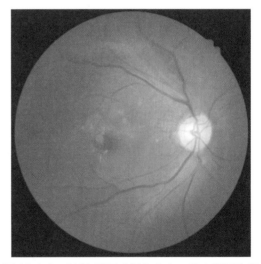

图 33-1-1　SMD 甚至暗黑色出血，病变区可隆起

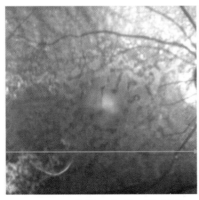
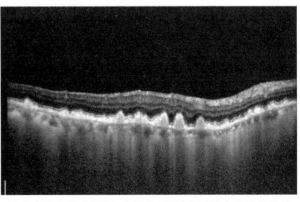

图 33-1-2　吉某，右眼干性 SMD，可见玻璃膜疣在 OCT 上表现为 RPE 水平的中高反射凸起

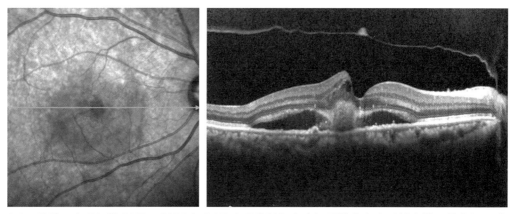

图 33-1-3　吴某，右眼湿性 SMD，CNV 在 OCT 表现为神经上皮下团块状中高反射病灶，伴有视网膜下积液

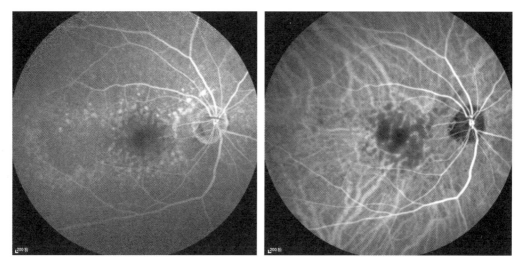

图 33-1-4　右眼眼底血管造影图

吉某，右眼干性 SMD，在造影的早期，玻璃膜疣在 FFA 上显示出散在的、边界清晰的强荧光，而在 ICGA 上则一般表现为弱荧光

（图 33-1-5）。有大量出血者，可有出血遮挡的弱荧光。当进展至病程晚期时，由于瘢痕的边缘存在新生血管，大片状的强荧光面积逐渐扩大。隐匿型 CNV 通常边界不清，早期造影并不显现荧光，主要表现为以下两种形式：纤维血管性 PED 或造影晚期有一个不确定来源的渗漏。纤维血管 PED 的特征是 RPE 存在不规则区域。血管造影中期常出现边界不清的强荧光斑点，晚期可出现荧光素渗漏或染色。

3. ICGA　对于 CNV 出现诊断困难或定义不明确，CNV 合并出血或渗出，或需要从纤维血管 PED 的血管化部分鉴别出浆液性部分的情况，吲哚菁绿血管造影具有独特的应用价值，能够更好地显示 CNV 的形态。在干性 SMD 患者中，玻璃膜疣一般表现为弱荧光，RPE 萎缩区弱荧光，同

时多数可见到深层粗大的脉络膜血管。在湿性 SMD 患者中，当 CNV 导致大量出血 FFA 出现遮蔽荧光时，ICGA 能够较好地显示 CNV 的确切部位，同时亦可区别 PCV 和湿性 SMD。

4. OCTA 特征　OCTA 是一项无创、快速的血管成像检查，不但可以显示新生血管膜的结构、大小、位置和详细的血流信号，而且能够通过测量面积、血管最大口径和血管密度来量化新生血管病变。在湿性 SMD 患者中，Ⅰ型 CNV 在 OCTA 上的表现分为两种：一种是深部大血管辐射样展开类似"水母"状表现（图 33-1-6），另一种是小血管从深部大血管的一侧呈辐射样展开。Ⅱ型 CNV 表现为"肾小球形"外观（图 33-1-7），同时大多数病变血管与脉络膜延伸的大血管相连。Ⅲ型 CNV 的特征是视网膜外层深部毛细血管丛与

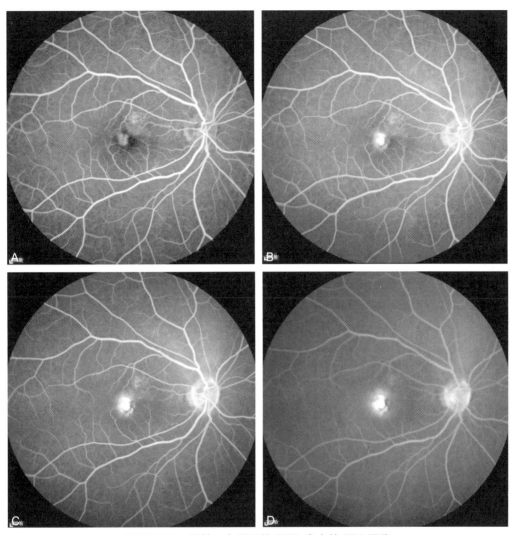

图 33-1-5　吴某，右眼湿性 SMD 患者的 FFA 图像

在 FFA 早期，CNV 即可见，并随着时间的延长，逐渐增强为强荧光，病灶边缘可见出血遮蔽荧光；在 FFA 晚期，CNV 出现荧光渗漏，边界不清

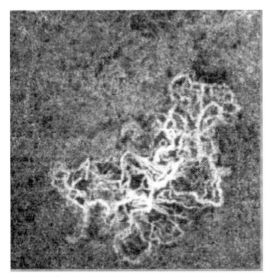

图 33-1-6　OCTA 示 I 型 CNV 呈 "水母" 状外观，可见中央滋养血管及扩张的核心血管

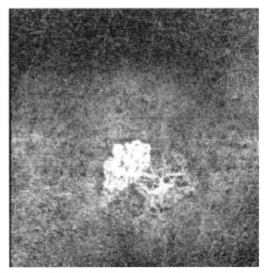

图 33-1-7　OCTA 示 II 型 CNV 表现为 "肾小球形" 新生血管复合体

邻近端扩张血管形成簇状高流量血管网。有研究表明，干性 SMD 患者的脉络膜血管萎缩区域有明显的毛细血管血流损害迹象。

【诊断要点】

1. 干性 SMD

（1）45 岁以上患者双眼视力渐进性减退，黄斑区视网膜呈地图样萎缩的患者中视力障碍明显。

（2）眼底表现：散在大小不一的玻璃膜疣、后极部视网膜脱色素呈地图样萎缩。

（3）自发荧光对显示地图样萎缩灶范围及随诊具有重要意义。

2. 湿性 SMD

（1）45 岁以上患者突发明显的视力下降，伴视物扭曲、中心暗点等。

（2）眼底表现：后极部视网膜深浅层出血，伴新生血管和玻璃膜疣或黄斑区盘状瘢痕。

（3）FFA 为诊断湿性 SMD 的金标准，能显示新生血管，RPE 脱离、出血、渗出等；OCT 可显示 CNV 病灶及视网膜水肿等；OCTA 检查在发现新生血管上具有较高的敏感度，并量化血管病变。

【鉴别诊断】

（一）与干性 SMD 的鉴别诊断

1. Stargardt 病　是指黄斑萎缩性损害合并视网膜黄色斑点沉着。黄斑椭圆形萎缩区及其周围视网膜的黄色斑点。大多在恒齿生长期开始发病，是一种原发于视网膜色素上皮的常染色体隐性遗传病，较多发生于近亲婚配的子女。通过 FFA 可鉴别，患病早期可见中央区色素上皮萎缩的斑点状透见荧光；患病晚期黄斑部"靶"状色素上皮萎缩区可以显露脉络膜的粗大血管，称为"牛眼征"。

2. 卵黄样营养障碍（Best 病）　多数是常染色体显性遗传，有明显的家族史，为双眼患病，两侧对称，少数病例可两眼先后发病。发病年龄多为幼年及青年，但早期视力通常不受影响，所以多半在例行眼底检查中被发现。其眼底改变难与 SMD 区别，但该病的出现年龄较 SMD 早。

（二）与湿性 SMD 的鉴别诊断

1. 中心性渗出性脉络膜视网膜病变　病变多发生于青壮年，单眼发病，病变范围小，病变范围为 1/3 ～ 1/2 的视盘直径。黄斑为浆液性视网膜神经上皮脱离，初起时视网膜下积液透明，且绝无出血。

2. 高度近视性近视 CNV　发生在高度近视眼，亦为双眼改变，可同时观察到近视萎缩弧、豹纹状眼底、视盘周围的脉络膜萎缩、黄斑部可发生形成不规则的单独或融合的白色萎缩斑及后巩膜葡萄肿等眼底改变。

3. 特发性息肉样脉络膜血管病变（IPCV）　在 ICGA 中具有明显的表现。如典型的脉络膜异常的分支血管网结构和血管网末端呈瘤样扩张的强荧光。与 ICGA 所见的结节样强荧光的对应部位，即眼底橘红色息肉样病灶，在 OCT 表现为色素上皮下高度圆顶状隆起。异常的脉络膜分支血管网在 OCT 上则表现为"双线征"。

4. 脉络膜黑色素瘤　是由恶性黑色素瘤细胞组成的神经外胚叶性肿瘤，其组织发生于脉络膜基质内的黑色素细胞，需要与 SMD 出现大量深层出血致视网膜隆起相鉴别。脉络膜黑色素瘤多表现为视力进行性减退；同时在肿瘤早期眼底大多较清晰，少有视网膜前或玻璃体积血。增强 MRI 检查可见肿瘤实体强化。

【治疗】干性 SMD 至今仍未有明确有效的治疗方法，目前干性 SMD 的治疗以抑制氧化应激、抑制炎症反应、营养神经等方法为主。大剂量补充抗氧化剂，如维生素 C、维生素 E、β- 胡萝卜素、叶黄素、玉米黄素、锌、铜等，对降低早期 SMD 发病率具有重要作用。抗氧化能防止自由基对细胞的损害，保护视细胞，营养视网膜组织，从而减少并延缓早期 SMD 发展为进展期 SMD。有研究认为干性 SMD 的发生与慢性炎症有一定的关联，因此抗炎药物的应用可能在治疗干性 SMD 起一定的作用。目前正在临床试验中的抑制炎症药物主要有选择性补体 C3 抑制剂 Compstatin、醋酸格拉替雷等。

湿性 SMD 主要以 CNV 的形成为特点，并会导致渗出、出血、视网膜水肿等。湿性 SMD 目前的治疗方式包括药物治疗、激光光凝、光动力疗法、手术治疗等。

1. 药物治疗

（1）抗 VEGF 治疗：玻璃体腔内注射抗 VEGF 药物已逐渐成为治疗湿性 SMD 的主流方

法。目前临床上比较常用的抗 VEGF 药物主要包括雷珠单抗、贝伐珠单抗、康柏西普等。VEGF 是促进 CNV 生成及长期存在的重要因子，CNV 形成所引起的视网膜渗出、出血及水肿等是导致 SMD 患者视力明显下降的主要原因。雷珠单抗是一种重组人源化单克隆抗体，它的受体结合位点是 VEGF-A，而已知 VEG F-A 可以促进血管生成和渗漏，并引起湿性 SMD。雷珠单抗的结合阻止或阻碍了血管内皮细胞表面上的血管受体（VEGF1 和 VEGF2）的相互作用，抑制血管内皮细胞增生，并减少血管渗漏到黄斑区域以延缓 CNV 的发展。阿柏西普是一种重组融合蛋白，可与 VEGF-A、VEGF-B 及胎盘生长因子特异性结合，且与雷珠单抗的效果相似。现在世界范围内抗 VEGF 治疗的统一标准方案尚无统一观点，专业领域的学者目前推荐的方案是 3+PRN。3+PRN 是常规的治疗方案， 3 代表开始抗 VEGF 治疗后前 3 个月，每个月注射 1 次；PRN 代表完成前 3 次治疗后根据患者复查的病情变化情况而定是否重复注射抗 VEGF 药物。另外，在治疗近视性 CNV 过程中，抗 VEGF 个体化治疗非常重要，不同患者的病变程度不同，给药方式和给药次数可因人而异。

（2）皮质类固醇：主要包括曲安奈德、醋酸阿奈可他等。这些药物是通过降解细胞间质、抑制血管内皮细胞的移行来抑制新生血管生长，从而改善视力及激活组织细胞。但是此类药物会导致继发性青光眼、眼内炎、白内障等并发症。

（3）其他药物：他汀类药物可通过降低胆固醇使基底膜碎片形成来阻止新生血管的生成，以达到预防 SMD 发展的作用；扩血管药物通过促进病变局部组织的循环来加强其营养代谢，减少组织细胞缺氧、坏死，减缓 SMD 的发展。

2. 激光治疗

（1）激光光凝治疗：视网膜激光光凝是利用激光束所产生的高能量将新生血管进行烧灼封闭，使局部新生血管凝固性坏死。但是过量的激光可使 CNV 增生并损伤周围正常组织。该方法复发率较高，疗效不持久，且只适用于距离黄斑中心凹 200μm 以外的 CNV；在治疗中心凹旁病灶时，激光斑可能会随着时间的进展不断危害中心视力，故该疗法的应用受到了限制。在少数情况下距离中心凹较远的病灶仍可使用该方法。

（2）光动力疗法（photodynamic therapy, PDT）：适用于黄斑中心凹 200μm 以内的典型 CNV。光动力疗法是通过静脉注射光敏剂，CNV 的内皮细胞可特异性地结合光敏剂，再用激光照射使光敏剂发生化学反应，使内皮细胞坏死，从而导致 CNV 血管封闭、萎缩的方法。但光动力疗法可能会诱发角膜细胞凋亡、坏死，且复发率较高。根据随机对照试验的研究结果，光动力疗法作为抗 VEGF 的辅助治疗，可用于处于活跃期的晚期湿性 SMD 的二线治疗。而单纯的息肉样病灶可单独行 PDT 治疗。

（3）经瞳孔温热疗法（transpupillary thermo-therapy, TTT）：是指通过较长时间照射和大光斑治疗，使新生血管内皮细胞产生细胞毒损伤，破坏新生血管组织，其对病灶周围的视网膜组织影响较小，有利于保留视功能。同时其具有穿透能力较强的优点，可以穿过 RPE，减少 RPE 对能量的吸收，避免损伤 RPE 层。TTT 用于治疗 CNV，早期通常较为稳定，但后期视力明显下降。

3. 手术治疗 湿性 SMD 的手术治疗，在临床上有几种方法：黄斑下 CNV 摘除术、360°及局部黄斑转位术、自体 RPE 细胞移植术、玻璃体手术取视网膜下 CNV 等，各有成功报道的案例，但是这些手术方法因并发症多及治疗效果差，临床上已经大多不被患者接受，且有些手术尚需要进一步研究。临床最常用的手术方法是玻璃体切割术联合玻璃体腔注药，因其可以在短期内获得最佳的矫正视力，并且可以减轻炎症反应，相对可以更多的挽救患者的残余视力。

中西医结合

老年性黄斑变性相似中医学"视瞻昏渺""暴盲"的范畴。

【病因病机】 本病病机主要是老年人肝肾不足，精血亏虚，目失濡养或阴虚火炎，灼烁津液，以致神光暗淡；饮食不节，脾失健运，不能运化水湿，聚湿生痰，湿遏化热，上泛清窍；或脾气虚弱，气虚血亏，视物昏朦，或脾不统血，血溢络外而遮蔽神光；劳思竭视，耗伤气血或素体气血不足，以致目昏不明。

【辨证论治】

1. 肝肾亏损证

临床表现：干性老年性黄斑变性，或湿性老年性黄斑变性的后期。眼底有玻璃膜疣，黄斑部色素紊乱，呈萎缩性改变，或是形成机化和瘢痕，视物模糊，眼干涩；头晕耳鸣，腰膝酸软，失眠多梦；舌质红，少苔，脉细弱。

治法：补益肝肾，益精明目。

方药：驻景丸（《银海精微》）加减。楮实子15g，枸杞子10g，五味子5g，党参12g，熟地黄15g，肉苁蓉10g，菟丝子10g，丹参12g，郁金12g，葛根15g，山楂10g，炒麦芽10g。

加减：若渗出物多者，加山楂、鸡内金、昆布以健脾散结消积；五心烦热，失眠盗汗，为阴虚发热者，加知母、黄柏、地骨皮以降虚火。

2. 脾虚湿困证

临床表现：视物模糊，或视物变形，眼前暗影，眼底可见黄斑区有较多的玻璃膜疣，中心凹光反射消失，或黄斑区出现浆液性盘状脱离；兼见纳差腹胀，面色萎黄，疲乏无力；舌质淡胖，苔白腻，脉细濡。

治法：健脾利湿。

方药：参苓白术散（《太平惠民和剂局方》）加减。党参10g，茯苓15g，白术10g，白扁豆10g，陈皮6g，山药15g，炙甘草6g，薏苡仁12g，莲子肉12g，桔梗10g，砂仁5g，茺蔚子10g，赤芍10g，山楂10g，郁金10g，丹参15g。

加减：黄斑区出现浆液性盘状脱离者，可加泽兰、猪苓以活血通络、行水消肿。

3. 阴虚火旺证

临床表现：视力突然下降；眼底可见黄斑区有大量的玻璃膜疣，黄斑区视网膜下有青灰色和灰红色渗出及出血病灶，甚至可见视网膜前出血；舌红苔少，脉细弱。

治法：滋阴降火。

方药：生蒲黄汤（《眼科六经法要》）加减。生蒲黄（包）10g，墨旱莲10g，生地黄10g，玄参10g，女贞子10g，牡丹皮10g，荆芥炭10g，郁金10g，丹参10g，茜草10g，仙鹤草10g，

三七（冲服）3g。

加减：瘀血重者，可加桃仁、红花等。

【物理疗法】针刺。

主穴：承泣、太阳、风池、攒竹；配穴：肝俞、肾俞、球后、三阴交。

【其他治疗】血栓通注射液等活血化瘀药物静脉滴注。

【食疗方】墨旱莲猪肝汤。

组成：墨旱莲50g，猪肝30g，粳米200g，精盐等作料适量。

功效：补益肝肾，益精明目。

适应证：肝肾阴亏证。

方解：墨旱莲滋阴益肾，凉血止血；猪肝滋阴明目；粳米调和中气。上述3种食材搭配在一起，具有补益肝肾、益精明目的功效。

制法：将墨旱莲水煎取汁，放入砂锅内，加猪肝及粳米文火炖成烂熟。加适量精盐等作料即可。

用法：可作早、晚餐，每日1次。

【经验方】金明用黄斑变性1号方联合雷珠单抗治疗渗出型老年性黄斑变性患者。从2014年7月至2016年2月，共75例符合纳入标准和排除标准的渗出型SMD患者（75只眼），随机分为治疗组和对照组，两组均在入组后给予雷珠单抗治疗1次。在此基础上，治疗组每日口服黄斑变性1号方水煎剂，每日2次，每次100ml，持续6个月。结果显示黄斑变性1号方可以辅助改善视力，并减少渗出型SMD患者的出血和荧光素渗漏，以及减少抗VEGF药物注射次数。[罗丹，2017.黄斑变性1号方治疗渗出型年龄相关性黄斑变性的临床观察及机制研究[D].北京：北京中医药大学]

【名医经验】韦玉英治疗老年性黄斑变性验案。

谭某，男，59岁。初诊：1989年7月27日。主诉：双眼视力先后明显下降伴视物变形7个月。病史：右眼于1988年底突感视物模糊，看窗框不直，2个月后左眼也有类似症状。在某院按黄斑变性用维生素、肌苷等治疗，视力仍差。近1周发现眼底黄斑区出血增多。检查视力，右眼为0.1，左眼为0.3，矫正视力未提高。双眼晶状体周边轻度斑条状混浊，眼底视盘红，动脉细，走行直。右眼黄斑部为不规则淡黄发灰的病灶。其周围色素紊乱，硬性渗出多颞侧及下方出血超过拱环范围。左眼黄斑区色素紊乱并掺杂暗红色出血斑，

上方有软性灰黄玻璃膜疣散在。双眼黄斑区均有水肿,组织增厚。患者常有头晕、耳鸣、腰酸乏力,心烦失眠。舌象:舌质暗红,少苔。脉象:脉细弦,尺脉细弱。诊断:双眼视直如曲(双眼老年性黄斑变性)。辨证:肝肾阴虚,血瘀痰积证。治则:补肾养血,活血消肿。方药:明目地黄汤加减。生、熟地黄各 15g,赤芍、白芍各 10g,当归 10g,柴胡 10g,五味子 5g,山萸肉 10g,茯苓 10g,泽泻 10g,丹参 10g,女贞子 10g,枸杞子 15g,槐花 10g,7 剂,每日 1 剂,水煎服。同时服用三七粉,每日 2 次,每次 3g,用药汁冲服。

二诊:1989 年 8 月 5 日,自觉服药后精神好,耳鸣头晕减轻,视力无变化。右眼底黄斑下方出血减少,左眼如前,舌质暗红,少苔,脉细。治则守前方。为加强活血化瘀之效,原方加虎杖 10g,连服 14 剂。

三诊:1989 年 8 月 19 日,全身诸症减轻,唯大便干,寐仍差,左眼视力提高。检查视力,右眼为 0.7,左眼为 0.5,右眼底黄斑出血部分吸收,左暗红出血变薄,并稀疏散开,水肿减轻,渗出仍多。辨证:肾虚精亏证。血流瘀滞,痰浊凝聚,治宜滋阴活血,化痰散结。处方:生地黄、熟地

黄各 15g,山萸肉 10g,盐知母 10g,女贞子 15g,当归尾 10g,丹参 15g,赤芍 10g,丝瓜络 10g,夏枯草 10g,陈皮 6g,决明子 15g,柏子仁 10g,7 剂,水煎服。

四诊:1989 年 8 月 26 日,全身无不适,纳、眠好,大便每日 1 ~ 2 解。右眼仍有视物变形,左眼好转。检查视力右眼为 0.2,左眼为 0.7,右眼眼底黄斑出血,渗出部分吸收,左眼黄斑出血吸收,水肿明显减轻,渗出稀散。在原方基础上再加太子参、炒白术等补气药,药量各增加 10 倍。水泛为丸,如梧桐子大,每次服 6g,每日 2 次,饭后温水送服。

末诊:1989 年 9 月 28 日,已服丸药 20d,自觉视力稳定,右眼看直线仍变弯。检查视力,右眼为 0.2^{+1},左眼为 0.7,眼底大致如前。继续每日或隔日服丸药。

随访:1990 年 2 月 17 日及 7 月 12 日复查视力,右眼为 0.2,左眼为 0.8,眼底出血吸收,右眼黄斑大片机化瘢痕,下方色素沉着多;左眼黄斑灰暗斑,偶见渗出点,色素紊乱。[韦企平,2004.韦玉英眼科经验集 [M]. 北京:人民卫生出版社:294-296]

第二节　黄 斑 水 肿

黄斑水肿(macular edema,ME)是指各种眼部疾病造成视网膜色素上皮(RPE)和视网膜毛细血管间的紧密连接遭到破坏,引起血 - 视网膜屏障(blood-retinal barrier,BRB)损伤,液体在黄斑区视网膜内积聚。黄斑水肿是常见的眼底病,但它并非一种独立的疾病,而是很多血管性及炎症性眼部疾病在黄斑区的表现,黄斑区发生炎性反应、液体渗入,形成水肿,是引起视力严重减退的重要原因之一。其中,由于视网膜外丛状层中的 Henle 纤维呈放射状排列,当积液发生在黄斑区外丛状层时,积液被分割成数个小的囊腔,此时这种细胞外水肿称为黄斑囊样水肿(CME)。

【病因及发病机制】引起黄斑水肿的眼部疾病有很多,包括老年性黄斑变性、糖尿病性视网膜病变、视网膜中央静脉阻塞,以及包括脉络膜新生血管(CNV)等在内的血管性疾病,也包括葡

萄膜炎、Eales 病及 Behcet 病等在内的炎症性疾病,还有白内障术后、视网膜脱离复位术后、视网膜色素变性、玻璃体黄斑牵拉综合征及脉络膜肿瘤等。另外,还有部分患者局部使用肾上腺素、地匹福林等药物亦有可能引起黄斑水肿。

黄斑水肿的发病机制目前尚未完全阐明,研究发现 ME 的病理生理过程是多种因素相互作用的结果,包括血 - 视网膜屏障破坏、生化因子的过度表达与释放、视网膜组织缺氧等。某些少数由视网膜色素变性、过量的烟酸摄入等引起的黄斑水肿未能发现视网膜毛细血管存在异常。

1. 血 - 视网膜屏障破坏　一般认为血 - 视网膜屏障的作用是阻止血浆成分进入视网膜细胞外空间,维持视网膜内环境的稳定。当视网膜色素上皮细胞间和视网膜毛细血管间的紧密连接被损伤导致 BRB 破坏,进而引起视网膜毛细血管的渗漏,蛋白质和水进入视网膜实质层,并在其间积

聚形成水肿。

2. 生长因子的过度表达与释放 血管内皮生长因子（VEGF）在促血管生成方面起重要作用，其可以特异性地作用于血管内皮细胞，破坏原有内皮细胞之间的连接，使毛细血管通透性发生改变的同时激活血管内皮细胞。某些眼部疾病能打破血管生成因子与抗血管生成因子之间的平衡，使血管内皮细胞进行有丝分裂和重建，从而诱导新生血管发生诱导。新生血管生成后，又加剧液体的渗漏，最终导致水肿的发生。而炎症反应所产生的炎症介质如 IL-6、IL-8、前列腺素 E、单核细胞趋化蛋白 1（MCP-1）和肿瘤坏死因子 α（TNF-α）等，能够促进白细胞迁移、细胞黏附和增加血管通透性，血管渗漏，最终导致黄斑水肿形成。同时，炎症又促进 VEGF 的表达，激活下游信号通路，加重血管渗漏。例如，白内障手术对眼内的稳态环境造成干扰，炎症介质（特别是前列腺素 E）增加，视网膜内促炎基因和蛋白上调，血 - 房水屏障和 BRB 遭到破坏。

3. 视网膜组织缺氧 某些眼部疾病使得视网膜血流动力学发生改变，引起视网膜缺血缺氧，导致 VEGF 表达上调，诱发新生血管后，进一步加剧液体的渗漏，最终导致黄斑水肿的发生。

4. 玻璃体及内界膜对黄斑区的牵引 有报道称存在玻璃体黄斑牵引的患者黄斑水肿持续时间明显延长，故玻璃体及内界膜对黄斑区的牵引也有可能引起黄斑水肿。玻璃体及内界膜对黄斑区的牵引，累及视网膜毛细血管，使血 - 视网膜内屏障遭到破坏，从而发生渗漏。

【临床表现】

1. 症状 患者自觉不同程度的视力减退或视物变形，有时症状不明显，这与黄斑水肿增厚的程度有关。视野可存在绝对或相对中心暗点。早期黄斑水肿病变在检眼镜下可以基本正常，黄斑中心凹反光消失。随着疾病的进展，视网膜水肿区表现为不同程度反光增强或绸缎样反光，黄斑组织模糊不清呈磨玻璃状，视网膜增厚。黄斑囊样水肿者，晚期表现为蜂窝状或囊状外观，囊壁视网膜厚薄不均匀，长期严重的水肿可使囊壁发生破裂形成裂孔。长期慢性黄斑水肿可导致光感受器损害和永久性视力障碍。

2. 眼底表现 临床上单凭检眼镜很难做出黄斑囊样水肿的诊断，检眼镜下可以看到黄斑中心凹反光消失，水肿处的视网膜反光增强（图 33-2-1）。裂隙灯显微镜加前置镜，可见黄斑区视网膜增厚和血管暗影；黄斑囊样水肿者，用后部反光照射，可见黄斑区呈蜂窝状改变及视网膜囊样间隙。通过 Asmler 检查，发现患者可有中心暗点和视物变形。

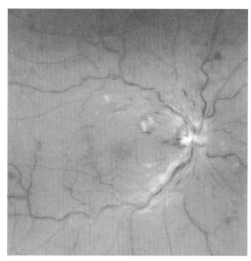

图 33-2-1 右眼 CRVO 患者，视网膜静脉高度纤曲扩张，呈腊肠状，大量点状及火焰状出血，黄斑水肿，中心凹反光消失

3. OCT 特征 OCT 具有无创、快速等优点，可以极为清晰地显示后极部视网膜黄斑区水肿的厚度和形态（图 33-2-2）。作为诊断黄斑囊样水肿的最好方法之一，OCT 不但在诊断上具有良好的敏感度及准确度，而且在评价治疗的效果及随访

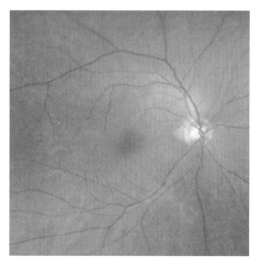

图 33-2-2 右眼白内障术后 2 个月出现 Irvine-Gass 综合征的患者，黄斑囊样水肿，中心凹视网膜增厚，中心凹反光消失

过程中均有广泛的应用。黄斑水肿时，OCT 上可见黄斑中心凹处视网膜厚度明显增加，视网膜层间液体积聚的地方呈低反射信号，严重的黄斑囊样水肿者可见囊壁发生破裂形成视网膜板层裂孔。根据黄斑水肿在 OCT 上的外观形态，大致分为以下 3 种表现。①局限性黄斑水肿：黄斑中心凹凹陷变浅或消失，视网膜神经上皮出现暗区，中心凹外视网膜无明显变化；②弥漫性黄斑水肿：弥漫性视网膜层间呈海绵样膨胀，黄斑区及周围视网膜增厚，并可合并神经上皮脱离；③黄斑囊样水肿：黄斑区视网膜可见大小不一的囊泡样改变，中央囊泡较大，周围有蜂窝样小泡围绕，囊泡内呈低反射改变，中心结构表现为不同程度的模糊不清（图 33-2-3，图 33-2-4）。

4. FFA 特征 FFA 是诊断黄斑水肿的常用方法，也是目前诊断黄斑水肿的金标准。造影的早期可见脉络膜背景荧光被水肿遮挡，随后黄斑中心凹周围毛细血管逐渐出现荧光渗漏，晚期黄斑区出现荧光染料沉积。黄斑囊样水肿者荧光素积存在囊腔内可形成典型的呈花瓣状或轮辐状强荧光改变（图 33-2-5，图 33-2-6）。而轻微的黄斑水肿患者，在造影晚期可见轻度的弱荧光改变。

5. OCTA 特征 OCTA 上可见浅层、中层及深层的整体毛细血管密度降低，FAZ 结构被破坏，OCT/OCTA 融合图像上可见血流信号减少，以及水肿所形成的囊腔结构（图 33-2-7）。

【诊断要点】

1. 临床表现：患者出现视力下降、视物变形等症状。

2. 眼底表现：视网膜水肿区表现为不同程度反光增强或绸缎样反光，黄斑组织模糊不清，呈磨玻璃状，视网膜增厚。黄斑囊样水肿者，晚期表现为蜂窝状或囊状外观，囊壁厚薄不均匀。

3. 视野检查：可发现中心暗点。

4. OCT：表现为视网膜神经上皮可见黄斑中心凹处视网膜厚度明显增加、低反射囊腔暗区等改变。

5. FFA 上的典型表现对本病诊断提供重要依据。

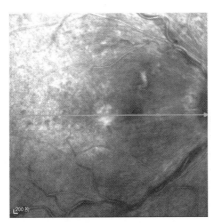
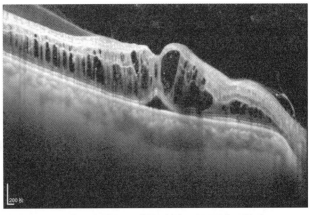

图 33-2-3 右眼 CRVO 患者，OCT 显示视网膜厚度增加，黄斑水肿，视网膜下积液

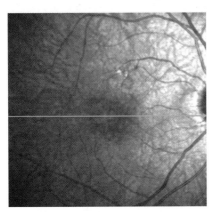
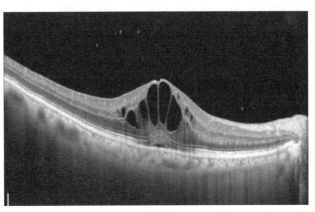

图 33-2-4 Irvine-Gass 综合征患者，黄斑囊样水肿，Henle 纤维将积液分隔成数个小囊腔在 OCT 上显示花瓣样囊腔结构

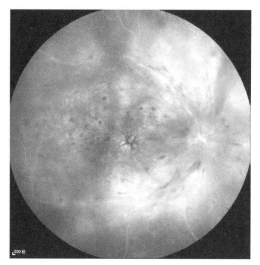

图 33-2-5　右眼 CRVO 引起黄斑水肿者在 FFA 晚期表现
为花瓣状强荧光

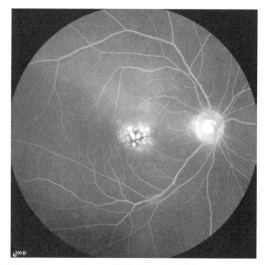

图 33-2-6　Irvine-Gass 综合征引起的黄斑囊样水肿，在
FFA 晚期，荧光素积存在囊腔内可形成典型的呈花瓣状强
荧光改变

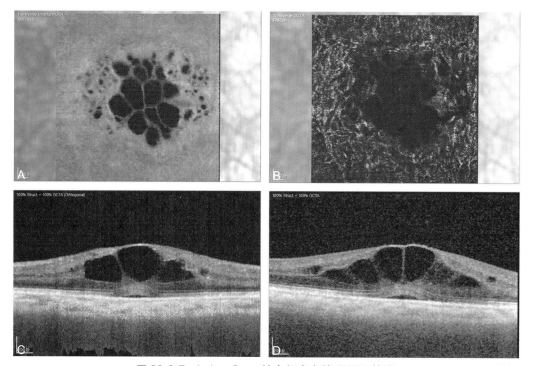

图 33-2-7　Irvine-Gass 综合征患者的 OCTA 检查

A. 横断面结构 OCT 图像，可见蜂窝状的囊腔结构；B. 中层毛细血管丛的血管密度降低，FAZ 结构被破坏；C、D. OCT/
OCTA 融合图像上可见血流信号的减少及水肿所形成的囊腔结构

【鉴别诊断】虽然确诊黄斑水肿并不难，但是以下疾病仍需与黄斑水肿相鉴别。

1.中心性浆液性脉络膜视网膜病变　是由黄斑区或后极部色素上皮屏障功能受损而导致，多发生于青壮年男性，使部分液体进入神经上皮下，引起神经上皮脱离，且部分伴有 RPE 脱离。中心性浆液性脉络膜视网膜病变是一种自限性疾病，

但具有一定的复发率。荧光造影有 RPE 渗漏点或浆液性 RPE 脱离；黄斑囊样水肿者可见黄斑区花瓣状荧光染料积存。通过检查渗漏点可进行鉴别。

2.视网膜中央动脉阻塞　典型视网膜中央动脉阻塞表现为突发无痛性急剧视力下降和（或）视野受损。眼底改变可见视网膜乳白色混浊水肿，动脉明显狭窄，血管呈串珠状改变，黄斑区可见

櫻桃红，后极部受累的视网膜呈乳白色肿胀。荧光素血管造影检查主要表现为视网膜动脉充盈明显迟缓或动脉不充盈或循环时间延长等，常可见阻塞动脉内荧光素血柱普遍变细且不均匀，呈节段状改变。其与黄斑水肿的 FFA 表现完全不同，两者易于鉴别。

3. 眼内肿瘤　无论是良性还是恶性肿块，脉络膜血管瘤经常伴发黄斑区视网膜浅脱离和（或）黄斑囊样水肿，通过双目间接检眼镜详细检查眼底，以及运用 OCT、眼底造影、彩超、CT 及 MRI 等辅助检查可鉴别。

【治疗】黄斑水肿的治疗原则是由于 ME 的病因复杂及发病机制复杂，治疗前应详细查找病因，根据不同的病因来选择合适的方法进行治疗，这是决定治疗效果好坏的关键。

注意详细询问患者的用药史，建议患者停用一些可能继发 ME 的药物，如局部停用肾上腺素、地匹福林等药物。

1. 抗 VEGF 治疗　糖尿病视网膜病变、视网膜静脉阻塞、老年性黄斑变性等以血管病变为主要损害的疾病所继发的黄斑水肿可以首选抗 VEGF 治疗。临床上比较常用的抗 VEGF 药物主要包括雷珠单抗、贝伐珠单抗、康柏西普及阿柏西普等。其中前两者为重组的人源化单克隆抗 VEGF-A 药物；后两者为融合蛋白类药物。抗 VEGF 药物阻止或阻碍了血管内皮细胞表面血管受体的相互作用，抑制血管内皮细胞增生，降低血管的通透性，并减少液体渗漏到黄斑区视网膜，减轻血管源性眼病引起的黄斑水肿和色素上皮脱离，可以恢复黄斑形态，提升视力。目前专业领域的学者推荐抗 VEGF 治疗的方案是 3+PRN。3 代表开始抗 VEGF 治疗后前 3 个月，每个月进行 1 次注射，PRN 代表完成 3 次治疗后根据患者复查的病情变化情况判断是否需重复注射抗 VEGF 药物。虽然 3+PRN 是常规的治疗方案，但是抗 VEGF 个体化治疗非常重要，给药方式和给药次数可因人而异。另外，抗 VEGF 药物具有疗效维持时间较短、重复注射、作用途径单一等缺点，在一定程度上增加了玻璃体内注射并发症发生的概率。

2. 糖皮质激素　治疗黄斑水肿的机制可能为抑制炎性因子释放、增强视网膜血管内皮细胞间的紧密连接和抑制促血管生成因子如 VEGF 表达，能积极有效地控制炎症，维持毛细血管通透性、稳定血 - 房水屏障的作用，促进黄斑水肿的消退。例如，玻璃体腔内注射曲安奈德（TA）在治疗黄斑水肿时有不错的效果，不过 TA 与抗 VEGF 药物一样需要多次注射，而且也具有发生继发性青光眼、并发性白内障等并发症的风险；地塞米松玻璃体植入剂（Ozurdex）作为一种新型生物可降解激素缓释剂，可在 6 个月内持续平稳地释放不含防腐剂的地塞米松。其在延长给药间隔、减少操作性并发症方面具有一定的优势，且与抗 VEGF 药物相比，不仅能抑制 VEGF 表达，也能抑制炎症反应，在促进黄斑水肿消退方面具有一定的潜力，但不可避免的是，可能会发生继发性青光眼、并发性白内障、植入物游移或分裂等并发症。

3. 免疫抑制剂　某些慢性顽固性黄斑水肿，如葡萄膜炎继发黄斑水肿，使用环孢素、甲氨蝶呤等免疫抑制剂具有一定的疗效。

4. 激光治疗　目前得到公认的激光治疗黄斑水肿的机制是刺激视网膜色素上皮细胞、封闭微动脉瘤渗漏及促进内皮细胞增殖，刺激 RPE 衍生因子产生，更新 RPE 细胞，从而改善视网膜屏障功能。针对非增殖性糖尿病性视网膜病变引起的局部水肿，可采用氩绿激光或氪红激光局部光凝视网膜病变部位，可封闭渗漏的毛细血管病变。不过，对于在距离黄斑中心凹 500μm 附近的病变，仍需谨慎；对于水肿或无灌注区的，距离黄斑中心凹 2PD 内的弥漫性水肿，可行黄斑区环形格栅样激光光凝。

对于白内障术后 Irvine-Gass 综合征有伤口玻璃体嵌顿者，可进行 YAG 激光离断牵引的玻璃体条索。对于视网膜血管瘤引起的黄斑水肿，可用氩激光光凝瘤体，黄斑水肿亦会逐渐减轻。

5. 手术治疗　有学者认为玻璃体切割术可以增加液体在玻璃体腔内的循环，增加视网膜氧供给，改善视网膜缺血缺氧情况。在某些难治性黄斑水肿的治疗上，如抗 VEGF 治疗无效的糖尿病性黄斑水肿或视网膜前膜引起的黄斑囊样水肿，璃体切除术联合内界膜剥除术具有不错的疗效。另外，当存在严重的玻璃体黄斑牵拉时，扁平部玻璃体切割能够帮助部分对光凝和抗 VEGF 治疗无效的患者提高视力。

6.联合治疗 黄斑水肿的发病机制复杂，可以考虑联合治疗，通过多个途径阻断其病理生理过程，能获得更好的疗效。①抗 VEGF 药物联合糖皮质激素治疗。考虑到黄斑水肿的发病机制既有 VEGF 升高也有炎症作用，有研究证实，在治疗糖尿病性视网膜病变和视网膜静脉阻塞继发的黄斑水肿时，进行抗 VEGF 联合曲安奈德玻璃腔内注射，可以减少所需的注射次数。但是目前这种联合治疗的方案仍需要进一步探索。②抗 VEGF 药物联合激光光凝治疗。这种治疗方案不但可以减少患者的平均注射次数，而且能够维持治疗的短期和长期效果。

中西医结合

黄斑水肿相似中医学"视瞻昏渺""视直如曲"的范畴。

【病因病机】黄斑水肿，其病理产物为"内生水湿"，属津液代谢失常、"水停"的病理范畴。《金匮要略·水气病脉证并治》曰："血不利则为水"，《血证论》也指出："血积既久，亦能化为痰水"。"血不利"即为血流不畅或血溢脉外等"血瘀"病理表现，可导致脉外之津液环流不利，亦致气滞，促使津停为水。故导致黄斑水肿"血瘀水停"的病机多与脾失健运、肝失疏泄、肾阳气化失司及气阴亏虚等气机运动障碍等有关。

【辨证论治】

1.脾虚水停证

临床表现：视物模糊，或视物变形，视网膜渗出，或见视网膜点片状出血，黄斑部水肿；倦怠懒言，面色萎黄，食少腹胀，大便稀溏；舌淡胖，苔白，脉缓或濡。

治法：健脾益气，活血利水。

方药：参苓白术散（《太平惠民和剂局方》）加减。党参10g，茯苓15g，白术10g，炙甘草6g，山药10g，白扁豆10g，薏苡仁15g，桔梗10g，砂仁3g，莲子肉10g，陈皮3g，车前子（布包）20～30g，猪苓15g，泽兰10g，益母草15g。

加减：心悸失眠者，为心失所养，加夜交藤、酸枣、磁石以养心宁神。

2.肝郁水停证

临床表现：视物模糊，或视物变形，视网膜渗出，或见视网膜点片状出血，黄斑部水肿；胁肋胀痛，善太息，情志抑郁或急躁易怒；舌苔白或腻，脉弦。

治法：疏肝理气，活血利水。

方药：逍遥散《太平惠民和剂局方》加减。柴胡10g，当归12g，白芍15g，白术10g，茯苓15g，炙甘草6g，车前子（布包）20～30g，猪苓15g，泽兰10g，益母草15g。

加减：有瘀血者，加丹参15g，炒蒲黄10g。

3.阳虚水停证

临床表现：视物模糊，或视物变形，视网膜渗出，或见视网膜点、片状出血，黄斑部水肿；面色㿠白，肢体浮肿，少气懒言，神疲乏力，畏寒肢冷；舌质淡胖，苔白，脉沉细或沉迟无力。

治法：温阳益气，活血利水。

方药：真武汤（《伤寒论》）合补阳还五汤（《医林改错》）加减。制附子10g（先煎），茯苓15g，白术10g，干姜6g，赤芍10g，黄芪30g，川芎10g，当归尾12g，桃仁10g，红花6g，益母草15g，车前子（包煎）20～30g。

加减：久瘀伤正者，可加黄芪、太子参以扶正祛瘀。

4.气阴两虚、血瘀水停证

临床表现：视力下降，或视物变形，或眼前黑影飘动，视网膜渗出、出血，黄斑水肿；面色少华，神疲乏力，少气懒言，自汗，咽干口燥，五心烦热；舌淡，脉虚无力。

治法：益气养阴，活血利水。

方药：生脉散（《医学启源》）合六味地黄丸（《小儿药证直诀》）加减。人参10g，五味子10g，麦冬10g，熟地黄15g，山茱萸6g，山药15g，泽泻15g，茯苓15g，牡丹皮10g，车前子（包煎）20～30g，赤芍10g，丹参10g，益母草15g。

加减：郁闷日久者，加枳壳、郁金以助疏肝理气散郁。

【物理疗法】针刺治疗。

取穴：新明1（位于耳郭后下方，耳垂后皮肤褶皱之中点，或耳后乳突与下颌角后缘间之凹陷前上 0.5 寸处）、上健明（眶上缘内上角凹陷处，内眦角上约 0.5 寸）、丝竹空、承泣、瞳子髎、球后、太阳、新明 2（眉梢上 1 寸，外开 0.5 寸处）、上天柱（天柱穴上 0.5 寸）、风池。其中丝竹空和瞳子髎、上健明和承泣与球后、新明 2 和太阳、风池和上天柱交替取穴。

【其他治疗】 球旁注射，待术眼眶下缘的中点或眶下缘的外三分之一处与中三分之一交界处进针，沿巩膜弧度向后推进 1.5 厘米。针尖到达眼球赤道平面后，回抽无血液方可注入药液。

取穴：患眼太阳穴。

操作：复方樟柳碱注射液 2ml。

【食疗方】 枸杞冬瓜汤。

组成：冬瓜 150g，枸杞子 80g，水淀粉、味精、葱姜油、素汤、盐适量。

功效：利水消肿。

适应证：脾虚水停。

方解：冬瓜有利水消痰的作用；枸杞子有补肾益精、养肝明目的作用。

制法：冬瓜削皮、去籽，洗净后切成长方块，然后放入沸水中焯一下，捞出冲凉备用；素汤、枸杞子倒入锅中，煮沸，再放入味精、盐、冬瓜，入味后用水淀粉勾芡，然后淋上葱姜油即可。

用法：中、晚餐菜肴。

【经验方】 梁嘉慧分析中医治疗黄斑水肿的用药规律。筛选出组方明确的方剂。应用中医传承辅助系统软件分析其用药规律。结果共获 72 首方剂，涉及中药 120 味。药物性味以甘温为主，主要归肝、脾、心、肾经。使用频次 ≥ 10 次以上的药物共有 25 味，其中以茯苓的使用频次最高。演化得出 8 个核心组合，聚类得到 4 首新处方。治疗黄斑水肿的方剂组方以活血利水为主，多用甘温之药。[梁嘉慧，陈一兵，翟楠，等，2019. 中医治疗黄斑水肿的用药规律 [J]. 广西医学，41（12）：1514-1517，1531]

【名医经验】 刘楚玉教授运用养血活血、通络利水法论治视网膜静脉阻塞性黄斑水肿，认为视网膜静脉阻塞黄斑水肿的发病，多因暴怒伤肝，肝调畅气机功能失调，气血逆乱，升降失调，上冲目络，使目络血流不畅，血溢脉外；或情志不畅，气滞血瘀，瘀阻于目中孙络，瘀久则溢于脉外；或火热上炎，灼伤目络，气血通行不畅，血液溢于脉外；最终导致有形之血不能回流，瘀阻于目中脉道，使血溢脉外，阻滞神光发越。自拟"明目活血汤"治疗视网膜静脉阻塞性黄斑水肿，是结合四物汤、失笑散、四苓汤加减化裁而成，主要组成为生地黄、当归、川芎、赤芍、蒲黄、五灵脂、泽泻、茯苓、白术、猪苓、鸡血藤、菊花、路路通、车前子、地龙、甘草。方中以四物汤为君，失笑散、鸡血藤、白术、泽泻、茯苓、猪苓为臣，地龙、路路通为佐，菊花、甘草为使。当归、生地黄合用活血养阴祛瘀，使瘀去而阴不伤；赤芍、川芎、蒲黄、五灵脂行气活血化瘀；白术、泽泻、茯苓、猪苓利水渗湿，祛除有形之水邪，且给邪以出路，瘀血方可随水而去；路路通、地龙佐助臣药以利水通络，使得神光发越之通络通畅；菊花为使，引诸药上达头目，作用于目中脉络，甘草调和诸药。全方配合，共奏养血活血、通络利水之效，使有形之邪得以消散，通道通畅，神光得以发越，目方可视物。[吴虎强，张安婷，王楠楠，等，2018. 刘楚玉教授运用养血活血、通络利水法论治视网膜静脉阻塞性黄斑水肿的经验 [J]. 中国中医急症，27（08）：1476-1478]

第三节　黄斑裂孔

黄斑裂孔（macular hole，MH）是指黄斑部视网膜内界膜至感光细胞层发生的组织缺损。其发病率约为 0.3%。常见于 50 岁以上的成年人，女性多见，多为单眼发病，双眼发病的发病率为 6% ～ 28%。

根据病因的不同，MH 可分为特发性黄斑裂孔（idiopathic macular hole，IMH）和非特发性黄斑裂孔。特发性黄斑裂孔是指未能找到明确原因的 MH。而非特发性黄斑裂孔包括高度近视性黄斑裂孔、外伤性黄斑裂孔和继发于视网膜脱离复位术后的黄斑裂孔等。另外，根据黄斑裂孔形态的不同，MH 又可以分为全层黄斑裂孔及板层黄斑裂孔。全层黄斑裂孔是指黄斑区视网膜神经上皮全层缺损；板层黄斑裂孔是指黄斑区视网膜神经上皮部分缺损，神经上皮尚存部分组织。

其中，IMH 在所有的黄斑裂孔中最常见，约占 83%。主要见于 50 岁以上的老年女性，但也有年龄 < 40 岁者。IMH 是导致老年人中心视力丧失的重要原因，故又称特发性老年性黄斑裂孔。IMH 起病隐匿，在病程早期通常没有明显的症状，病程进展后，患者可出现中心视力下降、视物变形及中心暗点等视觉症状。IMH 绝大多数单眼发病，双眼发病者约占 10%。单眼发病的 IMH，在 5 年后其对侧眼发生裂孔的概率为 10% ～ 20%。

【病因及发病机制】目前形成特发性黄斑裂孔的具体原因仍不明；除此之外，眼外伤、高度近视、眼底血管病变继发性黄斑囊样水肿、老年性退行性病变等均有可能导致黄斑裂孔。

1. **特发性黄斑裂孔** 既往有许多关于形成 IMH 的假说，如进行性中心凹组织变薄、自行溶解、激素影响、黄斑囊样改变、玻璃体组织牵拉等。目前国际上较为公认的是 Gass 玻璃体切线方向的牵引学说。1988 年 Gass 对 IMH 的发病机制提出假设，黄斑中心凹前玻璃体切线方向的牵拉是 IMH 形成的主要机制。但是牵拉的起源及性质尚不清楚。Gass 认为，Müller 细胞增生，移行穿越内界膜，并在内界膜表面生长，诱导中心凹前的玻璃体皮质收缩，进一步引起中心凹处的视网膜前移、脱离或分层。也有其他学者指出固定黏附在黄斑区域的玻璃体发生后脱离后，产生了前后方向的牵引力，牵拉黄斑部视网膜，引起黄斑裂孔。国内的文献报道称伴随玻璃体液化，玻璃体旁中心凹 PVD 形成，引起玻璃体黄斑牵拉征，最终导致黄斑裂孔形成。玻璃体对黄斑区视网膜的前后方向及切线方向的牵引力是目前国际上较为公认的 IMH 的发病机制。有研究指出，在玻璃体与中心凹完全分离、解除玻璃体切线方向的牵拉后，部分黄斑裂孔直径依旧在不断增大。有学者发现了 Müller 细胞、神经胶质细胞及成纤维细胞在内界膜上增生，产生切线方向收缩力，导致裂孔直径继续增大。另外，黄斑前膜、激素水平的异常等多种因素的参与可能也是 IMH 产生和进一步发展的危险因素。

2. **外伤性疾病** 绝大多数学者认为眼球钝挫伤最易引发黄斑裂孔。目前的机制可分成两种。一种是受伤时便发生，由于外力的急剧压迫，促使玻璃体与视网膜的分离，牵拉黄斑部视网膜引起黄斑裂孔；有研究报道了对抗机制，眼球的体积几乎恒定不变，当受到外力压迫时，眼球的轴径减小引起眼球横向扩张，这种强大的应力造成黄斑中心凹的分裂。另一种机制则是外伤后数月至数年发生，早期表现为黄斑水肿，后发生囊样变性，进而形成黄斑裂孔。外伤所引起的黄斑裂孔，因玻璃体所产生切线方向及前后方向的力而具有更大的可变性及不确定性，裂孔的形态多不规则。另外，激光伤及黄斑中心凹或剧烈的日照光灼伤，亦有可能引起黄斑裂孔。

3. **变性性疾病** 高度近视患者由于眼轴延长，导致球后部分巩膜不断向后扩增形成后巩膜葡萄肿，而视网膜的延伸度远小于巩膜，促使眼球后部的巩膜具有对视网膜反向的轴向牵拉力。加上玻璃体后皮质对黄斑中心凹视网膜的前后方向及切线方向的牵引，最终导致黄斑裂孔形成。而年龄相关性黄斑病变等各种眼底血管性疾病继发的黄斑囊样水肿，当囊样水肿加重，囊壁变薄，最终囊壁破裂而形成裂孔。

4. **继发于视网膜脱离复位术后的黄斑裂孔** 视网膜复位术后出现黄斑裂孔的发生率为 0.24% ～ 1.9%。有研究认为视网膜表面膜形成机制与黄斑裂孔的出现密切相关，表面膜发生收缩，产生切线方向的牵拉力，从而导致黄斑裂孔形成。这种机制与 IMH 的发病机制相似。

【临床表现】

1. **症状** 视力下降程度取决于黄斑裂孔累及视网膜神经上皮的程度。在黄斑裂孔的早期，由于外层视网膜的完整性良好，因此患者没有明显的症状或仅有轻度的视力下降。当黄斑裂孔进展至神经上皮全部断裂时，中心视力明显下降，平均视力为 0.1。此外，还有不同程度的视物变形、中心暗点等症状。其中，视物变形是 IMH 的主要症状。Amsler 四格表检查显示视物变形主要表现为针插垫样变形。

2. **眼底表现** 黄斑区中心可见一圆形或椭圆形视网膜缺损，呈暗红色、边界清晰且锐利。裂孔大小一般小于 1PD，绝大多数为 1/4 ～ 1/2PD，较小者仅有针尖大小（图 33-3-1）。裂隙灯显微镜联合前置镜检查，在裂孔处可见光带错位、中断的现象，裂孔基底为裸露的 RPE 层，孔内可见黄白色小点状沉着，孔周有由神经上皮水肿或轻度脱离引起的淡灰白色晕环。对于眼底表现不明显者，Watzke-Allen 试验呈阳性，即使用裂隙灯的窄裂隙配合前置镜进行眼底检查时，当裂隙光带经过 MH，可以看到光带中断的现象。部分典型病例还可以看到裂孔附近有半透明盖膜存在。若由高度近视引起者，可以看到视盘近视弧、大片状萎缩灶、漆裂纹等典型高度近视眼底改变；由外伤导致者，可以看到眼底出血灶等表现；而由视网膜中央静脉阻塞等眼底血管性疾病引起者，可见静脉纡曲扩张、火焰状出血等眼底表现。

3. OCT 特征与 IMH 分期　OCT 可对 MH 进行定性及定量检查。其提供了更高分辨率的图像，不但能够直观形象地显示黄斑裂孔的形态、边界及有无玻璃体后和视网膜脱离等表现，而且可以发现细微的玻璃体黄斑牵引及传统的检查手段不能发现的黄斑裂孔。OCT 检查可作为诊断黄斑裂孔的金标准。OCT 精确地测量黄斑裂孔直径等定量形态学参数，为临床诊断、治疗方案的选择及预后均提供了丰富的信息。目前按照 Gass 的诊断标准，结合 OCT 影像特征及形态学参数，将 IMH 分为 4 期。

Ⅰ期：并未形成真正意义上的全层孔，故又称为黄斑裂孔临床前期。此时患者无症状或有轻度的视物变形。眼底检查可见黄斑中心凹反光消失及轮廓的消失或变浅，中心凹处可见黄色小点沉着或黄色小环（图 33-3-2）；OCT 检查发现中央小凹脱离，中心凹下可见低反射区，不伴有玻璃体与黄斑中心凹的脱离（图 33-3-3）。Ⅰ期可分为Ⅰa 期和Ⅰb 期。Ⅰa 期可见中心凹 RPE 层可见黄色小点沉着，直径为 100～200μm；Ⅰb 期可发现中心凹存在一直径为 200～350μm 的黄色小环。在此期的 IMH，有将近 60% 的玻璃体与黄斑发生分离，视网膜的牵引得到缓解，少部分的 IMH 可自行痊愈。

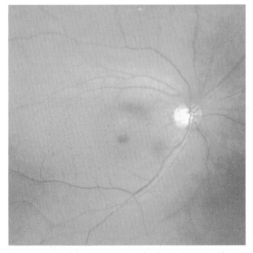

图 33-3-1　黄斑中心凹可见一大小约 1/3PD 的圆形视网膜缺损，呈暗红色，边界清晰锐利

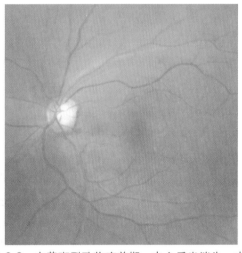

图 33-3-2　在黄斑裂孔临床前期，中心反光消失，中心凹处隐约可见淡黄色小环

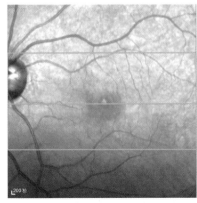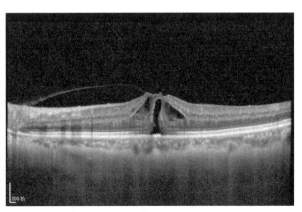

图 33-3-3　Ⅰ期 IMH
OCT 检查发现神经上皮不完全断裂，中央小凹脱离，中心凹下可见低反射区

Ⅱ期：出现全层的裂孔，眼底检查可见黄斑中心凹处神经上皮全破裂形成暗红色的圆形或卵圆形裂孔，直径＜400μm。OCT能发现明显的裂孔，或裂孔边缘有玻璃体粘连，伴或不伴有贴附在裂孔表面的盖膜。部分病例的裂孔周围可见视网膜下积液。

Ⅲ期：眼底检查可见黄斑裂孔面积较Ⅱ期扩大，直径为400～500μm，伴或不伴有贴附在裂孔表面的盖膜。裂孔周围可见不同程度的囊样水肿，中心凹处玻璃体脱离。

Ⅳ期：裂孔形态与Ⅲ期相似，黄斑区玻璃体完全后脱离。早期可见盖膜游离、向前移位，晚期则表现为玻璃体后皮质与视网膜及视盘的完全脱离（图33-3-4，图33-3-5）。

4. FFA　影像表现与MH累及神经上皮的程度有关。在黄斑裂孔的早期，处于板层孔时期尚未出现色素上皮损害时，FFA检查黄斑中心凹无任何异常荧光渗漏，可见裂孔区透见荧光（图33-3-6）。当病情进展至全层孔时期，色素上皮出现脱色素改变时，可见窗样的脉络膜透见荧光，即裂孔状的中度强荧光。在造影晚期，在裂孔位置可见染料着色（图33-3-7）。虽然FFA检查能够协助临床医师了解黄斑裂孔的血管屏障功能，但是，FFA对MH的诊断意义不大，可用于检查是否合并其他眼底病。目前，临床上较少使用FFA诊断黄斑裂孔。

5. 眼底自发荧光（FAF）　具有不需要注射任何造影剂等优势。FAF的原理主要是通过脂褐素在488 nm蓝光下能发荧光或亮光的特性在共焦激光扫描镜等设备下检查眼底。脂褐素是色素上皮细胞正常代谢的副产物，FAF通过显示脂褐素在色素上皮细胞的分布，评估其代谢情况。黄斑裂孔FAF与FFA具有相似的表现特征，全层孔者可见黄斑中心凹处与裂孔对应的圆盘状强自发荧光。FAF既可以用于诊断黄斑裂孔，也能够检测术后裂孔的封闭效果。在诊断黄斑裂孔方面，FAF由于特异性低于OCT，目前并不是首选。

6. 多焦视网膜电图（mfERG）　作为一项客观评价后极部视网膜功能的检查，mfERG能够精准地测定黄斑区的视功能。其波幅密度与视网膜

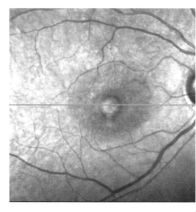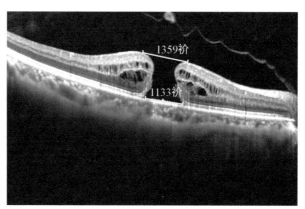

图33-3-4　Ⅳ期IMH

李某，女，67岁，OCT显示神经上皮全层缺损，黄斑区玻璃体完全后脱离，可见盖膜游离，向前移位

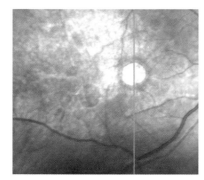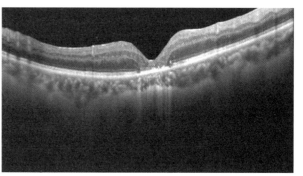

图33-3-5　与图33-3-4为同一患者，黄斑裂孔术后1个月，黄斑中心凹形态恢复，但中心凹变薄

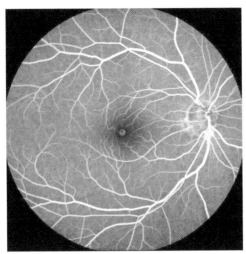

图 33-3-6 与图 33-3-4 为同一患者，在造影早期，黄斑中心凹处可见小片透见荧光

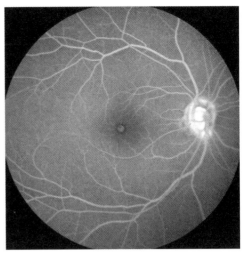

图 33-3-7 与图 33-3-4 为同一患者，在造影晚期，可见染料着色

感光细胞的分布密度相对应，黄斑裂孔主要表现为黄斑区振幅下降及潜伏期延长。mfERG 在一定程度上有助于 MH 的诊断，亦可以用于随访和评价黄斑裂孔进展及手术后黄斑区视功能变化。

【诊断要点】

1. 50 岁以上的老年人，多为单眼发病，有不同程度的无痛性中心视力下降、视物变形、中央暗点、视野缺损等症状。

2. 眼底黄斑中心凹可见一圆形或椭圆形裂孔，呈暗红色，其边界清晰且锐利。裂孔大小一般为 1/4 ~ 1/2PD，较小者仅有针尖大小。裂隙灯显微镜联合前置镜检查可见光带错位、中断的现象，孔内可见黄白色小点状沉着，裂孔周围可有一黄色小环。

3. OCT 检查为本病的首选辅助检查，对本病诊断及分型可提供重要依据。

4. FFA/FAF 检查可为本病的诊断提供重要信息。

5. 无明显可查的病因，排除眼底本身的疾病后可考虑为 IMH。

【鉴别诊断】

1. 黄斑板层孔 通过 OCT 检查可见黄斑区视网膜神经上皮不完全断裂者为黄斑板层孔，而黄斑全层孔则为神经上皮全层缺损。通过 FFA 检查可见黄斑中心凹无任何异常荧光或轻度透见荧光者为黄斑板层孔。而黄斑全层孔则可见窗样的脉络膜透见荧光。

2. 假性黄斑裂孔 是由中心凹周围黄斑前膜增厚引起的假性黄斑裂孔，中心凹失去正常轮廓，边缘陡峭锐利，形似黄斑板层孔。不过这种假性黄斑裂孔，神经上皮的各层结构完好，OCT 表现为中心凹视网膜连续完整，假性黄斑裂孔相对陡峭，周围的视网膜厚度增加，视网膜最内层的内界膜表面可见黄斑前膜覆盖。

3. 黄斑囊样变性 当黄斑区的小囊腔破裂形成大囊腔，检眼镜下的表现与黄斑裂孔相似。不过黄斑囊样变性的视网膜组织完整，OCT 可清晰显示完整的视网膜组织及囊腔形成，FFA 上可见荧光素渗漏。

【治疗】黄斑裂孔的病因不同，发病机制各异，所以治疗方法亦不尽相同。对于外伤性 MH 的治疗方案，国际上尚没有一致的观点，目前临床上主要有非手术治疗和手术治疗两种。很多研究表明，外伤性 MH 在其发展过程中有变小、闭合的可能，故临床上对其随访观察即可；另一种观点则认为需要采用玻璃体切割术联合内界膜手术进行治疗。而高度近视性 MH，常伴发原发性视网膜脱离，其治疗方法及手术治疗与原发性视网膜脱离一致。

由于临床上，IMH 占 MH 的绝大多数，因此主要介绍 IMH 的治疗方法。在 IMH 的早期阶段，如 I 期的 IMH，裂孔直径较小，可以选择随访观察，在后期出现真正的 MH 及明显的临床症状时，则需要采取玻璃体手术等方式进行治疗。II 期及 III 期的 IMH，手术一般能取得较好疗效；IV 期的 IMH，疗效具有较大的不确定性。另外，近年来很多研究报道称药物玻璃体溶解术、气体玻璃体溶解术对 IMH 的治疗有广阔的应用前景。

1. 随访观察　无论是Ⅰa期还是Ⅰb期，此时神经上皮尚未全层破裂，视网膜神经胶质细胞及Müller细胞能够增生并进行自我修复，从而闭合裂孔。因此在此期可以进行随访观察，当IMH进展时，则需要进一步治疗。另外，为了提前解除玻璃体对黄斑区在切线方向及前后方向的牵引，有研究指出，在IMH的早期可以采取玻璃体切割术来预防全层孔的形成。不过，此时进行手术的风险极大。

2. 药物玻璃体溶解术　对于Ⅰ期IMH的提前预防干预及Ⅱ期的IMH治疗，即MH直径<400μm时，药物玻璃体溶解术具有不错的效果。药物玻璃体溶解术是指通过某些药物诱导玻璃体液化，使得玻璃体后皮质与视网膜的内表面发生分离，即产生玻璃体后脱离（PVD），进而解除玻璃体对视网膜的牵引。这些药物包括透明质酸酶、tPA和重组微纤溶酶Ocriplasmin等。有研究报道称在通过注射Ocriplasmin治疗IMH患者，6个月后，小孔径（直径<250μm）、中等孔径（250～400μm）的裂孔闭合率分别为58.3%、36.8%。不过，不少患者亦存在包括飞蚊症、结膜下出血、色觉障碍、闪光感和短暂视力丧失等在内的副作用。故对于Ⅰ期的IMH的提前干预及早期的裂孔直径小<400μm的IMH患者，药物溶解玻璃体可以作为一种预防治疗方式，未来仍需更多的数据进一步的临床观察研究。

3. 气体玻璃体溶解术　是通过往玻璃体腔注入气体后，气体与玻璃体产生作用，诱导玻璃体液化，气体往上顶压黄斑区视网膜，促使玻璃体与内界膜发生脱离，解除玻璃体在切线方向及前后方向上对视网膜牵拉和促进IMH愈合。有研究报道往玻璃体腔注入C3F8气体，PVD成功率高达86%，Ⅱ期IMH愈合率达64%。该术式在提高患者视力的同时，亦具有较好的安全性。目前该术式在临床上的应用并不广泛，未来仍需要较多的临床观察研究来评估其的适应证、有效性、安全性及并发症等。

4. 玻璃体切割术　明确诊断为Ⅱ期及以上的IMH，出现明显视力下降、视物变形及视物不适等症状者，临床上可以考虑采用玻璃体切割术联合内界膜手术进行治疗。随着玻璃体切割手术系统更新及多种内界膜剥除方式的进展，玻璃体切割术联合内界膜的手术方式更加多样化。主要包括玻璃体切割联合内界膜剥除术、内界膜瓣翻转术、保留中心凹内界膜剥除术、自体内界膜移植术、晶状体囊膜移植术等。如今玻璃体切割手术获得了快速发展，实现了从早期20G到现在27G微创无缝合玻璃体切割术的跨越，相比20G、23G及25G的玻璃体切割术，27G的玻璃体切割术，一方面手术切口更小、手术时间更短；另一方面具有更高的安全性，以及可有效减少手术并发症。而眼内填充物，主要包括硅油、空气及惰性气体。这些眼内填充物既能顶压黄斑区视网膜，同时也可以为神经胶质细胞的生长提供较好的张力界面，从而更好地促进裂孔愈合。

（1）内界膜剥除术：目前，经睫状体平坦部玻璃体切割联合内界膜剥除术是治疗IMH常用的手术方法。该方法既能有效提高裂孔的闭合率及术后视力，加快裂孔的闭合速度，亦能降低裂孔的复发率。裂孔闭合率的提高和闭合速率的加快可能是因为手术不但解除了内界膜在切线方面对黄斑中心凹的牵引力，而且促进视网膜神经胶质细胞及Müller细胞等多种细胞增生，从而帮助黄斑裂孔愈合。内界膜的剥除范围一般是以黄斑中心凹为中心，直径约2PD的一个圆形区域。不过近年来，有学者认为保留中心凹内界膜的剥除术，很大程度地保持术后黄斑中心凹结构的完整性，以及较好地提高术后视力。一般来说，对于需要进行手术治疗的Ⅰ期IMH患者，可以行单纯玻璃体手术；而Ⅱ期、Ⅲ期及Ⅳ期IMH患者，需联合内界膜剥除术。

（2）内界膜瓣翻转术：剥除部分内界膜，一方面，解除了内界膜对黄斑中心凹在切线方向的牵拉；另一方面，覆盖在黄斑裂孔上的内界膜诱导了视网膜内表面的神经胶质细胞及Müller细胞的增生，并对其起到了细胞支架的作用，从而提高了黄斑裂孔闭合率。内界膜瓣翻转技术可分为两型，一种是经典型，另一种则是改良型。其中在改良型中，覆盖于MH上的翻转ILM是单层的，所以在其MH覆盖后更有利于中心凹正常形态的恢复。有研究报道称采用内界膜瓣翻转术式治疗MH最小直径为728～995μm的IMH，术后患者裂孔闭合率达到100%，视力均明显提高。总的来说，对于裂孔较大的IMH，如直径>500μm的裂孔不愈合，可以采用该术式促进 MH 的愈合，不过未来需要更多的临床样本量来证明该术式的有效性。

（3）自体内界膜移植术：适应证主要是已经接受过内界膜剥除而 MH 未能关闭的 IMH，以及大直径 IMH 或病史长于 1 年的慢性 IMH。其原理主要是通过染色剂对上下方血管弓附近未剥除的内界膜进行染色，剥离大小与 MH 相似的游离内界膜瓣，并移植到 MH 上，利用低分子黏弹剂或惰性气体使游离瓣膜紧贴在 MH 上方。不过，这种术式具有导致视网膜纤维化、移植的内界膜容易移位等缺点。自体内界膜移植术对某些 IMH 具有不错的疗效，但是裂孔的闭合程度和术后黄斑功能的长期效果仍需要更多样本、更长时间的观察。

（4）晶状体囊膜移植术：对于已行玻璃体切割联合内界膜剥除术而 MH 未能关闭同时上下方血管弓内界膜已经被剥除的患者，可采取晶状体囊膜移植术进一步治疗。晶状体囊膜瓣在本质上属于基底膜的一种，同样能促进神经胶质细胞增殖而使 MH 闭合。不过其长期疗效、并发症及裂孔复发率等仍需进一步研究。

（5）其他手术方式：为解除 MH 周围组织的牵拉，有学者提出进行视网膜切开或视网膜按摩。尽管这些手术方式能促进 MH 闭合，但可能会导致视网膜机械性损伤及术后较差的视功能。目前，临床上较少采用这些手术方式。

总的来说，如今玻璃体手术系统较前已取得了长足的发展，经睫状体平坦部玻璃体切割术联合内界膜手术的方式已成为目前治疗 II 期及以上 IMH 的主流方案。但是内界膜手术存在多样性，在手术方式的选择上存在一些争议，加上并发症的出现、裂孔的闭合率、是否需要二次手术等都对患者术后的视功能存在较大的影响。术前应对患者进行详尽的检查及术前沟通，为患者制订个体化治疗方案，以争取最大疗效。

中西医结合

黄斑裂孔相似中医学"视瞻昏渺""视直如曲"的范畴。

【病因病机】多因先天禀赋不足，目失所养，或肾精亏乏，水不济火，心火上扰等，导致视物不清。

【辨证论治】

1. 脾虚水停证

临床表现：视物模糊，术后黄斑部水肿；倦怠懒言，面色萎黄，食少腹胀，大便稀溏；舌淡胖，苔白，脉缓或濡。

治法：健脾益气，活血利水。

方药：参苓白术散（《太平惠民和剂局方》）加减。党参 10g，茯苓 15g，白术 10g，炙甘草 6g，山药 10g，白扁豆 10g，薏苡仁 15g，桔梗 10g，砂仁 3g，莲子肉 10g，陈皮 3g，车前子（布包）20～30g，猪苓 15g，泽兰 10g，益母草 15g。

加减：心悸失眠者，为心失所养，加夜交藤、酸枣仁、磁石以养心宁神。

2. 脉络瘀滞证

临床表现：视物模糊，术后视网膜下残留积液；伴眼痛、头痛；舌质暗红或有瘀斑，脉弦涩。

治法：养血活血，祛风止痛。

方药：除风益损汤（《原机启微》）加减。生地黄、白芍、当归、藁本、前胡、防风各 10g，川芎 6g。

加减：郁闷不解，少言太息者，加郁金、青皮以理气解郁。

3. 肝肾阴虚证

临床表现：久病眼见黑花、闪光，或手术后视力不升；伴头晕耳鸣，失眠健忘，腰膝酸软；舌红少苔，脉细。

治法：滋补肝肾。

方药：驻景丸（《银海精微》）加减。菟丝子 12g，楮实子、茺蔚子、枸杞子、木瓜、寒水石、河车粉各 10g，车前子 15g，三七粉 3g，五味子 6g。

加减：失眠多梦者，加柏子仁、夜交藤以养血安神。

【经验方】

1. 马菊梅报道高健生治愈特发性黄斑裂孔 1 例，中医辨证为脾肾阳虚证，给予熟地黄 30g，山萸肉 10g，山药 10g，牡丹皮 10g，茯苓 10g，泽泻 10g，桂枝 10g，牛膝 10g，车前子（包）10g，骨碎补 10g，皂角刺（后下）10g，莪术

10g，三棱 10g，诃子 6g。

2.徐黄杰、宋剑涛报道应用补益脾肾法治疗特发性黄斑裂孔 1 例，视力有所提高。[马菊梅，

高健生，2014.中医治愈特发性黄斑裂孔 1 例报道[J]. 中国中医眼科杂志，24（1）：56-58]

第四节　黄斑部视网膜前膜

【病因及发病机制】　未能找到确切病因的黄斑前膜称为特发性黄斑前膜，其占据黄斑前膜的绝大多数。继发性黄斑前膜继发于眼外伤、眼部手术、视网膜冷凝或光凝术后、葡萄膜炎，以及包括视网膜静脉阻塞、糖尿病性视网膜病变等在内的视网膜血管疾病、视网膜脱离、玻璃体视网膜牵拉综合征及黄斑裂孔等疾病。

目前黄斑前膜的发病机制尚不清楚。根据近年来的研究报道，黄斑前膜的发生主要与玻璃体后脱离（PVD）、炎症、肾素 - 血管紧张素系统（RAS）激活及雌激素降低有关。

1.玻璃体后脱离　有研究指出，PVD 是特发性黄斑前膜发病机制中最重要的因素。目前最为广泛接受的理论是 PVD 对后极部视网膜产生牵引力，内界膜的薄弱区使视网膜内界膜表面受到牵拉而发生断裂，随后视网膜的胶质细胞、RPE 细胞及其他细胞通过破损处发生迁移，并在内界膜表面上增殖逐渐形成非血管性的纤维化组织。若玻璃体黄斑牵引持续存在，会造成黄斑囊样水肿等损害。另一个被接受的理论是，玻璃体黏附力减弱和玻璃体液化伴随在 PVD 的过程，两者导致玻璃体劈裂和玻璃体视网膜牵引，进而诱导黄斑前膜的形成。值得注意的是，依旧有相当一部分的黄斑前膜患者发病时并没有 PVD 的存在，这提示还可能存在其他因素导致黄斑前膜形成。

2.炎症　有研究表明炎症因子对黄斑前膜的形成具有重要作用。炎症或眼科手术破坏了血 - 视网膜屏障，使得血清蛋白扩散到视网膜和玻璃体腔中，导致视网膜感觉层血液衍生蛋白的积累，其中 TGF-β1、TGF-β2、白介素等炎性因子和纤维连接蛋白可对视网膜 RPE 细胞和胶质细胞进行调控，使其发生移行和增殖，最终导致黄斑前膜的形成。

3.RAS 激活　对于视网膜，RAS 系统具有双重作用。既能调节正常功能，也能加速病变的发展。视网膜组织内具有独立的 RAS 系统，细胞

内 RAS 系统激活后，不但诱导神经胶质细胞源性 GDNF、NGF 和 TGF-β1 的表达，而且刺激成纤维细胞生长因子 2（FGF-2）的表达，进而促使神经胶质细胞转化为成纤维细胞。

4.雌激素降低　雌激素具有抑制视网膜胶质细胞牵拉的作用，促使视网膜的形状和结构得以维持。女性绝经后雌激素水平下降，一方面，黄斑区域视网膜形状和结构的维持能力下降；另一方面，随着雌激素含量下降，透明质酸含量也下降，玻璃体内透明质酸聚集度下降到某个程度亦会促使 PVD 发生。

【临床表现】

1.症状　黄斑前膜的临床症状主要有不同程度的视力下降、视物变小或变大、视物变暗、视物变形、闪光感、单眼复视。在疾病早期，黄斑前膜较薄可以完全没有症状，视力基本没有影响，或出现轻度或中度的视力下降，通常维持在 0.4 左右。当黄斑前膜增厚，出现收缩褶皱时，黄斑的正常结构发生改变，可引起明显的视力下降或视物变形，严重者视力可低于 0.3。当发生玻璃体完全后脱离、黄斑前膜与视网膜分离时，少部分患者的症状可以自行缓解，黄斑前膜自行吸收。

2.眼底表现　黄斑前膜的眼部改变主要在眼底黄斑部及其附近。在早期阶段，黄斑前膜较薄且不变形，呈透明状或半透明状改变，在检眼镜下看不到明显的膜样结构，仅可见后极部视网膜呈丝绸状闪烁样或锡箔样反光异常。随着黄斑前膜发展增厚、收缩时，其多表现为不透明或灰白色改变，此时可牵拉视网膜内表面形成皱褶或条纹进而发生变形扭曲（图 33-4-1）。视网膜皱褶有的形状不一，有的以某一点为中心呈放射状改变。小血管被牵拉而出现扭曲变形，上下血管弓甚至出现向心性收缩（图 33-4-2）。严重时由于黄斑前膜的牵引，黄斑中心凹移位或变平，引起黄斑区小血管扩张、变形及回流障碍等异常，进一步造成局部视网膜出血、渗出、水肿、局部浅脱离，

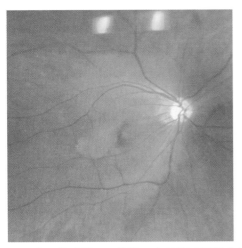

图 33-4-1 黄斑前膜增厚、收缩，表现为不透明或灰白色改变，牵拉视网膜内表面形成皱褶

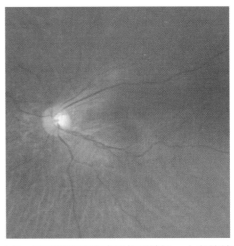

图 33-4-2 视网膜表面形成不规则皱褶，小血管被牵拉而出现扭曲和变形，上下方血管弓出现向心性收缩

严重者，前膜增生牵拉形成黄斑裂孔，进一步导致视力下降。

3. OCT 特征 目前 OCT 已经成为黄斑前膜诊断和随访的首选检查。OCT 对黄斑前膜的诊断、鉴别诊断及术后疗效等均具有重要的临床意义。即使黄斑前膜较轻，眼底后极部仅能观察到锡箔样反光异常时，OCT 便能清晰地显示出黄斑前膜。OCT 可以显示黄斑前膜与黄斑组织结构的变化。通过 OCT 检查，临床医师不仅可以鉴别黄斑前膜和其他疾病，而且可以评估黄斑前膜的手术难度及术后效果。当黄斑前膜较薄时，OCT 可看到视网膜内表面存在一高反射的增宽条带；随着病程进展，黄斑前膜增厚，可以看到部分高反射条带局限性增厚，在视网膜内表面呈条块状突起，视网膜受牵引形成皱褶，黄斑中心凹凹陷变浅或消失，视网膜厚度明显增加；严重者可见黄斑水肿，甚至形成板层黄斑裂孔。为评判黄斑前膜患者的

病情变化及严重程度，有研究者根据 OCT 上黄斑中心凹形态的变化，将黄斑前膜分为 4 级。Ⅰ级：黄斑区内表面可见一高反射条带，黄斑前膜较轻微，黄斑中心凹形态学改变或解剖结构紊乱较轻，视网膜各层结构界线分明（图 33-4-3）；Ⅱ级：明显的黄斑前膜伴明显的组织扭曲，黄斑中心凹凹部缺失，典型的外核层拉伸，但所有的视网膜组织分层仍清晰可辨；Ⅲ级：明显的黄斑前膜伴连续异位的中心凹内层视网膜结构，横跨中心凹区，黄斑中心凹凹部缺失（图 33-4-4）；Ⅳ级：明显的黄斑前膜伴明显的视网膜增厚和黄斑解剖结构异常，各层视网膜结构明显扭曲及紊乱，OCT 较难辨别（图 33-4-5）。

4. OCTA 特征 黄斑前膜眼的浅层及深层的毛细血管丛血流密度在中心凹处增加，而旁中心凹减少，FAZ 面积缩小。有研究指出该表现可能是黄斑前膜的向心性收缩牵拉引起的，引起血管

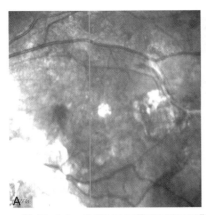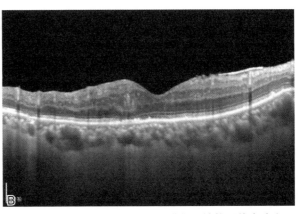

图 33-4-3 OCT 显示黄斑区视网膜内表面可见一高反射条带，视网膜各层结构界线尚清晰

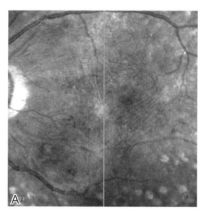
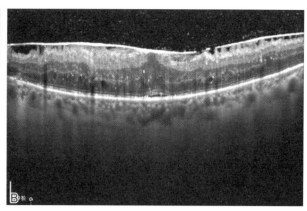

图 33-4-4　OCT 显示黄斑区视网膜内表面可见一高反射条带，黄斑中心凹凹部缺失，视网膜各层结构紊乱

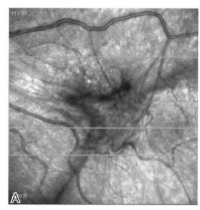
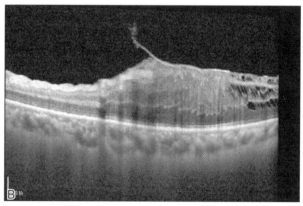

图 33-4-5　OCT 可见明显的黄斑前膜伴明显的视网膜增厚和黄斑解剖结构异常，各层视网膜结构扭曲及紊乱

移位的同时，还导致 FAZ 面积的缩小。黄斑前膜的收缩牵拉引起内层视网膜的改变，对浅层毛细血管丛产生的影响更大。

5. FFA 特征　在疾病早期黄斑前膜较薄且没有症状时，荧光素血管造影表现一般正常。当黄斑前膜变得较厚时，FFA 早期表现为眼底后极部颞侧上下血管弓出现向心性收缩，偶尔可以发现由于 RPE 损害造成的透见荧光；随着病程进展，可以看到黄斑区小血管受到黄斑前膜的牵拉，发生纤曲、扩展及移位等，黄斑拱环变小、变形，病变小血管变形、扭曲（图 33-4-6）。

而黄斑前膜情况较重者，当黄斑牵引引起血管屏障受损时，出现荧光素渗漏及无灌注区（图 33-4-7）；严重者在造影后期可见黄斑囊样水肿，呈花瓣状的染料渗漏。

6. 视野检查　能够反映黄斑部疾病的早期改变。利用自动视野计的黄斑疾病的特殊检查程序，可以根据黄斑病变范围进行相应的区域性光敏感度分析。早期黄斑前膜可无视野异常，晚期视野改变绝大多数为不同程度的光敏感度下降。

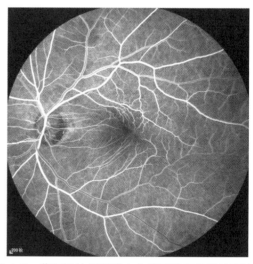

图 33-4-6　黄斑区的视网膜小血管受黄斑前膜的牵拉发生纤曲及移位，黄斑拱环变小、变形

7. 多焦视网膜电图（mfERG）　可以同时对视网膜多个部位进行高频刺激，加上各部位的刺激时间部分重叠，因此整个测量时间相对较短。其具有准确、定位、定量的特点，mfERG 波幅密度与视网膜感光细胞的分布密度相对应，能够更

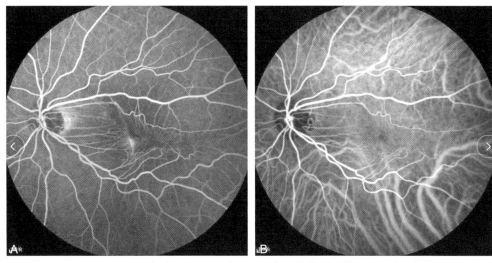

图 33-4-7　FFA 及 ICGA 示左眼后极部上下方血管弓出现向心性收缩，黄斑小血管牵拉变形渗漏，拱环变形

精准、客观地测定后极部视网膜的视功能。黄斑前膜患者的 mfERG 可见黄斑区出现中心峰下降及不同程度的波幅降低。

【诊断要点】

1. 35～60 岁的中老年人，通常单眼视力下降、视物变小或变大、视物变暗、视物变形等症状。

2. 在疾病的早期，眼底仅可见后极部视网膜呈丝绸状闪烁样、玻璃纸样或锡箔样反光异常。黄斑前膜增厚或收缩时，其多表现为不透明或灰白色改变，可见视网膜内表面形成皱褶，进而发生扭曲。小血管被牵拉而出现扭曲、变形、变直等改变。

3. OCT 检查对本病诊断及分型可提供重要依据。

4. 对于 50 岁以上的患者，在排除原发性眼病后，结合眼底表现及 OCT 等检查，可考虑特发性黄斑前膜的可能。

【鉴别诊断】

1. 脉络膜皱褶　眼底多表现为明暗相间的条纹，在后极部呈放射状、水平状、斜行或以黄斑为中心呈同心圆排列。不过，其与最佳矫正视力并无明显相关性。OCT 的表现各异，可见视网膜脉络膜皱褶，RPE 上方可见"隔膜样"结构等。FFA 可见在脉络膜皱褶区条带状弱荧光，且在动静脉期明显。

2. Irvine-Gass 综合征　多发生在白内障术后 4～12 周，主要表现为黄斑囊样水肿，典型 FFA 可见旁中心凹花瓣样荧光渗漏。其 OCT 表现为玻

璃体与黄斑区视网膜无粘连，且视网膜内表面没有高反射条带。另外，有 70% 的患者可自行恢复。

3. 先天性视网膜前膜　其眼底表现可以看到后极部视网膜呈丝绸状闪烁样或锡箔样反光异常改变，但没有小血管扭曲、扩张等表现。同时其视力一般正常，而 FFA 亦未见荧光素渗漏等异常改变。

【治疗】

1. 随访观察　对于无明显症状、无明显视力下降，或仅有轻度视力下降及轻度视物变形等症状的黄斑前膜患者，一般无须特殊的治疗，可以考虑观察，每间隔 6 个月至 1 年，对患者进行定期随访。当有些患者发生玻璃体完全后脱离，以及黄斑前膜与视网膜分离后，视物变形等症状可以逐渐自行缓解，视力提高，不过这种情况较少见。

2. 药物治疗　对于黄斑前膜，目前尚无有效药物治疗。仅有轻度的视力下降及轻度的视物变形等症状者，可口服维生素 B、维生素 C 等进行辅助治疗。为解除黄斑前膜对视网膜的牵拉，有学者提出"药物玻璃体溶解法"，即包括透明质酸酶、组织纤溶酶原激活物和纤溶酶等在内的一些酶可诱导玻璃体的溶解，从而解除玻璃体视网膜牵引。口服他汀类药物可能对减少玻璃体腔内与血管通透性、炎症和纤维增生相关的细胞因子的产生有一定的帮助，故有学者认为他汀类药物可减轻炎症性 PVR，进一步阻止黄斑前膜的形成。还有一些研究认为抗 TGF-β2 药物可能有助于避

免黄斑前膜的形成和收缩。

3. **激光治疗**　对于严重黄斑水肿伴有较多渗漏者可选择视网膜激光光凝治疗。不过由于激光光凝可能会加重视网膜纤维化等并发症，在选择进行视网膜激光光凝治疗时需要谨慎。

4. **手术治疗**　通过手术的方式，解除玻璃体视网膜的牵拉，促进黄斑中心凹形态和结构的恢复，进一步争取恢复视功能。对于特发性黄斑前膜，若视力< 0.2且视物变形，可行玻璃体体切割手术。尽管对于黄斑前膜的手术治疗是否联合剥除内界膜存在不少的争议，但是目前普遍认为玻璃体切割术联合内界膜剥离术是黄斑前膜治疗的有效手段。目前25G、27G微创玻璃体切割术已经普遍

用于黄斑前膜的手术治疗中。这些微创玻璃体除手术具有患眼损害相对较小、手术时间段、切口愈合更快、术后结膜瘢痕及散光的产生明显减少等优点，能够使得患者得到损伤更小，手术过程更简化的治疗。其中，寻找黄斑前膜与视网膜的分界处是手术的关键。术后患者视物变形的症状可得到改善甚至消失，大部分患者视力获得提高。若患者合并有白内障，可联合白内障超声乳化摘除手术。另外术中曲安奈德的使用，一方面，因其可以清晰地显示出膜的范围用于辅助剥膜，从而促进手术的顺利完成；另一方面，其亦可以加速黄斑水肿的吸收和帮助黄斑形态及功能的恢复。

中西医结合

黄斑前膜相似中医学"视瞻昏渺""视直如曲"的范畴，中医一般用于术后调理。

【**病因病机**】多因先天禀赋不足，目失所养，或肾精亏乏，水不济火，心火上扰等，导致视物不清。

【**辨证论治**】

1. *脾虚水停证*

临床表现：视物模糊，术后黄斑部水肿；倦怠懒言，面色萎黄，食少腹胀，大便稀溏；舌淡胖，苔白，脉缓或濡。

治法：健脾益气，活血利水。

方药：参苓白术散（《太平惠民和剂局方》）加减。党参10g，茯苓15g，白术10g，炙甘草6g，山药10g，白扁豆10g，薏苡仁15g，桔梗10g，砂仁3g，莲子肉10g，陈皮3g，车前子（布包）20 ～ 30g，猪苓15g，泽兰10g，益母草15g。

加减：久病有瘀者，可加黄芪、太子参以扶正祛瘀。

2. *脉络瘀滞证*

临床表现：视物模糊，术后视网膜下残留积液；伴眼痛，头痛；舌质暗红或有瘀斑，脉弦涩。

治法：养血活血，祛风止痛。

方药：除风益损汤（《原机启微》）加减。生地黄、白芍、当归、藁本、前胡、防风各10g，川芎6g。

加减：瘀血重者，可加三七粉3g，桃仁10g，红花10g等。

3. *肝肾阴虚证*

临床表现：久病眼见黑花、闪光，或手术后视力不升；伴头晕耳鸣，失眠健忘，腰膝酸软；舌红少苔，脉细。

治法：滋补肝肾。

方药：驻景丸（《银海精微》）加减。菟丝子12g，楮实子、茺蔚子、枸杞子、木瓜、寒水石、河车粉各10g，车前子15g，三七粉3g，五味子6g。

加减：眼干口燥明显者加石斛、麦冬。

第五节　病理性近视的眼底损害

【**病因及发病机制**】虽然目前有很多学者对病理性近视（PM）的病因进行了较深入的研究，但尚未达成共识。尽管如此，病理性近视是遗传因素和环境因素共同作用的结果已得到多数学者的公认。

1. **遗传因素**　在病理性近视发生中起主要作用，Zhu等在他们的研究中发现眼轴遗传度为40% ～ 94%。病理性近视为单基因遗传病，存在明显遗传异质性，国外报道以常染色体显性遗传居多，国内报道以常染色体隐性遗传居多。已

确定多个基因与病理性近视相关，如 *MYPl* 基因、*MYP2* 基因、*MYP3* 基因等。同时有学者发现 *HLA—DQBl*0201*、*HLA-DQB1*0301*、**0303* 基因均在 PM 患者体内表达上调。

2. 环境因素　除了遗传因素，病理性近视发生和发展也离不开环境因素的作用。环境因素可能包括围生期胎儿的体重和生长发育、调节因素、形觉剥夺、个人的生活习惯及是否过度近距离用眼等。

目前，国内外有很多学者对病理性近视的发病机制进行不少研究，但目前尚无完全的定论，主要包括眼球的生理解剖结构、全身免疫系统、内分泌系统和神经系统等方面。病理性近视很可能是后巩膜不断扩张，在眼轴进行性延长的基础上，发生视网膜脉络膜变性，是一种退行性病变。另外有研究认为眼后段之所以延伸及变薄，是因为信号通路的调节起重要作用。TGF-B-Smad 信号通路、HGF-c-Met 信号通路、Stat3 信号通路、IGF 及其相关信号通路等多条信号通路共同参与后巩膜蛋白表达及基质重塑，影响病理性近视发生发展。

【临床表现】

1. 视盘斜入　由于病理性近视眼轴变长，后极部眼球壁向后突出，使视盘颞侧向后移位。可见视盘呈斜椭圆形，表现为上下径较长，横径较短。

2. 近视弧形斑　在与视盘向后移位侧相连接处，可见灰白色的新月形斑，称为近视弧（conus）。视盘弧形斑通常大小不一，形态不规则。近视弧的内侧呈一白色的弧形区，称为白色弧。白色弧的出现，可能是病理性近视眼轴延长后，色素上皮层与脉络膜达不到视盘颞侧，造成巩膜暴露引起的。近视弧形斑内的白色脉络膜萎缩弧的出现是病理性近视性眼底改变的一个重要体征。近视弧的外侧为浅棕色，脉络膜血管和色素包含于其中，其可能为病理性近视的眼轴延长后，引起色素上皮消失，最终引起脉络膜暴露。近视弧在绝大部分病例位于视盘颞侧，少数位于颞上或颞下方。近视弧外侧边界清楚，经常与后极部萎缩区连成一片。当颞侧近视弧向外、向上、向下不断延伸时，可以环绕于整个视盘周围，称为视盘周围脉络膜视网膜萎缩（图 33-5-1）。

3. 豹纹状眼底　高度近视眼，随着眼轴变长，视网膜色素上皮及脉络膜毛细血管层萎缩变薄，

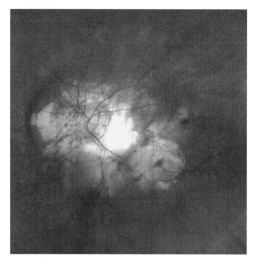

图 33-5-1　视盘呈长椭圆形，围绕视盘四周可见黄白色近视弧，大片状脉络膜萎缩灶

脉络膜组织脱色素，暴露脉络膜大血管层及血管间的色素，形如豹纹，因此而得名（图 33-5-2，图 33-5-3）。豹纹状眼底通常是高度近视眼出现眼底损害的初步征象之一。其初始会出现在视盘的周围，特别是出现在视盘及黄斑中心凹之间的区域。高度近视者若其眼底仅存在豹纹状改变，视力多不受影响，但多焦视网膜电图可以检测到振幅降低和潜伏期延长。

4. 后巩膜葡萄肿（posterior scleral staphyloma，PSS）　随着眼轴的延长，眼球后段巩膜因过度延伸而变薄，后极部处可发生局限性扩张，形成后巩膜葡萄肿。当后巩膜葡萄肿出现后，眼底的圆弧形结构消失，病理性近视患者的矫正视力难以

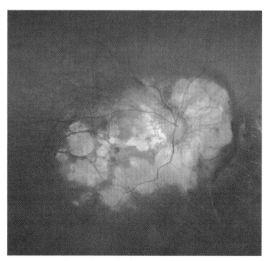

图 33-5-2　眼底呈豹纹状改变，脉络膜萎缩斑呈大片状融合，黄斑区萎缩斑内可见脉络膜大血管

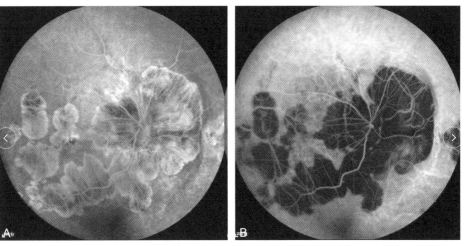

图 33-5-3　视盘鼻侧及黄斑中心凹下方可见多处团块状脉络膜萎缩斑融合，其间透见脉络膜大血管

提高。检眼镜下可以看到后极部屈光度数增大的改变，类似器皿状。检眼镜下屈光度的差异是诊断后巩膜葡萄肿的一个重要依据。后巩膜葡萄肿的边缘可呈斜坡或者急剧陡峭，视网膜血管呈屈膝状爬行。

5. 漆裂纹（lacquer cracks）　是病理性近视的特征性改变。当眼轴延长，眼球向后扩张明显时，Bruch 膜破裂，同时累及色素上皮及脉络膜毛细血管层，导致 Bruch 膜出现多条线样破裂，形成黄白色条纹，似旧漆器裂纹，故称为漆裂纹。漆裂纹一般出现在视盘至黄斑区之间、黄斑萎缩区，其边缘不整齐，宽窄不一，常呈分叉状或网状改变。有时可见脉络膜血管跨过较大的漆裂纹，不过该处的视网膜组织及其内层血管一般正常。Bruch 膜破裂累及脉络膜毛细血管层后，会导致脉络膜的血液循环障碍。漆裂纹为 CNV 的生长创造了条件，CNV 能通过漆裂纹进入视网膜下的组织间隙。漆裂纹的存在增加了病理性近视黄斑病变的发生率，是病理性近视黄斑出血、CNV 发生时必不可少的条件。当病变波及黄斑中心凹时，常导致患者视力下降、视物变形及视功能受损。因而有学者将漆裂纹作为判断高度近视发生严重眼底改变的指标。

6. Fuchs 斑　典型的 Fuchs 斑呈深黑色圆形或椭圆形的微隆起斑块。其界线清晰，大小为 0.3 ～ 1PD。Fuchs 斑有可能是因为在近视性 CNV 的瘢痕期，色素上皮细胞通过增殖吞噬 CNV 所致。在病变过程中，深黑斑可扩大或缩小，形态与颜色亦可有所改变，甚至分解成散在的色素点，但不会完全消失。偶尔在 Fuchs 斑的边缘可见出血。

7. 病理性近视脉络膜新生血管（pathologic myopic choroidal neovascularization，PM-CNV）　是引起 50 岁以下人群 CNV 的最常见原因，也是 CNV 的第二大常见原因。5% ～ 11% 的病理性近视患者会在其年轻时发生 PM-CNV，造成年轻人群不可逆性的中心视力下降甚至丧失等严重危害。PM-CNV 是来自脉络膜毛细血管的增殖血管，其确切的发病机制尚不清楚，机械牵拉作用、血流动力学改变及遗传学因素是当前 PM-CNV 发病机制的三大主要理论。其发病机制有可能是多因素的，多条途径相互协调，共同作用，最终促使 CNV 的形成。约 1/3 的患者在一只眼出现 CNV 的 8 年内，另一只眼亦出现 CNV。

PM-CNV 大多数是 Ⅱ 型 CNV，从视网膜色素上皮向神经上皮下生长，约 20% 位于黄斑中心凹外。在 PM-CNV 自然病程中，其主要分为 3 个阶段：活动期、瘢痕期和萎缩期（也称 PM-CNV 相关性黄斑萎缩）。

在 PM-CNV 活动期，在黄斑中央凹下方形成平坦、小、灰色的视网膜下病变，其周围通常可见视网膜下出血，但出血并不广泛（图 33-5-4），伴或不伴有视网膜脱离。在此期，患者通常有突发视力下降，视物变形，中心或旁中心暗点等症状。在 PM-CNV 瘢痕期，可看到瘢痕 CNV 呈灰黄色的微隆起，并伴有部分色素沉着。在此期，由于出血的吸收，患者视力可有轻度好转。在 PM-CNV 的萎缩期，在 Fuchs 斑周围可出现片状脉络膜视网膜萎缩，并逐渐扩大，甚至影响整个黄斑

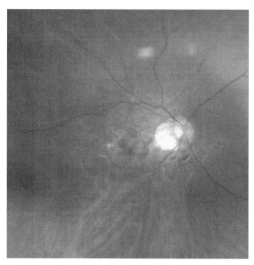

图 33-5-4 PM-CNV 活动期，在黄斑中央凹下方形成平坦、小的、灰色的视网膜下病变，其周围通常可见视网膜下出血

区，称为 CNV 相关性黄斑萎缩。有研究认为黄斑 Bruch 膜缺损是 CNV 相关性黄斑萎缩的一个特征。

OCT 可见 PM-CNV 大多数位于 RPE 之上，呈团块状高反射信号，并引起局部视网膜隆起增厚（图 33-5-5），隆起反射减低者表明神经上皮

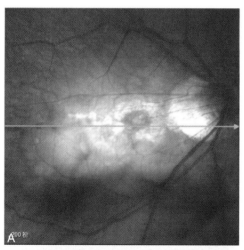

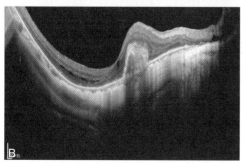

图 33-5-5 OCT 可见 PM-CNV 大多数位于 RPE 之上，呈团块状高反射信号，并引起局部视网膜隆起增厚

内及色素上皮下出血，而 PM-CNV 瘢痕期则表现为类圆形团块的中高反射信号改变。另外，在检测 PM-CNV 方面，OCTA 非常有用（图 33-5-6）。OCTA 虽然具有 90.48% 的敏感度及 93.75% 的特异度，但仍具有一定的局限性。例如，OCTA 并不能对 PM-CNV 进行详细鉴别，因为 PM-CNV 的三个分期在 OCTA 上均具有血流信号。FFA 表现通常被认为是目前诊断 PM-CNV 的金标准。在 PM-CNV 活动期，FFA 在早期表现为界线清楚的圆点状或片状强荧光病变，并随着时间的增加而扩大，并在晚期发生渗漏（图 33-5-7，图 33-5-8）。然而在大多数情况下，由于 CNV 的低活动性，ICGA 并无强荧光出现。萎缩期的 PM-CNV 在眼底自发荧光显示出弱自发荧光，且被界线清晰的高自发荧光环包绕，其中的原因可能是 CNV 遮蔽了其下方的 RPE，然后 CNV 周围 RPE 细胞增生，产生高自发荧光环。

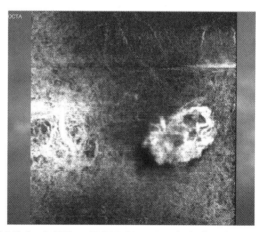

图 33-5-6 OCTA 可见 PM-CNV 呈"肾小球"外观样改变

8. 近视性黄斑劈裂（myopic foveoschisis, MFS）

目前 MFS 的具体发病机制尚不清楚，普遍认为其形成主要和后极部视网膜所受的牵引力有关。MFS 是指位于黄斑中心凹处的视网膜劈裂，可发展为黄斑裂孔甚至中心视网膜脱离。按形态不同，可分为外层劈裂、内层劈裂和全层劈裂；按是否伴随并发症，可分为单纯劈裂、劈裂伴中心视网膜脱离、劈裂伴黄斑裂孔。黄斑劈裂造成的中心视野缺损是一个渐进的慢过程，起初视力损害不明显，当进展为黄斑裂孔后，视力明显下降。OCT 具有高分辨率、非接触性、非侵入性、可量化等优点，为诊断 MFS 的金标准。在 OCT 图像

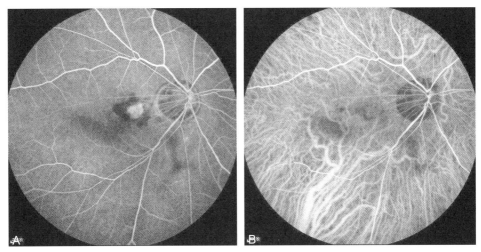

图 33-5-7　PM-CNV 在造影早期可见团块状强荧光

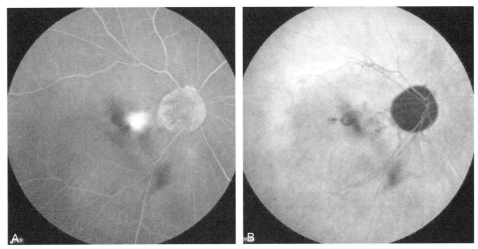

图 33-5-8　在黄斑中心凹区，随着时间的延长，PM-CNV 荧光增强，范围扩大

上显示黄斑劈裂，视网膜神经上皮分裂为内外 2 层，也可以伴有多层劈裂，层间可以看到垂直的桥状连接（图 33-5-9）。

9. 拱形黄斑（dome-shaped macula，DSM）是 HM 眼底病变中一种特殊的病理状态，目前关于

DSM 发生的原因和机制尚未达成共识。DSM 的形态复杂多样，大致可分为 3 种类型：横向椭圆形的拱形、圆顶的拱形和纵向椭圆形的拱形。由于拱形凸起不典型，临床上常容易漏诊。临床中频域 OCT 检查有较高的灵敏度和特异度，可作为

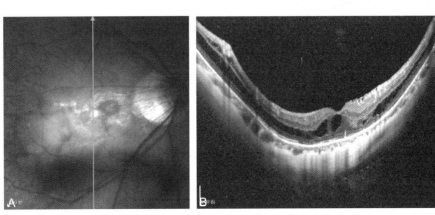

图 33-5-9　OCT 显示视网膜外层劈裂

诊断 DSM 的首选检查方式。

另外，病理性近视除了上述眼底表现，还存在许多并发症，如并发性白内障、玻璃体变性、视网膜脱离、黄斑裂孔等。这些并发症均影响视功能，使视力减退，严重者甚至失明。

【诊断要点】

1. 高度近视发生的时间较早，常发生在 12 岁以前。

2. 眼球的大小随着年龄增长而增长，以至近视程度不断加深，近视度数会随年龄增长而不断加深，可发展到 −20 ～ −10 屈光度。

3. 患者常出现眼前黑影飘动、视力突然下降或视物变色等症状。

4. 眼底检查常发现有近视弧，豹纹状眼底，后巩膜葡萄肿，漆裂纹，Fuchs 斑及脉络膜萎缩，脉络膜新生血管，黄斑出血等改变。

5. FFA 检查是诊断病理性近视脉络膜新生血管的金标准。

6. OCT/OCTA 检查对病理性近视脉络膜新生血管可提供直观的依据。

【鉴别诊断】

1. 老年性黄斑变性　常伴眼底动脉硬化或高血压性改变，还可以看到早期老年性盘状病变的改变，如典型的单个或融合的玻璃膜疣、色素上皮浆液性或出血性脱离等，当 CNV 出现时，黄斑部有出血、盘状瘢痕、萎缩等改变。无近视性视盘近视弧、漆裂纹等改变。

2. 视盘倾斜　不规则视盘合并有弧形斑，常向鼻下方倾斜，并不向视盘颞侧倾斜。从视盘发出的血管形态不规则，眼底有朝向倾斜方向的扩张。许多患者有近视和散光，无漆裂纹、Fuchs 斑、PM-CNV 等病变。

3. 眼弓形虫病　属于葡萄膜炎，但通常炎症发生在眼后段，前段无炎症发生，眼后段炎症好发于后极部，可仅表现为黄斑区陈旧萎缩性病灶，其周围可伴有色素沉着，类似高度近视的萎缩性病灶。但弓形虫病患者有猫、犬等动物接触史，可用皮肤试验和血清学试验进行明确诊断。另外还可用磺胺、米诺四环素、克林霉素联合激素进行诊断性治疗，从而进行有效的鉴别诊断。

【治疗】高度近视者应 6 个月至 1 年进行一次眼底检查，若发现视网膜变性区或视网膜裂孔的存在，可及时进行相关治疗。另外，高度近视者平时应多进食富含维生素 A、维生素 C、维生素 E 的食物，且应避免剧烈运动。病理性近视眼底出现的各种变性改变，一旦形成，不可逆转。迄今为止，对于各种变性改变尚无肯定的有效治疗。病理性近视眼底损害的治疗主要是针对包括后巩膜葡萄肿、脉络膜新生血管和牵引性黄斑病变等在内的并发症进行治疗。

1. 抗血管内皮生长因子（抗 VEGF）治疗　玻璃体内注射抗血管内皮生长因子已被证明是治疗近视 CNV 的一种安全且有效的方法。目前抗 VEGF 治疗已成为 PM-CNV 的一线治疗方法。很多临床研究表明通过抗 VEGF 治疗 PM-CNV 能够有效提高视力，但是仍需要进一步评估其长期治疗效果。可用于眼内治疗近视 CNV 的抗 VEGF 药物主要包括以下 4 种：雷珠单抗、贝伐珠单抗、康柏西普及阿柏西普。其中前两者为重组人源化单克隆抗 VEGF-A 药物；后两者为融合蛋白类药物。抗 VEGF 药物的作用机制主要是与 VEGF 紧密结合，从而能够降低血管通透性，抑制脉络膜新生血管的生成和减轻水肿。不过，目前对于脉络膜新生血管周围的脉络膜和视网膜萎缩还没有有效的治疗方法。现在世界范围内抗 VEGF 治疗的方案尚无统一观点，目前大多数学者推荐的方案是 3+PRN。3 代表开始抗 VEGF 治疗后前 3 个月，每个月进行 1 次注射，PRN 代表完成前 3 次治疗后，根据患者复查的病情变化情况判定是否重复注射抗 VEGF 药物。3+PRN 是常规的治疗方案，但在治疗近视性 CNV 过程中，抗 VEGF 个体化治疗非常重要，不同患者病变程度不同，给药方式和给药次数可因人而异。

2. 激光治疗　现如今用于 CNV 治疗的激光方法包括传统激光光凝、经瞳孔温热疗法（TTT）和光动力学疗法（PDT）。传统激光光凝的适应证为中心凹或中心凹旁的典型性 CNV 和激光治疗后复发性 CNV，而隐匿性 CNV、较大 CNV、伴有视网膜下血肿或视网膜色素上皮脱离的患者禁用。不过这种治疗方法，CNV 复发率很高，可达 72%。TTT 是通过组织的温热效应，从而使 CNV 萎缩，在一定程度上对 CNV 封闭及减少渗出起作用。不过，TTT 治疗后，视力预后较差，在视网膜留下瘢痕，形成中心暗点，视力下降明显。在治疗上，PDT 具有安全性、有效性、高选择性、周围组织不受损伤及中心视力不受影响等优势。故其成为国际上治疗 CNV 的公认方法。但因为 CNV 的复发率高，且光敏剂价格较高，PDT 的应用仍受到较大的限制。也有学者提出利用滋养血管光凝和吲哚菁绿介导光栓疗法（IMP）的方法治疗 PM-CNV。不过未来仍需要更多的数据及样本量及长时间的随访观察来评估 IMP 的治疗价值。

3. 手术治疗

（1）玻璃体切割术：联合内界膜剥除术是治疗病理性近视引起的牵引性黄斑病变的主要手术方式。剥除内界膜后，黄斑区的牵引得以解除，视网膜更好地顺应后极部的延伸。在术后视网膜再附着率的比较上，采取玻璃体切割术联合内界膜剥除术的手术方式高于单纯采用玻璃体切割术。

（2）巩膜加固术：过去曾被认为这种手术可以安全且有效地阻止后巩膜葡萄肿的进一步发展。

不过最近有研究指出巩膜加固术缺乏长期益处，甚至有学者认为其对延缓后巩膜葡萄肿发展没有作用。另外，巩膜加固术有可能导致严重并发症，如循环失代偿、视神经压迫、视网膜脱落及眼球运动障碍等。

（3）巩膜胶原交联术：已成为治疗病理性近视的一个热点研究方向。因为巩膜胶原交联能够提高巩膜胶原纤维的生物力学强度，可以避免巩膜进一步扩张，目前国内外学者希望将其应用于病理性近视的治疗。其可分为维生素 B_2- 紫外线诱导巩膜胶原交联和化学交联剂结膜下注射进行巩膜胶原交联两大类，目前最常用的交联方法为紫外线 - 维生素 B_2 诱导胶原交联。胶原交联术可能是目前较有前途的治疗后巩膜葡萄肿的方法。很多学者对巩膜胶原交联术进行了研究，并证明了其有效性和部分安全性，不过，多数研究为动物实验，并且有部分研究处于探索阶段。

中西医结合

变性近视的眼底退变可相似属中医学"目不能远视候""能近怯远症""近觑""近视"的范畴。随着病情的发展出现玻璃体混浊、眼底出血、视网膜脉络膜变性、视网膜脱离等，患者出现眼前黑花飞舞，视远不清或视力剧降等，则分别相似中医学"云雾移睛""视瞻昏渺""暴盲"的范畴。

【病因病机】多为先天禀赋不足，与生俱来；或心阳不足，脾胃失调，肝肾亏虚，肝血不足，目失所养，目中神光不能发越于远处所致。

【辨证论治】

1. 心阳不足证

临床表现：视近清晰，视远模糊；眼底呈高度近视改变；伴心烦、失眠、健忘、神倦乏力；舌淡，苔薄，脉弱。

治法：补心益气。

方药：定志丸（《医心方》）加减。远志 6g，石菖蒲 10g，党参 10g，茯苓 15g，白术 10g，黄精 15g，枸杞子 10g，菊花 10g，五味子 3g，柏子仁 5g。

加减：黄斑出血者，为血热，加女贞子、墨旱莲以凉血止血；小便频数或遗尿者，为肾气不固，

加金樱子、益智仁以温肾暖脾。

2. 脾虚气弱证

临床表现：视近清晰，视远模糊；眼底呈高度近视改变，视疲劳，喜垂闭视，食少纳呆，腹胀便溏；舌淡，苔薄，脉弱。

治法：益气健脾。

方药：四君子汤（《太平惠民和剂局方》）加减。党参 12g，白术 10g，茯苓 15g，甘草 5g，山药 15g，薏苡仁 10g，炒谷芽 10g，麦芽 10g。

加减：眼底黄白色物多者，为血瘀气滞，加赤芍、红花、山楂。

3. 肝肾亏虚证

临床表现：视远不清，眼底呈高度近视改变，全身症见头晕耳鸣，失眠多梦，腰膝酸软舌红，少苔，脉细。

治法：滋养肝肾。

方药：驻景丸（《银海精微》）加减。楮实子 10g，枸杞子 10g，五味子 3g，党参 10g，熟地黄 10g，肉苁蓉 10g，菟丝子 10g，丹参 12g，黄柏 10g，知母 10g。

加减：若气血不足，选加乳香、三七等以养血活血。

4.肝血不足证

临床表现：视远不清，眼干涩不适，或视物变形；眼底见黄斑萎缩或出血；面色无华；唇舌淡白，脉细无力。

治法：养肝明目。

方药：芍归补血汤（《审视瑶函》）加减。川芎10g，当归12g，白术10g，熟地黄10g，天冬10g，牛膝10g，白芍10g，枸杞子10g，菊花10g。

加减：若食欲缺乏，为脾虚不运，加山药、山楂、炒麦芽以健脾消食。

【物理疗法】耳针。

1.选穴　常选眼、目1、目2、肝、脾、心、肾或耳区探寻痛点，埋进耳针。

2.操作方法　王不留行籽或急性贴压耳穴治疗近视。耳穴：神门、肝、心、脚、肾、新眼点、目、目2。交替用，5～7d换药1次，4次为1个疗程。

【其他治疗】梅花针。

用梅花针叩打颈部及眼区（眼周围），于颈椎两侧各叩三行，于眼眶上下缘叩3～4圈，同时在睛明、攒竹、鱼腰、四白、太阳、风池等穴各叩几下。也可叩背部腧穴。

【食疗方】醒目汤。

组成：枸杞子20g，陈皮3g，桂圆肉10个，蜂蜜1匙（糖尿病者慎用）。

功效：补益肝肾明目。

适应证：近视之肝肾不足者。

方解：枸杞子益精明目，滋补肝肾；陈皮理气健脾，燥湿化痰；桂圆肉补益心脾，养血安神；蜂蜜补中，润燥。

制法：将枸杞子、陈皮放在纱布内扎好，然后与桂圆肉一起，放在锅内，加水适量，煮沸30min后，取桂圆肉及汤，并加蜂蜜。

用法：佐餐。

【经验方】王大虎应用滋阴补肾片治疗阴虚火旺型病理性近视黄斑出血早期。滋阴补肾片可以稳定阴虚火旺型黄斑出血患者的眼底情况，促进黄斑出血的吸收，提高视力，并可改善阴虚火旺症状。[王大虎，刘新泉，江丹，等，2015.滋阴补肾片治疗阴虚火旺型病理性近视黄斑出血早期的临床研究[J].中国中医眼科杂志，25（6）：412-415]

（谢　青　陈敏华　张有花）

第34章 视网膜与脉络膜脱离

第一节 原发性视网膜脱离

【病因及发病机制】原发性视网膜脱离是玻璃体变性与视网膜变性等因素综合作用的结果。视网膜变性表现格子样变性、蜗牛迹样变性、囊样变性及视网膜劈裂等，使变性区视网膜变薄。玻璃体变性表现为玻璃体液化、玻璃体后脱离等，在视网膜变性的基础上，眼球转动时带动玻璃体运动，玻璃体后脱离后向眼前部移动，以及在重力的作用下，易撕裂视网膜而形成视网膜裂孔，液化的玻璃体经视网膜裂孔进入神经上皮与色素上皮之间，导致视网膜脱离。玻璃体本身的收缩也能牵拉视网膜引起裂孔。

此外，近视眼患者尤其是高度近视者，发生原发性视网膜脱离的风险较高，可能的机制是近视眼眼轴前后径增长，视网膜受到前后方向的牵拉力，在视网膜薄弱处易形成变性区及裂孔。

白内障术后发生原发性视网膜脱离的风险较非手术眼增高，尤其是术中发生后囊膜破裂者，可能与白内障晶状体摘除术后玻璃体向前移动，活动度相对增加，对周边视网膜和基底部视网膜产生牵拉，在玻璃体与视网膜粘连较牢固的部位引起视网膜裂孔。

眼外伤的患者当外力作用于眼球时，受力瞬间引起眼球的变形，将视网膜撕裂，严重者可造成锯齿缘离断。开放性眼外伤中异物及锐器直接刺破视网膜，形成视网膜裂孔，也可造成视网膜脱离。

【临床表现】

（一）症状

1.视力下降 其程度因视网膜脱离的部位和范围而不同，视网膜脱离波及黄斑区时视力急剧下降，周边部脱离初期对中心视力无影响或是影响不大。

部分患者因视网膜脱离范围过大，覆盖黄斑区，而引起视力下降。

2.视物变形 发生后极部的视网膜脱离或周边视网膜脱离波及后极部时，尤其是黄斑区视网膜脱离的患者，可出现视物变形。

3.眼前黑影 是眼内玻璃体失去透明性而引起的一种现象。视网膜脱离发病初期，部分患者有眼前漂浮物或黑影飘动，当眼前黑影突然增多时，可能是视网膜裂孔形成时撕裂视网膜血管引起的出血，当出血进入玻璃体后形成玻璃体积血，表现为眼前黑影。

4.闪光感 是玻璃体牵拉视网膜引起的，是视网膜脱离的一个重要症状。玻璃体与视网膜紧密粘连，在眼球转动时，玻璃体牵拉刺激视网膜感受器而产生闪光感。如闪光感频繁且持续时间长，并固定于视野某一部位时，应高度警惕视网膜脱离的发生。闪光感也可出现在已有视网膜脱离的患者，是由于液化的玻璃体经裂孔进入神经上皮下，激惹感光细胞引起的。

5.视野改变 视网膜脱离时，可在视野范围内出现缺损，并随着视网膜脱离范围的扩大而逐渐增大。周边部视网膜脱离的患者，可发现病变对侧相应部分有阴影或视野缺损。在病变早期用小视标在弱光下检查，才能发现视野缺损。

6.色觉改变 视网膜脱离后，因视细胞营养供应障碍，视细胞受到损害，出现色觉改变，首先影响蓝色觉。正常眼的蓝色视野大于红色视野，在视网膜脱离眼，用白、蓝、红 3 种视标检查视野时，脱离相应区不仅有视野缺损，还能发现蓝色与红色视野交叉。

（二）体征

1. 眼前节改变　一般眼部无充血。

（1）虹膜睫状体炎：部分患者可出现房水闪辉和浮游细胞阳性，可能与视网膜裂孔引起的血 - 视网膜屏障功能损害有关。伴有脉络膜脱离的患者，可出现前房和瞳孔区纤维素样渗出。视网膜脱离时间较长的患者，可出现瞳孔后粘连。

（2）眼压改变：视网膜脱离范围不大时，眼压一般正常或略偏低。随着视网膜脱离范围的扩大，眼压降低。脱离范围超过一个象限者，眼压明显下降。如果眼压低于 5mmHg 甚至无法测量出时，则应考虑是否存在睫状体脉络膜脱离。视网膜脱离后眼压降低的具体机制仍不明确，可能与视网膜脱离后，房水由脉络膜上腔引流量增加有关；也可能是房水进入液化后的玻璃体，通过视网膜裂孔被脉络膜吸收。

（3）晶状体震颤：眼球运动时出现晶状体晃动，可伴有虹膜震颤和前房加深。多发生在视网膜脱离合并脉络膜脱离的患者，由于睫状体脉络膜脱离，晶状体悬韧带松弛，晶状体活动度增加。脉络膜脱离引起后房压力低于前房时，晶状体和虹膜后退，前房加深，虹膜失去晶状体的支撑而出现晶状体震颤。

2. 眼底表现　视网膜脱离眼底呈波浪状隆起。

（1）玻璃体改变：玻璃体液化及混浊明显，部分患者可见玻璃体完全后脱离的 Weiss 环。在伴有玻璃体积血的患者中，早期可见红色尘状或团块状混浊，随着病程延长，玻璃体积血被吸收后变成黄白色幕布状，位于玻璃体下方。

（2）视网膜裂孔：在原发性视网膜脱离的病例中，大多数患者眼底检查时可观察到视网膜裂孔。进行眼底检查时应尽量散大瞳孔，使用三面镜或双目检眼镜进行检查。裂孔可呈圆形、类圆形、马蹄形、鱼嘴状、条形、新月形，严重者可出现锯齿缘离断。视网膜裂孔数目及大小不尽相同，可出现在视网膜任何部位，以颞上方多见，其次是颞下方，裂孔在灰白色视网膜背景下呈红色或暗红色，既可在视网膜脱离范围，也可以远离视网膜脱离范围。后极部裂孔最常见于黄斑部。大的裂孔容易观察到，小的裂孔及靠近锯齿缘的裂孔不易被发现，必要时需行巩膜压迫寻找视网膜裂孔。

（3）视网膜脱离：脱离的视网膜呈灰白色不透明隆起，脱离范围较大时，可呈波浪状起伏，视网膜血管爬行于脱离的视网膜上。视网膜浅脱离或脱离范围较小时，不会随着眼球运动而漂浮，中度和高度脱离时会随着眼球运动漂浮。当玻璃体发生增殖牵拉时，将视网膜牵拉在一起形成固定褶皱，此时脱离的视网膜不会随着眼球转动而出现飘动。随之病变进一步发展为全视网膜脱离时，视网膜以视盘为顶点，向前呈漏斗状脱离。视网膜脱离时间长者，神经上皮因营养障碍变性而呈灰白色，神经上皮下积液因脉络膜的渗出反应、纤维蛋白增多而呈黏稠状，神经上皮后可见黄白色点状沉着物。

【辅助检查】

1. B 超检查　当视网膜脱离时，玻璃体暗区可见一弧形强回声光带与视盘或球壁回声相连，逐渐与球壁回声融合，回声光带与后壁回声间的暗区为视网膜下液；当视网膜全脱离时，呈漏斗形光带，周边达锯齿缘，向后与视神经管相连。

2. OCT 检查　OCT 可以观察到视网膜神经上皮全层隆起，呈波浪状改变，下方无反射信号。

3. 超广角眼底自发荧光检查　视网膜脱离区域表现为弱荧光，可能与视网膜水肿及视网膜下液遮挡相关，视网膜裂孔则表现为不同程度的强荧光。

【诊断要点】

1. 患者可有近视或高度近视病史，发病前出现眼内闪光感或眼前黑影，之后视力逐渐下降，视野检查存在视野缺损。

2. 眼底检查中发现视网膜裂孔，并引起视网膜脱离。

3. 屈光间质不清无法做眼底检查者，眼部 B 超检查提示视网膜脱离声像即可确诊。

【鉴别诊断】

1. 视网膜劈裂症（retinoschisis）　获得性视网膜劈裂症多见于老年患者，劈裂部位位于下方周边视网膜，呈半球状隆起，由囊样变性融合发展而成。内壁薄而透明，外壁缘附近可见色素沉着。如果内外壁均有破裂，则发生视网膜裂孔而致视网膜脱离。先天性视网膜劈裂症多发于学龄前儿童，有家族史，病变部位多位于颞下方，双眼对称，病变处视网膜血管常伴有白鞘。

2. 中心性浆液性脉络膜视网膜病变　有自限性，易反复发作，也可出现视网膜神经上皮脱离，但眼底检查时未发现视网膜裂孔。FFA可见炊烟状荧光渗漏。

3. 脉络膜脱离　患者一般有低眼压、葡萄膜炎等情况下涡静脉回流受阻，液体积聚于脉络膜上腔，发生脉络膜脱离。部分患者有外伤、内眼手术病史（如白内障术后、青光眼术后滤过过强、玻璃体视网膜手术史）。眼底检查可见半球形棕褐色隆起，表面光滑，眼底检查未发现视网膜裂孔。

4. 大泡性视网膜脱离　常在中心性浆液性脉络膜视网膜病变予以大剂量糖皮质激素后产生，发病时可见后极部视网膜有多个泡状隆起，视网膜下液随着体位改变移动，眼底检查无视网膜裂孔，FFA可见多个荧光渗漏点，激光光凝渗漏点后，脱离的视网膜可复位。

5. 葡萄膜渗漏　是一种特殊类型的继发性视网膜脱离，多由巩膜异常增厚、涡静脉受压、血液回流障碍所致。患者可有真性小眼球或高度近视病史，眼底检查可见视网膜脱离，无视网膜裂孔，伴有大量视网膜下液，一般位于下方，视网膜下液可随体位或头位改变而移动。

【治疗】原发性视网膜脱离以手术治疗为主。治疗原则是封闭视网膜裂孔及解除或缓解玻璃体对视网膜的牵拉。手术方法有巩膜外垫压术、巩膜环扎术、玻璃体切割术联合玻璃体腔内注入气体和液体。封闭视网膜裂孔的方法有采用激光光凝、电凝、裂孔相应位置巩膜外冷凝，产生的炎症反应使裂孔周围的视网膜神经上皮与色素上皮粘连而封闭裂孔。

巩膜外垫压术、巩膜环扎术均是巩膜扣带手术的一种，以缩小眼球内腔，减轻玻璃体对视网膜的牵拉，以达到视网膜复位的目的。巩膜外垫压术是在巩膜表面缝上加压的材料，适用于赤道部前后的马蹄形或圆形裂孔。巩膜环扎术中由环扎造成的视网膜嵴是永久的，适用于广泛的视网膜病变。

玻璃体切割术的适应证是复杂的视网膜脱离，不仅可以解除玻璃体对视网膜的牵拉，还可联合玻璃体腔内注入空气、惰性气体、硅油等，促进视网膜复位。

中西医结合

原发性视网膜脱离相似中医学"视衣脱离""暴盲"的范畴。手术是唯一有效的治疗手段，按手术前后辨证论治可分为以下三证。

【辨证论治】

1. 脾肾阳虚证

临床表现：患眼术前经B超、OCT、眼底照相确诊为视网膜脱离，围手术期。

治法：补益脾肾。

方药：视网膜脱离基本方（《中国中医眼科杂志》第2期）加减。党参、白术、茯苓、泽泻、枸杞子、生地黄、丹参各15g，车前子、薏苡仁、猪苓、木通各10g。

加减：机化膜较多者，加莪术、昆布、海藻。

2. 湿热蕴脾证

临床表现：患眼经视网膜脱离复位术后第1～15天。

治法：健脾利水，清热除湿。

方药：视网膜脱离基本方（《中国中医眼科杂志》第2期）加减。党参、白术、茯苓、泽泻、枸杞子、生地黄、丹参、黄精各15g，苍术、猪苓、狗脊、决明子、赤小豆、陈皮各10g。

加减：视网膜下积液较多者，加薏苡仁；兼见出血者，加墨旱莲、三七、夏枯草。

3. 肝肾阴虚证

临床表现：患眼经视网膜脱离复位术后中晚期（16d后）。

治法：补益肝肾。

方药：视网膜脱离基本方（《中国中医眼科杂志》第2期）加减。党参、白术、茯苓、泽泻、枸杞子、生地黄、丹参、怀山药、牡丹皮各15g，菊花、柴胡各10g，当归、菟丝子、赤小豆、五味子各15g。

加减：视网膜下积液较多者，加薏苡仁；机化膜较多者，加莪术、昆布、海藻。

第二节　牵拉性视网膜脱离

【病因及发病机制】

1.病因　是由多种原因共同作用引起的，最常见的是视网膜血管性疾病，如增生性糖尿病性视网膜病变、视网膜静脉周围炎、视网膜静脉阻塞等，其共同特点是在玻璃体内形成机化膜与视网膜紧密粘连，机化膜收缩，对视网膜产生牵拉，导致视网膜脱离。早产儿视网膜病变、前部PVR等引起的视网膜脱离，也属于牵拉性视网膜脱离。眼外伤，尤其是开放性眼外伤也可引起牵拉性视网膜脱离。

2.发病机制

（1）血-视网膜屏障功能破坏：是血管性、炎症性、肿瘤性、眼外伤和内眼手术发生牵拉性视网膜脱离的发病机制。血-视网膜屏障功能破坏的表现有血管阻塞、扩张和渗漏，大量血管内的成分进入到视网膜内、玻璃体腔和（或）神经上皮层下，触发了机体组织修复反应，有大量的细胞、炎症因子及生长因子参与到修复反应中，形成视网膜纤维增殖膜，最终纤维修复收缩，导致牵拉性视网膜脱离。

（2）玻璃体伤口嵌顿：开放性眼外伤、白内障手术、玻璃体手术均能使玻璃体嵌顿于伤口或手术切口的，在巩膜伤口修复的过程中，纤维组织通过嵌顿于巩膜伤口的玻璃体进入眼内，导致伤口附近的基底部玻璃体机化成白色纤维膜，紧密粘连在基底部和睫状体表面。纤维膜收缩会在玻璃体牢固粘连处，对基底部或周边部视网膜产生牵拉，导致牵拉性视网膜脱离。

（3）玻璃体异常增生或粘连：永存原始玻璃体增生症也称为持续性胎儿血管，是一种先天性眼部异常，临床上表现为白瞳症及晶状体后纤维血管膜增生等，在玻璃体基底部形成环形白色机化膜，一般中心部位较厚、较宽，到达晶状体后，位于眼球下半部，向两边逐步变薄变细，也可与后方机化玻璃体相连续，牵拉视网膜呈放射状隆起。玻璃体变性，使玻璃体与视网膜牢固粘连的部位产生牵拉，刺激视网膜内的胶质细胞移行到视网膜表面和玻璃体内，增生并收缩，导致牵拉性视网膜脱离。

【临床表现】

1.症状　玻璃体牵拉是一个缓慢的病变发展过程，且没有相关的急性玻璃体后脱离，所以患者一般无闪光感及眼前漂浮物。当病变波及黄斑区时，出现中心视力下降。

2.体征

（1）玻璃体改变：玻璃体可以是透明的，也可以呈雾状混浊、血性混浊，还可以是玻璃体浓缩改变，严重的玻璃体炎症或积血，眼底窥不进。玻璃体腔的机化膜呈白色，覆盖于视网膜表面，并与视网膜紧密粘连。

（2）视网膜脱离：牵拉性视网膜脱离的血管向牵拉方向移位，无活动性，无视网膜裂孔。视网膜脱离的形态不同，典型的是呈帐篷状脱离，向玻璃体腔牵拉的机化膜与帐篷的顶部粘连。视网膜脱离仅限于牵拉附近，一般不达锯齿缘。不典型的牵拉性视网膜脱离常见由周边部增生组织引起，表现为黄斑异位、条索状和放射状视网膜劈裂。长期的玻璃体牵拉，可在与视网膜牢固粘连处形成视网膜裂孔。

【辅助检查】

1.FFA检查　对牵拉性视网膜脱离的病因诊断有帮助，在屈光间质透明的情况下，可做FFA检查。

2.B型超声检查　对于屈光间质混浊的患者，B超检查有利于了解玻璃体混浊和增生、视网膜脱离及是否合并脉络膜脱离等情况。在B超声像图上，除了视网膜脱离光带，还可见膜状、带状、树枝状等形状各异等增生膜回声。糖尿病性视网膜病变Ⅵ期牵拉性视网膜脱离的形态为帐篷状，严重者呈全视网膜脱离。视网膜静脉周围炎所致的牵拉性视网膜脱离多发生在周边部至赤道部，视网膜脱离范围较局限。

3.OCT检查　OCT能显示黄斑区视网膜及脉络膜情况。视网膜表面可见增殖膜，视网膜在增殖膜牵引下神经上皮与色素上皮分离。

【诊断要点】　存在视网膜脱离，眼底检查无视网膜裂孔，视网膜前或周边有白色增殖膜及视网膜牢固粘连牵拉，B超检查可见视网膜脱离呈帐篷状改变，即可诊断为牵拉性视网膜脱离。玻璃体内先有白色增殖膜牵拉视网膜脱离，后形成视网膜裂孔，可诊断为牵拉原发性视网膜脱离。

【鉴别诊断】

1. PVR 视网膜脱离达锯齿缘，有星状或弥漫性视网膜前膜，将视网膜牵拉成多个放射状视网膜固定皱褶，仔细检查可见视网膜裂孔。牵拉性视网膜脱离多是局限性视网膜脱离，增生前膜与视网膜呈点状或条状粘连，多数视网膜脱离呈帐篷状，常伴有原发病表现，如玻璃体积血、视网膜出血等。

2. 外伤性 PVR 有眼外伤病史，玻璃体机化膜与穿通伤口粘连，牵拉附近的视网膜，可有视网膜裂孔或无视网膜裂孔。牵拉性视网膜无眼部外伤史，两者容易鉴别。

【治疗】

1. 药物治疗 主要治疗原发病。

2. 激光治疗 屈光间质透明和视网膜脱离没有波及黄斑区的患者，可通过激光光凝视网膜无灌注区和新生血管区，减轻增生组织的牵拉和预防视网膜脱离范围扩大。

3. 手术治疗 手术适应证：①有黄斑前膜；②视网膜脱离累及黄斑区；③伴有玻璃体积血或玻璃体混浊导致眼底窥不清；④牵拉原发性视网膜脱离。通过玻璃体手术，清除混浊或积血的玻璃体，剥除视网膜前膜，解除玻璃体增殖膜对视网膜的牵拉，复位视网膜。

中西医结合

牵拉性视网膜脱离相似中医学"视衣脱离""暴盲"的范畴。手术是唯一有效的治疗手段。

【辨证论治】

1. 脾肾阳虚证

临床表现：患眼术前经 B 超、OCT、眼底照相确诊为视网膜脱离，围手术期。

治法：补益脾肾。

方药：视网膜脱离基本方（《中国中医眼科杂志》第 2 期）加减。党参、白术、茯苓、泽泻、枸杞子、生地黄、丹参各 15g，车前子、薏苡仁、猪苓、木通各 10g。

加减：机化膜较多加莪术、昆布、海藻。

2. 湿热蕴脾证

临床表现：患眼经视网膜脱离复位术后 1～15d。

治法：健脾利水，清热除湿。

方药：视网膜脱离基本方（《中国中医眼科杂志》第 2 期）加减。党参、白术、茯苓、泽泻、枸杞子、生地黄、丹参、黄精各 15g，苍术、猪苓、狗脊、决明子、赤小豆、陈皮各 10g。

加减：视网膜下积液较多者，加薏苡仁；兼见出血者，加墨旱莲、三七、夏枯草；术后疼痛者，加藁本、白芷、延胡索等。

3. 肝肾阴虚证

临床表现：患眼经视网膜脱离复位术后中晚期（16d 后）。

治法：补益肝肾。

方药：视网膜脱离基本方（《中国中医眼科杂志》第 2 期）加减。党参、白术、茯苓、泽泻、枸杞子、生地黄、丹参、怀山药、牡丹皮各 15g，菊花、柴胡各 10g，当归、菟丝子、赤小豆、五味子各 15g。

加减：视网膜下积液较多者，加薏苡仁；兼见出血者，加墨旱莲、三七、夏枯草。

【食疗方】

1. 黄芪黑芝麻糊

组成：黑芝麻 60g，黄芪 20g，蜂蜜适量（糖尿病患者慎用）。

功效：补中益气，润肠通便，滋补肝肾。

适应证：玻璃体切割术后脾肾气虚。

方解：黄芪补中益气、明目活血；黑芝麻补肝肾、益精血、润肠燥；蜂蜜补中缓急、润肠通便。上述 3 种食材搭配在一起，具有补中益气、润肠通便的功效。

制法：将黑芝麻捣烂成粉末状，黄芪放入锅中，加适量水煎煮取汁，用黄芪汁冲黑芝麻粉，加入蜂蜜调匀成糊状即可。

用法：可作早餐。

2. 老母鸡粥

组成：母鸡肉 200g，粳米 50g，精盐适量。

功效：补气血，养五脏。

适应证：玻璃体切割术后身体虚弱。

方解：鸡肉温中益气、补虚填精，粳米补中益气、健脾和胃，上述 2 种食材搭配在一起，具有补气血、养五脏的功效。

制法：将母鸡肉，粳米放入锅内，用武火烧

沸煮成粥，加精盐即可。

用法：可作为早餐。

第三节　渗出性视网膜脱离

【病因及发病机制】 血 - 视网膜屏障功能异常是发生 ERD 的主要原因。包括视网膜血管内皮细胞组成的内屏障功能异常和 RPE 组成的外屏障功能异常，这两种屏障功能的任何一种发生异常均可以发生血管渗透性增加，超过正常的 RPE 泵的功能，液体聚集在视网膜下而发生 ERD。

1. *炎症性*　视网膜血管炎和葡萄膜炎均可释放大量炎症因子，导致视网膜血管内皮细胞和 RPE 功能异常，大量的渗出液进入视网膜下，形成不同程度的视网膜脱离，轻者仅黄斑区脱离，如视网膜血管炎和视神经视网膜炎等；重者视网膜高度隆起，如葡萄膜大脑炎和后巩膜炎。炎症病变常伴有玻璃体炎症细胞或玻璃体白色尘样混浊。视盘常有不同程度累及，表现为视盘充血和边界不清。

2. *血管性*　①高血压和糖尿病均可损伤视网膜血管内皮细胞，引起血管外渗增加。Coats 病是一种至今原因不明的毛细血管扩张和渗出疾病。②脉络膜小动脉循环障碍，导致 RPE 功能异常，大量脉络膜液体进入视网膜下腔，造成局限性视网膜脱离。③视网膜下新生血管生成，新生血管渗漏，导致后极部视网膜下液积聚，造成局限性视网膜脱离。

3. *肿瘤性*　如脉络膜黑色素瘤、脉络膜血管瘤和脉络膜转移性肿瘤等。因为肿物将视网膜向前推起而形成实体性视网膜脱离。并因局部组织反应，渗出液积聚在神经上皮下而形成 ERD。视网膜下液量较多时，常掩盖肿瘤的真实外观，对诊断造成困难。

4. *眼外伤及内眼手术*　穿通性眼外伤或内眼手术引起眼压急剧下降而导致脉络膜脱离时，可伴发 ERD。行视网膜脱离手术封闭裂孔时，冷冻过量也可造成渗出性视网膜脱离。广泛的视网膜激光光凝治疗，损伤 RPE，外屏障功能受损，脉络膜液体通过受损 RPE 进入视网膜下，引起视网膜下液体聚集，也可出现 ERD。

5. *先天性*　家族渗出性玻璃体视网膜病变，周边视网膜出现新生血管，少量渗漏呈黄白色渗出，大量渗出导致局部渗出性视网膜脱离。

【临床表现】

1. *症状*　常伴有原发病的症状，视力下降缓慢。累及黄斑区者，有视物变形、变色和眼前黑影。有玻璃体混浊者可有飞蚊症。

2. *体征*

（1）眼前段改变：大部分患者眼前段无异常，少数后巩膜炎、葡萄膜炎患者可见 KP、房水混浊、虹膜改变等。

（2）玻璃体改变：玻璃体可有液化和后脱离，但一般无明显增殖。

（3）渗出性视网膜脱离的特点：①视网膜呈半球形隆起，表面光滑无皱褶。病程长也很少发生视网膜表面皱褶。②视网膜下液呈游走性，受重力影响，直立时视网膜脱离位于下方，仰卧时视网膜脱离位于后极部。少量的视网膜下液无移动性，常位于原发病部位。

（4）视网膜下增殖：视网膜脱离时间较长者，可出现视网膜下增殖，形态无规律。颜色呈灰白色或淡黄色。

【辅助检查】

1. *体位试验*　在无明显视网膜增殖，眼底检查未发现视网膜裂孔的患者，应做体位试验，以区别是否是渗出性视网膜脱离。让患者仰卧 30min，在床边用间接检眼镜或直接检眼镜检查眼底，如果视网膜脱离变成围绕视盘，试验为阳性；如果原脱离位置变化不大，试验为阴性。大量视网膜下液的 ERD 常为阳性，TDR 常为阴性。

2. *眼底血管造影*　FFA 可观察视网膜血管的充盈及渗漏情况，而 ICGA 可见到脉络膜新生血管的高渗漏情况，在 ERD 诊断和鉴别诊断中具有重要作用。

3. *OCT*　可区别黄斑区隆起是神经上皮脱离还是色素上皮脱离，还可用于黄斑疾病的诊断和鉴别诊断。

4. *B 超检查*　对视网膜脱离患者进行 B 超检查时，直立位时视网膜下液位于下方，仰卧位时位于后极部是 ERD 的特征。眼内肿瘤引起的渗出性视网膜脱离，在视网膜脱离光带和后壁回声可见实体反射的肿块回声。葡萄膜炎引起的 ERD 多呈半球形隆起，视网膜脱离光带向玻璃体腔内凸起，表面光滑，无皱褶。

5. 其他影像学检查　CT 和 MRI 可用于肿瘤引起的 ERD 的鉴别诊断提供依据。

【诊断要点】临床上，眼底检查可见位于下方的光滑形状视网膜脱离，随着体位改变，视网膜下液呈游走性，则可确诊为 ERD。ERD 是多种疾病的表现，应通过辅助检查明确 ERD 的原发病。

【鉴别诊断】

1. 原发性视网膜脱离　眼底检查发现视网膜裂孔和视网膜表面皱褶，即可诊断为原发性视网膜脱离。然而，在一些不典型的小裂孔和裂孔隐藏在不易发现的部位时，长期的视网膜脱离也位于下方，而视网膜脱离也表现为光滑无玻璃体增生，呈疱状隆起。在以上情况下，应在散瞳后用三面镜检查眼底，若没有发现裂孔，应用压线单面镜检查锯齿缘和睫状体平坦部；若还没发现视网膜裂孔，应做体位试验，体位试验阳性者，可诊断为 ERD。

2. 牵拉性视网膜脱离　TDR 临床可见视网膜脱离呈帐篷状，易与 ERD 相鉴别。牵拉的部位是帐篷顶，其他部位呈弧形向眼球壁凹陷。B 超检查图像可区别。

【治疗】主要针对原发病病因进行治疗，部分 ERD 患者在原发病病因解除后，视网膜可自行复位。

中西医结合

渗出性视网膜脱离相似中医学"暴盲"或"视衣脱离"的范畴。

【病因病机】①因禀赋不足或劳瞻竭视，精血暗耗，肝肾两虚，神膏变性，目失所养；②脾胃气虚，运化失司，固摄无权，水湿停滞，上泛目窍；③头眼部外伤导致视衣受损。

【辨证论治】

1. 脾虚湿泛证

临床表现：视物昏矇，玻璃体混浊，视网膜脱离；或术后视网膜下仍有积液者，伴倦怠乏力，面色少华，或有食少便溏；舌淡胖有齿痕，苔白滑，脉细或濡。

治法：健脾益气，利水化浊。

方药：补中益气汤（《内外伤辨惑论》）合四苓散（《丹溪心法》）加减。黄芪、猪苓各 15g，甘草、升麻各 6g，人参、当归、陈皮、柴胡、白术、茯苓、泽泻各 10g。

加减：积液多者，加苍术、薏苡仁、车前子；增殖严重者，加生龙牡、浙贝母、昆布。

2. 脉络瘀滞证

临床表现：头眼部外伤后视网膜脱离，或视网膜脱离术后视网膜下残留积液；伴视物模糊，眼痛，头痛；舌质暗红或有瘀斑，脉弦涩。

治法：养血活血，祛风止痛。

方药：除风益损汤（《原机启微》）加减。生地黄、白芍、当归、藁本、前胡、防风各 10g，川芎 6g。

加减：水肿明显者，加车前子、茯苓、泽泻；出血多者，加墨旱莲、荆芥炭、白茅根、侧柏叶；增殖严重者，加生龙牡、浙贝母、昆布。

3. 肝肾阴虚证

临床表现：久病眼见黑花、闪光，或手术后视力不升；伴头晕耳鸣，失眠健忘，腰膝酸软；舌红少苔，脉细。

治法：滋补肝肾。

方药：驻景丸（《银海精微》）加减。菟丝子 12g，楮实子、茺蔚子、枸杞子、木瓜、寒水石、河车粉各 10g，车前子 15g，三七粉 3g，五味子 6g。

加减：视网膜下积液较多者，加茯苓、泽泻、薏苡仁；增殖严重者，加夏枯草、浙贝母、昆布。

【食疗方】术后可食用以下食疗方。

1. 明目墨鱼

组成：墨鱼肉 150g，黄芪 15g，当归 10g，青葙子 10g，精盐、葱、姜等作料适量。

功效：补脾利水，清肝明目。

适应证：视网膜复位术后伤口未修复者。

方解：墨鱼肉补脾利湿，去瘀生新；黄芪益气补虚；当归补血行血；青葙子清肝明目。上述 4 种食材搭配在一起，具有补脾利水、清肝明目、促进伤口愈合的功效。

制法：将鱼和葱、姜一同倒入锅内煎炸 1min，慢慢翻动鱼块，适当多煎一会儿，然后加入用纱布包好的黄芪、当归、青葙子，煎 1h 后取汁煎鱼，再加入适量黄芪水，改中火炖 30min，然后放入适量精盐等作料即可。

用法：可作早、晚餐菜肴，每日 1 次。

2. 枸杞桑椹粥

组成：枸杞子 10g，桑椹 20g，粳米 200g。

功效：滋补肝肾，滋阴明目。

适应证：视网膜脱离术后肝肾阴虚证。

方解：枸杞子滋肝补肾；桑椹滋阴补血；粳米补中益气。上述 3 种食材搭配在一起，具有滋补肝肾、滋阴补血的功效。

制法：将上述 3 种食材放入砂锅内，用文火煮粥。

用法：可作早餐。

3. 茯苓薏仁粥

组成：薏苡仁 60g，茯苓 20g，党参 10g，粳米 200g。

功效：健脾益气，利水渗湿。

适应证：视网膜脱离术后脾虚湿泛证。

方解：薏苡仁利水明目；茯苓健脾利湿；党参温中补气；粳米补中益气。上述 4 种食材搭配在一起，具有健脾益气、利水渗湿的功效。

制法：将薏苡仁、茯苓、党参、陈皮一同入砂锅内，用文火熬粥。

用法：可作早餐。

4. 桂圆党参粥

组成：桂圆 20g，党参 20g，粳米 200g。

功效：益气养血，宁心安神。

适应证：视网膜脱离术后气血两虚。

方解：桂圆滋阴益血；养心安神，党参、粳米补中益气，上述 3 种食材搭配在一起，具有益气养血、宁心安神的功效。

治法：将桂圆、党参、粳米一同入砂锅内，用文火熬粥。

用法：可作早餐。

第四节　复杂性视网膜脱离

一、外伤性视网膜脱离

外伤性视网膜脱离（traumatic retinal detachment），多见于钝器伤及锐器伤。钝器伤所致的视网膜脱离多发生在受力部位，眼底检查时通常可见视网膜裂孔。患者多诉视力下降及眼前黑影遮挡感，应将瞳孔充分散大，使用三面镜进行眼底检查。锐器伤引起的视网膜脱离多为视网膜直接刺伤或牵拉所致。

在闭合性眼外伤导致视网膜脱离的患者中，可伴有眼部挫伤的表现，如角膜挫伤、虹膜根部离断、房角劈裂、前房积血、晶状体脱位、玻璃体积血等，因屈光间质不清无法进行眼底检查，待屈光间质清晰后，应及时完善眼底检查。开放性眼外伤引起的视网膜脱离可以是急性或慢性过程，急性过程是指眼球穿通伤或破裂伤时，玻璃体经破裂口大量脱出，对视网膜产生牵拉形成视网膜脱离，尤其是伴有眼内异物者，异物可直接刺破视网膜造成视网膜脱离。慢性过程是指眼外伤后，部分玻璃体嵌顿于伤口，玻璃体内纤维增殖对视网膜牵拉，导致视网膜裂孔及视网膜脱离。

二、脉络膜脱离型视网膜脱离

脉络膜脱离型视网膜脱离是一种特殊类型的视网膜脱离，一般预后较差。脉络膜脱离常发生在视网膜脱离后，可伴有葡萄膜炎、眼压降低等表现，且有较高的复发率。其发生机制可能是视网膜裂孔发生后视网膜脱离，液化的玻璃体进入视网膜，激惹脉络膜血管，使脉络膜血管通透性发生改变，进入视网膜下的玻璃体被色素上皮吸收，眼压降低，脉络膜水肿，脉络膜淤血，富含蛋白的液体渗漏至脉络膜及睫状体上腔引起睫状体脉络膜脱离，睫状体脱离后房水生成减少，使眼压进一步降低。低眼压环境下，脉络膜血管扩张，液体渗漏加重，脉络膜脱离范围进一步扩大。脉络膜型视网膜脱离发生后，PVR 迅速发展，术后还可复发玻璃体增殖牵拉视网膜，引起复发性视网膜脱离。

中西医结合

外伤性视网膜脱离相似中医学"视衣脱落""暴盲"的范畴。手术治疗是唯一有效的治疗手段。

【病因病机】 ①禀赋不足或劳瞻竭视，精血暗耗，肝肾两虚，神膏变性，目失所养。②脾胃气虚，运化失司，固摄无权，水湿停滞，上泛目窍。③头眼部外伤导致视衣受损。

【辨证论治】

1. 脾虚湿泛证

临床表现：视物昏朦，玻璃体混浊，视网膜脱离，或为术后视网膜下仍有积液者；伴倦怠乏力，面色少华，或有食少便溏；舌淡胖有齿痕，苔白滑，脉细或濡。

治法：健脾益气，利水化浊。

方药：补中益气汤（《内外伤辨惑论》）合四苓散（《丹溪心法》）加减。黄芪、猪苓各15g，甘草、升麻各6g，人参、当归、陈皮、柴胡、白术、茯苓、泽泻各10g。

加减：积液多者，加苍术、薏苡仁、车前子；增殖严重者，加夏枯草、浙贝母、昆布。

2. 脉络瘀滞证

临床表现：头眼部外伤，或术后视网膜水肿或残留视网膜下积液，结膜充血、肿胀；伴眼痛头痛；舌质暗红或有瘀斑，脉弦涩。

治法：养血活血，祛风止痛。

方药：桃红四物汤（《医宗金鉴》）加减。当归15g，白芍15g，川芎12g，熟地黄15g，桃仁12g，红花9g。

加减：术后视网膜下积液者，加茯苓、泽泻、薏苡仁以祛湿利水；头目胀痛甚者，加蔓荆子、菊花、延胡索以祛风镇痛；术后表现为气虚血瘀水停者，可用补阳还五汤加益母草、泽兰以等益气养阴、活血利水。

3. 肝肾阴虚证

临床表现：久病失养或手术后视力不升，眼见黑花、闪光；伴头晕耳鸣，失眠健忘，腰膝酸软；舌红少苔，脉细。

治法：滋补肝肾。

方药：驻景丸（《中医眼科六经法要》）加减。菟丝子15g，楮实子15g，茺蔚子15g，枸杞子15g，车前子30g，木瓜6g，寒水石12g，紫河车粉6g，五味子9g。

加减：眼前黑花及闪光者，加麦冬、太子参、当归、川芎、赤芍；术后视网膜下积液者，加茯苓、泽泻、薏苡仁以祛湿利水。

【名医经验】 陆绵绵教授按照中医辨证论治原则，采用利水消肿、止血化瘀、补益肝肾3法，组方用药，给予玻璃体视网膜患者术后常规使用。

1. 利水消肿法 用于视网膜手术后裂孔封闭，但仍有部分积液留滞于视网膜组织的神经上皮与色素上皮之间，吸收不良者。辨证为浊气上犯，水湿潴留，清窍闭塞。症见手术后裂孔封闭，但视网膜下积液多，视网膜水肿，可兼有头重胸闷，食少体倦，泛恶，苔白滑。方选利水消肿方。组成：桂枝3g，白术12g，泽泻15g，猪苓10g，茯苓10g，车前子（包）30g，茺蔚子15g，葶苈子10g，丹参15g，枸杞子10g。水煎服，每日1剂。

2. 止血化瘀法 玻璃体视网膜手术术后脉络膜、视网膜下出血和（或）玻璃体积血明显者，多为术中放液，脉络膜损伤，瘀血阻滞；或牵引性视网膜脱离术中及术后新生血管的出血；亦可是视网膜血管损伤，血溢络外，滞于神膏。辨证为气滞血瘀，血溢络外。症见术后脉络膜、视网膜和（或）玻璃体积血，或玻璃体混浊，眼前黑花，呈絮状、块状红色混浊，或兼头痛眼痛，胸胁胀痛，舌质暗红或有瘀斑。方选止血化瘀方。组成：墨旱莲10g，熟蒲黄10g，仙鹤草10g，牡丹皮10g，茜草10g，三七2g，生地黄10g，炙黄芪15g，丹参15g，赤芍10g。水煎服，每日1剂。

3. 补益肝肾法 经玻璃体视网膜手术治疗后，虽然视网膜脱离从解剖上复位，裂孔封闭，手术成功，但术后视网膜功能不足。辨证为肝肾不足，目失濡养。症见术后视网膜虽然复位，但视力不提高，视网膜色泽差，眼见黑花、闪光，兼见头晕目眩，耳鸣，失眠健忘，腰酸腿软，舌红少苔。方选补益肝肾方。组成：枸杞子15g，菟丝子10g，楮实子10g，山茱萸15g，茺蔚子10g，五味子5g，丹参15g，当归10g，黄芪15g。水煎服，每日1剂。[高卫萍，孙化萍，2006.陆绵绵教授辨治视网膜脱离术后二法[J].江苏中医药，27（6）：45-46]

第五节　脉络膜脱离

【病因及发病机制】导致脉络膜脱离的机制可能是有低眼压、葡萄膜炎等情况,涡静脉回流受阻,液体积聚于脉络膜上腔,导致脉络膜脱离。导致脉络膜脱离的原因主要有炎症性、外伤性、血管性等疾病及眼部手术后睫状体脉络膜脱离。手术后睫状体脉络膜脱离多发生在白内障、青光眼、玻璃体视网膜手术及角膜移植术中及术后,术前高眼压状态或术中眼压突然降低,或患者有屏气、剧烈咳嗽等,腹压增加,增加了脉络膜上腔出血致脉络膜脱离的风险。近年来,也有视网膜激光光凝后出现脉络膜脱离的报道,可能的机制是视网膜激光能量被视网膜色素上皮和脉络膜吸收,转化为热能,热量在视网膜各层扩散,产生炎症反应,使视网膜各层之间发生凝固,视网膜组织变薄,氧气从脉络膜向视网膜弥散增加,改善视网膜供氧,减轻组织缺氧,随着激光斑数量增加和能量升高,组织损害范围扩大,如引起脉络膜炎症反应,则脉络膜毛细血管通透性增加,血 - 视网膜屏障功能损害,脉络膜血管内液渗漏,并在脉络膜上腔蓄积,引起脉络膜脱离。继发于炎症的脉络膜脱离多见于后巩膜炎及葡萄膜炎。血管性疾病如高血压、肾炎等也可引起脉络膜脱离。高血压的病理基础是动脉硬化,动脉阻力增加,脉络膜毛细血管无灌注,视网膜色素上皮可发生缺血性坏死,血 - 视网膜屏障功能被破坏,脉络膜血管内液渗漏而出现脉络膜脱离。根据原发病因的不同,在脉络膜上腔内的液体成分也不同,可分为浆液性和出血性。

【临床表现】

1. *病史*　应详细问患者病史,如有视网膜脱离、青光眼滤过性手术后、眼外伤、玻璃体视网膜手术等病史,对诊断脉络膜脱离有提示作用。

2. *症状*　患者有视力下降、视物变形等不适,然而这些症状没有特异性,又存在原发病对视力的影响。

3. *体征*

(1) 眼球变小:低眼压和眼球张力降低,出现眼球萎缩,导致睑裂变小,眼球变软,患侧眼球较健侧缩小。

(2) 角膜或巩膜伤口渗漏:眼外伤后伤口未缝合或缝合后闭合不紧密而出现渗漏。白内障术后伤口渗漏、青光眼滤过性术后滤过过强、玻璃体手术巩膜穿刺口闭合不良等,在荧光素钠染色下可观察到溪流现象。伤口渗漏导致低眼压,可引起脉络膜脱离。

(3) 前房改变:由于睫状体脱离,悬韧带松弛,晶状体向前移位,引起前房变浅,严重的脉络膜脱离前房可消失。睫状体分离引起的,在分离侧前房加深,瞳孔向分离侧移位。

(4) 房水改变:脉络膜脱离常伴有屏障功能异常,可出现房水闪辉和浮游细胞,严重者可出现前房纤维素样渗出,应及时散瞳,否则容易出现瞳孔后粘连。眼外伤及出血性脉络膜脱离的患者,可引起前房积血。

(5) 眼压改变:多数浆液性脉络膜脱离的患者因伴有睫状体脱离,出现低眼压情况,严重者眼压低于 5mmHg,甚至无法测量。玻璃体视网膜手术中,可因灌注不良,导致术中眼压过低,发生脉络膜脱离。但个别患者因睫状体脱离导致睫状突前旋,虹膜根部堵塞房角,出现眼压升高和继发性青光眼。

(6) 脉络膜隆起:轻度的脉络膜脱离患者,不容易发现。中度和重度脉络膜脱离,眼底检查时可见半球形棕褐色隆起,表面光滑。

(7) 视网膜脱离:脉络膜脱离后眼压降低,可引起渗出性视网膜脱离。脱离的视网膜下常有大量视网膜下液,可随着体位或头位改变而移动,视网膜表面光滑,一般与玻璃体无牵拉。

【辅助检查】

1. B超检查　脉络膜脱离时,B超检查是最直接的检查方法,能提示脉络膜脱离及其性质。脉络膜脱离时,玻璃体暗区内可出现单个或多个圆顶形强回声,光带厚且光滑,前端可超过锯齿缘,后段多止于赤道前,在脉络膜上腔出现无回声暗区者为渗出性脉络膜脱离。出血性脉络膜脱离则见脉络膜上腔内疏密不等的回声光点或回声光斑,当大量脉络膜上腔出血时,可见"脉络膜对吻"状,是出血使两侧脉络膜表面的视网膜相互接触。

2. 眼底血管造影检查　在原因不明的脉络膜脱离病例中,FFA和吲哚菁绿脉络膜血管造影有助于鉴别诊断。

3. OCT检查　在屈光间质透明的病例中,可用OCT深层增强成像技术观察脉络膜水肿和增厚的情况,有利于随诊及观察病情转归。

4. CT检查　眼外伤导致的脉络膜脱离,行CT检查时无须接触患者眼睑及眼球。局限性脉络膜脱离在横轴位CT图像上表现为基底位于眼球壁、凸向玻璃体腔内的梭形、半球形的高密度影。冠状位CT图像表现为眼环内幕状、花瓣样或半环状高密度影,可同时或分别位于眼球壁的鼻侧、颞侧、上方或下方,边界较清楚。

【诊断要点】脉络膜脱离的患者一般有低眼压、前房变浅,眼底检查见脉络膜呈半球形棕褐色隆起。浆液性脉络膜脱离可见脉络膜上腔无回声暗区,出血性脉络膜脱离可见脉络膜上腔致密高回声,严重者两侧脉络膜表面视网膜相接触呈"对吻"状。

【鉴别诊断】恶性黑色素瘤:前房深度正常,眼压无降低,眼底检查见孤立的棕黑色隆起,可有渗出性视网膜脱离。FFA可见双循环征象,即在视网膜动脉期出现独立于视网膜血管大量瘤体内血管网,呈强荧光,恶性黑色素瘤还可出现斑驳状强荧光。恶性黑色素瘤巩膜透照法可见不透光,浆液性脉络膜脱离者透光。眼部B超检查发现肿瘤为实质性占位性病变,而浆液性脉络膜脱离无实质瘤体,脉络膜上腔呈无回声暗区。CT检查可帮助两者进行鉴别诊断。

【治疗】

1. 药物治疗

(1) 病因治疗:应积极寻找原发病因,针对原发病进行治疗。

(2) 糖皮质激素治疗:对于内眼手术及角膜移植术后脉络膜脱离的病例,一般有眼内炎症反应,使用糖皮质激素类药物可有效减轻炎症反应。可使用地塞米松5～10mg/d,静脉滴注。

(3) 止血及活血化瘀治疗:对眼外伤及手术引起的脉络膜上腔出血,早期应使用止血药物,出血停止后,可使用活血化瘀治疗,促进血凝块的液化和吸收。

(4) 降眼压治疗:部分患者因睫状体前旋堵塞房角引起眼压升高及继发性青光眼,可全身及局部给予降眼压药物治疗。

2. 手术治疗

(1) 关闭渗漏伤口:眼外伤未缝合关闭伤口或术后伤口未紧密闭合,伤口渗漏引起眼压降低,脉络膜脱离,此时应关闭伤口,升高眼压,多数患者在眼压升高后,脱离的脉络膜可自行复位。

(2) 脉络膜上腔排液或排血:糖皮质激素治疗无效的患者需行手术治疗排出脉络膜上腔的积液或积血。适用于浆液性脉络膜脱离或出血性脉络膜脱离10～14d后血凝块已液化者。

(3) 睫状体分离缝合术:可达到治疗的目的。

(4) 脉络膜上腔减压术:是通过在巩膜面切除一块全层巩膜来达到排除脉络膜上腔液体的目的。

(5) 前房成形术:严重的脉络膜脱离者前房可消失,导致角膜水肿、虹膜前粘连,时间长者易形成房角粘连和继发性青光眼,治疗7～10d后前房仍无法形成或角膜持续水肿,需行手术治疗,形成前房。

眼部手术,尤其是内眼手术时发生脉络膜上腔出血,压力作用可将眼内组织经切口推出眼外,应立即关闭切口,停止手术,关闭切口后眼压升高,一定程度上能防止继续出血。在出血约2周后,血凝块逐渐液化,此时可行手术治疗排出脉络膜上腔积血,或进行玻璃体切割术等手术。

中西医结合

脉络膜脱离相似中医学"视定若动"(《目经大成》)、"视瞻昏渺"的范畴。

【病因病机】本病多因嗜食肥甘厚味,痰湿内蕴,复感风邪,风痰相搏,上扰目窍;或阴虚火旺,水不制火,虚火上炎,神光不定;或素体气血亏虚,调节不利。

【辨证论治】

1. 风痰上扰证

临床表现：眼底可见半球形棕色光滑隆起，可有神水混浊，兼见头部胀痛，或阵发剧痛，头晕目眩，面赤口苦，舌红苔黄腻，脉弦滑。

治法：祛风通络，豁痰开窍。

方药：钩藤散（《普济本事方》）加减。钩藤、陈皮、半夏、麦冬、茯苓、茯神、菊花、防风各15g，炙甘草6g，生石膏30g。

加减：肝火旺盛者，酌加夏枯草、栀子、龙胆草、黄芩；肝风内生者，酌加羚羊角（代）、桑叶、天麻、石决明等。

2. 阴虚火旺证

临床表现：眼底可见半球形棕色光滑隆起，兼见五心烦热，骨蒸潮热，少寐多梦，口干咽燥，舌红少苔，脉细数。

治法：滋阴降火。

方药：知柏地黄汤（《医宗金鉴》）加减。知母、黄柏、山茱萸、牡丹皮、山药、泽泻、茯苓、木贼、蝉蜕各10g，熟地黄12g。

加减：耳鸣、口干、便秘者，加石决明、天麻、玄参、蜂蜜。

3. 心脾两虚证

临床表现：眼底可见半球形棕色光滑隆起，眼压低，兼见食少纳呆，懒言气短，面色无华，心悸怔忡，失眠多梦，健忘，神疲乏力，皮下紫斑，舌质淡嫩，脉细弱。

治法：补气健脾，养心安神。

方药：归脾汤（《济生方》）加减。白术9g，茯苓9g，黄芪12g，酸枣仁12g，人参6g，龙眼肉12g，当归6g，远志9g，桂枝6g，川芎6g，炒地龙6g。

加减：心气亏虚者，加太子参；湿邪困脾者，加厚朴、陈皮、半夏。

【食疗方】枸杞冬瓜汤。

组成：冬瓜150g，枸杞子80g，水淀粉、味精、葱姜油、素汤、盐适量。

功效：利水消肿。

适应证：脾虚水停。

方解：冬瓜利水消痰；枸杞子补肾益精、养肝明目。

制法：冬瓜削皮、去籽，洗净后切成长方块，然后放入沸水中焯一下，捞出冲凉备用；素汤、枸杞子倒入锅中，煮沸，放入味精、盐、冬瓜，入味后用水淀粉勾芡，然后淋上葱姜油即可食用。

用法：可作中、晚餐菜肴。

第六节　葡萄膜渗漏

【病因及发病机制】病因尚不明确。目前对于病因有两种假设，一种认为巩膜异常增厚导致巩膜涡静脉受压，血液回流障碍引起脉络膜充血；另一种认为巩膜通透性改变，脉络膜上腔内含有富有蛋白的液体，不能顺利地经巩膜向球外流出，积聚于脉络膜上腔。由于脉络膜毛细血管的特殊性，血液内的液体不易漏出，蓄积于脉络膜上腔及视网膜神经上皮下，进而发生睫状体脉络膜及视网膜脱离。Aaberg行动物实验发现在赤道部行巩膜环扎，可影响涡静脉回流，大部分会发生浆液性脉络膜水肿脱离，因此他认为涡静脉回流受阻是本病发生的主要原因。临床发现葡萄膜渗漏的患者巩膜较正常人厚，会影响涡静脉回流，脉络膜毛细血管通透性改变，液体通过色素上皮渗漏积聚于视网膜下，从而发生视网膜脱离。

【临床表现】

1. 症状

部分患者有高度近视或真性小眼球，双眼同时或先后发病，多呈复发—迁延病程。患者中心视力下降缓慢，坐位较卧位视力好，严重者视力永久性丧失。

2. 体征

（1）眼前的改变：通常可无明显改变。部分患者有轻度前葡萄膜时，可见房水闪辉，角膜后少量灰色或棕色KP，房角一般开放。若脉络膜脱离严重累及睫状体，可引起房角变窄甚至关闭，发生继发性青光眼。

（2）眼底改变：脉络膜脱离呈环形或球形。脉络膜长期脱离，可导致色素上皮功能受损，通透性增加，液体渗漏到视网膜下引起视网膜脱离。视网膜脱离呈球形隆起，无视网膜裂孔，严重者脱离的视网膜可达晶状体后囊膜，或全视网膜脱离并遮盖视盘。视网膜下液因体位或头位而改变。脱离的视网膜表面光滑，一般无固定皱褶，与玻璃体无明显牵拉，眼球转动时有波动感。脉络膜上腔积液及视网膜下液数月甚至数年后可吸收，视网膜脱离可自行复位，视网膜复位后因色素紊乱而呈椒盐状改变。易反复发生，最终视网膜变性，血管变细，脉络膜萎缩，视力永久性丧失。

【辅助检查】

1. B超检查　球壁下方可见渗出性视网膜脱离，脱离的视网膜表面光滑，与玻璃体无牵拉，周边部可见扁平的脉络膜脱离与脱离的视网膜相连。

2. UBM检查　前房深度正常或稍浅，前房内无异常回声，房角正常或稍窄，睫状体脱离。

3. 病理检查　部分患者病理检查提示巩膜厚度增加，巩膜纤维排列紊乱，纤维组织肿胀变性，结构不清。

4. A超检查　能测量眼球前后径，明确有无眼轴短的真性小眼球。

【诊断要点】本病患者多为男性，眼底检查可见下方周边部视网膜球形视网膜隆起脱离，伴有环形周边扁平或球形睫状体脉络膜脱离，未见视网膜裂孔，视网膜下液随着体位或头位改变而移动，无须压迫巩膜即可见到锯齿缘，FFA显示脉络膜向视网膜下腔无渗漏，同时排除其他原因引起的睫状体脉络膜脱离。

【鉴别诊断】

1. 大泡状视网膜脱离　为多发性后极部浆液性视网膜色素上皮脱离，伴无孔性视网膜脱离。前驱期常有反复中心性浆液性视网膜脉络膜病变，发病急骤，后极部见圆形黄白色色素上皮脱离，后发生无孔性视网膜脱离。葡萄膜渗漏无渗出斑，并常伴有周边部脉络膜脱离，患者一般无中心性浆液性视网膜脉络膜病史。

2. 后巩膜炎　可发生环状睫状体脉络膜脱离及视网膜脱离，视网膜下液也随体位改变而改变，但患者有眼痛，眼球转动痛，眼红，严重者可出现复视，眼球运动障碍，眼球突出。

【治疗】本病对糖皮质激素、激光治疗、一般视网膜脱离复位手术治疗多无效，少数患者病情缓解，但易复发。巩膜切除及巩膜切开手术可使脱离的视网膜复位，取得较好的疗效。

中西医结合

葡萄膜渗漏相似中医学"视瞻昏渺"（《证治准绳》）、"视直如曲"及"视瞻有色"的范畴。

【病因病机】本病多因饮食不节，脾失健运，不能运化水湿，浊气上泛于目；或情志内伤，肝失疏泄，肝气犯脾，脾失健运，气机阻滞，血行不畅为瘀，津液凝聚成痰，痰瘀互结，遮蔽神光则视物不清；或年老体弱，肝肾两虚，精血不足，目失濡养，以致神光暗淡。

【辨证论治】

1. 脾虚气弱证

临床表现：典型眼部症状，伴体倦乏力，食少便溏，舌淡脉细。

治法：健脾渗湿，补气固脱。

方药：补中益气汤（《内外伤辨惑论》）合四苓散（《丹溪心法》）加减。黄芪、猪苓各15g，甘草、升麻各6g，人参、当归、陈皮、柴胡、白术、茯苓、泽泻各10g。

加减：积液多者，加苍术、薏苡仁、车前子。

2. 肝肾阴虚证

临床表现：典型眼部症状，兼腰膝酸软，头晕目眩，舌红苔薄白，脉细。

治法：滋补肝肾。

方药：明目地黄汤（《伤科补要》）加减。生地黄15g，泽泻10g，茯苓10g，山药10g，吴茱萸肉10g，枸杞子15g，当归10g，石决明10g，白蒺藜10g，牡丹皮10g。

加减：头晕目眩者，加石决明、钩藤；纳少腹胀者，加砂仁、鸡内金、陈皮；情志不舒者，加香附、白芍。

3. 肝气郁结证

临床表现：典型眼部表现，兼胸胁胀痛，胸闷不舒，心烦易怒，舌苔黄或白脉弦。

治法：疏肝解郁，健脾渗湿。

方法：加味逍遥散（《证治准绳》）加减。当归、白芍、葛根各6g，生地黄、川芎、黄芩各4.5g，人参2.7g，麦冬2.7g，柴胡3g，乌梅2个，甘草1.8g。

加减：气虚乏力者，加炙黄芪、党参；积液多者，加苍术、薏苡仁、车前子。

【食疗方】赤小豆薏米粥。

组成：薏苡仁 30g，赤小豆 30g，山楂 10g，红糖、粳米适量。

功效：利水渗湿，化浊明目。

适应证：水湿上泛型葡萄膜渗漏综合征。

方解：薏苡仁养肾气，补脾，除湿；赤小豆利水渗湿；山楂健脾消食；红糖：益气补血，健脾暖胃；粳米补中益气，健脾益胃。上述 5 种食材搭配在一起，具有利水渗湿、化浊明目的功效。

制法：将薏苡仁、赤小豆、山楂、粳米洗净放入砂锅内，加适量水煮烂，食前加入红糖即可。

用法：可作早餐。

（张　婷　黄雄高　张仁俊

王兴荣　张有花　陈　执）

第35章 眼底变性疾病

第一节 视网膜劈裂症

视网膜劈裂症是指视网膜神经上皮的层间裂开，最常发生在内核层、外丛状层和外核层。视网膜劈裂可分为先天性、后天性和继发性3类，这3类视网膜劈裂在发病机制和临床特点上各不相同。

一、先天性视网膜劈裂症

先天性视网膜劈裂症（congenital retinoschisis，CRS）又称 X- 连锁青少年性视网膜劈裂症（X-linked juvenile retinoschisis，XLRS），主要表现为视网膜神经纤维层裂开，是引起男性青少年黄斑变性的最主要原因，在全球范围内的患病率为 1 ∶（5000 ～ 20 000）。

【病因及发病机制】目前 XLRS 被认为是由于视网膜劈裂蛋白 1（RS1）基因突变而导致的性连锁隐性遗传性眼底疾病，其劈裂发生在视网膜神经纤维层（RNFL）。本病有家族遗传性，绝大多数为男性患者，女性少见。其发病机制尚不明确，有研究推测与胚胎时期部分原发性玻璃体疾病及视杯内壁的粘连牵拉有关。

【临床表现】XLRS 多发生于男性，儿童期发病，进展缓慢，双眼对称。一般在 5 岁之前发展较快，20 岁以后相对静止。

1. 症状　主要表现为不同程度的视力下降，视力受损严重者可同时伴有斜视、眼球震颤等，容易被误诊为弱视。

2. 眼底表现　视盘正常或边界模糊。黄斑中心凹反光消失，色素紊乱，周边有放射状条纹形成，晚期黄斑色素消失，有时合并玻璃体液化和玻璃体后脱离。视网膜劈裂多见于颞下象限，劈裂处视网膜向玻璃体腔球形、低平隆起，呈纱膜样，边界清楚；其上视网膜血管走行弯曲，经常可见白鞘（图 35-1-1）。劈裂处视网膜内层菲薄，其上可出现多发裂孔，外层也可能发生小裂孔，内外层均有裂孔者容易发生视网膜脱离（图 35-1-2）。

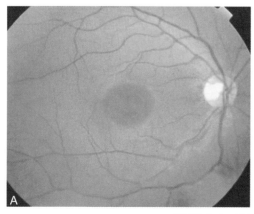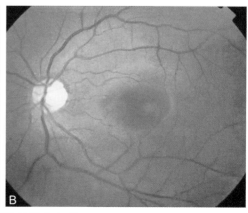

图 35-1-1　XLRS 的眼底表现

黄斑中心凹反光消失，色素排列紊乱，劈裂处视网膜呈纱膜样改变视网膜劈裂的后缘边界，可见与正常视网膜组织白色或色素分界线线条（图 35-1-3）。

3. OCT 检查　对于视网膜劈裂的诊断具有重要意义，能清楚显示视网膜劈裂形态及位置。典型 OCT 表现包括黄斑呈囊样改变，囊腔扩大，被斜形或垂直桥状组织分割，囊腔内为无反射的光学空腔。部分患者的囊腔可融合成巨大劈裂腔，神经上皮层内分离（图 35-1-4）。

4. ERG 检查　早期由于病变的 Müller 细胞引起除极电流传导异常，在 ERG 上可表现为 a 波正常，b 波振幅降低。随着疾病进展，劈裂程度和范围扩大，a 波振幅也可出现为降低。但是由于 b 波振幅降低更明显，b/a 仍低于正常值。到了疾病晚期，a、b 波均出现重度异常，ERG 表现不具有特异性（图 35-1-5）。

5. FFA 检查　可见黄斑区透见荧光斑点，无典型渗漏（图 35-1-6）。周边视网膜血管可见荧光渗漏，在劈裂部位与正常视网膜之间有分界线，

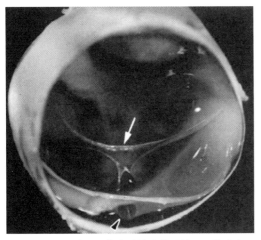

图 35-1-2　视网膜劈裂伴内外层视网膜裂孔

箭头所示为劈裂处视网膜的内外层，其上均有裂孔，此类型容易发生视网膜脱离

引自 Retina 第五版

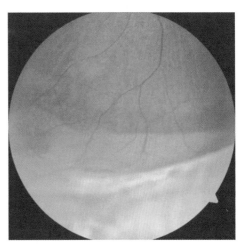

图 35-1-3　视网膜劈裂与正常视网膜有色素分界线条

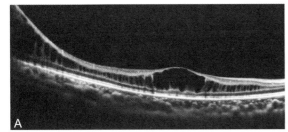
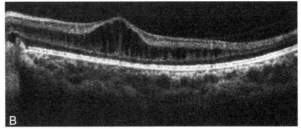

图 35-1-4　双眼黄斑囊样改变，被桥状组织分割

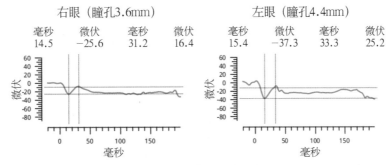

图 35-1-5　RS 患者 a 波振幅降低，但是由于 b 波振幅降低更明显，b/a 低于正常值

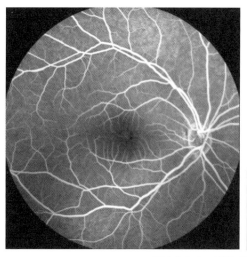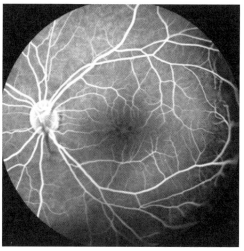

图 35-1-6　FFA 显示黄斑区无渗漏

劈裂部分荧光明显增强。

6.视野检查　常可发现相对性中心暗点,位于黄斑区的劈裂可有环形暗点。

【诊断要点】

1.幼年视力减退病史,男性多发,以及有阳性家族史。

2.眼底检查可见视盘正常,黄斑中心凹反光消失,色素紊乱或消失,视网膜向玻璃体腔隆起呈纱膜样,边界清晰,其上血管弯曲有白鞘,可能伴有视网膜裂孔。

3.OCT 显示视网膜内多个囊样改变,或融合大囊腔,中间被斜形或垂直桥状组织分割,囊腔内为无反射的光学空腔。

4.ERG 检查示 b 波振幅降低,b/a 小于正常值,a 波振幅正常或降低。

5.FFA 检查示黄斑区无典型渗漏,周边视网膜可见点状荧光渗漏。

【鉴别诊断】

1.与 CRVO 或 DR 所致黄斑囊样水肿的鉴别　黄斑囊样水肿的 OCT 典型表现为不规则圆形或椭圆形的小囊腔,囊腔内可有渗出（图 35-1-7）;而视网膜劈裂的表现为囊腔被多条斜形或垂直的桥状组织分隔,无渗出表现,CRS 荧光造影无渗漏,而 CRVO 荧光造影表现荧光着涂或渗漏（图 35-1-8）。

2.与先天性视网膜皱襞的鉴别　先天性视网膜皱襞可见皱襞与视盘相连,呈条索状,其上有正常的视网膜血管（图 35-1-9）,OCTE 无明显黄斑结构（图 35-1-10）,可据此与视网膜劈裂相鉴别。

3.与原发性视网膜脱离的鉴别　视网膜劈裂成纱膜样,透过裂孔缩减变形的视网膜外层呈颗粒状外观,据此可以与原发性视网膜脱离相鉴别。

【治疗】目前视网膜劈裂的治疗方法包括非手术治疗、激光治疗、手术治疗和基因治疗。

1.非手术治疗　如果劈裂尚未累及黄斑区可予以观察随访。早期患者只需每年随诊 1 ～ 2 次观察病变活动度。

2.激光治疗　如果劈裂累及黄斑区,或一眼已发生劈裂性视网膜脱离,另一眼有外层裂孔时,

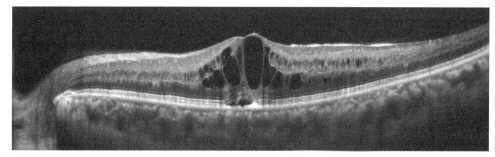

图 35-1-7　视网膜中央静脉阻塞黄斑水肿的 OCT 表现。黄斑区水肿增厚,视网膜可见多个不规则的椭圆形囊腔

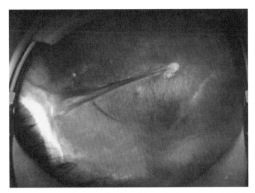

图 35-1-8　先天性视网膜皱襞的眼底彩照。可见视网膜皱襞与视盘相连

可试行劈裂后缘激光治疗,以限制劈裂进展。

3. 手术治疗　如果视网膜劈裂的内外层均有裂孔或劈裂向后极扩展至黄斑 25° 内,可在视网膜劈裂的后缘,正常视网膜对应处行巩膜穿刺放液,同时做冷凝、电凝或光凝。出现玻璃体积血、视网膜脱离、新生血管性青光眼等并发症,需及时行玻璃体视网膜手术,接触玻璃体牵引,阻止劈裂腔继续扩大。

4. 基因治疗　利用腺相关病毒(AAV)8 型载体和具有 3 点突变的 AAV2 型载体,通过玻璃体腔注射治疗 *XLRS* 的基因治疗临床 I 期试验已经开始。随着具有更高转染效率可以通过玻璃体腔注射转染更多视网膜细胞的载体及相关技术的发展,*XLRS* 的基因治疗有望进入临床应用。

二、后天性视网膜裂症

后天性视网膜劈裂症多见于老年人,也有少数患者为较年轻患者,有双眼发病且位置对称的倾向,多被认为与遗传和性别无关,可能与屈光状态有关。

【病因及发病机制】病因尚不明确,目前多认为是视网膜周边部小囊肿融合发展的结果。其发病机制主要是病变区视网膜毛细血管供血障碍,导致视网膜单元死亡;同时神经胶质细胞血液供应不足,发生视网膜囊样退行性变。玻璃体皮质部收缩,可使囊样变性的内层受到牵扯,继而发生视网膜劈裂。

【临床表现】男性及女性发病率相似,多发生于 40 岁以上中老年人群,通常无明显症状,多半是在眼底检查时被发现。

1. 症状　早期可无明显症状,后期可表现为飞蚊症和视力下降。

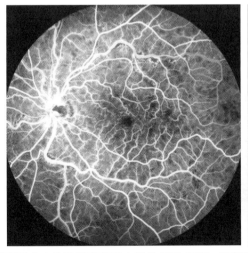
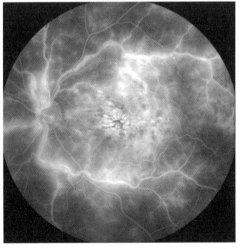

图 35-1-9　视网膜中央静脉阻塞黄斑水肿的 FFA 表现。动静脉充盈时间延长,荧光遮蔽,大的视网膜静脉旁可见晚期着染

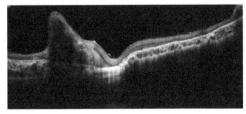
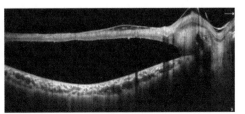

图 35-1-10　先天性视网膜皱襞的 OCT 表现。无明显黄斑结构,视盘颞侧视网膜皱襞伴视网膜脱离

2. 眼底表现 视盘正常，周边部常可见多个视网膜囊样变性。劈裂处视网膜向玻璃体腔球形隆起，表面光滑，不随体位和眼球运动而变形。病变多见于颞下象限，其次为颞上象限。劈裂处视网膜血管常有白鞘，呈阻塞外观（图35-1-11）。

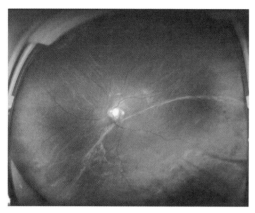

图 35-1-11 后天性视网膜劈裂症眼底表现。视盘形态正常，劈裂部位位于颞下象限，视网膜呈球形隆起，边界清晰，表面光滑

3. OCT、ERG、FFA 和视野检查 同"先天性视网膜劈裂症"。

【诊断要点】中老年起病，无明显诱因出现视力下降，双侧对称，无阳性家族史。眼底检查发现视网膜多发性囊样变性，局部病灶视网膜向玻璃体腔球形隆起，表面光滑，边界清晰，不随体位和眼球运动而变形，其上血管有白鞘或闭塞。OCT 检查显示外丛状层视网膜劈裂腔，FFA 显示劈裂腔内积液。

【鉴别诊断与治疗】后天性视网膜劈裂症需要与脉络膜黑色素瘤相鉴别。黑色素瘤在检眼镜下表现为实性隆起，视网膜下有色素丰富的肿块，巩膜彻照检查不透光，据此可鉴别。其他鉴别诊断和治疗同"先天性视网膜劈裂"。

三、继发性视网膜劈裂症

糖尿病性视网膜病变、早产儿视网膜、葡萄膜炎、外伤等引起增殖条索或瘢痕收缩牵拉，进而致继发性视网膜劈裂，故又称为牵拉性视网膜劈裂。其发病的主要原因为视网膜内层受到牵拉，通常发生在较薄弱视网膜部位，多位于后极部。临床表现主要为原发病的临床表现，眼底检查可见原发病表现及明显的视网膜牵拉，OCT 检查可见明显的视网膜牵拉及视网膜劈裂腔（图35-1-12）。本病的诊断主要依据对原发病的诊断，以及眼底检查和 OCT 检查，以发现明显的视网膜劈裂表现。治疗方法主要是解除视网膜牵拉，对于病情稳定且无视网膜脱离的病例，可随访观察，无须特殊处理。对合并明显并发症，如视网膜脱离、玻璃体积血等的病例，治疗方法同"后天性视网膜劈裂症"。

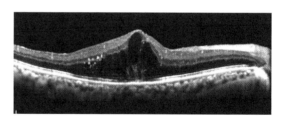

图 35-1-12 增殖性糖尿病视网膜病变继发视网膜劈裂的 OCT 图像。可见视网膜被牵拉隆起，视网膜层间有多个劈裂腔，亦可见增殖性糖尿病视网膜病变视网膜渗出性病变

中西医结合

视网膜劈裂症相似中医学"视瞻昏渺"的范畴。

【病因病机】禀赋不足或劳瞻竭视，精血暗耗，肝肾两虚，神膏变性，目失所养。

【辨证论治】

1. 肝肾阴虚证

临床表现：视物模糊甚或变形，眼干涩；视网膜劈裂，脉络膜萎缩及点状色素沉着，视网膜血管细窄；头晕耳鸣，舌红苔少，脉细。

治法：滋阴补肾。

方药：益阴肾气丸（《异授眼科》）加减。生地黄 10g，熟地黄 10g，山茱萸 6g，泽泻 6g，山药 12g，牡丹皮 10g，丹参 10g，当归 10g，柴胡 10g，五味子 3g，桑椹 10g。

加减：若食欲缺乏，为脾虚不运，加山药、山楂、炒麦芽，以健脾消食。

2. 虚火上炎证

临床表现：视力逐渐减退；视网膜劈裂隆起

呈球形，黄斑退行病变，玻璃体积血，玻璃体膜增厚或中央视网膜牵拉；咽干口燥；舌红苔少，脉弦细数。

治法：滋阴降火，凉血活血。

方药：知柏地黄汤（《医宗金鉴》）加减。生地黄 10g，熟地黄 10g，山茱萸 6g，泽泻 6g，山药 12g，牡丹皮 10g，丹参 10g，知母 10g，黄柏 10g，女贞子 10g，桑椹 10g，墨旱莲 10g。

加减：大便秘结者，加决明子、火麻仁各 15g，以润肠通便。

3. 肝血不足证

临床表现：视物模糊甚或变形，眼底见视网膜劈裂、黄斑萎缩；面色无华；唇舌淡白，脉细无力。

治法：养肝明目。

方药：芍归补血汤（《审视瑶函》）加减。川芎 10g，当归 12g，白术 10g，熟地黄 10g，天冬 10g，牛膝 10g，白芍 10g，枸杞子 10g，菊花 10g。

加减：若食欲缺乏，为脾虚不运，加山药、山楂、炒麦芽，以健脾消食。

第二节 视网膜色素变性

【病因及发病机制】视网膜色素变性（retinitis pigmentosa，RP）为遗传性疾病，有多种遗传方式，其中 X 连锁遗传（5% ～ 15%）症状最为严重，常染色体隐性遗传最为常见（50% ～ 60%），而常染色体显性遗传患者（30% ～ 40%）常残留中心视力，但相当一部分 RP 为散发病例，无家族史。至今已发现 90 余种基因突变，视紫红质基因是第一个被报道的也是较常见的突变基因，其他常见的异常基因有 USH2A、RPGR、EYS 等。基因突变会导致其编码的特定蛋白结构功能异常，而这些蛋白在光转导、视循环及纤毛结构及转运等通路中发挥着重要作用。

目前认为特定的基因突变亚型与 RP 的发病年龄、视力损害程度、视网膜改变及进展率相关。即使在同一基因突变亚型的家系里，也会发生以上临床改变不一致的情况，提示有未明确的遗传因素或环境因素可能影响 RP 的表型。

【临床表现】

1. 症状　夜盲及暗适应困难常为初发症状，于儿童期或青少年期出现，但周边视野缺损的代偿机制及夜间照明系统的普遍性，以及确切的发病时间一般难以确定。随后出现进行性加重的视野缺损，提示视杆细胞功能异常。黄斑区功能常可保留，直至疾病的终末期。若出现黄斑区解剖结构异常，如黄斑囊样水肿、黄斑前膜、色素上皮缺陷等，早期即可发生严重的中心视力下降。闪光感是常见但易被忽略的症状，在疾病早期出现，常于疾病进展期症状越发明显，也可表现出畏光及色觉障碍。其他的眼部症状包括眼球震颤、疾病相关性屈光不正、后囊下白内障等。

2. 眼底表现　典型的眼底表现为骨细胞样色素沉着、视网膜血管变窄及视盘呈蜡样黄白色（图 35-2-1）。色素异常主要出现在中周部视网膜，部分患者可表现为尘状或钱币状色素沉着。色素沉

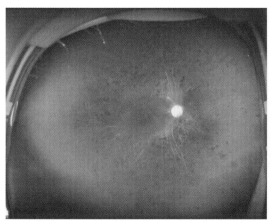
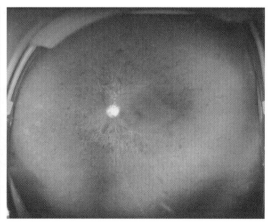

图 35-2-1　骨细胞样色素沉着，视网膜血管变细，视盘呈蜡黄色

着的程度与疾病的严重程度无一致性。部分患者早期眼底表现可不明显，而表现出非特异性的内界膜不规则反光、黄斑金箔样反光及 RPE 层非连续性灰白病灶。RP 可出现黄斑囊样水肿、黄斑裂孔和黄斑前膜等并发改变。

3. 暗适应　阈值异常是 RP 的典型特征。视杆细胞敏感度降低，阈值增加，故 RP 患者的暗适应曲线常表现为视杆和（或）视锥部分曲线不同程度升高。

4. 视野　双眼视野缺损高度对称，起初表现为中周部区域孤立的盲点，后期逐渐融合成环形或偏心性视野缺损，并逐渐向内和向外扩张，晚期形成典型的管状视野（图 35-2-2）。

5. ERG 特征　ERG 异常早于夜盲症状的出现和眼底改变。异常程度与疾病的严重程度相关。早期可呈现相对明显的电生理反应；进展期暗适应时，视杆反应潜伏期延迟，a 波降低甚至消失；最大混合反应的 a 波、b 波均明显降低；明适应

时，视锥反应明显降低、延迟，但视锥细胞功能变化晚于视杆细胞发生异常；振荡电位也明显降低。晚期 RP 可呈现"熄灭"样 ERG 反应，各项反应近平坦（图 35-2-3）。疾病进展期时，全视野 ERG 无法检测到反应，mfERG 可诱发视网膜反应，从而监测疾病的进展。中央视锥细胞功能以每年 4%～7% 的减退率降低。

6. OCT 与 OCTA 特征　SD-OCT 显示外层视网膜结构紊乱，最初为嵌合区形态异常，随后为椭圆体带缺失，最后是外界膜异常。随着 RP 的进展，光感受器外节及外核层逐渐变薄，晚期可全层丢失。视网膜的内层结构（包括内核层和神经节细胞层）相对完整，甚至轻度增厚。内外层视网膜及视网膜下常出现强反射点。外层视网膜强反射点越少，椭圆体带越完整，提示视力预后越佳。部分患者可出现黄斑囊样水肿、玻璃体黄斑牵拉综合征、黄斑前膜形成及黄斑裂孔（图 35-2-4）。

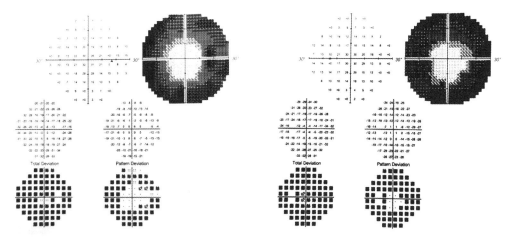

图 35-2-2　双眼视野缺损高度对称，均逐渐向内扩张，融合成环状视野

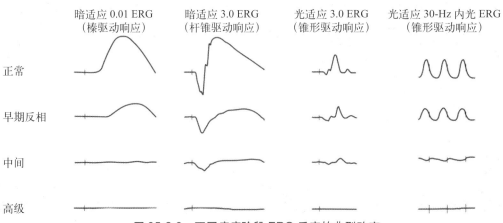

图 35-2-3　不同疾病阶段 ERG 反应的典型改变

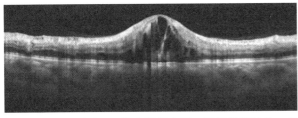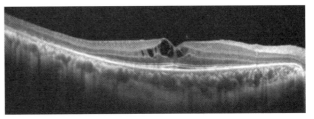

图 35-2-4　OCT 示黄斑囊样水肿，椭圆体带缺失，外层视网膜变薄，内层视网膜增厚，视网膜内散在强反射点

OCTA 示视网膜浅层毛细血管丛黄斑中心凹无血管区面积增大，浅层、深层毛细血管丛血流密度降低，而脉络膜层与健康人无明显差异（图 35-2-5）。

7. FAF　眼底检查未见 RPE 代谢紊乱。50%～60% 的患者会出现黄斑环状或弓形自发荧光增强，双眼改变常高度对称。环状高自发荧光是视网膜功能的移行区，环内视网膜功能相对正常，环外异常。环外光感受细胞的退行性变在 SD-OCT 上表现为相应区域的椭圆体带和外界膜缺失，以及外核层变薄。大部分 RP 患者环内的自发荧光图像和正常眼类似。另外，几乎所有成年的 RP 患者都会在中周部检测到斑片状减弱的自发荧光。FAF 可用于监测 RP 的进展，但随着疾病加重，光敏剂如脂褐素积聚，视网膜光毒性的易感性也增加（图 35-2-6）。

8. FFA　是 RP 的非必要检查。造影早期周边和中周部视网膜可见透见荧光，色素脱失部分呈窗样缺损，晚期后极部亦可见。部分患者可出现荧光渗漏、CME 样改变和脉络膜新生血管。

9. 基因检测　为 RO 患者提供了分子学诊断。近年来检测手段已从基因检测向全外显子测序联合视觉基因筛选组转变。应用包含所有已知 RP 致病基因的全外显子测序，既可降低与疾病无关基因的检出率，也有助于研究者发现新的致病基因。但对于 X 连锁 RP 患者，RPGR 占 70%～75%，这一基因由于高度重复，并不适合用全外显子测序，推荐使用直接测序。全外显子测序可以为 60%～80% 的 RP 患者提供分子学诊断，其余的则由于染色体结构重排、非编码区和

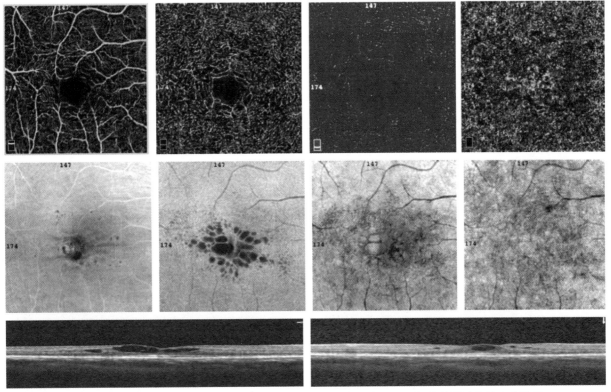

图 35-2-5　OCTA 示黄斑中心凹无血管区面积增大，浅层和深层毛细血管丛的血流密度降低

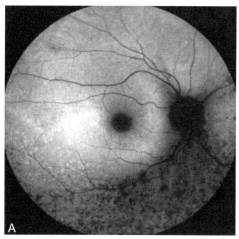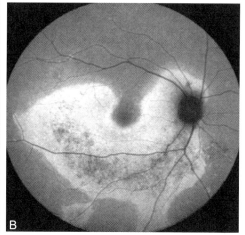

图 35-2-6　眼底自发荧光，异常环状强荧光

（或）GC 富集区突变，需使用全基因组测序。

【诊断要点】

1. 儿童或青年期发病，双眼进行性夜盲。

2. 眼底骨细胞样色素沉着，弥漫性视网膜萎缩，血管变细，视盘呈蜡黄色。

3. 视野呈典型的环形暗点，晚期暗点扩大、合并，呈现管状视野。

4. ERG 反应明显降低或熄灭，OCT 呈典型表现，为本病的诊断提供重要依据。

5. 检出突变基因可提供遗传学证据。

【鉴别诊断】

1. 先天性静止性夜盲　夜盲为主要表现，但绝大部分呈静止性，不会随年龄增长而进展。可表现为正常或豹纹状眼底，也可出现眼底白色斑点和 Kandori 视网膜斑；通常暗适应 ERG 无 b 波，伴正常 a 波的负波反应，或暗适应无 ERG 反应；视野检查多为周边不规则缺损。此外还伴发眼球震颤，发病早的患者视力随近视加深逐步下降。

2. Leber 先天性黑矇　视锥 - 视杆细胞营养不良性疾病，绝大多数为常染色体隐性遗传，导致严重的视力损害，最佳矫正视力多低于 20/400，需与早发型 RP 相鉴别。Leber 先天性黑矇大部分眼底正常，或呈 RP 样弥漫性视网膜色素异常，ERG 呈熄灭型。但 Leber 先天性黑矇常在婴幼儿期发病，伴有低视力引起的一系列症状，如眼球震颤、眼球凹陷、远视、行动迟缓等。

3. Stargardt 病　是一种常染色体隐性遗传病，10 ～ 20 岁发病，以双眼黄斑区金箔样反光，RPE 层不规则黄白色斑点沉着，伴视网膜地图样萎缩变性为特征，早期即发生视力减退。视野呈中心暗点，ERG 反应可正常或降低。

4. 梅毒性脉络膜视网膜炎　先天性或获得性梅毒患者的双侧眼底色素性病变很容易和晚期 RP 混淆。但仔细观察可以发现梅毒性脉络膜视网膜炎患者一般不出现典型的骨细胞样色素沉着，视盘苍白，常发生视神经萎缩，视野检查环形暗点少见，ERG 反应降低但不如 RP 明显，梅毒血清学检查为阳性。

【治疗】 RP 严重影响患者的生理和心理健康，目前尚无明确有效的治疗方法，应尽可能为患者及其家属提供详尽的眼科和基因治疗策略，并强调定期随访和进行家庭成员筛查的必要性。

1. 基因治疗　本病为遗传性疾病，基因治疗是本病的重要治疗方向。由于光感受细胞和 RPE 细胞多同时表达 RP 突变基因编码的蛋白，故需要在细胞退行性变前采取治疗。

（1）基因增补：将表达 cDNA 正常拷贝的载体通过玻璃体腔或视网膜下注射的方式导入目标细胞，而不改变突变基因本身。目前已有临床研究对 *RPE65*、*MERTK*、*PDE6A* 及 *RPGR* 基因增补治疗的安全性和有效性进行评估。

（2）反义寡核苷酸法：反义寡核苷酸是一类小而多能的 RNA 分子，可以通过与前体 mRNA 靶区域特异性结合，修饰前体 RNA 剪接，从而抑制突变基因引起的异常剪接。

（3）基因编辑技术：CRISPR/Cas9 系统可以高效切割突变位置的 DNA 双链，从而对患者基因组的原发性缺陷进行修复。

（4）小分子化合物：*LRAT* 或 *RPE65* 基因突变的早发型患者，由于视循环障碍，口服 9- 顺式视黄醛（11- 顺式视黄醛的类似物）后有一定疗效。

2. 非基因治疗

（1）饮食疗法：近年来研究提示维生素 A、鱼肝油和叶黄素等营养补充剂可能对 RP 患者有一定疗效。

（2）细胞替代治疗：将眼源性视网膜祖细胞或非眼源性胚胎干细胞、诱导多能干细胞等植入玻璃体腔或视网膜下。尽管目前仍在开展视网膜祖细胞治疗 RP 的一期和二期临床试验，以评估其安全性、远期生存率和移植物活性，但基于干细胞 / 祖细胞的治疗策略为 RP 患者带来了值得期待的治疗新前景。

（3）人工视网膜：对于仅存或无光感的晚期 RP 患者，人工视网膜是一项可选择的治疗策略。目前已有两种视网膜假体取得了 CE 资格认定，两者均通过刺激内层视网膜起效，故需要患者具有完整的内层视网膜结构和功能。其中视网膜上假体与眼镜上的一个微型摄像机连接，直接刺激神经节细胞层；而视网膜下假体具有感光的微光二极管阵列，从而刺激双极细胞。人工视网膜可以在一定程度上提高患者的视功能，改善其生活质量。

（4）其他治疗：已证实外源性补充神经营养因子，如 BDNF、bFGF、NGF 和 GDNF 在 RP 动物模型中有效；经角膜电刺激可以促进神经因子的释放，是一种新颖的治疗方式，但仍需进一步验证。

3. 并发症治疗　RP 合并黄斑水肿，使疾病进一步复杂化。迄今为止尚无大型的随机双盲临床试验。目前可采用抗 VEGF 注射，或口服局部碳酸酐酶抑制剂、类固醇激素、抗炎剂等治疗，但安全性和有效性需进一步证实。黄斑前膜和黄斑裂孔可考虑手术治疗。对于并发性白内障者，可视眼底情况行白内障手术。

中西医结合

视网膜色素变性相似中医学"高风雀目"的范畴。

【病因病机】先天禀赋不足。肝肾两亏，精血不足，阴阳不济，阳气不能为用而夜盲；肾阳虚亏，命门火衰，入暮之时阳弱无以抗阴，致夜无可视；脾胃虚弱清阳不升，浊阴上盛，阳不彰明而夜盲；气血不足，养目之源亏乏，入暮不能视物。最后可因脉道闭塞，气机阻滞而失明。

【辨证论治】

1. 肝肾阴虚证

临床表现：夜盲，视物模糊，视野缩小，眼干涩，头晕耳鸣，失眠梦扰，口干，腰膝酸软；舌红，少苔，脉细数。

治法：滋补肝肾，活血明目。

方药：明目地黄汤（《审视瑶函》）加减。生地黄 10g，熟地黄 10g，山茱萸 6g，泽泻 6g，山药 12g，牡丹皮 10g，丹参 12g，柴胡 10g，当归 10g，五味子 5g，枸杞子 10g，白蒺藜 10g，茺蔚子 10g，夜明砂（布包）15g。

加减：头晕目眩者，为阴虚阳亢，加钩藤以平肝潜阳；纳少腹胀者，为脾胃虚弱，加砂仁、鸡内金、陈皮以和胃消食；情志不舒者，加香附、白芍以解肝郁。

2. 脾虚气弱证

临床表现：夜盲，视物模糊，视物疲劳，不能久视，视野缩小；面色无华，肢体乏力，纳差，或便溏泄泻；舌质淡，有齿痕，苔薄白，脉细弱。

治法：补脾益气，活血明目。

方药：补中益气汤（《脾胃论》）加减。柴胡 10g，黄芪 15g，党参 10g，白术 10g，当归 10g，葛根 20g，红花 3g，蔓荆子 10g，白蒺藜 10g，丹参 12g，夜明砂（布包）12g，苍术 10g，甘草 5g。

加减：大便溏泻、形寒肢冷者，为脾胃阳虚，加附子（先煎、久煎）、吴茱萸以温阳止泻；唇舌色白、心悸失眠者，为心血不足，加白芍、酸枣仁以养血安神。

3. 肾阳虚衰证

临床表现：夜盲，视物模糊，视野缩小；面色萎黄，神疲乏力，畏寒肢冷，耳鸣耳聋，阳痿早泄，夜尿频多，女子月经不调，量少色淡；舌质淡，苔薄，脉细无力。

治法：温补肾阳，活血明目。

方药：右归丸（《景岳全书》）加减。熟地黄 15g，枸杞子 10g，肉苁蓉 10g，菟丝子 10g，楮实子 15g，覆盆子 10g，山茱萸 6g，杜仲 10g，牛膝 10g，当归 10g，丹参 12g，沙蒺藜 10g，苍术 10g。

加减：若见五更泄泻、食少便溏，为脾肾阳虚，加黄芪、党参以温补脾肾。

4. 气虚血瘀证

临床表现：夜盲，视野狭窄，视物模糊；病情日久，视盘呈蜡黄色，视网膜血管纤细，脉络膜血管硬化；舌质暗，苔薄，脉细。

治法：益气活血明目。

方药：十全大补汤（《太平惠民和剂局方》）加减。党参 12g，白术 10g，茯苓 15g，甘草 5g，熟地黄 15g，当归 10g，川芎 5g，黄芪 15g，肉桂 2g，生姜 10g，大枣 10g，丹参 12g，红花 3g，三七 3g，山楂 10g。

加减：两目干涩者，为阴液不足，加生地黄、麦冬以养阴润燥；伴有气短懒言者，为气虚较甚，加党参、五味子以补气。

【食疗方】枸杞炒猪腰。

组成：枸杞子 10g，猪腰 1 个，精盐等作料适量。

功效：滋补肝肾，益精明目。

适应证：肝肾阴虚。

方解：枸杞子养血，滋阴明目；猪腰补肾气、温肾阳、益精血。上述 2 种食材搭配在一起，具有滋补肝肾、益精明目的功效。

制法：将猪腰切片，改花刀，与泡好的枸杞子一起炒熟，加入精盐等作料即可。

用法：当作中、晚餐菜肴。

【经验方】艾慧等回顾整理了 802 例视网膜色素变性患者的中医治疗效果及用药规律，发现常用中药为熟地黄、当归、生地黄、枸杞子、黄芪、山药、山茱萸、党参、石斛、石决明、丹参、白术、桑椹、黄精、夜明砂、牛膝、柴胡、地龙、决明子、桃仁、红花、白芍、牡丹皮等。有 3 个证型均运

用了当归、夜明砂、桃仁、红花、丹参、石决明这 6 味中药，因视网膜色素变性常用的药对主要为补阴药＋活血药、补气药＋活血药、活血药＋活血药。中医综合治疗有助于改善视网膜色素变性患者中医证候，提高视力，扩大视野，具有明显的临床疗效。[艾慧，夏飞，李波，等，2020. 视网膜色素变性的中医综合治疗及用药规律分析 [J]. 湖南中医药大学学报，40（2）：165-169]

【名医经验】庞赞襄将本病分为 3 型。

1. 先天不足，脾阳不振　治宜健脾益气，升阳养血为主。方用健脾升阳益气汤或逍遥散加减。健脾升阳益气汤：党参 9g，白术 9g，黄芪 9g，山药 9g，当归 9g，茯苓 9g，陈皮 3g，升麻 3g，银柴胡 3g，石斛 9g，苍术 9g，夜明砂 9g，望月砂 9g，甘草 3g。大便干燥者，加番泻叶 3 ～ 9g；心悸怔忡者，加远志、酸枣仁各 9g；胃纳欠佳者，加青皮、莱菔子、麦芽、焦神曲、山楂各 9g；大便溏泻者，加吴茱萸 9g，干姜 4.5g。逍遥散加减：当归 9g，白芍 9g，茯苓 9g，白术 9g，银柴胡 4.5g，陈皮 3g，丹参 9g，赤芍 9g，地龙 9g，桃仁 9g，红花 3g，甘草 3g。

2. 命门火衰　治宜温补肾阳为主。方用右归丸（汤）加减。熟地黄 9g，山药 9g，山茱萸 9g，茯苓 9g，附子 9g，菟丝子 9g，枸杞子 9g，补骨脂 9g，当归 9g，胡芦巴 9g，苍术 9g，白术 9g。五更泄，加吴茱萸、干姜各 9g；大便干燥者，加番泻叶 3 ～ 9g。

3. 肾阴耗损　治宜滋阴益肾。方用地黄汤加减。熟地黄 9g，山药 9g，山茱萸 9g，茯苓 9g，泽泻 3g，牡丹皮 3g，生地黄 9g，枸杞子 9g，菊花 9g，五味子 3g，女贞子 9g，银柴胡 3g。水煎服。[庞赞襄，1976. 中医眼科临床实践 [M]. 石家庄河北人民出版社：99-101]

第三节　结晶样视网膜变性

【病因及发病机制】本病的病因不明，有研究认为结晶样视网膜变性是一种常染色体隐性遗传疾病，也有研究认为其是常染色体显性遗传或 X 连锁遗传。CYP4V2 基因为主要致病基因，目前国内外相关研究已发现多个相关基因突变位点。CYP4V2 是细胞色素氧化酶 P450 家族的成员，其

基因突变可扰乱内源性脂肪酸或类固醇的合成分解途径。本病的具体发病机制尚不明确，有研究发现结晶样视网膜变性患者角膜和结膜组织存在脂质沉积，在脉络膜的成纤维细胞内也发现了结晶样脂质小体。与正常人相比，结晶样视网膜变性患者的 32kDa 和 45kDa 脂肪酸结合蛋白表达水

平较低或缺乏，且存在系统性脂质代谢异常，这可能与其发病机制有关。

【临床表现】

1. 症状　夜盲是最常见的症状，部分患者可表现为视力下降或视野缩窄；也有患者无自觉症状，在眼科检查时偶然发现。

2. 眼底表现　早期，视盘和视网膜血管正常。晚期，视盘颜色变淡，视网膜动脉略窄。后极部视网膜呈青灰色，可见多个结晶样闪光点，越靠近黄斑中心越密集，甚至融合成斑块状。黄斑中心凹反光不明显，病变区域可散在大小不一、形状不规则的色素沉着，部分可类似骨细胞形（图35-3-1）。病变一般起于中心，逐渐向周边进展。病程较长的患者可见色素上皮及血管萎缩，暴露脉络膜血管，脉络膜血管可出现管径变窄及走行平直等硬化表现，通常在视盘附近最明显。

3. 暗适应检查　早期患者一般表现正常或轻度下降，随着病程进展，暗适应减退或发展为夜盲。

4. FFA 检查　荧光血管造影可见后极部普遍色素上皮脱失，透见脉络膜背景荧光。晚期可见散在荧光渗漏，组织着染（图 35-3-2）。

5. ERG 检查　病史较短的患者大多数 b 波正常，少数出现 b 波降低。病史较长的患者大多数出现 b 波降低或消失。

6. 视野检查　绝大多数患者有中心暗点、旁中心或不规则暗点，部分或全部环形暗点。周边视野向心性缩小。

7. OCT 检查　视网膜神经上皮、色素上皮和脉络膜可出现强反光，与眼底缩减结晶样病变位置一致（图 35-3-3）。

【诊断要点】　本病依据进行性夜盲、双眼眼底特征性青灰色背景上多发略带金属光泽的黄白色

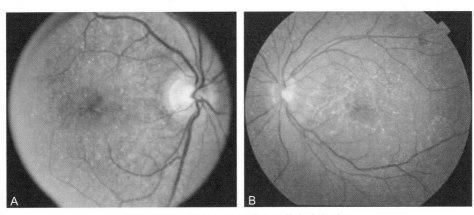

图 35-3-1　后极部视网膜大量黄色点状结晶

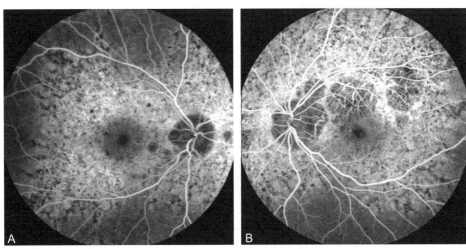

图 35-3-2　与图 35-3-1 同一患者的双眼结晶样视网膜变性

FFA 表现为双眼广泛的椒盐样 RPE 萎缩。A. 右眼视盘周围、后极部散在小斑状 RPE 和脉络膜毛细血管萎缩；B. 黄斑上方数个斑状 RPE 和脉络膜毛细血管萎缩

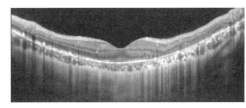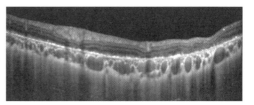

图 35-3-3　OCT 显示视网膜和脉络膜多个散在点状强反光，与眼底缩减结晶样病变位置一致

亮点、脉络膜血管硬化，以及 FFA、OCT 及视野检查结果可明确诊断。

【鉴别诊断】

1. 与原发性视网膜色素变性的鉴别　原发性视网膜色素变性较早出现视盘呈蜡黄色及视网膜血管缩窄，且视网膜可见大量骨细胞样色素沉着，没有带金属光泽的结晶样黄白亮点（图 35-3-4，图 35-3-5），可据此鉴别。

2. 与白点状视网膜变性相鉴别　白点状视网膜变性眼底除黄斑区外，可见遍布的类圆形白色小点（图 35-3-6），可据此与结晶样视网膜变性相鉴别。

【治疗】本病暂无特效疗法，可给予血管扩张剂、维生素及中药治疗等支持疗法，建议患者每年定期随访 1 次，发现视网膜裂孔、水肿或新生血管时及时对症治疗。近年来基因治疗通过病毒载体注射的方法进行基因治疗尚处于研究阶段。

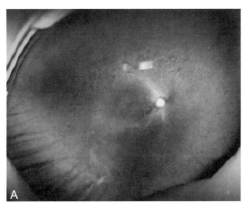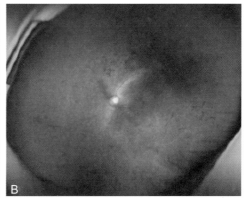

图 35-3-4　原发性视网膜色素变性的广域眼底彩照。视盘呈蜡黄色，血管缩窄，可见大量骨细胞样色素沉着

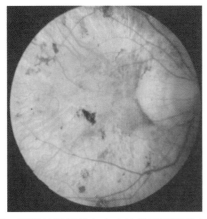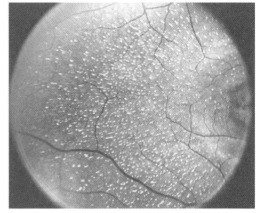

图 35-3-5　原发性视网膜色素变性的后极部眼底彩照。视盘呈蜡黄色，血管缩窄，可见大量骨细胞样色素沉着

图 35-3-6　白点状视网膜色素变性的眼底表现，双眼后极部可见大量点状强荧光

中西医结合

结晶样视网膜变性相似中医学"高风雀目"的范畴。

【病因病机】主要是先天禀赋不足。肝肾两亏，精血不足，阴阳不济，阳气不能为用而夜盲；肾阳虚亏，命门火衰，入暮之时阳弱无以抗阴，致夜无可视；脾胃虚弱清阳不升，浊阴上盛，阳不彰明而夜盲；气血不足，养目之源匮乏，入暮不能视物。最后可因脉道闭塞、气机阻滞而盲。

【辨证论治】

1. 肝肾阴虚证

临床表现：夜盲，视物模糊，视野缩小，眼干涩，眼底黄色、结晶样闪光点；头晕耳鸣，失眠梦扰，口干，腰膝酸软；舌红，少苔，脉细数。

治法：滋补肝肾，活血明目。

方药：明目地黄汤（《审视瑶函》）加减。生地黄 10g，熟地黄 10g，山茱萸 6g，泽泻 6g，山药 12g，牡丹皮 10g，丹参 12g，柴胡 10g，当归 10g，五味子 5g，枸杞子 10g，白蒺藜 10g，茺蔚子 10g，夜明砂（布包）15g。

加减：失眠多梦者，为心失所养，加酸枣仁、夜交藤以养心安神。

2. 脾虚气弱证

临床表现：夜盲，视物模糊，视物疲劳，不能久视，视野缩小，眼底黄色、结晶样闪光点；面色无华，肢体乏力，纳差，或便溏泄泻；舌质淡，有齿痕，苔薄白，脉细弱。

治法：补脾益气，活血明目。

方药：补中益气汤（《脾胃论》）加减。柴胡 10g，黄芪 15g，党参 10g，白术 10g，当归 10g，葛根 20g，红花 3g，蔓荆子 10g，白蒺藜 10g，丹参 12g，夜明砂（布包）12g，苍术 10g，甘草 5g。

加减：舌苔黄腻者，为湿热蕴结，加黄芩、黄柏以清热燥湿。

3. 肾阳虚衰证

临床表现：夜盲，视物模糊，视野缩小，眼底黄色、结晶样闪光点；面色萎黄，神疲乏力，畏寒肢冷，耳鸣耳聋，阳痿早泄，夜尿频多，女子月经不调，量少色淡；舌质淡，苔薄，脉细无力。

治法：温补肾阳，活血明目。

方药：右归丸（《景岳全书》）加减。熟地黄 15g，枸杞子 10g，肉苁蓉 10g，菟丝子 10g，楮实子 15g，覆盆子 10g，山茱萸 6g，杜仲 10g，牛膝 10g，当归 10g，丹参 12g，沙蒺藜 10g，苍术 10g。

加减：视久眼睑无力、喜垂闭者，为气虚甚，加黄芪、升麻以益气升阳。

4. 气虚血瘀证

临床表现：夜盲，视野狭窄，视物模糊；病情日久，视盘呈蜡黄色，视网膜血管纤细，脉络膜血管硬化，眼底可见黄色、结晶样闪光点；舌质暗，苔薄，脉细。

治法：益气活血明目。

方药：十全大补汤（《太平惠民和剂局方》）加减。党参 12g，白术 10g，茯苓 15g，甘草 5g，熟地黄 15g，当归 10g，川芎 5g，黄芪 15g，肉桂 2g，生姜 10g，大枣 10g，丹参 12g，红花 3g，三七 3g，山楂 10g。

加减：脾胃虚弱者，加砂仁、鸡内金、陈皮以和胃消食；情志不舒者，加香附、白芍以解肝郁。

第四节　脉络膜萎缩

一、弥漫型脉络膜萎缩

弥漫型脉络膜萎缩好发于 30～40 岁的青壮年，随年龄增长，病情逐渐加重，最终发展为广泛性脉络膜萎缩。

【病因及发病机制】本病的病因不明，多数为常染色体显性遗传，也有常染色体隐性遗传的病例报道。

【临床表现】

1. 症状　不同程度的视力减退，严重者视力可下降至反感手动或光感；也有患者表现为明显的视野缺损或夜盲。

2. 眼底表现　早期眼底呈斑驳状，色素紊乱，逐渐发展为脉络膜色素上皮萎缩，眼底呈豹纹状，暴露出的脉络膜血管呈白色网状（图 35-4-1）。脉络膜血管管壁增厚，血流减少甚至全闭塞，如白色条带状。典型病变自视盘四周开始，向周围扩展。病变晚期视网膜血管亦受累变细，视盘呈蜡黄色。

3. 视野检查　早期患者一般表现为中心暗点或环形暗点，亦可呈向心性收缩，最后残留管状视野。

4. FFA 检查　早期视功能正常时，FFA 可表

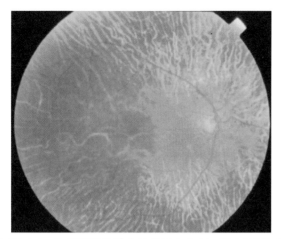

图 35-4-1 弥漫型脉络膜萎缩的眼底表现。眼底呈"豹纹"状，色素排列紊乱，视网膜血管变细，脉络膜血管呈白色条带状

引自第五版 Retina 英文版

现正常，或由于视网膜色素上皮萎缩和色素脱失表现为透见荧光斑点，晚期可显示脉络膜毛细血管无灌注的弱荧光。如脉络膜中心血管均萎缩，病变区仅残留粗大脉络膜血管，边缘由于色素脱失出现强荧光环。

5. EOG 检查　明显异常，可为熄灭型。

【诊断要点】主要依据眼底检查发现弥漫型脉络膜萎缩及荧光血管造影表现进行诊断。

【鉴别诊断】与高度近视脉络膜萎缩相鉴别。高度近视脉络膜萎缩伴有高度近视病史，以及视盘倾斜、视网膜血管变细等其他表现，可据此鉴别。

【治疗】本病目前暂无特效疗法。

二、视盘周围型脉络膜萎缩

视盘周围型脉络膜的萎缩发病年龄与弥漫型相同，病变首先出现于视盘周围，病程一般较缓慢。

【病因及发病机制】本病的病因不明，为常染色体隐性遗传，也有部分病例报道为常染色体显性遗传。

【临床表现】

1. 症状　患者可表现为不同程度的视力减退，尤其是夜间视力减退。视力下降程度取决于病变的部位和大小。黄斑部受累时有视野中心暗点。

2. 眼底表现　病变主要位于视盘周围，边界模糊不清，可向周围扩展，呈匍匐状改变。病变部位可见脉络膜毛细血管萎缩，视网膜色素上皮

斑状萎缩（图 35-4-2）。

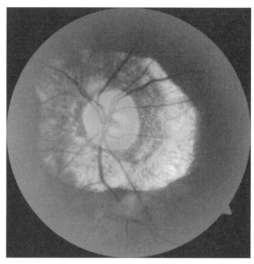

图 35-4-2　视盘周围型脉络膜萎缩的眼底表现。病变区域围绕视盘，边界不清晰，视网膜脉络膜萎缩，暴露下方白色巩膜

3. 视野检查　周边视野一般正常，黄斑受累时可有中心暗点。

4. OCT 检查　可见视盘旁脉络膜明显变薄甚至消失（图 35-4-3）。

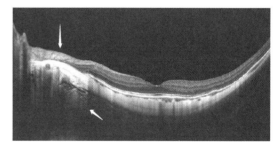

图 35-4-3　视盘周围型脉络膜萎缩的 OCT 显示视盘旁脉络膜明显变薄

5. FFA 检查　可见视盘旁视网膜色素上皮萎缩和色素脱失所致的透见荧光，晚期可显示脉络膜毛细血管无灌注的弱荧光。

【诊断要点】主要依据眼底检查发现视盘旁脉络膜萎缩及荧光血管造影表现进行诊断。

【鉴别诊断】与高度近视脉络膜萎缩相鉴别。高度近视脉络膜萎缩伴有高度近视病史，以及视盘倾斜、视网膜血管变细等其他表现，可据此鉴别。

【治疗】本病目前暂无特效疗法。

三、中心型脉络膜萎缩

中心型脉络膜萎缩起病年龄与弥漫型类似，病变起始于黄斑部，可静止或扩散到周围区域。

【病因及发病机制】本病的病因不明，主要为常染色体显性遗传，也有常染色体隐性遗传的病例报道。日本报道了 *RSD* 基因的一个新发突变可能与其发病机制有关。

【临床表现】

1. 症状 无明显自觉症状，中晚期可出现不同程度的视力减退，严重者可下降至手动或仅有光感；也有患者表现为明显的视野缺损或夜盲。

2. 眼底表现 早期黄斑部出现渗出物及水肿，数年后逐渐发展成界线清楚的圆形或卵圆形萎缩区，病灶内视网膜色素上皮及脉络膜毛细血管消失，脉络膜大血管暴露，眼底可见稠密的黄白色线条，形似硬化（图 35-4-4）。

3. 视野检查 早期一般表现为中心暗点或环形暗点，亦可呈向心性收缩，最后可残留管状视野。

4. FFA 检查 早期视功能正常时可表现正常，晚期可显示正常脉络膜毛细血管强荧光（窗样缺损）。

5. EOG 检查 明显异常，可为熄灭型。

【诊断要点】主要依据眼底检查发现以黄斑区为中心的脉络膜萎缩、视野表现和 FFA 发现进行诊断。

【鉴别诊断】本病在早期难以与老年黄斑变性及各类炎症性脉络膜视网膜病变相鉴别，需要询问家族史，以及长期观察疾病进展。

【治疗】本病目前暂无特效疗法。

四、回旋状脉络膜视网膜萎缩

回旋状脉络膜视网膜萎缩通常从赤道部开始，向中心及周边部扩展，最后累及眼底大部分，可造成严重的视功能障碍。起病年龄多在20～30岁，双眼同时或先后发病。

【病因及发病机制】本病为常染色体隐性遗传，据报道与10q26上的 *OAT* 基因突变有关。患者血浆、房水和尿液中鸟氨酸水平较正常人明显升高，鸟氨酸痛酸氨基转化酶活力低于正常水平，可导致鸟氨酸蓄积，谷氨酸和脯氨酸生成减少，这可能是导致眼底病变的原因。

【临床表现】

1. 症状 夜盲及视力减退，随年龄增长而加重，可致全盲；部分患者合并色觉异常。

2. 眼底表现 早期眼底赤道部出现边界清晰的脉络膜萎缩斑，形状不规则，萎缩斑之间视网膜正常。之后萎缩斑缓慢进展，可融合成片，成花环状，并向后极部及周边部延伸扩展。最后眼底呈黄白色，几乎全部受累，仅保留黄斑区，可伴有色素增生，视盘呈蜡黄色（图 35-4-5，图 35-4-6）。

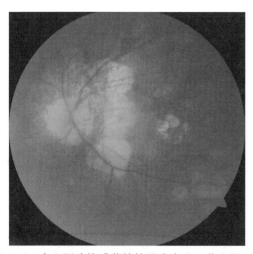

图 35-4-4 中心型脉络膜萎缩的眼底表现。黄斑区可见卵圆形萎缩区，视网膜色素上皮及脉络膜毛细血管消失

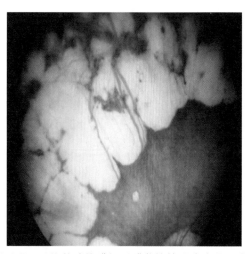

图 35-4-5 回旋状脉络膜视网膜萎缩的眼底表现。白色萎缩斑融合成片，伴色素增生

引自第五版 Retina 英文版

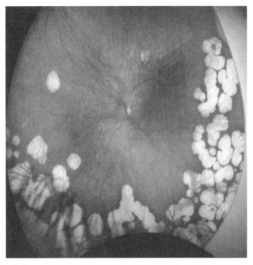

图 35-4-6　回旋状脉络膜视网膜萎缩的广域眼底彩照。可见大量边界清晰的脉络膜萎缩斑，形状不规则，萎缩斑之间视网膜正常，部分萎缩斑融合成片

引自 https：//eyewiki.aao.org/Gyrate_atrophy

3. 其他表现　约 40% 的患者合并白内障，尤其是后极性白内障。较多患者伴有不同程度的近视，视网膜色素变性，运动失调等。

4. FFA 检查　早期可以见到典型的界线清楚的回旋形萎缩区，荧光染料向血管周围渗漏。晚期脉络膜全层萎缩之后，出现巩膜强荧光（图 35-4-7）。

5. 视野检查　早期出现环形暗点，之后向心性缩小，视野缺损与脉络膜病变范围相关。

6. 暗适应检查　早期在正常范围内，晚期升高到 20 ～ 40log 单位。

7.ERG 检查　早期正常，随病程进展低于正

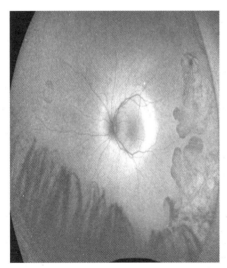

图 35-4-7　回旋状脉络膜视网膜萎缩的眼底自发荧光表现。可见边界清楚的萎缩斑伴周围荧光渗漏

引自 https：//eyewiki.aao.org/Gyrate_atrophy

常，最后消失。

【诊断要点】主要依据家族史及临床表现，FFA 检查显示色素上皮缺失，视野缩窄和暗适应检查异常进行诊断。

【诊断要点】与高度近视脉络膜萎缩相鉴别。高度近视脉络膜萎缩伴有高度近视病史，以及视盘倾斜、视网膜血管变细等其他表现，可据此鉴别。

【治疗】本病目前暂无特效疗法。可试用低精氨酸饮食治疗，或应用大剂量维生素 B_6，以及补充脯氨酸和赖氨酸治疗。

五、无脉络膜症

无脉络膜症又称进行性脉络膜视网膜变性，表现为后天性脉络膜进行性消失。其特点是自幼夜盲，男性比女性病情重，常双眼发病，患病率约为 1：50 000。

【病因及发病机制】本病的病因不明，多数为常染色体显性遗传，有些为常染色体隐性遗传。有研究报道 q21.1 染色体上的 CHM 基因突变（OMIM 303390）可能与其相关。

【临床表现】

1. 症状　有夜盲史，起病较早，视野缩小，严重者可仅残留中央视野或完全失明。

2. 眼底表现　初期眼底只有轻度非典型周边部色素性视网膜病变，赤道部及周边可见黄色闪辉及色素颗粒，伴有脱色素区，眼底呈"椒盐"状。之后病变从周边部向后极部发展，晚期视网膜及脉络膜色素上皮向眼底后极部进行性萎缩。眼底色素上皮几乎完全破坏，脉络膜血管萎缩、消失，眼底暴露巩膜白色反光（图 35-4-8）。

3. 其他眼部表现　部分患者可并发白内障和虹膜萎缩，玻璃体液化并有点状纤维混浊、白色胆固醇样结晶及色素颗粒。

4. 视野检查　早期为环形暗点，随后向心性收缩和生理盲点扩大，晚期为管状视野，最后视野可完全消失。

5. 暗适应检查　敏感度下降，晚期测不出曲线。

6. FFA 检查　仅见充盈的脉络膜大血管，毛细血管消失；自发荧光可显示眼底呈现特征性的"椒盐"状改变（图 35-4-9）。

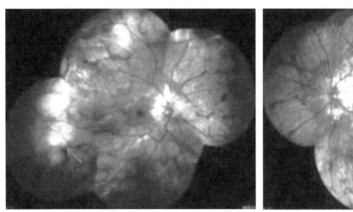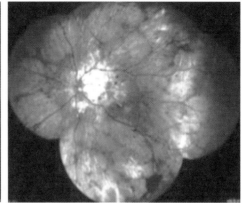

图 35-4-8　无脉络膜症的眼底表现。眼底呈 "椒盐" 状，色素上皮破坏，脉络膜萎缩，可见巩膜白色反光

引自 Brambati M，Borrelli E，Sacconi R，et al，2019. Choroideremia：Update On Clinical Features And Emerging Treatments. Clinical Ophthalmology，13：2225-2231

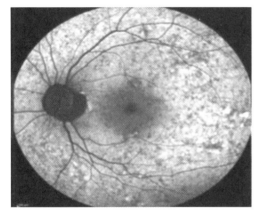

图 35-4-9　无脉络膜症的自发荧光显示特征性的 "椒盐" 状改变

引自 Brambati M，Borrelli E，Sacconi R，et al，2019. Choroideremia：Update On Clinical Features And Emerging Treatments. Clinical Ophthalmology，13：2225-2231

7. OCT 检查　中央脉络膜厚度在早期多正常，随着疾病进展可逐渐减少。

8. ECG 检查　早期明适应 ERG 正常，暗适应 ERG 为低波，晚期可熄灭。

9. EOG 检查　低波或无波。

10. 色觉　多色觉紊乱，红绿色盲。

【诊断要点】主要依据家族史，眼底检查发现眼底 "椒盐" 状色素紊乱与脱色素区，以及视网膜和脉络膜色素上皮萎缩，血管消失进行诊断。

【鉴别诊断】

1. 与原发性视网膜色素变性相鉴别　本病的色素紊乱不呈典型的骨细胞样，且伴有明显的脉络膜视网膜色素上皮和血管消失，可据此鉴别。

2. 与原发性脉络膜萎缩相鉴别　根据长期随访发现脉络膜视网膜色素上皮和血管进行性萎缩和消失，以及家族史可鉴别。

【治疗】本病目前暂无特效疗法，基因治疗和干细胞治疗目前正在研究中。

中西医结合

脉络膜萎缩相似中医学 "视瞻昏渺" "青盲" 的范畴。

【病因病机】脾肾两虚，精气不能上承于目；或肾阴不足，精气不能上荣于目；或气血不足，清气不能上营于目。

【辨证论治】

1. 脾肾阳虚证

临床表现：视物模糊，眼底脉络膜萎缩；面色少华，四肢无力，头晕耳鸣，腰膝酸软，形寒肢冷，纳食不佳；舌质淡，苔薄白，脉沉细或沉缓。

治法：温补脾肾。

方药：右归饮（《景岳全书》）加减。熟地黄 15g，枸杞子 15g，山药 15g，牡丹皮 10g，杜仲 10g，炙甘草 6g，山茱萸 6g，白术 10g，茯苓 15g，黄芪 15g。

2. 肾阴亏虚证

临床表现：视物模糊，眼底脉络膜萎缩；口干咽燥，腰酸腿软；舌质红，苔薄，脉细数。

治法：滋阴补肾。

方药：六味地黄汤（《小儿药证直诀》）加减。熟地黄15g，山药10g，牡丹皮10g，山茱萸6g，茯苓15g，泽泻6g，女贞子10g，墨旱莲10g。

3. 气血亏虚证

临床表现：视物昏花，眼底脉络膜萎缩；面色少华，四肢乏力，头晕耳鸣，腰膝酸软，纳食不佳；舌质淡红，苔薄，脉细无力。

治法：大补元气。

方药：大补元煎（《景岳全书》）加减。党参10g，山药10g，熟地黄15g，当归10g，杜仲10g，山茱萸5g，枸杞子10g，黄芪15g，白术10g，炙甘草6g。

第五节　周边视网膜变性

周边视网膜变性是指正常的视网膜结构因退行性变、血管损害或机械性牵拉所致的改变，主要包括压迫与不压迫变白、蜗牛足迹样退行变性及格子样变性。

一、压迫与不压迫变白

压迫变白（white with pressure）与不压迫变白（white without pressure）是周边视网膜的一种常见变性性疾病，在成年人眼底发生的概率在30%以上，多双侧发病，随着年龄增长和近视程度加深而发病率升高，男性与女性发病风险无差异。

【病因及发病机制】本病的病因与发病机制不明。

【临床表现】

1. 症状　多无明显自觉症状。

2. 眼底表现　压迫变白表现为用巩膜压迫器压迫锯齿缘与赤道间视网膜，出现白色半透明的带状病损。不压迫变白则表现为不用巩膜压迫器压迫时，周边视网膜也呈现白色带状半透明的病损（图35-5-1，图35-5-2）。两者都易发生于颞侧周边视网膜，有时压迫变白和不压迫变白可部分融合，也可能围绕正常视网膜，容易误认为是视网膜裂孔。

【诊断要点】用巩膜压迫器分别压迫和不压迫巩膜，观察周边部眼底有无特征性半透明白色混浊带状病损。需要排除其他引起周边变性的继发因素。

【鉴别诊断】与视网膜浅脱离相鉴别。视网膜浅脱离大部分可发现视网膜裂孔，OCT显示视网膜脱离。据此可以鉴别。

【治疗】本病一般预后良好，不需要特殊临床治疗，推荐患者定期随诊。

二、蜗牛足迹样退行变性

蜗牛足迹样退行变性（snail track degenera-

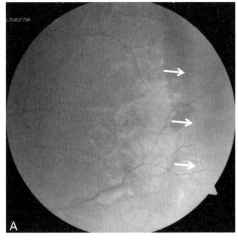
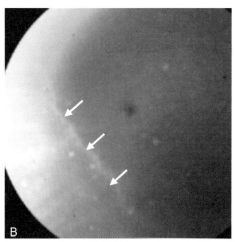

图 35-5-1　不压迫变白的眼底彩照。周边视网膜可见白色带状半透明的病变区域（箭头所示）

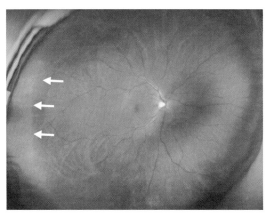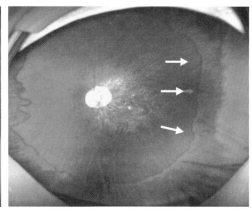

图 35-5-2 不压迫变白的广域眼底照相。周边部视网膜可见明显的白色带状或半透明病损（箭头所示病损）

tion）又称为霜样变性，有研究认为是格子样变性是一种特殊表现，也有研究认为是一种独立的周边视网膜变性。男性与女性患病率无明显差异，与近视严重程度有关，高度近视人群的发病率明显更高。

【病因及发病机制】 本病的病因与发病机制不明。

【临床表现】

1. 症状 多无明显自觉症状。

2. 眼底表现 霜样变性好发于颞上与鼻上象限，表现为视网膜变薄，有界线清晰的条带。霜样变性可合并玻璃体液化和视网膜圆孔，以颞下象限多见（图 35-5-3）。

3. 视野检查 绝大多数患者有中心暗点，或旁中心或不规则暗点，或部分或全部环形暗点。周边视野向心性缩小。

【诊断要点】 主要依据在周边视网膜发现视网膜变薄和特征性霜样变性病变区域。

【鉴别诊断】

1. 与视网膜格子样变性的鉴别 霜样变性没有血管呈白线或格子样改变，视网膜色素上皮也无异常沉着物，据此可以鉴别（图 35-5-4）。

2. 与白点状视网膜变性相鉴别 白点状视网膜变性眼底除黄斑区外，可见遍布的类圆形白色小点，可据此可以鉴别。

【治疗】 本病目前暂无特效疗法。

三、格子样变性

格子样变性（Lattice degeneration）是周边视网膜退行性变的一种主要表现，即在眼底周边部有界线清楚的视网膜内层变薄区，其中可见白色

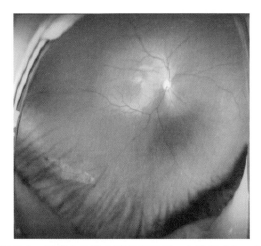

图 35-5-3 霜样变性的广域眼底照相。右眼 7:00 ～ 8:00 可见明显的视网膜变薄的类似"霜样"条带状病变区域

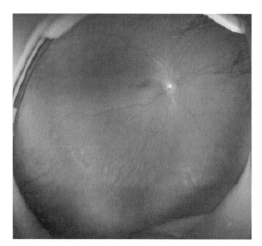

图 35-5-4 格子样的广域眼底照相。右眼 7:00 ～ 8:00 周边部视网膜可见与锯齿缘平行的条带状变性区，区域内可见网格状白线及色素紊乱

线状交错及色素紊乱。主要发生在近视人群，男性与女性患病率无明显差异。有格子样变性的患者发生视网膜裂孔和脱离的风险明显更高。

【病因及发病机制】本病的病因与发病机制不明。

【临床表现】

1. 症状　多无明显自觉症状，部分患者可能有闪光感或飞蚊症。

2. 眼底表现　周边视网膜可见界限清楚的格子样变性区，多发生在赤道和玻璃体基底部之间，与锯齿缘平行，少数发生在赤道后放射状血管旁。变性区域内可见一系列互相交叉的白线，为视网膜血管闭塞和纤维化形成的网络，变性区内视网膜色素紊乱（图 35-5-5）。部分患者可合并视网膜裂孔或视网膜脱离。

3. 视野检查　绝大多数患者有中心暗点、旁中心或不规则暗点，部分或全部环形暗点。周边视野向心性缩小。

【诊断要点】主要依据在周边视网膜发现典型格子样变性区，观察到交叉的白线状改变和色素紊乱，并排除其他继发因素。

【鉴别诊断】与霜样变性鉴别。霜样变性没有血管呈白线或格子样改变，也无视网膜色素上皮的异常沉着物。据此可以鉴别（图 35-5-6，图 35-5-7）。

【治疗】大部分患者可定期随访观察，有发生视网膜裂孔或脱离风险的患者可考虑进行预防性激光光凝治疗。

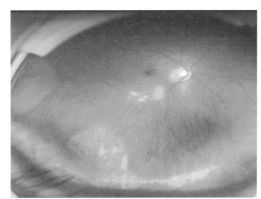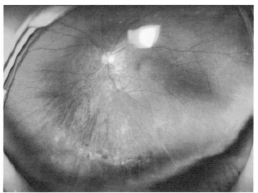

图 35-5-5　格子样的广域眼底照相
周边部视网膜可见与锯齿缘平行的条带状变性区，区域内可见网格状白线及色素紊乱，伴多个视网膜裂孔

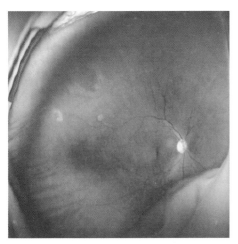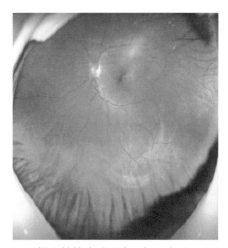

图 35-5-6　格子样的广域眼底照相。右眼 10：00 ～ 11：00
周边部视网膜可见变性区内马蹄孔形成

图 35-5-7　霜样变性的广域眼底照相。左眼 5：00 ～ 6：30
可见明显的视网膜变薄的类似"霜样"条带状病变区域

中西医结合

周边视网膜变性相似中医学"目不能远视候""能近怯远症""近觑""近视""云雾移睛""视瞻昏渺""暴盲"的范畴。

【病因病机】多为先天禀赋不足，与生俱来；或心阳不足，脾胃失调，肝肾亏虚，肝血不足，目失所养，目中神光不能发越所致。

【辨证论治】

1. 脾虚气弱证

临床表现：眼底周边视网膜变性；食少纳呆，腹胀便溏；舌淡，苔薄，脉弱。

治法：益气健脾。

方药：四君子汤（《太平惠民和剂局方》）加减。党参 12g，白术 10g，茯苓 15g，甘草 5g，山药 15g，薏苡仁 10g，炒谷芽 10g，麦芽 10g。

加减：唇舌色白，心悸失眠者，为心血不足，加白芍、酸枣仁以养血安神。

2. 肝肾亏虚证

临床表现：眼底周边视网膜变性；头晕耳鸣，失眠多梦，腰膝酸软，舌红，少苔，脉细。

治法：滋养肝肾。

方药：驻景丸（《银海精微》）加减。楮实子 10g，枸杞子 10g，五味子 3g，党参 10g，熟地黄 10g，肉苁蓉 10g，菟丝子 10g，丹参 12g，黄柏 10g，知母 10g。

加减：头晕目眩者，为阴虚阳亢，加石决明（布包）、钩藤以平肝潜阳。

3. 肝血不足证

临床表现：视远不清，眼干涩不适，或视物变形；眼底见黄斑萎缩或出血；面色无华；唇舌淡白，脉细无力。

治法：养肝明目。

方药：补肾丸加减（李传课主编《中医眼科学》）。熟地黄、茯苓各 10g，泽泻、牡丹皮、牛膝各 5g，山茱 3g，丹参、枸杞子各 6g，鹿角胶（蒸兑）2g。

加减：贫血全身无力，加黄芪、党参、白芍。

（张　婷　黄雄高　王兴荣　张仁俊）

第36章 全身疾病的眼底病变

第一节 糖尿病视网膜病变

【病因及发病机制】糖尿病视网膜病变(diabetic retinopathy,DR)的发病机制是一个极为复杂的多因素过程,该疾病的许多潜在机制仍需深入研究。高糖、缺氧、炎症反应和神经退行性改变之间相互作用,且糖尿病管理不良导致高血糖发作,加速了代谢功能障碍,导致氧化应激,产生活性氧物质(如超氧自由基),线粒体畸变诱导细胞凋亡,炎症因子可能会促进缺氧介导的VEGF分泌,从而导致血-视网膜屏障被破坏及发生视网膜微血管病变。随着神经血管功能障碍、血管通透性过高和(或)新生血管形成,进而导致增殖性糖尿病视网膜病变和糖尿病黄斑水肿。

高血糖状态是DR发生的始动因素,持续高血糖状态使细胞内外代谢发生紊乱,导致组织结构出现改变,继而发生DR。早期的研究资料显示,其发生发展与血糖水平、糖尿病病程、环境等多种因素相关。主要病理改变包括视网膜炎症、血管渗透性增加、视网膜表面异常血管新生。蛋白质的非酶糖基化、元醇通路激活、糖化血红蛋白、己糖胺旁路、细胞因子、蛋白激酶C(PKC)旁路、氧化应激水平增强等均发挥重要作用,且均由高糖诱导过氧化物过度表达所致。

临床上,认为DR的基本病理改变包括:①基底膜增厚;②周细胞选择性丢失;③新生血管生成;④微血管瘤形成;⑤内皮细胞增生。在这些病理改变中,周细胞选择性丢失属于视网膜病变的早期病理改变特征。细胞内外代谢发生紊乱,导致组织结构出现改变,从而导致DR的发生及发展。而DR的损伤程度与患者体内高血糖程度存在直接关联,所以在DM早期控制血糖能够在很大程度上减少和延缓DR的发生。

【临床表现】

1. 症状 视力下降仍然是糖尿病视网膜病变的主要临床症状,其程度取决于糖尿病视网膜病变的临床分期,以及病变是否累及黄斑区。如黄斑受到波及,单眼突然视力下降或眼前黑影飘动,或于数日内快速下降,甚至可降至数指或仅辨手动。如果病情较轻或是病变尚未累及黄斑区,患者可以没有明显症状。患者的视力持续下降、微动脉瘤形成、视网膜新生血管形成及玻璃体积血的发生是临床的主要表现。

2. 眼底表现

(1)临床分期:眼底照相是一种可重复使用的检测糖尿病视网膜病变的技术,眼底照相也可用于记录糖尿病的严重程度。不同临床分期下的DR的眼底表现不同。国外常规根据病理特征将DR分为非增殖型DR(nonproliferative DR,NPDR)、增殖型DR(proliferative DR,PDR)和糖尿病黄斑水肿(diabetic macular edema,DME)3种类型。NPDR的眼底特征为视网膜静脉扩张,呈串珠状改变,微血管瘤形成,渗出灶与出血灶出现;NPDR持续发展将成为PDR,此期视网膜新生血管及纤维增殖膜形成,严重者进展至牵拉性视网膜脱离;DME可出现在NPDR或PDR内,源于视网膜毛细血管内皮细胞间紧密连接的破坏,组织液渗漏并蓄积于黄斑区造成DME。糖尿病视网膜病变发生、发展是一个很长的临床过程。根据血糖水平、血糖控制情况、合并全身其他病变及个体差异等,其病情发展快慢各有不同。我国眼底病学组制定了符合我国国情的《糖尿病视网膜病变分期标准》，分为单纯型和增生型六期。①单纯型。Ⅰ期：有微动脉瘤或并有小出血点。（+）较少，易数。（++）较多，不易数。Ⅱ期：有黄白色"硬性渗出"或并有出血斑。（+）较少，易数。（++）较多，不易数。②增生型。Ⅳ期：眼底有新生血管或并有玻璃体积血。Ⅴ期：眼底有新生血管和纤维增生。Ⅵ期：眼底有新生血管和纤维增生并发视网膜脱离。Ⅲ期：棉絮斑，合并Ⅰ期、Ⅱ期病变。（+）较少，易数。（++）较多，不易数。

（2）临床症状

1）NPDR：眼底改变由轻至重，变化较大。主要病变有微血管瘤形成、出血、水肿、渗出的血管改变。微血管瘤为糖尿病视网膜病变最早出现的改变，检眼镜下可见视网膜散在分布的针尖样大的小红点，有的可大至 1/2 血管径，早期数量较少，多分布在黄斑周围或散在分布在视网膜后极部。随着病情的加重，微血管瘤数量越来越多，弥漫分布在后极部和无灌注区周围。微血管瘤渗漏可引起周围的视网膜水肿，常伴有出血。视网膜各层均可见出血，浅层呈火焰状，深层呈圆点状或斑片状，多位于视网膜后极部和赤道部。视网膜水肿出现后常有硬性渗出，多位于黄斑区和后极部。在黄斑区呈黄白色点状，成簇排列形成星芒状。硬性渗出外尚可见棉絮状斑，呈白色羽毛白斑或棉絮样，散在分布在视网膜后极部，代表毛细血管和前小动脉闭塞致组织缺氧、神经轴索肿胀断裂，形成似细胞体（图 36-1-1）。

2）PDR：除了有非增殖期的眼底改变，新生血管和纤维组织形成是这一时期的特征。新生血管常位于视网膜和视盘上，开始血管不大，肉眼检查很难发现，随着病情加重，新生血管变大，数量也增多，沿着视网膜 4 支大血管分布最常见。可呈现网状、花环状或车轮状，也可融合成簇，也可长大进入玻璃体腔内。随着大的新生血管增生纤维粗大，可突入后极部玻璃体，产生玻璃体后脱离。如果增生期纤维收缩，新生血管牵拉破裂，可出现视网膜前出血或玻璃体积血，进而导致视力严重下降。病情继续加重，可导致视网膜脱离（图 36-1-2）。

3）眼部其他症状：除了典型的糖尿病视网膜病变，还可产生结膜血管瘤、眼肌麻痹、调节麻痹、暂时性屈光改变、白内障和虹膜红变等。与眼底有关的为虹膜红变，由于视网膜大片无灌注区形成产生严重视网膜缺血，新生血管生长，刺激虹膜产生新生血管。开始围绕瞳孔区有扩张的毛细血管、渗漏荧光素。也可出现于前房角，最后分布于整个虹膜，出现前房积血、房角粘连，影响房水引流导致眼压增高而形成新生血管性青光眼。

（3）OCT 特征：OCT 为玻璃体视网膜界面、神经感觉视网膜和视网膜下间隙提供高分辨率成像。OCT 可用于量化糖尿病黄斑水肿患者的视网膜厚度，监测黄斑水肿，识别玻璃体黄斑牵引力，以及检测其他形式的黄斑疾病（图 36-1-3，图 36-1-4）。

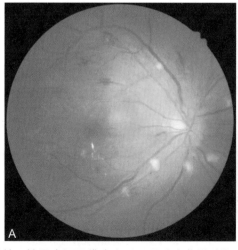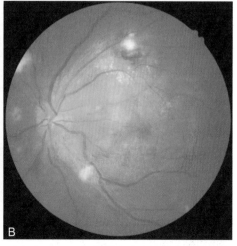

图 36-1-1 邓某，糖尿病视网膜病变（双眼重度非增殖期）眼底彩照。可见双眼小片状出血，散在硬性渗出及棉絮斑，黄斑水肿

眼底彩照

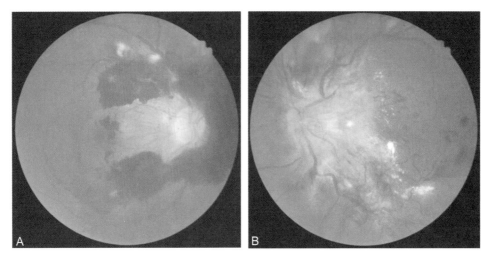

图 36-1-2　王某，糖尿病视网膜病变（双眼增殖期）眼底照相

A. 右眼，可见新生血管破裂引起大量视网膜前出血；B. 左眼，可见大量新生血管沿着血管弓形走行，视盘颞侧机化膜，由于增生纤维收缩，引起上下方血管纡曲、变形

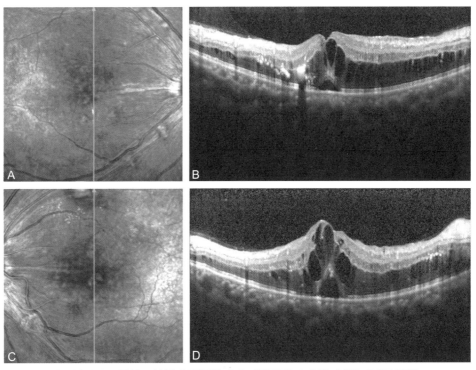

图 36-1-3　邓某，糖尿病视网膜病变（双眼重度非增殖期）OCT 图像
可见黄斑囊样水肿，视网膜层间点状高反射病灶

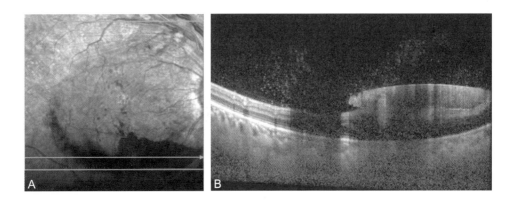

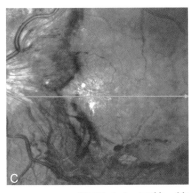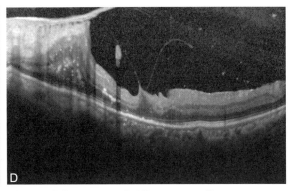

图 36-1-4　王某，糖尿病视网膜病变（双眼增殖期）OCT 图像

A、B. 右眼，可见视网膜前出血；C、D. 左眼，可见视盘颞侧机化膜牵拉视网膜，引起视网膜增厚，层间结构紊乱

（4）OCTA 检查：OCTA 作为近年来出现的新技术，其能够检测并分析黄斑区各层微血管形态及血管密度等相关参数，对全方位观察 DME 特点表现及进一步探究 DME 的发病机制、疾病进程具有独特优势。OCTA 较 FFA 更清晰的显示视网膜血管密度、形态及无灌注区的边界，并可以对视网膜血管密度、形态及无灌注区面积进行定量测量，有助于鉴别 DR，以及作为对 DR 治疗后的随诊有效定量的观察工具。OCTA 能发现 DR 早期的新生血管、毛细血管扩张、视网膜微血管瘤等结构破坏等微血管异常，较 FFA 更为直观和清晰。OCTA 可以观察到抗 VEGF 药物注射治疗后，糖尿病黄斑水肿消退的同时，浅层及深层视网膜微血管瘤数减少，毛细血管更为密集的深层视网膜尤为明显，且该层血管密度的增加也提示血管本身的通透性及屏障功能得到保护。另外，囊样水肿的改善也进一步在结构上减少了对视网膜微血管的"挤压"，从而提高了单位面积内的血管密度。

（5）FFA 特征：FFA 仍然是一个有价值的工具，为医师诊断和治疗 DR 提供了依据。FFA 可以确定黄斑毛细血管有无灌注，在中心凹甚至整个黄斑区，可以解释治疗无效后视力丧失的原因。FFA 也可以发现未经治疗的视网膜毛细血管无灌注区域，这可以解释先前的激光手术后视网膜或视盘新生血管持续存在的原因。非增殖期血管瘤荧光造影可呈现弥漫点状强荧光。当出现硬性渗出、棉絮斑时，荧光造影显示该处呈现小的无灌注区。如果棉絮状斑数量增多，常表明病情向增生型发展。视网膜动脉可略变细，静脉早期呈均一性扩张，病情发展，则可呈串珠状或腊肠状扩张

（图 36-1-5）。晚期视网膜周边大片毛细血管闭塞，甚至前小动脉或小动脉闭塞，形成大片无灌注区，导致视网膜大片缺血，诱发新生血管，进入增生期。静脉扩张呈串珠状或有管壁染色。视网膜水肿晚期可有组织染色，黄斑囊样水肿则呈花瓣状或蜂房样荧光素渗漏。出血可有遮蔽荧光。毛细血管闭塞，出血，无荧光充盈的无灌注区。出现新生血管成簇时，荧光造影晚期新生血管有大量的荧光素渗漏（图 36-1-6）。

根据治疗效果，糖尿病黄斑红肿可分为弥漫型黄斑水肿、局灶型黄斑水肿及黄斑缺血（混合型黄斑水肿）。弥漫性黄斑水肿表现为 FFA 晚期黄斑区毛细血管广泛渗漏，黄斑区视网膜弥漫性增厚，视网膜内可有囊样水肿改变，常看不到毛细血管瘤样膨出，常无硬性渗出。局灶型黄斑水肿表现为黄斑区可见出血点，常有三角形或环形硬性渗出灶，FFA 早期显示局部散在点状强荧光，后期荧光渗漏，液体来自毛细血管瘤样膨出。黄斑缺血，又称混合型黄斑水肿，表现为黄斑区内毛细血管闭塞，无论是弥漫性还是局灶性黄斑水肿均可合并缺血性改变，与视力预后密切相关。总之，糖尿病视网膜病变的荧光造影改变多样，不同的体征呈现不同的造影改变。

（6）暗适应：有近 70% 的糖尿病视网膜病变患者出现暗适应功能异常，常表现为杆阈、锥阈升高、A- 结点后延。

（7）ERG 检查：ERG 的 a 波和（或）b 波振幅降低。

（8）视网膜电图：振荡电位总波幅降低，潜伏期延长。病情加重时振荡电位各系波谱振幅明显下降。

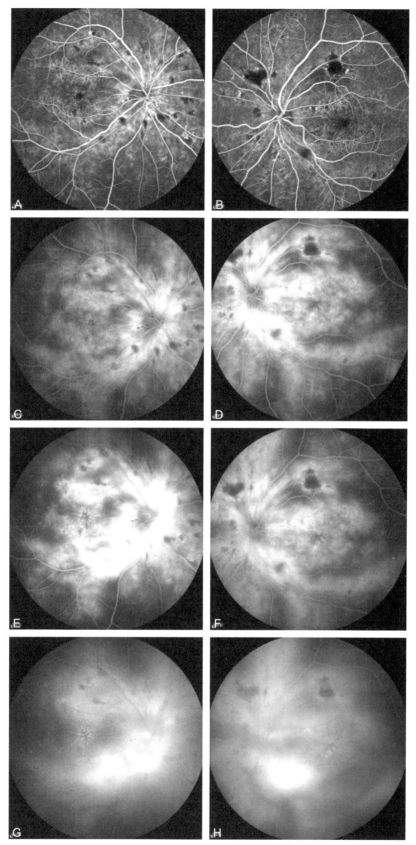

图 36-1-5　邓某，糖尿病视网膜病变（双眼重度非增殖期）FFA 图像

A、B. 在 FFA 早期，双眼视网膜可见广泛微血管瘤强荧光，出血及棉絮斑遮挡荧光，局部可见小片状毛细血管无灌注区；
C、D. 随着时间延长，病灶处荧光素渗漏增加；E～H. 在造影晚期，大量荧光素渗漏，边界欠清，整个视网膜呈灰白色，
黄斑区花瓣样强荧光积存

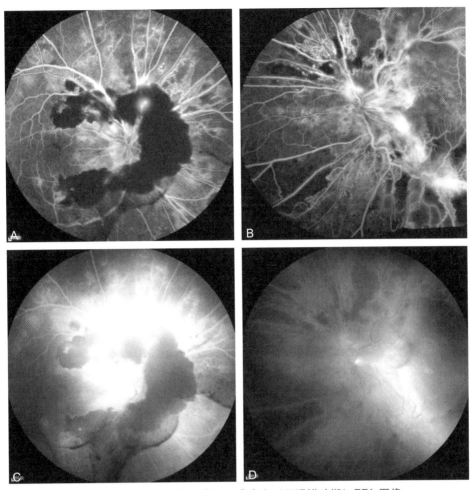

图 36-1-6　王某，糖尿病视网膜病变（双眼增殖期）FFA 图像

A、B. FFA 早期。A. 右眼即使存在视网膜前出血，亦可见新生血管荧光素明显渗漏；B. 左眼除了新生血管处渗漏荧光，视盘周围可见毛细血管片状无灌注及 IRMA。C、D. FFA 晚期，新生血管处荧光素明显渗漏，视网膜组织荧光素着染增强

（9）图形视网膜电图：比常规 ERG 敏感一些，振幅下降程度与糖尿病视网膜病变严重程度有关。

（10）图形视觉诱发电位：可表现出振幅下降，潜伏期延长。

（11）视野检验：早期视野可无改变，随着病情的发展，视野可受不同程度的影响。

（12）相对传入瞳孔反应缺陷（RAPD）：阴性。

（13）彩色超声多普勒血流成像：糖尿病视网膜病变患者常为老年人，该项检查可较准确地进行视网膜中央动静脉、睫状血管和眼动脉血流速度、血管阻力的检查，可量化评估视网膜及眼部血管血流动力学改变。

（14）B 超：是一种非常有价值的诊断工具，可以评估视网膜在玻璃体积血或其他介质混浊时的状态。B 超检查可能有助于明确玻璃体视网膜牵拉的程度和严重程度，尤其是对糖尿病眼黄斑的牵拉，可以了解有无玻璃体积血、视网膜脱离。目前，在屈光介质透明的情况下，超声是 OCT 检测的辅助手段。

【诊断要点】

1. 病史及临床症状　有糖尿病病史，单眼或者双眼突然无痛性视力下降或眼前黑影飘动或视野遮挡感。部分有并发症的，以新生血管青光眼首诊的患者。

2. 典型的眼底病变　视网膜静脉扩张，呈串珠状改变，微血管瘤形成，渗出与出血灶出现；视网膜新生血管及纤维增殖膜形成，严重者进展至牵拉性视网膜脱离；组织液渗漏并蓄积于黄斑区造成 DME。

3. FFA 检查　对本病诊断及分型可提供重要依据。

4. OCT/OCTA 检查　对本病所致的黄斑部并发症可提供直观的依据。

【鉴别诊断】

1. 与其他疾病引起的眼底出血相鉴别　如视网膜静脉阻塞，患者视力可正常或轻度减退，视力减退度与出血量、部位及黄斑水肿有关。常为单眼颞上支或颞下支静脉阻塞，尤以颞上支为多见。阻塞部位多见于第一至第三分支动静脉交叉处，周边小分支阻塞概率较小。眼底表现为阻塞的远端静脉扩张、纡曲、视网膜水肿，常呈三角形分布，三角形尖端指向阻塞部位。视网膜静脉周围炎，患者多为年轻患者，其出血及血管伴白鞘或血管白线多位于周边部，FFA 提示无灌注区。在患眼玻璃体混浊不能看清眼底时，应检查另眼周边部视网膜，可有血管炎症或出血表现。高血压视网膜病变等，患者常有高血压病史，视网膜出血常呈火焰状。

2. 与其他疾病引起的玻璃体积血相鉴别　玻璃体积血是由于玻璃体周围组织的炎症、出血、损伤等造成炎症细胞、血液、色素进入玻璃体导致飞蚊症现象，一般起病急骤，变化快，常有明显的视力下降，需要仔细检查，明确周围组织的原发病变，再做积极处理。部分患者有明确的眼外伤史。

【治疗】重点在于积极控制血糖，建立良好的血糖管理。眼局部重点在于预防和治疗并发症。糖尿病视网膜病变治疗主要以药物治疗、激光光凝治疗、手术治疗等方式为主。

1. 药物治疗及进展　糖尿病视网膜病变的早期防治中，主要以改善视网膜微循环药物为主。

这类药物主要包括递法明、导升明等，前者的有效成分为花青苷，其作用原理是通过花青苷成分对胶原酶进行抑制，进而削弱毛细血管的通透性，该药对 DR 早期病变具有较好的疗效，能够延缓病程，但对增生期 DR 患者效果并不理想。

2. 激光治疗　通过光凝作用，改善视网膜缺氧，减少视网膜缺血缺氧面积，抑制新生血管生长因子的分泌。另外，局灶光凝、格栅光凝等方式，也可以实现治疗黄斑水肿目的，但不适用于缺血性黄斑水肿的治疗。针对增生前期的糖尿病视网膜病变患者而言，需要及时采取合理有效的干预治疗，从而防治患者在约 1 年内发展为增生

性视网膜病变。需注意的是该时期需要根据急性、慢性情况，对黄斑以外病灶进行光凝治疗。而增生型视网膜病变早期，应给予全视网膜光凝治疗，以防治相关并发症。微脉冲激光治疗是一种有效的激光光凝治疗方式，针对视网膜病变合并黄斑水肿情况具有较好的治疗效果。577nm 微脉冲激光治疗 DR 合并黄斑水肿，研究发现，与普通激光治疗的患者相比，微脉冲激光治疗能够促进糖尿病性黄斑区的水肿吸收，有助于恢复患者最佳视力，疗效更佳。孙乐天在研究中也针对微脉冲激光光凝治疗糖尿病黄斑水肿进行了分析，认为在 577nm 阈下黄色微脉冲激光治疗黄斑水肿，可提高患者最佳矫正视力，改善患者视功能。这都说明微脉冲激光治疗方式效果理想。

3. 抗血管内皮生长因子（vascular endothelial growth factor，VEGF）药物治疗　目前眼科临床常用的抗 VEGF 药物有以下 4 种，即雷珠单抗（Ranibizumab）、贝伐珠单抗（Bevacizumab）、康柏西普（Conbercept）和阿柏西普（Aflibercept）。其中前两者为重组的人源化单克隆抗 VEGF-A 药物。康柏西普是我国自主研发生产的新融合蛋白类抗 VEGF 药物，在国内应用广泛。阿柏西普是一种新药，也是一种融合蛋白类药物，作用机制为与 VEGF 紧密结合，从而能够降低血管通透性，进而抑制新生血管的生成。糖尿病性黄斑水肿（diabetic macular edema，DME）是造成糖尿病患者视力下降的主要原因之一，持续不消退的黄斑水肿会导致不可逆的视力严重丧失。2012 年美国 FDA 批准雷珠单抗成为第一个用于治疗 DME 的抗 VEGF 药物。玻璃体内注射抗 VEGF 药物现在已经替代黄斑光凝治疗，成为治疗 DME 新的标准疗法。

4. 糖皮质激素治疗及进展　近期出现的玻璃体内植入地塞米松制剂在治疗持续性黄斑水肿方面有不错的疗效，对于持续反复难治性的黄斑水肿是一个不错的选择。

5. 手术治疗　对于浓密的玻璃体积血、致密的机化膜，有引发牵拉性视网膜脱离之倾向者应行玻璃体手术和眼内激光光凝。当 DR 发展至较为严重的时期，形成严重的增生型视网膜病变，并且会伴有玻璃体积血，则需要采取手术治疗，以玻璃体切割术为主。就病情相对较重的增生型

视网膜病变患者而言，由于其伴有新生血管、增生纤维组织，加上玻璃体后脱离不完全/视网膜牵拉，目前临床治疗提倡施行糖皮质激素腔内注射后+玻璃体切割术，降低术后并发症，缓解弥漫性黄斑水肿。研究认为23G、20G微创玻璃体手术对于治疗DR具有较好的效果，但其中23G较20G微创玻璃体手术减少了器械更换次数，能够有效缩短手术时间，降低手术中出血及医源性裂孔等并发症的发生率。玻璃体视网膜手术是目前治疗晚期增殖性糖尿病视网膜病变的有效方式，需要正确掌握手术适应证，并使用合理的手术技术，以准确处理术后并发症，更好地改善晚期增殖性糖尿病视网膜病变患者的视力。内界膜剥离的PPV疗法可以作为慢性DME治疗的选择方案。DME患者的玻璃体腔内富含细胞因子和促炎分子，降低这些分子的含量可以减少其对视网膜层的影响，并增加玻璃体中的氧水平。内界膜剥离不仅可以消除本身牵引力，还可以去除晚期糖基化产物、活性氧和炎症分子的天然储库。视网膜破裂和眼压升高是PPV最常见的不良反应，在未来需要多中心临床试验来了解糖尿病患者内界膜中发生的微观变化及治疗的成功率。

6. 联合治疗 近年来，主张采取联合疗法治疗DME，减少眼内注药次数，降低激光能量，以降低对视网膜的损伤，减少并发症。联合治疗主要包括玻璃体内注射抗VEGF药物与激光治疗相结合、抗炎药物与激光治疗相结合，玻璃体切割与激光治疗相结合等。研究表明，联合治疗比单独治疗更能减轻黄斑水肿，提高视力。全视网膜光凝术（PRP）联合雷珠单抗治疗糖尿病性黄斑水肿，比PRP治疗效果好，视网膜新生血管渗漏面积、中心区视网膜厚度、黄斑总体积明显降低。格栅激光光凝术可将DME的中度视力丧失减少50%以上，因此激光成为治疗DME的金标准。然而，自从抗VEGF药物问世以来，单独使用抗VEGF药物比激光单一疗法有更好的结果。抗VEGF药物现已成为DME的一线治疗。但是，激光治疗黄斑水肿仍可作为辅助治疗发挥重要作用，当激光治疗与抗VEGF药物相结合时，可以实现协同效应。此外，联合治疗可以减少激光烧伤的二次出血。目前，DME的治疗方案一直在更新优化，在不久的将来，DME的联合治疗或许会成为共识。随着医疗技术的发展，DME的发生率明显降低，目前治疗DME的方法仍以药物和激光治疗为主。如何既能做到治疗效果好，又能保护黄斑功能，是今后临床研究的重点。

7. 新的靶向治疗 目前，DR治疗主要以视网膜激光光凝治疗、抗血管内皮生长因子（vascular endothelial growth factor，VEGF）药物治疗、激素治疗和手术治疗为主。但这些治疗方案均会产生一定的不良反应，单独或联合的治疗方法效果有限，因此迫切需要寻找潜在的治疗靶点，为DR治疗开发新的治疗策略。

中西医结合

DR相似中医学"暴盲"的范畴，若仅视物模糊，则属中医学"视瞻昏渺"的范畴。

【病因病机】多久病伤阴或素体阴虚，虚火内生，上炎于目；或气阴两虚，目失所养；或因虚致瘀，目络不畅；或肝肾两虚，目失濡养。

【辨证论治】

1. 肺胃燥热证

临床表现：视力下降或骤然失明；眼底可见微动脉瘤及圆点状或不规则形出血，血色鲜明，严重者玻璃体积血，眼底无法窥见；伴有口渴多饮，消谷善饥，腰酸，尿多色黄；舌红，苔少，脉数。

治法：清热生津，凉血止血。

方药：白虎汤（《伤寒论》）合玉女煎（《景岳全书》）加减。生地黄15g，生石膏15g，知母10g，麦冬10g，天花粉10g，山药10g，牛膝10g，黄柏10g，白茅根20g，三七3g。

加减：黄斑区水肿者，加泽兰、益母草、猪苓以活血利水。

2. 气阴两虚证

临床表现：视物模糊或视力突然下降，眼前黑影飘动，病程较长，视网膜有陈旧性出血和新鲜出血互见，硬性渗出，或有新生血管，机化膜；伴口渴多饮，精神不振，四肢乏力，舌淡红，舌下有紫点，脉细无力。

治法：益气养血，活血通络。

方药：生脉散（《医学启源》）合增液汤（《温病条辨》）加减。参须 6g，黄芪 15g，玄参 10g，麦冬 10g，生地黄 10g，五味子 3g，丹参 10g，当归 10g，赤芍 10g。

加减：视网膜有增殖性病变者，加牡丹皮、石决明、牡蛎、夏枯草以化瘀散结。

3.肝肾阴虚证

临床表现：视物模糊或视力突然下降，眼前黑影飘动，病程较长，视网膜反复出血、渗出，或有新生血管，机化膜；伴口渴多尿，腰膝酸软；舌红少苔，脉细数。

治法：滋养肝肾，化瘀散结。

方药：知柏地黄汤（《医宗金鉴》）加减。知母 10g，黄柏 10g，生地黄 10g，山药 10g，泽泻 10g，山茱萸 10g，牛膝 10g，牡丹皮 10g，茯苓 10g，赤芍 10g，丹参 10g。

加减：眼底有渗出者，加昆布、海藻、牡蛎以软坚散结。

【食疗方】麦冬人参粥。

组成：麦冬 10g，人参 6g，墨旱莲 20g，小米 100g。

功效：益气养阴，凉血化瘀。

适应证：气阴两虚型糖尿病性视网膜病变。

方解：麦冬滋阴润肺，人参味甘，大补元气。

制法：墨旱莲加水煮汁去渣滓，加墨旱莲、麦冬、人参适量，煮清粥。

用法：当作早餐。

【经验方】高健生辨治糖尿病视网膜病变，认为 DR 是伴随糖尿病气阴两虚向阴阳两虚转化过程中所发生的血行不畅，目络瘀阻，治疗中应把握凉血止血与温阳化气以改善视网膜微循环，应用交泰丸治疗 DR。[接传红，吴正正，严京，等，2012，高健生辨治糖尿病视网膜病变经验 [J].中医杂志，53（23）：1996-1997]

第二节　高血压视网膜病变

【病因及发病机制】长期的高血压导致眼动脉出现动脉硬化，出现缺血的表现。早期表现为小动脉痉挛，长期反复痉挛使小动脉缺血缺氧，细胞增殖肥厚、纤维化，出现不可逆病变，从而眼底血管逐渐发生一系列血管管径和管壁的改变，形成动脉硬化和相应的视网膜病变。

【临床表现】高血压的眼底改变多样，多由病因、病程和严重程度的不同而决定。视网膜、脉络膜和视盘均可见改变。

1.症状　可出现视力下降，眼前黑影飘动，严重者可有遮挡感。

2.眼底表现

（1）动脉的改变：视网膜动脉普遍缩窄，管径不规则，粗细不匀。血管纡曲，特别是黄斑区小血管呈螺旋状弯曲。血管失去透明性，动脉呈黄红色铜丝状反光，称为"铜丝动脉"。随着病变进一步发展，管壁增厚加重，看不见血管内血栓，血管呈白色闪亮的银丝反光，称为"银丝动脉"。

（2）动静脉交叉处的改变：在动静脉交叉处，可见交叉压迫。硬化的动脉压在静脉上面，可将静脉压断，或被压两端呈梭形，或被压静脉远端扩张呈瘤状（Gunn 征）。静脉受压也可呈现其他的形状。

（3）视网膜表现：多见于急进型患者，视网膜水肿，尤以围绕视盘最明显。变细的动脉和纡曲的静脉起伏于水肿的视网膜之中。有大小不等，呈火焰状的出血，位于神经纤维层，呈放射状排列。可出现灰白色的棉絮斑。晚期可出现硬性渗出，呈细小白色或淡黄色小点，位于视盘颞侧，放射状排列，位于黄斑区时呈扇形或星形排列（图 36-2-1）。

3.高血压视网膜病变分级

1 级：视网膜小动脉轻度普遍变细，小动脉管径均匀，无局部缩窄。

2 级：明显小动脉狭窄及局部管径不规则。

3 级：弥漫小动脉明显狭窄，管径不规则，合并视网膜出血、渗出和棉絮状斑。

4 级：在 3 级基础上加上视盘水肿和视网膜水肿。

4.FFA 特征　可见动脉变细，充盈迟缓，在早期可见出血处呈遮蔽荧光，棉绒斑处显示弱荧光；晚期棉绒斑处较多荧光素渗漏，组织着染（图

36-2-2)。

5. OCT 特征　OCT 可以观察并定量高血压视网膜病变所致黄斑水肿，增厚，渗出等（图 36-2-

3，图 36-2-4)。

6. OCTA 检查　OCTA 能发现高血压视网膜病变所致的毛细血管扩张、视网膜微血管瘤、侧

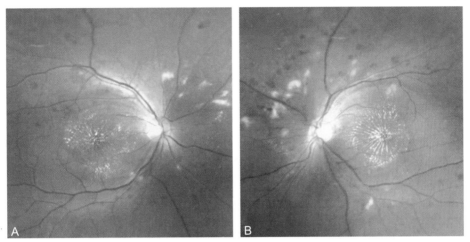

图 36-2-1　高血压视网膜病变超广角眼底照相

双眼均可见视网膜动脉变细，视网膜出血、水肿，棉絮斑边界不清，呈灰白色改变，黄斑区可见星形排列的硬性渗出

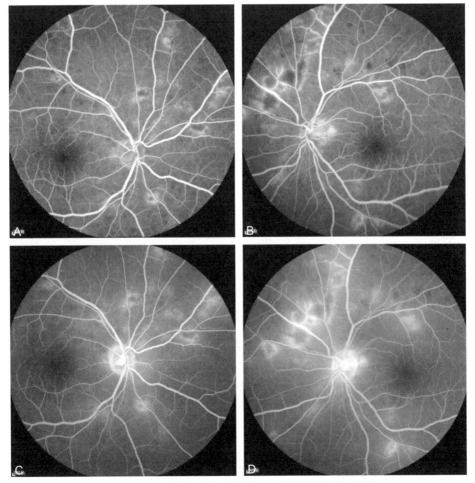

图 36-2-2　与图 36-2-1 为同一患者的双眼 FFA 图像

A、B. 在 FFA 早期，出血处呈遮蔽荧光，棉绒斑处显示弱荧光；C、D. 在 FFA 晚期，棉绒斑处可见较多荧光素渗漏，组织着染

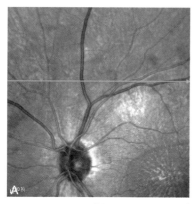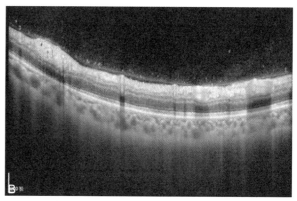

图 36-2-3　OCT 上可见硬性渗出呈大量点状的高反射改变

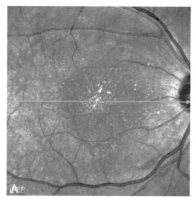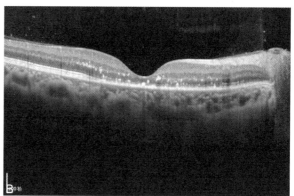

图 36-2-4　棉絮斑在 OCT 上表现为神经纤维层的肿胀变性

支循环及 FAZ 结构破坏等微血管异常，较 FFA 更为直观和清晰。

7. 视野检验　视野一般不受影响，病情特别严重时可出现视野部分缺损。

8. 相对传入瞳孔反应缺陷（RAPD）　不常见。

9. 彩色超声多普勒血流成像　可量化评估视网膜及眼部血管血流动力学改变。

10. B 超　了解有无玻璃体积血、视网膜脱离。

【诊断要点】

1. 中老年发病者素有高血压病史，单眼突然视力下降或眼前黑影飘动。

2. 视网膜病变处可见动静脉血管管径改变，可见动静脉压迹，合并视网膜出血、渗出和棉絮状斑，视盘及视网膜水肿等。

3. FFA 检查对本病诊断及分型可提供重要依据。

4. OCT/OCTA 检查对本病所致的黄斑部并发症可提供直观的依据。

【鉴别诊断】

1. 恶性高血压所致的视盘水肿应与脑肿瘤引起的视盘水肿相鉴别　两者均可见视盘水肿，但是肿瘤所致的视盘水肿一般没有视网膜的棉团状渗出，无硬性渗出，无动脉硬化，无视网膜动脉血压上升。

2. 高血压所致的星芒状渗出应与其他眼底病如糖尿病视网膜病变相鉴别　糖尿病视网膜病变一般无视盘水肿，视网膜无棉团状渗出，无视网膜动脉血压上升，而且有明确的糖尿病病史。

3. 肾性视网膜病变　肾性视网膜病变可出现视盘水肿，但是视网膜一般无硬性渗出，而且有明确的肾脏疾病病史。

4. 妊娠毒血症性视网膜病变　妊娠毒血症性视网膜病变可出现视盘水肿，视网膜的棉团状渗出、硬性渗出、动脉硬化等，但是有明确的妊娠状态病史。

【治疗】高血压可引起全身小血管异常，导致机体心、肾、脑、视网膜多种器官及组织病变。HRP 由高血压性动脉硬化发展来，严重影响生活质量。临床治疗 HRP 多以降压改善微循环为主。

1. 病因治疗　积极查明高血压的病因及分类，

积极进行病因治疗，血压下降后眼部症状可得到缓解。

2. 常规治疗 降压，限制钠盐，限制脂肪，改善生活方式等。

3. 对症支持处理 出现视网膜出血者可给予药物治疗，根据视网膜出血的多少选择药物的种类及剂量，出现严重的视网膜出血引起玻璃体积血及视网膜脱离时，可适当考虑手术治疗。

中西医结合

高血压视网膜病变相似中医学"暴盲"的范畴。

【病因病机】肝肾阴虚，肝阳升动，清窍受扰，脉络受灼，血溢络外；或痰浊中阻，清阳不升，肝风夹痰上扰清窍，清窍脉络阻塞，血溢络外；或久病不愈，年老体弱，气血不足，血脉不畅，瘀血阻滞，血溢络外。

【辨证论治】

1. 肝阳上亢证

临床表现：视物模糊，视网膜动脉血管狭窄弯曲，视网膜可见出血、渗出；眩晕耳鸣，烦躁易怒，少寐多梦，手指麻木，口舌干燥；舌红苔黄，脉弦细。

治法：平肝潜阳，祛瘀明目。

方药：天麻钩藤饮（《杂病证治新义》）加减。天麻10g，钩藤10g，石决明10g，杜仲10g，黄芩10g，栀子10g，夜交藤15g，茯苓10g，丹参10g。

加减：烦躁易怒者，加龙胆草、黄连清肝泻火；视网膜有新鲜出血、渗出者，加白茅根、三七、生蒲黄利水化痰。

2. 痰湿阻络证

临床表现：视物模糊，视网膜动脉血管狭窄弯曲，视网膜可见出血、渗出；伴随头晕目眩，胸闷心悸，纳少呕恶；舌苔白腻，脉弦滑。

治法：和胃涤痰，祛瘀通络。

方药：半夏白术天麻汤（《医学心悟》）加减。天麻10g，法半夏10g，白术10g，茯苓15g，石菖蒲6g，枳实10g，地龙10g。

加减：视网膜渗出者，加白茅根、夏枯草、郁金活血散结。

3. 瘀血阻滞证

临床表现：视物模糊，视网膜动脉血管狭窄弯曲，视网膜可见出血、渗出；伴胸胁胀满，肢体麻木；舌质紫暗，脉弦涩。

治法：行气活血。

方药：血府逐瘀汤（《医林改错》）加减。黄芪15g，当归10g，生地黄15g，川芎6g，赤芍10g，桃仁10g，红花6g，牛膝10g，枳壳10g，柴胡6g，桔梗10g，地龙10g，甘草6g。

加减：棉絮状渗出较多者，加生牡蛎、夏枯草、昆布、海藻软坚散结。

【食疗方】山楂清热茶。

组成：山楂30g，知母30g，黄柏20g，墨旱莲10g。

功效：滋阴降火，凉血散瘀，降压。

适应证：阴虚火旺证。

方解：山楂行气散瘀，健脾消食，降脂，降压；知母、黄柏清热泻火，黄柏、墨旱莲滋阴凉血散瘀。

制法：将上述4种食材洗净，放入大号茶杯内，开水浸泡。

用法：代茶饮。

【经验方】庞国龙等针对眼底异常病程早期气滞血瘀特点，应用中药汤剂补阳还五汤加减治疗HRP1例，治疗后眼底渗出及出血点明显吸收。[庞国龙，孙河，2010.高血压性视网膜病变1例报道[J].社区医学杂志，8（21）：88]

【名医经验】庞赞襄病案。

雷某，女，43岁。1969年4月6日初诊。主诉：1968年年底生第4胎后，发现头晕，双眼视物模糊，至正月初较为严重，项筋发酸，口干，便润。检查：右眼视力0.4，左眼视力0.1，外眼正常，眼底检查示双眼视盘较红，边界轻度模糊，视网膜色混浊色淡，整个视网膜血管静脉扩张，动脉变曲变细，视网膜血管有扩散性大小不等的出血病灶，并有大块白色软性棉絮状渗出物及小点状硬性渗出物。血压为200/100mmHg。脉弦细。

诊断：双眼视瞻昏渺（高血压性视网膜病变）。

辨证：阴虚火旺，肝阳上亢。

治法：育阴潜阳，镇肝清热。

处方：生石决明四钱，盐知母三钱，盐黄柏

三钱，白芍三钱，生龙骨四钱，生牡蛎五钱，生
栀子三钱，黄芩三钱。

治疗经过：上方服2剂，仍头晕，视昏，脉沉弦。
继以前方加代赭石六钱，何首乌四钱，天冬三钱，
怀牛膝三钱，隔日服1次，共服21剂，右眼视力1.0，

左眼视力0.9，眼底检查，双眼视盘边界稍模糊，
视网膜色混浊，静脉弯曲，动脉变细，有交叉压
迫现象，视网膜上有点状血斑，黄斑中心窝尚存，
即停止服药。[庞赞襄，1976. 中医眼科临床实践
[M]. 石家庄河北人民出版社：150]

第三节　妊娠高血压视网膜病变

【病因及发病机制】 其病因复杂，发病机制尚
未十分明确，但有研究表明脉络膜病变在该病的
发生发展中起重要作用。其发病机制涉及血管机
制、免疫机制，以及神经机制。

1. 血管机制　妊娠高血压综合征患者脉络膜
动脉、视网膜中央动脉和睫状后动脉出现广泛或
局部血管痉挛，导致脉络膜缺血、视网膜色素上
皮缺血、损伤，血 - 视网膜外屏障被破坏。脉络
膜小动脉强烈痉挛收缩、缺血，血管通透性增加，
浆液积聚在视网膜下，造成黄斑水肿、视网膜脱离。
位于视网膜上的光感受器细胞因缺乏营养失去功
能，视力下降。

2. 免疫机制　视网膜和脉络膜血管张力与通
透性的调节主要依赖钙离子介导的处理机制和细
胞膜的离子通道。局部钙离子激活可以激发更大
范围的钙离子信号，从而启动相关的血管调节机
制。因此，子痫前期患者释放的细胞因子通过介
导免疫反应损伤血管内皮，触发炎性反应，破坏
自动调节功能。子痫前期患者体内促使血管收缩
的血管内皮生长因子（vascular endothelial growth
factor，VEGF）及 β 生长因子第二受体（内皮因
子）上调，提示可能协同通过免疫反应参与疾病
的发生。胎盘凝血活酶释放进入母体循环，激活
外源性凝血系统，导致弥散性血管内凝血，脉络
膜毛细血管阻塞、缺血，继发浆液性视网膜脱离。
其他的可能机制包括视网膜组织缺氧、营养障碍，
从而产生自由基氧化产物，补体激活后白细胞栓
子形成等。

3. 神经机制　许多情况下，视觉障碍是继发
于子痫前期的脑水肿所导致的一过性皮质盲。皮
质盲由视放射、初中级视皮质和顶枕叶高级视觉
区域功能障碍引起。头颅 CT 或磁共振显示枕叶
信号变化，提示皮质水肿或梗死。子痫（前期）
并发的皮质盲通常与后部可逆性脑病综合征相关，

这是血管内皮功能障碍、脑血管自动调节功能丧
失所致。近年来通过对子痫前期患者进行 OCT 检
查，发现视网膜神经纤维层明显增厚，可能提示
隐匿性中枢神经系统受累。

【临床表现】

1. 症状

（1）全身症状：患者全身出现高血压、全身
水肿和蛋白尿。以下肢水肿和眼睑水肿更常见，
严重的患者可出现肺水肿。患者可出现头痛、头晕、
恶心、呕吐、心悸、气短等。惊厥期可出现抽搐、
昏迷、神志不清。

（2）眼部症状：出现不同程度的视觉症状，
如视物模糊、复视、一过性黑矇、闪光感、暗点、
同侧偏盲等，其在子痫前期患者中的发生率为
25%，子痫患者约为45%。眼底改变可分为三期。
1 期：动静脉痉挛期，视网膜动脉变细，管径粗
细不均，A ∶ V=1 ∶ 2。2 期：动脉硬化期，动
脉狭窄，反光增强，有时可出现动静脉交叉压迫
现象，A ∶ V=1 ∶（2～3）。3 期：视网膜病变
期，视网膜水肿、出血、渗出，严重者可形成渗
出性视网膜离，A ∶ V=1 ∶ 3。三期之间可直接
变换。

2. 眼底表现　视网膜血管管径变化，棉絮斑，
视盘水肿，黄斑水肿，视网膜水肿、出血，视网
膜中央静脉阻塞，散在出血，玻璃体积血，视网
膜脱离（图 36-3-1），RPE 脱离（PED）及 RPE
撕裂。其中子痫前期发生率为 1%～3%，子痫患
者达 5～10 倍，皮质盲子痫患者发病率为 15%，
其他还有远达性视网膜病变、动眼神经麻痹、视
网膜色素紊乱等。

3. FFA 及 ICGA 特征　FFA 可见视网膜变白
区域毛细血管无灌注，合并视网膜小动脉狭窄或
闭塞，也可合并视网膜中央动脉增厚。ICGA 及
FFA 均显示妊娠高血压综合征等缺血表现。视网

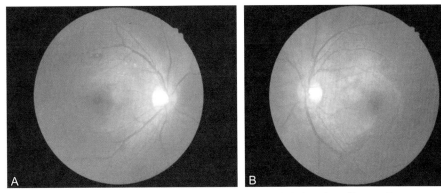

图 36-3-1 妊娠高血压视网膜病变眼底彩色照相图像（双眼）

妊娠高血压综合征患者，女，32 岁。A. 右眼可见视网膜血管管径改变，可见少许出血点；B. 左眼可见渗出性视网膜脱离

膜变白区域毛细血管无灌注，视网膜小动脉狭窄或闭塞。浆液性视网膜脱离患者可见脉络膜低灌注区和无灌注区（Elschnig 斑）。ICGA 显示浆液性视网膜脱离脉络膜血管渗漏，血管通透性增高，脉络膜循环延迟。

4. OCT 特征　双侧黄斑水肿呈帐篷状，视网膜神经上皮脱离，RPE 脱离（PED）（图 36-3-2）。脉络膜厚度发生改变。OCT 检查为阳性的妊娠高血压综合征患者病情更重，收缩压更高，故提倡有眼部症状的妊娠高血压综合征患者用 OCT 评估和监测视网膜发病率。OCT 检查发现视网膜神经纤维层明显增厚。

5. OCTA 检查　OCTA 能发现妊娠高血压综合征所致的新生血管、毛细血管扩张、视网膜微血管瘤、侧支循环及 FAZ 结构破坏等微血管异常，较 FFA 更为直观和清晰。

6. 多焦视网膜电图（mfERG）检查　波幅密度降低、隐伏期延长的区域与 FFA、ICGA 显示的脉络膜缺血处一致。

7. 视野检查　视野可有暗点。

8. 相对传入瞳孔反应缺陷（RAPD）　不常见。

9. 彩色超声多普勒血流成像　可量化评估视网膜及眼部血管血流动力学改变。

10. B 超　能够明确有无玻璃体积血、视网膜脱离。

11. 彩色多普勒（CDI）　有血流流变学改变提示存在血管痉挛。

【诊断要点】

1. 根据患者的病史和体征，患者有合并高血压病史。

2. 出现眼部症状，视觉变化是重度子痫前期的诊断标准，且部分患者因视觉障碍在眼科首诊

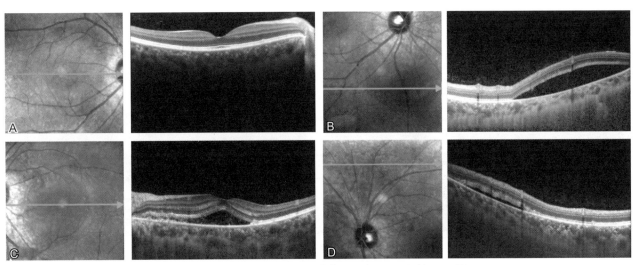

图 36-3-2 妊娠高血压视网膜病变眼底 OCT 图像（双眼）

妊娠高血压综合征患者，女，32 岁。右眼（A、B）视盘下方及左眼（C、D）黄斑部可见渗出性视网膜脱离

发现妊娠高血压综合征。患者可出现不同程度的视觉变化，如视物模糊、复视等。

3. 眼底检查可发现视网膜动脉变细，管径粗细不均，动脉狭窄，反光增强，有时可出现动静脉交叉压迫现象，视网膜水肿、出血、渗出，严重者可形成渗出性视网膜脱离。

4. FFA 检查对本病诊断可提供重要依据。

5. OCT/OCTA 检查对本病所致的黄斑部并发症可提供直观的依据。

6. B 超可以辅助诊断有合并无玻璃体积血、视网膜脱离。

【鉴别诊断】

1. 其他疾病引起的眼底出血　视网膜静脉阻塞患者单眼突然无痛性视力下降。眼底根据阻塞静脉主干不同，该静脉引流区的视网膜出血、水肿、渗出，静脉纡曲扩张。阻塞出血区可见散在棉绒斑。视网膜出血可延及周边。累及黄斑区，引起黄斑出血水肿。随病情进展，视网膜出血、水肿吸收消退，其管壁可有与血液平行的白鞘形成。还可以出现视网膜新生血管和侧支循环。肾性视网膜病变者可出现视盘水肿，但是视网膜一般无硬性渗出，而且有明确的肾脏疾病病史。

2. 其他疾病引起的玻璃体积血　玻璃体积血是由于玻璃体周围组织的炎症、出血、损伤等造成炎症细胞、血液、色素进入玻璃体导致飞蚊症现象，一般起病急骤，变化快，常有明显的视力下降，需要仔细检查，明确周围组织的原发病变后，再进行积极处理。部分患者有明确的眼外伤史。

3. 残留视网膜　尤其是黄斑区色素改变，可能是脉络膜毛细血管梗死灶（Elschnig 斑）。这需要与黄斑营养不良和视网膜变性进行鉴别。

【治疗】

1. 内科用药控制血压。全身使用硫酸镁，可明显增加视网膜灌注，缓解头痛和视觉症状，所以全身运用硫酸镁治疗子痫（前期）比眼局部治疗更有效。

2. 对于黄斑持续性水肿可以考虑使用玻璃体腔内注射曲安奈德液。但尚未有大样本资料肯定局部治疗效果。

3. 定期眼科随访。视网膜脱离可能是终止妊娠的指征，妊娠晚期可以酌情考虑适时终止妊娠。

4. 预后

（1）母亲预后：在妊娠高血压视网膜病变中，约有 25% 的子痫前期患者和 45% 的子痫患者出现一过性失明和视力障碍，部分患者残留黄斑区色素改变，但是永久性视力丧失很少见（图 36-3-3）。大多数患者视力会完全恢复，但仍可见一些病例报告子痫前期所致的皮质盲合并其他眼部并发症 [通常是视网膜脱离和（或）Purtscher 视网膜病变]，仍然会导致永久性视力障碍，有的患者甚至出现失明。

（2）胎儿预后：视网膜病变程度与胎儿出生体重呈负相关。子痫前期病变的严重程度与胎盘功能不全及胎儿宫内发育迟缓的程度直接相关。母亲视网膜和视盘的变化与胎儿低出生体重相关。早期正确评估妊高征视网膜病变可以评估胎儿预后。

综上所述，目前眼科专科对妊娠高血压综合征视网膜病变的治疗尚无权威指南，眼科干预有限，早期正确评估妊娠高血压视网膜病变可以对妇产科的诊治提供依据。

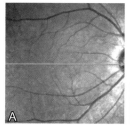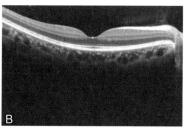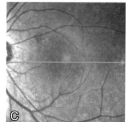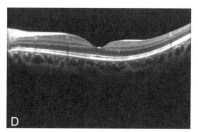

图 36-3-3　妊娠高血压视网膜病变患者产后的双眼 OCT 图像（双眼）

妊娠高血压综合征患者，女，32 岁，产后的双眼 OCT 图显示渗出性视网膜脱离均治愈。A、B 为右眼；C、D 为左眼

中西医结合

妊娠高血压视网膜病变相似中医学"暴盲""视瞻昏渺""云雾移睛"的范畴。本病需要与妇产科医师密切配合，谨慎用药，务必保障安全。

【病因病机】妇女妊娠后多气血不足，或因饮食劳倦伤脾，气血精气化生无源；产后则元气虚惫，或因分娩伤损胞宫，血去过多，营阴下夺，气随血脱，均可使眼部血脉异常，失于濡养。

【辨证论治】

1. 心脾两虚证

临床表现：视物模糊，视网膜出血；头晕眼花，面色萎黄，怔忡健忘，食少不眠，心悸气短，疲倦乏力；舌质淡，苔薄白，脉细弱。

治法：健脾养血，益气补血。

方药：归脾汤（《重订严氏济生方》）加减。红参 10g，黄芪 30g，龙眼肉 10g，白术 20g，茯神 20g，当归 10g，酸枣仁 10g，远志 3g，甘草 6g。

加减：视网膜出血者，加白茅根、槐花、黄芩以清热凉血。

2. 气血两亏证

临床表现：眼底改变同前，伴神疲乏力，面色苍白，头晕眼花，少气懒言，心悸失眠，舌淡，脉细弱。

治法：气血双补。

方药：八珍汤（《瑞竹堂经验方》）加减。红参 10g，白术 10g，茯苓 10g，当归 10g，白芍 10g，熟地黄 15g，甘草 5g。

加减：心悸失眠者，加酸枣仁、夜交藤各 15g 以养心安神。

3. 肝郁脾虚证

临床表现：眼底出血，或有白色絮状斑，视网膜静脉纡曲怒张，头晕目眩，食少纳呆，口苦胁痛；舌淡胖苔白腻，脉沉弦。

治法：疏肝解郁，健脾利湿。

方药：柴胡疏肝散（《医学统旨》）加减。柴胡 12g，白芍 15g，香附 10g，枳壳 10g，陈皮 10g，川芎 9g，炒白术 10g，茯苓 15g，山药 15g，焦三仙各 10g，泽泻 10g，甘草 5g。

加减：瘀血者，加丹参 15g，炒蒲黄 10g。

给予气血双补药物，再辅以滋阴补肾、活血化瘀之品调治，以调养周身及眼部气血，亦有助于防治产后血虚，需注意妊娠慎用药的应用。

第四节　血液病眼底病变

一、贫血

【病因及发病机制】贫血是视网膜病变的重要原因，无论是什么类型的贫血，患者眼底都会发生变化。但是仅通过眼底变化来判断是何种类型的贫血是不可能的。眼底改变的程度一般和贫血的程度有直接联系，贫血会导致患者的视网膜发生病变，但是病变的机制目前还不清楚，可能是严重贫血缺氧对毛细血管内皮细胞造成严重的损害，由此 5- 羟色胺释放量增加造成了眼底静脉扩张等情况。在重度贫血患者中，患者的视网膜病变明显，一经发现，就要及时治疗，缓解患者的病情，控制疾病向深入发展。白血病视网膜病变的定义常用于表示贫血、血小板减少和血液黏稠度增加时患者的眼底表现。这些疾病通常具有典型的特点，主要包括静脉扭曲出血、白色中心出血、

血管鞘、黄斑出血。

【临床表现】

1. 全身症状　贫血是全身性疾病，常合并有全身症状。由于贫血能够导致全身组织缺氧，患者可出现面色苍白，头晕耳鸣，记忆力减退，劳动后心跳气促等。查体可发现心尖部可有收缩期和舒张期杂音。消化道系统的主要症状有恶心呕吐、食欲缺乏、消化不良、腹部胀气和腹泻或便秘等。部分患者皮肤失去光泽，毛发稀疏干燥。女性可有月经失调等。严重贫血时可发生组织和内脏出血和感染，如皮肤、牙龈、黏膜出血，以及血红蛋白尿。

2. 眼底症状　由于贫血致视网膜供血受损，组织缺氧，致血 - 视网膜屏障受损而产生一系列症状。

眼底表现：贫血导致视网膜供血受损，组织缺氧，血 - 视网膜屏障受损，进而产生一系列症状。

主要表现为眼底出血、渗出，视盘水肿，血管改变等。

贫血的眼底改变具体表现为视网膜动静脉管径扩张，色变浅、变暗，接近视盘端更为明显，在视网膜上所见的动静脉不易区分。慢性贫血患者视网膜呈苍黄色，黄斑处可出现水肿。急性失血性贫血者，除有贫血患者的眼底改变外，可有大片状视网膜水肿，患者视力减退。视网膜出血可在四周或视盘附近，浅层为火焰状，深层为圆点状，若出血发生在黄斑部，则视力立即减弱，而且吸收较慢，恶性贫血则可出现带白芯样出血。出血还可突出于视网膜，达视网膜与玻璃体之间，呈视网膜前出血；出血也可进入玻璃体内，造成玻璃体积血，影响视力。视盘颜色变浅，甚至近于苍白，更甚者有视盘边界模糊，呈水肿样表现。

3. 其他眼部症状　眼睑水肿，严重者可出现皮下出血，睑结膜血管呈蛋白色，球结膜下出血等。

4. FFA 特征　视网膜有大量出血病灶时，使脉络膜及视网膜荧光被遮蔽，在被遮蔽处则可见充盈迟缓的动静脉，累及黄斑区时，可出现黄斑区隆起和出血。

5. OCT 特征　OCT 可以观察并定量黄斑水肿，增厚。

6. OCTA 检查　OCTA 能发现毛细血管扩张、视网膜微血管瘤、侧支循环及 FAZ 结构破坏等微血管异常，较 FFA 更为直观和清晰。

7. 视野检验　可出现暗点。

8. 相对传入瞳孔反应缺陷（RAPD）　不常见。

9. 彩色超声多普勒血流成像　可量化评估视网膜及眼部血管血流动力学改变。

10. B 超　了解有无玻璃体积血、视网膜脱离。

【诊断要点】

1. 根据患者病史和体征，详细询问贫血病史。女性较常见。

2. 典型的眼底出血改变等，如视网膜出血、渗出，视盘水肿，血管改变等。

3. FFA 检查对本病诊断可提供重要依据。

4. OCT/OCTA 检查对本病所致的黄斑部并发症可提供直观的依据。

5. 眼部 B 超可以辅助诊断有无合并玻璃积血和视网膜脱离。

【鉴别诊断】

1. 高血压性视网膜病变　患者有高血压病史，视网膜病变处可见动静脉血管管径改变，动静脉压迹，合并视网膜出血、渗出和棉絮状斑，以及视盘水肿及视网膜水肿等。

2. 糖尿病视网膜病变　患者有糖尿病病史，视网膜静脉扩张、呈串珠状改变，微血管瘤形成，渗出灶与出血灶出现；视网膜新生血管及纤维增殖膜形成，严重者进展至牵拉性视网膜脱离；组织液渗漏并蓄积于黄斑区，造成黄斑水肿。

【治疗】纠正贫血，寻找病因，对因治疗。查明患者具体为哪种类型的贫血，根据不同病因给予相应的治疗，如营养型贫血加强营养，补充维生素类物质；缺铁性贫血给予适当剂量的硫酸亚铁等铁制剂；再生障碍性贫血患者可以给予输血和激素治疗；失血型贫血给予输血。根据眼部出现的症状给予对症治疗。

中西医结合

贫血的眼底改变相似中医学"视瞻昏渺""暴盲"的范畴。

【病因病机】失血，气血不足，气不摄血；或心脾两亏，气血不足，多因久病或急性，血溢络外，目失濡养。

【辨证论治】

1. 心脾两虚证

临床表现：视物模糊，视网膜色淡、出血；头晕眼花，面色萎黄，怔忡健忘，食少不眠，心悸气短，疲倦乏力；舌质淡，苔薄白，脉细弱。

治法：健脾养血，益气补血。

方药：归脾汤（《重订严氏济生方》）加减。红参 10g，黄芪 30g，龙眼肉 10g，白术 20g，茯神 20g，当归 10g，酸枣仁 10g，木香 10g，远志 3g，甘草 6g。

加减：心悸失眠者，加酸枣仁、夜交藤各 15g 以养心安神。

2. 气血两亏证

临床表现：视物模糊，视网膜色淡、出血；伴神疲乏力，面色苍白，头晕眼花，少气懒言，心悸失眠，舌淡，脉细弱。

治法：气血双补。

方药：八珍汤（《瑞竹堂经验方》）加减。红参 10g，白术 10g，茯苓 10g，当归 10g，川芎 5g，白芍 10g，熟地黄 15g，甘草 5g。

加减：视网膜出血者，加白茅根、槐花、黄芩以清热凉血。

二、红细胞增多症

【病因及发病机制】任何原因造成的缺氧状态均可降低血液中氧分压，从而刺激造血系统产生更多的红细胞。红细胞计数增多，血细胞比容增高，血液黏稠度升高。在视盘上可堵塞小血管产生视盘水肿，在视网膜上形成视网膜静脉阻塞。由于红细胞数量增多，血容量增加，新的毛细血管过多开放，毛细血管数量增加，血管阻力增加，静脉和毛细血管壁薄，故产生扩张纡曲，从而出现眼底缺血表现，面部血管扩张。

【临床表现】

1. 眼部症状　轻症患者可视力正常或有一过性短暂的视物模糊，一过性黑矇等。

2. 眼底改变　① 视盘水肿：由于红细胞计数增多，导致血液黏稠度增高，血流缓慢，导致视盘小血管堵塞，也可由缺氧组织水肿所致。红细胞数量越多，视盘水肿越严重，视盘颜色越深，可呈深红色。视盘水肿可高达 2 ～ 3 个屈光度，边界模糊。②可出现视网膜动脉痉挛或硬化。③视网膜出血和渗出较少见。出血可为小点状或片状，大多数为浅层出血。偶尔出血较多时可进入玻璃体。

3. 眼前节改变　球结膜血管扩张充盈，可见小出血点，球结膜可呈螺旋形扩张，散在小出血点。浅层巩膜血管也可见扩张，虹膜血管扩张充盈，可导致虹膜组织变厚，睫状区虹膜隐窝和皱襞变浅、变平。

4. 全身症状　患者可呈发绀面容，以唇、舌更明显，黏膜和四肢也发绀。可合并肝脾增大。患者可有头痛、头晕、耳鸣、手足发麻和失眠等症状。实验室检查示红细胞计数明显升高，超过 650 万 /mm^3 可以诊断。

5. FFA 特征　视网膜有大量出血病灶时，使脉络膜及视网膜荧光被遮蔽，在被遮蔽处则可见充盈迟缓的动静脉，累及黄斑区时，可出现黄斑区隆起和出血。

6. OCT 特征　OCT 可以观察并定量黄斑水肿、增厚。

7. OCTA 检查　OCTA 能发现毛细血管扩张、视网膜微血管瘤、侧支循环及 FAZ 结构破坏等微血管异常，较 FFA 更为直观和清晰。

8. 视野检验　可出现暗点。

9. 相对传入瞳孔反应缺陷（RAPD）　不常见。

10. 彩色超声多普勒血流成像　可量化评估视网膜及眼部血管血流动力学改变。

11. B 超　了解有无玻璃体积血、视网膜脱离。

【诊断要点】

1. 根据患者病史和体征，详细询问病史。

2. 典型的眼底发绀改变等。

3. 实验室检查发现红细胞计数明显升高，超过 650 万 /mm^3 可以诊断。

【鉴别诊断】其他原因引起的视网膜出血疾病，如高血压性视网膜病变，糖尿病视网膜病变等，根据患者病史可有鉴别。

【治疗】寻找病因，对因治疗。对于原发性红细胞增多症患者可采用骨髓抑制疗法，用 X 线放射治疗或磷 -32 治疗，其成功率可达 80% ～ 90%。也可以进行静脉放血，开始时每隔 1d 放血 300 ～ 500ml，直到血细胞比容达 45%。

对于继发性红细胞增多症患者，需针对病因治疗，如药物中毒者可终止用药，由高海拔所致者离开高原地区，症状即可缓解。

中西医结合

红细胞增多症的眼底改变相似中医学"视瞻昏渺""暴盲"的范畴。

【病因病机】情志郁结，五志化火，或邪热入血，灼血凝津，致血脉瘀滞，或久病阴伤，津液受损，血脉瘀阻。

【辨证论治】

1. 热壅血滞证

临床表现：眼底紫暗，视盘充血、水肿，视

网膜静脉纤曲扩张,呈紫红色或紫黑色;皮肤紫红,口唇发绀,肝脾大,发热口渴,舌质紫暗,脉数。

治法:凉血化瘀。

方药:犀角地黄汤(《小品方》)加减。水牛角 15g,生地黄 10g,赤芍 10g,牡丹皮 10g,炒栀子 10g,玄参 10g,甘草 6g。

方药:肝胆火盛者,加龙胆草 10g,夏枯草 15g。

2. 阴虚血瘀证

临床表现:眼部症状同"热壅血滞证";兼见口干咽燥,舌紫暗少津,脉细。

治法:养阴化瘀。

方药:增液汤(《温病条辨》)合桃红四物汤(《医垒元戎》)加减。玄参 10g,麦冬 10g,生地黄 10g,桃仁 10g,红花 3g,当归 10g,赤芍 10g,川芎 3g。

加减:口干舌燥、大便秘结者,加天花粉、玄参、决明子各 15g 以滋阴生津、润肠通便。

3. 肝经实火证

临床表现:眼部症状同"热壅血滞证";兼头晕胀痛,面红目赤,口苦目眩等;舌红紫,苔黄,脉弦。

治法:清肝泻火。

方药:龙胆泻肝汤(《小儿药证直诀》)加减。龙胆草 10g,栀子 10g,黄芩 10g,柴胡 10g,车前子 10g,泽泻 10g,生地黄 10g,当归 10g,甘草 3g。

加减:血压偏高者,加珍珠母、牛膝以平肝降压。

三、血小板减少性紫癜

【病因及发病机制】血小板减少性紫癜分为原发性和继发性血小板减少性紫癜两类。原发性患者原因不明,多有遗传因素参与。继发性患者常伴有多种血液病,导致血小板减少,从而产生出血性紫癜,如临床常见的再生障碍性贫血、白血病、肝硬化导致的脾充血肿大、特发性血小板减少性紫癜、血栓性血小板减少性紫癜、药物过敏性紫癜等。常见的引起过敏的药物有阿托品、阿司匹林、碘剂、奎宁等。

【临床表现】

1. 全身症状 皮肤多发性瘀斑是其最常见的体征,多散在分布于小腿、臀部、上臂等处。同时还可能伴有黏膜出血,如鼻黏膜出血、胃肠道黏膜出血、阴道黏膜出血和手术后大出血。继发性患者常伴有其他血液病的症状或药物中毒的症状。

2. 眼底改变 多为双眼发病,视网膜出血为最常见的眼底改变,视网膜出现大小不一、间断的出血斑点,可见到新鲜的与褪色的陈旧性出血灶交错存在现象。少数病例偶见视盘水肿。皮肤、黏膜出血与血小板减少有明显关系,与血红蛋白无关,而眼底出血则相反,主要与贫血有关,与血小板关系不大。

3. 眼部其他症状 血小板减少时,眼睑和结膜可出现瘀点、瘀斑,甚至血肿。屡发虹膜组织出血可引起严重的虹膜炎。

4. FFA 特征 视网膜有大量出血病灶时,使脉络膜及视网膜荧光被遮蔽,在被遮蔽处则可见充盈迟缓的动静脉。

5. OCT 特征 OCT 可以观察并定量黄斑水肿,增厚。

6. OCTA 检查 OCTA 能发现毛细血管扩张、视网膜微血管瘤、侧支循环及 FAZ 结构破坏等微血管异常,较 FFA 更为直观和清晰。

7. 视野检验 可出现暗点。

8. 相对传入瞳孔反应缺陷(RAPD) 不常见。

9. 彩色超声多普勒血流成像 可量化评估视网膜及眼部血管血流动力学改变。

10. B 超 了解有无玻璃体积血、视网膜脱离。

【诊断要点】

1. 根据患者病史和体征,详细询问病史。

2. 可出现眼底出血改变。

3. 血小板数量下降至 70 000/mm³ 时为轻度血小板减少症,可出现出血倾向,下降至 50 000/mm³ 时即呈现中等程度血小板减少症。

【鉴别诊断】其他原因引起的视网膜出血疾病,如高血压性视网膜病变、糖尿病视网膜病变等,根据患者病史可进行鉴别。

【治疗】

1. 寻找病因,对因治疗 如过敏性紫癜,可停用可能致病的药物,使用糖皮质激素辅助治疗。血小板减少所致的紫癜必要时可考虑输注血小板。

2. 对症疗法 止血治疗。如口服维生素 C、止血剂、路丁、碘制剂(排除碘过敏者)等。

四、白血病的眼底表现

【病因及发病机制】 发病机制不清。

【临床表现】

1. 全身症状 急性白血病起病急，进展迅速，常伴有发热和出血，如鼻出血、牙龈出血、皮下淤血、眼底出血、血尿和便血、脑出血等。患者外貌无光泽，面色苍白，颈部淋巴结肿大。慢性白血病起病慢，病程较长。患者可出现苍白乏力、头晕、腹胀腹痛，伴有低热、贫血、体重减轻等。脾大是最突出的临床症状，早期即可发生，干燥和淋巴结也可肿大。晚期可产生出血。

2. 眼底改变

(1) 视网膜血管比例改变：与严重贫血者相似，视网膜呈橘黄色，血管宽而苍白，呈腊肠样改变。动静脉比例为 1：2 或 2：5。早期轻型白血病患者可有静脉纡曲、扩张，严重者可有血管模糊，静脉旁有白血病细胞浸润的白色鞘膜伴行。眼底小动脉管径可正常或扩张，色浅黄。但以静脉改变为主。

(2) 视网膜出血、渗出：视网膜出血、渗出为白血病眼底较多见的病变。出血部位可深可浅，甚至可有视网膜前或视网膜下出血，多呈火焰状或圆形，少数呈点状、线状或不规则形，其主要特点是有白芯出血，白色中心可能是白血病细胞浸润或神经纤维变性，也可能是出血中央部位溶血所致，白芯周边围绕出血。但带白芯出血并非白血病所特有，亚急性细菌性心内膜炎及恶性贫血者也可见到。视网膜的渗出物主要有两种，一种为絮状，另一种为结节状，均为白血病细胞浸润所致。视盘可有不同程度的水肿表现，有时可非常明显。

(3) 视网膜、脉络膜浸润：视网膜有大量白细胞浸润，可出现视网膜水肿，视网膜颜色呈橘黄色甚至黄白色，少数患者视网膜内有大量白细胞聚集成结节状，可呈大小不等的灰白色隆起。脉络膜有大量的白细胞浸润而增厚，干扰了视网膜色素上皮细胞的血供，导致色素上皮崩解，失去屏障功能。

(4) 视盘水肿：白血病细胞可浸润视神经的任何部位，如果进入筛板前可使视盘边界隆起，视盘水肿可高达数个屈光度。可伴有出血。

3. 眼部其他症状 白血病可广泛侵犯眼及其他组织，如虹膜、睫状体、巩膜、眼睑和眼眶。

(1) 眼眶浸润：10 岁以下的幼儿多见，男性多于女性，单侧和双侧均可发病。临床上急性粒细胞型白血病发病率最高。表现为眼球突出，肿瘤呈绿色，故又名绿色瘤（Chlormas）。但是近年来更多的研究发现白血病所致的眼眶病变不是所有的都呈绿色，其特征是因眼眶组织受白血病细胞浸润而产生眼球突出、眼睑下垂、结膜充血水肿、眼球运动受限。眶缘可触及坚硬的肿块，可合并有眼球触痛等。

(2) 玻璃体浸润：重症患者大量的瘤细胞进入玻璃体，致玻璃体混浊，但多数患者以玻璃体积血为主，肿瘤细胞可混杂于玻璃体中。

(3) 虹膜浸润：可出现急性虹膜睫状体炎的症状，如疼痛出血、疼痛畏光、前房积脓或积血等。

(4) 其他眼组织：浸润角膜可出现角膜环状溃疡。侵犯泪腺可导致泪腺肿大，累及小梁网可导致房水引流受阻，并发开角型青光眼，甚至出现眼前节出血症状。

(5) 感染：由于白血病患者的机体免疫力低下，容易导致感染。

4. FFA 特征 视网膜有大量出血病灶时，脉络膜及视网膜荧光被遮蔽，在被遮蔽处则可见充盈迟缓的动静脉，累及黄斑区时，可出现黄斑区隆起和出血。

5. OCT 特征 OCT 可以观察并定量黄斑水肿，增厚。

6. OCTA 检查 OCTA 能发现毛细血管扩张、视网膜微血管瘤、侧支循环及 FAZ 结构被破坏等微血管异常，较 FFA 更为直观和清晰。

7. 视野检验 可出现暗点。

8. 相对传入瞳孔反应缺陷（RAPD） 不常见。

9. 彩色超声多普勒血流成像 可量化评估视网膜及眼部血管血流动力学改变。

10. B 超 了解有无玻璃体积血、视网膜脱离。

【诊断要点】

1. 根据患者病史和体征，详细询问病史。

2. 可出现眼底出血改变。

3. 实验室检查示白细胞计数异常，符合白血病诊断标准。

【鉴别诊断】 其他原因引起的视网膜出血疾病,如高血压性视网膜病变、糖尿病视网膜病变等,根据患者病史可有鉴别。

【治疗】

1. 全身治疗为主,内科联合抗癌治疗。

2. 对症疗法。

五、其他血液系统疾病

血友病在临床中是一种少见的疾病,即使是在诊断后患者也很少发生视力障碍情况。血友病的眼底表现为可以在视网膜、脉络膜引起出血,在眼睑、虹膜或眼眶组织内引起出血,但形态上并无特殊。

总之,这些改变对血液系统疾病的诊断、病情及病程的推测有重要的参考意义。血液系统疾病患者会存在较明显的眼底改变情况,其典型者可作为临床诊断和病情的客观指标之一,对患者及时诊断、及时治疗提供可靠的依据。颅内高压与颅内出血是血液病重要的并发症之一,并且有很高的死亡率,而患者眼底改变对颅内高压与颅内出血有重要的诊断价值与预测警告作用。

第五节　肾性视网膜病变

【病因及发病机制】 高血压状态在肾性视网膜病变中起重要作用,此外血液中新陈代谢产物积聚的毒性作用也是本病形成的重要因素。肾性视网膜病变在相当程度上反映肾病进程,并对肾病变的诊断和预后至关重要。肾性视网膜病变就实质而言,是视网膜血管痉挛引起的组织变化,因此也称血管痉挛性视网膜病变。肾炎在急性阶段一般很少引起眼底变化,在慢性阶段并伴有高血压时,眼部病变才开始出现,在病变的早期,首先出现眼底贫血和视网膜血管的节段性痉挛性收缩现象。

【临床表现】

1. 全身症状　患者均有不同程度的蛋白尿、血尿、水肿及高血压等病史。

2. 眼底表现　多为双眼发病,视盘轻度水肿,隆起度小于 3D,稍充血,边界不清。视盘旁视网膜水肿,可出现棉絮状渗出及线状出血灶,动脉重度痉挛狭窄,静脉扩张呈"腊肠"样;黄斑区轻度水肿,中心反光消失(图 36-5-1)。

3. FFA 特征　视网膜有大量出血病灶时,使脉络膜及视网膜荧光被遮蔽,在被遮蔽处则可见充盈迟缓的动静脉。

4. OCT 特征　OCT 可以观察并定量黄斑水肿,增厚。

5. OCTA 检查　OCTA 能发现毛细血管扩张、视网膜微血管瘤、侧支循环及 FAZ 结构破坏等微血管异常,较 FFA 更为直观和清晰。

6. 视野检验　可出现暗点。

7. ERG 检查　有助于早期肾性视网膜病变的诊断和肾功能治疗的监测。ERG b 波波幅和潜伏值明显下降。

8. 视野检验　大部分患者的周边与中心视野正常,少数有中心暗点和视野向心性缩小。

9. 相对传入瞳孔反应缺陷(RAPD)　不常见。

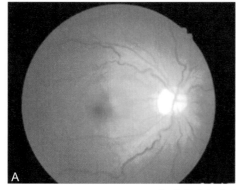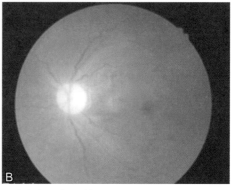

图 36-5-1　肾病综合征患者眼底彩色照相图像(双眼)

患者,45 岁,肾病综合征眼底象。A. 右眼,可见动脉重度痉挛狭窄,静脉扩张呈"腊肠"样;B. 左眼黄斑区轻度水肿,中心反光消失

10.彩色超声多普勒血流成像 可量化评估视网膜及眼部血管血流动力学改变。

11.B超 了解有无玻璃体积血、视网膜脱离。

【诊断要点】

1.中老年发病者有肾病病史等。

2.发病患者有明显的肾性视网膜病变，由于视网膜出现器质性损害所致眼底的独特表现，临床诊断较容易。

3.FFA检查可为本病诊断提供重要依据。

4.OCT/OCTA检查对本病所致的黄斑部并发症可提供直观的依据。

5.尿常规可见蛋白尿等。

【鉴别诊断】

1.视盘炎 多有眼部及邻近鼻窦炎症及并发全身多种免疫性疾病，眼部表现有瞳孔轻度散大，视盘及周围充血、水肿，边界不清，表面可有出血、渗出，视网膜血管可略扩张，中央动脉多正常或略细。提示单靠眼底表现两病不易鉴别，其中动脉是否痉挛可作为一项指标，应将血压监测作为常规检查，及时明确诊断。

2.其他原因引起的视网膜出血疾病 如高血压性视网膜病变、糖尿病视网膜病变等，根据患者病史可进行鉴别。

【治疗】

1.应查找全身病因，针对全身病进行病因治疗，积极内科治疗。

2.眼部对症支持处理。

中西医结合

肾性视网膜病变相似中医学"视瞻昏渺"的范畴。

【病因病机】感受外邪，饮食不调，脾虚失运，生化乏源，或久病肝肾不足，肾阴亏虚，阴虚火旺，迫血妄行；或肝肾两虚，水湿内停，上泛于目。

【辨证论治】

1.脾阳不足证

临床表现：双眼视物不清，视网膜有渗出、出血；面色少华，四肢乏力，倦怠少寐，腹胀便溏，怕冷肢凉，纳食不佳；舌质淡，苔薄白，脉细弱。

治法：益气健脾利水。

方药：黄芪建中汤（《金匮要略》）加减。黄芪20g，白芍10g，桂枝6g，白术10g，泽泻10g，山药10g，茯苓10g，甘草3g。

加减：视网膜渗出者，加白茅根、夏枯草、郁金活血散结。

2.肾阴亏虚证

临床表现：视物模糊，视网膜有渗出、出血；头晕目眩，口燥咽干，腰酸膝软，夜寐不安；舌质红，苔少，脉弦细。

治法：滋阴降火，凉血化瘀。

方药：知柏地黄汤（《医宗金鉴》）加减。知母10g，黄柏10g，熟地黄10g，山药10g，山茱萸10g，茯苓10g，泽泻10g，牡丹皮10g，丹参10g，墨旱莲10g，白茅根15g。

加减：心烦易怒，头晕目眩者，加石决明、天麻、钩藤以平肝潜阳；视网膜出血者，加白茅根、槐花以清热凉血。

3.脾肾两虚证

临床表现：视物模糊，视网膜有渗出、出血；便溏乏力，面色少华，腰酸膝软，耳鸣头晕；舌质淡，苔薄白，脉弱无力。

治法：健脾益肾，气血双补。

方药：大补元煎（《景岳全书》）加减。党参10g，黄芪20g，白术10g，茯苓10g，枸杞子10g，丹参10g，杜仲10g，当归10g，熟地黄10g，桃仁10g，茺蔚子10g。

加减：水肿重者，可加猪苓、茯苓、泽泻以清热利水。

【食疗方】枸杞羊肉汤。

组成：鲜羊肉200g，枸杞子15g，制附子5g，姜片3片，低钠盐适量。

功效：滋肾明目。

适应证：肝肾不足。

方解：羊肉补益养血，温中暖肾；枸杞子滋阴，明目，润肺；附子清热，利水；生姜辛温发散。上述食材搭配在一起，具有滋肾明目的功效。

制法：将上述食材洗净，放入砂锅中，加水，用文火炖烂熟，加适量低钠盐。

用法：当作中、晚餐菜肴。

第六节　视网膜动脉硬化

【病因及发病机制】流行病学研究显示，高血脂是造成的动脉硬化的主要原因。

【临床表现】

1. 全身症状　患者均有不同程度的蛋白尿、血尿、水肿及高血压等病史。

2. 分类及眼底表现

（1）老年性动脉硬化（senile arterioscle-rosis）：随着年龄的增长，老年患者动脉出现硬化，这种硬化代表了生命在血管系统的衰老。这种硬化广泛存在于全身血管，与血压关系不大。常见于 60 岁以上的老年人，发病率为 50% ～ 80%。主要的病理改变为血管壁中层纤维样变和玻璃样变，导致弹力层和肌层受损，血管弹性和舒张性降低。一般不造成严重的组织损伤。眼底检查可见视网膜动脉普遍变细，血管透明度降低，颜色变淡，反光带变暗，血管走行平直，分支呈锐角。动静脉交叉处很少有变化。如合并高血压或动脉粥样硬化，动静脉交叉处可见明显改变。

（2）动脉粥样硬化（atherosis）：眼底检查可见眼血管粥样硬化常发生在视网膜中央动脉神经内段和筛板区，视网膜病变仅发生在近视盘附近的主干动脉上。位于筛板后的粥样斑眼底看不见，但由于病变处动脉管腔变窄，动脉血流减少，视网膜动脉变细。严重者可发生视网膜动静脉阻塞，或缺血性视盘病变。多见于视盘附件的大动脉管壁，粥样斑向管腔内凸起，该处血管局限性狭窄，

管壁呈白色或黄白色，晚期粥样纤维化呈白色混浊斑或呈白血管鞘。

（3）小动脉硬化（arteriolar sclerosis）：全身小动脉产生增生性改变，最后纤维增生，形成小动脉硬化。其病理改变为血管中膜弥漫性细胞增生和肥厚，血管内皮下、肌层、胶原纤维和弹性纤维增生，甚至玻璃体变性，血管壁增厚，管腔变窄。晚期血管壁纤维增生，完全硬化、丧失弹力和收缩力。眼底可见根据血压升高的快慢和程度而有不同的表现。血压缓慢持续升高多表现为视网膜小动脉普遍变细，黄斑小血管纡曲，呈螺旋状。有明显动静脉交叉处改变（图 36-6-1，图 36-6-2）。如果血压在短期内急剧升高，视网膜可出现水肿、棉絮状斑、渗出、出血及视盘水肿。

3. FFA 特征　动脉粥样硬化时，动脉变细，同样可见动静脉压迹征（图 36-6-1B，图 36-6-2B），荧光造影可有荧光素流通过，也可完全闭塞。

4. OCT 特征　视网膜黄斑水肿时，OCT 示视网膜增厚。

5. OCTA 检查　OCTA 能发现毛细血管扩张、视网膜微血管瘤、侧支循环及 FAZ 结构破坏等微血管异常，较 FFA 更为直观和清晰。

6. ERG 检查　b 波振幅正常，b/a 值正常或轻度下降。

7. 视野检验　一般无明显视野改变。

8. 相对传入瞳孔反应缺陷（RAPD）　不常见。

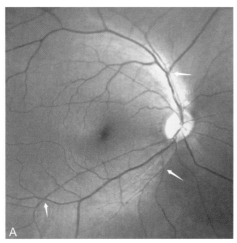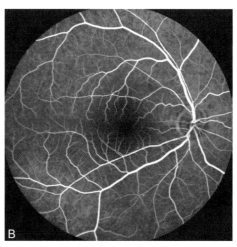

图 36-6-1　右眼视网膜动脉硬化图像

A. 在超广角眼底照相图，可见视网膜动脉变细，动静脉压迹征阳性（白色箭头）；B. FFA 可见相同改变（红色箭头）

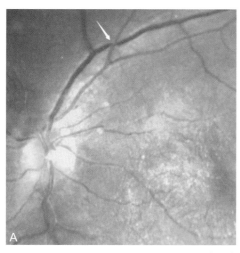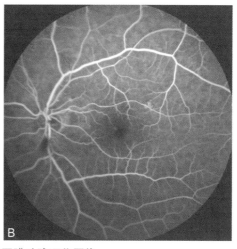

图 36-6-2 左眼视网膜动脉硬化图像

A. 超广角眼底照相图，可见视网膜动脉变细，A/V 约 1/2，动静脉压迹征明显（白色箭头）；B. FFA 可见相同改变（红色箭头）

9. 彩色超声多普勒血流成像 可较准确地进行视网膜中央动静脉、睫状血管和眼动脉血流速度、血管阻力检查，可量化评估视网膜及眼部血管血流动力学改变。

10. B 超 了解有无玻璃体积血、视网膜脱离。

【诊断要点】

1. 中老年多见，通常有高血压、高血脂病史。

2. 有明显的眼底改变。如血管管径的变化，血管局限性狭窄，管壁呈白色或黄白色，晚期粥样纤维化呈白色混浊斑或呈白血管鞘。视网膜可出现水肿、棉絮状斑、渗出、出血及视盘水肿。

3. FFA 和 ICGA 等检查对诊断有辅助作用。

4. 眼部 B 超有助于明确是否合并玻璃体积血、视网膜脱离。

【鉴别诊断】

1. 其他原因引起的视网膜动脉硬化 详细询问病史。

2. 其他原因引起的视网膜出血疾病 如高血压性视网膜病变、糖尿病视网膜病变、视网膜分支静脉阻塞等，根据患者病史可鉴别。临床上视网膜分支静脉阻塞更为常见。患者视力可正常或轻度减退，视力减退度与出血量、部位及黄斑水肿有关。常为单眼颞上支或颞下支静脉阻塞，尤以颞上支多见。阻塞部位多见于第一至第三分支动静脉交叉处，周边小分支阻塞的可能性较小。眼底表现为阻塞的远端静脉扩张、纡曲、视网膜水肿，常呈三角形分布，三角形尖端指向阻塞部位。视网膜动脉硬化常双眼发病，有明显的管径异常。

【治疗】

1. 应查找全身病因，针对全身病进行病因治疗，积极内科治疗。

2. 重在预防各种诱发因素，如高血压、高血脂等。

3. 眼部的对症处理。

中西医结合

视网膜动脉硬化相似中医学"视瞻昏渺"的范畴。

【病因病机】年老体衰、肾精渐竭，使精血亏虚，经脉失养，致脉络硬化；或因过食肥甘，损伤脾胃，痰浊内生，凝于脉道，致脉络硬化；或因情志不调，肝气郁结，血行不畅，痰浊瘀血凝于脉道，致脉络硬化。

【辨证论治】

1. 肝肾阴虚证

临床表现：视网膜动脉狭细，动脉反光增强动静脉交叉征；伴腰膝酸软，头晕失眠，舌苔薄，脉细。

治法：滋养肝肾。

方药：六味地黄汤（《景岳全书》）加减。熟地黄 10g，生地黄 10g，山药 10g，山茱萸 10g，牛膝 10g，牡丹皮 10g，茯苓 10g，泽泻 10g，赤芍 10g，丹参 10g，山楂 10g。

加减：五心烦热者，加知母、黄柏、地骨皮以降虚火。

2. 痰湿阻络证

临床表现：视网膜动脉狭细，动脉反光增强，动静脉交叉征；伴头晕目眩，恶心欲呕，健忘纳呆，舌暗苔腻，脉弦滑。

治法：燥湿化痰，活血通脉。

方药：半夏白术天麻汤（《医学心悟》）加减。法半夏 10g，白术 10g，天麻 10g，茯苓 10g，陈皮 10g，葛根 10g，丹参 10g，山楂 10g，决明子 10g，甘草 6g。

加减：热邪较甚者，去人参，酌加黄连、黄芩以清热涤痰。

3. 气滞血瘀证

临床表现：视网膜动脉狭细、变直，动静脉有交叉征，视网膜有出血、渗出，伴情志不舒，胸胁胀满，舌质紫暗或有瘀斑，脉弦涩。

治法：行气活血。

方药：血府逐瘀汤（《医林改错》）加减。生地黄 15g，桃仁 10g，红花 6g，赤芍 10g，当归 10g，川芎 6g，牛膝 10，枳壳 10g，柴胡 10g，桔梗 10g，甘草 6g。

加减：胸胁胀满甚者，加郁金、青皮以行气解郁；视网膜水肿甚者，加苍术等以活血化痰、利水消肿。

【经验方】张伟等用中药验方葛根、延胡索、川芎、天麻、枸杞子、茵陈、熟地黄、龙骨治疗动脉硬化性视网膜病变，收到良好效果。[张伟，宋振英，薛吉栋，1998. 中药验方治疗动脉硬化性视网膜病变 [J]. 中西医结合眼科杂志，(1)：3-5]

（谢　青　彭　立　王兴荣　张有花）

第37章 感染性视网膜病变

第一节 急性视网膜坏死综合征

急性视网膜坏死综合征 (acute retinal necrosis syndrome，ARN) 是一种由病毒感染 (主要为水痘 - 带状疱疹病毒和单纯疱疹病毒感染) 引起的眼部疾病，典型表现为视网膜灶状坏死、以视网膜动脉炎为主的视网膜血管炎、中度以上的玻璃体混浊和后期发生的视网膜脱离。

【病因及发病机制】 ARN 在世界各地均有发生，在不同种族的发病无差异，男性发病率稍高于女性。多发生于 15 ～ 75 岁，发病高峰期分别在 20 岁和 50 岁左右。年轻组的 ARN 多是由单纯疱疹病毒 I 型引起，年龄较大组的 ARN 多是由水痘 - 带状疱疹病毒引起。ARN 多累及单侧，也可见双眼同时受累者，我国报道双眼发病者占 1/3。未治疗者，35% 的患者对侧眼也受累。目前认为，此病主要是由水痘 - 带状疱疹病毒或单纯疱疹病毒所致，至于这些病毒为什么有时引起前葡萄膜炎，一般认为，原发性疱疹病毒感染或潜伏的病毒重新激活后，它们可沿着动眼神经的副交感纤维到达虹膜和睫状体，引起前葡萄膜炎；在中枢神经系统，病毒的复制主要限于视觉核部和下丘脑的视交叉区，病毒可能通过逆行的轴索转运从脑部到达视网膜，直接引起细胞病理改变；与此同时，病毒感染还可引起免疫应答，此种免疫应答可导致视网膜的坏死。有研究表明视网膜的疱疹病毒感染受 T 淋巴细胞的影响，因此认为 T 细胞在 ARN 发生中起一定作用，虽然尚不清楚患者的视网膜血管炎是病毒直接侵犯还是免疫应答所致，但是视网膜血管炎的出现，无疑会加重视网膜的缺血和促进视网膜坏死，血 - 视网膜屏障功能的破坏造成蛋白和炎症趋化因子等进入玻璃体，引发增殖性玻璃体视网膜病变，视网膜坏死引起的多发性视网膜裂孔及增殖性玻璃体视网膜病变的牵引使患者易于后期发生视网膜脱离。有时引起 ARN，目前尚无满意的解释。

【临床表现】

1. 眼部症状 患者通常发病隐匿，常出现单侧眼红、眼痛、眶周疼痛、刺激感或异物感，一些患者通常诉有视物模糊，眼前黑影，早期一般无明显的中心视力下降，但在后期由于黄斑区受累及视网膜脱离可出现明显的中心视力下降。

2. 眼部体征

（1）眼后段病变：ARN 主要引起眼后段改变，表现为视网膜坏死病灶，视网膜动脉炎为主的视网膜血管炎和玻璃体炎症反应（图 37-1-1，图 37-1-2）。

1）视网膜坏死

A. 视网膜坏死是该综合征必不可少的临床表现。

B. 视网膜坏死病灶最早出现于周边部或中周部视网膜，累及一个或多个象限，呈斑块状拇指印或大片状黄白色坏死病灶，活动性坏死炎症区致密、增厚。

C. 病变进展迅速，一方面，病变数量增多和融合，呈片状或地图状；另一方面，病变迅速呈环状进展，向周边、后极部视网膜推进。

D. 病变累及视网膜全层，受累视网膜与正常视网膜分界清楚。

E. 发病数周后视网膜坏死灶开始消退，通常

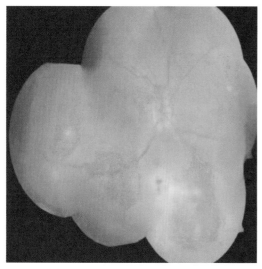

图 37-1-1　急性视网膜坏死的患者的眼底照片，可见玻璃体炎，视网膜炎，视网膜血管炎，视网膜出血和视神经盘水肿

引自 Schoenberger SD，Kim SJ，Thorne JE，2017. Diagnosis and Treatment of Acute Retinal Necrosis：A Report by the American Academy of Ophthalmology. Mruthyunjaya P，Yeh S，Bakri SJ，Ehlers JP. Ophthalmology，124（3）：382-392

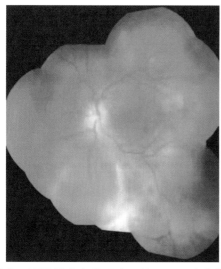

图 37-1-2　ARN 的患者的眼底照片，可见玻璃体炎，视网膜炎，视网膜血管炎，视网膜出血，视神经盘水肿和视网膜脱离的多灶性及融合区域

引自 Schoenberger SD，Kim SJ，Thorne JE，2017. Diagnosis and Treatment of Acute Retinal Necrosis：A Report by the American Academy of Ophthalmology. Mruthyunjaya P，Yeh S，Bakri SJ，Ehlers JP. Ophthalmology，124（3）：382-392

首先出现于病灶的外缘，可见干酪样外观，最后出现视网膜萎缩、椒盐样色素沉着。

2）视网膜血管炎

A. 以动脉受累为主。

B. 节段性或全程血管受累，表现为血管炎、血管闭塞（血管变为白线），可出现坏死区或非坏死区。

C. 可伴有点状或片状视网膜出血或沿血管分布的出血。

3）玻璃体混浊和炎性细胞浸润：玻璃体炎症反应是此病的一个重要特征，几乎所有的患者均可出现，通常表现为中度炎症反应、玻璃体混浊、炎症细胞浸润，后期引起玻璃体液化、增殖性改变和牵引性视网膜脱离等。

4）其他：除上述改变外，一些患者尚可出现视神经炎、视盘水肿、黄斑水肿、获得性色觉异常、传入性瞳孔缺陷等改变。

（2）眼前段病变：表现为轻度到中度的葡萄膜炎。ARN 的原始受累部位在中周部视网膜，眼前段是继发受累，因此眼前段反应一般较轻。可出现轻度睫状充血，细小尘状或羊脂状 KP，少数患者可无此类反应，通常有轻度至中度前房闪辉，少量和中等量前房炎症细胞，一般无虹膜结节、无虹膜后粘连或仅有小范围虹膜后粘连，极少数引起前房积脓，ARN 与一般的急性前葡萄膜炎不同，它通常引起眼压升高。因此，对于发病早期即有眼压升高的急性葡萄膜炎患者应考虑此病的可能性。

一些有免疫缺陷的患者可同时伴有病毒性角膜炎，一些患者尚可出现弥漫性巩膜外层炎、巩膜炎、眼眶炎症等。

（3）全身表现

1）疱疹病毒引起的皮肤病变，腰背部带状疱疹，水痘，眼带状疱疹，单纯疱疹性皮肤溃疡。

2）病毒感染所致的发热，乏力，关节肌肉疼痛，头痛，鼻窦区疼痛，颈项强直，脑神经麻痹等。

【诊断要点】ARN 的诊断主要根据典型的临床表现、实验室及辅助检查，一般而言，对患者进行认真的眼部检查，特别是用间接检眼镜或三面镜检查，诊断并不困难，但对于临床上可疑的患者，应进行一些必要的实验室检查。

1. 侵入性诊断方法及实验室检查

（1）房水和玻璃体抗体检测：利用免疫荧光技术可进行特异性抗体检测，如发现眼内有特异性抗疱疹病毒抗体产生，则对诊断有帮助，血清特异性抗体检测对诊断也有一定的帮助，但应注意不少 ARN 患者血清抗体或免疫复合物检查结果阴性，因此不能仅根据阴性结果即排除 ARN 的诊断。

（2）活组织病理学检查：属于侵入性检查，此病临床变异较大，对一些可疑患者可行诊断性玻璃体切割和（或）视网膜活组织检查，所得标本可用于病毒培养、组织学和免疫组织化学检查、PCR 检测、原位杂交等，标本培养结果呈阳性，组织学检查发现病毒包涵体，电镜下可观察到病毒颗粒，对诊断有重要帮助，但如果标本培养结果呈阴性和未发现病毒包涵体，并不能排除 ARN 的诊断，已有实验表明，在电镜下观察到大量病毒的标本，标本培养仍可能出现阴性结果。

（3）其他实验室检查：这些检查虽不能直接证实 ARN 的诊断，但对排除某些全身性疾病，指导临床用药，监测药物的副作用等还是非常有用的，如对于使用阿昔洛韦治疗者，于治疗前和治疗中应进行红细胞计数、肌酸、血尿素氮和肝功能检查，并在治疗中定期随访观察；对拟行糖皮质激素治疗者，应行胸部 X 线检查和结核菌素皮肤试验，以排除活动性肺结核或其他器官的结核；对于免疫抑制者，一些感染（如梅毒）可以出现相似 ARN 的临床表现，因此对患者应行 HIV 抗体测定及梅毒方面的检测，以确定或排除这些疾病。此外，还应根据患者的具体情况选择性地进行血清血管紧张素转化酶、弓形虫抗体等方面的监测和检查。

2. FFA 检查　对确定患者中心视力丧失的原因及感染的范围等方面是非常有用的，ARN 可能出现的造影改变有以下几种。

（1）视网膜动，静脉节段性扩张，染料渗漏和血管壁染色。

（2）视网膜染料渗漏，呈斑片状强荧光。

（3）出血遮蔽荧光。

（4）于动脉期可看到局灶性脉络膜充盈缺损，这种改变与局部脉络膜炎症细胞聚集及视网膜色素上皮的损害有关。

（5）视网膜中央动脉或其分支的阻塞。

（6）在静脉期，活动性视网膜炎区无或仅有小范围的视网膜灌注，动脉和静脉内荧光均显示突然截止的外观，此种荧光截止像对于 ARN 的诊断很有帮助，但也应注意这种改变也可见于巨细胞病毒（cytomegalovirus，CMV）性视网膜炎和玻璃体内注射氨基糖苷类药物对视网膜的毒性反应。

（7）于循环期可以看到视盘染色，尤其在合并视神经炎者更为明显。

（8）黄斑囊样水肿。

（9）于疾病恢复阶段，由于视网膜色素上皮的改变可以出现窗样缺损。

3. 吲哚菁绿血管造影检查　急性视网膜坏死综合征也可引起脉络膜的改变，吲哚菁绿血管造影检查可发现以下病变。

（1）脉络膜血管扩张。

（2）脉络膜血管通透性增强所致的片状强荧光。

（3）弱荧光黑斑。

4. 其他检查　在玻璃体炎明显影响眼底可见度时，超声波检查对确定有无视网膜脱离是非常有用的辅助检查方法，它对发现由视神经炎所致的视神经鞘扩大也是很有帮助的。

活动性炎症期视网膜电流图（ERG）检查可以发现 a、b 波降低，伴有或不伴有振荡电位降低，视网膜电流图的改变直接与受累组织的范围及受累的严重程度有关，严重的暴发型 ARN 早期检查即可见闪光 ERG 熄灭。

CT 扫描可发现受累眼甚至未受累眼的视神经鞘扩大。磁共振曾发现患者出现视束，视交叉和外侧膝状体的改变，此结果提示感染可能是通过胶质细胞轴索传播的。

美国葡萄膜炎学会研究和教育委员会制定了以下诊断标准。①周边视网膜出现 1 个或多个坏死病灶，病灶边界清楚，黄斑区的损害少见，但如果与周边视网膜同时存在，则不能排除 ARN 的诊断。②如果不使用抗病毒药物治疗，病变进展迅速。③疾病呈环状进展。④闭塞性视网膜血管病变伴有动脉受累。⑤玻璃体和前房炎症反应明显。

一些患者可出现视神经受累，巩膜炎及眼痛有助于诊断，但不是诊断所必需的，ARN 的诊断不依赖于坏死的范围，只要符合上述标准，即可做出诊断。

【鉴别诊断】由于 ARN 可引起前葡萄膜炎，玻璃体炎症和视网膜炎症明显，所以应与多种类型的葡萄膜炎或其他疾病相鉴别，这些疾病包括进展性外层视网膜坏死综合征、梅毒性视网膜炎、大细胞淋巴瘤、白塞综合征、急性多灶性出血性视网膜血管炎、细菌性眼内炎、真菌性眼内炎、类肉瘤病性葡萄膜炎等。

1. 进展性外层视网膜坏死综合征 是免疫功能障碍者感染疱疹病毒后出现的一种独立的坏死性视网膜炎，其特点是出现进展迅速的坏死性视网膜炎，与 ARN 不同，它很少出现或不出现视网膜血管炎，玻璃体炎症发生也较轻，且疾病的早期即可出现后极部受累（表 37-1-1）。

2. 巨细胞病毒（CMV）性视网膜炎 均发生于免疫抑制者或全身 CMV 感染的新生儿，病程长，进展缓慢，疾病早期常累及后极部视网膜，病变多不表现为致密的黄白色坏死灶，而是呈颗粒状外观的炎症改变，通常病变沿弓状血管走行分布，并常累及视神经，但玻璃体的炎症反应常较轻，累及周边部的 CMV 性视网膜炎常表现出前后方向狭窄的坏死区，坏死常邻近色素性改变的部位，并位于其后部，CMV 引起的视网膜坏死有独特的破碎的干酪样外观，并常伴有视网膜内和视网膜下渗出，但视网膜脱离的发生率没有 ARN 的发生率高，根据这些特点可与 ARN 进行鉴别。

3. 弓形虫性视网膜脉络膜炎 对于免疫抑制者，弓形虫可以引起广泛的视网膜坏死及严重的玻璃体炎，眼内液和血清特异性抗体检查有助于明确诊断；对于免疫抑制者，可在诊断性治疗或不治疗的情况下，动态观察血清特异性抗体及临床变化，以确定诊断。

4. 梅毒性视网膜炎和视网膜血管炎 梅毒可引起视网膜动脉炎、片状视网膜混浊和玻璃体炎，HIV 感染者尚可引起广泛的暴发性视网膜损害，密螺旋体和疏螺旋体血清学检查有助于诊断。

5. 眼内淋巴瘤 又称网状细胞肉瘤，偶可引起类似 ARN 的改变，病程长，急性炎症体征不典型，但易引起视网膜下病变，且伴有视网膜色素上皮脱离，一般无大片状视网膜坏死，玻璃体活组织检查有助于明确诊断。

6. 白塞综合征性葡萄膜炎 白塞综合征可引起视网膜炎和明显的视网膜血管炎，常伴有明显的眼前段炎症，前房积脓发生率高，并且反复发生。本病具有反复发作、复发频繁的特点，患者常伴有明确的全身表现，如复发性口腔溃疡、多形性皮肤病变、阴部溃疡、关节炎、中枢神经系统受累等，根据这些特点一般不难将其与 ARN 相鉴别。

7. 外源性细菌性眼内炎 常有眼外伤史或内眼手术史，炎症进展迅速，伴有明显的眼前段炎

表 37-1-1 进展性外层视网膜坏死综合征与 ARN 鉴别诊断

	进展性外层视网膜坏死综合征	ARN
合并的全身性疾病	AIDS、肿瘤或器官移植后使用免疫抑制剂者	眼带状疱疹病毒、单纯疱疹病毒脑炎或皮肤病变
患者的免疫状态	免疫功能低下	免疫功能一般正常
CD4$^+$T 细胞计数	明显降低，多在 50 细胞 /μl 以下	多正常或轻度至中度下降
症状	视力下降	眼痛和视力下降
病灶	多发性深层视网膜混浊，可融合成大片的混浊区，病灶边缘无颗粒状外观	一个或多个全层视网膜病灶，边缘清楚
病变位置	周边或其他部位的视网膜，伴有或不伴有黄斑区损害	周边部或赤道部附近视网膜
进展速度	极快	迅速
病变进展方向	无确定的病变进展方向	病变在周边视网膜呈环状进展，并向后极部视网膜推进
视网膜血管受累	无	闭塞性血管炎、常为动脉受累
视神经受累	少见	可有
前葡萄膜炎	通常无	有，一般为轻至中度
玻璃体炎症反应	少见或轻度	常见且明显

症和玻璃体炎症，行细胞涂片检查和眼内液细菌培养有助于诊断。

8. 类肉瘤病性葡萄膜炎　常表现为一种肉芽肿性炎症，进展相对缓慢，虹膜多有结节改变，眼底改变主要为视网膜静脉周围炎，血管壁周围出现典型的蜡烛泪斑，不发生视网膜坏死，胸部 X 线检查及血清血管紧张素转化酶水平测定有助于诊断和鉴别诊断。

9. 中间葡萄膜炎　ARN 虽然可引起明显的玻璃体炎症反应，但不会引起睫状体平坦部和玻璃体基底部的雪堤样病变。此外，ARN 的典型视网膜坏死病灶也不会见于中间葡萄膜炎，根据这些特点，易将两者区别开来。

【治疗】

（一）药物治疗

1. 阿昔洛韦　口服吸收率较低，因此一般在治疗初期应静脉途径给药。一般成年人用量为每次 15mg/kg，在 1h 内输完，3 次 / 日，连用10d 至 3 周后改为口服，每次 400 ～ 800mg，5次 / 日，连续用药 4 ～ 6 周。

2. 丙氧鸟苷　主要用于治疗巨细胞病毒性视网膜炎。在用阿昔洛韦治疗 ARN 无效时可以考虑应用丙氧鸟苷。一般成年人用量为每次 5mg/kg，静脉滴注，1h 内输完，每 12h 1 次，连续治疗14 ～ 21d 以后改为维持剂量 5mg/（kg·d），每周 5 次。

3. 糖皮质激素　本病的发生可能有免疫反应的参与，因此可使用糖皮质激素进行全身治疗。但由于药物可使病毒扩散，所以应在有效抗病毒治疗的前提下使用糖皮质激素。一般选用泼尼松口服，所用剂量为 1 ～ 1.2mg/（kg·d），使用 1周后减量，治疗时间为 2 ～ 6 周。对于有前房炎症反应者应同时给予糖皮质激素、非甾体消炎药和睫状肌麻痹剂点眼。

4. 抗凝剂　可使用少量抗凝剂治疗。口服小剂量的抗凝剂，如阿司匹林 50 ～ 200mg，1 ～ 2次 / 日，可能有助于减轻视网膜血管炎。

5. 中医治疗　应根据中医辨证施治的原则施以相应的中药治疗，中药治疗可促进炎症恢复，并可减少药物的副作用。

（二）手术治疗

1. 激光光凝　在坏死病灶与健康视网膜间做激光光凝治疗可预防视网膜脱离的发生。不过激光的损伤可加重原有的炎症反应和视网膜坏死。因此，应在激光光凝之前给予糖皮质激素，以减轻其损伤反应。对于出现视网膜新生血管者，可给予激光光凝治疗。

2. 玻璃体腔内注射　可在玻璃体腔内注射更昔洛韦等抗病毒药物。

3. 玻璃体切割术　术后视网膜复位率达 94%。但术后视力达 0.1 者 < 50%。

（1）早期玻璃体手术指征：①术前接受正规药物治疗 > 2 周：抗病毒药物、激素等。②中重度玻璃体炎性混浊，经药物治疗，仍有 1 个以上象限视网膜看不见。③玻璃体浓缩、机化，有玻璃体视网膜牵引。④已发现裂孔处视网膜尚未脱离或已进展至视网膜脱离。

（2）手术原则：①彻底切除基底部玻璃体。②解除玻璃体视网膜牵引、剥膜。③眼内激光封闭坏死灶后缘、裂孔。④根据患眼具体情况，联合眼内光凝、玻璃体内 C_3F_8 或硅油填充、巩膜扣带术等。

（3）玻璃体手术术中发现：①大量炎性渗出、PVR、黄斑前膜。②周边坏死病灶消退形成视网膜瘢痕、变薄、多发裂孔。③坏死区累及后极部视网膜。④ RPE 坏死、疏松、播散。⑤一支以上主支动脉闭塞、坏死区葡萄膜组织血管闭塞。

总的来说，全身及玻璃体腔运用抗病毒药物、联合预防性眼内激光光凝及适时的玻璃体切割术是治疗 ARN 的有效手段。

（三）预后

患者的视网膜炎症通常于不治疗后 2 ～ 3 个月开始消退，使用阿昔洛韦治疗后可于 4 ～ 6 周后消退。

患者的视力预后可有很大不同，在未全身应用抗病毒药物治疗、未行预防性激光光凝和显微玻璃体切除手术之前，2/3 以上的患者最后视力降至 0.1 以下。随着上述治疗方法的应用，患者视力预后已有明显改善。如未出现影响黄斑区的视网膜脱离和视神经炎，患者的中心视力可恢复至正常水平。患者的视力预后很大程度上取决于是否出现视网膜脱离、视神经萎缩和视网膜血管闭塞的程度。在未治疗者，35%的对侧眼也受累。

一些炎症轻微的可疑ARN患者，病变进展缓慢，通常呈自限性，一般无视网膜脱离，视力较好，这些患者是真正代表了一种非进展的轻型ARN，或是在早期被有效控制的ARN。偶然在未治疗的情况下，ARN可呈现一种比较温和的临床经过，其中的一些可能与原发性水痘病毒感染有关。

中西医结合

急性视网膜坏死相似中医学"瞳神干缺""视瞻昏渺"的范畴。

【病因病机】多因素体内阳气内盛，外感风热毒邪，或肝胆湿热，热盛化毒，上犯目窍，或病久郁热伤津，阴虚火旺而发病。

【辨证论治】

1. 湿热上壅证

临床表现：视力骤降，神膏混浊，视衣水肿，黄白色渗出，兼见头痛目胀，胁痛口苦，耳鸣，烦躁易怒，大便干结，小便黄赤，舌质红，苔黄腻，脉弦数。

治法：清热利湿，活血通络。

方药：龙胆泻肝汤（《医方集解》）加减。龙胆草、栀子、黄芩、柴胡、泽泻、当归、枳壳、大黄、板蓝根各10g，生地黄、车前子、金银花、通草各15g，甘草6g，白茅根30g。

加减：湿邪重者，去生地黄，加三仁汤；热象偏重者，加大黄、生石膏；眼红甚者，加赤芍、牡丹皮；眼痛甚者，加蔓荆子、菊花。

2. 热毒伤目证

临床表现：白睛红赤，眼痛畏光，视力剧降，视网膜渗出出血，兼见口干，大便干结，舌质红苔黄，脉弦数。

治法：清热解毒，凉血活血。

方药：四妙勇安汤（《验方新编》）加减。金银花、玄参、当归、夏枯草、白茅根各30g，甘草、连翘、枳壳、牡丹皮、大黄、淡竹叶各10g，生地黄、车前子各15g。

加减：眼底新鲜出血者，加赤芍、牡丹皮、牛膝、生地黄；眼底出血吸收兼见血管白鞘者，加生黄芪、黄精、川芎及红花；眼红甚者，加赤芍、牡丹皮、紫花地丁；眼痛甚者，加蔓荆子、菊花。

3. 阴虚火旺证

临床表现：多见于病情晚期，视物昏矇，白睛隐隐红赤，兼见头晕耳鸣，心烦失眠，口渴口干，五心烦热，舌质红，少苔，脉弦细数。

治法：滋阴降火，活血化瘀。

方药：加味知柏地黄丸。知母、黄柏、山茱萸、牡丹皮、山药、泽泻、茯苓、赤芍各10g，丹参12g，生地黄15g，板蓝根30g。

加减：兼耳鸣、口干、便秘者，加石决明、天麻、玄参；为提高视力，加枸杞子、女贞子。

【经验方】

1. 五味消毒饮　金银花、蒲公英、紫花地丁、紫背天葵各12g。本方功效为清热解毒，适用于急性视网膜坏死证属热毒炽盛者。[丁淑华，王菁，章淑华，1999.五味消毒饮配合西药治疗急性视网膜坏死[J].中国中医急症，1（8）：46-47]

2. 解毒活血汤　板蓝根、大青叶、野菊花、金银花、生薏苡仁各30g，连翘、赤芍、牡丹皮、大黄各10g，生地黄12g。本方功效为清热解毒、凉血活血，适用于急性视网膜坏死证属热毒伤目者。[张欣，李勋赤，高汝龙，等，2000.急性视网膜坏死的综合治疗[J].中国中医眼科杂志，10（1）：15-18]

【名医经验】

1. 郝小波治疗急性视网膜坏死　早期属热毒炽盛，治拟清热解毒、凉血活血，药用板蓝根、大青叶、金银花、蒲公英、土茯苓、紫草、赤芍、丹参、生地黄、牛膝、白及、甘草。晚期以滋补肝肾、活血化瘀为法。药用菟丝子、枸杞子、楮实子、茺蔚子、车前子、丹参、牛膝、赤芍、紫草、生地黄、土茯苓。[郝小波，2002.急性视网膜坏死4例[J].中国中医眼科杂志，12（2）：67-68]

2. 闫泽英治疗急性视网膜坏死　急性期，治宜祛风散邪、清热解毒。方用普济消毒饮加减。黄芩、黄连、牛蒡子、防风、薄荷、柴胡各10g，紫草、板蓝根、连翘、金银花各15g，升麻8g，甘草 6g。后期治宜益气养阴，予以益气养阴方。党参 15g，黄精、山药各 12g，熟地黄、女贞子、枸杞子、白芍各 10g，甘草 6g。[闫泽英，张京红，

2006. 中西医结合治疗急性视网膜坏死综合征 26 例疗效观察 [J]. 河北中医，9：689-690]

第二节　中心渗出性脉络膜视网膜病变

中心性渗出性脉络膜视网膜病变 (central exudative chorioretinopathy) 简称"中渗"，多单眼发病，眼底表现类似老年黄斑变性，但病灶较老年性黄斑变性者为小，多为孤立的渗出灶，伴有出血。

【病因及发病机制】国外文献以弓形虫感染最多见，占总病例数的 1/3 以上，其他为结核、梅毒、组织胞浆菌病和莱姆病等。但在我国则多与结核有关。

【临床表现】患者多为中青年，单眼发病居多，但少数病例亦有双眼患病者。自觉中心视力障碍，视物变形或小视症。眼底检查有以下典型证候。

1. 病变中心为灰白色深层浸润性病灶，略呈圆形，稍隆起，边缘模糊，大小约为视盘直径的 1/4，很少大于视盘直径。

2. 周围可有出血，常在病灶边缘处出现，呈点状、片状、弧形或环形，围绕着灰白色浸润损害。

3. 视网膜下可能有渗液，病灶周围有盘状脱离，尤其是在急性阶段。

4. 病情持续较久者，病灶附近可能有亮白色的硬性脂类沉着。

本病病程持久，常呈间歇性发作，常持续 1～2 年甚至更长时间，最后进入瘢痕形成阶段。此时由色素上皮细胞化生或胶质细胞进行修复，形成机化瘢痕。眼底可见原来的病变部位已被呈灰白色、界线清晰、有色素堆积的瘢痕所代替。患者留有浓厚的中心暗点，视力永久性损害。如果病灶位于旁中心区，中心凹未受累，则患者常可保留相当的中心视力（图 37-2-1）。极少数病例数年后

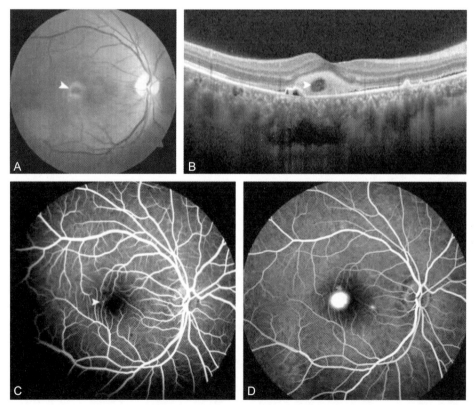

图 37-2-1　A. 眼底可见黄色的环状病灶，视网膜纤维蛋白渗出及箭头所指处的黑色斑块状病变；B. 黄斑区光学断层扫描图示视网膜色素上皮脱离及箭头所指处的低反射椭圆状空泡样区域；C. 荧光血管造影早期可见点状渗漏荧光；D. 荧光血管造影后期可见渗漏荧光增强扩散

引自 Lyu Y，Li X，Gong Y，2020. Multimodal imaging in fibrinous central serous chorioretinopathy compared with exudative maculopathy. Ophthalmologica，243（5）：360-369

复发，复发的渗出灶常在原来瘢痕的边缘（图37-2-2）。

【诊断要点】

1. 实验室检查　中心性渗出性脉络膜视网膜病变的实验室检查包括血常规检查、结核菌素皮内试验、组织胞浆菌素皮内试验，以及弓形虫红细胞凝聚反应、梅毒 vorl 及 tpha 等血液检查。

2. 其他辅助检查

（1）胸部 X 线检查。

（2）眼底及荧光造影：中心性渗出性脉络膜视网膜病变整个病程可分为 3 期。①活动期：裂隙灯显微镜加前置镜或接触镜检查后部玻璃体，部分病例在检查者经暗适应后可见极其轻微的尘埃状或线结状灰白色混浊。②恢复期：渗出病灶处视网膜水肿减退，界线比活动期略清晰，周缘出血消失。出现色素脱失及色素增生。FFA 动脉期出现与灰白色病灶及其周围脱色素区大小一致的荧光，逐渐增强并略有扩大。③瘢痕期：病灶面视网膜水肿消失，成为界线清楚的灰白色斑块。FFA 动脉期出现与瘢痕病灶一致的荧光斑，周围因色素增生而有荧光掩盖，其外更有轮状透见荧光。病灶处荧光逐渐增强，但不扩大。

【鉴别诊断】应与渗出型老年性黄斑变性鉴别。其主要区别为，后者为双眼发病，在一眼已有渗出性病变时，另一眼黄斑多数可见玻璃膜疣及色素紊乱。中心性浆液性脉络膜视网膜病变患者的发病年龄与本病相同，亦多单眼受害，但中心视力一般不低于 0.5。黄斑为浆液性视网膜神经上皮脱离，初起视网膜下积液透明，且绝无出血，与本病不同。

【治疗】最理想的治疗是能找到引起这种肉芽肿性炎症的原因，并进行病因治疗。遗憾的是在多数病例虽然经过各项检测，仍不能确定病因而只能给予对症治疗。鉴于国内弓形虫病、组织胞浆菌病、梅毒均非常见，在怀疑有结核时，即可做诊断性治疗，连续 3 周，如果病情无好转，需另找病因，如有好转则继续内服异烟肼 300mg，1 次 / 日，坚持 6 个月至 1 年。同时内服维生素 B$_6$，30mg/d，与异烟肼服用时间相隔 12h，否则会影响异烟肼药效，同时补充少量锌制剂。维生素 C、芦丁、卡巴克络等毛细胞血管加强剂及钙制剂，可予以应用。如果考虑为其他原因引起的炎症时，可试用皮质激素，泼尼松 20mg，1 次 / 日，于早晨 8：00 前顿服，炎症有所控制后，剂量递减渐

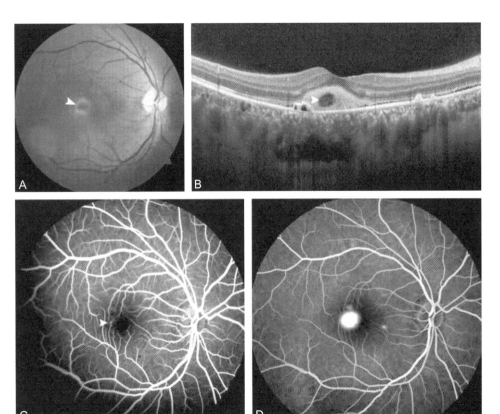

图 37-2-2　A. 眼底检查可见黄色的环状病灶，视网膜纤维蛋白渗出及箭头所指处的黑色斑块状病变；B. 黄斑区光学断层扫描图示视网膜色素上皮脱离及箭头所指处的低反射椭圆状空泡样区域；C. 荧光血管造影早期示点状渗漏荧光；D. 荧光血管造影后期示渗漏荧光增强扩散

引自 Lyu Y, Li X, Gong Y, 2020. Multimodal imaging in fibrinous central serous chorioretinopathy compared with exudative maculopathy. Ophthalmologica, 243（5）：360-369

停。此外，位于离中心凹颞侧或上、下侧1/4PD左右的新生血管膜，可施行激光光凝，但必须慎重，注意剂量。也有试用光动力治疗（PDT）的报道。

中西医结合

中心性渗出性脉络膜视网膜病变相似中医学"视瞻昏渺""视瞻有色"的范畴。

【病因病机】 情志抑郁，肝气不舒，疏泄失职，致气滞血瘀；或久郁化火，心火上炎，灼伤血络，迫血妄行，或脾虚气弱，统摄无权，血溢络外；或虚火上炎，灼烁血络，血溢络外而致网；以及饮食不节，湿热痰浊内蕴，上犯清窍；劳瞻竭视，精血不足，肝肾阴亏，目失滋养而发为本病。

【辨证论治】

1. 肝郁化火

临床表现：黄斑区可见灰白色渗出、出血及水肿。全身可见有头晕目眩、口苦胁痛、胸闷不畅、舌质红苔黄、脉弦数。

治法：疏肝清热，行气解郁。

方药：丹栀逍遥散（《内科摘要》）加减。牡丹皮10g，栀子10g，柴胡12g，当归12g，白芍10g，白术10g，茯苓10g，薄荷6g，甘草6g，蔓荆子10g，石菖蒲10g。

加减：黄白色渗出较多者，可加丹参、郁金、山楂以理气化瘀；脘腹痞满者，宜加鸡内金、莱菔子以消食散结；小便短赤者，加车前子、泽泻、黄柏以助清热利湿。

2. 脾虚气弱

临床表现：黄斑区可见水肿、出血，水肿经久不消。全身可见有面色苍白无华、食少纳呆、形体困重、舌淡苔白腻。

治法：补脾益气，利水消肿。

方药：参苓白术散（《太平惠民和剂局方》）加减。党参10g，白术10g，焦神曲10g，炒山药15g，茯苓10g，车前子12g，砂仁10g，木香2g，陈皮10g，炙甘草3g。

加减：水肿明显者，加车前子、白茅根、茯苓、泽泻；渗出明显者，加牡蛎、连翘、昆布、夏枯草；为了提高视力，加枸杞子、女贞子。

3. 阴虚火旺

临床表现：多见于病变后期，黄斑部渗出、出血基本吸收，留下灰白色或灰褐色机化灶。全身可见头晕耳鸣、失眠多梦、口干咽燥、五心烦热、视物模糊、舌质红苔薄，脉细数。

治法：滋阴降火，化痰软坚。

方药：知柏地黄丸（《医宗金鉴》）加减。知母、黄柏、泽泻、牡丹皮、三七、丹参、泽兰各10g，熟地黄、山药、山茱萸、茯苓各15g。

加减：阴虚甚者，加龟甲、鳖甲、女贞子以养阴清热；血热偏甚者，加紫草、赤芍以凉血化瘀；有新鲜出血者，加白茅根、地榆、仙鹤草。

4. 痰热内蕴

临床表现：黄斑部常见渗出、水肿明显，或有机化瘢痕形成。可兼有头重胸闷、心烦口渴、小便黄赤、舌苔黄腻、舌质红、脉数。

治法：清热化痰，活血化瘀。

方药：温胆汤（《备急千金要方》）合桃红四物汤（《医宗金鉴》）加减。陈皮、甘草各6g，法半夏、竹茹、枳实、桃仁、红花、川芎、赤芍、当归各10g，茯苓、生地黄各15g。

加减：伴有新鲜出血者，加泽兰、三七、白茅根；渗出较多或有机化膜者，宜加海藻、昆布、浙贝母；头目胀痛甚者，加蔓荆子、菊花、石决明。[任征，钟良玉，2003.中药为主治疗中心性渗出性脉络膜视网膜病变[J].中国中医眼科杂志，13（1）：43]

【名医经验】

1. 王付军等用五苓散加减为主治疗CEC，总有效率达90%，与单用西药治疗比较，能明显提高本病的治愈率，缩短疗程，且疗效稳定，不易复发。[王付军，钟加目，1998.中药为主治疗中心性渗出性视网膜脉络膜炎[J].中西医结合眼科杂志，4（16）：243-244]

2. 黄叔仁等用加减化斑汤和加减知柏地黄汤治疗，总有效率为87.75%，得出此两方有提高视功能和缩短病程的作用。[黄叔仁，张晓峰，1997.中药治疗中心性渗出性脉络膜视网膜炎临床观察[J].中国中医眼科杂志，7（1）：10-13]

第三节　匍行性脉络膜视网膜炎

匍行性脉络膜炎是一种少见的双侧慢性、进行性、复发性炎症疾病，主要累及视网膜色素上皮、脉络膜毛细血管和脉络膜，视网膜常继发受累。

【病因及发病机制】 病因不清，可能与炎症反应有关。发病机制有以下 3 种学说。

1. 感染学说　多种感染如结核杆菌感染、链球菌感染、流感病毒感染等在其发病中起一定的作用，但这些报道均是散在的，没有更多的研究证据支持这一观点。

2. 炎症学说　炎症造成玻璃膜的破坏，并引起视网膜下新生血管形成。

3. 免疫性血管炎学说　一些因素造成视网膜或脉络膜隐蔽抗原暴露，通过Ⅲ型、Ⅳ型（也有学者认为可能还有Ⅱ型）过敏反应引起局部免疫性血管炎，并造成脉络膜毛细血管闭塞，由此导致脉络膜和视网膜色素上皮炎症性疾病。最近有学者发现匍行性脉络膜视网膜炎与炎症性肠道疾病相伴存在，此种现象或许说明它们有相似或相同的免疫学发病机制。

【临床表现】 急性期 1/3 患者玻璃体内有炎性细胞，通常在视盘周围，可见灰白色地图状犬牙交错的病变，病变深在，侵袭脉络膜内层和视网膜色素上皮。病变由视盘周围向黄斑区甚至周边部慢性匍行性进展，边缘连续，多数病变起自视盘外围，但也可首先出现于黄斑部而称为"黄斑部匍行性脉络膜炎"，偶尔也有首先表现在黄斑以外的区域，甚至周边部视网膜。急性病变数月或数周后开始愈合，遗留瘢痕伴色素脱失、增生、色素上皮萎缩和纤维化。此病可复发，在已愈合的病灶边缘又出现新的炎性病变，但很少发生浆液性视网膜脱离，虽然病变趋向于相互融合，但不相连的孤立病灶也相当常见，后极部出现多个孤立病变。

本病还可伴有玻璃体炎、视盘炎、视网膜血管炎或静脉炎、视网膜分支静脉阻塞、视盘新生血管和视网膜新生血管。25% 的患者可发生脉络膜新生血管，新生血管常发生在脉络膜视网膜萎缩灶的边缘，也是导致晚期患者视力丧失的重要原因，多数患者均不伴有全身性疾病。

【诊断要点】 此病的诊断主要依据其典型的临床表现；FFA 检查和吲哚菁绿血管造影检查对本病的诊断有较大的帮助；视野和电生理检查可为本病的诊断提供有用的资料。

1. 血常规检查　明确无感染及感染的性质。

2. FFA 检查　活动性病变于造影早期显示弱荧光，此可能是视网膜色素上皮肿胀和（或）脉络膜毛细血管无灌注所致；随后出现病变边缘强荧光，可能是周围脉络膜毛细血管荧光素渗漏造成的；造影后期显示荧光染色，在病灶内可见斑点状强荧光（图 37-3-1）。

非活动性病变于造影早期显示弱荧光，可能

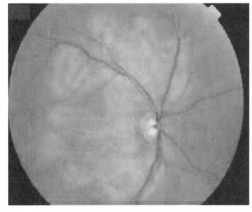
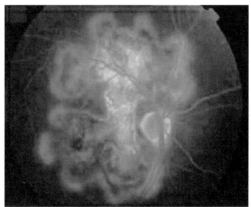

图 37-3-1　病变由视盘周围向黄斑区甚至周边部慢性匍行性进展，边缘连续；造影后期显示荧光染色，在病灶内可见斑点状强荧光

引自黄淑兰，覃旭方，刘卫华，等，2016. 匍行性脉络膜炎 1 例 [J]. 广东医学，(S1)：11

是脉络膜毛细血管闭塞所致；随后在萎缩病灶的边缘处出现强荧光，可能是来自邻近正常脉络膜毛细血管的荧光素弥散所致；后期出现纤维瘢痕和巩膜的染色，患者的陈旧性病灶和新鲜病灶常同时存在，所以造影通常显示同时存在新鲜病灶的荧光素渗漏和陈旧性病灶的荧光素染色。

3. 吲哚菁绿血管造影检查　急性期病变于造影早期显示弱荧光，后期显示染色，此种检查发现的病变范围大于 FFA 检查或检眼镜下观察到的病变范围，提示此病有广泛的缺血和炎症改变；非活动性病变显示瘢痕和纤维组织染色。

4. 视野检查　在疾病活动期，出现与病变位置相一致的致密暗点，在非活动期，此种暗点则变得较为疏松，此外尚可出现中心视野缺损，随着疾病的进展，患者视野可逐渐缩小。

5. 电生理检查　早期视网膜电流图和眼电图可无异常改变，随着疾病的进展和病变范围的扩大，可出现视网膜电流图波幅降低和眼电图光升到暗谷的比值异常。

【治疗】

1. 药物治疗　匐行性脉络膜视网膜炎是一种慢性复发性炎症，呈进行性进展，目前尚未发现对所有患者均有效的理想药物。临床上常用的药物有糖皮质激素、环孢素、苯丁酸氮芥、硫唑嘌呤、环磷酰胺等。

2. 药物治疗方案　目前用于治疗匐行性脉络膜视网膜炎的药物治疗方案主要有以下 3 种：①糖皮质激素治疗方案；②三联免疫抑制药治疗方案，即选用糖皮质激素联合环孢素和硫唑嘌呤（或苯丁酸氮芥、环磷酰胺）；③免疫抑制剂联合中药治疗方案，即苯丁酸氮芥（或环磷酰胺）联合中药治疗。

中西医结合

匐行性脉络膜炎相似中医学"瞳神紧小"（《证治准绳》）、"视瞻昏渺"（《证治准绳》）的范畴。

【病因病机】饮食不节或思虑过甚，内伤于脾，脾失健运，水湿上泛；或情志不畅，气机失调，郁遏化热，上扰清窍；或肝肾阴虚，阴虚火旺，精血不足，目失所养。

【辨证论治】

1. 水湿上泛证

临床表现：眼症同前，胸闷，纳呆呕恶，大便稀溏，舌苔滑腻，脉濡或滑。

治法：利水渗湿。

方药：四苓散（《丹溪心法》）加减。白术12g，茯苓、猪苓、泽泻各15g。

加减：黄斑渗出较多者，加浙贝母、昆布；兼肝郁气滞者，加制香附、广郁金。

2. 肝经湿热证

临床表现：眼症如前，兼见口干口苦，大便干结，小便黄赤，舌质红，苔黄腻，脉滑数。

治法：清肝泻火，利湿解毒。

方药：龙胆泻肝汤（《医方集解》）加减。龙胆草、栀子、黄芩、柴胡、生地黄、泽泻、当归、枳壳各10g，生地黄、车前子（另包）各15g，甘草6g。

加减：眼痛甚者，加蔓荆子、菊花；湿邪重者，去生地黄，加半夏、厚朴；热象偏重者，加大黄、生石膏；眼红甚者，加赤芍、牡丹皮。

3. 阴虚火旺

临床表现：多见于病变后期，视网膜渗出、出血基本吸收，留下灰白色或灰褐色机化灶。全身可见头晕耳鸣、失眠多梦、口干咽燥、五心烦热、视物模糊、舌质红苔薄、脉细数。

治法：滋阴降火，化痰软坚。

方药：知柏地黄汤（《医宗金鉴》）加减。知母、黄柏、山茱萸、牡丹皮、山药、山茱萸、泽泻、茯苓、木贼、蝉蜕各10g，熟地黄12g。

加减：兼耳鸣、口干者，加石决明、天麻、玄参；眼底机化膜较多者，加浙贝母、昆布、夏枯草。

第四节　多灶性脉络膜炎伴全葡萄膜炎

多灶性脉络膜炎伴全葡萄膜炎（MCP）是1984年由 Dreyer 和 Gass 首先报道，是一种原因不明、伴有明显玻璃体和前部葡萄膜炎症的后极部多发性脉络膜视网膜的炎性病变。大多数患者主诉为视力下降、视野暗点、闪光感和飞蚊症。多数双眼发病，但双眼症状可不对称。视力多为0.4～0.5。眼部检查，1/2患者可见轻、中度前葡萄膜的炎症表现，如角膜后沉着、虹膜后粘连、房水细胞和闪辉现象。

【病因及发病机制】多灶性脉络膜炎伴葡萄膜炎（MCP）病因不清。有学者认为其发病与病毒感染有关。也有学者认为本病的发生可能有遗传因素、感染因素和免疫因素的共同参与，但此观点尚需更多的研究始能证实。

【临床表现】大多数患者主诉为视力下降、视野暗点、闪光感和飞蚊症。多数双眼发病，但双眼症状可不对称。视力多为0.4～0.5。眼部检查示部分患者可见轻度或中度前葡萄膜的炎症表现，如角膜后沉着、虹膜后粘连、房水细胞和闪辉现象。多数患者出现轻度或中度的玻璃体炎性细胞。玻璃体的炎症表现常较前房更明显。急性期眼底检查见多发性圆形或椭圆形黄白色病灶位于视网膜色素上皮和脉络膜毛细血管层，数量可从数个至100个以上，多出现于视盘附近，并散布到后极部至中周部的眼底；病灶可呈单个或簇状分布，周边部的病灶还可平行锯齿缘呈单列线状排列。

偶见少量视网膜下积液（图37-4-1）。随着病程的进展，病灶逐渐变为边界整齐、多伴有色素的萎缩性瘢痕。部分患者出现视盘水肿和充血，后期可在视盘周围发生萎缩灶。少数患者出现黄斑囊样水肿，部分患者可在黄斑或视盘周围出现脉络膜新生血管膜。

MCP可持续存在多年，许多患者可出现单眼或双眼反复发作。复发的炎症常表现为前房和玻璃体炎症或脉络膜瘢痕外围水肿，偶见新的病灶出现。反复发作的病例常严重影响视力，并易诱发脉络膜新生血管膜。

【诊断要点】此病的诊断主要根据典型的多灶性脉络膜炎伴有轻至中度的前房和玻璃体炎症反应。FFA检查、吲哚菁绿血管造影检查、视野检查对诊断有一定的帮助。

1. FFA检查　可显示活动性病变，早期无异常荧光或呈弱荧光，以后逐渐出现染色和渗漏；萎缩性病灶显示窗样缺损。此外，在一些患者尚可发现视盘的荧光素渗漏、黄斑囊样水肿等。

2. 吲哚菁绿血管造影检查　可发现病变活动期后极部出现多发性的强荧光区，发现的病变数目多于FFA检查和检眼镜检查发现的病变数目；在病变消退后则出现多发性弱荧光区。

3. 视野检查　可发现生理盲点扩大，在一些患者也可出现中心视野、旁中心视野和周边视野异常。

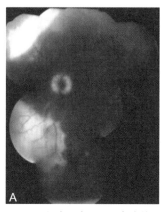
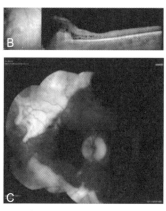
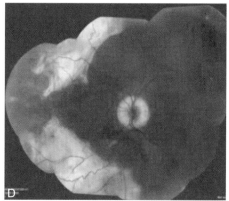

图37-4-1　A.眼底照相显示玻璃体炎，大片白色视网膜下纤维化，多灶性脉络膜视网膜炎；B.OCT证实视盘周围视网膜下纤维化伴水肿；C.FFA示透见荧光；D.治疗后眼底照相显示病灶有所消退

引自 Ali FS，Eller AW，Dunn JP，2017. Multifocal choroiditis with peripheral subretinal fibrosis and optic nerve involvement. Ophthalmology, 124（8）：1251

【鉴别诊断】

1. DSF 和 PIC 同样多发于青年女性，为深层视网膜、RPE 和脉络膜的多发性黄色斑点状炎症，后期均可导致脉络膜视网膜的点状瘢痕形成。前者似乎是 MCP 的后期表现，而后者或许是病变轻微的 MCP。与 MCP 不同的是，DSF 在后期可出现视网膜下明显的纤维化样改变，而 PIC 缺乏前房和玻璃体的炎症表现，并且眼底病灶在荧光素血管造影的早期就表现为强荧光。

2. 眼拟组织胞浆菌综合征 眼底表现与 MCP 极为相似，但无前房和玻璃体的炎症表现，患者无性别差异，患者有在组织胞浆菌病发病区停留的病史或阳性的组织胞浆菌素皮肤试验，生理盲点扩大的视野改变少见。

3. 鸟枪弹样视网膜脉络膜病变 多见于老年人，并多为 HLA-A29 表型，病灶缺乏像 MCP 那样伴有色素的瘢痕。

4. 多发性一过性白点综合征 病程短暂，病灶位于外层视网膜，色白且淡，一般不形成脉络膜瘢痕。

5. 急性后极部多灶性鳞状色素上皮病 眼前段多无炎症表现，部分患者可见玻璃体炎症细胞，眼底病灶较大且形状多样，病变痊愈后多不复发。

【治疗】对于有明显的炎症表现的病例，目前多采用皮质激素全身或局部给药，多数患者症状可明显改善，但也有部分患者治疗反应不佳，对于这类患者可试用免疫抑制剂。中心凹以外的脉络膜新生血管膜可采用激光光凝治疗，累及中心凹的脉络膜新生血管膜可考虑光动力疗法（PDT）治疗，但常显示较高的复发率。口服皮质类固醇后脉络膜新生血管发生萎缩，少数患者接受玻璃体视网膜手术取出脉络膜新生血管膜，但术后视力最终多无改善。

中西医结合

多灶性脉络膜炎伴全葡萄膜炎相似中医学"瞳神紧小"（《证治准绳》）、"视瞻昏渺"（《证治准绳》）的范畴。

【病因病机】饮食不节或思虑过甚，内伤于脾，脾不健运，水湿上泛；或情志不畅，气机失调，郁遏化热，上扰清窍；或肝肾阴虚，阴虚火旺，精血不足，目失所养。

【辨证论治】

1. 水湿上泛证

临床表现：视物模糊，眼前出现有色阴影，视物变小或变形，胸闷，纳呆呕恶，大便稀溏，舌苔滑腻，脉濡或滑。

治法：利水渗湿。

方药：四苓散（《丹溪心法》）加减。白术12g，茯苓、猪苓、泽泻各15g。

加减：黄斑渗出较多者，加浙贝母、昆布；兼肝郁气滞者，加制香附、广郁金。

2. 肝经湿热证

临床表现：眼症如前，兼见口干口苦，大便干结，小便黄赤，舌质红，苔黄腻，脉滑数。

治法：清肝泻火，利湿解毒。

方药：龙胆泻肝汤（《医方集解》）加减。龙胆草、栀子、黄芩、柴胡、生地黄、泽泻、当归、枳壳各10g，生地黄、车前子（另包）各15g，甘草6g。

加减：眼痛甚者，加蔓荆子、菊花；眼红甚者，加赤芍、牡丹皮；湿邪重者，去生地黄，加半夏、厚朴；热象偏重者，加大黄、生石膏。

3. 阴虚火旺

临床表现：多见于病变后期，视网膜渗出、出血基本吸收，留下灰白色或灰褐色机化灶。全身可见头晕耳鸣、失眠多梦、口干咽燥、五心烦热、视物模糊、舌质红苔薄，脉细数。

治法：滋阴降火，化痰软坚。

方药：知柏地黄汤（《医宗金鉴》）加减。知母、黄柏、山茱萸、牡丹皮、山药、山茱萸、泽泻、茯苓、木贼、蝉蜕各10g，熟地黄12g。

加减：兼耳鸣、口干者，加石决明、天麻、玄参；眼底机化膜较多者，加浙贝母、昆布、夏枯草。

第五节　交感性眼炎

交感性眼炎是指一眼穿通伤或内眼手术后的双侧肉芽肿性葡萄膜炎。受伤眼称为诱发眼，未受伤眼称为交感眼，交感性眼炎为其总称。交感性眼炎在外伤后的潜伏时间，短者几小时，长者可达 40 年以上，90% 发生在 1 年以内，最危险的时间在受伤后 4 ～ 8 周。特别是伤及睫状体或伤口内有葡萄膜嵌顿，或眼内有异物更容易发生。

【病因及发病机制】 其发病与免疫因素有关，眼球穿通伤提供眼内抗原接触眼外各系统的机会，使眼内组织抗原能接触淋巴系统而引起自体免疫反应。

【临床表现】

1. **刺激眼**　眼球受伤后伤口愈合不良，或愈合后炎症持续不退，顽固性睫状充血，同时出现急性刺激症状，眼底后极部水肿，视盘充血，角膜后有羊脂状 KP（角膜后沉积物），房水混浊，虹膜变厚发暗。

2. **交感眼**　起初有轻微眼痛、畏光、流泪、视物模糊，刺激症状逐渐明显，轻度睫状充血，房水混浊，细小 KP，随着病情发展出现虹膜纹理不清，瞳孔缩小而虹膜后粘连，瞳孔缘结节、瞳孔闭锁，玻璃体混浊，视盘充血、水肿。周边部脉络膜可见细小黄白色类似玻璃膜疣样病灶，逐渐融合扩大，并散布到整个脉络膜，恢复期后眼底遗留色素沉着、色素脱色和色素紊乱，眼底可能出现晚霞样"夕阳红"改变（图 37-5-1）。

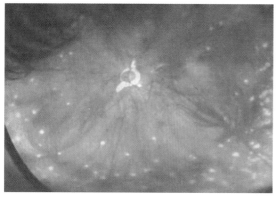

图 37-5-1　交感眼的脑瘤改变

引 自 Mahajan S, Invernizzi A, Agrawal R, et al, 2017. Multimodal imaging in sympathetic ophthalmia. Ocul Immunol Inflamm, 25（2）：152-159

【诊断要点】

1. 有眼球穿通伤史及双眼炎症反应。

2. 当交感眼出现 KP，前房和前部玻璃体有浮游物和闪辉时，即可考虑交感性眼炎。

3. 摘除已经失明的刺激眼，做病理学检查可进一步确诊。

（1）眼科检查：包括散瞳，查眼底，全血细胞计数、RPR 检测、FTA-ABS（荧光梅毒螺旋体抗体吸附试验）检测。如考虑类肉瘤，测 ACE（血管紧张素转化酶）水平，FFA，B 超检查，OCT 等。

（2）胸部 X 线检查：以排除肺结核或类肉瘤病。

（3）组织病理学检查：对刺激眼与交感眼进行病理组织检查，除刺激眼有外伤性改变外，其余完全相同，均具有肉芽肿性葡萄膜炎的特征。

【鉴别诊断】

1. 对一眼有外伤史、另眼有刺激症状者，要尽力排除原发病灶。

2. 排除晶体性葡萄膜炎、葡萄膜大脑炎（VKH）。它们有难以鉴别的共同点，也各有特点。

3. 与白塞综合征相鉴别。

4. 晶状体过敏性眼炎（phacoallergic ophthalmia）多见于白内障手术或晶状体遭受外伤囊膜破裂后，部分病例可引发另眼葡萄膜炎，与本病极易混淆。但前者在另眼发生炎症时，手术眼的炎症已完全或基本静止。本病则相反，未受伤眼（交感眼）的炎症是在外伤眼（刺激眼）炎症持续或加剧时发生，此外晶状体过敏性眼炎是对晶状体蛋白产生过敏，眼内可见晶状体物质残留。尽管如此，两者的鉴别不仅在临床上非常困难，病理组织学上也不易区分。例如，有些标本既能见到交感性眼炎的肉芽肿性葡萄膜炎的典型改变，又能见到晶状体过敏性眼炎围绕晶状体皮质的肉芽肿性炎症。有学者曾提出晶状体蛋白反应能诱发交感性眼炎，推测晶状体蛋白与视网膜有共同抗原性。

【治疗】

1. 治疗原则：一经诊断，及时散瞳，控制炎症，进行综合治疗。

2. 大量皮质激素：每日早晨口服泼尼松，以后根据病情减为隔日给药一次,待炎症消退后仍应持续用维持量数月。

3.激素治疗无效或不能继续应用者,可用免疫抑制剂,如福可宁或环磷酰胺等。

4.局部治疗:应用抗生素及辅助治疗。

5.其他:经过早期积极治疗,视力已完全丧失者应早期摘除。若有恢复视力的可能者,仍应积极抢救双眼。

6.随诊:一般应随诊 3 年,其间至少要每年随访 1 次。

中西医结合

交感性眼炎相似中医学"物损真睛"(《证治准绳》)、"瞳神紧小"(《证治准绳》)的范畴。

【病因病机】多因睛珠破损后,邪毒乘伤侵入,入里化热,上炎目窍,蒸灼瞳神所致。

【辨证论治】

1.风毒外袭证

临床表现:患眼结膜混合充血(卅),角膜水肿混浊,房水混浊不清,丁道氏阳性。伴头目疼痛,畏光流泪,舌红苔薄黄,脉弦。

治法:疏风清热。

方药:新制柴连汤(《眼科纂要》)加减。柴胡 10g,川黄连 6g,黄芩 10g,赤芍 10g,蔓荆子 10g,栀子 10g,木通 10g,荆芥 10g,防风 10g,甘草 6g,龙胆 10g。

加减:眼红明显者,加牡丹皮、桑白皮;畏光、流泪重者,加羌活、苍术;头痛者,加藁本、白术。

2.肝经湿热证

临床表现:患眼结膜混合充血卅(卅),角膜水肿混浊,房水混浊不清,丁道氏阳性。兼见口

干口苦,大便干结,小便黄赤,舌质红,苔黄腻,脉滑数。

治法:清肝泻火,利湿解毒。

方药:龙胆泻肝汤(《医方集解》)加减。

加减:眼痛甚者,加蔓荆子、菊花;湿邪重者,去生地黄,加半夏、厚朴;热象偏重者,加大黄、生石膏;眼红甚者,加赤芍、牡丹皮。

3.阴虚火旺证

临床表现:长期应用糖皮质激素,眼部炎症反复发作,兼见咽干口燥,心烦易怒,面部烘热,手足心烦热,或夜寐多梦,心悸,小便短赤,目干涩痛,骨蒸潮热,男子遗精,女子梦交,口苦,大便干结,舌质红绛,脉细数或弦细。

治法:滋阴降火。

方药:知柏地黄汤(《医宗金鉴》)加味。知母、黄柏、山茱萸、牡丹皮、山药、泽泻、茯苓、木贼、蝉蜕各 10g,熟地黄 12g。

加减:兼耳鸣、口干者,加石决明、天麻、玄参;玻璃体混浊者,加海藻、昆布、夏枯草;视网膜

机化膜者,加三棱、莪术。

第六节 Vogt- 小柳 - 原田综合征

Vogt- 小柳 - 原田综合征又称色素膜 - 脑膜炎综合征、色素膜 - 脑膜脑炎、弥漫性色素膜炎综合征,是一种有特异性全身症状的急性弥漫性色素膜炎。

【病因及发病机制】Vogt- 小柳 - 原田综合征病因目前尚无定论,文献报道有内分泌学说、病毒学说和免疫学说三种学说。

1.*内分泌学说* 主张者认为病变范围包括脑下垂体、卵巢、甲状腺及肾上腺等。

2.*病毒学说* 学者认为某种病毒作为诱因而触发易感机体,Takabashi 曾将 Vogt- 小柳 - 原田综合征患者的玻璃体抽出注入兔脑池中,诱发视神经炎、葡萄膜炎。另有学者推测葡萄膜色素细胞变形是由亲色素细胞病毒引起的。日本学者滨田、田上通过观察患者的末梢血中淋巴细胞的动态发现淋巴细胞增高,白细胞核型左移及色素细胞与淋巴细胞的关系。

3.*免疫学说* Vogt- 小柳 - 原田综合征可能是细胞免疫和体液免疫共同作用而致病。

这种损伤是由淋巴细胞介导的。实验证实,本病患者的淋巴细胞受黑色素细胞表面抗原致敏,

致敏的淋巴细胞是把黑色素作为靶细胞进行攻击的。也就是说，黑色素细胞既是免疫反应的抗原，也是受致敏淋巴细胞攻击而遭受破坏的靶细胞。现已从患者体内检出针对色素膜各种成分的抗体，其中最重要的抗体是针对黑色素细胞表面的抗原抗体。该抗体通过抗依赖性细胞介导的细胞毒性作用机制来破坏黑色素细胞，说明它是通过体液免疫而引起的自身免疫。

杉浦清治认为，本病是一种黑色素细胞特异性自身免疫性疾病。诱发这种自身免疫的抗原位于黑色素细胞表面。正常人的抗体免疫监视系统起作用，所以免疫活性细胞对自身黑色素细胞不发生免疫攻击，这种状态称为免疫耐受性。而患本病时，可能由于以下两种因素终止了这种对自身黑色素细胞的免疫耐受性：①免疫监视系统功能原发性障碍；②黑色素细胞发生了某种变化，使细胞表面的抗原性受到修饰。

Vogt- 小柳 - 原田综合征的病理改变特征是以弥漫性的中、小血管炎性改变为主，引起一系列的脑膜、脑实质及脑脊神经根的损害，而血管损害又以弥漫性小血管损害为主。可见软脑膜、蛛网膜、脑实质、脑神经及蛛网膜下隙小血管周围有单核细胞浸润，还可见到局部脑组织水肿、缺血性改变及胶质细胞增生等。

本病典型的病理改变是脉络膜组织学病变。病变是由淋巴细胞、浆细胞包绕上皮样细胞和多核巨细胞而形成的结节性肉芽肿病变，中心无坏死灶。上皮样细胞是具有清楚细胞质的大型细胞，内含较多的细胞器、溶酶体和吞噬体。在吞噬体内可见有黑色素颗粒。可见有向脉络膜面内突出的达 - 富结节，该结节是由变性的视网膜色素上皮细胞和上皮样细胞组成的。虹膜睫状体的病理改变在本质上与脉络膜改变相同，是由上皮样细胞、淋巴细胞和浆细胞等构成的病灶，有时可见有淋巴细胞的有丝分裂征象，但在虹膜内上皮细胞的形成不如脉络膜内明显。

角膜环上皮黑色素细胞及黑色素颗粒减少，而朗汉斯巨细胞增多。正常情况下，朗汉斯巨细胞仅见于浅层，而本病在基底层也能看到。

皮肤的病理改变与角膜环上皮改变相同，即黑色素细胞及黑色素颗粒减少、朗汉斯巨细胞增加，其也可在基底层见到。在表皮内可见少量淋巴细胞及轻度炎性细胞浸润。真皮内一般无黑色素细胞，但在臀部"蒙古斑"所在处可以见到被认为是由母斑衍生而来的黑色素细胞，并有黑色素细胞同淋巴细胞连接融合现象，这与色素膜中所见完全相同。真皮内细胞浸润很轻，无上皮样细胞形成，偶尔也可有淋巴细胞浸润伴上皮样细胞。真皮内除有朗汉斯巨细胞外，尚有与杆状颗粒细胞完全相同的细胞，该细胞具有活跃的游走性和吞噬功能。

根据观察到的黑色素细胞特征，可将其分为浅表型和深部型。色素膜、脑膜、内耳和真皮内的黑色素细胞属于深部型；角膜环上皮、表皮内的黑色素细胞属于浅表型。两型黑色素细胞的特征有明显差异，深部型黑色素细胞失去合成黑色素的功能，在电镜下可见此型细胞的细胞壁薄，基底膜不完整；而浅表型黑色素细胞具有活跃的黑色素合成功能，细胞膜无深部型基底膜特征。

【临床表现】Vogt- 小柳 - 原田综合征好发于青壮年，男性稍多。发病率与性别无明显关系，但黄种人多见，全病程常持续数个月至 1 年，可自然缓解，但少数患者容易反复发作，病程可达数年或数十年之久。本病有眼葡萄膜炎、视网膜出血和剥离、白癜风、秃头、白毛症（头发、眉毛、睫毛变灰白）和神经系统损害。可先后出现。临床一般分为三期。

1. 前驱期　又称脑炎与脑膜炎期。常突然发病，多数有感冒症状、全身不适、发热、头痛、头晕，常伴有脑膜刺激征、嗜睡、耳鸣、听力障碍及意识障碍，偶可见偏瘫、失语、脑神经瘫痪。约有 50% 的患者出现耳鸣和听力减退，常为一过性，少数可有严重耳聋。Vogt- 小柳型患者约 50% 在起病期有脑膜刺激征，而原田型患者约 90% 有脑膜刺激征症状。此期常持续数月后逐渐缓解。

2. 眼病期　继前驱期症状之后，常双眼同时或先后发病，呈突发性葡萄膜炎。约 70% 的患者主诉双眼视力急剧下降，约 30% 的患者先出现一侧眼视力下降，而另一侧眼也相继发生视力下降，两眼视力障碍相隔 1 ～ 3d，长者可相隔 10d。如果进行眼底检查，则可发现无自觉症状的一侧眼也已发生病变。本期分两个临床类型，即以渗出性虹膜睫状体炎为主的 Vogt- 小柳型（VK 型）和渗出性脉络膜炎为主的原田型（H 型）。两者在眼病之前，均可出现发热、头痛、头晕、恶心、呕吐、项强、克尼格征阳性、脑脊液压增高等症状与体征；脑脊液检查常能见到淋巴细胞及蛋白含量增高；脑电图检查也有病理性改变。这些情况，H 型比 VK 型更为常见和严重。

（1）VK 型：即 Vogt- 小柳型。发病之初，患者有双眼强烈畏光、流泪、眼痛、视力急剧下降等主诉。眼部检查可见明显的睫状充血，灰白色乃至羊脂状密集的 KP，Tyndall 现象呈强阳性，虹膜水肿污暗，瞳孔缩小，虹膜后粘连，对阿托品不敏感并很快被灰白色渗出物覆盖等一系列急性渗出性虹膜睫状体炎的体征。眼底情况无从了解，如患者诉有闪光，则提示炎症波及脉络膜。病程冗长反复，每反复 1 次，病情就加重 1 次，终因继发青光眼、并发白内障而导致失明或眼球萎缩。

K 型前后葡萄膜均有炎症，但以前葡萄膜虹膜睫状体炎为主，可继发青光眼和白内障，最后多导致眼球萎缩而失明，表现为视力减退；睫状体充血，角膜后沉淀，房水中有浮游细胞，虹膜充血、变色，可见新生血管、出血，虹膜萎缩，虹膜后粘连，瞳孔对光反应迟钝、缩小、闭锁，继发白内障、玻璃体混浊等；视盘水肿、充血；视网膜水肿、出血，脉络膜有渗出物，视网膜剥离（部分可自行恢复）。此期常合并脑膜和内耳症状，早期约 15% 的患者触摸头发有粗糙音响，并有头发感觉过敏。

（2）H 型：即原田型。以渗出性脉络膜炎为主，多合并有广泛性视网膜剥离，前葡萄膜炎不明显，故不合并白内障和青光眼，眼后部炎症经较长时间可以消退，脉络膜虽萎缩但仍可保持相当好的视力。病程早期葡萄膜炎通常发生于眼球后极附近，视盘常发红、肿胀，在病变附近的视网膜或黄斑部附近，可发生局限性视网膜剥离，眼底荧光造影显示有相当于这种病变的荧光漏出斑。随着病情的发展，视网膜下渗出液也逐渐融合扩大，渗出液逐渐增多，可引起严重的继发性视网膜剥离。炎症很快波及前眼部，引起前房微尘样沉着。炎症周围肿胀明显，角膜后部有羊毛脂样沉着物，在瞳孔边缘和虹膜内可形成小结节。

双眼同时或间隔数日先后发病。由于脉络膜首遭侵犯，患者常诉有视力急剧下降、闪光感及变视症。虽有玻璃体混浊，但仍能满意透见眼底。

视盘充血，界线朦胧，视网膜静脉充盈纡曲。视网膜水肿、混浊在开始时仅限于视盘周围及黄斑的放射状皱褶，随着炎症加剧，脉络膜大量渗出，整个视网膜呈灰白色，并出现渗出性视网膜脱离。脱离常位于眼底下侧，呈波浪形或半球状隆起。病程晚期，脉络膜色素细胞和视网膜色素上皮细胞受到严重破坏，眼底呈现夕阳西下时的红色，称晚霞样或夕照样眼底。此种典型的红色，可以均匀一致，也可以伴有色素斑及位于视网膜血管下方的黄白色条索或斑点（图 37-6-1）。

H 型病程之初，前葡萄膜炎症轻微，炎症进一步加剧时，部分病例也能见到睫状充血、KP、Tyndall 现象、Koeppe 结节和虹膜后粘连。

H 型，通常持续数周至数月不等。炎症消退后仍可反复发作，视力预后相对优于 VK 型。

无论是 VK 型还是 H 型，发病后 2～3 个月均可有听力障碍、毛发变白、皮肤脱色斑等改变。有的全部出现，有的仅有其中 1～2 种。发生率 VK 型高于 H 型。

3. 恢复期　起病 2 个月后，葡萄膜炎开始消退，视网膜下渗出液吸收，视网膜周围出现小白斑，眼底色素萎缩、沉积，可出现继发性青光眼、眼球萎缩。在此期可出现眼色素脱失，最早发生于角膜环，并常在起病 1 个月内发生，尤其容易发生于角膜环上部。在起病 2～3 个月后，眼底因色素脱失可变为橘红色，常呈晚霞样眼底。严重者在发病 1～2 周陆续出现各种并发症，如继发性青光眼、白内障、视神经炎、耳聋及前庭性平衡障碍，严重者可失明，少数可表现柯萨柯夫（Korsakoff）综合征。数月后可出现如秃发、发灰变和皮肤白斑等皮肤症状。

【诊断要点】

1. 临床表现　根据 Vogt- 小柳 - 原田综合征的临床表现，如发热、头痛、呕吐、颈项强直，之后逐渐出现眼部症状、耳鸣、听力减退、发眉变白、白癜风、斑秃等一系列典型症状，结合腰穿 CSF 检查、EEG 及 MRI 检查，一般诊断不困难。

青年或中年人，双眼同时或短期内先后发生葡萄膜炎，有或曾有脑膜刺激症状，无其他眼部或全身症状和体征时，即可做出初步诊断。若患者为初次发病，且病程在 1～8 周，脑脊液检查有淋巴细胞、蛋白含量增多者，可以明确诊断。如葡萄膜炎反复多次，并出现听力障碍、皮肤变白、

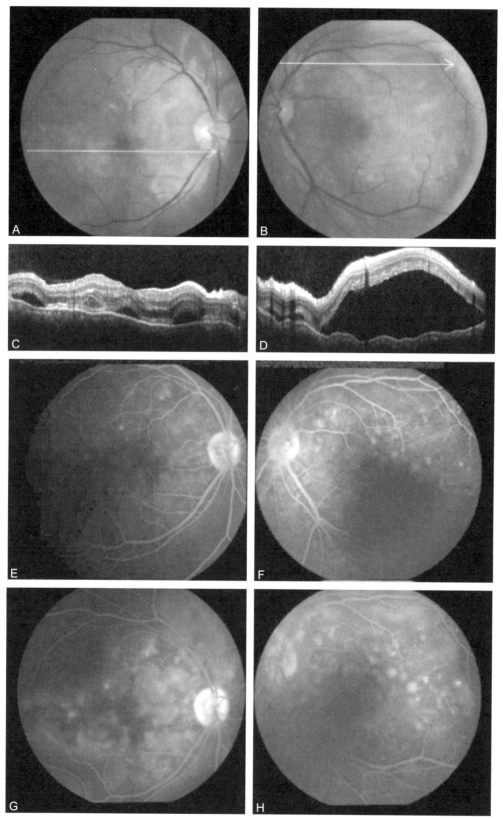

图 37-6-1　A、B. 眼底照片，示双侧多灶性渗出性视网膜脱离伴视盘充血；C、D. OCT 图，示黄斑区视网膜下积液，纤维蛋白带，视网膜增厚及视网膜色素上皮团块状凸起；E、F. 眼底血管造影图，示双眼视网膜散在点状渗漏荧光；G、H. 造影后期渗漏荧光明显扩散聚集，视网膜下斑片状渗漏荧光积存

引自 Silpa-Archa S，Silpa-Archa N，Preble JM，et al，2016. Vogt-Koyanagi-Harada syndrome：Perspectives for immunogenetics，multimodal imaging，and therapeutic options. Autoimmun Rev，15（8）：809-819

毛发变白三种表现中的任何一种，诊断更无疑问。然而不是所有病例均能见到以上典型改变，下列检查有一定参考价值。

H 型炎症急性期时 FFA 可见具有特征性的视网膜色素上皮多发性点状荧光，荧光位于脉络膜病灶处，并迅速由视网膜色素上皮下进入神经上皮下，不断扩大增强，使色素上皮下及神经上皮下渗出液着色，勾画出多灶性视网膜两个层面的脱离区轮廓。ICGA 则因脉络膜肿胀、皱褶而可见放射状脉络膜荧光暗带和亮带。炎症缓解或静止后，脉络膜与色素上皮色素大量脱失和游离，呈晚霞样眼底，此时 FFA 呈现斑驳状态，色素脱失处可出现透见荧光，色素斑处荧光被遮蔽，脉络膜毛细血管萎缩处亦为弱荧光区。

VK 型因眼前段病变严重，无法进行造影。必要时可进行超声波检查。声像图常见的改变是玻璃体混浊；后极部脉络膜、巩膜及巩膜外层增厚；有时有后极部或下方视网膜脱离。

目前公认的诊断标准为：无眼睛外伤或手术史；以及以下 4 项表现中的任何 3 项：①双侧虹膜睫状体炎；②后葡萄膜炎，包括渗出性视网膜脱离、视盘充血或水肿、黄斑水肿、晚霞样眼底（视网膜色素脱失）；③神经性耳鸣，颈强直，脑神经或中枢神经症状，或脑脊液淋巴细胞计数增多；④皮肤发现，如脱发、白发症或白斑。

2. 实验室检查　腰椎穿刺和脑脊液检查是一项有用的辅助性实验室检查，但在临床应用上并不广泛。这是因为在大多数患者中，根据病史、临床检查和 FFA 检查等即可明确诊断。患者的脑脊液改变主要表现为淋巴细胞计数增多。在炎症发生后 1 周内，约 80% 的患者出现脑脊液淋巴细胞计数增多，1～3 周则有 97% 的患者出现该改变。脑脊液淋巴细胞增多一般于 8 周内消失。炎症复发时，一般不再出现脑脊液淋巴细胞计数增多，因此对于慢性迁延不愈的葡萄膜炎患者和复发性葡萄膜炎患者进行此项检查已没有诊断价值。

3. 免疫学检查　Vogt- 小柳 - 原田综合征可引起多种免疫学异常，如血清中抗葡萄膜、抗感光细胞外段、抗视网膜 S 抗原、抗 Müller 细胞等的抗体。患者血清 IgD 水平、γ- 干扰素水平也升高。但这些改变都不具有特异性，因此在确定诊断方面意义不大。对患者进行 HLA 抗原分型检查发现

HLA-DR4、HLA-DRw53 抗原阳性，对诊断有所帮助。

【鉴别诊断】Vogt- 小柳 - 原田综合征应与能够引起脉络膜炎、脉络膜视网膜炎、视盘炎、神经视网膜炎、全葡萄膜炎和复发性肉芽肿性前葡萄膜炎等疾病相鉴别，其中最重要的有交感性眼炎、类肉瘤病、眼内淋巴瘤等。

1. 交感性眼炎　无论是从临床表现上，还是从组织学上，都与 Vogt- 小柳 - 原田综合征有很多相似之处。交感性眼炎患者有眼球穿透伤或内眼手术的病史，但一些患者因眼球穿透伤轻微或受伤时间太久（有些交感性眼炎发生的潜伏期可长达数 10 年之久）而难以鉴别。

2. 急性后极部多灶性鳞状色素上皮病变　于 1968 年由 Gass 首次报道。患者在病毒感染后突然中心视力丧失，眼底后极部出现多发性黄白色扁平鳞状病变，这些病灶常自发迅速消退伴视力恢复。此病在发病之初易与 Vogt- 小柳 - 原田综合征相混淆，但此病早期有弥漫性脉络膜炎、视盘炎、神经视网膜炎的表现，并有全身性表现，FFA 检查、吲哚菁绿血管造影检查有助于鉴别。

3. Lyme 病所致的葡萄膜炎　典型地表现为双侧肉芽肿性虹膜睫状体炎，也可出现中间葡萄膜炎，偶尔引起双侧全葡萄膜炎，伴有渗出性视网膜脱离。此外，患者尚可出现局灶性神经体征，如脑神经麻痹和视神经炎。患者多生活在森林地区，有蜱咬伤史、发热、关节炎等病史。但 Vogt-小柳 - 原田综合征一般有典型的葡萄膜炎进展规律，并有典型的早期弥漫性脉络膜炎、脉络膜视网膜炎等眼底改变。疾病后期出现达 - 富结节、晚霞状眼底改变和复发性肉芽肿性前葡萄膜炎。糖皮质激素治疗有较好的效果，但对 Lyme 病的效果尚不肯定。根据这些特点，一般易于将两者区别开来。

4. 多灶性易消散性白点综合征　通常发生于青年女性，多为单侧，其特征是视力突然降至 0.1 以下，常伴有传入性瞳孔障碍，后极部出现位于外层视网膜或视网膜色素上皮的点状病变，孤立存在，不发生融合，具有易消退、自限性等特点，常于 6 周内视力即可恢复至 0.5～1.0。患者无前房炎症反应，但玻璃体内可出现炎症细胞，不出现脉络膜增厚，FFA 可见每一白点周围出现花冠

样的强荧光区。在造影后期，病灶呈荧光素染色，也可有视盘染色，偶尔出现视网膜血管鞘。一般不会反复发作。根据这些特点，一般易与 Vogt-小柳 - 原田综合征相鉴别。

5. 后部巩膜炎　多发生于女性，通常为双侧，可有疼痛、畏光、眼红、视力下降或严重下降，玻璃体内可出现炎症细胞，眼底改变可见环状团块、脉络膜皱褶、视网膜条纹、视盘水肿、环状的脉络膜脱离等改变。脉络膜增厚可是弥漫性的，也可是局限性的，超声波检查显示脉络膜呈高反射性增厚。眼球后面变得扁平，后巩膜和巩膜上组织变厚及球后组织水肿。Vogt- 小柳 - 原田综合征患者虽有脉络膜增厚和巩膜增厚，但其弥漫性脉络膜炎、视盘炎、神经视网膜炎、脉络膜视网膜炎相当常见，并且患者有前驱症状，后期出现典型的晚霞状眼底改变、达 - 富结节及复发性肉芽肿性前葡萄膜炎等改变。

6. 葡萄膜渗出综合征　也可引起渗出性视网膜脱离，FFA 造影显示视网膜下间隙有一些荧光斑点，在恢复期则出现斑驳状荧光，这些相似于 Vogt- 小柳 - 原田综合征。但葡萄膜渗出综合征的渗出性视网膜脱离是亚急性的或慢性进展性的，一般无炎症改变或有轻微炎症表现。此综合征虽可影响双眼，但不是同时受累，渗出性视网膜脱离常自动恢复。该疾病进展过程和缺乏炎症的表现，以及无皮肤、毛发、神经系统改变等有助于鉴别诊断。青光眼、视网膜下新生血管膜形成等并发症可影响患者视力的预后。

7. 原发性白癜风　皮肤白癜风要与原发性白癜风鉴别，后者无眼和神经系统等异常。

8. 白塞综合征　鉴别时，除参考眼以外的皮肤、黏膜表现外，还可借助血管造影和皮肤针刺试验，不难鉴别。

【治疗】

1. 全身治疗　治疗的关键是病程早期应用大剂量糖皮质激素抑制渗出物机化，终止淋巴细胞进一步致敏，尤其重要的是抑制致敏淋巴细胞分裂增殖。可用大剂量糖皮质激素静脉滴注，如甲泼尼龙每日 200 ～ 240mg，同时并用甘露醇每日 250 ～ 500ml。甲泼尼龙需每 2d 减量 10 ～ 20mg，至每日用量为 5 ～ 10mg 时停药，同时要立即应用 ACTH，每日 25U，每隔 3d 肌内注射 1 次。经

此方案治疗后，血中皮质醇水平可很快恢复，此时可根据临床症状的轻重，酌情改为口服泼尼松。除静脉滴注疗法外，也可采用口服给药法，开始用泼尼松每日 60 ～ 80mg（或每日 1mg/kg），分 3 次口服，获得充分疗效后，再慎重减量，减量速度因人而异。国外报道激素用药时间平均为 6 个月（2 个月至 4 年）。减药速度过快易导致复发。

无论是静脉给药还是口服给药，激素的起始用量都不能过小，因开始用量过小可导致病变迁延难愈。经糖皮质激素治疗不能获得满意疗效时，可用免疫疗法。此时是采用免疫抑制剂还是免疫增强剂，是一个特别重要的问题，因为作用于辅助性 T 细胞（TH 细胞）和作用于其他 T 细胞亚群疗效完全不同。应用免疫疗法时必须进行有关免疫指标测定，尤其是细胞免疫指标的测定。简单的试验有 E- 玫瑰花结和 PHA 试验。若细胞免疫无明显低下，可用常规剂量的环磷酰胺、硫唑嘌呤或巯嘌呤（6- 硫基嘌呤）等免疫抑制剂，该类药物适用于迁延性病例。若细胞免疫指标明显降低，则宜应用免疫刺激剂，如左旋咪唑、免疫核糖核酸等。

VK 型因虹膜睫状体炎症强烈，应用强散瞳药散瞳和糖皮质激素类点眼是必要的，亦可加用 0.5% 阿托品液 0.5ml、地塞米松 0.5ml、1 ：1000 肾上腺素 1 滴、2% 利多卡因液 0.3ml 的混合液，角膜周围球结膜下注射（每眼），1 次 / 日或每 2 天 1 次，使瞳孔充分散大，阻止后粘连，瞳孔散大后可改用弱散瞳剂。炎症特别严重，上述措施无效者，再加 2% 环孢素 A 溶液点眼，2 ～ 3 次 / 日。对眼前段炎症反应轻微的 H 型，用弱散瞳剂即可。

2. 局部治疗　在全身治疗的同时，局部用药特别重要。对于前葡萄膜炎，宜用糖皮质激素于结膜下注射。球后注射时，可用泼尼松 1mg 与利多卡因 0.2mg 混合液，每 3 周 1 次。治疗期间必须经常观察是否引起眼压升高，一旦眼压升高，应立即施行脱水治疗。

有明显颅内压增高者，应用 20% 甘露醇脱水，以降低颅内压。此外，可给予如维生素 C、冻干人胎盘血丙种球蛋白（胎盘球蛋白）等，以增强机体抵抗力。近年来，应用大剂量免疫球蛋白 0.4g/（kg·d），连用 3 ～ 5d，以及血浆置换疗法治疗急性期患者，疗效颇佳。眼部治疗，应充分用 1%

阿托品散瞳，并维持瞳孔扩大至炎症消失，这是保持视力的关键所在。

当出现白内障时，在病情静止期可施行囊内摘除术，但切不可行囊外摘除术，否则会恶化病情。对继发性青光眼，可行虹膜周缘切除术，效果良好。

提高局部抵抗力，同时可加快眼部毒素排出，促进炎症消失。

局部还可应用湿热敷法，以加强血液循环，

中西医结合

Vogt-小柳-原田综合征相似中医学"瞳神紧小""瞳神干缺""视瞻昏渺"的范畴。

【病因病机】 多由外感风热，或热毒炽盛，或肝胆湿热，火邪上炎目窍，蒸灼瞳神所致；或热邪伤阴，阴津亏虚，阴虚火旺，灼伤瞳神；或久服激素伤及阳气，阳虚温化不及而导致病情反复发作。

【辨证论治】

1. 肝经郁热证

临床表现：眼红，眼痛，视物模糊，兼见头晕头痛，颈项强痛，口渴咽干，小便短赤，大便秘结，舌质红，苔黄燥，脉滑数。

治法：养阴生津，疏风清热。

方药：养阴清热汤（《中医眼科临床实践》）加减。生地黄、生石膏、金银花各 15g，天花粉、知母、芦根、黄芩、防风、荆芥、枳壳、龙胆草各 10g，甘草 3g。

加减：眼红甚者，加牡丹皮、赤芍；头眼疼痛者，加藁本、白芷。

2. 肝经湿热证

临床表现：眼红，眼痛，视物模糊，兼见口干口苦，大便干结，小便黄赤，舌质红，苔黄腻，脉滑数。

治法：清肝泻火，利湿解毒。

方药：龙胆泻肝汤（《医方集解》）加减。龙胆草、栀子、黄芩、柴胡、生地黄、泽泻、当归、枳壳各 10g，生地黄、车前子（另包）各 15g，甘草 6g。

加减：眼痛甚者，加蔓荆子、菊花；湿邪重者，去生地黄，加半夏、厚朴；热象偏重者，加大黄、生石膏；眼红甚者，如赤芍、牡丹皮。

3. 阴虚火旺证

临床表现：长期应用糖皮质激素，眼部炎症反复发作，兼见咽干口燥，心烦易怒，面部烘热，手足心烦热，或夜寐多梦，心悸，小便短赤，目干涩痛，骨蒸潮热，男子遗精，女子梦交，口苦，大便干结，舌质红绛，脉细数或弦细。

治法：滋阴降火。

方药：知柏地黄汤（《医宗金鉴》）加减。知母、黄柏、山茱萸、牡丹皮、山药、泽泻、茯苓、木贼、蝉蜕各 10g，熟地黄 12g。

加减：兼耳鸣、口干者，加石决明、天麻、玄参；玻璃体混浊者，加海藻、昆布、夏枯草；视网膜机化膜者，加三棱、莪术、浙贝母。

【经验方】

1. 白虎汤加味（《眼科证治经验》） 石膏 30g（先煎），知母、生甘草、牡丹皮、赤芍各 12g，粳米 24g，金银花、连翘、茺蔚子各 10g，适用于 Vogt-小柳-原田综合征之证属胃火上燔者。

2. 清瘟败毒饮加减（李传课《中医眼科学》） 生石膏、水牛角各 30g，生地黄、栀子、玄参、连翘、赤芍各 12g，黄芩、知母、牡丹皮、淡竹叶各 9g，黄连、甘草各 6g。本方功效为清气凉血、泻火解毒，适用于 Vogt-小柳-原田综合征之证属气血两燔者。

【名医经验】

1. 庄曾渊治疗 Vogt-小柳-原田综合征经验 辨证分为 4 型，分别为肝经风热型，治宜祛风清热，方用新制柴连汤加减；风湿化热型，治宜祛风、清热、除湿，方用抑阳酒连散加减；肝火炽盛型，治宜清肝泻火，方选龙胆泻肝汤加减；阴虚火旺型，治宜养阴清热，方用甘露饮加减。[张励，2012. 庄曾渊研究员谨守病机论治内外障眼病的思路和经验研究 [D]. 北京：中国中医科学院]

2. 张铭连治疗 Vogt-小柳-原田综合征经验 辨证分为 3 型，分别为肝胆湿热型，方用龙胆泻肝汤加减；热郁伤津型，方用养阴清热汤加减；阴虚内热型，方用知柏地黄汤加减。随访发现泼尼松减至 20mg 时复发患者较多，认为可以在泼尼松减至 20mg 时应用 1 个月的中药或免疫抑制剂以减少复发。[张铭连，常永业，石慧君，等，2011.Vogt- 小柳 - 原田病的随访研究 [J]. 中国中医眼科杂志，1：41-43]

第七节　白塞综合征

白塞综合征又称白塞病，是一种全身性免疫系统疾病，属于血管炎的一种。其可侵害人体多个器官，包括口腔、皮肤、关节肌肉、眼睛、血管、心脏、肺和神经系统等，主要表现为反复口腔和会阴部溃疡、皮疹、下肢结节红斑、眼部虹膜炎、食管溃疡、小肠或结肠溃疡及关节肿痛等。贝赫切特综合征需要规律的药物治疗，包括各种调节免疫的药物，不治疗则预后不好，严重者危及生命。

【病因及发病机制】目前该病的发病原因不完全清楚，可能与遗传（如 *HLA-B51* 基因）、感染（部分患者可能与结核感染相关）、生活环境有关。目前认为，该病的发病机制是患者在各种发病原因的作用下出现免疫系统功能紊乱，包括细胞免疫和体液免疫失常、嗜中性粒细胞功能亢进、内皮细胞损伤与血栓形成、免疫系统针对自身器官组织产生反应，导致器官组织出现炎症，产生破坏。

【临床表现】

1. *好发人群*　本病可见于我国各年龄人群，从青少年到老年人都可患病，中青年人群更多见，男性及女性均可发病。

2. *口腔溃疡*　患者主要表现为反复口腔溃疡、疼痛，溃疡面较深，底部多为白色或黄色，可以同时在多个部位，如舌、口唇、上腭、咽部等出现多个溃疡(俗称"口疮")。多数溃疡可自行好转，但常反复发作，严重者疼痛剧烈，非常影响进食。

3. *生殖器溃疡*　除口腔溃疡外，患者还可出现外阴部溃疡，如男性及女性生殖器溃疡，这些部位的溃疡可较大，可以是单发的。

4. *眼部病变*　部分患者还可表现为眼睛病变，出现眼睛红肿、疼痛、畏光或视力下降、视物不清，可以 1 只或 2 只眼睛受累。

所有白塞综合征患者中，有眼病变者占70% ～ 85%。以眼病变为主要表现者，称眼型白塞综合征。眼病变中虽复发性前房积脓性虹膜睫状体炎为经典表现，但以脉络膜视网膜血管炎为主症者也并不少见，有时因眼球前段炎症而被忽略。

眼病变一般发生于其他器官炎症之后 1 ～ 2 年，也有首出现者。因眼病就诊的患者，除畏光、流泪、疼痛、视力下降等症状外，尚有睫状充血、灰白色 KP；较稀薄的前房积脓（图 37-7-1）可随体位转变而缓慢改变其液平面，亦可在无睫状充血等情况下突然出现，并自发消失；虹膜后粘连、晶状体瞳孔被色素或渗出物遮盖等体征。少数病例还可见到虹膜角膜角圆形黑色沉着物。如果眼底能窥见，则有玻璃体混浊，下方可见灰白色疏松的团块状混浊；脉络膜视网膜渗出、出血，视网膜血管充盈纡曲，甚至主干或分支静脉阻塞等（图 37-7-2）；视盘充血水肿，边缘出血等也时有发现。FFA 可见广泛的脉络膜视网膜及视盘周围荧光渗漏，也可因毛细血管阻塞而出现无灌注区，因 FFA 能诱发静脉炎症反应，尽量避免此项检查。

眼部炎症常因治疗或自行缓解而减轻，但不

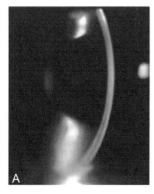
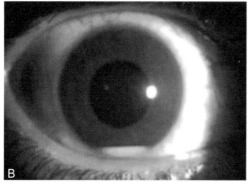
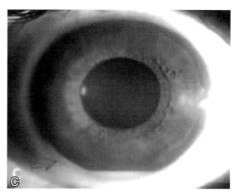

图 37-7-1　白塞综合征的脑前节改变

A. 角膜后尘状 KP；B. 睫状充血；C. 稀薄的前房积脓。引自 Ksiaa I，Abroug N，Kechida M，et al，2019. Eye and Behçet's disease. J Fr Ophtalmol，42（6）：626-641

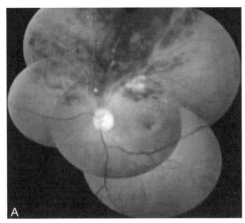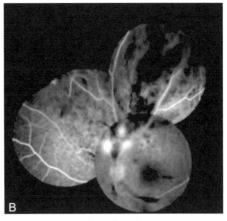

图 37-7-2 脉络膜视网膜渗出、出血，类似分支静脉阻塞

引自 Ksiaa I，Abroug N，Kechida M，et al，2019. Eye and Behçet's disease. J Fr Ophtalmol，42（6）：626-641

能完全静止。易反复发作，发作有一定的周期性。每发作 1 次，病情加重 1 次。如此顽固迁延，通常长达数年，甚至 20 年以上。终因继发性青光眼、并发性白内障、视神经萎缩等而失明或因眼球遭受严重损害而眼球萎缩。自眼病出现至视力丧失一般不超过 5 年，平均为 3.36 年。除葡萄膜视网膜炎症及由此继发的眼内病变外，有时还可见浅层巩膜炎。

5. 皮肤表现　有些患者还会出现皮肤病变，表现为面部、胸背部或其他部位"青春痘"样皮疹，或类似于"疖子"的表现，可自行好转，但易反复发作。另外有的患者会出现下肢发绀、肿胀和疼痛，可以触摸到"疙瘩"，还有的患者下肢会出现反复发作的红斑，大小不一，黄豆大小至铜钱大小，按压时疼痛，这种现象称为"结节红斑"。还有的患者在输液或抽血针眼局部出现红肿或水疱或脓疱，多数在注射后 24 ～ 72h 出现，这种现象称为"针刺反应"阳性。

6. 关节病变　不少患者会出现关节疼痛或肿胀，可以单个或多个关节出现，下肢关节多见，可以伴上肢和下肢疼痛，严重者出现关节积液、滑膜炎。

7. 消化道病变　另外一个比较常见的表现是消化道症状，如吞咽困难或吞咽时胸痛、反酸、胃灼热、腹痛、腹泻、大便中有脓或血，或自己可摸到腹部有包块，体重下降、消瘦，没有食欲，这些症状可都出现或只出现一个，进行胃镜或肠镜检查患者会被告知有"溃疡"。

8. 血管病变　少部分患者可出现血栓性静脉炎及深静脉血栓，严重者还可并发肺栓塞，患者可出现活动后气短、憋气、胸口疼痛甚至晕厥。还有的患者可出现动脉瘤，引起局部栓塞、缺血，动脉瘤破裂后可导致大出血，甚至危及生命。

9. 神经系统病变　有的患者可有手足不灵活、头痛头晕、恶心呕吐、手足感觉麻木、疼痛或无力，还可出现一侧手足瘫痪，严重者可出现抽搐、翻白眼等类似"抽羊角风"的表现，这些有可能是白塞综合征损害到了神经系统。神经系统最常受累的部位是脑干、脊髓、大脑半球、小脑和脑脊膜也可受累，可出现脑萎缩。

10. 全身症状　不少患者伴乏力、食欲缺乏、低热和消瘦等全身症状。

【诊断要点】　白塞综合征常用的诊断标准为在反复发作的口腔溃疡的基础上，有以下任何 2 条表现：①反复生殖器溃疡；②皮肤损害；③眼部受累及针刺反应阳性。

检查内容包括自身抗体如抗核抗体、抗内皮细胞抗体等，红细胞沉降率、C 反应蛋白等炎症指标，结核、病毒等感染指标及脏器功能指标等。其他辅助检查包括眼科的特殊检查、血管彩超、脑部磁共振、关节 B 超等。

【鉴别诊断】

1. 其他原因导致的口腔溃疡　一些口腔科局部疾病或全身疾病可导致口腔溃疡，如口腔感染、维生素缺乏等，需与仅表现为口腔溃疡的早期贝赫切特综合征进行鉴别。

2. 其他原因导致的虹膜炎　如眼部结核感染、眼科局部疾病引起的虹膜炎、其他风湿免疫病导致的虹膜炎等，需与仅表现为虹膜炎的贝赫切特综合征进行鉴别。

3. 脊柱关节炎　常表现为下肢单个关节或3个以下关节的肿胀疼痛，伴活动受限，可伴虹膜炎或结节红斑，需与以关节炎为主要表现的贝赫切特综合征进行鉴别。

4. 其他原因导致的消化道溃疡　如肠道结核感染、溃疡性结肠炎、克罗恩病、肠道淋巴瘤等，需要与以肠道症状为主要表现的贝赫切特综合征进行鉴别。

5. 系统性红斑狼疮　可表现为反复口腔溃疡、虹膜炎、关节炎、皮疹等，需要与出现多个器官受累的贝赫切特综合征进行鉴别。

6. 动脉炎　常出现大动脉受累，需要与以动脉瘤或血栓为主要表现的贝赫切特综合征进行鉴别。

7. 急性脑血管病　如常见的高血压或心房颤动等导致的急性脑血管病，包括脑出血、脑梗死、蛛网膜下腔出血、脑栓塞等，俗称"脑卒中"，这些需要与表现为抽搐、偏瘫、神经精神症状的贝赫切特综合征进行鉴别。

8. 结核感染　常表现为肺结核、肠道结核，可伴结节红斑、虹膜炎等表现，需要与以消化道溃疡、结节红斑为主要表现的贝赫切特综合征进行鉴别。

9. 病毒感染　如 HIV 病毒感染等，可表现为皮疹、口腔溃疡、全身乏力、消瘦等，需要与以全身症状为主要表现的贝赫切特综合征进行鉴别。

【治疗】白塞综合征以药物治疗为主，需要服用药物时间长短不一。多数患者需要较长期服药，主要是免疫调节药或免疫抑制药，包括外用药物、口服糖皮质激素、甲氨蝶呤、秋水仙碱、沙利度胺、硫唑嘌呤、环磷酰胺、环孢素、吗替麦考酚酯和抗肿瘤坏死因子拮抗剂等。在药物治疗之外还可选择手术治疗或介入治疗，但都应以药物治疗为基础。

中西医结合

白塞综合征相似中医学"狐惑病""黄液上冲""云雾移睛""瞳神紧小""瞳神干缺"的范畴。

【病因病机】多由肝胆湿热或热毒炽盛，上薰目窍，下伤阴部；或湿热久滞，伤阴耗液，形成阴虚兼夹湿热；或久病伤阴，虚火上炎，导致正邪相争而反复发病，缠绵难愈。

【辨证论治】

1. 肝胆湿热证

临床表现：黄液上冲，视网膜渗出水肿，兼见口干口苦，大便干结，小便黄赤，舌质红，苔黄腻，脉弦数。

治法：清泻肝胆湿热。

方药：龙胆泻肝汤（《医方集解》）加减。龙胆草、栀子、黄芩、柴胡、泽泻、当归、枳壳、大黄、板蓝根各10g，生地黄、车前子、金银花、通草各15g，甘草6g。

加减：眼底出血多者，加墨旱莲、白茅根；大便干结者，加大黄、芒硝。

2. 毒火内炽证

临床表现：黄液上冲，视网膜渗出水肿，兼见面红目赤，烦躁口渴，口舌生疮，恶寒发热，皮肤疮疖或脓肿，小便短赤，大便秘结，舌质红，苔黄燥，脉洪数。

治法：泻火解毒，凉血通便。

方药：泻火解毒凉血方（《葡萄膜病学》）。生地黄、金银花、蒲公英各20g，石膏25g，牡丹皮、知母各12g，紫草15g，黄连、大黄（后下）各10g。

加减：眼红甚者，加赤芍、白鲜皮；璃体混浊者，加海藻、昆布、夏枯草。

3. 阴虚火旺证

临床表现：病情反复发作或迁延不愈，眼部炎症时轻时重，瞳神干缺，视力下降，兼见口腔溃疡隐隐作痛，头晕耳鸣，腰膝酸软，口干咽燥，虚烦盗汗，舌质红，少苔，脉细数。

治法：滋阴降火。

方药：知柏地黄汤（《医宗金鉴》）加减。知母、黄柏、山茱萸、泽泻、茯苓、木贼、蝉蜕各10g，生地黄、熟地黄各15g。

加减：兼耳鸣、口干者，加石决明、天麻、玄参；玻璃体混浊者，加海藻、昆布、夏枯草；视网膜机化膜者，加三棱、莪术、浙贝母。

【经验方】

1. 滋阴降火汤（杨培增等《葡萄膜炎》）　生地黄、枸杞子、麦冬、山萸肉、泽泻各 12g，熟地黄、白芍、女贞子各 15g，生龙骨、生牡蛎各 30g，适用于白塞综合征证属阴虚火旺者。

2. 三仁汤加味（《陈达夫中医眼科临床经验》）　薏苡仁 30g，杏仁、滑石各 1g，豆蔻仁、法半夏、竹叶、厚朴各 10g，通草 10g，蒲公英 25g，适用于白塞综合征，证属湿热蕴结、湿重于热者。

【名医经验】

1. 庞万敏将本病辨证分为 4 型　①血分瘀毒型：治宜散瘀解毒，方用十味消毒饮。金银花、蒲公英、紫花地丁、连翘、皂角刺、大青叶、玄参、白蔹各 30g，陈皮 10g，大黄 15 ~ 30g。②余毒伤津型：治宜清热解毒，方用养阴清热汤加白蔹 30g，玄参 30g，麦冬 15g。③余毒伤肾型：治宜滋补肝肾，佐以活血解毒。方用滋阴地黄汤加减。生地黄、熟地黄各 15g，天冬、五味子、地骨皮、党参各 10g，当归、黄芩、黄连、柴胡、枳壳各 6g，甘草 10g，金银花、白蔹各 30g。④余毒伤脾型：治宜健脾散瘀，方用陈藏器六神散加金银花 30g，炒川黄连 5g，土茯苓

30 ~ 60g。[庞万敏，1991. 中医治疗眼底病 [M]. 石家庄河北科学技术出版社：73-74]

2. 庄曾渊治疗白塞综合征　急性发作期肝经湿热，选用龙胆泻肝汤加减。龙胆草 10g，黄芩 10g，栀子 10g，泽泻 10g，柴胡 8g，生甘草 10g，车前子 10g，当归 10g，生地黄 20g。慢性期阴虚血热，选用四妙勇安汤加减。玄参 20g，双花 20g，当归 10g，生甘草 10g，徐长卿 10g，百合 10g，石斛 10g，牛膝 10g，赤芍 10g，牡丹皮 10g，地榆 10g，黄芩 10g，生白术 12g，枳壳 10g。缓解期血瘀络热选用温清饮合升降散加减。当归 10g，白芍 10g，生地黄 15g，川芎 10g，黄连 10g，黄芩 10g，黄柏 10g，栀子 10g，僵蚕 8g，蝉蜕 10g。[杨永升，庄曾渊，2013. 庄曾渊治疗白塞病眼病经验 [J]. 中医杂志，7：555-557]

白塞综合征早期诊断十分重要。一旦确诊，应尽快控制炎症，预防其复发。该病的有效治疗为糖皮质激素、免疫抑制剂、中药。糖皮质激素宜小剂量应用。中药治疗本病可有效改善全身症状，预防疾病复发，减轻免疫抑制剂的毒副作用。患者在疾病后期，病情反复，再加上长期服用激素或者

其他免疫抑制剂，常出现肾阳虚的表现，此时合理地应用温补肾阳药物，可以起到减轻激素等免疫抑制剂不良反应和保护视功能的双重作用。

第八节　结核性葡萄膜炎

结核性葡萄膜炎又称结核性色素膜炎，是结核的常见眼部病变，结核在多系统多器官均可引起病变。结核杆菌感染在眼部最常见的病变是葡萄膜炎，也可引起眼睑、结膜、角膜、巩膜和表层巩膜、眼眶、视神经等的病变。视力突然下降，睫状充血，房水轻度混浊，角膜后沉着物为羊脂状，视网膜水肿，黄斑黄色渗出病灶（图 37-8-1），红细胞沉降率加快，X 线显示肺活动性结核灶，皮肤结核菌素试验呈阳性，诊断为结核性视网膜脉络膜炎及肺结核，要给予抗结核治疗。

【病因及发病机制】　结核分枝杆菌、牛型结核分枝杆菌和非洲分枝杆菌均可引起人类结核，其中以结核分枝杆菌最为常见。

【临床表现】　结核在多系统、多器官均可引起病变。结核杆菌感染在眼部最常见的病变是葡萄膜炎，也可引起眼睑、结膜、角膜、巩膜和表层

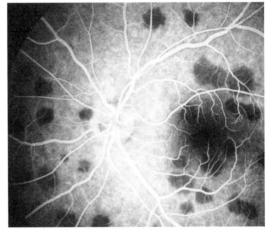

图 37-8-1　视网膜下多发结核结节
引自 Lanzafame M，Trevenzoli M，Vento S，et al, 2001. Clinical picture：tuberculous chorioretinitis. Lancet, 357 (9266)：1390

巩膜、眼眶、视神经等的病变。眼结核患者多无肺结核或其他全身结核病灶。

1. 结核性脉络膜炎　在临床上有不同的表现。

根据其临床特点，可将其分为5种类型。

（1）渗出型或称过敏型：是一种非特异性炎症，主要发生于对结核杆菌敏感度高或免疫力低下者。眼底出现圆形或椭圆形黄白色斑块，可伴有附近出血。

（2）粟粒状脉络膜结核：是一种常见的结核性葡萄膜炎，通常双眼受累，表现为多发性边界不清的黄白色结节，位于脉络膜深层，多分布在后极部。病变有可数个至数百个不等，偶尔可见粟粒状结节相互融合成团块状，可伴有视盘水肿、神经纤维层出血和不同程度的前葡萄膜炎。

（3）局限性脉络膜结核：多发于后极部，常累及黄斑，表现为局限性渗出，呈灰白色或黄白色病变，稍隆起，边界不清，伴周围色素沉着。

（4）团块状脉络膜结核：又称为局灶性结核性脉络膜炎，多发于幼儿和青年人群，单发或多发病变局限于后极部，呈灰白色，可逐渐增大呈半球状隆起。周围有卫星样小结节和小出血灶，可伴有浆液性视网膜脱离，晚期病灶呈白色机化斑块伴周围色素沉着。

（5）团集型脉络膜结核：非常少见，可由团块状脉络膜结核性坏死、溃疡进一步发展而成。脉络膜被结核性肉芽组织侵犯而显得模糊不清。常伴有视网膜脱离、玻璃体混浊、急性虹膜睫状体炎和继发性青光眼、干酪样变，最后可导致眼球结核。

2.慢性肉芽肿性前葡萄膜炎 也是一种常见的类型。虹膜表面出现Koeppe结节和Busacca结节。病程常呈现复发和缓解交替进行，血-房水屏障功能破坏（前房闪辉），常长期存在，可伴有明显的玻璃体混浊和囊样黄斑水肿。

3.非肉芽肿性前葡萄膜炎 可表现为急性、复发性前葡萄膜炎，表现为睫状充血、尘状KP、房水大量炎症细胞、前房闪辉甚或房水纤维素性渗出和前房积脓。一些患者也可表现为慢性非肉芽肿性前葡萄膜炎，出现尘状KP、少量房水炎症细胞、前房闪辉、虹膜后粘连等。

4.视网膜炎 表现为两种形式，一种为粟粒型，也称为浅表性渗出性视网膜炎，表现为多发性小的结核结节，此种病变最终常愈合；另一种为广泛的视网膜炎，表现为大范围的灰白色病变，伴有明显的玻璃体混浊。

5.视网膜血管炎 患者可出现视网膜血管炎，特别是视网膜静脉周围炎。在早年的文献中，结核分枝杆菌感染被认为是视网膜静脉周围炎的主要原因。实际上，在整个视网膜血管炎中，由结核杆菌所致者并不多见。

6.眼内炎 极少数患者可引起眼内组织严重炎症，出现眼内炎的临床表现。

【诊断要点】 结核性葡萄膜炎的诊断总体来说比较困难。有关结核性葡萄膜炎目前尚无满意的诊断标准，但在诊断时应满足以下条件：①能够排除其他原因所致的葡萄膜炎；②符合结核性葡萄膜炎的临床特点；③眼内液分离培养出结核分枝杆菌；④抗结核治疗可使眼部病变减轻；⑤存在眼外结核病变或有眼外结核病史；⑥结核菌素皮肤试验阳性；⑦眼内液标本经PCR检测出结核分枝杆菌的核酸；⑧眼内活检标本中发现抗酸杆菌。其中前两条为必备条件，后六条，如具有第③条或其他任意2条即可做出诊断。

1.实验室检查

（1）标本的抗酸染色：眼内液、痰液、尿、淋巴结活检等标本的抗酸染色，可以快速得到结果，但特异性和敏感性均较低。如果发现眼内液中有抗酸杆菌对诊断仍有重要帮助。

（2）结核菌素皮肤试验：患者如何进行结核菌素试验（PPD试验）及如何对皮试结果进行正确判断均是诊断时应考虑的问题。

（3）结核分枝杆菌培养：目前可通过监测分枝杆菌代谢特异性放射性物质所产生的放射性CO_2，来测定分枝杆菌，此方法可使测定时间缩短至9d。

（4）结核分枝杆菌的核酸扩增：房水和玻璃体标本可用核酸扩增技术进行检测。通常有以下两种技术：一种为转录介导的扩增技术，以结核分枝杆菌rRNA序列为目的基因；另一种为聚合酶链式反应（PCR）技术，以结核分枝杆菌的DNA序列为目的基因。两种扩增技术联合抗酸染色检查有较高的特异度和敏感度。值得注意的是，在进行核酸扩增检查时，应注意避免假阳性结果。

（5）组织学检查：对病变部位所取标本进行组织学检查，发现朗格汉斯巨细胞、干酪样坏死等病变，对诊断有帮助。

2.其他辅助检查

（1）胸部 X 线检查：发现钙化的结核球、纤维化病灶、多发性结节状浸润、空洞形成等对肺结核的诊断有很大帮助。

（2）FFA 检查：对此病的诊断有一定帮助。脉络膜结核结节在动脉期表现为弥漫性荧光，后期呈弥漫性强荧光，视网膜血管炎可表现为荧光素渗漏、血管壁染色，伴有视网膜脱离者可有荧光素渗漏和染料积存。

（3）吲哚菁绿血管造影检查：结核性脉络膜病变在吲哚菁绿血管造影时可发现以下改变：早期弱荧光暗区，分布不规则，此种弱荧光区在后期可变为强荧光，也可仍为弱荧光；中期或后期出现多发性小的局灶性强荧光区；脉络膜血管在造影中期因渗漏而变模糊，有时血管无法视及，但晚期呈弥漫性脉络膜强荧光区。造影早期和中期阶段的弱荧光区变为强荧光区提示活动性脉络膜病灶，局部强荧光多与长期疾病活动相关。

【治疗】

1. 抗结核治疗　目前有多种抗结核药物，联合规范用药是彻底治愈结核的关键，联合用药的方法通常取决于患者所患结核的类型。如肺部或肺外结核、播散性结核、结核性脑膜炎和伴有获得性免疫缺陷综合征（AIDS）的结核等。目前由于结核分枝杆菌的耐药性非常普遍，以及治疗期间过早停药易造成耐药等问题，应让患者获得正确治疗。长期抗结核治疗可引起多种副作用，如神经系统副作用、肝毒性、肾毒性等，在治疗过程中应严密观察，以免引起严重后果。

2. 糖皮质激素　对于高度怀疑或确诊为结核性葡萄膜炎患者，一定要在使用有效抗结核药物的情况下，才给予糖皮质激素全身治疗。

3. 睫状肌麻痹药　对于有前房炎症者应给予睫状肌麻痹滴眼剂点眼。

中西医结合

结核性视网膜脉络膜炎相似中医学"瞳神紧小"（《证治准绳》）、"视瞻昏渺"（《证治准绳》）等的范畴。本病相关中医相关理论及辨证治疗文献报道较少，本书参考"肺痨"相关辨证论治进行阐述。

【病因病机】肺痨的主要病机为体虚，以阴虚为主。多为先天禀赋不强，后天嗜欲无节，酒色过度、忧思劳倦、久病体衰时，正气亏耗，为内因，外受"痨虫"所染，邪乘虚而入，而致发病。[杨士瀛，2006. 仁斋直指方 [M]. 上海：第二军医大学出版社]

【辨证论治】

1. 肺阴亏虚证

临床表现：典型眼部表现，同时伴有干咳、声音嘶哑、痰中带血丝、胸部隐痛，骨蒸潮热与手足心热，两颧发红午后更著，盗汗，形体消瘦，口干喜冷饮，舌红脉细数。

治法：滋阴润肺，抗痨杀虫。

方药：月华丸（《医学心悟》）加减。天冬、生地黄、麦冬、熟地黄、山药、百部、沙参、川贝母、真阿胶各 30g，茯苓、獭肝、广三七各 15g，用白菊花 60g，桑叶 60g 熬膏，将阿胶化入膏内和药，稍加炼蜜为丸，如弹子大。

加减：眼痛甚者，加蔓荆子、菊花；渗出明显者，加牡蛎、昆布、海藻。

2. 阴虚火旺证

临床表现：典型眼部表现，同时伴有咳嗽、气急、痰黏而少、颧红、潮热、盗汗少寐、胸痛、咯血、遗精、月事不调、消瘦乏力、舌绛苔剥、脉沉细数。

治法：滋阴降火。

方药：百合固金汤（《慎斋遗书》）加减。百合 20g，沙参、山药各 18g，白芍、玄参、熟地黄、生地黄各 15g，百部、麦冬各 12g，桔梗、川贝母各 10g，甘草 6g。

加减：兼耳鸣、口干者，加石决明、天麻；眼痛甚者，加蔓荆子、菊花；眼内新鲜出血者，加白茅根、墨旱莲。

3. 气阴两虚证

临床表现：典型眼部表现，同时伴有面色㿠白、神疲体软、咳语声微、纳呆便溏、痰多清稀、畏风自汗与颧红盗汗并见，舌淡苔白有齿痕，脉沉细而少力。

治法：益气养阴。

方药：保真汤（《太平惠民和剂局方》）加减。熟地黄、党参各15g，茯苓、黄芪、扁豆、白芍、地骨皮、天冬、麦冬各12g，白术、知母、百部各10g，黄柏9g，炙甘草6g。

加减：眼内新鲜出血者，加白茅根、墨旱莲；视网膜水肿明显者，加车前子、茯苓、泽泻；兼耳鸣、口干者，加石决明、玄参。

4. 阴阳两虚证

临床表现：典型眼部表现，同时伴有少气无力，消瘦面黄，声喑音哑，潮热盗汗，骨蒸痨热，泄溏便急，痰白沫状或血痰，心悸气短，寡言少欲，

纳呆，自汗，滑精，闭经，苔黄燥，脉微细或虚大无力。

治法：滋阴补阳。

方药：补天大造丸（《医学心悟》）加减。煎制龟甲30g，党参、山药各18g，黄芪、茯苓、熟地黄各15g，白术、白芍、枸杞子、紫河车、麦冬各12g，当归、冬虫夏草各10g，炙甘草6g，鹿角5g。

加减：视网膜水肿明显者，加车前子、茯苓、泽泻；眼内新鲜出血者，加白茅根、墨旱莲。[陈五海，巴清云，2017. 中医辨证治疗肺结核患者临

床疗效及不良反应观察[J]. 亚太传统医药，13（20）：125-126]

第九节　梅毒性脉络膜视网膜炎

梅毒性葡萄膜炎是由梅毒螺旋体引起的一种性传播或血源性传播的性疾病，它可分为先天性和获得性两种类型，两者均可引起眼部病变。5%～10%的二期梅毒患者发生葡萄膜炎。目前梅毒性葡萄膜炎已成为一种少见或罕见的疾病。

【病因及发病机制】梅毒螺旋体形似螺旋状，长6～20μm，宽0.25～0.3μm，在合适的条件下呈横断分裂繁殖，约30h分裂1次。干燥、阳光、肥皂水和一般消毒剂很容易将其杀死。它只感染人类，人是梅毒唯一的传染源。

【临床表现】

1. 先天性梅毒

（1）全身表现：①早期先天性梅毒，发生于出生后3周至2年，主要引起营养障碍、消瘦、皮肤萎缩（貌似老人）、皮疹、皮肤水疱、扁平湿疣、口角与肛周放射性皲裂或瘢痕、淋巴结肿大、肝脾大等。②晚期先天性梅毒，发生于2岁以上者，出现结节性梅毒疹、树胶肿、鼻中隔穿孔、马鞍状鼻、楔状齿、神经性耳聋等。

（2）眼部表现：先天性梅毒可引起多种类型的葡萄膜炎，如角膜葡萄膜炎、急性虹膜睫状体炎、脉络膜视网膜炎等。

2. 获得性梅毒　可分为4期，即一期梅毒、二期梅毒、三期（潜伏期）梅毒、四期梅毒。

（1）全身表现：①一期梅毒，特征是在梅毒

螺旋体侵入处出现硬下疳，此种病变多发生于生殖器，也可发生于口腔、皮肤、结膜和眼睑，通常发生于感染后2～6周。表现为无痛性丘疹，丘疹可逐渐进展为溃疡。即使不治疗，此病变也可自行消退。②二期梅毒，特征是梅毒螺旋体在血中播散，出现于疾病发生后4～10周，典型表现为弥漫性皮疹和淋巴结病。皮疹呈斑丘疹，在手掌和足底部最为明显。其他表现有发热、头痛、头发脱失、口腔溃疡和关节疼痛，此期可引起肝、肾、胃肠道、眼等多器官损害，在眼部主要引起葡萄膜炎。③三期（潜伏期）梅毒，可引起葡萄膜炎。可持续终身，约1/3的患者进展为四期梅毒。④四期梅毒，可出现多系统损害。它又可分为3种类型，即良性四期梅毒、心血管梅毒和神经梅毒。良性四期梅毒的特点是出现皮肤黏膜的梅毒瘤，也可出现虹膜和脉络膜的梅毒瘤；心血管梅毒表现为主动脉炎、主动脉瘤、主动脉瓣功能不全等病变；神经梅毒有两种类型，一种为脑膜血管梅毒，表现为无菌性脑膜炎，出现头痛、颈项强直脊髓受累、强直性截瘫、膀胱失禁、腱反射降低、严重的下肢刺痛；另一种类型为脑实质型梅毒，主要表现为脑膜脑炎，出现进展性皮质功能降低记忆力减退、精神错乱、妄想等。

（2）眼部表现：梅毒性葡萄膜炎可表现为前葡萄膜炎、中间葡萄膜炎、后葡萄膜炎、全葡萄膜炎、结膜炎、泪腺炎、基质性角膜炎等多种炎症性疾病（图37-9-1）。

【诊断要点】主要基于临床表现、病史、血清

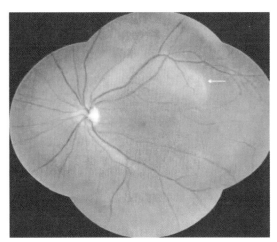

图 37-9-1　梅毒性葡萄膜炎的眼底表现（箭头示病变处）
引自 Demas A，Vandendriessche A，Vermuso L，2019. Acute syphilitic posterior placoid chorioretinitis. QJM，112（6）：443-444

学检查、体液中梅毒螺旋体的直接观察、PCR 检测及临床辅助检查进行诊断。

1. **血清学检查**　用于诊断的血清学检查分为两大类，一类为非特异性试验（也称非密螺旋体试验），另一类为特异性试验（密螺旋体试验）。

（1）非特异性试验：常用的非特异性试验有两种。一种为性病研究实验室试验，另一种为快速血浆反应素试验，两种试验均是定量测定血清中的抗心脂抗体，其结果判定分为"反应""弱反应""临界"和"无反应"四类。

（2）特异性试验：是定量测定抗密螺旋体抗

原的方法。

2. **梅毒螺旋体的直接观察**　将含有病原体的体液与荧光素标记的抗体一起孵育，在荧光显微镜下进行观察，已有学者对梅毒性葡萄膜炎患者的房水进行观察，于活动性炎症时可观察到此种病原体。

3. **PCR 检测**　已用于梅毒的诊断，但此检查可出现假阳性结果，在操作过程中应避免污染。

4. **眼底荧光血管造影检查**　包括 FFA 检查和吲哚菁绿血管造影检查。FFA 检查可发现视网膜内病变，有助于判定病变的范围、视网膜血管炎等；吲哚菁绿血管造影检查可评价脉络膜病变。

【治疗】青霉素是治疗梅毒及梅毒性葡萄膜炎的主要药物。用药宜早，剂量宜足。对于一期、二期及早期潜伏梅毒（感染 1 年之内的潜伏期梅毒）可给予普鲁卡因青霉素 G 或苄星青霉素 G；对于四期梅毒及晚期潜伏梅毒（感染超过 1 年的潜伏期梅毒），可给予较大剂量普鲁卡因青霉素 G 或苄星青霉素 G；对于梅毒性葡萄膜炎和神经梅毒，则给予青霉素 G，静脉滴注，为了加强疗效，可联合苄星青霉素 G 肌内注射。

青霉素过敏者可给予四环素或红霉素，或口服多西环素。

对于有前葡萄膜炎的患者，应给予糖皮质激素滴眼剂点眼，点眼频度则宜根据炎症的严重程度而定。还应给予睫状肌麻痹药和非甾体消炎药滴眼剂点眼治疗。

中西医结合

梅毒性脉络膜视网膜病变相似中医学"瞳神紧小"（《证治准绳》）、"视瞻昏渺"（《证治准绳》）等的范畴。

【病因病机】感染梅毒疫疬之气，内伤脾肺、肝肾，化火生热，挟湿挟痰，外攻肌肤、孔窍，内溃脏腑骨髓。胎儿在母体内感受梅毒疫疬之气，有禀受与染受之分。

【辨证论治】

1. **肝经湿热证（一期梅毒）**

临床表现：眼部炎症表现，同时伴有阴器及

肛门或乳房等处有单个质硬丘疹，四周焮热红肿，腹股沟部有硬核或鸡卵样肿块，白色坚硬，或全身出现杨梅疹、杨梅痘或杨梅斑。伴口苦纳呆，小便短赤，大便秘结。舌苔黄腻，脉弦数。

治法：清肝利湿，解毒化斑。

方药：龙胆泻肝汤（《医方集解》）加减。龙胆草、栀子、黄芩、柴胡、生地黄、泽泻、当归、枳壳各 10g，生地黄、车前子（另包）各 15g，甘草 6g。

加减：眼红甚者，加牡丹皮、赤芍；眼痛甚者，加蔓荆子、菊花。

2. **痰瘀互结证（二期梅毒）**

临床表现：眼部炎症表现，同时伴有疳疮呈

紫红色，四周坚硬凸起，或横弦质地坚韧，或杨梅结毒呈紫色，或腹按坚硬，肝脾大。舌淡紫，苔腻滑，脉滑涩。

治法：祛瘀化痰，解毒散结。

方药：二陈汤（《太平惠民和剂局方》）合消病丸（《疡医大全》）加减。陈皮、法半夏、茯苓各10g，夏枯草10g，连翘10g，蓖麻仁10g，土茯苓10g。

加减：视网膜水肿明显者，加车前子、茯苓、泽泻；玻璃体混浊者，加夏枯草、浙贝母、昆布。

3. 脾虚湿蕴证（三期梅毒）

临床表现：眼部炎症表现，同时伴有疳疮破溃、疮面湿润、渗流黄水；或结毒遍生，皮色褐暗；或腐肉不脱，久不收口。伴胸闷纳呆，食少便溏，肢体困重，舌胖润，苔腻，脉滑濡。

治法：健脾化湿、解毒祛浊。

方药：芎归二术汤（《外科正宗》）加减。白术10g，苍术10g，川芎15g，当归10g，人参10g，茯苓10g，薏苡仁10g，皂角10g，厚朴10g，防风10g，木瓜10g，木通10g，穿山甲（炒）10g，独活10g，金银花15g，甘草10g，土茯苓10g。

加减：眼红甚者，加菊花、蔓荆子；玻璃体混浊者，加夏枯草、浙贝母、昆布。

4. 气阴两虚证（三期梅毒）

临床表现：眼部炎症表现，同时伴有病程日久，低热不退，皮肤干燥，溃而干枯，久不收口。伴腰膝酸软，口干咽燥，目眩发落。舌红苔少，脉细数无力。

治法：滋阴降火，填补肾精。

方药：生脉散（《医学启源》）合大补阴丸（《同寿录》）加减。人参10g，五味子10g，麦冬10g，熟地黄15g，知母10g，黄柏10g，龟甲10g，牡丹皮10g，土茯苓10g。

加减：低热不退者，加地骨皮、菊花、银柴胡；兼耳鸣、口干者，加石决明、天麻、玄参；玻璃体混浊者，加浙贝母、昆布、夏枯草。

除以上辨证施治外，还可以选用传统的驱梅疗法，以清热解毒，选用土茯苓合剂、升丹合剂、复方五宝散、小金丹等。

【经验方】土茯苓合剂（《实用中医外科学》）。组成：土茯苓、马齿苋、金银花、蒲公英、甘草、七宝丹、土茯苓、蝉蜕、僵蚕、甘草、皂角刺、杏仁；伴关节炎，可加独活、牛膝、海桐皮、桂枝、忍冬藤。

中医传统将土茯苓作为治疗梅毒的专病专药来应用，在梅毒辨证论治用方中也有接近50%的方剂以土茯苓为主药，应该说土茯苓是有长期实践基础的。[方大定,2011.梅毒中西医结合若干问题的探讨[J].中国中西医结合皮肤性病学杂志,2（10）:69-71]

第十节　麻风性脉络膜视网膜炎

麻风是由麻风杆菌引起的一种慢性肉芽肿性疾病，又称为Hansen病，主要累及皮肤、周围神经、黏膜和眼组织。在眼部可引起兔眼、巩膜炎、巩膜外层炎、虹膜睫状体炎等。麻风性葡萄膜炎主要发生于瘤型麻风，可引起虹膜睫状体炎，表现为急性虹膜睫状体炎、慢性虹膜睫状体炎、粟粒状虹膜麻风结节和虹膜大的麻风结节。

【病因及发病机制】麻风杆菌是一种生长在细胞内的细菌，呈短小棒状。人体是麻风杆菌的主要宿主。其他动物，如犰狳、黑猩猩、猴子等也可被感染。

【临床表现】

1. 全身表现　麻风杆菌感染后经过3个月至10年（通常为2～5年）的潜伏期才发病。虽然不同类型的麻风有不同的临床表现，但基本的病变为皮肤损害和周围神经病变，也可侵犯黏膜、淋巴结和眼组织，少数患者出现睾丸、卵巢、肝、脾、骨组织等病变。

（1）结核样型麻风：皮肤病变通常少见，表现为边界清楚的低色素性斑疹或斑块，常出现皮肤感觉障碍、周围神经粗大。皮肤涂片难以找到麻风杆菌，但麻风菌素皮肤试验呈强阳性。

（2）界限类偏结核型麻风：皮肤病变与结核型麻风相似，但数量较多，周围神经易受累。皮肤涂片偶尔可找到麻风杆菌。

（3）中间界限类麻风：有多种皮肤病变，且数量较大，不易出现周围神经受累。皮肤涂片多能观察到麻风杆菌，但麻风菌素皮肤试验一般为阴性。

（4）界限类偏瘤型麻风：表现为多发性斑疹、丘疹、结节或斑块，边界通常不清楚，周围神经损害广泛，可引起感觉和运动功能障碍。皮肤涂片通常可看到麻风杆菌，麻风菌素皮肤试验呈阴性。

（5）瘤型麻风：表现为多种皮肤病变，中央隆起，边界模糊，可出现眉毛脱落、面部皮肤增厚、马鞍状鼻畸形，耳、眉处出现结节，神经干增粗，出现周围神经病，引起机体肌肉萎缩、挛缩。皮肤涂片检查示麻风杆菌呈强阳性，麻风菌素皮肤试验呈阴性。

2.眼部病变

（1）葡萄膜炎：主要发生于瘤型麻风。可引起虹膜睫状体炎，表现为急性虹膜睫状体炎、慢性虹膜睫状体炎、粟粒状虹膜麻风结节和虹膜大的麻风结节。眼后段病变少见，偶尔可引起脉络膜炎、非特异性播散性周边脉络膜炎、视网膜色素上皮增殖等。①急性虹膜睫状体炎：是一种常见的类型，为非肉芽肿性炎症，通常双侧受累。典型表现为突然发病，出现眼红、眼痛、畏光、流泪、视物模糊或视力下降，检查可见睫状充血、KP、明显前房闪辉和房水炎症细胞，严重者可出现房水大量纤维素性渗出或前房积脓，可引起虹膜后粘连、继发性青光眼和前房积血等并发症。②慢性虹膜睫状体炎：发生于各种类型的麻风，呈肉芽肿性或非肉芽肿性炎症。患者通常无明显症状，无睫状充血，检查发现有细小KP或羊脂状KP、轻度前房闪辉和少量房水炎症细胞，易引起虹膜萎缩、虹膜后粘连甚至瞳孔闭锁。虹膜交感神经受累可引起瞳孔变小，所致的并发性白内障可导致视力严重下降。③粟粒状虹膜麻风结节：也称"虹膜珍珠"，表现为小的闪光的白色病变，由单核细胞内聚集的麻风杆菌形成。通常发生于虹膜睫状体炎之后1～2年，此种"虹膜珍珠"主要分布于瞳孔缘，呈项链外观，它们可脱落至房水内。④虹膜大的麻风结节：其发生率比"虹膜珍珠"要低，表现为黄白色分叶状多形性的结节，可伴有明显的前房炎症反应。

（2）巩膜炎和巩膜外层炎：局灶性麻风结节可引起结节性巩膜炎和巩膜外层炎；对麻风杆菌的免疫反应可通过Ⅲ型过敏反应引起弥漫性巩膜外层炎或弥漫性巩膜炎。常伴有角膜炎或虹膜睫状体炎，反复和长期的巩膜炎症可造成巩膜坏死、巩膜溶解和巩膜葡萄肿。

（3）其他眼部病变：麻风尚可引起眉毛和睫毛脱失、兔眼、倒睫、睑外翻、结膜下纤维化、角膜神经增粗（呈串珠状）、暴露性角膜炎、点状角膜炎、间质性角膜炎、角膜血管翳伴微小的麻风结节等。

【诊断要点】主要根据患者的特征性皮肤病变伴感觉障碍、周围神经增粗、皮肤病变内有抗酸杆菌及组织病理学显示巨噬细胞内有成群的杆菌、麻风菌素皮肤试验结果等临床表现和检查进行诊断。

1.对患者血清抗麻风杆菌抗原的特异性抗体水平进行检测，对于诊断具有重要参考价值。还可测定冷球蛋白、类风湿因子、抗甲状腺球蛋白抗体、抗核抗体、抗平滑肌抗体、抗髓碱性蛋白抗体等自身抗体的水平，以明确病变的程度。

2.麻风菌素试验可以测定人体对麻风杆菌有无免疫力，其晚期反应的强度与机体对麻风杆菌的抵抗力强度成正比。

3.通过淋巴结活组织检查，发现瘤型麻风患者的淋巴结明显肿大，副皮质缺乏淋巴细胞，而由组织细胞-巨噬细胞浸润。细胞内含有大量麻风杆菌，生发中心的数目与面积均增加，其边缘由骨髓衍生性淋巴细胞包围。在皮质、髓质交界处和髓索内有大量浆细胞。

【鉴别诊断】此病应与引起皮肤病变、周围神经病变等多种疾病，如多种皮肤病、周围神经损伤、脊髓空洞症、肌萎缩性侧索硬化症、肥大性间质性多发性神经炎、腓总神经麻痹、臂丛神经血管压迫综合征等相鉴别。其所致的急性虹膜睫状体炎不具有特征性，所以应与所有能够引起急性前葡萄膜炎的疾病，如HLA-B27抗原相关的葡萄膜炎、强直性脊柱炎伴发的急性前葡萄膜炎、莱特尔综合征伴发的急性前葡萄膜炎、特发性急性前葡萄膜炎等相鉴别。其所致的慢性前葡萄膜炎应与结核、梅毒、类肉瘤病、莱姆病、单纯疱疹病毒及带状疱疹病毒引起或伴发的前葡萄膜炎相鉴别。

【治疗】氨苯砜和利福平是治疗麻风病的有效药物，但易于发生耐药性。世界卫生组织推荐使用以下联合用药方案：①对于少菌型麻风病患者，给予氨苯砜和利福平口服6个月，监督服药；

②对于多菌型麻风病患者，用利福平、氨苯砜和氯法齐明 3 种药物联合治疗至少 2 年。一些其他药物如氧氟沙星、米诺环素和克拉霉素等也可选用。

眼部病变如虹膜睫状体炎、巩膜炎等，经过上述治疗方案治疗后常可消退。对于虹膜睫状体

炎患者除给予上述治疗外，还应给予糖皮质激素滴眼剂点眼。对一些病情较为严重的患者，可给予糖皮质激素口服治疗，同时也应给予睫状肌麻痹剂和非甾体消炎药滴眼剂点眼。对三叉神经麻痹和其他神经麻痹或眼睑畸形者，应注意保护角

膜（如涂眼膏、人工泪液点眼等），并给予相应的处理（如睑外翻矫正术）。

中西医结合

麻风性脉络膜视网膜病变相似中医学"瞳神紧小"（《证治准绳》）、"视瞻昏渺"（《证治准绳》）等的范畴。

【病因病机】多因体虚感受暴疠风毒，邪滞肌肤而发；或接触传染，内侵血脉而成。病机多为劳力过度，饮食相违，房室太过，使正气受损，腠理开阖失司。其侵袭人体之后，虚风因湿，和合虫生，流行诸脉，纵横脾肾，使气血精髓乖离，久而不疗，形成顽痹。[乔文彪，张亚密，2005. 外台秘要对麻风病的认识 [J]. 陕西中医学院学报，2：61-62]

【辨证论治】

1. 气滞血瘀证

临床表现：眼部症状同麻风性脉络膜视网膜病变，兼见发热，神经痛，结节质地较硬，色暗红或紫暗，疼痛或触痛明显，肌肤甲错，或伴淋巴结肿大，或有血尿，舌质暗红或有瘀点，苔薄，脉弦或沉细。

治法：活血化瘀。

方药：桃红四物汤（《医宗金鉴》）合失笑散（《太平惠民和剂局方》）加减。当归 15g，白芍 15g，川芎 12g，熟地黄 15g，桃仁 12g，红花 9g，蒲黄、

五灵脂各 10g。

加减：渗出物较多者，加白芥子、香附；有出血者，加白茅根、墨旱莲。

2. 湿热内蕴证

临床表现：眼部症状同麻风性脉络膜视网膜病变，兼见发热，神经或关节酸痛，结节高出皮面，色鲜红或有破溃，灼热疼痛，或伴有睾丸炎、淋巴结炎，纳呆或便秘，舌质红，苔黄腻，脉滑数。

治法：清热利湿解毒。

方药：四妙勇安汤（《验方新编》）加减。金银花、玄参、当归、夏枯草、白茅根各 30g，甘草、连翘、枳壳、牡丹皮、大黄、淡竹叶各 10g，生地黄、车前子各 15g。

加减：头目痛甚者，加白芷、藁本、蔓荆子；视网膜水肿者，加茯苓、泽泻、薏苡仁；玻璃体混浊者，加夏枯草、鸡内金。

3. 寒湿证

临床表现：眼部症状同麻风性脉络膜视网膜病变，兼见结节暗红或正常肤色，轻微发热，关节酸痛或不痛，畏寒肢冷，腹胀便溏，神疲乏力，舌质暗淡，苔白腻或薄白，脉缓或细弱。

治法：健脾除湿，散寒通络。

方药：阳和汤（《外科证治全生集》）加减。熟地黄 30g，肉桂 6g，麻黄 6g，白芥子 10g，鹿角胶 10g（烊化），炮干姜 10g，甘草 6g。

加减：视网膜水肿者，加茯苓、泽泻、薏苡仁；

第38章　常见眼底肿瘤

第一节　视神经胶质瘤

【病因及发病机制】　发病原因不明。一方面，许多患者发病年龄不足 6 个月，且有的伴有先天性小眼球。另一方面，神经胶质瘤患者高达 15% ～ 50% 伴发神经纤维瘤，且可有家族史。由于上述这些发现，有学者提出本病为染色体异常所致，属于遗传性疾病。

【临床表现】

1. 症状与体征　本病多散发，无性别差异。多单眼发病，双眼同时发生者少见。神经胶质瘤患者一般患病时间长，病情进展缓慢。典型表现有无痛性渐进性眼球突出，缓慢性视力下降或丧失，色觉异常，视盘水肿或视神经萎缩。如发生视神经管内段的视神经胶质瘤，则首先出现视力下降；如患者为儿童，由于视力缓慢下降难以发现，则会以斜视为首诊症状；如肿瘤位于眶内段，则会引起无痛性轴性眼球突出；如短时间眼球突出更明显，则提示瘤体出血。肿瘤过大，也会引起眼球转动障碍。部分伴有神经纤维瘤者，可伴虹膜结节、皮肤牛奶咖啡斑、无痛性全身皮下肿块、骨骼或内脏异常等表现。

2. 眼底表现　有些可出现瞳孔扩大，相对性传入性瞳孔反应缺陷（RAPD）。由于肿瘤增大直接压迫视神经纤维，影响视神经血供，可出现视盘水肿，病程长者最终视盘萎缩。视神经胶质瘤瘤体较大，也可见视网膜受压，出现眼底放射状条纹，视神经、视网膜中央血管受压可引起视网膜缺血性病变：视网膜中央静脉阻塞，视网膜中央静脉纡曲扩张甚至出血，而视网膜中央动脉阻塞少见。

3. X 检查　如果视神经胶质瘤向颅内蔓延，由于长期压迫，可见视神经孔边缘整齐、均匀一致的向心性扩大。如果蔓延至视交叉，侧位可见 W 形或 J 形蝶鞍。

4. B 型超声　视神经增粗，呈梭形增大；其内回声缺乏或无回声，轴位扫描无法显示后界；有时出现眼球后部受压变形。

5. CT 检查　视神经梭形、梨形或锥形增粗，其内密度均匀，如有囊样液化，则其内密度不均匀。如视神经管增大，则提示肿瘤沿视神经向颅内浸润生长。

6. MRI 检查　在 T_1WI 为等信号，T_2WI 为高信号。其内如有囊样液化腔，则信号不增强。出现管内段视神经增粗，周围视神经管无信号时提示视神经胶质瘤已沿视神经管入颅。另外，入颅的肿瘤与脑组织 T_2WI 表现明显不同，MRI 亦可及时显示颅内蔓延的肿瘤。

7. 视野检查　早期可出现视野盲点，但易被忽视。视交叉部胶质瘤多表现为视敏度下降和双侧视野缺损，且多伴神经纤维瘤病其他系统（如听神经瘤或皮肤牛奶咖啡斑）的临床表现。

【诊断要点】

1. 典型临床特征　无痛性渐进性眼球突出，缓慢性视力下降或丧失，视盘水肿或视神经萎缩，儿童可有斜视或眼球震颤。

2. 影像学检查　CT 示视神经多呈梭形增粗，如视神经管扩大提示肿瘤颅内浸润或蛛网膜组织增厚。MRI 示 T_1WI 中等信号，T_2WI 高信号。X线肿瘤向颅内生长时，视神经管摄像见视神经管向心性扩大。B 超示视神经增粗，其内回声缺乏或无回声，中等度衰退。

【鉴别诊断】

1. *视神经鞘脑膜瘤* 成年女性好发，儿童少见。可有眼球突出，视力丧失，视盘苍白或水肿和视盘周围侧支短路血管等典型四联症。CT和增强冠状MRI多可见"双轨征"。儿童发生时，更具有侵袭性，且没有性别差异，常合并神经纤维瘤病。

2. *视盘炎* 成年人视神经胶质瘤有时眼底表现和MRI有相似性。但视盘炎常伴眼球转动痛和视力骤降，且可用糖皮质激素诊断性治疗，上述这些表现和措施一般可予以鉴别区分。

3. *视网膜母细胞瘤* 视网膜母细胞瘤与儿童视神经胶质瘤有部分类似。但儿童视网膜母细胞瘤除了沿视神经蔓延的视神经增粗外，还常伴有白瞳征、眼内白色实体病灶等其他临床表现可鉴别。

【治疗】如果肿瘤生长缓慢，视力不受影响且没有颅内浸润者，可定期随诊观察。应根据肿瘤位置、大小和颅内是否有浸润来决定手术方式。胶质瘤致使眼球突出明显，且疾病进展明显，视力丧失者可考虑手术治疗，一般手术治疗后需配合放化疗治疗。如果肿瘤已经入颅，且蔓延至对侧视神经时，手术难以彻底清除，可行放射治疗。总之，本病治疗的目的是尽最大可能保存视力。

第二节 视神经脑膜瘤

【病因及发病机制】视神经脑膜瘤是由脑膜细胞发生的肿瘤，多为良性。该肿瘤好发于颅内，也可原发于眶内，眶内视神经脑膜瘤起源于视神经外周的鞘膜，由硬脑膜或蛛网膜的内层细胞组成。眼眶脑膜瘤分为眼眶原发视神经鞘脑膜瘤、颅眶沟通性脑膜瘤、眼眶原发性异位脑膜瘤。临床以视神经鞘脑膜瘤最为多见。

【临床表现】多发生于中年女性，男性以儿童多见。渐进性眼球突出，病情发展缓慢，视力逐渐减退。晚期出现眼球突出、神经萎缩、视力丧失和视盘上视睫状静脉为视神经鞘脑膜瘤的四联征。眼外肌受累时出现眼球运动障碍。

【诊断及鉴别诊断】影像学检查显示特征性的"双轨征"和"袖管征"。CT显示视神经增粗，形状呈梭形、圆锥形或管状形，边界清楚，内密度可不均匀，薄层扫描可见病变有"车轨征"，眶尖部病变可引起视神经孔扩大、蝶骨增生。在砂粒型脑膜瘤易出现钙化斑。蝶骨大翼脑膜瘤可见骨质增生肥厚。MRI对于眼眶脑膜瘤的显示更为清楚，T_1WI多呈低或中等信号，T_2WI多呈中或高等信号，增强后病变可明显强化。如果肿瘤仅局限于视神经鞘内，则T_1WI和T_2WI均呈中等信号，增强后病变强化而视神经不强化，呈"双轨征"和"袖管征"（图38-2-1）。

1. *视神经胶质瘤* 多见于儿童，先出现视力减退后出现眼球突出。影像学检查无钙斑及双轨征。

2. *海绵状血管瘤* 肌锥内海绵状血管瘤使视神经受压移位而不是源于视神经，且海绵状血管瘤为圆形或椭圆形，呈长T_1、长T_2信号，信号均匀，增强后呈渐进性强化。

【治疗】视力良好、发生部位靠近视神经前端的视神经鞘脑膜瘤可保守观察或放射治疗，定期复查MRI。发生于眶骨膜或视神经的脑膜瘤若具

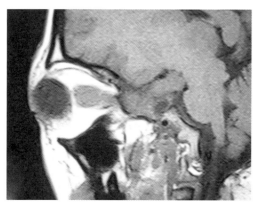
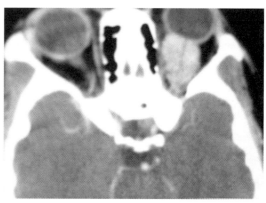

图38-2-1 视神经脑膜瘤

有向颅内蔓延的趋势，应尽早行开眶手术切除肿瘤。蔓延至颅内的脑膜瘤，体积巨大的肿瘤可压迫颅内重要结构，严重时危及生命，应开颅切除肿瘤。肿瘤虽属良性，但复发率较高，术后应进行放射治疗。

　　手术切除是较有效的治疗方法，手术时要注意保护眶内血管、神经等组织，术中应完整切除肿块，如果肿瘤较大时，可采取囊内切除。对于复发性肿瘤，如果与视神经关系较密切时，可以行部分切除，剩余部分行 γ 刀治疗。术中避免肿瘤囊膜破裂和细胞种植，完全切除可避免复发。

第三节　视盘色素细胞瘤

【病因及发病机制】有学者认为胚胎期色素细胞残留视盘内，或异位的脉络膜黑色素细胞积聚视盘，或类似于许多爬行动物视盘留有正常黑色素细胞，只是一种返祖现象。

【临床表现】

1. 症状与体征　一般视力，眼压正常，无任何自觉症状，大多在体检时偶然发现。约30%视力正常的患者，有相对性传入性瞳孔反应缺陷（RAPD）和视野异常。如果肿瘤继续增大，也可出现视力轻度下降。

2. 眼底表现　视盘内或表面可见一边界清晰的黑色隆起，可位于视盘内，遮蔽视盘或超出视盘边缘侵及视网膜神经纤维组织。肿瘤较大时，可见视盘表面白色聚积物，为视盘轴索受压缺血、轴浆流中断而肿胀所致。少数大肿瘤坏死时，崩解的黑色素细胞释放黑色素颗粒，散在视网膜表面甚至可在玻璃体、前房液中测出。如果病变累及视网膜神经纤维层，那么其周围血管模糊，甚至可见血管白鞘。

3. 造影特征　FFA 一般因肿瘤富含色素而呈遮蔽荧光或弱荧光，未受肿瘤影像的正常视盘组织，可见视神经纤维受挤压位于一侧，毛细血管扩张、荧光素渗漏呈强荧光。另外，有时肿瘤周围视网膜水肿亦呈强荧光。吲哚菁绿血管造影类似 FFA，呈更明显的荧光遮蔽。

4. 视野检验　瘤体完全位于视盘内，无生理盲点扩大；当瘤体边缘超过视盘边界，甚至侵及周围视网膜神经纤维组织时，则表现为生理盲点扩大。也有一部分患者发现鼻侧阶梯和弓形纤维束性视野缺损伴生理盲点扩大。

5. 超声检查　标准化 A 超见瘤体内部高反射，内部形态结构不规则伴轻度浆液性视网膜脱离，无血液循环，以上可与脉络膜恶性黑色素瘤的 A 超影像相鉴别，而 B 型超声见视盘上圆顶形病灶，其后为视神经暗区，其鉴别意义不大。

【诊断要点】①眼底检查见视盘内或表面有一边界清晰的黑色隆起肿块，且长期随访肿块不增大；② FFA 因肿瘤富含色素而呈遮蔽荧光或弱荧光；③ A 超见瘤体内部高反射，内部形态不规则伴轻度浆液性视网膜脱离。

【鉴别诊断】

1. 视盘色素痣　其本质与视盘色素细胞瘤一样，随访观察多年病灶无进展。但色素痣颜色稍淡，一般扁平不隆起。

2. 视盘周围黑色素瘤　瘤体较视盘黑色素细胞瘤颜色淡，呈蘑菇或半圆形，隆起较高，生长迅速，可侵及视盘。

3. 视盘色素上皮及视网膜联合错构瘤　为黑色隆起的侵及色素上皮、视网膜和视盘的一种良性肿瘤。一般不伴玻璃体炎性细胞、渗出、出血或视网膜脱离。

4. 视网膜色素上皮炎性增生　多有炎症史。一般为黑色边界清楚的扁平病灶，侵入视盘者少见。

【治疗】视盘色素细胞瘤为良性肿瘤，生长缓慢。因此本病应定期随访，密切观察。眼底照相和超声波随访临床意义较大，可观察肿块是否增大及位置是否发生变化。如果视力基本丧失，可考虑眼球摘除和病理诊断，以排除恶性肿瘤。

第四节　视盘血管瘤

【病因及发病机制】视盘血管瘤为先天性发育性血管肿瘤。伴有视网膜毛细血管瘤的视盘血管瘤属于母斑病的一种，为斑痣性错构瘤病。多为常染色体显性遗传，患者有阳性家族史，亦可由自发突变所致，患者发病呈散发性。

【临床表现】

1. 症状　早期无自觉症状，累及玻璃体、视网膜（尤其黄斑）、脉络膜时可引起眼前黑影飘动，视力下降，眼痛等症状。因此其主要并发症包括玻璃体积血、视网膜脱离、葡萄膜炎及青光眼，严重时可致失明。

2. 眼底表现　①内生型（局限型）：血管瘤位于视盘，并遮盖部分视盘，向玻璃体腔内生长，肿瘤呈鲜红色团块状，表面光滑有包膜，边界清晰，滋养血管和回流血管不明显，临床诊断不难。常合并视网膜神经上皮脱离，玻璃体积血、视网膜下出血和视网膜脱离等少见。②外生型（弥散型）：呈橘黄色，位于视盘边缘使视盘边界不清，其周围可有黄白色渗出，向视网膜下生长，肿瘤边界不清，视盘及周围视网膜增厚，但无明显隆起和肿块，诊断不易，与视盘炎、视盘水肿、脉络膜炎、脉络膜血管瘤和脉络膜新生血管等鉴别诊断较难。常合并黄斑水肿、视网膜出血和视网膜脱离等。

3. FFA特征　内生型FFA表现为动脉期迅速充盈形成强荧光，后期无明显荧光积存和周围组织着染（图38-4-1）。外生型FFA表现为视盘旁视网膜内团块状充盈，可有黄斑区硬性渗出呈遮蔽荧光，后期见染料渗漏和周围组织着染。

【诊断要点】

1. 视盘血管瘤　可孤立发生，也可同时伴有视网膜血管瘤，亦可为斑痣性错构瘤病中全身多系统异常的一种表现。

2. 眼底表现　①内生型为鲜红色团块状、向玻璃体腔内生长的肿瘤，表面光滑有包膜，边界清晰，滋养血管和回流血管不明显。②外生型为近视盘橘黄色边界不清的肿瘤，使视盘及周围视网膜增厚，但无明显隆起和肿块，其周围可有黄白色渗出。③内生型FFA表现为动脉期迅速充盈形成强荧光，后期无明显荧光积存和周围组织着染。外生型FFA表现为黄斑区硬性渗出呈遮蔽荧光，后期见染料渗漏和周围组织着染。

【鉴别诊断】

1. 视盘水肿　多双眼发病。表现为视盘充血，视盘隆起超过3PD。可伴邻近视网膜水肿、渗出和出血，累及黄斑，可见星芒状渗出。FFA见强荧光渗漏，晚期周围组织着染。

2. 视盘海绵状血管瘤　女性多发，一般不伴渗出，且肿瘤周围血管形态正常。其FFA图像特殊，为"帽状荧光"且不伴渗漏。本病一般不进展，多年无明显变化。

3. 视盘炎　视力骤降，常伴眼球转动痛。眼底见视盘充血，隆起多不超过3PD。炎症消退后，可见视盘萎缩。FFA视盘及周围强荧光渗漏，视盘萎缩后渗漏消失。

【治疗】视盘血管瘤患者，如果无症状且无合并症，建议定期随访并观察，不采取任何治疗方式。肿瘤伴有视网膜水肿和渗出者，如果未累及黄斑，以及未影响视力，亦不轻易行激光等治疗措施。肿瘤伴有症状者，可选择激光光凝、经瞳孔温热疗法和放射敷贴治疗等以栓塞血管，封闭瘤体，但注意勿过度治疗造成严重并发症（玻璃体积血、视网膜脱离或视盘损伤等）。如果肿瘤伴有纤维增殖膜及牵拉性视网膜脱离时，可行玻璃体切割术。另外，抗VEGF亦有一定的应用前景。

【预后】本病无论是否进行干预，视力预后均不佳。

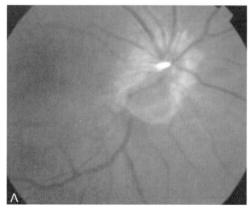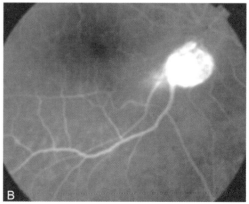

图38-4-1　A.眼底见右眼一遮盖部分视盘的鲜红色，边界清楚的团块状肿块；B.FFA示瘤体团块状强荧光

第五节 视网膜血管瘤

一、视网膜毛细血管瘤

视网膜毛细血管瘤（capillary hemangioma of the retina）部分为孤立性视网膜血管瘤，即 von Hippel 病，其中约 20% 为家族显性遗传。部分（约 1/3）为家族性伴双眼或多灶性病变，同时合并中枢神经系统症状（多为小脑血管瘤），即 von Hippel-Lindau 病。本病患病率暂不清楚，发病年龄为 10 ~ 30 岁，40 岁之后很少有新的病灶出现。无性别和种族差异，可单眼或双眼发病，双眼发病者可达 50%，约 30% 为多灶性病灶。

【病因及发病机制】视网膜毛细血管瘤为增生的血管内皮细胞和血管腔组成的血管性肿瘤。如前所述，其可以为单独孤立存在的视网膜血管异常，也可以是 von Hippel-Lindau 病中全身多系统异常的一个表现症状。

【临床表现】

1. 症状 本病多无自觉症状，常因无痛性视力下降或常规眼科筛查时被发现，视力下降多因出血、渗出、纤维血管增生或视网膜脱离而造成，晚期可导致青光眼或眼球萎缩。

2. 体征 多位于眼底周边部，早期为细小密集成团的毛细血管扩张，因其与正常眼底血管形态上区别不大，因此很难发现。当肿瘤逐渐增大即可见典型扩张纡曲的供养动脉和回流静脉，中间为红色团块样瘤体，其中供养动脉和回流静脉直接与视盘相连（图 38-5-1）。多发病灶者，视网膜上不断产生新的血管瘤，每一对血管瘤均有供养动静脉的血管直接与视盘相连。随着病变发展，血管瘤附近的视网膜渗出、出血，因此分为两型。①渗出型：即瘤体周围或黄斑部视网膜下见黄白色渗出灶，常与外层渗出性视网膜病变难以鉴别。②玻璃体视网膜牵拉型：即瘤体周围或黄斑部见纤维增殖膜，晚期继发牵拉性视网膜脱离。

3. FFA 特征 造影早期滋养动脉最先充盈，随即瘤体本身和回流静脉充盈，同时见瘤体内及周围大量细小扩张的毛细血管，血管瘤充盈并渗漏的强荧光持续至晚期。

4. 超声检查 A 超显示开始即可见高峰，有高强度的内反射。B 超见瘤体呈边界清晰、质均的中等或高反射回声。

5. CT 检查 视网膜面上见边界清晰的扁平隆起物，较玻璃体密度高。其临床意义在于 CT 检查可鉴别本病与视网膜母细胞瘤。

6. MRI 检查 在 T_1WI 为低或中等信号，较玻璃体信号强；在 T_2WI 为中等或高信号，较玻璃体信号低，显示血管瘤可被明显强化。

【诊断要点】①多为眼底周边部见红色团块样瘤体伴有扩张纡曲的供养动静脉的血管，其中供养动静脉的血管直接与视盘相连。根据这些典型临床表现大部分患者可确诊。②血管造影对典型瘤体的确诊帮助很大。但是，眼底检查不易发现的小动脉瘤，造影时显影更清晰，造影价值更大，可减少漏诊。造影早期滋养动脉最先充盈，随即瘤体本身和回流静脉充盈，血管瘤充盈并渗漏的强荧光持续至晚期。

【鉴别诊断】

1. 视网膜母细胞瘤 好发于 3 岁以下婴幼儿，临床上可观察到白瞳症。典型者见白色或粉白色实体肿块，肿块亦伴有供给动静脉的血管。CT 显示的肿瘤内钙化可与视网膜毛细血管瘤相鉴别。

2. 外层渗出性视网膜病变 临床上可观察到白瞳症。本病虽有视网膜下黄白色渗出灶，甚至视网膜脱离，但未见连接自视盘动静脉的红色团

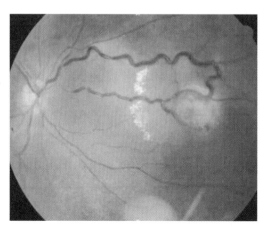

图 38-5-1 右眼底周边部见红色团块样瘤体，伴有扩张纡曲的供养血管

状肿瘤，且多发生男性儿童的单侧眼睛中。

3. 视网膜大动脉瘤　多见于 60 ～ 70 的老年人，其发病与高血压、动脉硬化等全身因素有关。肿瘤多位于颞侧血管上的视网膜动脉第三分支前，瘤体附近可有渗出或出血。

【治疗】治疗的目的是破坏瘤体，控制血管瘤发展。而小的瘤体由于治疗成功率高，因此早期诊断尤为重要。

1. 光凝治疗　对于后极部直径 < 5mm 肿瘤，不伴视网膜脱离者，可予以激光光凝治疗。建议大光斑（500μm），长时间（0.2 ～ 0.5s），低功率。光凝可重复治疗，直至瘤体萎缩。

2. 冷冻治疗　对于周边部直径 < 5mm 肿瘤者，可予以冷冻治疗。建议低温（- 60℃ ～ 70℃）、反复（3 次左右）、重复治疗（间隔 4 ～ 6 周）。

3. 光动力治疗（PDT）　可以选择单独应用，也可以联合光凝或抗血管内皮生长因子（抗VEGF）治疗。

4. 手术治疗　对于血管瘤引起的牵拉性视网膜脱离、继发性视网膜前膜和原发性视网膜脱离时可选择巩膜扣带或视网膜切割术治疗，术中可联合光凝或冷凝治疗。

二、视网膜海绵状血管瘤

视网膜海绵状血管瘤（cavernous hemangioma of the retina）是一种罕见的视网膜血管错构瘤。因其较罕见，曾有学者质疑其作为一种独立疾病是否合适。另外，它也常被误诊，与外层渗出性视网膜病变，视网膜毛细血管瘤、Leber 粟粒状血管瘤或脑视网膜血管瘤病等鉴别较难。当伴有皮肤、脑组织等部位血管瘤时，称为斑痣性错构瘤病。视网膜海绵状血管瘤多位于视网膜内层薄壁囊状的静脉血管腔，视盘也可发生，血管腔内充满暗红色的静脉血，流速缓慢甚至停滞，可见血浆红细胞分层平面，一般无脂质渗出物，出血也很少见。青少年单眼多见，双眼发病概率小于 4.5%，平均发病年龄为 23 岁。患者通常无明显眼部症状，偶见影响视力。眼底检查见视网膜内层囊状血管腔，

通常无供养血管，瘤体可突出视网膜表面。继发玻璃体积血者少于 10%。眼底造影早期由于充盈缓慢而呈弱荧光，荧光素从瘤体周边开始充盈；晚期见特征性荧光 - 血液界面，即帽状荧光且造影全程不伴荧光渗漏。其中帽状荧光为本病特征性造影特点。根据眼底特点和特征性眼底血管造影，本病诊断不难。视网膜海绵状血管瘤属于血管畸形，发展缓慢，常数十年无明显变化。因此，本病多可密切观察，不必治疗。

三、视网膜蔓状血管瘤

视网膜蔓状血管瘤（racemose hemangioma of the retina）多见于青年人，如眶内有病灶可见波动性眼球突出。它是先天性血管瘤样畸形，因为它没有瘤体，不属于真正的肿瘤，但其实是先天性视网膜动静脉吻合。视网膜蔓状血管瘤需与先天性视网膜血管纡曲、视网膜毛细血管瘤等仔细鉴别。当伴有中脑、视神经、眼眶或皮肤等身体其他部位血管发育畸形和吻合异常时，称为Wyburn Mason 综合征，这也属于斑痣性错构瘤病。视网膜蔓状血管瘤病理上多见累及视网膜全层的异常视网膜血管，血管中膜不同程度增厚，外壁呈现无细胞的纤维玻璃样变性。临床上分为三个类型：① 视网膜动静脉之间有异常毛细血管丛，此型多数患者无明显症状；② 视网膜动静脉之间无毛细血管而直接交通，此型多数患者亦无明显症状；③ 视网膜动静脉之间存有复杂交通，可见始自视盘的 1 条以上扩张动脉，与视网膜静脉汇合成大静脉后返回至视盘。此型患者多有视力下降等症状。其中后两型多伴中枢神经系统血管发育异常，但均不伴渗出或视网膜脱离。眼底血管造影见视网膜动静脉异常血管快速充盈，但自始至终无荧光渗漏或荧光积存。本病根据临床特点和眼底血管造影特征，可予以诊断。视网膜蔓状血管瘤发展缓慢，基本呈静止性，病情稳定。因此，可定期观察，无须治疗。但建议患者行头颅和眼眶 MRI、CT 和血管造影等，以排除颅内或眶内血管异常。

第六节 视网膜大血管瘤

【病因及发病机制】本病多发生于 60 岁以上老年人，年轻人少见。单侧患者常见，女性占 70% ～ 80%。RAMA 多与动脉硬化、高血脂、高血压、糖尿病、类风湿关节炎等全身疾病有关。视网膜大动脉瘤是发生在颞侧视网膜动脉第 2 或第 3 级分支的获得性、特发性血管瘤样扩张，颞上分支动脉更常见。其发病机制不完全明了。一种观点认为是因为动脉硬化等导致血管壁纤维胶质增殖，管壁弹性下降导致局部扩张膨隆；另一种观点认为是因为血栓或栓子的机械性损伤使内皮或外壁易形成血管瘤。

【临床表现】

1. 症状 如果 RAMA 未累及黄斑，则无任何临床症状，仅常规查体时偶然发现；但如果黄斑部有渗出、出血等，则出现无痛性中心视力下降，眼前黑影飘动等症状。

2. 眼底表现 眼底检查可见动脉瘤多位于后极部，呈橘红色囊样病灶。大多周围伴有渗出、出血（图 38-6-1）。渗出位于瘤体周围，呈黄白色，周围多伴有神经上皮脱离。如果瘤体破裂出血，则引起内界膜下出血、视网膜出血、视网膜下出血甚至玻璃体积血，视力骤降至指数，瘤体亦因出血遮蔽而不易被发现。视网膜大动脉瘤发展至后期，可出现瘤体萎缩、闭塞，周围硬渗消退的现象，即痊愈期。

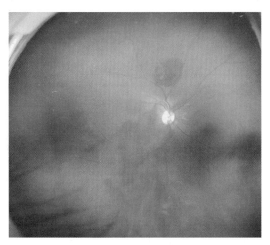

图 38-6-1 右眼底后极部视盘上方一橘红色囊样病灶，周围见出血、渗出，伴玻璃体积血

3. 眼底血管特征 FFA 早期扩张的动脉瘤体迅速充盈和渗漏呈强荧光，如有出血遮挡则呈弱荧光或病灶不显示，其周围有毛细血管扩张和荧光渗漏。ICGA 瘤体呈强荧光，与动脉壁相连；晚期形成椭圆形的动脉瘤轮廓（图 38-6-2）。当 FFA 示出血过多，遮蔽瘤体，病灶不能显影时，ICGA 的诊断价值更高。

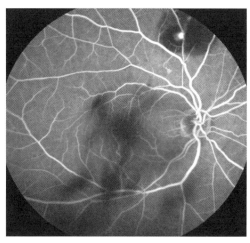

图 38-6-2 右眼底视盘上方可见一与血管壁相连的椭圆形血管瘤样扩张，呈强荧光。周围见片状出血荧光遮蔽

4. OCT 特征 早期 OCT 显示视网膜各层结构无异常，而后累及视网膜内层，随着病变发展，可见视网膜外层水肿，黄斑区神经上皮脱离等特征。

【诊断要点】 ①老年女性患者，单眼多见。常伴动脉硬化、高血脂、高血压等全身疾病；②可无任何临床症状或出现无痛性中心视力下降；③ FFA 或 ICGA 显示后极部与血管壁相连的囊样或椭圆形血管瘤样扩张和渗漏。

【鉴别诊断】

1. 孤立性视网膜毛细血管瘤 发病年龄为 10 ～ 30 岁。临床特点为眼底周边部见有供养动静脉的红色瘤体。凭此特征可以与视网膜大动脉瘤区分。

2. 糖尿病性视网膜病变 患者可发现血糖升高，且双眼眼底病变程度类似。临床特点为视网膜散在微血管瘤，出血点及渗出等病灶。眼底特征与视网膜大动脉瘤容易区分。

3. 黄斑毛细血管扩张 I 型　多发生于年轻男性，单眼患病为主。临床上可见黄斑颞侧动脉瘤样血管扩张和毛细血管扩张，伴黄斑部硬渗和黄斑水肿，但伴有大量出血者少见。FFA 也可以加以区别。

【治疗】首先需治疗高血压等全身危险因素，其次需立足局部处理。①视网膜大动脉瘤后期，可出现瘤体萎缩而自愈，因此无任何临床症状者可以密切观察，不做处理。②如果病灶未累及黄斑，不影响视力，亦可定期随诊观察。③如果患者视力下降，病灶累及黄斑，通过激光光凝瘤体和瘤体周围区域可适当改善视力；或玻璃体腔内注射抗 VEGF 药物用于治疗。如果并发玻璃体积血 1 个月以上，积血仍未被吸收，可以考虑玻璃体切割术。

第七节　视网膜母细胞瘤

【病因及发病机制】视网膜母细胞瘤的病因与发病机制尚未完全清楚。目前认为遗传因素在 RB 发病中起主要作用，而饮食、环境污染等因素为次要因素。目前发现 RB 基因位于 13 号染色体长臂 1 区 4 带，属于抑癌基因。当 RB 基因的其中一个等位基因有遗传性缺失时，若另一个正常等位基因又发生突变，则会导致肿瘤的发生。但近年来的研究又发现，若正常 RB 基因失活，不一定 100% 发生恶变，其需要再经过二次或三次突变，肿瘤才最终发生。正常细胞如果第一次突变发生在生殖细胞中，其子代的所有细胞均含有突变，若子代视网膜任何一个细胞再次突变即可产生视网膜母细胞瘤，此为遗传型 RB 的发病机制，若其他体细胞再次突变，则会伴有第二恶性肿瘤，这种遗传型患者发病早，有多个病灶，易伴第二恶性肿瘤。如果正常细胞第一次突变发生在体细胞（如视网膜细胞等），表明子代不会遗传，子代第二次突变亦发生在视网膜细胞时，可产生良性视网膜肿瘤，再经历第三次或多次突变后即可发生视网膜母细胞瘤，此为非遗传型 RB 的发病机制，这种非遗传型患者发病迟，多呈单发病灶，很少伴有第二恶性肿瘤。

【临床表现】

1. 症状　多于幼儿发病，难以描述自我眼部不适感觉，因此早期难以发现，使许多患儿丧失早期诊治的机会。目前多以视力下降引起的斜视或眼球震颤，或白瞳症，即"猫眼"为早期症状，但其实此时病情很少属于早期。另外，年龄更大的儿童会诉说眼前黑影或视力下降等症状。

2. 临床表现　因生长部位、生长速度和分化程度不同而呈现不同的临床表现。①眼内期：肿瘤起源于视网膜神经上皮，早期病变范围小，不易发现。当肿瘤发展到后极部常呈现瞳孔区黄白色反光（白瞳症），并可有斜视。眼底于视网膜任何部位可出现圆形或椭圆形边界不清的黄白色隆起肿块，后极部偏下方多见（图 38-7-1）。肿块表面视网膜血管扩张或出血，偶伴浆液性视网膜神经上皮脱离。肿瘤团块可散播于玻璃体及前房中。②青光眼期：肿瘤增大，导致眼压不断升高，患儿表现为眼球充血、疼痛、哭闹不安。检查可见结膜充血、角膜上皮水肿、角膜变大及眼球膨大。③眼外期：此时肿瘤已穿破眼球壁，见眼球表面肿块或眼球突出。检查可见眼球运动障碍或眼球突出、伴球结膜水肿。④转移期：常通过视神经、球壁上神经血管孔道向眶内或颅内蔓延；或经过淋巴管、血管全身转移，最终导致死亡。

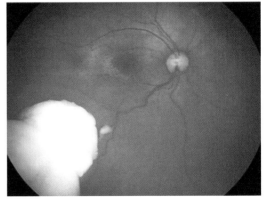

图 38-7-1　右眼玻璃体腔内在后极部颞下方见黄白色团状肿块

3. OCT 特征　黄斑结构破坏、黄斑区玻璃体及视网膜下的种植可以清楚地显示出来。

4. X 线特征　眶腔增大，眼窝密度增高，偶见雪花样钙斑。

5. B 超表现 玻璃体腔内 1 个或数个实体性肿块，光点强弱不等，分布不均，与球壁相连，晚期肿块充满玻璃体腔，局部可见钙斑反射。若见视神经增粗，提示肿块已通过视神经转移，若眶内出现异常回声，说明已有眶内转移。

6. CT 特征 可见眼球内肿瘤密度不均，90% 有钙化斑（呈不规则形，位于软组织密度块影内）及视神经增粗。

7. MRI 检查 与 CT 显示的病变大小、位置及形态相似，但不及 CT 的诊断价值高。T_1WI 呈低或中等信号，T_2WI 呈中等信号。

8. 细胞学采集 抽取房水或玻璃体液虽然对诊断有一定帮助，但有使眼内期变为眼外期的风险，需谨慎考虑。RB 患者见房水乳酸脱氢酶(LDH)和磷酸异构酶（PGI）增高，血浆中亦有升高。

【诊断要点】①小儿白瞳症、斜视或眼球震颤；②视网膜上有 1 个或多个黄白色结节状隆起，突向玻璃体；③ B 超或 CT 显示特征性钙化斑。

【鉴别诊断】需要与 RB 相鉴别的疾病，主要是同样会出现白瞳症的眼病，如外层渗出性视网膜病变、先天性白内障、早产儿视网膜病变(ROP)、永存玻璃体增生症（PHPV）、转移性眼内炎、先天性视网膜劈裂及视网膜发育不全等。

【治疗】根据视网膜母细胞瘤不同的分期、病变部位、数量及大小等，选用不同的治疗方法。主要有手术治疗和非手术治疗。目前化疗联合局部治疗成为视网膜母细胞瘤治疗的主要手段，使很多儿童得以保存眼球并避免外放射治疗。

1. 激光光凝治疗 肿瘤位于赤道部及后部，直径 < 5mm、厚度 < 3mm，未出现玻璃体和视网膜下播散的患者。

2. 冷冻治疗 适应证与激光光凝治疗相似，要求肿瘤位置靠前。

3. 化学治疗和化学减容治疗 对控制病情发展及复发转移有重要意义。常用药物为卡铂、长春新碱、依托泊苷组成（CEV），环孢素为化疗辅助药。

4. 放射疗法 主要适用于肿瘤在玻璃体腔种植，双眼发病且肿瘤较大，以及化疗失败的病例。对肿瘤已达眼外期者可先行放疗，待肿瘤体积缩小后，再行眶内容物剜出术，术后可再次放疗。

5. 基因治疗 许多癌蛋白成为肿瘤治疗学抑制的潜在目标，如 HDM2 和 Bcl-2 等，可成为新的治疗途径，尚待进一步研究。

6. 眼球摘除术 肿瘤体积大于眼内容物 50%，单眼视网膜母细胞瘤且病情严重，双眼视网膜母细胞瘤且其中一眼病情特别严重，对化疗无明显反应，以及其他治疗均不能挽救其所存视网膜或保留其有用视力者需要行眼球摘除术。术中避免眼球穿孔及尽可能切除较长视神经。

目前视网膜母细胞瘤的治疗关键是尽量避免摘除眼球。除发现早期病变外，化疗联合局部治疗（如激光光凝、巩膜敷贴、温热疗法等）已成为视网膜母细胞瘤治疗的主要手段，化疗联合局部治疗可使很多儿童得以保存眼球并避免放射治疗。

第八节 脉络膜恶性黑色素瘤

【病因及发病机制】本病病因及发病机制尚不清楚。发病可能与阳光紫外线照射、病毒感染、痣、先天性眼黑色素沉着病、神经纤维瘤病及环境致癌等因素有关。

【临床表现】

1. 症状 发生于眼底周边脉络膜者，早期常无自觉症状，常因眼科其他疾病就诊时被发现。如肿瘤发生于后极部或周边眼底肿瘤生长增大，则会出现视力下降、眼前黑影、视野缺损、视物变形或色觉异常等症状。如果肿瘤继续生长，可出现继发性青光眼、视网膜脱离、眼球突出等症状。

2. 眼底表现 据病程进展可分为 4 期。

（1）眼内期：分为结节型和弥漫型两种类型。①结节型：起始于脉络膜大、中血管层，初期沿脉络膜蔓延生长，隆起不高，呈圆形或类圆形斑块，为灰白、灰黄或灰黑色，其上视网膜基本正常；随着病程进展，受肿瘤侵犯的脉络膜不断增厚、增高，表面 RPE 萎缩或增殖；RPE 被肿瘤突破后，肿瘤在神经上皮下快速生长，形成蘑菇状团块，肿瘤的颈部可见浆液性视网膜脱离。②弥漫型：肿瘤沿脉络膜平面发展，增大缓慢，呈弥漫性扁平肿块，厚度为 3 ～ 5mm，玻璃膜完整，常不累及视网膜。易发生眼外转移。

（2）继发性青光眼期：高眼压主要有两个原因，一是由于瘤体增大占据球内空间，占大多数；二是肿瘤压迫静脉，导致回流障碍。另外，虹膜红变、晶状体虹膜隔前移也可引起青光眼。

（3）眼外蔓延期：肿瘤经血管转移扩散，涡静脉是最主要的途径。另外，瘤体也可直接突破巩膜向球外蔓延。

（4）全身转移期：主要为血行转移，肝转移最常见，其次为转移心、肺转移等。患者可因全身转移而死亡。

3. **FFA 特征** 早期瘤体上见纡曲粗大血管，肿瘤处不显示荧光或斑驳状荧光；动静脉期可见特征性双循环现象，即肿瘤血管与视网膜血管同时显影；晚期为斑点状或弥漫性荧光，肿瘤边缘毛细血管扩张，瘤体外围可见强荧光光晕（图38-8-1A）。

4. **ICGA 特征** 本病在 ICGA 上表现多样，出血、色素和渗漏程度等均影响其荧光强弱；一般可以显影瘤体内异常血管荧光、着色及渗漏（图38-8-1B）。

5. **超声检查** A 超显示瘤体实性，内部及后壁呈低反射，声衰明显；肿瘤表面波回声突高，基底部反射降低。B 超可以显示隆起超过 2mm 的肿块，呈蘑菇状或半球形回声；肿瘤呈实性隆起，其内见特征性"挖空现象"，即肿瘤前表面高反射，其瘤体内声衰明显，接近眼球壁则为低回声或无回声。此为肿瘤细胞浸润所致。脉络膜与挖空区相连，导致脉络膜凹。另外，肿瘤亦可继发晶体

混浊或视网膜脱离，表现为低或无回声。肿瘤内见树枝状分布的血管血流。

6. **彩色超声多普勒检查** 可见肿瘤内出现异常血流信号，表现为睫状后动脉直接供血，频谱分析表现为中高的收缩期和较高的舒张期低速低阻型血流频谱。

7. **CT 检查** 可见半球形或蘑菇状均质的实性病变，向眼内突出，边界清晰，强化后呈较明显的均质强化，若出现坏死，则表现为不均质强化。

8. **MRI 检查** 对脉络膜黑色素瘤的诊断作用超过 CT 检查。表现为特征性的 T_1WI（相对于玻璃体为高信号）中等或高信号和 T_2WI（相对于玻璃体为低信号）低信号，可用增强剂加强；瘤体内的黑色素物质具有顺磁作用，可发现肿瘤侵犯巩膜及眶内组织。

【诊断要点】 ①单眼发生，中年为主，有的患者诉单眼视力下降等症状；②眼底表现为圆形或蘑菇形肿块，呈灰黄或灰黑色实性隆起；③ FFA 示特征性双循环征和挖空现象；④ MRI 示 T_1WI 中等或高信号，T_2WI 低信号。

【鉴别诊断】

1. **脉络膜痣** 一般长期观察不增大，其表面血管与视网膜无异常，其厚度多 < 2mm，边界清楚，表面光滑，FFA 呈荧光遮蔽，MRI 并没有 T_1WI 信号高于 T_2WI 信号的现象。其与脉络膜恶性黑色素瘤鉴别不难。

2. **脉络膜血管瘤** 多发生于眼底后极部的橘红色实性肿块，FFA 可见脉络膜血管形态的强荧光。ICGA 可见特征性的"冲洗现象"，B 超未见

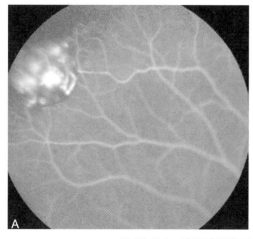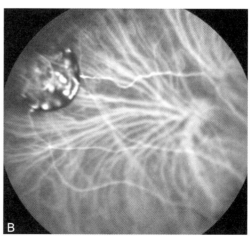

图 38-8-1 脉络膜恶性黑色素瘤 FFA 及 ICGA 图像

A. FFA 图像，瘤体上见纡曲粗大血管，肿瘤处呈斑驳状荧光；B. ICGA 图像，瘤体内见异常血管荧光及着色

挖空现象和脉络膜凹。总体上不难鉴别。

3. 脉络膜骨瘤 多见于健康青年女性（＜30岁），位于视盘附近或包绕视盘的橘黄色隆起，其CT可见与眶骨一致的高密度影像。B超可见瘤体内的钙化灶。钙化灶的特征可使其与脉络膜恶性黑色素瘤相鉴别。

4. 脉络膜转移癌 多为双眼多发边界不清的暗黄色扁平肿块，女性多见，可以查到原发病灶。

【治疗】过去患眼眼球摘除术为本病的主要治疗方式。随着研究的深入和观念的更新，许多学者对眼球摘除的有效性提出疑问，因为眼球摘除似乎不能避免肿瘤转移的可能性。因此现今各种保留眼球的方法为主流治疗方式，如定期观察、光凝治疗、放射治疗（如γ刀、巩膜敷贴放疗及电荷粒子束放疗）、经瞳孔温热疗法、光动力治疗、肿瘤局部切除、免疫治疗等。

第九节　脉络膜骨瘤

【病因及发病机制】病因尚不清楚。有学者认为脉络膜骨瘤是一种先天性迷离瘤，为中胚叶组织残留在脉络膜内，继而发展成骨瘤。瘤体主要由致密的骨小梁、含内皮细胞的大血窦及毛细血管组成。也有学者认为脉络膜骨瘤可能与遗传、性激素分泌、外伤及眼内炎症等有关。

【临床表现】

1. 症状 多无自觉症状，常为偶然发现。瘤体增大时，可能出现视力下降、视物变形、旁中心暗点、复视或视野缺损等。部分伴有偏头痛或恶心、呕吐等。

2. 眼底表现 肿瘤多位于视盘周围，呈扇贝状或地图状，也可存在于黄斑区，形状多类似圆形。扁平状生长，边界清晰，边缘圆钝不齐，如伪足状，呈黄白色或橘红色病灶，表面凹凸不平，可见散在色素沉着灶。部分晚期骨质吸收后呈凹陷状萎缩，完全吸收后可透见巩膜。视网膜血管除随肿瘤表面起伏走行外，无其他明显异常。另外，部分患者可并发CNV，引起黄斑区出血、渗出及盘状瘢痕形成（图38-9-1）。

3. FFA特征 早期病灶区呈斑驳状弱荧光或强荧光，随造影时间延长，荧光逐渐增强，晚期呈广泛强荧光合并斑驳状染色。若有视网膜下出血或色素增殖斑块形成，则呈遮蔽荧光。

4. ICGA特征 早期瘤体呈弱荧光，中期瘤体表面的异常脉络膜血管渗漏，而表现为荧光逐渐增强；晚期呈边界欠清、斑驳状荧光。伴发CNV时不易与肿瘤本身的异常血管相鉴别。

5. OCT特征 RPE与玻璃膜之间有特征性的不均匀高反射沉积物。外层视网膜变薄，光感受器变性萎缩，但内层视网膜多可正常。

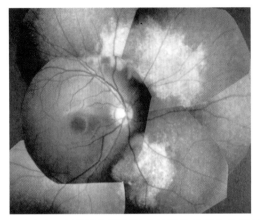

图38-9-1　右眼视盘周围见2处地图状黄白色病灶
引自 Tsuchihashi T 等论著研究

6. B超检查 肿瘤呈低平隆起强回声，强荧光大多为其内钙化灶。降低增益后，其他眼内组织回声消失，但肿瘤回声仍在。

7. CT检查 极具诊断价值，瘤体内可见与眶骨一致的高密度影像，即钙化灶所在（图38-9-2）。

8. 视野 可能表现为中心视野缩窄。

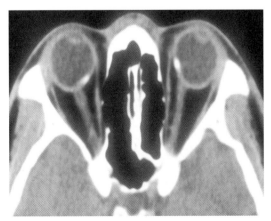

图38-9-2　瘤体内见与眶骨一致的高密度钙化灶
引自 Tsuchihashi T 等论著研究

【诊断要点】根据以下特征可以鉴别。①青年女性，单眼视盘周围可见橙黄色低平隆起灶；② CT 或 B 超示近骨密度的高密度影，为本病典型特征。

【鉴别诊断】

1. 脉络膜血管瘤　多发生于眼底后极部的橘红色实性肿块，FFA 可见脉络膜血管形态的强荧光。ICGA 可见特征性的"冲洗现象"，B 超可见脉络膜囊样高反射波，未见挖空现象和脉络膜凹。总体上不难鉴别。

2. 巩膜脉络膜钙化　多见于中老年人，伴有甲状腺功能亢进、维生素 D 中毒或代谢性中毒等病症。眼底表现为周边地图状低平隆起的多发性黄白色病灶。B 超和 CT 不能鉴别，需病理诊断鉴定。

3. 无色素性脉络膜恶性黑色素瘤　临床少见，中老年人多发，无性别差异。临床表现为表面光滑、边界不清的棕黄色病灶，病灶隆起较高。CT 可予以鉴别。

4. 眼内骨化　常发生于炎症、外伤或发育异常人群的患眼侧，多合并白内障或其他眼前节异常而窥不见眼底。B 超和 CT 不能鉴别，需通过病史、影像学检查或病理诊断进行鉴别。

【治疗】尚无理想的治疗方法。因肿瘤生长缓慢视力损害多不严重，因此若无症状，以临床观察为主。若伴发脉络膜新生血管，则可考虑光动力疗法（PDT）或抗 VEGF。

第十节　脉络膜转移性肿瘤

【病因及发病机制】身体其他脏器的原发性肿瘤为脉络膜转移性肿瘤的病因。肿瘤组织细胞经血液迁徙种植于脉络膜组织中。

【临床表现】

1. 症状　可无任何症状。累及后极部，出现视力下降。闪光感及眼前黑影飘动，部分有眼痛、远视、视物变形、中心暗影及视野缺损等表现。

2. 眼底表现　后极部可见 1 个或多个奶黄色或灰白色、圆形或卵圆形、边界不清的扁平实性肿块，大小约 1PD。玻璃体受累很少，脉络膜受累范围大，肿瘤表面或周围伴有浆液性视网膜脱离，积液混浊或有色素斑点，发展快，数周后呈球形甚至全脱离。部分合并虹膜睫状体炎及继发性青光眼。眶内转移者少见。

3. FFA 特征　动脉期肿瘤呈弱荧光暗区，其后出现不规则斑点状强荧光，常自边缘开始，并不断扩大、融合，其间夹杂着斑片状遮蔽荧光，晚期瘤体病灶处融合染色呈强荧光。若有坏死组织，则呈遮蔽荧光。

4. ICGA 特征　可清晰显示脉络膜血管情况。一般早期为扁平隆起的弱荧光灶，范围较清晰，常可见其下脉络膜血管结构，晚期瘤体内部分血管染色及渗漏。

5. OCT 检查　瘤体病灶区呈现点状高反射，可伴视网膜神经上皮下积液和色素上皮脱离。

6. 视野检验　病变相应处视野缺失。

7. 超声检查　A 超瘤体呈中度或高反射；B 超示与球壁相连厚薄不一的扁平实性占位，基底较广，瘤体内回声不均匀。

8. CT 特点　眼后节单个或多发软组织密度扁平增厚肿块影。但其特征不足以鉴别脉络膜转移癌和其他眼内肿瘤。

9. MRI 特点　T_1WI（相对于玻璃体）呈中等或稍高信号，T_2WI（相对于玻璃体）呈稍低或高等信号，信号可不均匀。

10. 局部活检　由于操作可能引起肿瘤细胞扩散，需慎做。如果以上非侵入诊断方式均不能明确诊断，可考虑细针穿刺活检及免疫组化。

【诊断要点】①后极部见 1 个或多个呈灰黄色圆形或卵圆形边界不清的扁平实性肿块，约 1PD 大小。② FFA 见早期弱荧光，后期斑驳点状强荧光；ICGA 早期弱荧光，晚期染色渗漏强荧光。③ B 超示与球壁相连厚薄不一的扁平实性占位，基底较广，瘤体内回声不均匀。④ MRI 示 T_1WI 呈中等或稍高信号，T_2WI 呈稍低或高信号，信号可不均匀。⑤全身肿瘤病史。

【鉴别诊断】脉络膜转移癌应与脉络膜恶性黑色素瘤，孤立性脉络膜血管瘤，视网膜脱离，脉络膜骨瘤，视网膜脉络膜炎，老年性黄斑变性及脉络膜局灶性出血等相鉴别。其中，与脉络膜恶性黑色素瘤的鉴别诊断很重要，因为两者的治疗很不相同。

【治疗】

1. 观察　某些生长非常不活跃的脉络膜转移癌患者，可以观察进展却不进行治疗，因为有时瘤体可以自行消退。

2. 非手术治疗　①经瞳孔温热疗法；②光动力治疗或应用抗 VEGF 治疗，可避免眼球摘除，也改善了患者生活质量；③局部放射治疗（包括局部敷贴治疗、γ 刀及质子束放疗等），适用于大部分葡萄膜转移癌患者；④化疗，适用于无眼部症状且对化疗药物敏感的转移癌患者。

3. 手术治疗　肿瘤局部切除适用于肿瘤小于 1/4 象限的患者。如果患眼疼痛明显且失明，则考虑做眼球摘除术。

中西医结合

眼底肿瘤至今没有公认、准确的中医病名，多数学者认为眼底肿瘤相似中医学"目瘤"的范畴。

目前中医对眼底常见肿瘤没有行之有效的方药，主要的治疗手段是根据病情进行：化疗、放疗、激光治疗、手术治疗（简称四联疗法），再酌情配合中西医结合治疗。

【病因病机】因先天肝血不足或后天情志抑郁，肝失条达，肝开窍于目，肝气不舒，气机郁滞，则致目系、目络；血行不畅，则致眼底失濡，肿块增生。

【辨证论治】

1. 眼底肿瘤四联疗法后早期　气血不足证。

临床表现：术中耗伤气血，故术后气血不足，眼底表现为视网膜水肿、出血，患者常少气懒言，体倦神疲，面色㿠白，或伴便溏，脉细弱无力，舌质淡，苔薄白。

治法：益气健脾，补气升阳。

方药：补中益气汤（《脾胃论》）。黄芪 30g，人参 12g，当归 15g，陈皮 9g，升麻 9g，柴胡 9g，白术 12g，甘草 6g。

加减：术后有新鲜出血者，可加凉血止血药物，如墨旱莲、大蓟、小蓟等以凉血止血；术后视网膜下有积液、视网膜水肿、渗出较多，可合五苓散加减以温阳利水。

2. 眼底肿瘤四联疗法中期　肝郁气滞证。

临床表现：患者病久，情志抑郁，肝失条达，则致两胁胀痛，寒热往来，头痛目眩，口燥咽干，神疲食少，女性则月经不调，乳房胀痛，脉弦而虚。

治法：疏肝解郁。

方药：逍遥散（《太平和剂局方》）。柴胡 12g，当归 15g，白芍 12g，白术 15g，茯苓 15g，甘草 3g。

加减：伴烦躁易怒，或自汗盗汗，或颊赤口干者，加牡丹皮、栀子以泻火除烦；血虚较重者，加熟地黄以滋养阴血。

3. 眼底肿瘤四联疗法后晚期　气滞血瘀证。

临床表现：病至后期，气行不畅，气滞则血瘀，眼部表现为瘀血阻滞，死血，干血，久不吸收，甚至机化、增殖，或伴眼痛有定处。胸痛、头痛日久不愈，痛如针刺而有定处，舌质暗红，舌边有瘀斑或瘀点，脉涩或紧。

治法：行气活血祛瘀。

方药：血府逐瘀汤（《医林改错》）。桃仁 12g，红花 9g，当归 9g，生地黄 9g，川芎 9g，赤芍 9g，牛膝 9g，桔梗 6g，柴胡 6g，甘草 6g。

加减：眼底见增殖者，加海藻、昆布以软坚散结；恶性肿瘤有复发趋势者，加土茯苓、半枝莲等药物。

【物理疗法】术后病情稳定，仅表现为视神经萎缩、视网膜瘢痕、视功能欠佳者，可予以针刺治疗。针刺眼周穴位可选睛明、球后、瞳子髎、攒竹、太阳等；远端穴位可选合谷、内关、足三里。每次选眶周穴位 3 ~ 4 个，远端穴位 2 个，留针 30min，1 次 / 日，10d 为 1 个疗程。

【经验方】彭清华等用益气养阴、利水活血经验方治疗原发性视网膜脱离术后患者。对于眼底肿瘤患者四联疗法后同样适用。此方的主要成分是黄芪、生地黄、茯苓、车前子、地龙、赤芍、红花、白术等，其中黄芪补气利水，生地黄养血滋阴，茯苓、车前子益气利水明目，地龙、赤芍、红花活血化瘀，共奏益气养阴、活血利水的作用。黄芪是扶正固本的常用中药，无论是何种原因造成的正气损伤均可应用。

【眼底肿瘤四联疗法后活血化瘀配合补中益的中药临床应用研究】 彭清华等用补阳还五汤，主益气活血，加茯苓、车前子、泽泻，以益气、利水、消肿，生地黄、女贞子、墨旱莲，以补阴血。经临床130例130只眼的观察，坚持服药1个月以上，对提高视网膜脱离手术后的患者视功能有明显临床疗效。此方同样可用于眼底肿瘤四联疗法后患者的治疗。

【眼底肿瘤四联疗法后配合中西医结合治疗新理念】 手术后眼内常有出血，出血早期宜凉血止血，后期宜活血化瘀。另外术后视网膜常有水肿，宜温阳利水，常用五苓散加减。并且术中常用激光光凝，激光是一种高能量的单色光照射视网膜，继而对视网膜产生损害。因此彭清华教授等学者认为其可归入眼外伤范畴。目得血而能视，气脱而目不明，神光赖其真气、真血之滋养，方能明视万物。蕴含高度集中能量的激光可灼伤津液，使气阴受损，脉络瘀滞，神光发越受阻，视功能减退。故给予中药以益气养血、活血化瘀，可减轻激光的光损伤，以提高视功能。患者放化疗后耗伤正气，因此可予以扶正固本、补中益气的中药，如补中益气汤、八正散等。术后远期，病情稳定，但视功能不好的患者，可予以四物五子汤或驻景丸加减治疗。此能调阴血补肾阴，精血旺盛则目有所养，神光充沛。四物五子汤补血而不滞血，补阴而不滞阴，故现代临床将其广泛用于治疗内障虚证。现代研究发现该方含锌量极高，推测目窍功能的恢复可能与补充微量元素锌，并改善眼部的微循环有关。

总之，眼部肿瘤四联疗法后，利用中西医结合治疗，能恢复部分患者的视功能，临床得到广泛应用。

（张仁俊　谢青生侠
李山祥　高延娥）

第39章 外伤性眼底损害

第一节 外伤性视神经损伤

【病因和发病机制】外伤性视神经损伤的病因可分为3类。①单纯的眼部创伤；②颅脑损伤；③眼和颅脑的并发损伤。关于外伤性视神经损伤确切的发病机制目前尚未充分阐明，大致包括两方面：一种为原发性损伤，额部受到外力撞击后，力量传递到视神经管，造成视神经管骨折或变形，碎骨片直接压迫视神经，视神经直接牵拉和挤压断裂或轴索离断。另一种为继发性损伤，外伤导致视神经血液循环障碍，造成视神经组织水肿，视神经管相对缩窄，压迫视神经，或外伤后发生视神经鞘膜下出血，凝血块压迫视神经，导致受损视神经持续加重（变性坏死）或影响原来未受损伤的视神经出现损伤。约95%的损伤发生在视神经的管内段，该病占闭合性颅脑外伤的0.5%～5%。

【临床表现】

1. *头部外伤史* 外伤性视神经损伤常发生于头面部的闭合性损伤，伤口部位以额部、眉弓部和眉外侧部为见。

2. *视力下降或失明* 在受伤瞬间或受伤后数小时或数日内出现视力部分或完全丧失。由于患者常伴有闭合性颅脑外伤，视力损伤的主诉常被危及生命的重要体征所掩盖，或眼部损伤后导致的眼睑高度肿胀，使患者和医师未能注意到视力下降现象，从而延误诊断和治疗。对于残余视力患者，通过视野检查常发现患侧视野部分缺损。

3. *瞳孔对光反射异常* 直接对光反射消失，间接对光反射存在，即RAPD阳性。若患者双眼同时受伤，则出现瞳孔直接与间接对光反射均消失。

4. *眼球与眼底检查* 外伤性视神经损伤早期患侧眼底可无明显改变，晚期可出现视神经萎缩现象。

5. *影像学检查* 轴位薄层CT扫描能较好地显示视神经管骨折部位、眶内血肿等病变。若CT未显示视神经管明显骨折，但邻近鼻窦（后组筛窦、蝶窦）密度增高阴影，也高度提示存在视神经管骨折可能。MRI扫描对视神经管骨质检查不如CT直接，但对视神经周围软组织病变（视神经鞘膜内出血、眶尖血肿）观察较CT清楚（图39-1-1，图39-1-2）。

6. *电生理学检查* 应用视网膜电图（ERC）和视觉诱发电位（VEP）可较为客观地评估视功能状态。视网膜损伤多表现为F-ERG改变，以b波变化最敏感；VEP波形低平、缺如，潜伏期延长均提示不同程度视神经和视路损伤，以P_{100}波变化最敏感，VEP改变与视神经损害程度呈正相关。如果外伤后ERG检查正常，而F-VEP异常，则高度提示视神经功能受损。

【诊断和鉴别诊断】有明确的外伤史后，视力减退或失明，患眼RAPD呈阳性，在排除角膜、前房、晶状体、玻璃体和眼底等部位相关损伤后，对侧眼视力和视野正常，即可确诊外伤性视神经损伤。

P-VEP检查示P_{100}潜伏期延长或消失，波幅降低，是重要的客观依据，CT的检查对诊断有价值，主要有3类影像学表现：①骨折直接征象，CT图像可出现包括视神经管壁骨质连续性中断，骨折部位存在血肿；②间接征象：筛窦、蝶窦存在积气，伤后第2～4天经CT扫描，可发现颅内积气；③视神经征象，常见的是视神经水肿、变粗、断裂、粗细不规则等。无论是CT，还是

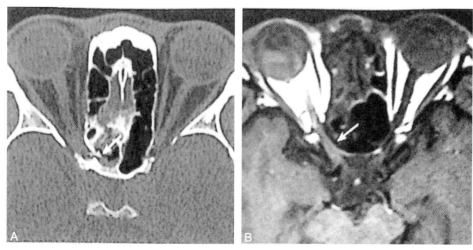

图 39-1-1　外伤性视神经损伤影像学检查图像

A. CT 影像显示右侧视神经管颅口内侧壁明显骨折，骨质裂缝（箭头所指处）；B. MRI 影像显示右侧管段视神经组织肿胀，形态不规则（箭头所指处）

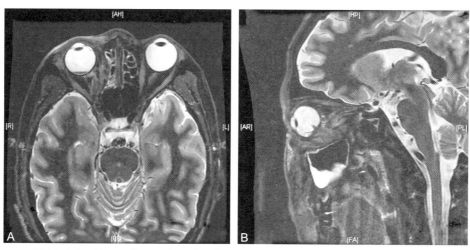

图 39-1-2　MRI 影像显示右眼球不完整，视神经出口段组织肿胀，形态不规则

A. 水平位；B. 矢状位

MRI 检查，由于受扫描层厚度与角度限制，部分患者通过影像学检查无法明确诊断。然而在临床工作中，常发现许多外伤性视神经损伤患者在被确诊和转诊上级医院之前，通常经历数家医院诊治，诊断手段过分倚重影像学检查，以致延误治疗数日甚至数周。笔者认为，只有需要进行手术治疗时，CT 或 MRI 才具有指导定位和防范手术风险的实际意义。

【治疗】关于外伤性视神经损伤的治疗方法，国际上一直存在较大争议。由于该病具有一定程度自主恢复倾向，究竟采取保守观察，药物治疗，还是手术治疗，不同地区，不同医生的治疗理念尚不一致。

（一）药物治疗

1. 肾上腺糖皮质激素药物治疗：所有外伤性视神经损伤患者在确诊后，如无药物使用禁忌，均可尝试外伤后 8h 内用大剂量甲泼尼龙 15～30mg/kg，3～5d。

2. 脱水剂：如 20% 甘露醇 125ml，静脉滴注，每日 2 次，连用 3d。

3. 血管扩张药（如活血明目片等）及神经营养类药物（如甲钴胺等）。

（二）手术治疗

1. 手术适应证　若有视神经管骨折，无论有无光感，以及时间长短，均可行手术取出骨折片，并观察疗效。所有经过药物治疗视力无改变,甚至出现进行性下降的患者,均可尝试接受手术治疗。

2. **手术时机** 对于无光感患者,药物治疗1～3d仍无视力恢复,即可尽早考虑手术介入,若观察时间太长(超过7d),则可能因神经发生凋亡坏死而延误最佳的手术时机,降低手术的治疗效果。对于有残余视力的患者,手术介入治疗可以选择在药物充分治疗1～4周而无明显视力改善时进行,若观察时间过长(超过1～2个月),视神经则可能开始发生萎缩病变,手术减压的治疗价值势必下降。

3. **手术方法选择** 手术治疗主要由眼科、神经外科和耳鼻咽喉科医师开展,手术方法主要有经眶内视神经减压术、经鼻外筛蝶窦视神经减压术、经颅内视神经减压术和经鼻内镜视神经减压术等,目前临床病例报道较多的是后两种方法。

对于合并颅内严重损伤患者,经颅内视神经减压术可同时处理视神经病变及颅内损伤等相关问题。对于无明显颅内损伤患者,经鼻内镜视神经减压术具有创伤小,易操作、时间短、恢复快等优点,因此临床应用范围越来越广泛。

本病也可以配合高压氧舱治疗,提高视网膜血管的氧饱和度和局部储氧量,阻断细胞内的无氧代谢,减轻损伤,同时还可舒张血管,改善血液循环。

研究损伤后视神经节细胞(RGC)的存活、修复和再生是目前神经眼科研究的热点,激活RGC再生潜能和克服再生障碍,进而促进RGC存活机器轴突再生,并在此基础上,联合靶向诱导轴突再生等,或许是未来新的研究方向。同时,近来对神经组织工程学的种子细胞、支架材料和细胞因子三大要素的研究,为视神经损伤的治疗带来无限的希望。

中西医结合

外伤性视神经损伤相似中医学"撞击伤目""暴盲"的范畴。

【病因病机】《证治准绳·杂病·七窍门》指出本病的病因病机为"盖打动珠中真气,络涩滞而郁遏,精华不得上运,损及瞳神而为内障之急"。由于眼直接受伤,波及视神经,或是头部、眶部受伤间接导致视神经受伤,视神经纤维发生退行性病变、缺氧,血管闭塞,而导致视神经改变,一般伤后4～7d即可逐渐发生视神经萎缩,造成严重的视力丧失。总之,钝力撞击伤损伤眼珠可致气血受伤,组织受损,以致血溢脉外,气滞血瘀,此为本病的主要病机。

【辨证论治】

1. 气滞血瘀证

临床表现:外伤史,眼部刺痛或胀痛,视力下降明显,眼底检查可见视盘色苍白,血管变细也有不同程度的缺损,视觉诱发电位P_{100}波不同程度的延迟。无或有不同程度头痛和(或)胸胁胀痛、刺痛,舌质暗红,有瘀斑,苔薄黄,脉涩。

治法:理气解郁,化瘀止血。

方药:血府逐瘀汤(《医林改错》)加减。柴胡、当归、桃仁、枳壳、川芎各10g,生地黄、赤芍、牛膝、生蒲黄各15g,桔梗8g,甘草,红

花各6g。

加减:心烦失眠者,加栀子、茯苓等。

2. 气血亏虚证

临床表现:眼底表现为视盘色苍白,血管变细,患者常少气懒言,体倦神疲,面色㿠白,或伴便溏,脉细弱无力,舌质淡,苔薄白。

治法:补气健脾,升举阳气。

方药:补中益气汤(《脾胃论》)。黄芪30g,人参12g,当归15g,陈皮9g,升麻9g,柴胡9g,白术12g,甘草6g。

加减:便秘加大黄。

3. 瘀血阻络证

临床表现:眼底表现为视盘色苍白,血管变细,外物伤目,血络受损,血溢络外。

治法:早期止血,后期化瘀。

方药:早期,蒲黄汤(《太平圣惠方》)。生蒲黄25g,墨旱莲30g,藕节30g,丹参20g,牡丹皮15g,生地黄15g,郁金15g,荆芥炭10g,栀子10g,川芎6g,甘草6g。晚期,祛瘀汤(《会约医镜》)。当归9～15g,熟地黄6～9g,白芍(酒炒)6g,川芎3g,肉桂6g,桃仁(去皮)3g,红花(酒炒)2.4g。

加减:出血多者,加三七粉;伴水肿者,加猪苓、

车前子、益母草等以利水渗湿。

【物理疗法】

1. 针刺　近端取穴：睛明、球后、瞳子髎、承泣、攒竹、鱼腰、丝竹空、太阳、四白、阳白等；远端穴位：风池、合谷、足三里、太冲、翳风等。每次选眶周穴位4个，远端穴位4个，留针15～30min，1次/日，10d为1个疗程。

2. 穴位注射　太阳穴注射复方樟柳碱注射液。

3. 中药离子导入　选用活血化瘀、营养神经的中药。

【其他疗法】 中成药，如银杏叶片、复明片、丹红化瘀口服液等。

【食疗方】

1. 西蓝花猪肉煲

组成：西蓝花30g，猪腱肉400g，胡萝卜2根，蜜柚2个，洋葱丁适量，鸡粉半匙，白糖、盐适量。

功效：活血化瘀，明目通络。

适应证：气滞血瘀证。

方解：西蓝花有很好的活血功能，被称为"血管的清理剂"，可有效防止血液凝固，促进血液循环。

制法：西蓝花洗净，掰成小块，蜜柚、胡萝卜去皮，蜜柚切块，胡萝卜切段，猪腱肉洗净切块备用；锅中油烧热，放入所有食材翻炒，上色后加清水，大火煮沸，加入鸡粉、白糖、盐等调味料，继续煮30min。

用法：煮熟即可食用。

2. 红花鸡汤

组成：红花3g，母鸡1只，当归15g，无花果2个，橙子1个，盐适量。

功效：祛瘀止痛，活血通经。

适应证：气滞血瘀证。

方解：红花味辛，性微温，归心、肝经，具有祛瘀止痛、活血通经的作用，还可辅助治疗闭经、产后瘀血作痛。另外需要注意的是溃疡患者不能食用红花。

制法：红花、当归洗净备用，橙子去皮切瓣，无花果切开，母鸡清理干净沸水氽烫，去血水，捞出备用；锅中加适量水，放入所有食材，大火烧开，小火慢煲2h，加盐调味即可。

用法：煮熟即可食用。

【经验方】 马钱子俗称番木鳖，最早记载于《本草纲目》，其性味苦寒，有大毒，归肝、脾经，具有散结消肿、通络止痛的作用。现代药理研究证实，马钱子主要药理成分为马钱子碱等，具有兴奋中枢神经系统、增强骨骼肌紧张度等作用。国内已有报道显示，马钱子对多种神经系统疾病具有较好的治疗作用，是神经科领域不可多得的常用药物。[谢思健，谢文军，张娟，等，2013.马钱子胶囊治疗外伤性视神经损伤20例临床观察[J].湖南中医杂志，29（6）：53-54]

【名医经验】 湖南中医药大学谢文军教授根据多年临床经验，表明加味复元活血汤《医学发明》，对于外伤性视神经损伤的气滞血瘀型有良好效果。加味复元活血汤组成：大黄8g，柴胡10g，当归12g，桃仁12g，红花8g，穿山甲6g，瓜蒌根9g，制马钱子粉（冲服）0.3g，川芎12g，石菖蒲9g，甘草6g。每日1剂，每日2次，早晚饭后30min分服。中医学认为眼与人体五脏六腑、气血津液之间有密切联系，两者不可分割。外伤性视神经损伤由于气滞血瘀，不得疏泄，气滞无以助血运行，致眼部气滞血瘀，脉道阻塞，玄府闭塞。根据中医学理论"理气活血"治疗原则，采用复元活血汤，以达活血化瘀、疏肝理气、通窍明目之效。加味复元活血汤诸药合用能改善视网膜及视神经微循环，促进轴浆流运输，清除自由基，改变血液流变学状态，降低血液黏稠度，从而使视网膜和视神经供血和供养得以改善，使部分未完全坏死的神经元恢复其功能，进而促进视功能的恢复。[容婷，2013.中西医结合治疗外伤性视神经损伤（气滞血瘀证）的临床观察[D].湖南：湖南中医药大学]

【外伤性视神经损伤中西医结合治疗新理念】 中医通过对患者辨证论治，从中药、针灸、食疗等多方面着手，标本兼顾。西医对于外伤性视神经损伤的治疗，一般采用大量糖皮质激素、脱水剂、神经营养剂及扩血管等药物治疗，针对视神经损伤的部位不同，考虑视神经减压术。神经生长因子对视网膜毛细血管内皮细胞的再生和修复有促进作用。但是国际视神经外伤研究小组认为，激素治疗和视神经管减压术均不是治疗外伤性视神经损伤的金标准。所以，传统的中医治疗手段有望成为促进视神经损伤后修复的重要方法。有文献资料显示，只要符合手术指征，应该及时手术＋类固醇皮质激素等药物治疗，能够有效改善视力。但是，何种治疗方法更适宜尚存在争议。

第二节　视网膜震荡

【病因及发病机制】由于外来的钝力作用于眼球，经过眼内容物的压力波或整体运动传导至视网膜上，眼球后极部是着力点；另外，颌面部受伤时，压力波经翼上颌缝进入眶部，通过软组织伤及眼球后极部。视网膜震荡包括直达性与非直达性两类。钝力冲击于眼球侧方，至直接作用部位处的视网膜呈现灰白色水肿混浊，称直达性视网膜震荡；钝力冲击于眼球前段，压力波经球内间质传递，作用于后极部，导致黄斑水肿，是最常见的非直达性视网膜震荡，于眼球侧方发生钝力冲击至对侧的视网膜发生水肿混浊，亦属非直达性视网膜震荡。

于视神经发生钝力和视网膜脉络膜血液循环紊乱是目前认为的发病机制。钝力致视网膜及脉络膜血管发生强烈痉挛，造成血流不畅，引起局部组织缺血缺氧，代谢失衡。随着组胺物质的释放，使毛细血管麻痹性扩张，通透性增加，血浆渗出，导致水肿渗出，表现为视盘肿胀或出血，视网膜内和（或）表面出血。

【临床表现】伤后立即或数小时后，患者诉视力下降，但视网膜可显示正常，随后，后极部出现乳白色混浊，黄斑区更明显，因黄斑中心凹视网膜菲薄，因此仍露出脉络膜色泽，在周围乳白色的衬托下，颜色酷似视网膜中央动脉阻塞时的樱桃红色（图 39-2-1）。

损伤较轻的病例，数日或数周后即可恢复正常视力和视网膜外观，严重的病例，常有视盘周围出血、视网膜或视网膜前出血，视网膜水肿消退后，可见黄斑部色素紊乱，甚至发生囊样变性致黄斑裂孔，视网膜脉络膜萎缩，造成视力严重减退或中心视力的永久丧失。

1. FFA　损伤较轻的病例可显示正常，严重的病例，因水肿严重，大部分病例无荧光素进入视网膜或视网膜下。在 RPE 受损的病例，可看到渗漏强荧光。吲哚菁绿脉络膜血管造影（ICGA）显示脉络膜充盈时间延长，早期脉络膜血管呈不规则扩张和（或）狭窄，晚期呈"椒盐"状改变。

2. OCT　轻者仅在光感受器外节可见高反射，数日即可消退，视力基本恢复；重者视网膜增厚，光感受器内外节变薄或缺失，视力明显下降，预后不佳（图 39-2-2）。

3. 视觉电生理检查　伤后即可表现为 ERG 的 a 波和 b 波潜伏期延长，振幅下降；VEP 表现为 P_{100} 波峰潜伏期延长，波幅降低。

【诊断和鉴别诊断】有明确的眼部钝挫伤史，伤后视力下降，眼底检查见后极部视网膜水肿伴出血即可确诊。本病要和以下疾病相鉴别。

1. 视网膜动脉阻塞　无外伤史，多有高血压及心血管病史，视力急剧下降，仅存或完全丧失。

2. 先天性黄斑异常　多为双眼对称，逐渐加重。

【治疗】安静休息，早期可用肾上腺糖皮质激素，以减少毛细血管渗漏；还可用维生素 C、营养神经药，未出血者可用血管扩张药等，以阻止损伤引起的继发性损害，促进视网膜功能的恢复。此外，在眼底无活动性出血后，可行高压氧治疗；若玻璃体积血过多或出现黄斑裂孔，可手术治疗。大部分病例视网膜水肿 2 周后可自行消退，视力恢复。

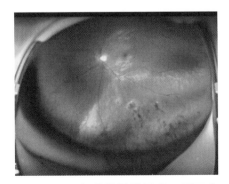

图 39-2-1　左眼视网膜震荡，颞下方视网膜苍白，可见散在出血灶

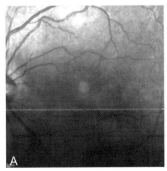
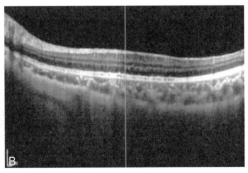

图 39-2-2　黄斑 OCT 显示视网膜外层结构模糊

中西医结合

视网膜震荡相似中医学"撞击伤目""暴盲"的范畴。

【病因病机】《审视瑶函》曰："目为血所养，今伤则血病"；《原机启微》说："外伤时，七情内移，卫气衰惫，风邪便乘虚而入。"本病因外伤后脉络阻塞，气血逆乱，气滞血瘀所致，治疗应以理气、活血、化瘀为主。气滞血瘀是其主要病因病机。

【辨证论治】

1. 气滞血瘀证

临床表现：视网膜水肿、渗出，出血量少或静止。

治法：行气活血，祛瘀通络。

方药：血府逐瘀汤（《医林改错》）加减。柴胡、当归、桃仁、枳壳、川芎各 10g，生地黄、赤芍、牛膝、生蒲黄各 15g，桔梗 8g，甘草、红花各 6g。

加减：胁下有痞块者，加郁金、水蛭等活血破瘀；气机郁滞较重者，加青皮、川楝子等。

2. 络伤出血证

临床表现：视网膜出血较多，伴水肿渗出或玻璃体积血。

治法：活血化瘀。

方药：十灰散（出自《修月鲁般经后录》，引自《十药神书》，录自《医方类聚》）加减。大蓟、小蓟、荷叶、侧柏叶、白茅根、茜草、栀子、大黄、牡丹皮、棕榈皮各 9g。

加减：如血热较盛，加牛膝、代赭石、栀子，引血下行。

3. 气血两亏证

临床表现：眼底病变大部分吸收或有少许出血、渗出。

治法：补益肝肾，益精明目。

方药：驻景丸（《太平圣惠和剂局方》）加减。菟丝子 5 两（酒浸 3d，晒干，捣为末），车前子 1 两，熟干地黄 3 两。

加减：心烦失眠者，加栀子、茯苓等。

【物理疗法】针刺。近端取穴：攒竹、鱼腰、丝竹空、睛明、球后、瞳子髎、承泣等；远端穴位：合谷、足三里、三阴交、太冲、翳风等。每次选眶周穴位 4 个，远端穴位 4 个，留针

15 ～ 30min，1 次 / 日，10d 为 1 个疗程。

【其他疗法】静脉给予 10%GS 250ml+ 复方丹参液 20ml+ 黄芪注射液 20ml，每日 1 次，1 周为 1 个疗程。

【食疗方】

1. 参枣薏米粥

组成：党参、大枣各 30g，防风、当归各 15g，薏苡仁 100g。

制法：将诸药择净，放入药罐中，加入清水适量，浸泡 10min 后，水煎取汁，用药汁与薏苡仁同熬粥，粥熟即可。

功效：益气固表，调和营卫，祛风止痒。

适应证：气滞血瘀证。

方解：党参补中益气，健脾益肺，养血生津；大枣补血活血，补中益气；薏苡仁健脾利湿、除痹止泻、清热排脓。

用法：煮熟即可食用。此为 1 日量，分早晚 2 次食用，连续食用 7 ～ 10d。

2. 黄芪炖乳鸽

组成：黄芪 30g，乳鸽 1 只，生姜 3 片，食盐、味精、麻油等调味品适量。

制法：乳鸽去毛杂，放入碗中，加入黄芪、生姜、隔水炖熟，去黄芪，加食盐、味精、麻油调味。

功效：益气养血，祛风止痒。

适应证：气滞血瘀证。

方解：《本草纲目》记载："鸽羽色众多，唯白色入药。"鸽肉具有补肝壮肾、益气补血、清热解毒、生津止渴等功效。黄芪具有补气生血、益卫固表、利水消肿、托疮生肌等功效。

用法：煮熟即可食用，每 2d 1 剂，连续 7 ～ 10 剂。

【经验方】《审视瑶函》曰："目为血所养，今伤则血病。"而《原机启微》认为："外伤时，七情内移，卫气衰惫，风邪便乘虚而入。"两者兼顾，治疗应以祛风养血为主。中药组方：熟地黄 20g，山药 10g，山萸肉 6g，猪苓 10g，车前子 6g，白术 6g，当归 10g，川芎 10g，白芍 6g，防风 10g，荆芥 10g，甘草 6g。每日 2 次。当归、白芍、川芎养血；熟地黄活血；荆芥、防风祛风散热。根据五轮学说及辨证论治，视网膜属水轮，属肾，应当滋补肾阴。熟地黄滋补肾阴，山药补脾肾，

山萸肉补肝肾,肝脾肾三阴并补。配猪苓、车前子、白术健脾利湿,甘草调和诸药。临床证实疗效不错。[肖兴爽,2005.中西医结合治疗视网膜震荡[J].现代中西医结合杂志,14(15)]

【名医经验】湖南中医药大学彭清华教授临床应用的桃红四物汤(引自《玉机微义》转引的《医垒元戎》)加五苓散(《伤寒论》)在治疗气滞血瘀型视网膜震荡方面取得了很好的疗效。桃红四物汤加五苓散组成:桃仁9g,红花6g,川芎8g,当归10g,白芍12g,熟地黄12g,猪苓(去皮)10g,泽泻15g,白术10g,茯苓10g,桂枝(去皮)7g。中医学认为,眼球受撞击后,脉络受损,气血运行受阻,气滞血瘀或气化不利,瘀血、水湿瘀滞于目,继发本病。故选用桃红四物汤加五苓散加减,治以活血化瘀、化气利水。现代药理学研究表明,方中诸味中药合用,对改善视网膜微循环、增加其营养、促进水肿消退吸收、恢复视功能效果明显。中医运用血府逐瘀汤加减,以活血化瘀、行气理滞,达到疏通、祛瘀生新的目的。据报道,活血化瘀药物有扩张外周血管,改善微循环,抑制血小板凝集,以及抗炎、抗缺血、抗缺氧的作用。[陈在根,2011.视网膜震荡的中西医结合治疗[J].中国社区医师(医学专业),13(29):316-317]

【视网膜震荡中西医结合治疗新理念】中医药分期治疗视网膜震荡不仅行血分之瘀滞,还能解气分之郁结。临床随症化裁,以达治疗目的,是一种有效的治疗方法。西医治疗一般采用止血剂、抗生素、神经营养剂、维生素和激素。FFA检查对本病的诊断及预后评估意义重大,但其不良反应要降到最低,如过敏等,切实保障患者的生命安全。

第三节　外伤性眼底出血

【病因及发病机制】本病病因及发病机制与外伤性视神经损伤相似。另外脉络膜与巩膜之间存在潜在的脉络膜上腔,仅在巩膜突、涡静脉和视盘周围3个部位与巩膜紧密粘连,并有睫状动脉、涡静脉、脉络膜动静脉丛等多组血管通过。当受到外力冲击时,冲击力传导可致脉络膜与巩膜紧密粘连的3个部位分离,造成血管破坏、渗漏,甚至脉络膜破裂出血。

【临床表现】外伤后视力下降,视网膜出血是最常见的外伤性眼底病变之一,出血分为浅层出血(线状、火焰状)、深层出血(圆点状)及黄斑出血。若出血位于视网膜前或玻璃膜下,则呈舟状,常可见液平面,随头位的移动而变化,一旦玻璃体后界膜破裂,血液便进入玻璃体,造成视力骤然下降,玻璃体内可见血性混浊,轻者诉眼前有红色烟雾飘动,重者视物发黑,眼底检查看不清视网膜;脉络膜出血者,检眼镜下可见边界清晰的视网膜下暗红色出血灶。

FFA显示出血区荧光遮蔽;OCT可见出血区呈中高反射,并可辨别出血部位(图39-3-1,图39-3-2);B超在玻璃体积血者中可见点状或团块状高回声,脉络膜出血者中可见隆起物为不规则强回声。

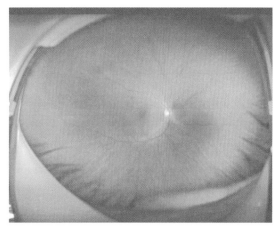

图 39-3-1　右眼视网膜出血,黄斑病变。视盘鼻上方可见约2PD的边界清晰的出血灶,黄斑区可见黄白色点状病灶

【诊断及鉴别诊断】根据外伤史及检眼镜、OCT及B超等辅助检查即可确诊,需与下列疾病相鉴别。

1. 脉络膜黑色素瘤　定期观察形态无变化,B超为实性回声,FFA显示肿物呈强荧光改变。

2. 浆液性脉络膜脱离　多为低眼压,B超示隆起物内为液性回声。

【治疗】

1. 安静休息,保持半坐卧位,以利于玻璃体

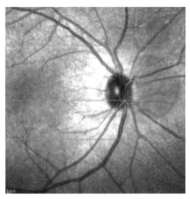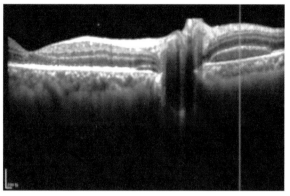

图 39-3-2　OCT 示视盘鼻侧视神经纤维层下高反射带，视盘颞侧视神经纤维层浅脱离

腔内积血或渗出物下沉。

2. 止血药、维生素 K、维生素 C 等，72h 后改用活血化瘀药，以促进出血吸收。

3. 对于大量玻璃体积血，药物治疗半个月不吸收、大量的脉络膜出血、不能控制的高眼压等，则需手术治疗。因为长时间的玻璃体积血会促进玻璃体增殖，导致牵拉性视网膜脱离。值得一提的是，视网膜裂孔是玻璃体积血的原因之一，故要多次行 B 超检查，发现或怀疑有视网膜脱离的情况，要及时行玻璃体手术治疗。

中西医结合

外伤性眼底出血相似中医学"视瞻昏渺""暴盲""云雾移睛"的范畴。

【病因病机】眼球钝挫伤可造成视网膜血管破裂，出血。病机不外乎气滞血瘀，可分为新鲜出血、陈旧出血及出血后期几个阶段，不同阶段的治疗也不尽相同。

【辨证论治】

1. 撞击伤络证

临床表现：有飞蚊症，突然眼前一片漆黑或变红，视力下降，仅见手动或仅有光感，黑影飘动等。重点在于出血部位及出血量的多少。可伴急躁易怒，舌质红，脉数。

治法：活血止血。

方药：出血初期方，即生蒲黄汤（出自《袖珍方》卷二，引自《太平圣惠方》）（生蒲黄 25g，墨旱莲 25g，郁金 15g，丹参 15g，牡丹皮 12g，荆芥炭 12g，生地黄 12g，川芎 6g）去川芎，加赤芍 12g，白茅根 15g，藕节炭 15g，仙鹤草 15g，生三七 9g。

加减：出血多者，加枳壳、三棱等；便秘者，加大黄、芒硝。

2. 气滞血瘀证

临床表现：有飞蚊症，突然眼前漆黑或变红，视力下降，仅有光感。可伴胸胁胀闷，走窜疼痛，急躁易怒，胁下痞块，舌质紫暗，有瘀斑，脉涩。

治法：活血化瘀，疏肝理气。

方药：出血中期方，即生蒲黄汤去墨旱莲、荆芥炭，加红花 6g，当归 12g，赤芍 12g，地龙 15g，川牛膝 15g。

加减：视网膜水肿者，加茯苓、猪苓、泽兰等。

3. 气血亏虚证

治法：益气养血。

方药：出血后期方，即出血中期方去蒲黄，加黄芪 30g，炮参 30g，山药 30g，浙贝母 15g，海藻 15g，昆布 15g，炮穿山甲 10g。

加减：气血亏虚重者，加人参等。

【物理疗法】针刺合谷、睛明、承泣、四白等穴，每次 30min，每日 1 次，10d 为 1 个疗程。

【其他疗法】中成药，如和血明目片、云南白药胶囊等。

【食疗方】

1. 子肝片

组成：蔓荆子 20g，青葙子 20g，栀子 15g。

制法：蔓荆子、青葙子、栀子用温水浸泡 30min，入锅水煎取汁。再将猪肝洗净，切成薄片，加入药汁内，煮沸 15min，加入调料。

功效：活血、化瘀、明目。

适应证：气滞血瘀证。

方解：蔓荆子疏散风热、清利头目；青葙子清热燥湿、清肝疏风，明目退翳；栀子泻火除烦、清热利湿、凉血解毒。

用法：煮熟即可食用。

2. 糯米生地藕

组成：老藕 1 节，糯米 200g，生地黄 15g。

制法：将老藕洗净，小头的一端去节时少切一些，大头的一端去节时多切一些，暴露藕孔，从此端将糯米和生地黄装入藕内，塞紧，放入笼屉中蒸熟。

功效：明目活血，化瘀祛风。

适应证：气滞血瘀证。

方解：糯米性温味甘，是补虚补血、健脾暖胃之佳品；藕为滋补佳品；生地黄清热凉血、养阴生津。

用法：切片食用。

【经验方】对于各种陈旧性外伤性眼底出血，常用生蒲黄汤合猪苓散（《银海精微》）加减。组成：生蒲黄 15g，丹参 15g，赤芍 15g，当归 12g，生地黄 20g，麦冬 12g，茯苓 30g，猪苓 20g，车前子 20g，萹蓄 15g，墨旱莲 15g，地龙 12g。彭清华教授的活血利水法对各种原因引起的眼底出血有较好的疗效。对于眼外伤所致的眼底出血，常用桃红四物汤合四苓散加减治疗。桃红四物汤是《玉机微义》转引《医垒元戎》的一个方子，方名始见于《医宗金鉴》。组成为当归、熟地黄、川芎、白芍、桃仁、红花各 15g。四苓散出自《丹溪心法》，

组成为茯苓、泽泻各 10g，白术、猪苓各 9g。[彭清华.眼科疾患水血同治心得[N].中国中医药报，2006-04-20（005）]

【名医经验】彭清华教授等认为眼底出血与水有关，水病可以治血，血病可以治水，即水血同治，故活血利水法可促进血液的吸收，减少瘀血对视网膜的不良作用，此法对各种原因引起的眼底出血有较好疗效。对于眼外伤所致的眼底出血，常用桃红四物汤合四苓散加减治疗，以桃红四物汤活血祛瘀治其本，四苓散利水消肿治其标。利水药不仅可消除水肿，降低眼压，且与活血药相辅，可加速血液循环并使房水的流出畅通，加快外伤后眼内外瘀血的吸收。对于各种陈旧性玻璃体积血及眼底视网膜出血，常用生蒲黄汤合猪苓散加减，效果明显。[彭清华，刘红娟，黄东湘，1993.水血同治的理论在眼科应用 [J].辽宁中医杂志，20（2）：10-11]

【外伤性眼底出血中西医结合治疗新理念】根据患者的不同情况选择西医治疗方案，如给予抗血小板凝聚药物或纤溶剂，激光治疗，近来有学者提出玻璃体内注射皮质类固醇和抗血管内皮生长因子的药物治疗眼底出血有效等。中医治疗眼底出血疗效明显，其治法理论研究与中成药、专方验方研究不断突破。继续探索针灸、推拿、中药离子导入、熏蒸等中医特色治疗眼底出血之路，综合多种方法治疗眼底出血，必会取得突破性的进展。

第四节　Haab 外伤性黄斑病变

【病因及发病机制】本病与严重的视网膜震荡相似，但比其更严重，损伤累及的主要部位是光感受器外段（OS）和 RPE 层，并且组织病理学分析证实中心视力受损不可逆。

【临床表现】外伤后视力严重下降，早期可见视网膜广泛水肿，黄斑区呈暗红色混浊，周边可见色素沉着，甚至可见黄斑和玻璃体积血。有研究报道急性黄斑视网膜病变（AMN）的发生与视网膜深层毛细血管缺血相关，OCTA 显示局灶性深层毛细血管缺血，脉络膜毛细血管血流信号减弱，提示 OCTA 可能成为急性黄斑视网膜病变新的诊断方式及发病机制的研究方向。近年来，近红外光（NIR）结合 OCT 被认为是诊断最敏感的方式，这为 Haab 外伤性黄斑病变的诊断提供了新的思路。OCT 显示 RPE 层玻璃膜及光感受器层广泛破坏，2 周后，OCT 可见视网膜变薄，椭圆体带缺失，4 周后甚至可见 RPE 层中断（图 39-4-1），视力无法恢复。有学者对外伤性黄斑病变的 OCT 表现进行研究，发现黄斑部 RPE 层萎缩是贯穿外伤早期、中晚期最多的表现（图 39-4-2）。

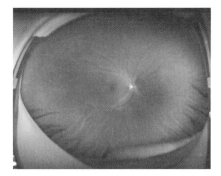
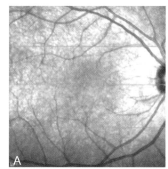
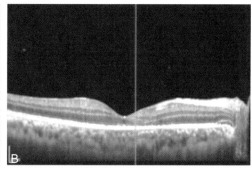

图 39-4-1　右眼视网膜出血，黄斑病变。视盘鼻上方可见约 2PD 的边界清晰的出血灶，黄斑区可见黄白色点状病灶

图 39-4-2　OCT 示黄斑鼻侧视网膜外层结构模糊，椭圆体带缺失

中西医结合

Haab 外伤性黄斑病变相似中医学"撞击伤目"的范畴。

【病因病机】 主要病因为眼球钝挫伤，可致眼球气血受损，组织受损，血溢脉外、气滞血瘀。外伤性黄斑病变对视功能的损害多数是黄斑多种损伤表现的综合结果。

【辨证论治】

1. 气滞血瘀证

临床表现：黄斑区反光消失，视物变形，如变大、变小、变暗等。可伴胸胁胀闷，走窜疼痛，胁下痞块，舌质紫暗与瘀斑，脉涩。

治法：活血化瘀。

方药：血府逐瘀汤加减。当归、生地黄各 9g，桃仁 12g，红花 9g，枳壳、赤芍各 6g，柴胡 3g，甘草 3g，桔梗 4.5g，川芎 4.5g，牛膝 10g。

加减：视网膜水肿者，加茯苓、薏苡仁、茺蔚子等。

2. 络伤出血证

临床表现：黄斑区出血，伴视网膜水肿渗出或玻璃体积血。

治法：活血化瘀止血。

方药：十灰散（出自《修月鲁般经后录》，引自《十药神书》，录自《医方类聚》）加减。大蓟、小蓟、荷叶、侧柏叶、茅根、茜草、栀子、大黄、牡丹皮、棕榈皮各 9g。

加减：大便秘结者，加大黄等。

3. 气血两亏证

临床表现：黄斑区出血吸收，或有少许出血、渗出。

治法：补益肝肾，益精明目。

方药：驻景丸（《太平圣惠和剂局方》）加减。菟丝子 5 两（酒浸 3d，晒干，捣为末），车前子 1 两，熟干地黄 3 两。

加减：失眠者，加五味子、夜交藤等。

【物理疗法】 针刺治疗。近端取穴：攒竹、鱼腰、丝竹空、球后、瞳子髎、承泣等；远端穴位：合谷、足三里、三阴交等。每次选眶周穴位 4 个，远端穴位 4 个，留针 15 ～ 30min，1 次 / 日，10d 为 1 个疗程。

【其他疗法】 穴位注射法。于太阳穴注射复方樟柳碱注射液。

【食疗方】

1. 黑豆川芎粥

组成：川芎 10g，黑豆 25g，粳米 50g。

制法：将用纱布包裹的川芎、黑豆、粳米一起煮熟，加适量红糖。

功效：活血化瘀，行气止痛。

适应证：气滞血瘀证。

方解：川芎活血行气，散风止痛；黑豆补血养肾；粳米滋阴补肾、健脾暖肝、明目活血。

用法：煮熟即可食用。

2. 当归天气乌鸡汤

组成：乌鸡 1 只，当归 15g，田七 15g，生姜 1 块。

制法：将乌鸡放入容器中，将浸泡好的当归、田七和生姜一起放于乌鸡上，加盐、水，然后把容器放入锅中，隔水蒸煮。

功效：活血、化瘀、滋补。

适应证：气滞血瘀证。

方解：田七"生打熟补"，生用能消肿止痛，活血化瘀，治疗跌打损伤；熟用能补血补气，适合气滞血瘀。

用法：煮熟即可食用。

【经验方】血府逐淤汤出自清代王清任的《医林改错》，组成为桃仁 12g，红花 4g，生地黄 9g，川芎 5g，牛膝 9g，桔梗 5g，当归 4g，柴胡 3g，枳壳 6g，甘草 3g。无出血、渗出者，加生牡蛎 15g，昆布 10g，海藻 10g，以软坚散结；伴出血、渗出者，加车前子 15g，泽泻 10g，猪苓 12g，以利水消肿。根据外伤性黄斑病变的病因病机，治疗时注重气血调和、化瘀散结、明目等。加用牛膝，以通利血脉，有助于祛血化瘀、引血下行；加用当归、川芎、桃仁、红花等，有助于活血化瘀；配以柴胡、桔梗、枳壳等，既能行血分瘀滞，又能解气分郁结，活血而不耗血，祛瘀又能生新。[陈忠义，赵利，1999.血府逐瘀汤加减治疗视网膜出血 31 例 [J]，山西中医，15（3）：11-12]

【名医经验】在眼病诊治中，血府逐瘀汤广泛地用于治疗多种病证，在治疗外伤性黄斑病变方面取得满意疗效。随着现代医学的发展，学者对本病的认识进一步完善，气滞血瘀为本病基本的病理改变。因肝主藏血，开窍于目，治疗本病以治血为本，所以以血府逐瘀汤为基本方，然后根据外伤性黄斑病变的不同情况，随症加减。临床时应根据病程长短，辨证与辨病相结合，注重整体观念，标本兼顾。[陈忠义，赵莉，1999.血府逐瘀汤加减治疗视网膜出血 31 例 [J]，山西中医，15（3）：11-12]

【Haab 外伤性黄斑病变中西医结合治疗新理念】OCT 在外伤性黄斑病变的诊断治疗方面有卓越的贡献，其报道多为小样本研究。根据患者情况，中医辨证论治，以血府逐瘀汤加减。患眼颞浅动脉旁皮下注射复方樟柳碱注射液，14d 为 1 个疗程，配合口服维生素 C、维生素 E。除中成药治疗外，还可以考虑电离子导入疗法和高压氧疗法，如伴黄斑出血渗出，可酌情予以止血类及激素类药物口服。中西医结合治疗不仅提高了治疗效果，还降低了患者的致盲率。

第五节　外伤性黄斑裂孔与裂伤

【病因及发病机制】由于黄斑区中央无血管，视网膜组织较他处菲薄，其组织结构的特殊性，导致当眼球前段遭受钝力冲击后，黄斑区可直接破裂形成裂孔，亦可因玻璃体急性牵拉造成裂孔。此外，外伤致非直达性视网膜震荡导致黄斑水肿持续不退，由囊样水肿致囊样变性，最终也导致裂孔。外伤致黄斑裂伤，常伴有黄斑出血。

【临床表现】外伤后视力下降，视野缺损。检眼镜下见裂孔呈深红色圆形或类圆形，边缘锐利（图 39-5-1），裂隙灯下光切线在裂孔处错位或中断，OCT 上明显看到视网膜纤维层全层或部分缺失（图 39-5-2）。视野检查可见与黄斑裂孔对应的中心或旁中心暗点，周边视野正常。晚期视网膜萎缩，表现为视网膜及 RPE 光带变薄。黄斑裂伤则未见裂孔，或伴有出血，或伴有不规则带状斑块。

【诊断及鉴别诊断】明确外伤史。伤后视力严重下降，眼底检查示黄斑有裂孔，或出血、带状斑块，再配合 OCT 等即可确诊黄斑裂孔或黄斑裂伤。黄斑裂孔需与以下疾病相鉴别。

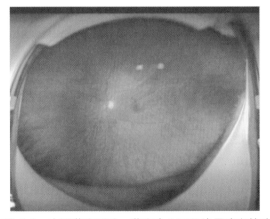

图 39-5-1　左眼黄斑裂孔，黄斑中心可见边界清晰的暗红色病灶

1. 特发性黄斑裂孔　无任何明显病因，常伴有心血管疾病。

2. 高度近视　除有高度近视病史，眼底还有豹纹状改变、漆裂纹，以及眼轴较长等改变。

3. 各种视网膜血管性疾病　如视网膜中央静脉阻塞等，都可致黄斑囊样变性，最后囊壁变薄破裂形成裂孔。询问患者以往病史可以协助鉴别。

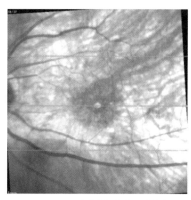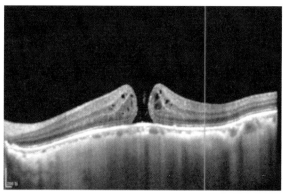

图 39-5-2　OCT 可见神经纤维层全层断离，并可见囊样水肿

【治疗】若视力＞ 0.1，玻璃体正常，不伴有视网膜脱离，可暂不处理；若裂孔周围有浅脱离或已有视网膜脱离，则考虑手术治疗（气体填充或玻璃体切割等）。对于黄斑裂伤的治疗，请参照本章第二节。若其自行修复，则已是病理痊愈，不必处理。

中西医结合

外伤性黄斑裂孔与裂伤相似中医学"撞击伤目"的范畴。

【病因病机】眼球钝挫伤致使眼部气血受损，视网膜组织受损，血溢脉外、气滞血瘀。

【辨证论治】

1. 气滞血瘀证

临床表现：中心视力明显下降，视物变形，中心暗点，眼底黄斑区有一圆形或椭圆形视网膜缺损，呈暗红色、基底见黄白色小点状沉着。

治法：明目活血利水。

方药：活血利水明目汤（《活血利水明目汤治疗视网膜静脉阻塞继发黄斑水肿的临床研究》）加减。葛根 100g，茯苓 15g，泽泻 10g，丹参 30g，白术 10g，薏苡仁 30g，黄芪 80g，决明子 15g，枸杞子 15g。

加减：伴出血者，加田七 6g，仙鹤草 30g。

2. 撞击伤络证

临床表现：黄斑区裂孔、裂伤，视网膜出血、水肿、渗出或玻璃体积血。

治法：化瘀止血。

方药：十灰散（出自《修月鲁般经后录》，引自《十药神书》，录自《医方类聚》）加减。大蓟、小蓟、荷叶、侧柏叶、白茅根、茜草、栀子、大黄、牡丹皮、棕榈皮各 9g。

加减：视网膜水肿者，加茯苓、泽泻等。

3. 气血两亏证

临床表现：黄斑区出血吸收或有少许出血、渗出。

治法：补益肝肾，益精明目。

方药：驻景丸（《太平圣惠和剂局方》）加减。菟丝子 5 两（酒浸 3d，晒干，捣为末），车前子 1 两，熟干地黄 3 两。

加减：失眠者，加夜交藤、柏子仁等。

【物理疗法】针刺治疗。近端取穴：睛明、球后、承泣、攒竹、鱼腰、丝竹空、太阳、阳白等；远端穴位：合谷、足三里、太冲等。每次选眶周穴位 4 个，远端穴位 4 个，留针 15 ～ 30min，1 次 / 日，10d 1 个疗程。

【其他疗法】中成药，如复明片等。

【食疗方】海带炖黑豆汤。

组成：排骨 1000g，海带 80g，黑豆 50g，生姜 15g，盐适量。

制法：以上食材放入锅煮熟。

功效：活血利水，养肝明目。

适应证：气滞血瘀证。

方解：黑豆具有补血安神、消肿下气、滋阴润肺、活血利水、养肝明目的作用。海带炖黑豆具有活血、利水、明目的效果。

用法：煮熟即可食用。

【经验方】治疗本症所用中药处方，以活血化瘀、芳香开窍为主，辅以利水消肿。基本处方：丹参 20g，制乳香 10g，制没药 10g，茯苓 30g，车前子 10g，麝香 0.2g，石菖蒲 10g，远志 6g，郁金 10g，刘寄奴 10g，炙甘草 10g，桂枝 10g。基本符合中医学瘀血阻络、窍道闭塞、水血瘀滞的病证。总结对本症所用中药，以活血化瘀、芳香开窍、利水消肿为主，其中郁金、丹参、乳香、没药、刘寄奴，活血化瘀为君；茯苓、车前子、桂枝，健脾利水消肿为臣；麝香、石菖蒲、远志，芳香开窍为佐；炙甘草，调和诸药兼益气化水为使。现代中药药理研究也已经证实，上述诸药具备解痉、抗凝、脱水、降低眼压、改善微循环和提高视网膜组织耐缺血、缺氧的药理学基础。[王浴生，1983. 中药药理与应用 [M]. 北京：人民卫生出版社]

【名医经验】彭清华教授临床应用活血利水明目汤治疗眼疾取得了很好的疗效。眼底视网膜黄斑区的正常形态结构和完备的视功能是决定视觉质量的重要因素。外伤性黄斑裂孔、劈裂是发生于黄斑区的视网膜裂孔、劈裂的病变。黄斑区外伤后，眼底气血瘀滞，水湿凝聚，则出现黄斑区劈裂、裂孔。应用 OCT 对黄斑部进行扫描，可明确诊断，还可清晰了解裂孔的形态及大小。中医对本病的整体治疗有独特优势。方中诸药相合，共奏活血利水明目之功效，促进黄斑功能的恢复。据患者全身情况进行辨证论治，标本兼顾，效果比较理想。中医运用活血利水明目汤加减，根据裂孔及裂伤的不同程度对症治疗。[蒋鹏飞、李怡深、周亚莎，等，2018. 中医治疗眼底出血的研究进展 [J]. 湖南中医杂志，34（10）：214-219]

【外伤性黄斑裂孔与裂伤中西医结合治疗新理念】近 20 年，无论是临床还是实验研究方面，都对眼底病及与其辨证有关的探索越来越深入。其中，蛋白激酶 C（protein kinasec，PKC）是细胞内信息传导过程中极其重要的激酶。此激酶对视网膜功能的正常运作极为重要。时洁等探讨针刺疗法对实验性视网膜脱离蛋白激酶 C（PKC）活性的影响。结果显示，针刺治疗眼的 PKC 活性明显提高。西医多采用手术治疗，有学者建议早期积极开展手术干预。中医可采用中药、针灸等治疗，中西医结合治疗效果明显。

第六节　辐射性视网膜损伤

【病因及发病机制】过强的光或长时间直视光源对视网膜造成的损害称为视网膜光损伤，主要是光机械效应、光热效应和光化学效应对眼部组织结构造成损伤。

1. 光机械效应　光在极短的时间内（$10^{-12} \sim 10^{-9}$s）作用于靶组织，使其发生电离效应，形成等离子体，借助等离子体迅速膨胀，产生振荡冲击波，致视网膜发生机械损伤。

2. 光热效应　在光的作用下，眼底色素（RPE 和脉络膜中的黑色素）可吸收光子，使组织温度升高，当温度超出体温一定的限度时（10℃以上），即可导致视网膜组织内的各种蛋白质（包括酶系统）变性凝固，产生损伤。

3. 光化学效应　有无明显温度升高的、低能量的、光照时间相对较长（一般需 10s 以上）导致的视网膜组织变化。

【临床表现】不同原因导致的光损伤，其临床表现有所不同，常见以下几种。

（一）可见光损伤

1. 病因及发病机制　一般情况下，短时间内观看太阳是不会造成视网膜损伤的，但当瞳孔直径扩大（如药物散瞳、用望远镜辅助观察太阳或观看日食，由于暗适应导致瞳孔扩大）时，即使短暂观看也有潜在的危险。大多数日光性视网膜病变是光化学或经过热作用加强的光化学损伤。

2. 临床表现　裸眼直视太阳或日食后，可出现视力下降、中心暗点、视物变形等症状，典型的眼底表现为黄斑中心凹黄白色点，严重者可发生小的板层孔。Amsier 表检查呈阳性，视野检查中心或旁中心有相对性或绝对性暗点。FFA 检查通常无异常，1 ～ 2 周后病变消退，大部分病例视力可恢复正常。

3. 诊断及鉴别诊断　有观看日食或遭受强光照射病史，黄斑早期可见小出血点，数日后出现黄白色斑点，大多数累及双眼，即可确诊。单眼发病者要与中心性浆液性脉络膜视网膜病变相鉴别，后者除无病史不符外，发病早期黄斑为透明浅脱离绝无小出血点，FFA可见早期强荧光点，晚期荧光点扩大。

4. 治疗　暂无有效的治疗方法，可戴墨镜，减轻畏光，有出血时应用止血药，50%葡萄糖溶液40ml加入维生素C 1g静脉注射，每日1～2次，补充B族维生素等。

（二）紫外线损伤

1. 病因及发病机制　紫外线损伤又称电光性眼炎（electric ophthalmia）或雪盲。电焊、高原、雪地及水面反光都会导致眼部紫外线损伤，电光性角膜炎是最常见的电焊光致眼部损伤，主要为短波长（280nm以下）的紫外线损伤角膜上皮所致。紫外线对组织有光化学作用，使蛋白质凝固变性。电焊光引起的黄斑病变虽极少见，但因黄斑区组织结构较特殊，它只有外核层，无毛细血管而相对缺氧，其中的可见光（特别是波长在400～440nm的光线）足以引起视网膜光损伤。多为年轻人，通常是职业接触者，屈光间质清晰。有报道14.7%的电焊弧光性眼病患者眼底黄斑区有暗黄色病变，视野检查有小的中心暗点，值得重视。

2. 临床表现　一般在照射3～8h后发作，患者有强烈的畏光、流泪、灼热感、异物感、疼痛、眼睑痉挛，查体可见结膜混合性充血，角膜上皮点状脱落。电焊弧光性黄斑病变与日光性视网膜病变有相似的症状。

3. 诊断及鉴别诊断　有明确的电焊或高原、雪地等接触史，数小时后发作，常双眼受累。本病要与角结膜异物鉴别，后者一般单眼发病，查体角膜或结膜面可见异物。

4. 治疗　用表面润滑剂或临时点一次表麻剂可缓解疼痛症状，一般24h后减轻或痊愈。

（三）激光损伤

激光在人类生活及工作中用途极其广泛，因而常导致意外的损伤。

1. 病因及发病机制　操作激光的眼科医师和激光室容易受到激光散射，导致视网膜损伤，激光治疗视网膜疾病时误伤到黄斑，激光笔损伤，以及舞台灯光损伤等，都可导致视网膜机械损伤、热损伤或光化学损伤，损害程度与瞳孔直径、激光能量、光斑尺寸、激光波长、照射时间等密切相关。

2. 临床表现　眼前突然出现闪光，接着出现大小不一的光斑或暗影，同时伴视力下降，有的出现畏光，甚至眼部有冲击感。眼底可见黄斑区黄白色病灶，严重者眼底各层均会发生出血，甚至黄斑裂孔。FFA早期即有荧光渗漏，OCT显示RPE和光感受器外节均有改变。

3. 诊断及鉴别诊断　有明确的激光接触史，之后出现目眩、畏光、视力下降等症状，眼底见黄斑区黄白色病灶，以及OCT等检查可确诊。本病要与曾行眼底激光治疗过的疾病相鉴别，后者曾有眼底疾病病史，陈旧性激光斑边界清晰，患者常伴有其他疾病。

4. 治疗　参照"可见光损伤"的治疗方法进行治疗，出血严重者参照本章第三节相关内容进行治疗。

中西医结合

辐射性视网膜损伤相似中医学"电光伤目"的范畴。

【病因病机】多为眼球钝挫伤所致。外伤性黄斑裂孔与裂伤确切的发病机制尚存在争议，多由电气焊时被电弧等产生的紫外线照射后引起；或者在雪地、沙漠等环境工作时被紫外线反射所伤。激光辐射从业人员越来越多，激光辐射所致的健康损害也日渐增多，其中以眼睛损害最为严重。中医理论认为，射线为热毒、火毒之邪，核辐射属于电离辐射范畴，起病急骤，病势危重，变化多端，由于辐射作用的特点，其毒邪兼具火热邪气的特点，热毒蕴于体内，充斥三焦。邪犯上焦，肺受邪乘，肺失宣降，耗伤津液；邪陷心包，机窍阻闭，逼迫神明；邪犯中焦，邪热入胃，阳明热炽，里热蒸迫；邪结肠腑，损伤肠络，血溢肠间；邪犯下焦，肾精耗损，阴虚内热。从肾论治，以六味地黄丸加减治之，常获显效。

【辨证论治】

1. 热毒侵袭证

临床表现：眼睑红肿或有小红斑，瘙痒难睁，结膜红赤或混赤，角膜微混，部分患者可见瞳孔缩小。

治法：滋阴、清热、益肾。

方药：六味地黄丸（《小儿药证直诀》）加减。葛根 100g，茯苓 15g，泽泻 10g，丹参 30g，白术 10g，薏苡仁 30g，黄芪 80g，决明子 15g，枸杞子 15g。

加减：伴出血者，加田七 6g，仙鹤草 30g。

2. 湿热内蕴证

临床表现：眼症同"热毒侵袭证"，兼见发热，纳呆或便秘，舌质红，苔黄腻，脉滑数。

治法：清热、利湿、解毒。

方药：四妙勇安汤（《验方新编》）加减。可加蝉蜕、枸杞子散翳明目。

3. 阴虚火旺证

临床表现：多见于病情晚期风火伤津耗液，视物昏矇，兼见头晕耳鸣，心烦失眠，口渴口干，五心烦热，舌质红，少苔，脉弦细数。

治法：滋阴降火，活血化瘀。

方药：加味知柏地黄丸（张欣《中国中医眼科杂志》2000 年第 1 期）。知母、黄柏、山茱萸、牡丹皮、山药、泽泻、茯苓、赤芍各 10g，丹参 12g，生地黄 15g，板蓝根 30g。

加减：有余热者，加菊花、黄芩。

【物理疗法】针刺治疗。近端取穴：睛明、球后、瞳子髎、承泣、攒竹、鱼腰、丝竹空、太阳、四白、阳白等；远端穴位：风池、合谷、足三里、太冲、翳风等。每次选眶周穴位 4 个，远端穴位4 个，留针 15 ～ 30min，1 次 / 日，10d 为 1 个疗程。耳穴选用肝、眼区等。

【其他疗法】

1. 中药熏洗，如菊花、黄芩、金银花、蒲公英等。

2. 局部冷敷镇痛。

【经验方】初期可选用新制柴连汤（《眼科纂要》），组成：柴胡、川黄连、黄芩、赤芍、蔓荆子、栀子、木通、荆芥、防风、甘草、龙胆加减。后期可选用消翳汤（《眼科纂要》），组成：密蒙花、柴胡、川芎、当归尾、甘草、生地黄、荆芥穗、防风、木贼、蔓荆子、枳壳。[彭清华，2012. 中医眼科学 [M]. 北京：中国中医药出版社]

【名医经验】广东省中医院邱波医师临床应用六味地黄丸治疗热毒侵袭型辐射性视网膜损伤之获得了很好的疗效。六味地黄丸是滋补肾阴的方剂，是宋代"小儿王"钱乙从金匮肾气丸变化而来。本方组成特点是滋补肾阴，三补加三泻，三补是熟地黄、山萸肉、山药，三泻是茯苓、泽泻、牡丹皮，最后达到补中有泻，泻中有补的作用。中医通过辨证论治，从肾论治，运用六味地黄丸加减治疗辐射性视网膜损伤。[杨云霜、张蓉、李延晖，等，2012. 从肾论治核辐射损伤中医病因病机 [J]. 长春中医药大学学报，28（6）：2]

【辐射性视网膜损伤中西医结合治疗新理念】中医根据患病早期和后期，以及患者全身情况辨证论治，施以中药，或西医点用抗生素滴眼液或眼药膏，以防感染。本病的预防是关键，相关工作人员应戴好防护眼镜。

第七节　眼内异物

【病因及发病机制】

1. 致伤物可直接或间接损伤眼组织。常见的致伤物有指甲、枝叶、硬纸片、角膜接触镜、眼进异物后揉眼等；角膜异物常见的有金属碎屑、沙尘、煤屑、石屑、玻璃屑、细刺等。

2. 眼球挫伤和穿孔伤均可引起虹膜和（或）睫状体组织间接或直接损伤。

3. 晶状体外伤多由眼球穿孔伤、挫伤、异物伤、化学烧伤、电击伤和辐射伤等引起。

【临床表现】

1. 角膜裂伤　明显的疼痛、畏光、流泪、眼睑痉挛等刺激症状，睫状充血或混合充血，角膜撕裂水肿、创缘裂开、翘起，前房深度正常；角膜或角巩膜穿孔伤多有一过性伤眼疼痛，刺激症状明显，视力有不同程度的下降，检查可见角膜或角巩膜或前部巩膜存在穿通伤口，伤口大者可伴有前房变浅或消失，虹膜、晶状体、玻璃体脱出或嵌顿于伤口，瞳孔变形。角膜巩膜穿孔伤可见虹膜穿孔，伴前房积血或房水混浊。

2. 眼球破裂伤　角巩膜缘或眼球赤道部发现有异物通道，伴眼内容物脱出、嵌顿（图 39-7-1）。

3. 晶状体外伤　眼球穿孔异物伤所致的白内障常同时伴有晶状体囊膜破裂，也有异物发生理化反应而致晶状体完全混浊。

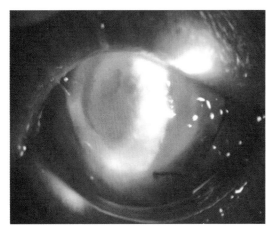

图 39-7-1　眼球破裂伤

【辅助检查】由于眼内异物后大多数伴有屈光间质混浊，所以影像学检查是发现眼内异物的一种最重要的检查手段，最常用的影像学方法有眼眶 X 线照片、眼眶 CT 扫描、磁共振成像、眼部 A 超和 B 超、超声生物显微镜（UBM）。金属定位仪（电声定位器）检查是一种微型金属探测器，可以确定金属异物是属于磁性还是非磁性。还可以应用磁性试验法、电磁定位法等。有的即使是早期，患者也有感觉，但由于视力佳，医师没有详细检查，导致眼内异物的误诊和漏诊，故仔细的病史询问和眼部检查非常重要。

【诊断及鉴别诊断】

1. 有明确的眼外伤史。

2. 眼球赤道部发现有异物通道即可诊断。

有明确的外伤史，有相应的组织损伤的临床表现，一般诊断与鉴别诊断不难。

【治疗】手术治疗详见第 9 章第二节"眼内异物手术"。

中西医结合

眼内异物相似中医学"真睛破损""异物入目"的范畴。

【病因病机】①眼珠被刀、剪、锥、针等锐利之物刺破。②高速飞溅之金石碎屑，或爆炸之破片、碎石飞射入眼。③被物撞击、挤压眼球致破裂。外伤可直接损伤组织，导致角膜破损、虹膜脱出、房水外溢等。也可损伤脉络，血溢络外，致脉络不利、气滞血瘀。眼球穿破，邪毒蔓延，蓄腐成脓，故出现黄色液体上冲，甚则脓攻眼球，造成眼球毁坏。眼内异物是开放性眼损伤的一种。

【辨证论治】

1. 风热乘袭

临床表现：伤眼疼痛，睁眼困难，畏光流泪，视力骤降，角膜、巩膜破损，眼内容物流出，舌苔薄白或薄黄，脉弦数或弦紧。

治法：祛风止痛。

方药：除风益损汤（《原机启微》）加减。熟地黄、当归、白芍、川芎各 3g，藁本、前胡、防风各 2.1g。

加减：加菊花、金银花、黄芩、夏枯草以祛风清热解毒；加红花、苏木、郁金以增散瘀止痛之功；可以用归芍红花散以祛风清热、凉血活血。

2. 热毒壅盛

临床表现：伤眼剧痛，视力骤降，伤口红肿有污物，结膜充血，瞳孔缩小，房水混浊，眼球突出，转动障碍，可伴头痛，舌红苔黄，脉弦数。

治法：清热解毒，凉血化瘀。

方药：经效散（《世医得效方》）合五味消毒饮（《医宗金鉴》）加减。经效散：大黄、当归、白芍各 15g，北柴胡 30g，甘草、连翘各 7.5g，犀牛角 9g。五味消毒饮：金银花、紫花地丁各 15g，野菊花、蒲公英各 12g，紫花天葵 6g。

3. 阴虚火旺证

临床表现：多见于病情后期，兼见头晕耳鸣，心烦失眠，口渴口干，五心烦热，舌红少苔，脉弦细数。

治法：滋阴降火，活血化瘀。

方药：加味知柏地黄丸。知母、黄柏、山茱萸、牡丹皮、山药、泽泻、茯苓、赤芍各 10g，丹参 12g，生地黄 15g，板蓝根 30g。

加减：加菊花、黄芩清解余热。

【其他疗法】

1. 静脉注射双黄连注射液或清开灵注射液。

2. 注射破伤风抗毒素或破伤风免疫球蛋白。

【食疗方】紫茄猪瘦肉汤。

组成：紫茄 2 个（切片），猪瘦肉 60g，鸡蛋 1 个，盐、味精、植物油适量。

制法：将紫茄与猪瘦肉放入锅中煎汤。将鸡蛋打破入汤调匀散开，熟后加入盐、味精、植物油即可。

功效：气滞血瘀。

适应证：气滞血瘀证。

方解：紫茄具有活血化瘀、清热解毒、消肿利尿、消炎杀菌的功效。

用法：煮熟即可食用。

【经验方】中医学认为目为物伤，七情内移，气滞血瘀，外受风邪。法当除风益损汤主之。方中当归补血、活血；白芍养血平肝；川芎活血行气、祛风；熟地黄滋肾养阴；藁本祛风；前胡疏风、降气；防风通疗风邪以清热。随症加减，实为眼外伤治疗之良方。[傅仁宇，1959. 审视瑶函 [M]. 上海：上海人民出版社]

【名医经验】彭清华教授临床应用桃红四物汤加减治疗眼外伤取得了很好的疗效。中医学认为眼部外伤多成血瘀病理，治法多为活血化瘀。眼球异物，均会导致疼痛、肿胀及不同程度的出血，故治以桃红四物汤加减。中医学认为"气行则血行，气滞则血瘀"。根据患者眼内异物的性质及患者全身情况加减运用桃红四物汤。[蒋鹏飞，李怡琛，周亚莎，等，2018. 中医治疗眼底出血的研究进展 [J]. 湖南中医杂志，34（10）：214-219]

【眼内异物中西医结合治疗新理念】除风益损汤方中当归、川芎、赤芍对体液免疫有明显的抑制作用；地黄、当归、川芎、白芍对细胞免疫也有显著作用；防风对机体体液免疫有双向调节作用；白芍对细胞免疫和体液免疫均有双向调节作用。西医采用皮质激素、免疫抑制剂治疗。目前多数研究者倾向于早期进行手术治疗。

第八节 药物引起的眼底病变

已知许多药物可致眼底病变，随着新药的开发，其未知的副作用也逐渐显现，本节仅谈抗癌药安罗替尼所致的一例视网膜病变。

患者，女，48 岁，因双眼视力下降、头痛等症状，于 2019 年 9 月 27 日就诊于神经内科，发现血压高达（160 ~ 170）/（110 ~ 120）mmHg，经治疗 1 个月后，血压控制至正常，头痛、恶心症状消失，视力有所恢复，但仍视物欠清，遂于 2019 年 10 月 31 日到眼科就诊。既往有腹膜后平滑肌肉瘤术后多发转移（双肺、腹盆腔）、慢性乙型病毒性肝炎病史，否认有高血压、糖尿病等病史。2016 年 9 月行腹膜后肿物切除术，2018 年 11 月发现肿瘤复发伴多发性转移，开始应用美司钠 + 多柔比星 + 异环磷酰胺 + 达卡巴嗪化疗，服用恩替卡韦抗乙肝病毒。2019 年 6 月化疗结束，改用盐酸安罗替尼胶囊抗肿瘤。于神经内科就诊，发现血压偏高后，停服盐酸安罗替尼，予以疏血通、神经节苷脂、瑞舒伐他汀钙、银杏酮酯滴丸等治疗。

矫正视力：右眼为 0.3，左眼为 0.4，NCT：右眼为 12mmHg，左眼为 15mmHg，双眼前节尚可，视盘边界清，色淡红，C/D=0.3，A/V=1/2，黄斑区星芒状渗出，视网膜后极部散在出血灶、棉绒斑及硬性渗出物（图 39-8-1）。OCT 示外层视网膜萎缩，硬性渗出物分散在视网膜层间，视

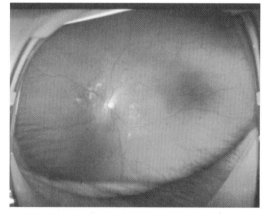

图 39-8-1 左眼黄斑区星芒状渗出，视网膜后极部散在出血灶、棉绒斑及硬性渗出物

网膜水肿（图 39-8-2）。FFA 示视网膜散在无灌注区，棉绒斑处部分荧光渗漏，出血处荧光遮蔽（图 39-8-3）。电脑视野示右眼上下方 20° 外绝对暗点，左眼上方 25° 外绝对暗点，鼻下方 25° 相对暗点（图 39-8-4）。

考虑：1. 癌症相关性视网膜病变？

2. 高血压性视网膜病变？

癌症相关性视网膜病变为肿瘤抗原诱导产生的抗体与正常的视网膜组织抗原发生交叉免疫反应，从而造成视网膜正常组织损伤，其中最重要的自身抗体是抗恢复蛋白抗体，该蛋白特异性存在于光感受器细胞和双极细胞中。因此，其病情

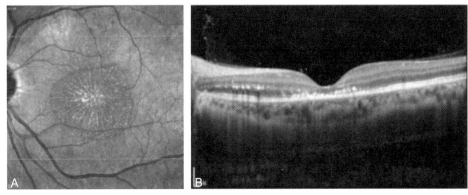

图 39-8-2　OCT 示外层视网膜萎缩，硬性渗出物分散在视网膜层间

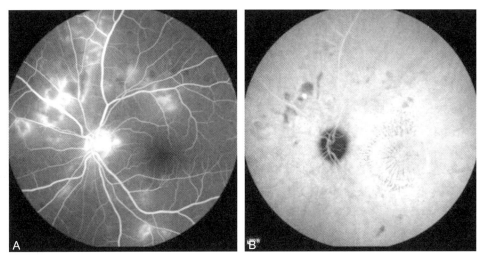

图 39-8-3　FFA 示视网膜散在无灌注区，棉绒斑处部分荧光渗漏，出血处荧光遮蔽

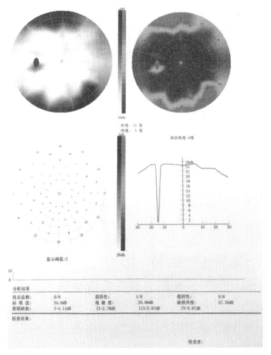

图 39-8-4　电脑视野示上方及下方 25° 外绝对暗点，鼻侧 25° 相对暗点

以进行性视力下降、闪光感、视野环形暗点、管状视野为主，眼底早期无异常，随着病情进展可出现视盘色淡或蜡黄，视网膜血管变细，色素上皮斑驳样改变，OCT 示视网膜外层变薄或丢失，黄斑区可正常或病变等表现，故可排除。

高血压是原发还是继发？患者否认有高血压病史，是药物副作用导致？恩替卡韦主要副作用为头痛、头晕、疲劳、恶心、红斑、排尿困难，文献中未见相关眼部并发症。安罗替尼为我国自主研发的新药，是一种新型小分子多靶点酪氨酸激酶抑制剂，能有效抑制血管内皮生长因子受体（VEGFR）、血小板源性生长因子受体（PDGFR）、成纤维细胞生长因子受体（FGFR）、CD117（c-Kit）抑制剂等，具有抗肿瘤血管生成和抑制肿瘤生长的作用，ALTER0303 研究的Ⅲ期临床研究在 2015 年及 2017 年世界肺癌大会、2015 年欧洲肺癌大会、2016 年中国临床肿瘤大会、2016 ～ 2018 年美国临床肿瘤学会等会议上都进行了相关临床试验结果的报道，其作为我国研发的新药引起了广泛关注。其不良反应有出血、血压升高、肝功能异常、胃肠道不良事件、癫痫发作、血栓／栓塞事件、蛋白尿及肾功能等。

血压升高是 VEGFR 抑制剂最常见的不良反应。临床研究中服用安罗替尼明显增加了高血压的发生率。在 ALTER0303 临床研究中，安罗替尼组和安慰剂组分别有 64.63% 和 13.99% 的患者出现了高血压，其中安罗替尼组有 39 例（13.27%）

为 3 级高血压，1 例（0.34%）为 4 级高血压。多在开始服药后的 2 周内即出现。

12 月 9 日复查 OCT，示视网膜处于水肿消退和恢复阶段。

近年来抗癌新药不断涌现，使癌症患者的存活率极大提高，但其引起的毒副作用也日渐增加，对眼部造成的视网膜损伤会严重影响患者的生活质量，还需引起大家足够的重视。

中西医结合

药物引起的眼底病变相似中医学"视瞻昏渺"的范畴。

【病因病机】 在治疗或诊断用药过程中，因药物或药物的相互作用而引起的与治疗目的无关的不良反应，致使机体某器官或某局部组织产生功能性或器质性损害而出现的各种临床症状称为药源性疾病。而引起眼部疾病者，称为药源性眼病。虽有血 - 眼屏障作用，但很多药物的副作用仍能顺利到达眼球，眼球组织中不被血 - 眼屏障保护的组织，如视网膜很容易受到损害，引起眼底病。Fraunfelder 等在对服用烟酸的高脂血症患者进行研究时发现，与未曾服用烟酸的患者相比较，服用烟酸的患者更容易出现视物模糊、黄斑囊样水肿等眼部并发症。抗精神病类药物可引起视网膜色素沉着、视网膜色素变性等病变，表现为夜盲、视力减退甚至消失，严重者可引起完全黑矇。眼底检查早期可见视盘充血、视网膜水肿，随即出现微小类胡椒状色素，早期形成扇形边缘的色素块沉积。

【辨证论治】

1. 湿毒蕴结证

临床表现：双眼视物模糊，病情持续加重。玻璃体轻度混浊，视盘界清色可，视网膜血管末端走行纡曲，黄斑区中心凹光反射（－）。眼压正常。患者面色无华，倦怠乏力，情绪烦闷，舌质暗，少津，苔白，脉弦细。

治法：调肝健脾，解毒化湿，通窍明目。

方药：参苓白术散（《太平惠民和剂局方》）合当归芍药散（《金匮要略》）加减。党参、白术、茯苓、泽泻、石菖蒲、白芷、当归、虎杖、金银花、白芍、郁金、泽兰等。

加减：体内有余热者，加菊花、薏苡仁、黄芩；体内湿滞者，加枳壳。

2. 热毒上壅证

临床表现：视力骤降，视网膜水肿，黄白色渗出，兼见头痛目胀、胁痛口苦、耳鸣，烦躁易怒，大便干结，小便黄赤，舌质红，苔黄腻，脉弦数。

治法：清热解毒，活血通络。

方药：龙胆泻肝汤（《医方集解》）加减。龙胆草、栀子、黄芩、柴胡、泽泻、当归、枳壳、大黄、板蓝根各 10g，生地黄、车前子、金银花、通草各 15g，甘草 6g，白茅根 30g。

加减：热盛者，加玳瑁、羚羊角（代）等；皮肤潮红者，加大黄。

3. 肝经湿热证

临床表现：眼症如前，伴口干口苦，大便干结，小便黄赤，舌质红，苔黄腻，脉滑数。

治法：清肝泻火，利湿解毒。

方药：龙胆泻肝汤（《医方集解》）加减。龙胆草、栀子、黄芩、柴胡、生地黄、泽泻、当归、枳壳各 10g，生地黄、车前子（另包）各 15g，甘草 6g。

加减：体内湿滞者，加枳壳。

【物理疗法】 针刺治疗。近端取穴：睛明、球后、瞳子髎、承泣、攒竹、鱼腰、丝竹空、太阳、四白、阳白等；远端穴位：风池、合谷、足三里、太冲、翳风等。每次选眶周穴位 4 个，远端穴位 4 个，留针 15 ～ 30min，1 次／日，10d 为 1 个疗程。

【其他疗法】 于太阳穴行复方樟柳碱注射液注射。

【经验方】中药汤剂以调肝健脾、解毒化湿、通窍明目为法，治予参苓白术散合当归芍药散加减化裁。组成：党参、白术、茯苓、泽泻、石菖蒲、白芷、当归、虎杖、金银花、白芍、郁金、泽兰等。中药汤剂可改善眼部微循环及营养代谢。[刘曦阳，刘静霞，2017. 中西医结合治疗颠茄磺苄啶片致药源性视神经网膜病变 2 例报告 [J]. 黑龙江医学，41（2）：145-146]

【名医经验】中医运用参苓白术散合当归芍药散加减化裁取得了很好的疗效。本方具有健脾、祛湿、益气、养血活血的作用。药源性眼病常因长期、过量用药不当而导致。中医眼科学理论认为"肝开窍于目"，肝主疏泄，能调畅气机；脾主运化，能健运水湿，肝郁则气滞，肝旺则克脾土。

本病机制可能与其影响眼底微循环和视神经视网膜的营养代谢有关。西医采取联合静脉滴注血栓通针剂、能量合剂，以及肌内注射维生素 B_1、维生素 B_{12} 等药物，以改善眼部微循环及营养代谢。[刘曦阳，刘静霞，2017. 中西医结合治疗颠茄磺苄啶片致药源性视神经网膜病变 2 例报告 [J]. 黑龙江医学，41（2）：145-146]

【药物引起的眼底病变中西医结合治疗新理念】药物是把双刃剑，我们在注重药物治疗作用的同时，不能忽视药物的不良反应。中医运用参苓白术散合当归芍药散加减，西医采取联合静脉点滴血栓通针剂、能量合剂，以及肌内注射维生素 B_1、维生素 B_{12} 等药物，以改善眼部微循环及营养代谢。

第九节　化学毒物引起的眼底损害

【病因及发病机制】化学毒物通常是经皮肤、黏膜、呼吸道进入体内，有时经口进入消化道，其发病机制为与胆碱酯酶结合形成磷酰化胆碱酯酶，阻碍了胆碱酯酶对乙酰胆碱的分解，导致组织中乙酰胆碱过量蓄积，进而导致中毒。

【临床表现】眼部表现轻者眼睑抽搐、视力下降、瞳孔缩小，重者视盘水肿，充血，视网膜水肿、渗出甚至出血、黄斑水肿，出现星芒状斑（图39-9-1 ～图 39-9-4），视野向心性缩小。

【诊断及鉴别诊断】根据病史，以及血、尿有机磷检查（高于 0.01ppm）即可确诊。根据眼部体征，尤其是瞳孔缩小表现，很容易确诊。

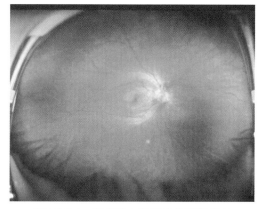

图 39-9-1　有机磷中毒所致的眼底病变

右眼视盘水肿、充血、动脉细小，视盘、视网膜散在出血灶，视盘鼻侧散在渗出物

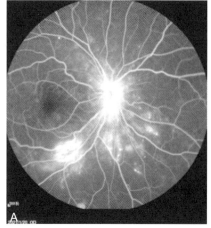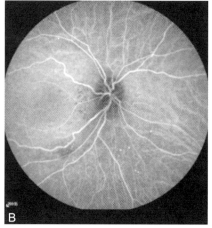

图 39-9-2　化学毒物引起的眼底表现

A. FFA 示视盘及周围视网膜大片荧光渗漏，黄斑周围亦有荧光渗漏；B. ICGA 示视盘鼻侧渗出荧光遮蔽

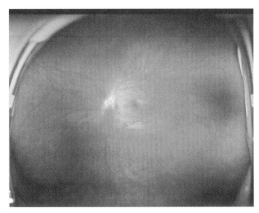

图 39-9-3　同一患者左眼，情况同右眼

【治疗】一经确诊，立即迅速清除毒物，用肥皂水或大量清水清洗被污染的部位，口服毒物而中毒者，应立即反复洗胃。眼部污染者，可用 2% 碳酸氢钠溶液或清水冲洗，然后临时滴一滴 4%～20% 后马托品。全身应用抗胆碱能神经药物阿托品，以及胆碱酯酶复能剂解磷定或氯磷定等药物，可促进被抑制的胆碱酯酶恢复活性。眼部接触有机磷而致烧伤时，应立即用 0.5% 硫酸铜液冲洗结膜囊，若无此液体，则用清水冲洗，同时清除所有有机磷颗粒。

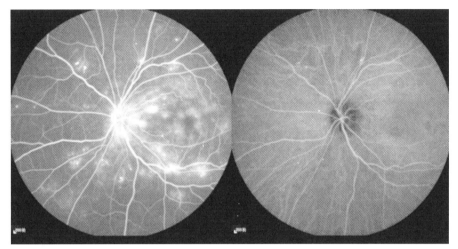

图 39-9-4　FFA 示视盘、后极部视网膜及黄斑区荧光渗漏

中西医结合

化学毒物引起的眼底损害相似中医学"视瞻昏渺"的范畴。

【病因病机】其发生机制至今尚不完全清楚。长期应用或接触对眼部有毒性作用的化学物质，可致眼底损害。常伴全身损害，常易忽略眼部损伤。若伴全身病理性改变，则先治疗全身情况，待全身情况稳定后，再进行眼部治疗。化学毒物经人体食管、气道、皮肤、血液侵入人体，导致气血失调、津液等施布运散功能受阻，导致正气受损，脏腑气血功能紊乱，引起眼底病变。临床常见的是生产过程中产生的职业危害性疾病，即从事接触相关化学毒物的职业病，严重影响劳动者的身心健康，甚至可导致劳动者永久性丧失劳动能力或生命，影响生命质量；给劳动者及其家庭、用人单位和社会造成巨大的经济负担，甚至影响社会稳定。化学毒物早期壅于脾胃则脾失健运；继则滋生湿热，伤及肠络，毒邪内侵，扰乱气血、气机，生风动血；久之，则气虚血瘀。

【辨证论治】

1. 肝火上攻，脾胃热结证

临床表现：眼外肌麻痹，眼睑下垂，视力骤降，瞳孔直接对光反射正常或消失，视网膜动脉痉挛，网膜出血，渗出未见。

治法：疏肝通腑。

方药：夏枯草、龙胆草、栀子、牡丹皮、大黄、芒硝、枳实、生地黄、川厚朴、益母草。

加减：视网膜水肿者，加茯苓、猪苓等。

2. 毒火内炽证

临床表现：眼症同"肝火上攻，脾胃热结证"，兼见面红目赤，烦躁口渴，口舌生疮，恶寒发热，皮肤疮疖或脓肿，小便短赤，大便秘结，舌质红，苔黄燥，脉洪数。

治法：泻火解毒，凉血通便。

方药：泻火解毒凉血方（《葡萄膜病学》）。生地黄、金银花、蒲公英各20g，石膏25g，牡丹皮、知母各12g，紫草15g，黄连、大黄（后下）各10g。

加减：热毒盛者，加龙胆草等。

3. 热毒伤目证

临床表现：视力剧降，视网膜出血、渗出，兼见口干，大便干结，舌质红苔黄，脉弦数。

治法：清热解毒，凉血活血。

方药：四妙勇安汤（《验方新编》）加减。金银花、玄参、当归、夏枯草、白茅根各30g，甘草、连翘、枳壳、牡丹皮、大黄、淡竹叶各10g，生地黄、车前子各15g。

加减：二便不调者，加芒硝、木通、车前子。

【物理疗法】针刺治疗。近端取穴：睛明、球后、瞳子髎、承泣、攒竹、鱼腰、丝竹空、太阳等；远端穴位：合谷、足三里、翳风等。每次选眶周穴位4个，远端穴位4个，留针15～30min，1次／日，10d为1个疗程。

【其他疗法】

1. 复方樟柳碱注射液太阳穴注射。

2. 复方丹参注射液太阳穴注射法。

【经验方】江碧云等认为，化学毒物的中医辨证论治关键在于分清虚实，实证多气滞血瘀、脾胃不和，虚证多为脾胃虚寒、气血不足、肝肾亏虚所致。气滞血瘀治宜调畅气机、活血化瘀通络；脾胃不和治以调理脾胃理气和中，方用平胃散（《太平惠民和剂局方》）加减。脾胃虚寒型治以补脾健胃温中散寒，方用良附丸（《良方集腑》）加黄芪建中汤（《金匮要略》）加减。杨帆等认为驱毒治疗是祛邪又伤正，故治疗原则采用驱邪安正，拟用驱毒扶正方，方药组成为白术、茯苓、鸡内金、土茯苓、丹参、龙骨、牡蛎、制何首乌、枸杞子、生甘草。[江碧云，贺湘蓉，张淑新，等，2007. 职业性慢性铅中毒的中医辨证论治 [J]. 职业与健康，23（19）：1705；杨帆，闫平慧，2008. 驱铅扶正方治疗慢性铅中毒的实验研究 [J]. 中华实用中西医杂志，21（5）：439-441]

【名医经验】李钟哲等认为化学毒物可致气滞血瘀，血热者瘀，疲者闭，闭则寒热作矣，故内脏功能因之受损，脾失健运，肝肾不足之虚证，故治拟解热、散瘀血、行瘀血、解毒为主。用雷公藤、大黄、半枝莲、白茅根等药制成方剂以驱铅，此复方雷公藤煎剂具有活血化瘀、清热解毒等功能，因此可达到排铅解毒之作用。诸家认为气滞血瘀、脾胃不和等症候，治以分清虚实，调畅气机，活血，化瘀，通络，调理脾胃，理气和中，温中散寒，驱邪安正。[赵英环，刘剑虹，1992. 中药驱铅110例临床疗效观察 [J]. 职业医学，19（1）：21-22；李钟析，柳吉洙，辛奎龙，等，2000. 复方雷公藤等4种煎剂对慢性铅中毒治疗效果的比较研究 [J]. 中国中医药科技，7（5）：308-309]

【化学毒物引起的眼底损害中西医结合治疗新理念】中医根据患者具体病情，辨证论治，实施方药，有助于化学毒物的排出，起到改善眼底视网膜微循环，营养视网膜的作用。再加上西医相关治疗，疗效明显。

（张仁俊　谢　青　李山祥　王　玲[2]
王学静　王兴荣　高延娥）

第40章 眼底先天性异常性疾病

第一节 视神经和视盘先天性异常

（一）视神经发育不全（视盘缺损）

【病因及发病机制】 该病的病因尚未明了，有少数常染色体显性遗传的报道，妊娠期应用苯妥英钠、奎宁等药物可引起，或与糖尿病和巨细胞病毒感染有关。发病机制可能为胚胎发育至 13～17mm 时视网膜神经节细胞分化障碍所致。

【临床表现】

1. 症状　视力一般较差，但根据视盘缺损程度不同可有较大差异，视野检查生理盲点扩大。

2. 眼底表现　视盘异常增大，常见视盘下半的部分性缺损，缺损区为淡青色，边缘清，凹陷大而深，多位于鼻侧，血管仅在缺损边缘处穿出，呈钩状弯曲，上端存在一部分视盘结构，在白色缺损区上方表现为一界线清楚的粉红色不全视盘

（图 40-1-1）。缺损区下方常有脉络膜及视网膜缺损，视盘缺损的表现各异，缺损区一般比正常视盘面积大数倍，呈圆形、直立卵圆形或不规则形，并有深的陷窝（图 40-1-2）。

【诊断要点】 本病诊断主要依据眼底检查结果，即视盘异常增大，视盘部分性缺损。

【鉴别诊断】 青光眼：本病眼压多有异常，双眼视盘面积对称变化，视野损害和视盘变化均呈进行性等特征。

（二）视神经发育不全（视盘明显减小，苍白色）

【临床表现】

1. 症状　本病是最常见的视神经先天异常。男性比女性多见，60% 为双眼发病，单侧可致斜视，双侧多合并眼球震颤。患者有不同程度视力

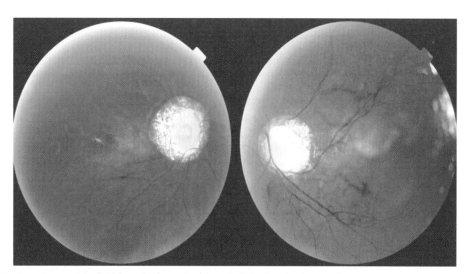

图 40-1-1　双眼视盘缺损，视盘区域凹陷，血管仅在缺损边缘处钩状弯曲穿出，视网膜色暗

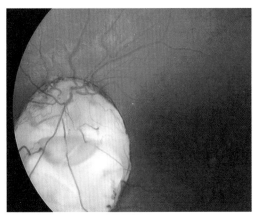
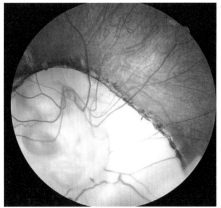

图 40-1-2　视盘缺损，视盘鼻侧凹陷，凹陷大而深，血管仅在缺损边缘处穿出，呈钩状弯曲，上端存在一部分视盘结构，在白色缺损区上方表现为一界线清楚的粉红色不全视盘。缺损区下方有大面积的脉络膜及视网膜缺损

障碍，少数为正常，也有只存光觉者。多数患眼发生内斜视（图 40-1-3），双眼患者常有眼球震颤。患眼可能有视野的部分缺损，广泛缩窄或视盘黄斑束暗点，以及不对称的双颞侧或鼻侧偏盲等。此外，还可伴有小眼球、无虹膜和眼组织缺损等先天性异常。颅内伴发症中无脑畸形和水肿较多见。

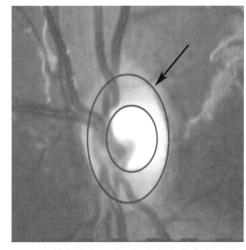

图 40-1-4　视神经发育不全，视盘颜色灰白色，呈"双环"征（黑色箭头示外环），血管走行纡曲

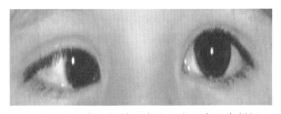

图 40-1-3　右眼视神经发育不全，患眼内斜视

　　2. 眼底表现　典型病例视盘明显减小，苍白色，视盘周围有浓淡不一的黄白色环，是视网膜色素上皮细胞与视网膜向筛板异常的标志，其外第二环则为巩膜和筛板的交接（即为"双环"征）（图 40-1-4，图 40-1-5）。眼底血管正常，也可伴有血管纡曲，黄斑中央凹反射正常或消失。常同时为小眼球，有白内障或眼底视网膜脉络膜缺损，并可能与中枢神经系统不发育相伴发。

　　3. B 超特征　可发现部分患眼的视神经较正常者细小。

　　4. X 线特征　可见少数患眼有视神经管狭窄。

　　5. 视网膜电图（ERG）特征　约 1/3 的患眼视网膜电图 B 波轻度降低。

　　6. 视觉电生理（VEP）特征　视觉诱发电位

无波形或有较重影响。

　　7. 组织学检查　可见视盘主要含增生的胶质组织，大部分视神经内未发现明显的神经组织。视网膜神经纤维层变薄或缺如。神经节细胞数目减少或消失。视网膜外层和血管基本正常。

　　【诊断要点】本病诊断主要依据眼底检查结果，即视盘明显减小，苍白色，视盘周围有浓淡不一的黄白色环做出诊断，尤其视盘"双环"征结构是本病诊断最具特征的依据。小眼球，有白内障或眼底视网膜脉络膜缺损也是本病诊断的重要参考依据。联合 B 超、X 线、ERG、VEP 及组织学检查有助于进一步临床分析。

　　【鉴别诊断】青光眼视神经损害：青光眼一般为双眼发病，出现视神经损害前多有眼压升高。此外，视野的缺损是青光眼诊断的主要指标之一，

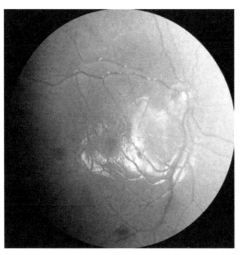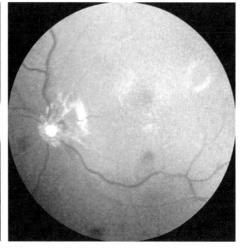

图 40-1-5　双眼视神经发育不全，双眼视盘明显减小，视盘边界清晰，视网膜血管走行轻度纤曲

青光眼视野改变的类型主要为旁中心暗点，鼻侧阶梯，颞侧楔形压陷，弓形暗点及环形暗点等，很少有乳头黄斑束暗点、不对称的双额侧或鼻侧偏盲。

【治疗】该病常无特殊治疗方法，只有针对并发症给予相应治疗。

（三）视盘小凹

【病因及发病机制】发病机制不清，与先天性异常无特定联系，亦未发现遗传倾向，偶有少数家族发生的报道。有学者认为小凹是视盘部分缺损，也有学者认为有遗传因素。

【临床表现】

1. 症状　一般不影响视力，多在体检时或伴有黄斑浆液性脱离时才被发现。若视盘小凹并发视网膜脱离，视力将受到影响。

2. 眼底表现　在视盘颞下近边缘可见一小椭圆形，边界清楚，灰白色，凹陷深浅不一，小窝

的大小为 0.1 ～ 0.7PD，深度最多者可达 25D，平均为 5D。有小窝的视盘一般都比正常增大。多数为视盘上单一小窝，两个或更多者极少（图 40-1-6）。表面有灰白色胶质组织覆盖，所以常被忽略。小窝若紧邻视盘边缘，绝大多数在靠近小窝处有视盘周围的脉络膜视网膜病变。有视盘小凹的眼，有 30% ～ 40% 出现限于黄斑区的浆液性视网膜脱离，脱离的高度一般不超过 1.5mm，发生的年龄平均为 30 岁。绝大多数视网膜脱离者都是小窝位于视盘颞侧缘者。许多脱离的视网膜发生囊性改变，约 25% 的视网膜脱离眼发生黄斑板层或全层裂孔。对视网膜脱离者视网膜下液的来源推测可能来自小窝和黄斑孔，可能是小窝内的血管渗漏，也可能为脉络膜渗漏，或者是经小窝漏出的脑脊液（图 40-1-7）。

3. FFA 特征　早期小凹处可见低荧光，晚期其颞侧缘有荧光素渗漏，黄斑脱离处未见明显渗漏，故说明黄斑下液体来自小凹（图 40-1-8）。

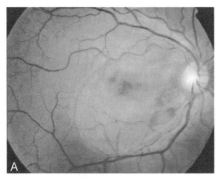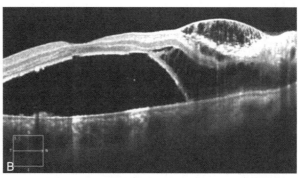

图 40-1-6　视盘小凹，眼底（A）可见视盘颞下近边缘一小椭圆形边界清晰的灰白色，黄斑区可见浆液性视网膜脱离，对应的 OCT（B）可见黄斑区视网膜脱离

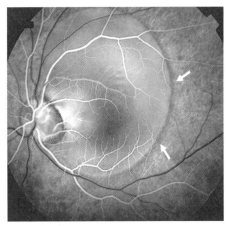

图 40-1-7　视盘小凹，FFA 可见低荧光、视网膜脱离和黄斑脱离处未见明显渗漏

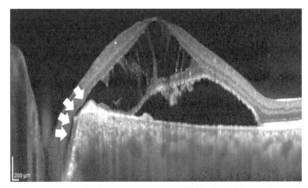

图 40-1-8　视盘小凹，OCT 可见黄斑脱离范围延伸至视盘（白色箭头所示）

4. OCT 特征　部分患者可见黄斑区的浆液性视网膜脱离，脱离范围延伸至视盘（图 40-1-9）。

5. 组织病理学　可见小凹由发育不全的原始视网膜组织组成，并有不规则神经胶质、神经纤维和色素上皮残余组织。其后壁由结缔组织组成，神经纤维经小凹缘部入视神经。

【诊断要点】本病诊断主要依据眼底检查结果，即视盘内圆形或卵圆形局限性的陷窝做出诊断，FFA 表现也是本病诊断的重要参考依据。

【鉴别诊断】青光眼：眼压多有异常，双眼视盘面积对称变化，视野损害和视盘变化均呈进行性等特征。

【治疗】本病治疗主要是针对其出现的并发症进行治疗，对视盘小凹并发视网膜脱离的病例，在邻近小窝处做视盘周围激光光凝治疗可促进视网膜下液吸收。

（四）大视盘

【病因及发病机制】推测大视盘的病因与多种原因引起的视神经发育异常有关。

【临床表现】

1. 症状　视盘受累眼视力一般不受影响，杯盘比通常大，生理盲点有相应扩大，易被诊断为正常眼压性青光眼。大视盘很少伴发其他全身的先天性异常，也有甚少伴蝶筛脑膨出、腭裂和下颌面骨发育不全的报道。

2. 眼底表现　大视盘的视杯多为圆形或横椭圆形，无垂直性切迹（剥蚀现象）（图 40-1-9）。视神经孔大小常在正常范围或稍偏大，视神经管一般正常。

【诊断要点】本病诊断主要依据眼底检查结果，即杯盘比通常较大，生理盲点有相应扩大而做出诊断，尤其视杯多为圆形或横椭圆形，无垂

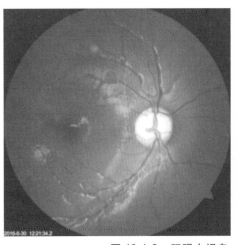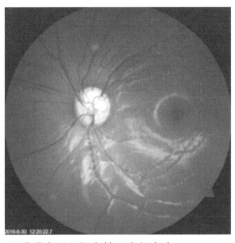

图 40-1-9　双眼大视盘，双眼眼底可见视盘较正常视盘大

直性切迹(剥蚀现象)是本病诊断最具特征的依据。小眼球,有白内障或眼底视网膜脉络膜缺损也是本病诊断的重要参考依据。大视盘易误诊为青光眼,充分排除青光眼后才可诊断。

【鉴别诊断】正常眼压性青光眼:视盘多呈偏心圆形、较浅、壁呈斜坡状,视野损害呈局限性、视野缺损为局灶性、致密、通常靠近固视区,且需要眼底改变和视野改变相互印证,才能做出诊断。

【治疗】大视盘为先天性发育异常,定期随访,一般无须特殊治疗。

(五)视盘倾斜综合征

视盘倾斜综合征(tilted disc syndrome)也称节段性视神经发育不全,是较少见的先天性异常。无性别及遗传倾向,发病率为3.4%,80%的患者为双眼发病。

【病因及发病机制】本病无遗传性,可能与胚裂的部分性闭合不良有关。

【临床表现】

1. 症状 视力一般不受影响,也可有轻度障碍。眼底扩张者,可有相对性的颞侧视野缺损,双眼畸形者出现双颞侧偏盲,大部分患者有屈光不正,可伴有斜视,视力矫正异常。

2. 眼底表现 眼底检查见视盘向下方或者鼻下方倾斜,水平径较竖径长,伴视网膜血管反向,视盘鼻下方弧形斑(Fuchs弧)(图40-1-10)。眼底鼻下象限色素上皮和脉络膜较其他部分变薄。在弧斑象限的眼球壁常向外凸起呈鼻侧眼底扩张,这种先天性异常又称为Fuchs缺损、反转性近视或视盘转向不良等。少数伴有髓神经纤维、视网膜中央静脉阻塞、视盘周围或黄斑区视网膜下出血等。

3. 视野特征 用Goldmann定量视野检查,增大视标面积则视野正常,用镜片矫正眼壁扩张区的视力以后,视野缺损也减轻或消失。

【诊断要点】本病诊断主要依据眼底检查结果,即根据视盘向下方或者鼻下方倾斜,水平径较竖径长,伴视网膜血管反向,视盘鼻下方弧形斑,色素上皮和脉络膜变薄做出诊断。视野检查及配镜结果有助于进一步临床分析。

【鉴别诊断】视交叉压迫:出现双眼视盘异常,颅内压可增高,眼眶MRI可鉴别。

【治疗】本病常无特殊治疗方法,主要针对验光配镜或弱视治疗。

(六)视盘玻璃膜疣

【病因及发病机制】视盘玻璃膜疣的发病原因及机制尚不清楚,有多种假说。Sacks等认为属于先天性血管异常,当血液循环障碍时,血浆蛋白转运受阻,淤积于视盘,形成视盘玻璃膜疣。这种特有的积聚可能源于视盘的细胞及其附近组织。Seitz等从组织化学角度研究,认为视盘玻璃膜疣起源于视神经纤维崩解后轴浆的衍生物,其形成是一个

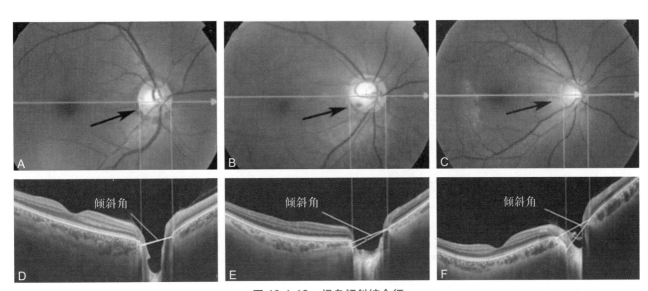

图 40-1-10 视盘倾斜综合征

A ~ C 为眼底照相;D ~ F 为其相对应的视盘 OCT。眼底可见视盘倾斜,视盘旁可见弧形斑,视盘倾斜角度越大,弧形斑越明显

慢性变性过程。支持轴突变性（axon degeneration）理论的还有 Spencer 和 Tso 等。Spencer 研究表明视盘玻璃膜疣的形成是由于轴浆流转输的变化所致。Tso 的研究表明，轴突代谢紊乱导致细胞内线粒体钙化，轴突崩解，线粒体释放到细胞外，因细胞外钙浓度较细胞内高，钙质不断地被释放到细胞外的线粒体内，于是产生微小的钙化体，随着钙质不断地积聚在这些病灶上，逐渐形成了视盘玻璃膜疣。

【临床表现】

1. 症状　患者视力多数正常，若伴有并发症，视力可有不同程度的下降。由于视神经纤维受压，视网膜下出血或视网膜下新生血管形成可以引起视力丧失，但少见。常有视野缺损，包括生理盲点扩大、神经纤维束缺损。

2. 眼底表现　因玻璃体样物质出现在视盘处，位于视盘浅表时则呈蜡黄色或黄白色、半透明、发亮的圆形小体，位于视盘鼻侧。深埋在视神经组织内者称埋藏性视盘玻璃膜疣，视盘稍扩大、隆起，边界不清，呈不规则起伏。视网膜血管在视盘上弯曲爬行，呈假性视盘水肿外观（图 40-1-11）。玻璃膜疣一般不对称。视盘玻璃膜疣可并发多种眼底病变，如视盘旁脉络膜新生血管、前部缺血性视神经病变、视网膜中央动脉或静脉阻塞等。

3. 自发荧光特征　眼底可见自发荧光，血管造影晚期染色，无染料渗漏。

4. A/B 超声特征　可见视盘钙样物质沉积及强回声反射。

5. OCT 特征　可见视盘内不同深度的高反射

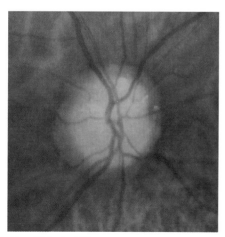

图 40-1-11　视盘玻璃膜疣，眼底见视盘边界不清、隆起、视杯消失

带（图 40-1-12）。

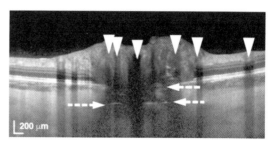

图 40-1-12　视盘玻璃膜疣，OCT 见视盘内不同深度的高反射带
白色三角箭头表示视网膜血管，投射出典型的阴影；白色虚线箭头表示视盘内不同深度的高反射带

【诊断要点】本病诊断主要依据眼底检查结果，即视盘旁蜡黄色或黄白色、半透明、发亮的圆形小体或视盘稍扩大、隆起，边界不清做出诊断。联合超声、眼底自发荧光有助于进一步临床分析。

【鉴别诊断】

1. 新生血管性老年性黄斑变性　多见于中老年人，白种人多见，眼底大多可见硬性或软性玻璃膜疣。眼底不见橘红色息肉样病灶，吲哚菁绿造影血管（ICGA）可见脉络膜新生血管，但少见异常扩张粗大的血管网及息肉样结构。

2. 视盘水肿　常可找到致病因素（如颅内压升高、视神经受压迫、低眼压等），视野检查可见生理盲点明显扩大，荧光造影可见视盘表面毛细血管扩张和荧光素渗漏现象。

【治疗】若无并发症，一般无须治疗；若出现视盘出血，可给予止血祛瘀及营养视神经治疗；若伴有脉络膜新生血管形成，可考虑给予抗血管内皮生长因子（vascular endothelial growth factor，VEGF）治疗或光动力学疗法（photodynamic therapy，PDT）；若出现缺血性改变，则给予改善微循环、营养视神经及对症治疗等。

（七）牵牛花综合征

牵牛花综合征是一种较为少见的先天性视盘异常，详情见本章第四节。

（八）其他

双视盘、视盘有髓神经纤维、视盘转位等先天性视盘缺陷，一般不影响视力。

第二节　先天性眼底血管异常

胚胎 4.5mm 时，晶体板及原始视泡的远端开始变厚，血管性中胚叶组织出现于晶体板与视泡之间，而成为玻璃体动脉。玻璃体动脉从眼动脉分出，自视杯（即第二视泡）腹面进入胚裂，到达晶体泡后极部后，分支向前供给视杯边缘，至胚胎 13mm 时相互吻合形成环状血管。胚胎 10mm 左右时，眼内血管已可分为玻璃体动脉和晶体血管膜两部分。在发育过程中，这两部分血管将被完全吸收。胚胎 5～6mm 时，视杯外面有许多小血管围绕，至胚胎 13mm 时形成脉络膜血管网，并与前面的环状血管吻合。至胚胎 18mm 时，出现睫状动脉系统。胎龄 3 个月末或 4 个月初（胚胎 65～70mm），视网膜中央动、静脉分别由玻璃体动脉经过原始视盘处的血管芽和静脉管发育而来。与以上睫状动脉系统构成眼底血液循环系统。玻璃体动脉在胚胎 60mm 时起开始萎缩，在视网膜动脉形成过程中继续吸收，至胚胎 8 个半月时，已全部消失。若因某种原因，造成发育不规则或停止吸收，则在出生后将引起下列一系列血管性先天异常。玻璃体的发育过程，分为原始玻璃体、第二期玻璃体、第三期玻璃体和玻璃体管（Cloquet 氏管）下沉四个阶段。其中原始玻璃体与第二期玻璃体的发育变异和眼底血管异常有直接关系。眼部血管的先天性畸形除永存原始玻璃体增生症以外均比较少见。其中无视网膜血管尤其罕见，文献中仅有很少的报道，这种异常多伴有其他眼部和大脑畸形。临床见到的眼底先天性血管畸形约有下列几种。

（一）永存原始玻璃体增生症

永存原始玻璃体增生症为原始玻璃体纤维和血管残留物，存在于视神经表面和晶状体之间。PHPV 是眼内最多见的血管异常，多为散发，是继晶状体后部圆锥外，出生后一年引起白内障的第二种常见原因。

【病因及发病机制】玻璃体动脉属于眼胚胎时期的暂时性血管系统，在胚胎 5mm 时经胚裂进入视杯。胚眼逐渐形成的过程中，在玻璃体腔中分支，组成玻璃体固有血管，作为原始玻璃体的血管供

应，并向前汇入晶状体血管膜。玻璃体固有血管在胚胎 40mm（9 周）时发育至极盛，胚胎 60mm（11 周）时开始退行。胚胎 7 个月时已不通血流，8 个月退行完全，玻璃体内动脉全部萎缩。在早产婴儿偶可见到未完全退行的玻璃体动脉，年长后或成人眼内的玻璃体动脉遗迹残留，则成为永存玻璃体动脉，少数有血管未闭，多数为条索组织残存，有时伴有神经胶质鞘膜或相关的中胚叶发育异常。虽然大多数 PHPV 是散发的，但目前认为也可以常染色体显性或隐性方式遗传。

【临床表现】

1. **症状**　PHPV 多数为单眼发病，可单独出现，或伴发其他眼部异常，还可伴有全身其他组织畸形及系统性异常。患者视力较差，矫正不能提高，原因多为白内障、继发性青光眼、牵拉性视网膜脱离、视盘和黄斑异常及玻璃体积血等。

2. **眼部表现**　患者最常见就诊原因依次是小眼畸形或小角膜（图 40-2-1）、浅前房和白瞳症（图 40-2-2），其他还包括斜视（图 40-2-3）和角膜白斑等。一般晶状体较小，散瞳后可见较长的睫状突（图 40-2-4）。经典的 PHPV 病理学部分或全部永存玻璃体动脉为人眼最常见的先天性发育异常，这些形状各异的血管残迹，临床上一般将 PHPV 分为前部型、后部型和混合型三种类型。

（1）前部型：永存玻璃体动脉止端附着于晶状体后面，常位于晶状体后极鼻侧偏下。这种血管残端呈螺旋状，游离的尾端在玻璃体内浮动。有的在晶状体后面呈细丝状，偶尔伴有大量纤维组织，并可表现为囊肿浮动于前部玻璃体中。

（2）后部型：永存玻璃体动脉后段在视盘上，通常在视网膜中央动脉浅面，表现为白色结节。有时为一通畅血管或一闭塞条带，长短不一，伸入玻璃体内随眼球的活动呈蛇行摆动，其末端可分为细线状，或终止于一球形结节。还有一种较常见的视盘前膜，是 Bergmeister 原始视盘和中胚叶纤维与胶质组织残余，覆盖于视盘和视网膜动脉，薄膜呈半透明，大小厚薄不一，有时可延伸于其周围视网膜上。

（3）混合型：此类型最常见，玻璃体动脉从

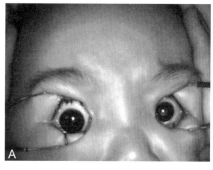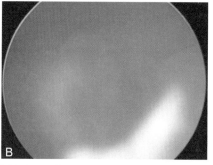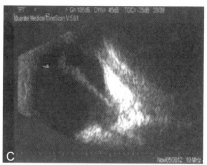

图 40-2-1　左眼 PHPV 合并牵牛花综合征

A. 左眼小眼球；B. 晶状体局限性混浊，眼底隐约见玻璃体内可见条索样残留动脉，视盘呈"牵牛花"状；C. 超声波可见从视盘延伸至晶状体后表面的玻璃体内条索样回声

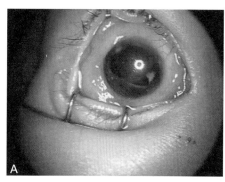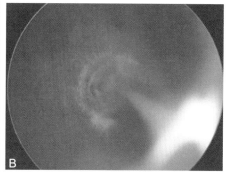

图 40-2-2　PHPV 合并牵牛花综合征

A. 白瞳征，晶状体局限性混浊；B. 玻璃体内可见条索样残留动脉伴纤维胶质增殖，眼底可见视盘呈"牵牛花"状

视盘到晶状体全部残留，呈细线状或条索状，有的还有血液流通，常有一些纤维性或胶质性组织伴行。这种血管退行残余条索发生的皱缩牵引有时可引起晶状体混浊或脱位。也有在眼球增长发育过程中条索中断而残留一端在视盘前，另一端在晶状体后面的情况（图 40-2-3）。

3. A/B 超声特征　晶状体后表面条索样回声延伸至玻璃体内；或与视盘相连的条索样回声延伸至玻璃体内；或可见从视盘延伸至晶状体后表面的玻璃体内条索样回声（图 40-2-4）。

【诊断要点】本病诊断主要依据眼部检查结果，即玻璃体动脉从视盘到晶状体后表面全部或部分残留，呈细线状或条索状做出诊断。小眼球、浅前房、白瞳症、晶状体后囊裂和白内障也是本病诊断的重要参考依据。B 超检查有助于进一步临床分析。

【鉴别诊断】PHPV 应与增殖性玻璃体视网膜病变（progenitive vitreo-retinopathy，PVR）和早产儿视网膜病变综合征相鉴别。此外患者出现白瞳症时应与其他引起眼部白瞳症的疾病相鉴别，特别是视网膜母细胞瘤。

1. PVR　常继发于多种原因而致的玻璃体积血。眼底只有形态不规则、范围不定的白色机化膜或条带，自视网膜伸向玻璃体，上有新生血管。可反复出血或继发牵引性视网膜脱离。

2. 早产儿视网膜病变综合征　见于体重不足1600g 的早产儿，有给氧史。发病在出生后 3～5 周，亦可稍晚。双眼发病。眼底自颞侧周边部起，有灰白色、不透明、带有畸形血管的纤维血管膜，位于晶状体后前部玻璃体。范围广泛者不能查见眼底。若睫状突被纤维组织向中央牵引，则在纤维膜边缘处能见到睫状突。

3. 视网膜母细胞瘤　该病常累及双侧，从不合并小眼球或白内障，超声波检查有助于鉴别，检查时应特别注意判断眼轴的长度。

【治疗】PHPV 的治疗分为非手术治疗、手术治疗和增视治疗。

1. 非手术疗法　视轴的屈光介质清晰、解剖异常不进展、前房角正常的轻度 PHPV，非手术治疗预后良好。

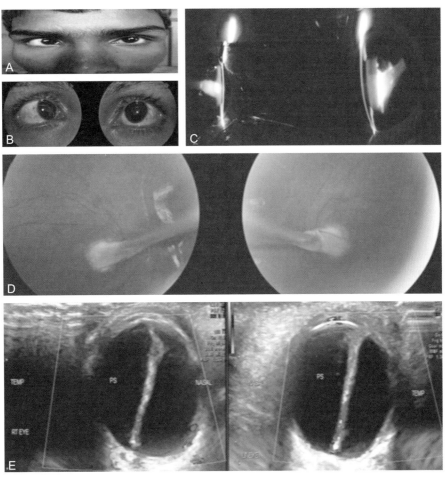

图 40-2-3　双眼 PHPV

A. 双眼内斜视；B. 为 A 中患者的眼部放大图；C. 裂隙灯检查，双眼散瞳显示晶状体后囊表面附着纤维条索；D. 眼底可见与视盘相连的条索样残留动脉伴纤维胶质增殖；E. 彩色多普勒超声显示晶状体后囊至视盘回声带内的血流信号

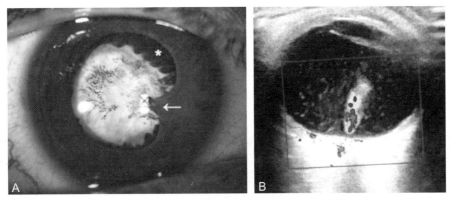

图 40-2-4　PHPV

A. 虹膜后粘连（白色箭头所示），较长的睫状突突向中心（白色星形）和白内障；B. 多普勒超声显示从视盘延伸至晶状体后表面的玻璃体内条索样回声内有血流信号

　　2. 手术治疗　对于部分患者，为避免病情进展和获得最佳视力预后，早期手术是有必要的。一些 PHPV（如合并白内障、视盘和黄斑区牵拉和畸形、玻璃体内残留血管等）需在出生后 3 ~ 7个月手术，包括预防继发性青光眼发生的晶状体摘除术和去除玻璃体内胚胎残留物、处理视网膜脱离的玻璃体切割术。无光感、无瞳孔对光反射和（或）PHPV 未引起并发症者应避免玻璃体视

网膜手术。极其严重的 PHPV 所导致的难治性青光眼或眼内结构紊乱，可能需要行眼球摘除。

3.增视治疗　弱视是预后不良的主要因素，术后需随访 7～12 年，采取积极的弱视治疗。无晶体眼采取角膜接触镜或框架眼镜矫正。术后的弱视治疗通常依从性好，视力改善可持续到学龄早期（6～8 岁）。

（二）视网膜前血管袢

视网膜前血管袢（preretinal vascular loops）也称为视盘上或邻近的视网膜血管扭曲成袢状的一种先天性血管异常。血管袢多为动脉性，可有一个或多个升支和降支。袢的形态呈弯弓形或螺旋状，有的有白色胶质鞘包绕。

【病因及发病机制】视网膜前血管袢可能是在胚胎 4～7 个月时玻璃体动脉形成血管芽的过程中发生的异常。也有学者认为是由于过多的牵拉等，使新生的视网膜血管支在视盘表面或边缘处向前延伸或扭转形成血管袢。

【临床表现】

1.症状　患眼视力一般不受影响，故不易被发现。视网膜动脉袢可并发玻璃体视网膜出血，视网膜动脉分支阻塞及前房积血等，患者可有一过性黑矇症状。

2.眼底表现　视网膜前血管袢可分为动脉性血管袢、静脉性血管袢及动静脉性血管袢三种，动脉性血管袢占绝大多数。动脉性血管袢可两端都在视盘上，或一端在视盘上而另一端在视盘附近的视网膜上。它可与视网膜平面一致，也可突出于玻璃体中。血管袢有时呈螺旋形盘旋，有时

扭成"8"字形，也可呈马蹄形（图 40-2-5）。检眼镜下有时不易分辨其为动脉袢或静脉袢，特别是动脉袢色较深时，易误认其为静脉袢。但若行眼底荧光血管造影（FFA），根据其充盈时间则容易鉴别。在 FFA 问世前，曾认为 80%～85% 的视网膜血管袢为动脉袢。但根据做过 FFA 检查的资料统计，近 95% 的血管袢为动脉袢。

3.FFA 特征　FFA 检查时动脉袢与其他视网膜动脉同时充盈，但由动脉袢供应的视网膜不如非动脉袢供应的视网膜充盈快，荧光充盈后可见视盘上或邻近的视网膜血管扭曲成袢状（图 40-2-6）。

【诊断要点】根据本病的临床表现即视盘上或邻近的视网膜血管扭曲成袢状可做出诊断，FFA 有助于进一步诊断分型。

【鉴别诊断】

1.视盘上的侧支循环　视盘上的侧支循环多在视网膜静脉阻塞后形成，视网膜及静脉干上有阻塞后的残余症候，如静脉弯曲扩张、血管白鞘、残余出血或渗出等，FFA 检查时侧支循环在静脉期充盈，阻塞支静脉充盈延缓及管壁渗漏等。

2.永存性玻璃体动脉　从视盘上伸入玻璃体中后不再绕回到视盘上，最长可达晶状体后囊。而视网膜动脉袢向玻璃体伸出的长度不超过玻璃体腔的 1/3 长度，伸出后又回到视盘及其附近，血管腔中均有血液。

【治疗】目前尚无有效疗法。

（三）睫状视网膜动脉

睫状视网膜动脉是由后短睫状动脉直接发出的支，或 Haller-Zinn 环发出的毛细血管增大，或

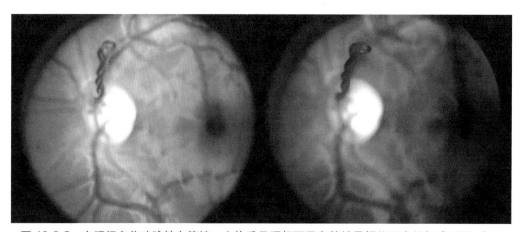

图 40-2-5　左眼视盘前动脉性血管袢，立体重叠照相可见血管袢呈螺旋形盘旋扭成"8"字形

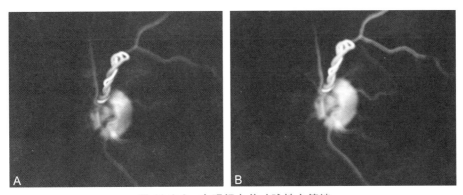

图 40-2-6 左眼视盘前动脉性血管袢

A. FFA 在 18s 时可见早期动脉充盈 ；B. FFA 在 19s 时可见荧光通过血管袢回流到视盘

极少数情况下直接由脉络膜血管发出，分布于视网膜黄斑区。

【病因及发病机制】目前发病机制尚不明确。

【临床表现】

1. 症状　患者一般无症状，但并发睫状动脉阻塞时，可有相应的视力下降等症状。

2. 眼底表现　典型的睫状视网膜动脉从视盘边缘出现，呈弯钩形的手杖柄或伞柄状，与视网膜中央动脉没有联系(图 40-2-7)。通常只有一支，少数有两支或更多，大多位于颞侧，也有在视盘鼻侧者。约 90% 为单侧眼出现。凭检眼镜检查判断，这种血管异常的发现率约为人群的 20%。荧光眼底血管造影检查的发现率约为 30%。

3. FFA 特征　睫状视网膜动脉在视网膜中央

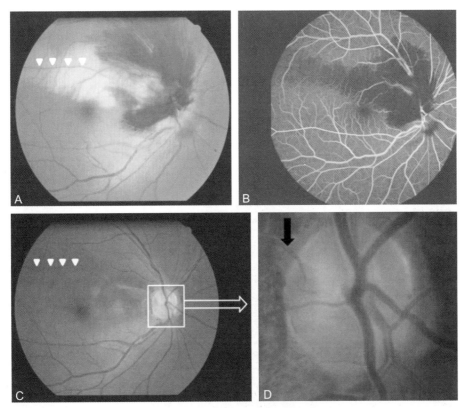

图 40-2-7 睫状视网膜动脉阻塞

A. 眼底表现为明显的视盘肿胀，上神经纤维区有火焰状出血，以及边界清楚的视网膜缺血，并伴有位于中心凹上方的视网膜分支动脉（三角箭头所示）；B. 荧光素血管造影显示视网膜中央凹上方的动脉循环充盈缺损与视网膜缺血有关；C. 6 个月后，眼底显示原来的视盘肿胀和视网膜缺血区域伴有视网膜分支动脉（箭头）；D. 视盘的高倍率图像显示阻塞的动脉是睫状视网膜动脉（黑色箭头所示），睫状视网膜动脉从视盘边缘出现，呈手杖柄弯钩形

动脉系统出现荧光前 1～2s 与脉络膜循环一起充盈（图 40-2-8）。睫状视网膜静脉很少发生。睫状视网膜动脉多数供应黄斑区，并供应其分布所在部位的视网膜血循环。据估计，睫状视网膜动脉发生阻塞的病例约占所有视网膜动脉阻塞的 5%（图 40-2-7）。

【诊断要点】 本病诊断主要依据眼底检查结果，即睫状视网膜动脉从视盘边缘出现，呈弯钩形的手杖柄或伞柄状，与视网膜中央动脉没有联系而做出诊断，FFA 检查结果具有重要参考意义。

【鉴别诊断】 本病引起动脉阻塞时，应与一般的视网膜动脉阻塞相鉴别。

视网膜动脉阻塞：FFA 检查睫状视网膜动脉在视网膜中央动脉系统出现荧光前 1～2s 与脉络膜循环一起充盈。另外，睫状视网膜动脉从视盘边缘出现，呈弯钩形的手杖柄或伞柄状，与视网膜中央动脉没有联系。

【治疗】 该病常无特殊治疗方法，只有针对并发症给予相应治疗。

（四）先天性视网膜动静脉畸形

【病因及发病机制】 Wyburn-Mason 综合征是由原始血管中胚层发育异常导致，是否累及多器官与胚胎发育异常的时间有关，若在胚胎 7 周以前开始出现发育异常，则病变累及眼和脑。

【临床表现】

1. **症状** 该病多为单眼发病，常于大龄儿童或青年时期确诊。患者的早期视力可正常，就诊常是由于体检或视网膜动静脉畸形（AVM）并发视网膜静脉阻塞、视网膜缺血和继发性青光眼等而出现视力下降。颅内 AVM 常于中青年时颅内出血导致头痛、颈项强直、意识丧失及相关的神经眼科症状等而就诊。颅内 AVM 可自发出血，但视网膜 AVM 一般不会出血。

2. **眼底表现** 患者眼底表现具有特征性，从视盘发出粗大纡曲的视网膜血管向视网膜内延伸，与静脉吻合后形成粗大静脉回到视盘（图 40-2-9）。根据血管畸形的严重程度可分为 3 型：I 型为视网膜动静脉之间仍有异常的毛细血管丛；II 型为视网膜动静脉之间无毛细血管丛连接而直接交通；III 型为纡曲扩张的血管难以分辨动静脉，具有广泛而复杂的视网膜动静脉交通，视网膜血管极度扩张、粗大和纡曲，且互相缠绕呈藤蔓状。有第 II、III 型动静脉交通的先天性血管异常者，称为视网膜蔓状血管瘤。

3. **FFA 特征** 早期动脉迅速充盈，经动静脉交通后回到视盘，但异常血管及吻合血管在造影全程均无荧光渗漏（图 40-2-10），可见瘤体下部荧光被掩盖，形成特征性"帽状"荧光染色现象。

【诊断要点】 本病诊断主要依据眼底检查和

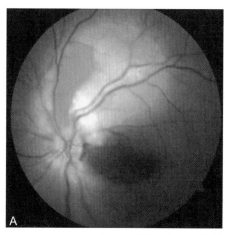
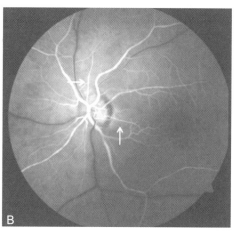

图 40-2-8 视网膜中央动脉阻塞伴两支睫状视网膜动脉开放

A. 眼底检查显示白色的缺血性视网膜，有两个正常视网膜的小区域；一个位于视盘的颞侧，另一个位于视盘的上方，与左眼的睫状视网膜动脉相对应。B. 注射染料 18s 后的荧光素血管造影显示两个睫状视网膜血管（白色箭头所示）快速充盈，视网膜中央动脉充盈延迟

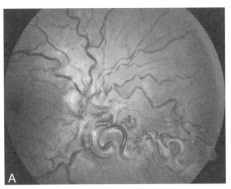
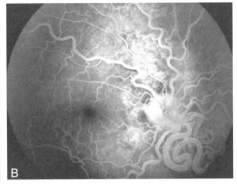

图 40-2-9 先天性视网膜动静脉畸形

A. 眼底可见视网膜动静脉纡曲，由视盘伸出的粗大血管如蔓状盘踞；B. FFA 可见异常血管及吻合血管在造影全程均无荧光渗漏

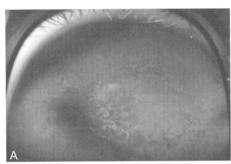
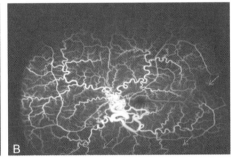

图 40-2-10 先天性视网膜动静脉畸形

A. 眼底可见视网膜动静脉纡曲。由视盘伸出的粗大血管如蔓状盘踞；B. FFA 可见异常血管及吻合血管在造影全程均无荧光渗漏，周边视网膜可见部分无灌注区（红色箭头所示）

FFA 结果，即眼底可见从视盘发出粗大纡曲的视网膜血管向视网膜内延伸，与静脉吻合后形成粗大静脉回到视盘；FFA 可见早期动脉迅速充盈，经动静脉交通后回到视盘，可见瘤体下部荧光被掩盖，形成特征性"帽状"荧光染色现象，FFA 是本病诊断的重要参考依据。

【鉴别诊断】极少数病例在患眼同侧有沿三叉神经分布的皮肤火焰状血管瘤及皮下动静脉扩张，与 Sturge-Weber 综合征类似，本病应与视网膜血管瘤病相鉴别。

视网膜血管瘤病：视网膜血管瘤病眼底可见在动静脉之间有红色或紫红色圆形肿瘤，FFA 造影血管瘤形态显影明显。

【治疗】该病目前对所有的治疗都无明显疗效，并发视网膜静脉阻塞的患者遵循视网膜静脉阻塞的治疗原则，即若为缺血型，可行激光光凝无灌注区及新生血管，或行抗 VEGF 药物联合激光治疗。Ⅲ型患者最易发生视网膜静脉阻塞，故对此型患者应加强随访，防止出现严重缺血性并发症。

（五）视网膜血管形态和分布的异常

视网膜血管形态和分布的异常分为视网膜血管分支和行径异常、视网膜血管屈曲扩张、视网膜血管异常交叉和异常黄斑血管四种。

1. 视网膜血管分支和行径异常　偶见视网膜中央静脉在视盘上分支数目异常、在视盘周围有环行静脉吻合或视盘上有小静脉环祥或分支交通。视网膜中央动脉在视盘上可不分成两支而分为三个主要分支。视网膜中央血管系统的行径异常可有不同的形态，如视网膜上半动脉或静脉血管分支供应下方象限的视网膜；或反之，下半的血管供应上半的视网膜。

2. 视网膜血管屈曲扩张　视网膜中央血管先天性屈曲扩张发生于静脉较动脉多，血管纡曲可以是局部性或普遍性，可累及单眼或双眼，有时合并有面部或身体其他部位的血管瘤，患者常无自觉症状。扩张的静脉管径虽大为增粗，但仍显正常的深红色与血柱的光反射，无病理性静脉淤滞迹象。这种异常有时合并指（趾）畸形。

3.视网膜血管异常交叉 正常情况下视网膜动静脉不会发生两侧血管彼此交叉，因发育过程中视网膜各部由其各自相近的血管芽萌发供应。偶尔有视盘上和接近视盘处鼻侧血管与颞侧互相交叉者。

4.异常黄斑血管 眼底黄斑很少出现异常血管分支。偶有视网膜额下动脉或静脉主干发出分支越过视网膜水平分布于黄斑，也有从额上血管发出异常分支跨过黄斑区者。

第三节　先天性视网膜异常

（一）先天性视网膜皱襞

【病因及发病机制】病因尚无定论，有几种说法，多数学者同意 Mann 于 1935 年提出的意见，认为是视杯发育不正常所致，于胚胎 13mm 时期发生，此时胚裂已闭合，由于原始玻璃体与视杯的内层组织粘连，因而影响第二玻璃体的形成，所以在皱襞上可见玻璃体动脉遗迹，也可由残存的玻璃体动脉将视网膜内层牵引而形成皱襞。本病有家族遗传性，患者多为男性，因此可能为性连锁隐性遗传病。

【临床表现】

1.症状 可单眼或双眼发生，双眼者皱襞位置多为对称性。患者视力不佳，常有眼球震颤和斜视。本病可伴有眼部的先天发育异常，如小角膜、永存瞳孔膜、白内障、斜视、黄斑异位、视网膜脉络膜缺损等。

2.眼底表现 皱襞的部位不定，大多位于颞侧水平方向或稍偏颞下方，可为一个或多个，呈白色或黄白色，宽 0.5 ～ 1PD，至周边处更加宽阔，皱襞两侧边缘陡峭（图 40-3-1）。起自视盘，呈一白色或黄白色实质卷起的束状物，横越黄斑部，

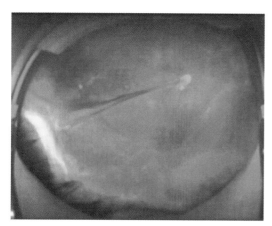

图 40-3-1　先天性视网膜皱襞
眼底可见皱襞起自视盘，呈卷起的束状物，向视网膜周边部延伸，束状物上附着有视网膜血管

带有与之平行走行的视网膜血管，玻璃体动脉常附着于其上，隆起 1 ～ 8PD，呈带状向周边延伸至锯齿缘或达晶状体赤道部，如终止于黄斑部者，称为不完全型。

3.组织病理学 皱襞仅为神经上皮层重叠，色素上皮层未被波及，提示为视杯内层发育的变异。神经上皮层组织结构紊乱，分化不全，有菊花形排列，视网膜血管分支位于皱襞组织内，如有永存玻璃体动脉，则黏附于皱襞的表面。

【诊断要点】根据眼底的典型改变即起自视盘的一白色或黄白色实质卷起的束状物、患者自幼视力不良及病变为非进行性等临床特点，即可诊断。

【鉴别诊断】

1.增生性玻璃体视网膜病变 常继发于多种原因而致的玻璃体积血。眼底只有形态不规则、范围不定的白色机化膜或条带，自视网膜伸向玻璃体，上有新生血管，可反复出血或继发牵引性视网膜脱离。

2.永存玻璃体动脉 多见于早产儿，残存的玻璃体动脉呈一灰白线条状，或止于玻璃体内，亦可长达晶状体后极。

3.晶状体后纤维增生症（retrolental fibroplasia） 见于体重不足 1600g 的早产儿，有给氧史。发病在出生后 3 ～ 5 周，亦可稍晚，双眼发病。眼底自板侧周边部起，有灰白色、不透明、带有畸形血管的纤维血管膜。位于晶状体后前部玻璃体，范围广泛者不能查见眼底。若睫状突被纤维组织向中央牵引，则在纤维膜边缘处能见到睫状突。

（二）视网膜有髓神经纤维

【病因及发病机制】哺乳类动物有筛板者，视神经纤维的髓鞘都终止于筛板后面。而某些动物

如家兔的眼球没有筛板，眼底视神经纤维有髓鞘，因此人眼底出现有髓视神经纤维可能与筛板发育异常有关，也有学者认为是生成神经纤维鞘的少突细胞自视神经异位于视网膜所致。本病大多数无明显遗传因素，少数表现为遗传性者多为常染色体隐性遗传。

【临床表现】

1. 症状 本病男性发生率约为女性的1倍，多数为单眼发病，双眼者约为20%。因光线不能透过有髓鞘神经纤维分布区域以刺激视细胞，视野有相应的缺损，环绕视盘周围者可有生理盲点扩大。有髓鞘纤维很少发生于黄斑部，故中心视力一般不受影响，若黄斑受累则影响视力较大。此病常伴有高度屈光不正，尤以近视为多。有时可合并其他先天性眼底异常，如脉络膜缺损、视盘发育不全、永存玻璃体动脉等。其他伴发的先天性异常可能有颅骨发育异常，如尖头畸形及颅面骨发育异常。

2. 眼底表现 检眼镜下眼底可见有髓鞘神经纤维表现为银白色不透明、有丝样光泽的髓鞘斑（图40-3-2）。其表面和边缘因显示神经纤维纹理而呈鹅羽状，浓厚处视网膜血管被遮蔽。其部位、大小不一，大多分布于视盘上、下边缘，由此沿神经纤维的走行方向伸展；或整个视盘及其周围皆为髓鞘斑所掩盖；偶有远离视盘，分布于视网膜上、下血管弓附近，呈孤立的羽片状白斑有髓

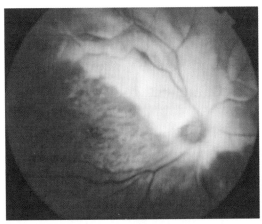

图40-3-2 视网膜有髓神经纤维
眼底后极部可见视盘、视盘周围及鼻上方视网膜皆被白色不透明的髓鞘神经纤维所掩盖，其表面和边缘因显示神经纤维纹理而呈鹅羽状，浓厚处视网膜血管被遮蔽。视网膜周边部，髓鞘神经纤维变薄，视网膜血管逐渐显现

鞘神经纤维分布区域。视网膜有髓鞘纤维形成后即行静止，终盘不变。但在发生脱髓鞘性病如多发性硬化等病变时，髓鞘斑可以消失。

3. 组织学检查 用Weigert髓鞘染色法检查，巩膜筛板内并未发现髓鞘，然而在视盘及视网膜神经纤维层中可证明有染成黑色的有髓鞘神经纤维。

【诊断及鉴别诊断】 根据本病特殊的眼底表现即"眼底可见有髓鞘神经纤维表现为银白色不透明、有丝样光泽的髓鞘斑"即可做出诊断，组织学检查有助于进一步分析。

【鉴别诊断】

1. 炎症渗出斑 为白色棉絮状斑块，可见于眼底任何部位，伴有其他炎症表现，大小不一，且不沿视神经纤维分布。

2. 外伤性视网膜震荡 有外伤史，病变多位于后极部，呈大片青灰色水肿区，形状不整齐，伴有视力减退。

3. 视网膜中央动脉分支阻塞 突然出现视力障碍及视野缺损，病变处动脉明显变细，视网膜呈灰白色。

【治疗】 该病目前尚无特殊治疗方法，只有针对并发症给予相应治疗。

（三）先天性视网膜色素异常

1. 视网膜色素上皮先天性肥大 罕见病，为先天性色素上皮细胞异常增大所致。

【病因及发病机制】 视网膜色素上皮比正常肥大。

【临床表现】

（1）症状：临床检查证实病变的相应区域有视野缺损。

（2）眼底表现：视网膜色素上皮先天性肥大在临床上表现为视网膜上一种孤立的圆形色素增多区域，不高出视网膜表面，边界整齐清晰，且常被一色素较少黑色较淡的环围绕（图40-3-3）。

（3）组织学检查：有一单层大色素上皮细胞，包含较正常大的色素颗粒。这一色素上皮肥大区域浅面的光感受细胞有退行性变。

【诊断要点】 根据本病的特殊眼底表现即"视网膜上一种边界清晰孤立的圆形色素增多区域"即可诊断。

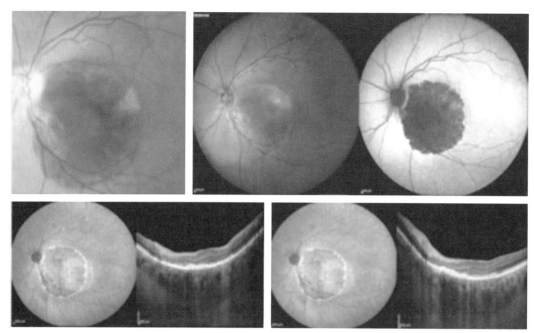

图 40-3-3　视网膜色素上皮先天性肥大

眼底可见视盘颞下方视网膜上一种孤立的圆形色素增多区域，不高出视网膜表面，边界整齐清晰，被一色素较少黑色较淡的环围绕；眼底自发荧光下色素增多区更加明显，OCT 可见色素沉着区 RPE 细胞层反射增强

【鉴别诊断】视网膜色素上皮先天性肥大引起的色素改变应与一般眼底炎症继发和后遗的色素改变相鉴别。

（1）眼底炎症继发色素改变：既往有眼部炎症史，色素沉着界线粗糙不齐，而先天性者的边缘整齐，先天性色素沉着无进展。

（2）黑色素瘤：眼底色素痣或黑色素瘤主要在于后者的界线粗糙不齐，而先天性者的边缘整齐。此外，眼底色素痣或黑色素瘤从眼底隆起且周界不是很清晰，也可与这种先天异常互相鉴别。并且先天性视网膜色素上皮肥大没有恶化和增长的倾向。

【治疗】该病目前尚无特殊治疗方法。

2. 视网膜斑痣样色素沉着

【病因及发病机制】为视网膜色素上皮的色素细胞增殖所致。

【临床表现】

（1）症状：为单眼或双眼，非进行性。若无其他异常，一般不影响视力，有时视野中可查出小盲点。

（2）眼底表现：眼底可见斑痣质的色素群沉着，这些色素斑点常呈扇形聚积于眼底的一角，其顶端向着视盘。斑点的边缘清晰，呈灰黑或棕黑色，一般呈小圆形或成角形，常聚集似兽类的足迹，

有的成链状，也有聚集成团者，斑点的大小各异，这些色素斑的直径为 0.1～3.0mm。一般由 4～10 个斑点聚集在一起，色素多位于视网膜与脉络膜之间，斑点之间的视网膜正常（图 40-3-4，图 40-3-5）。

（3）组织学检查：见视网膜色素上皮层有色素细胞堆积，此处的光感受细胞发育不良，有色素细胞移行于视网膜内。

【诊断要点】根据本病的特殊临床表现，即"眼底可见斑痣质的色素群沉着"即可诊断。

【鉴别诊断】视网膜斑痣样色素沉着引起的色素改变应与一般眼底炎症继发和后遗的色素改变相鉴别。

（1）眼底炎症继发色素改变：既往有眼部炎症史，色素沉着界线粗糙不齐，而先天性者的边缘整齐，先天性色素沉着无进展。

（2）黑色素瘤：眼底色素痣或黑色素瘤主要在于后者的界线粗糙不齐，而先天性者的边缘整齐。此外，眼底色素痣或黑色素瘤从眼底隆起且周界不是很清晰，也可与这种先天异常互相鉴别；并且先天性视网膜色素上皮肥大没有恶化和增长的倾向。

【治疗】该病目前尚无特殊治疗方法。

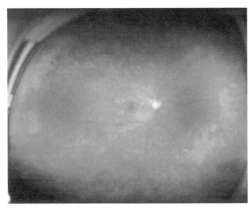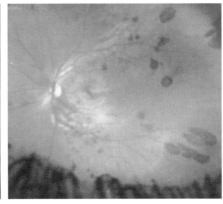

图 40-3-4　双眼视网膜斑痣样色素沉着

眼底可见斑痣质的色素群沉着，斑点的边缘清晰，呈灰黑色。这些色素斑点呈扇形聚分布，其顶端向着视盘

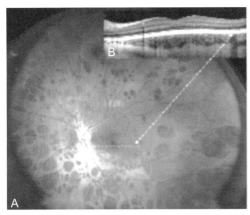

图 40-3-5　视网膜斑痣样色素沉着

A. 眼底可见斑痣质的色素群沉着，散在分布在全视网膜；
B. OCT 可见色素沉着区 RPE 层反射增强

3. 白化病眼底

【病因及发病机制】 完全性白化症主要是由于缺乏酪氨酸酶，正常情况下此酶能转化蛋白质代谢的中间产物"多巴"为黑色素。此酶缺乏则色素细胞颗粒不能形成色素沉着。部分性白化症则可能是这种酶系统的功能性不足所致。一般来说，眼内葡萄膜在正常情况下，种族之间和个人之间都有差异，但视网膜色素上皮所含的色素量比较恒定，故眼白化症的程度主要决定于视网膜色素上皮色素缺少的程度。完全性和不完全性白化症多为常染色体隐性遗传病，偶尔有显性遗传的报道。偶尔有眼部白化症的病变只限于眼底者，主要为性连锁隐性遗传，少数表现为常染色体显性遗传。

【临床表现】

（1）症状：患者视力很差，常为高度近视并有散光，视野常缩窄并有中心暗点。因黄斑发育不良，常有水平性眼球震颤，也有为旋转性者。眼组织因缺色素，常有过多弥散光线入眼，引起畏光和目眩，令患者眯眼皱眉。本病常伴有眼部其他先天性异常，白色眉毛和睫毛，虹膜发育不良，呈浅灰白色；瞳孔区呈红色反光。完全性白化症患者的白化眼程度最重，临床症状也最显著。患眼的色觉、光觉和暗适应功能一般尚正常。

（2）眼底表现：眼底为鲜红色或橙红色，视网膜和脉络膜血管以白色巩膜为背景明显可见；视盘的红色因其周围境界的鲜明红色而不易分辨。眼底检查不易发现黄斑和中心凹（图 40-3-6）。

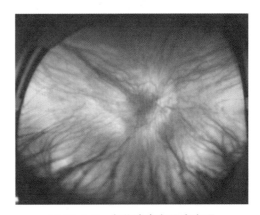

图 40-3-6　白化病患者眼底表现

眼底可见色素缺乏，整体呈鲜红色，视网膜和脉络膜血管以白色巩膜为背景下清晰可见

【诊断要点】 根据患者症状及本病的特殊临床表现，即"眼底为鲜红或橙红色，视网膜和脉络膜血管以白色巩膜为背景明显可见"即可诊断。

【治疗】 本病的治疗，主要为戴有色眼镜或着色的接触镜片以减少畏光目眩症状。酶的治疗效果尚无定论。

第四节　牵牛花综合征

【病因及发病机制】 这种先天性异常的发病机制不明，可能与胚胎发育过程中胚裂上端闭合不全及中胚层异常相关。病理特征为视神经入口处缺损并伴有神经胶质增生。也有学者认为与视盘周围巩膜发育异常、筛板缺损及视神经后移有关。

【临床表现】

1. 症状　通常因斜视、白内障、白瞳、小眼球或眼前节异常就诊（图40-4-1，图40-4-2）。一般视力差，多在20/100或以下，不能矫正。本病多合并黄斑病变，多数学者认为视力差是由于黄斑病变所致。那些与本病形态类似，但视盘凹陷程度不等，即基底白色纤维多少不等，有的甚至白色基底隆起，有的隐约在基底可见血管，又有不同名称，如菊花综合征等，推测为同一疾病的不同表现。本病可合并其他眼部异常，如玻璃体动脉残余、永存瞳孔膜、双视盘等。部分患者可合并神经系统异常（如基底脑膨出、胼胝体发育不全、烟雾病等）、内分泌系统异常（如垂体-下丘脑激素水平异常、骨龄低下等）、泌尿系统异常等。

2. 眼底表现　视盘比正常增大，视盘中心为白色，中部明显漏斗形凹陷并呈胶质组织的外观，边缘为隆起而带有灰色脉络膜视网膜色素改变的环围绕，从这种变异视盘边缘有粗细不等血管爬出，径直延伸到视网膜周边部，这些血管的大小和形态相似，在检眼镜下常不易区分动静脉（图40-4-3）。畸形的视盘形状似牵牛花（图40-4-4）。

3. A/B超声特征　A/B超声可见视盘呈深凹陷，凹陷区见不规则中低回声，球后壁视盘周围可见弧形带状中低回声（图40-4-5）。

4. OCT特征　视盘区大凹陷。伴视盘结构紊乱，部分伴视盘周视网膜神经上皮脱离（图40-4-6，图40-4-7）。

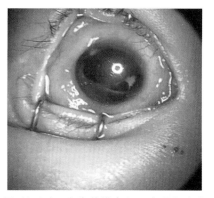

图40-4-1　牵牛花综合征，患眼白瞳症

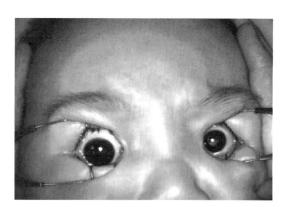

图40-4-2　牵牛花综合征，患眼小眼球

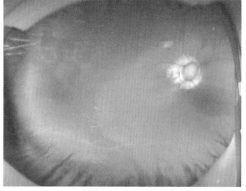

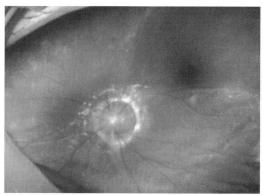

图40-4-3　牵牛花综合征的广域眼底照相图，可见视盘大凹陷，视盘中心为白色，变异视盘边缘有粗细不等血管爬出，径直延伸到视网膜周边部，这些血管的大小和形态相似，边缘有粗细不等血管爬出，不易区分动静脉似牵牛花结构。左图后极部视网膜浅脱离，右图除颞上象限之外，全部视网膜脱离

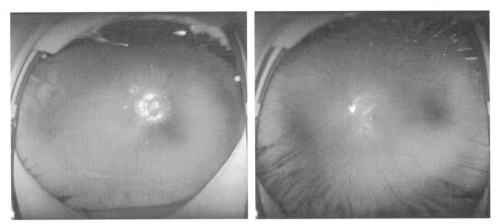

图 40-4-4　右眼牵牛花综合征，广域眼底照相图可见视盘中心为白色，中部明显漏斗形凹陷，视盘边缘有粗细不等血管爬出，似"牵牛花"结构。左眼为同一例患者的正常眼

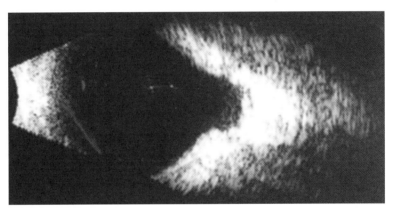

图 40-4-5　牵牛花综合征 B 超，可见视盘呈深凹陷，凹陷区见不规则中低回声

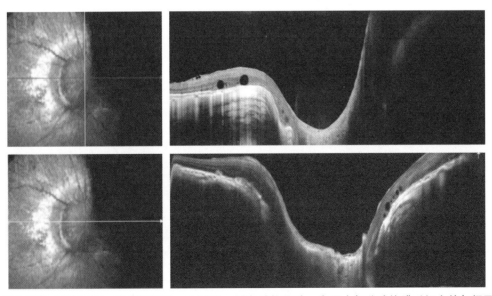

图 40-4-6　牵牛花综合征 OCT，视盘区可见一大凹陷，视盘结构混乱，盘周大部分脉络膜毛细血管与视网膜神经上皮层变薄，神经上皮层间可见数个低反射囊腔，部分视网膜色素上皮增生

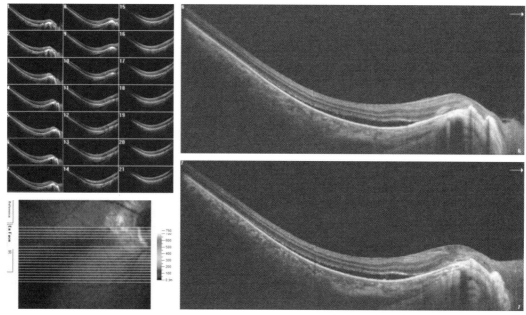

图 40-4-7　牵牛花综合征 OCT，视盘结构混乱，视网膜神经上皮层变薄，盘周视网膜神经上皮层局限性浅脱离

【诊断要点】本病诊断主要依据眼底检查结果，即视盘比正常增大，视盘中心为白色，中部明显漏斗形凹陷，边缘为隆起而带有灰色脉络膜视网膜色素改变的环围绕，从这种变异视盘边缘有粗细不等血管爬出做出诊断，尤其视盘"牵牛花"结构是本病诊断最具特征的依据，A/B 超声结果具有重要的参考价值。

【鉴别诊断】

1. 视盘缺损　视盘异常增大，视盘部分性缺损，一般位于视盘下部，下方盘沿消失，上方盘沿残留可见，并伴有大小不等的脉络膜及视网膜缺损。

2. 青光眼视盘凹陷　青光眼一般有眼压升高、眼痛等表现，所引起的视盘凹陷多为双眼，并伴随着进行性的视野损害和视盘凹陷进展。

3. 先天性视盘凹陷　本病视盘凹陷虽然大，但不到边缘，血管走行正常。

4. 视盘周围葡萄肿　通常单眼受累，眼底可见相对正常或颞侧变白的视盘位于局限性后陷的巩膜内，凹陷处视网膜脉络膜呈萎缩样外观，视盘边缘无大量拉直的血管穿出。

【治疗】本病尚无有效的治疗方法，如伴有并发症则及时按相应治疗原则处理。

第五节　先天性黄斑异常

先天性黄斑部异常主要有黄斑缺损和黄斑异位两种。

（一）黄斑缺损

【病因及发病机制】黄斑缺损（macular coloboma）并不多见。本病的具体病因仍不清楚，目前有两种学说：①遗传学说，即有家族遗传倾向，家系调查可发现父子、母子或同胞兄弟姐妹间也患有同样病变。当双侧黄斑缺损伴指（趾）骨发育不全，或两手示指无指甲或残存部分时，称 Sorsby 综合征，为一种常染色体显性遗传病。②宫内感染说，即认为宫内炎症影响了胚胎发育

所致。并推测不同类型的临床表现是因感染时间不同和组织反应上差异的结果。色素型感染发生在胚胎末期（在胎龄 8～9 个月），色素反应重，与成人的脉络膜炎相似。无色素型感染时间较早（在 5～6 个月），感染毒素较强，故病变区内色素被破坏，视网膜全层破坏以致视网膜血管中断。伴有血管畸变者则感染时间更早，约在胚胎 3 个月以前，玻璃体动脉尚未萎缩消失，视网膜与脉络膜同时受累，因而出现血管异常吻合。

【临床表现】

1. 症状　黄斑缺损大多为单眼，偶有双眼，自幼视力高度不良。患者中心视力严重障碍，视

野有中心比较性和绝对性暗点。可伴小眼球，白内障（图 40-5-1），视神经脉络膜缺损，无虹膜或其他先天性异常，可出现 Sorsby 综合征（图 40-5-2）。

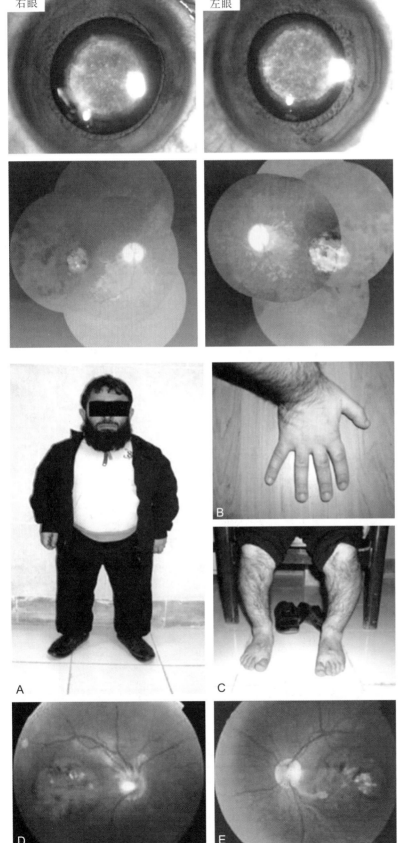

图 40-5-1　双眼先天性黄斑缺损
双眼眼前段可见先天性白内障，眼底可见双眼黄斑缺损，黄斑缺损区内及其边缘有大量的色素，色素浓淡不一，浓密处色素堆积，脉络膜毛细血管层缺失，稀薄处则可透见巩膜

图 40-5-2　Sorsby 综合征
A. 整体身材矮小；B. 手指发育不全；
C. 双足趾发育不全；D. 右眼黄斑缺损；
E. 左眼黄斑缺损

2. 眼底表现　眼底可见黄斑部有边界清晰、平坦的或轻度凹陷的脉络膜视网膜缺损区，病变范围大小不一，为 1～3PD，呈圆形或椭圆形，病变区内可见一些不规则的色素沉着。由于 RPE 及脉络膜毛细血管萎缩，缺损区内可见粗大的脉络膜。有时可见黄斑区缺损可以牵拉视盘，导致视盘颞侧视网膜血管僵直（图40-5-3）。

Mann（1927）根据黄斑缺损形态及缺损内巩膜显露程度与色素多少将本病分为三种类型。

（1）色素型：此型最常见。特点在黄斑缺损区内及其边缘有大量的色素，色素浓淡不一，浓密处色素堆积，稀薄处则可透见巩膜。脉络膜毛细血管层缺失，可透见少数纡曲的脉络膜大血管。缺损区无明显凹陷，边缘清晰。表面视网膜血管行径正常，无间断。巩膜无向后膨出。视盘一般正常（图40-5-4）。

（2）无色素型：黄斑部为一圆形或椭圆形，边缘有陡峭的灰白色缺损区。色素稀少，仅在缺损的边缘处见有细条状的色素沉着，如衣服的襟边。巩膜明显暴露，并向后膨出，在 B 超扫描的声像图上可以看出。此型可累及视网膜及脉络膜血管，底部为白色巩膜，缺损边缘可见色素沉着，视网膜血管到此处突然中止，不进入缺损区，缺损区球壁常向外扩张，可高达 20D 以上（图40-5-5，图40-5-6）。

（3）黄斑缺损合并血管畸变：此型少见，黄斑缺损伴有异常血管、缺损区表现与无色素型相似，不同的是缺损区脉络膜血管与视网膜血管有吻合，或者血管自缺损区发出后向玻璃体延伸，有时甚至达晶状体后面。

3. FFA 特征　病变区早期呈低荧光（脉络膜毛细血管萎缩及色素遮挡），但可见脉络膜大血管显影，后期巩膜染色呈高荧光（图40-5-7）。

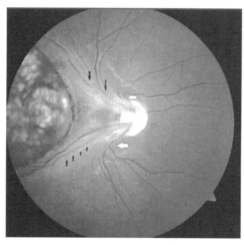
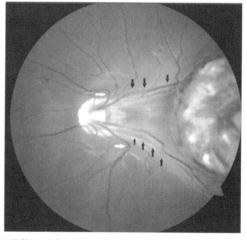

图 40-5-3　双眼黄斑缺损

双眼黄斑缺损，视盘颞叶拖曳，血管弓区域血管伸直（黑色箭头），鼻弓血管在鼻侧转动之前有一个近颞环（白色箭头）

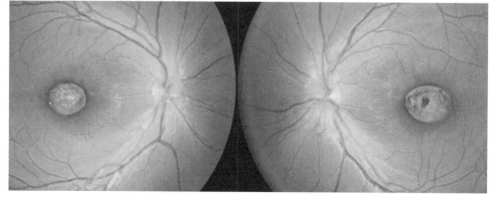

图 40-5-4　双眼色素型黄斑缺损

眼底可见黄斑缺损区内及其边缘有大量的色素，色素浓淡不一，浓密处色素堆积，脉络膜毛细血管层缺失，可透见少数纡曲的脉络膜大血管，缺损区无明显凹陷，边缘清晰

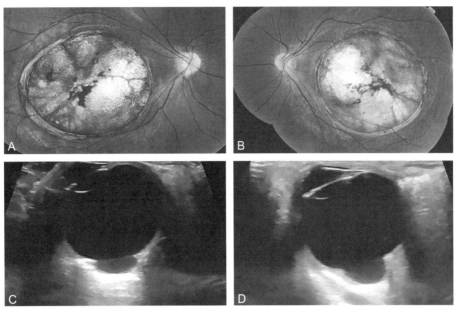

图 40-5-5　双眼无色素型黄斑缺损
A. 右眼眼底可见黄斑缺损，缺损区内色素稀少，缺损边界清晰，在缺损的边缘处见有细条状的色素沉着，边缘有陡峭的灰白色缺损区，缺损区内可见少许粗大脉络膜血管，巩膜明显暴露，并向后膨出。B. 左眼眼底和右眼类似。C. 右眼 B 超可见巩膜明显向后膨出。D. 左眼 B 超亦可见巩膜明显向后膨出

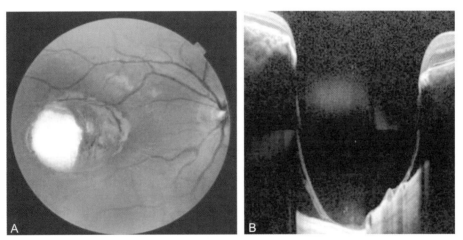

图 40-5-6　无色素型黄斑缺损
A. 眼底可见黄斑缺损，缺损区内色素稀少，缺损边界清晰，在缺损的边缘处见有细条状的色素沉着，边缘有陡峭的灰白色缺损区，缺损区内可见少许粗大脉络膜血管，巩膜明显暴露，并向后膨出。B. OCT 可见巩膜明显向后膨出

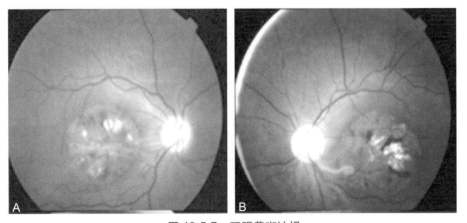

图 40-5-7　双眼黄斑缺损
双眼 FFA 病变区早期呈低荧光，但可见脉络膜大血管显影

4.组织病理学特征　色素型黄斑缺损病变只累及脉络膜，毛细血管层或脉络膜全层缺如；无色素型黄斑缺损则视网膜和脉络膜均受损害。

【诊断要点】根据本病的临床表现及检查所见即可诊断，即"眼底可见黄斑部有边界清晰、平坦、轻度凹陷的脉络膜视网膜缺损区，缺损区内可见粗大的脉络膜"是本病诊断最具特征的依据。小眼球、视神经脉络膜缺损、无虹膜或其他先天性异常，也是本病诊断的重要参考依据。联合 B 超、FFA 及组织学检查有助于进一步临床分析。

【鉴别诊断】陈旧性中心性视网膜脉络膜炎：黄斑区可见瘢痕组织，边缘不整齐，该处有大量色素和机化渗出物，为炎症的后果，眼的其他部分无先天性异常。

【治疗】该病常无特殊治疗方法，只有针对并发症给予相应治疗。

（二）黄斑异位

【病因及发病机制】黄斑异位（heterotopy of macula）发生原因可能与遗传、发育异常或胚胎期脉络膜视网膜炎症有关，具体机制尚不明确。

【临床表现】

1.症状　黄斑异位可单侧或双侧。双眼单视功能消失，患者如仍用中心注视者（即用异位的中心小凹注视）视力可以正常。但在旁中心注视者视力不良，亦不能矫正。黄斑异位有时还可伴有眼的其他先天性异常，如视神经入口转位、脉络膜缺损、残存玻璃体动脉、小眼球、小角膜、圆锥角膜等。

2.眼底表现　黄斑异位程度差异很大，远离视盘，严重者达4PD。向鼻侧移位靠近视盘边缘者少见。中心小凹反光正常或稍模糊，视网膜血管可正常或随黄斑异位而异常分布。

【诊断要点】本病诊断主要依据眼底检查结果，即黄斑部偏离正常位置，远离视盘做出诊断。

【鉴别诊断】斜视：黄斑部显著异位眼球，因明显异常的 kappa 角而出现假性斜视，其与真性斜视的鉴别方法是用遮盖试验，假性斜视除去遮盖，眼球不移动，或向斜视的相反方向移动。

【治疗】该病目前无特殊治疗方法，只有针对并发症给予相应治疗。

第六节　先天性脉络膜缺损

【病因及发病机制】胚胎 7～8mm 时（胎龄 4 周左右），视杯（即第二视泡）下方停止生长和内陷，形成胚裂。血管性轴旁中胚叶组织自胚裂进入视杯内，视神经纤维亦由此填入视茎。胚胎 12mm 时（胎龄约 5 周），视杯两层（内层对内层、外层对外层）从中央开始融合，逐渐向前、后延伸，至胚胎 17mm（胎龄 6 周）前，除视杯与视茎交界处外，胚裂完全封闭，不留痕迹。胚裂后端的闭合过程，比较复杂。如果在此过程中，受到某种因素干扰，使 Bergmeister 原始乳头前方处的视杯内层过速生长、过度外翻而仍保持正常低分化时，则胚裂闭合后该处脉络膜及视网膜色素上皮层缺损，视网膜神经上皮层亦不正常。简而言之，脉络膜缺损和视盘缺损的病因与发病机制大致相同，是由于视泡胚裂闭锁不全所致。由于胚裂闭合不全程度不等，大的缺损可包括虹膜和睫状体缺损，并累及黄斑和视盘；小的缺损可仅表现为先天性视盘小凹或先天性视盘缺损。

【临床表现】

1.症状　多为双眼发病，也可有单眼，男女发病率无明显差别。根据脉络膜缺损的部位不同，视力变化大。黄斑未累及的患者，视力可以正常；如果黄斑在缺损范围内，可仅有光感或眼前指数。脉络膜缺损常伴有其他先天性异常，如小眼球、虹膜（图 40-6-1）、视神经、晶状体缺损及黄斑部发育异常（图 40-6-2，图 40-6-3），因而视力不良，并可伴有斜视（图 40-6-4）和眼球震颤。

2.眼底表现　缺损位于视盘下方，与其下缘之间有一宽窄不等的正常区；部分患者其上方也可包括视盘在内，下方边缘直达眼底周边部。缺损的面积大小不一，一般大于 1PD，缺损面积大者可超过一个象限。缺损区无脉络膜，通过菲薄的视网膜可见巩膜，显示白色或灰白色，上方有菲薄的视网膜覆盖，在此缺损区有时可见色素或少许脉络膜血管（图 40-6-5A）。有时缺损区凹陷，视网膜血管进入凹陷区时向下弯曲，称为膨出性脉络膜缺损（图

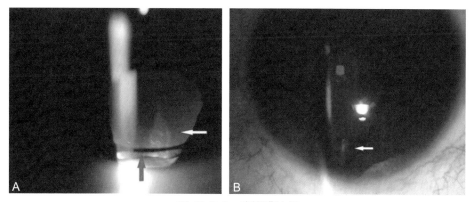

图 40-6-1　脉络膜缺损

A. 红色箭头所指为虹膜缺损，白色箭头所指为脉络膜缺损；B. 下方虹膜缺损，白色箭头所指为脉络膜缺损

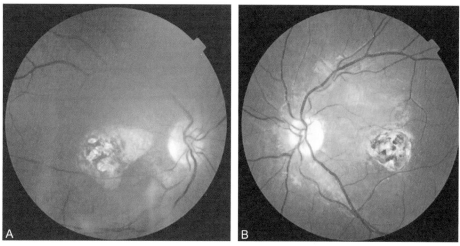

图 40-6-2　脉络膜缺损

A. 右眼眼底黄斑区脉络膜缺损；B. 左眼眼底黄斑区脉络膜缺损

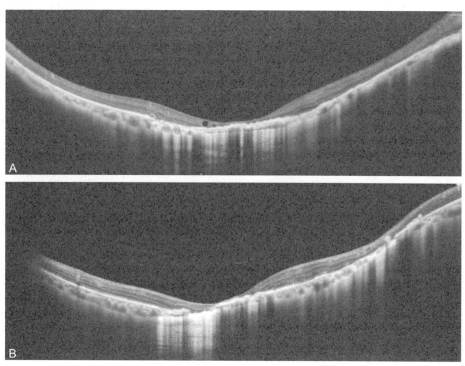

图 40-6-3　OCT 可见脉络膜缺损处黄斑发育异常，黄斑区萎缩。其下膨出性脉络膜缺损

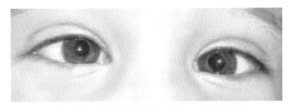

图 40-6-4 双眼脉络膜异常，双眼内斜视

40-6-5B）。脉络膜大缺损表面可有横条色素带分隔成数区，或者在视盘下方有孤立的一个或数个缺损，排列成行，大小不等，呈不规则圆形或横椭圆形称为桥形脉络膜缺损。在脉络膜缺损处的视网膜常有萎缩、变性、发育不良，有时有裂孔或组织牵引而引起视网膜脱离（图 40-6-5C），由于没有正常眼底颜色作为背景，很难发现视网膜裂孔和视网膜脱离，需要仔细检查眼底。有学者认为脉络膜缺损处如有出血斑时，裂孔通常在其附近。

3. 视野检验　可见与缺损一致的扇形缺损。

4. OCT 特征　缺损区域可见视网膜神经上皮层萎缩变薄，有时可见膨出性脉络膜缺损或黄斑裂孔。

5. A/B 超声特征　检查显示缺损区巩膜后凹。

6. 组织病理学特征　组织病理学检查证实眼底缺损区巩膜变薄，甚至扩张。脉络膜完全缺如或仅有一层残缺的较大血管，缺损处无 Bruch

膜。正常的视网膜色素上皮止于缺损区边缘或延伸入缺损区成为一层小而畸形的细胞。视网膜在缺损区成为含一两层不规则排列细胞的薄膜，且有囊样间隙、胶质增生和菊花团形成。但也有不少检查标本见脉络膜视网膜融合为一层未分化的膜。

【诊断要点】本病诊断主要依据眼底检查结果，即缺损区无脉络膜，通过菲薄的视网膜可见巩膜，显示白色或灰白色做出诊断，联合视野检验、B 超及组织学检查有助于进一步临床分析。

【鉴别诊断】先天性脉络膜缺损应与后天性脉络膜缺损相鉴别，由于先天性脉络膜缺损常引起视网膜脱离，应与一般的视网膜脱离相鉴别。

1. 后天性脉络膜缺损　眼底表现与先天性脉络膜缺损相似，但有明确与脉络膜缺损相关的眼部外伤史或手术史。

2. 视网膜脱离　患者有明显视力下降、视物遮挡感或视力下降较快的症状，无白瞳症。视网膜呈青灰色隆起，眼底无脉络膜缺损区，眼底反光呈橘红色。

【治疗】目前尚无有效治疗方法，并发视网膜脱离者考虑手术治疗，应注意封闭脉络膜缺损的边缘部，脉络膜缺损范围较大，后部边缘部不易封闭，故治疗效果较差。

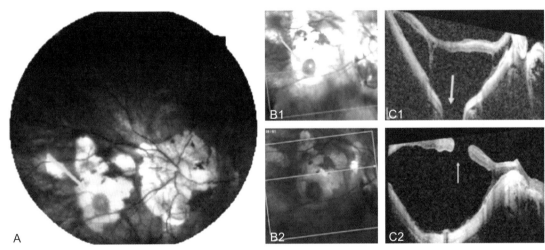

图 40-6-5 脉络膜缺损

A. 缺损处呈白色或灰白色，上方有菲薄的视网膜覆盖，在此缺损区有时可见少许色素和脉络膜血管，黄色箭头所指为膨出性脉络膜缺损；B. OCT 可见视网膜脱离，黄色箭头所指为膨出性脉络膜缺损；C. OCT 可见黄斑裂孔性视网膜脱离，黄色箭头所指为黄斑裂孔

（张　婷　黄雄高　黄一铿）

第41章 遗传性眼底病

第一节 视网膜色素变性

【病因及发病机制】视网膜色素变性（retinitis pigmentosa，RP）的病因及发病机制不清，目前尚不能确定感光细胞层和视网膜色素上皮层哪层为原发病变层。

1. 分子遗传学 关于人类基因和遗传疾病的分类数据库：在线人类孟德尔遗传数据库（online mendelian inheritance in man，OMIM）检索可发现529种与视网膜色素变性的相关基因突变。另外，有84个基因和7个候选基因与非综合征性视网膜色素变性相关。每一个基因编码的蛋白质均在视觉通路中起重要作用，因此，特定通路中的基因突变可能导致整个通路受损，都可能出现视网膜色素变性。例如，第23号密码子CCC被CAC替代的视紫红质基因突变导致的常染色体显性遗传（autosomal dominant inheritance，AD），第249号密码子G被T替换的视紫红质基因突变导致的常染色体隐性遗传（autosomal recessive inheritance，AR）。

视网膜色素变性的分子发病机制极其复杂，表现为遗传异质性和表型异质性明显，即不同基因突变引起的眼底及视功能等疾病的表现相同或相似（遗传异质性）；相同基因突变引起的眼底及视功能等疾病的表现不同（表型异质性）。这些情况的发生，说明有环境因素、修饰位点或其他未知因素的影响。

视网膜色素变性的遗传方式分为单基因遗传、双基因遗传、线粒体遗传、散发性遗传等。其中单基因遗传包括常染色体显性遗传、常染色体隐性遗传、X连锁遗传（X-linked inheritance，XL）等。其中，常染色体隐性遗传型比例最高，连锁遗传型比例最低。散发病例分为遗传性及非遗传性（外伤、炎症、血管病变、药物等），对非遗传性散发病例的早期防治前景可期。上述各类视网膜色素变性的遗传型还存在不同的遗传亚型。

2. 微观结构 特定基因突变导致其编码的蛋白质功能异常，这些蛋白质有可能属于视觉传导通路蛋白，也可能属于光感受器结构或运输蛋白，进而影响视觉周期中视黄醛代谢，产生视网膜色素上皮变性和感光细胞外节变短，内节细胞器变少等一系列功能障碍，最终导致视网膜色素上皮和光感受器凋亡，神经胶质增生，血管阻塞硬化等视网膜色素变性的典型表现。

（1）视网膜色素上皮：一些视网膜色素上皮脱色素，细胞核自基底部向顶端移动，另一些视网膜色素上皮细胞内色素增多。并且伴有视网膜色素上皮变性萎缩，甚至在某些部位完全缺失。另外，可见视网膜色素上皮细胞迁移至视网膜内，呈游离状态分布或沿血管分叉沉积于视网膜动静脉周围，形成视网膜骨细胞样色素沉着。一般视网膜色素上皮病变处，其上的感光细胞亦有变性减少，萎缩消失。

（2）光感受器：早期视杆细胞外节膜盘缩短，内节肿胀，视锥细胞外节膜盘相对保存，晚期视杆细胞外节消失，内节缩短，残留的视锥细胞外节膜盘缩短，其内见空泡。病变过程中光感受器内细胞器减少，细胞核自外核层向视锥细胞和视杆细胞层移动。周围Müller细胞异位，使神经胶质细胞增生，最后视网膜厚度变薄且纤维化。

（3）血管：视网膜动脉和静脉壁上有透明组织增生致内膜增厚，管壁硬化，管腔进行性缩小，直至管腔阻塞。脉络膜毛细血管萎缩消失至脉络膜变薄，晚期脉络膜血管管壁硬化。

（4）视神经组织：视网膜可见星形胶质细胞增生，产生神经胶质膜，自各个象限与视神经表面的胶质膜相连。

【临床表现】

1. 症状　典型的视网膜色素变性患者出现的最早症状是夜盲。这是由于视杆细胞功能受累或变性消失导致，表现为暗环境（黄昏时的室外或暗光下的室内）下视物不清，活动受限，中医称之为"雀目"。常始于儿童和青少年，可在眼底病变之前数年出现。早期夜盲很轻，仅有暗适应慢，功能减退，常被忽视，随着病情进展，夜盲症状呈进行性加重。

绝大多数患者早期中心视力正常，晚期才出现中心视功能受损，中心视力逐渐下降。中心视力维持时间长短，与患者的遗传类型和黄斑病变有关。一般常染色体显性遗传比常染色体隐性遗传和连锁遗传的视网膜色素变性患者的夜盲发生年龄迟，并保留了更多的中心视力，而常染色体隐性遗传和连锁遗传的视网膜色素变性患者一般发病更早，病情更重些。

视野改变为早期周边孤立的小暗点，随着病情进展暗点扩大，连接成片直至融合成环形暗区。然后环形暗区内缘缓慢向中心扩展，环形暗区外缘则快速向周边扩张，最后形成管状视野。其中，中心视岛可存留很久，具体与患者的遗传类型和黄斑病变有关。

2. 眼底表现　患者早期刚出现夜盲时，眼底可正常。随着病情进展，可出现典型眼底症状，视盘颜色蜡黄，视网膜血管纤细与骨细胞样色素

沉着称为典型视网膜色素变性三联征，其中以色素沉着最多见（约占 93%），称为经典视网膜色素变性。视盘早期正常，随着病变进展颜色逐渐蜡黄，据视觉电生理和组织病理学研究证实，这并非视盘萎缩，而是星形胶质细胞增生，产生视盘胶质膜引起。并且视盘表面的胶质膜还向视网膜各个象限伸展，在视网膜表面形成视网膜胶质膜，而视网膜神经纤维层和神经节细胞层却很少受累。视网膜血管纤细以动脉病变为主，随后发展为动静脉纤细，晚期呈白线状但无血管鞘。一般视网膜血管呈均匀一致性狭窄，其狭窄程度与疾病的严重程度呈正相关。视网膜色素沉着首先出现在中周部，早期为分散点状色素沉着，逐渐聚集呈条形、蜘蛛状或骨细胞样。网膜内迁移的色素位于血管旁更多见，并沿血管分叉沉积于视网膜动静脉周围，尤以静脉为主。骨细胞样色素沉着自赤道部向周边部和后极部发展，但一般极周边和黄斑区可长期不受累而无色素沉着。而在无色斑的区域，由于视网膜色素细胞脱色素和变性萎缩，同时脉络膜毛细血管层不断萎缩变薄，使视网膜呈现青灰色椒盐状或虫蚀状外观（图 41-1-1）。色素沉着程度与病情轻重无相关性，但原发性视网膜色素变性的发病部位与视网膜色素上皮有关。另外，在视网膜色素变性进展过程中，黄斑区会出现萎缩性病变，部分患者可见囊样黄斑水肿、黄斑胶质膜形成的黄斑假孔、黄斑前膜等。

3. FFA 特征　视网膜色素变性患者，造影时色素斑块处荧光遮蔽，色素脱失处为透见荧光。视网膜屏障失代偿处可见荧光渗漏。由于黄斑区周围视网膜色素上皮层广泛脱色素和萎缩，黄斑区色素上皮层病变很晚，眼底荧光血管造影可成

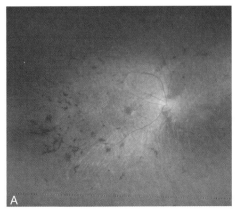
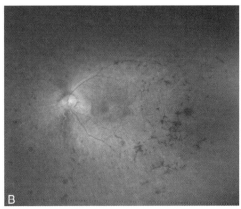

图 41-1-1　视盘颜色偏黄，视网膜血管纤细与骨细胞样色素沉着

"牛眼"状外观。另外,还可见多发、斑片状脉络膜毛细血管萎缩处无灌注或延迟灌注低荧光区,常发生在色素斑块聚集处附近,即周边部或赤道部。脉络膜毛细血管萎缩处与无脉络膜症等其他变性视网膜疾病的眼底表现相似,导致其鉴别诊断困难(图 41-1-2)。眼底荧光血管造影也可以发现黄斑是否呈囊样水肿(花瓣状或车轮状高荧光),是否合并 Coat 型视网膜血管异常、黄斑中心凹旁毛细血管扩张症、渗出型视网膜血管异常等视网膜色素变性少见并发症。

4. ICGA 特征 多发,斑片状脉络膜毛细血管灌注不足或无灌注弱荧光。

5. OCT 特征 早期视网膜色素上皮层变薄(图 4-1-3),表面多有高反射物质;光感受器外节,嵌合体带中断或消失;外界膜走行异常。晚期视网膜各层结构模糊,整个视网膜变薄;外丛状层以外的结构均消失,可能并存外层视网膜管状结构(outer retinal tubulation,ORT)。OCT 还可以观察是否黄斑囊样水肿、黄斑前膜、黄斑裂孔、黄斑假孔等并发症。

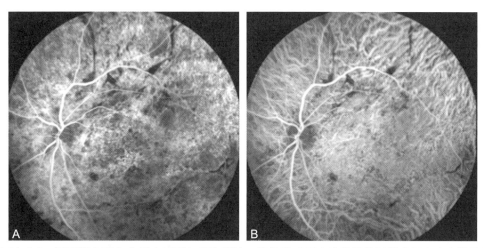

图 41-1-2 视网膜色素上皮层广泛脱色素和萎缩,脉络膜毛细血管萎缩处无灌注及色素斑块聚集

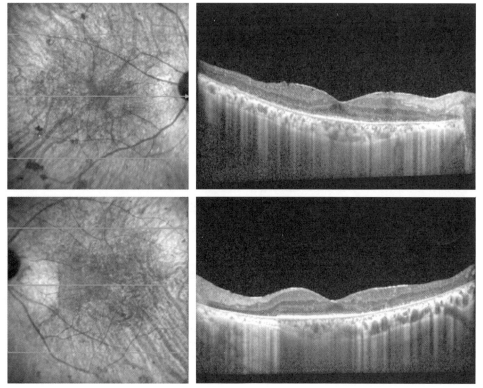

图 41-1-3 OCT 见视网膜色素上皮层变薄,表面多有高反射物质;外丛状层以外的结构中断或消失(与图 41-1-1 为同一例患者)

6. 自发荧光（AF） 一些视网膜色素变性患者有黄斑周围高荧光环，其内自发荧光基本正常，其外自发荧光异常，色素沉着处自发荧光减弱，视网膜色素上皮萎缩处可透见脉络膜。

7. 视野检查 早期上方视野缺损，多为鼻上视野丧失。随着病情进展融合成环形，环形视野缺损对应于赤道部网膜病变。然后环形暗区外缘向周边部扩展，内缘向黄斑部缓慢进展。周边视野丧失后的很长一段时间，中心视野尚存，一般呈管视状态。最后，中心视野也完全丧失，导致最终失明。据报道，视野平均每年损失约 4.6%。

8. 视觉电生理 自 1945 年 Karpe 发现视网膜色素变性视网膜电图（ERG）的特征性表现后，ERG 检查技术就一直在发展，其临床诊断和视功能评判的作用越来越重要。国际标准的全视野 ERG 检测项目：①暗视 0.01ERG，又称视杆细胞反应 ERG（rod response ERG）或暗适应 ERG（scotopic ERG），为 20 ～ 30min 暗适应后，用小于 470nm 的弱蓝光刺激产生的视杆细胞反应。②暗视 3.0ERG，又称最大混合反应 ERG（dark-adapted bright flash ERG），是指暗适应后，用白光或大于 600nm 的红光刺激产生的代表视锥细胞、视杆细胞混合反应的双峰 b 波。③暗视 3.0 震荡电位，又称闪光视网膜电图（OPS）震荡电位，反映视网膜内丛状层的抑制反馈环路活动，主要观察正波是否异常。可能与视网膜血液循环障碍疾病相关。④暗适 10.0ERG，即增大了闪光强度的最大混合反应。适宜应用于白内障及屈光间质混浊的患者。⑤明视 3.0ERG，又称视锥细胞反应 ERG（cone response ERG）或明适应 ERG（photopic ERG），为 10min 明适应后，用白光刺激产生的视锥细胞反应。⑥明视 3.0 闪烁光反应 ERG（flicker ERG），即 30Hz 闪烁光反应，反映外周视锥细胞功能，主要观察正波是否异常。视网膜色素变性患者的 ERG 表现为振幅进行性降低和晚期熄灭，其潜伏期延长在疾病早期即可出现。因此目前认为全视野 ERG 有助于视网膜色素变性的早期诊断，这是因为 ERG 出现异常要远早于临床症状和眼底表现。另外，ERG 可以检测视网膜色素变性的自然病程，对估计预后有帮助。

眼电图（electrooculogram，EOG）：反映视网膜色素上皮 - 感光细胞层复合体功能。与 ERG 相比，其临床诊断价值不高。

视觉诱发电位（VEP）：是大脑皮质对视觉刺激的一系列信号，反映整个视觉通路（视网膜—枕叶皮质）的电活动。视网膜色素变性一般对神经节细胞层和神经纤维层及以上通路影响很少。一旦 VEP 异常，可能是由一级神经元（如光感细胞层等）受损或丧失，引起视网膜神经节细胞电信号异常所致（图 41-1-4）。

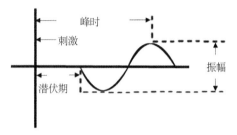

图 41-1-4 视觉诱发电位模式图

9. 色觉 一般早期无色觉异常，当病变进行性发展后逐渐出现色觉障碍，多出现蓝色盲，而红绿色盲较少。实践中发现，Farnsworth-Munsell 色彩检测比 Nagel 色觉检测更敏感。

10. 暗适应 终阈值是检测视杆细胞是否功能障碍的敏感指标之一，视网膜色素变性患者的暗适应终阈值升高。正常暗适应中视锥细胞对红光更敏感，视杆细胞对蓝光更敏感。近年来波长 500nm 蓝绿光和波长 600nm 红光组成的双色光暗适应检测，可以检测出特定视网膜区域视杆细胞和视锥细胞的终阈值，从而分析出监测点由视杆细胞还是视锥细胞介导，也可以分析这两种细胞的细胞功能是否异常，但是描记暗适应曲线比较耗时耗力。

【分型】

1. 按照遗传方式分型 ①常染色体显性遗传，常伴轻度近视，表现为发病年龄迟，进展缓慢。视力预后好，一般 60 ～ 80 岁亦存有中心视力。但近年也发现了一些发病年龄早，病情严重，视力预后差的亚型。②常染色体隐性遗传，最多见。表现为青少年时期发病，进展较快，30 ～ 45 岁即开始有严重视力受损或失明。病情较性连锁遗传型轻，视力预后较性连锁遗传型好。但本型易合并全身性异常。③性连锁遗传，最少见，常伴高度近视。发病年龄早（可早于 10 岁），病情严重，进展快，30 ～ 45 岁即视力受损严重，甚至失明。本型易发生并发性白内障，视力预后最差。④散发型：分为遗传性及非遗传性。遗传性多为综合征中的视网膜色素变性，一般为常染色体隐性遗传。非遗传性多由于外伤、炎症、血管病变、药物等因素继发，属于狭义定义的散发性病例。

2. 按照功能检查分型　该分型适用于视网膜色素变性的早期病变。①杆锥型细胞变性 (rod-cone degeneration)，暗适应的 b 波振幅降低较明适应更明显，这是因为视杆细胞较视锥细胞受累更重。②锥杆型细胞变性 (cone-rod degeneration)，明适应的 b 波振幅降低较暗适应更明显，这是因为视锥细胞较视杆细胞受累更重。

3. 按照受累部位分型　①单侧型视网膜色素变性 (unilateral retinitis pigmentosa)，很少见。仅其中一只眼出现视网膜色素变性症状，而另一只眼保持正常 5 年以上；还需要排除外伤及全身其他疾病造成的继发性视网膜色素变性。患侧眼 ERG 低于正常或熄灭，健侧眼 ERG 正常。②象限型视网膜色素变性 (sector retinitis pigmentosa)，常为散发性，也很少见。扇形或半侧眼底呈现视网膜色素变性的临床表现，多以鼻下方扇形常见。视野受损与眼底病变相对应。ERG 低于正常的程度取决于视网膜的受累面积。病变区域眼底自发荧光减弱，与视野受损、眼底病变相对应。一般病变发展较慢，患者可无明显夜盲症状。本病呈显性遗传或隐性遗传，以显性遗传多见。③向心型视网膜色素变性，又称经典型视网膜色素变性 (typical retinitis pigmentosa)，特点详见前文相关内容。④中心性视网膜色素变性 (central retinitis pigmentosa)，又称反转型视网膜色素变性 (inverse retinitis pigmentosa)，很罕见。黄斑区见骨细胞样色素沉积，并环绕视盘和黄斑，而早期周围其他部位无异常表现。早期即有视力和色觉障碍，视野可见中心暗点或环形暗点。视锥细胞 ERG 异常早于视杆细胞，也可锥杆细胞均有受累，振幅降低或低平。此型需与锥杆细胞营养不良相鉴别。⑤无色素性视网膜色素变性 (retinitis pigmentosa sine pigment，RPSP)，罕见。除了没有视网膜色素沉着及变性，具有经典型视网膜色素变性的全部症状和体征，如视网膜血管纤细、视盘颜色蜡黄、视力下降和夜盲。辅助检查示进行性视野丧失和 ERG b 波异常。有些本型患者，随诊数年之后见到了典型的视网膜色素沉着。推测可能本型的部分患者为经典型视网膜色素变性的早期阶段。本型也呈常染色体显性、常染色体隐性、性连锁等方式遗传。⑥其他类型：白点状视网膜色素变性、静脉旁色素型视网膜变性、小动脉旁色素上皮保留型视网膜色素变性、Leber 先天性黑矇等。

4. 按照发病年龄分型　①早发型视网膜色素变性 (early-onset retinitis pigmentosa，EORP)，发生年龄很早，出生时就有或极幼年时即可发生本病，一般 2 岁时就可以出现中晚期症状和体征。②晚发型视网膜色素变性 (late-onset retinitis pigmentosa，LORP)，发病年龄迟，症状多年不加重，中老年才出现视网膜色素变性的临床症状阶段。

【诊断要点】视网膜色素变性传统的诊断标准应具备家族史，双眼对称，眼底进行性病变（视网膜骨细胞样色素沉着，视网膜血管纤细及视盘蜡黄色等），以及视野、ERG 和暗适应等改变。目前发现，典型的眼底病变在各种类型的视网膜色素变性进展期或长时间的视网膜变性中均可出现，因此不宜作为视网膜色素变性的诊断标准。

为了能尽早发现视网膜色素变性患者，目前使用公认的视网膜色素变性早期临床诊断标准：①双眼受累；②家族史；③ERG 潜伏期延长，进行性振幅降低或呈平坦形；④视野检查，早期多鼻上方视野缺损；⑤暗适应检查终阈值升高；⑥其他进行性光感受器功能丧失，如色觉异常。原发性视网膜色素变性的视功能异常和眼底表现双眼高度一致，因此，临床中发现双眼明显不对称者应该排除其他病因导致的继发性视网膜色素变性。

【鉴别诊断】

1. 结晶样视网膜色素变性 (crystalline retinal pigmentosa)　又称为 Bietti 结晶样视网膜病变 (Bietti crystalline retinopathy)。常染色体隐性遗传常见，20 ～ 30 岁开始发病，双眼对称。临床表现除了与原发性视网膜色素变性类似外，眼底还呈现特异性弥漫散在的黄白色结晶样反光斑点，以后极部数量最多。另外，角膜缘浅层亦可见结晶样沉着物。ERG 振幅下降，程度不一。早期暗适应正常或轻度下降，病程长者暗适应下降明显。

2. Usher 综合征　又称遗传性耳聋 - 色素性视网膜病变综合征、视网膜色素变性 - 感觉神经性耳聋综合征，为常染色体隐性遗传。Ⅰ型基因位于 11 号染色体，视网膜色素变性症状在童年即可显现。伴有先天性双边感觉神经性耳聋及前庭功能障碍等。Ⅱ型基因位于 1 号染色体，视网膜色素变性症状在成年初期即可显现。其前庭功能正常，伴有轻微先天性双边感觉神经性耳聋等。Ⅲ型其前庭功能正常，伴有进行性先天性双边感觉神经性耳聋等。

3. Bardet-Beidl 综合征 (Bardet-Beidl syndrome, BBS)　表现为视锥 - 视杆细胞营养不良、肥胖身材、外侧多指（趾）、肾功能障碍、智力异常、生殖功能异常或泌尿生殖器畸形等，通常为常染色体隐性遗传。

4. 先天性静止性夜盲　曾称原发性夜盲，为一种少见的遗传性视网膜病变。常染色体显性遗传、常染色体隐性遗传、X 连锁遗传等遗传方式均有发现，表现为先天性夜盲，终身静止不变。光线明亮时视力、色觉、视野均正常。眼前节、玻璃体及眼底检查无异常。ERG 暗视 a 波和 b 波振幅降低、无波，甚至负电反应，暗适应曲线异常。

5. 无脉络膜征 (choroideremia，CME)　又称毯层脉络膜营养不良 (tapetochoroidal，TCD)，为 X 性连锁遗传的罕见家族性眼病。男性发病，眼底可见自周边向中周部的视网膜色素上皮和光感受器层变性，脉络膜毛细血管萎缩，晚期显露出其下的大中血管。患者有周边视野受损、暗适应下降、夜盲等。ERG 早期明适应可正常，视杆细胞波幅下降，潜伏期延长。中晚期 ERG 可完全熄灭。

6. 回旋状脉络膜视网膜萎缩　为常染色体隐性遗传，由于鸟氨酸转氨酶缺乏致病。男女发病比例无差别，大部分 10 岁之前出现夜盲。临床特征为赤道部边界清晰的回形脉络膜萎缩灶，萎缩灶之间为正常视网膜。随着病情进展，萎缩灶融合并向周边和后极部进展，伴视盘蜡黄或淡红色，视网膜血管纤细。ERG 早期暗适应反应下降，晚期视力极度低下甚至失明。

7. 继发性视网膜色素变性、色素性视网膜病变

（1）梅毒性脉络膜视网膜炎：以先天性梅毒常见，多伴有类似原发性视网膜色素变性的症状，表现为双侧视网膜色素沉着，病灶较视网膜色素变性小，多见于远周边部严重受累。视盘颜色偏淡，但非蜡黄色。夜盲较视网膜色素变性轻。其可伴有全身皮肤萎缩、扁平湿疣、骨膜炎、神经性耳聋、马鞍状鼻等全身改变。视网膜电图 b 波振幅降低，程度较视网膜色素变性轻。梅毒血清学试验阳性。

（2）麻疹性视网膜病变：急性发病，高度传染，学龄儿童易感染，妊娠前 3 个月母亲得麻疹易造成出生婴儿即有继发性视网膜色素病变。临床特征主要为视盘萎缩、视网膜血管变细和网膜周边部出现骨细胞样色素沉着等表现。其可伴有白内障、心脏病变等，有些患者晚期发生亚急性硬化性全脑炎 (subacute sclerosing panencephalitis，SSPE)。ERG 振幅降低甚至消失，视野缩窄。

（3）挫伤性视网膜色素病变：多单眼，有眼部外伤史。可出现一个或多个象限点画样或椒盐状色素沉着。其可伴有挫伤性视网膜病变、挫伤性黄斑病变及挫伤性视盘病变等并发症。ERG a 波、b 波振幅大幅度下降后，随着时间延迟，ERG 可逐渐恢复。

（4）其他：病程较长的视网膜脱离等眼底病变会造成继发性视网膜色素病变，类似原发性视网膜色素变性的色素沉着。多单眼，有视物遮挡，视网膜脱离病史，眼底可见视网膜血管无纤细，视盘无蜡黄色等情况，以此鉴别。

【治疗】临床上尚无有效的治疗和预防方法。

1. 基因疗法　近年来基因治疗得到快速发展和临床化，视网膜色素变性的基因治疗也有很大进展。通过基因置换或基因增补的方法，使遗传性视网膜色素变性患者的缺失或异常基因得到改良，属于视网膜色素变性对因治疗，因而有很大的发展前景和治疗空间。

2. 移植治疗　近年来进行了一系列关于胚胎或新生视网膜移植的实验研究。但这些治疗方法尚不能进行临床应用，需要更深入研究、观察和试验。

3. 药物疗法　虽然尚无明确的有效药物，但

一直尝试进行有效药物的研发。一项用维生素 A 和维生素 E 治疗视网膜色素变性的随机、双盲、对照试验得出如下结论，维生素 E 对视网膜色素变性治疗无效，维生素 A 可以缓解疾病的进展，使 ERG 振幅下降减慢。

4. 对于眼部并发症的处理　对于并发性白内障的视网膜色素变性患者，可在术前仔细评估黄斑功能后选择白内障摘除联合人工晶状体植入术，以减少光学扭曲致视力不佳，最大化发挥黄斑视功能。对于黄斑水肿的治疗可以参照黄斑水肿的相应章节。对于视网膜色素变性伴发视网膜脉络膜新生血管者，可进行相应部位的视网膜激光光凝术。

5. 低视力康复及光学助视器　视网膜光损伤有可能促进视网膜色素变性的恶化，尤其需要重视紫外到短波蓝光波段的光化学损伤，因其光化学反应时可产生自由基损伤视网膜感光细胞、视网膜色素上皮层等，因此提倡视网膜色素变性患者佩戴保护性滤光镜（滤过波长 < 550μm 的 97% ~ 99% 紫蓝光）。另外，为了最大化利用患者的视功能，建议患者佩戴视野扩大器、影像增感器等助视器，提高患者的生活质量。

6. 心理治疗　视网膜色素变性患者，由于目前暂无明确有效的治疗方法，因此无论患者还是家属的精神及心理压力均很大，多需要进行心理疏导和引导。

第二节　结晶性视网膜色素变性

【病因及发病机制】通过电子显微镜行病理学检查发现，结晶样沉积物的成分由胆固醇、胆固醇酯与脂质包涵体组成，此沉积物除了分布在角膜缘浅层及视网膜各层，还可见于外周血的淋巴细胞中。因此推测本病与系统性脂质代谢异常有关。其发病可能与 4q35 染色体上的 CYP4V2 基因变异有关。以上研究尚未完全证实，需进一步确认。

【临床表现】

1. 症状　最常见视力中度、重度下降和夜盲。少数患者无明显症状，因其他眼部情况就诊时查看眼底发现本病。

2. 眼底表现　患者一般屈光间质清楚或玻璃体混浊物漂浮。眼底呈现晦暗的青灰色，包括黄斑区和视盘的后极部可见特异性弥漫散在的黄白色结晶样反光斑点，这些白色反光结晶沉积物大小不一，越向中心越密集，越向周边越接近正常；且深浅不一，位于视网膜血管平面，或其浅层或深层。早期视网膜血管大致正常，视盘也可正常或轻度充血。随着疾病进展，视网膜血管较正常纤细，视盘颜色浅淡。除了特征性的改变，还可发现视网膜色素变性的眼底特征：骨细胞样色素沉着、视网膜色素上皮层萎缩、脉络膜毛细血管萎缩或脉络膜硬化而显露其下的脉络膜大血管等。有时可见脉络膜新生血管或出血机化后的纤维增殖膜。

3. FFA　眼底因视网膜色素上皮萎缩脱色素而使脉络膜背景荧光增强。在后极部见散在小片状大小不一的低荧光灶，推测与视网膜色素上皮迁移沉积遮蔽其后的脉络膜背景荧光有关。随着疾病进展，视网膜色素上皮和脉络膜毛细血管萎缩消失而呈现无荧光区。视盘及黄斑周围见散在无灌注区，晚期可见渗漏荧光。

4. ICGA 特征　脉络膜毛细血管萎缩呈弱荧光，并显露其下的大血管。

5. OCT 特征　视网膜各个层次均可见高反射颗粒物，但 OCT 上的这些颗粒物与眼底呈现的黄白色结晶样沉积物并不能一一对应。病程时间长者，出现视网膜色素上皮层变薄，视网膜变薄且并存外层视网膜管状结构。OCT 还可以观察是否黄斑水肿，脉络膜新生血管等并发症。

6. 视野检查　多见中心暗点或旁中心暗点，也可见不规则暗点。随着病情进展融合成环形暗区（环形视野缺损对应于赤道部视网膜病变）。晚期视野向心性缩小，呈中央管状视野。最终管状视野完全丧失，导致失明。

7. 视觉电生理　随着疾病进展，患者 ERG 的 b 波受累概率越来越高，病史超过 5 年者，约 8/9 的患者 b 波受累。早期以视锥细胞为主，晚期累及周边时视杆细胞反应也降低。由于病变首先发生于后极部，因而表现为多焦视网膜电图（mfERG）振幅降低和局限性低反应区。与 ERG 相比，眼电图（EOG）早期即可发现异常，提示视网膜色素上皮明显受损。

8. 色觉　一般无色觉异常，仅少数患者出现色觉障碍：色弱，红绿色盲和全色盲均可出现。

9. 暗适应　早期正常或轻度下降。随着病情发展，暗适应程度明显下降,暗适应功能明显减退。晚期多数发展成重度夜盲，甚至已经无法做暗适应检查。

【诊断要点】结晶样视网膜色素变性的诊断依据：①家族史。②症状：可有视力中度、重度下降或夜盲。③临床特点：角膜缘浅层和后极部特异性弥漫散在的黄白色结晶样反光物质。④电生理检查：患者 ERG 的 b 波振幅降低。早期以视锥细胞为主，晚期累及视杆细胞。mfERG 见局限性低反应区。⑤暗适应终阈值升高，暗适应功能减退。辅以荧光素眼底血管造影和光学相干断层扫描。

【鉴别诊断】

1. 原发性视网膜色素变性　是一组以进行性感光细胞及视网膜色素上皮功能丧失为共同表现的遗传性营养不良性疾病。一般视杆细胞先受累并逐渐加重，后期累及视锥细胞。与结晶样视网膜色素变性的鉴别点：原发性视网膜色素变性视盘血管狭窄与视盘蜡黄色更早出现，而无黄白色结晶样反光物质沉积。

2. 药物致结晶样视网膜病变　滑石粉、他莫昔芬、曲安奈德（眼内注射）、斑蝥黄等药物，长期使用均可造成黄色结晶样物质沉积于视网膜的各个不同层面，需要仔细询问病史以便鉴别。

【治疗】目前仍缺乏有效的治疗方法。与原发性视网膜色素变性的治疗类似，可以选择移植、维生素 A 等药物，以及心理治疗等非特异性疗法，也可以服用一些中药，但非必需。

第三节　眼底黄色斑点症

【病因及发病机制】*ABCA4* 是导致眼底黄色斑点症（Stargardt 病）的主要致病基因。其机制为由于 *ABCA4* 基因突变，使该基因编码的负责细胞内外转运维生素 A 的 Rim 蛋白失活。Rim 蛋白多位于视锥细胞和视杆细胞的外节膜盘上，失活会诱发黄斑区感光细胞（视锥细胞和视杆细胞）的变性和萎缩。其他致病基因包括 *PROM1*、*ELOVL4*、*CNGB3*、RDS- 周蛋白基因等。

【临床表现】

1. 症状　本病具有明显的表型异质性（同一家族中的不同患者发病年龄不一）。多于 6 ~ 20 岁发病。早期双眼视力可正常，随着疾病发生，出现缓慢进展的双眼对称性中心视力下降，大部分视力可降至 0.1。视力预后不良，且发病年龄越早，视力预后越差。还可出现色觉异常、视野中心暗点、暗适应下降、畏光等其他症状。

2. 眼底表现　早期，眼底无显著异常。当进入到进展期时，可见黄斑中心凹反光消失，黄斑区可见大小不一，形态不同的颗粒状色素和黄色斑点。色素颗粒逐渐转变成境界清晰、椭圆形萎缩区。黄色斑点处色素上皮内脂褐质异常，使局部脱色素或萎缩。斑点处不断被吸收，又不断出现，与视力下降无相关性。黄色斑点逐渐向周边进展，广泛分布于上下血管弓和中周部，此时称为黄色斑点病。慢慢形成以灰棕色为中心，外围以灰黄色斑点的金箔样反光区，类似"牛眼"状或"靶心"状，大小约为 1.5×2PD 大小。晚期，病变区域视网膜色素上皮和脉络膜毛细血管层萎缩消失，裸露其下的脉络膜大中血管，甚至露出白色巩膜。

3. FFA　早期眼底未见异常时，FFA 即可出现异常，为后极部萎缩区的斑点状透见荧光。斑点状透见荧光区域中，可见斑点状遮蔽荧光，即脉络膜淹没征，为视网膜色素上皮细胞内脂褐质沉积，遮蔽其后的脉络膜荧光，使背景荧光普遍减弱所致。60% ~ 80% 的患者有此表现，可以作为该病的临床诊断依据。进展期，可见双眼近圆形的斑驳状荧光，病程时间长者见色素上皮萎缩区呈"牛眼"状或"靶心"状。晚期，病灶区见视网膜色素上皮层和脉络膜毛细血管层萎缩，显露其下的脉络膜大中血管层。

4. AF　增强区代表视网膜色素上皮细胞过度吞噬脂褐质而使其活性增强；降低区代表视网膜色素上皮层萎缩而活性降低。AF 增强或减弱与疾病的严重程度有关。

5. OCT 较 AF 更敏感，更精确地发现局部病变，表现为光感受器内节、外节的结构损害和丧失，其病变发生在视网膜色素上皮层病变之前。晚期，视网膜外层萎缩，视网膜和脉络膜厚度变薄。

6. 视野 早期视野基本正常。随着疾病进展，出现中心暗点，然后会由相对性暗点转变为绝对性暗点。

7. 色觉 早期色觉损害轻微，以红绿色觉障碍为主。晚期表现为后天获得性色觉障碍，蓝色盲或全色盲。

8. 视觉电生理 多为非特异性异常。全视野 ERG 可见 b 波振幅下降，但潜伏期延长不明显。大多数患者 EOG 检查异常，表现为曲线低平，电位下降。

【诊断要点】

1. 临床表现 典型征象为黄斑区萎缩，眼底黄色斑点和脉络膜淹没征，晚期呈"牛眼"状或"靶心"状。

2. 视功能异常 视野呈中心暗点；ERG 非特异性异常，全视野 ERG 的 b 波振幅下降；后天获得性色觉障碍。

3. FFA 早期见后极部萎缩区的斑点状透见荧光。并可见背景荧光普遍减弱所致的脉络膜淹没征，病程时间长者呈"牛眼"状或"靶心"状。晚期见视网膜色素上皮层和脉络膜毛细血管层萎缩。

4. OCT 光感受器内节、外节的结构损害和丧失。晚期，视网膜和脉络膜厚度变薄。

【鉴别诊断】

1. 视锥细胞营养不良 常染色体显性遗传更多见。发病年龄多在 20 岁之前。患者有畏光，视力下降、辨色力障碍和昼盲等症状。眼底检查也可见"牛眼"状或"靶心"状的变性萎缩灶（图 41-3-1，图 41-3-2）。视锥细胞明视 ERG 反应降低或消失，暗视 ERG 视锥细胞部分异常，视杆部分基本正常。早期红绿色觉障碍，晚期全色盲。

2. 卵黄样黄斑营养不良 青少年型最常见，呈常染色体显性遗传。发病年龄多为 3～15 岁的

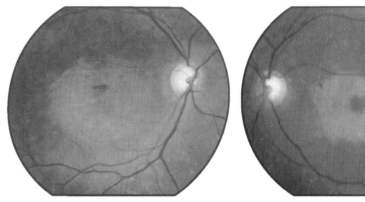

图 41-3-1 眼底见双眼黄斑区各有一境界清晰近圆形萎缩区，其内局部脱色素和色素沉着，似"靶心"状

引自 Freund KB，Sarraf D，Mieler WF，et al，2019. 视网膜图谱（原书第 2 版）. 赵明威，曲进锋，周鹏，译. 北京：中国科学技术出版社

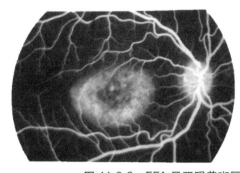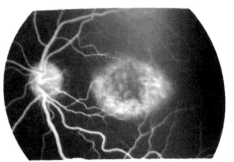

图 41-3-2 FFA 见双眼黄斑区近圆形斑驳状荧光，似"牛眼"状

引自 Freund KB，Sarraf D，Mieler WF，et al，2019. 视网膜图谱（原书第 2 版）. 赵明威，曲进锋，周鹏，译. 北京：中国科学技术出版社

儿童，为双眼对称的卵圆形橘黄色囊样隆起，边界清晰，质地均匀。ERG 大致正常，EOG 有较特异性表现。即使无症状的患者也可显示异常，可见明 / 暗反应明显降低。

3. X 连锁青少年型视网膜劈裂症　多为性染色体隐性遗传。男性多见，儿童时期开始发病，病程进展缓慢。临床特征为双眼视网膜内层劈裂，劈裂多位于颞下方及黄斑区。ERG 显示 b 波振幅下降，a 波正常。EOG 基本正常。

【治疗】目前无有效治疗方法。

第四节　遗传性黄斑营养不良

遗传性黄斑营养不良包括眼底黄色斑点症、卵黄状黄斑变性、视锥细胞营养不良、X 连锁青少年型视网膜劈裂症、视网膜色素上皮图形样营养不良（包括中心凹蝶形色素上皮营养不良、大网格样色素上皮营养不良、Haab 病等）、Sorsby 病等 20 余种疾病。详细见本书相关章节。

第五节　卵黄状黄斑变性

卵黄状黄斑变性分为青少年型卵黄样营养不良、多灶性卵黄样营养不良、成人型卵黄样营养不良（AVMD），其中以青少年型最常见。卵黄状黄斑变性，又称 Best 病，是 1905 年由 Best 首次报道得名。发病年龄多为 3～15 岁的儿童，男女发病率相近，为常染色体显性遗传，也可为散发病例。眼底特征为双眼对称的卵圆形橘黄色囊样隆起，边界清晰，质地均匀，位于视网膜色素上皮平面。

【病因及发病机制】致病基因位于 11 号染色体上，此基因编码视网膜色素上皮上的一种功能未知的跨膜蛋白。推测为跨膜蛋白功能障碍，使部分酶代谢障碍，导致诸如脂褐质等异常物质沉积在视网膜色素上皮中造成萎缩。具体致病机制不清。

【临床表现】

1. 症状　早期视力基本正常，如果卵黄样物质破裂或出血，才会出现突然视力下降，少数人视力会有所恢复。

2. 眼底表现　本病一般分为 5 个阶段：①相对正常期，黄斑区基本正常。②卵圆病变前期，黄斑区黄色微小蜂窝状斑点。③卵圆病变期，可见典型症状，为黄斑区卵圆形、质地均匀、边界清晰的橘黄色囊样隆起，周围绕以黑色圆边。随着疾病进展，变成煎鸡蛋样外观。这时病灶仍位于视网膜色素上皮层下，对视力影响不大。④卵圆破碎期：病灶突破视网膜色素上皮层进入网膜下间隙，并液化分层，形成假性前房积脓外观。此期患者视力会突然下降。⑤卵圆萎缩期：随着

疾病进一步发展，黄斑区视网膜色素上皮萎缩，形成纤维血管瘢痕和新生血管。与其他原因引起的黄斑营养不良与萎缩难以区分。

3. FFA　卵圆灶完整时遮蔽脉络膜背景荧光而呈弱荧光；卵圆灶液化破裂时，呈现透见荧光与遮蔽荧光混杂的不均匀斑驳状荧光；晚期病灶萎缩呈透见荧光。若出现脉络膜新生血管时可见渗漏荧光。

4. AF　卵黄样病灶区 AF 增强，卵圆萎缩和瘢痕期呈 AF 减弱。

5. OCT　卵圆病变前期，椭圆体带与视网膜色素上皮层之间反光增强增厚。卵圆病变期，外核层（ONL）与视网膜色素上皮层之间见高反射物质，伴或不伴有囊样病灶或空腔。卵圆破裂期和萎缩区见视网膜色素上皮—Bruch 膜—脉络膜复合体萎缩变薄，神经视网膜亦变薄。椭圆体带连续性中断并渐渐结构消失。如果合并脉络膜新生血管，则见高反射的新生血管膜和病变处视网膜色素上皮层连续性中断。

6. 视觉电生理　ERG 检查，a 波、b 波正常，c 波下降或消失。EOG 检查发现曲线低平，电位下降。EOG 有特异性诊断作用，本病中携带者和患者均会出现异常。

7. 暗适应　一般正常。

8. 色觉　出现不同程度的色觉障碍，以轻度的红绿色觉障碍为主。

9. 视野　视敏度下降，由早期的相对暗点变成晚期的绝对暗点。

【诊断要点】①家族史和遗传史；②视力疾病正常；③典型症状：黄斑区卵圆形、质地均匀、边界清晰的橘黄色囊样隆起，周围绕以黑色圆边，呈"煎鸡蛋"样外观；④ EOG 异常而 ERG 检查 a 波、b 波正常；⑤ FFA 的相应表现。

【鉴别诊断】主要需与成年性卵黄状黄斑变性相鉴别，还需与融合性玻璃膜疣、陈旧性眼底出血、年龄相关性黄斑病变等其他原因所致的黄斑变性相鉴别。

【治疗】尚无明确有效的治疗方法，可给予基因咨询，并对眼科并发症进行相应处理。

第六节　无脉络膜症

【病因及发病机制】无脉络膜症为 X 连锁隐性遗传，其致病基因定位于 Xq21.2，编码 REP-1，为 Rab 蛋白异戊二烯转移酶（geranylgeranyl transferase，GGTase）的 A 成分。CHM 基因的缺失或突变，使 Rab 蛋白异戊烯化不足，从而引起脉络膜、视网膜广泛性进行性萎缩变薄。其中，REP-1 缺乏引起脉络膜视网膜变性的机制尚不清楚。

【临床表现】

1. 症状　10 岁之前即开始出现进行性视力下降，视野缩窄及夜盲，中年时可达到法定盲。有可能同时伴发耳聋、肥胖、垂体功能异常、智商低下和视网膜血管瘤（von-Hippel）病。男性发病，女性为携带者，女性的表型异质性明显。

2. 临床表型　早期中周部椒盐样色素沉着。接着缓慢进展的自周边向中周部发展的视网膜色素上皮，光感受器层变性和脉络膜毛细血管萎缩，萎缩区边界不清，边缘锐利；中期赤道部脉络膜毛细血管和视网膜色素上皮层萎缩灶向后极部发展，并显露出其下的大中血管；晚期广泛脉络膜中、大血管及视网膜色素上皮层萎缩，可透见黄白色巩膜。只有黄斑区可见一孤立片状相对正常的视网膜色素上皮和脉络膜毛细血管灶。

3. FFA　早期，中周部见散在斑驳样透见荧光，其内见点状遮蔽荧光。中期，后极部见脉络膜毛细血管和视网膜色素上皮萎缩处透见荧光，后极部见一片状低荧光灶。晚期，脉络膜视网膜充盈时间延长，无脉络膜背景荧光。可见广泛的无荧光区，黄斑区见一孤立的弱荧光灶。

4. OCT　早期，脉络膜厚度基本正常，而视网膜厚度稍厚且层次分明，随着疾病进展，视网膜厚度变薄。晚期，脉络膜厚度变薄，同时视网膜色素上皮萎缩和外层视网膜亦萎缩变薄。另外，视网膜色素上皮未萎缩处可见视网膜厚度和分层基本正常。

5. 视野　与疾病的严重程度密切相关。早期和中期表现为患者生理盲点扩大，并可见环形暗点，随着疾病进展周边视野向心性缩小，晚期管状视野，甚至失明。

6. 视觉电生理　早期，即可见 ERG 和 EOG 异常。全视野 ERG 早期明适应正常，暗适应振幅下降，潜伏期延长。随着疾病进展，视锥细胞出现潜伏期延长。晚期，ERG 可完全熄灭。据称，平均每 5 年左右，振幅下降 50%。随着疾病进展，EOG 比 ERG 的诊断特异度更强，较 ERG 改变更加明显。可见电位下降，曲线低平。

【诊断及鉴别诊断】① X 连锁隐性遗传，男性患病。10 岁之前发生进行性视力下降，视野缩窄及夜盲，晚期广泛脉络膜和视网膜萎缩变薄，仅留黄斑区一孤立片状正常灶。②视觉电生理：ERG 类似于视网膜色素变性，夜盲早发，呈杆锥型变性。EOG 较 ERG 改变更明显。③ FFA：早期中周部斑驳状荧光，随着疾病进展，脉络膜毛细血管萎缩区呈弱荧光，晚期大部分区域缺少脉络膜背景荧光。

本病需要与视网膜色素变性、弥漫性脉络膜毛细血管萎缩、回旋状脉络膜视网膜萎缩、白化病、病理性近视及中毒性视网膜病变等疾病相鉴别。

【治疗】尚无有效治疗方式，基因治疗是以后的一个研究方向，还需要做好产前咨询和遗传建议，如男性患者的女儿均为携带者，儿子均不遗传，完全健康。女性携带者有 50% 的概率使女儿成为新的携带者，有 50% 的概率使儿子成为患者。

第七节　Sorsby 病

（一）遗传性黄斑缺损综合征

当先天性黄斑缺损合并四肢、肾等某一器官先天性缺陷时，即可称为遗传性黄斑缺损综合征。由 Sorsby 于 1935 年首先报道。黄斑缺损为严重影响视力的先天性异常，多为常染色体显性遗传。黄斑缺损区边缘锐利，底部可见稀疏粗大的脉络膜血管，有时同时伴有脉络膜缺损。缺损区边缘可有少许色素或无色素，偶尔合并血管异常。

（二）遗传性眼底营养不良

遗传性眼底营养不良发病率较低，由 Sorsby

于 1949 年首先报道。目前研究认为，其发病与 TIMP-3 基因失活有关。多为常染色体显性遗传，偶有常染色体隐性遗传。通常 40 ～ 60 岁发病，其临床特征为中心视力进行性下降，伴闪光感、视物变形、夜盲等。眼底表现可见特征性向周边扩展的玻璃膜疣样黄白色沉积物，位于视网膜色素上皮下。随着疾病进展，可见黄斑区出血、黄斑水肿、渗出、脉络膜新生血管或黄斑区进行性地图状萎缩。

第八节　遗传性玻璃体视网膜变性

（一）Wagner 玻璃体视网膜变性

Wagner 玻璃体视网膜变性，又称 Wagner 病。1938 年由 Wagner 首先报道。一般为常染色体显性遗传，突变位于染色体 5q14.3。双眼发病，青年时不发病。眼睛近视人群中本病患者更多见（约 85%）。本病特征为晶状体后一个很大的玻璃体浓缩增厚膜和其后的光学清亮空间。视网膜血管纤细，且血管外周色素鞘围绕，局限性脉络膜毛细血管萎缩。病变常伴有脉络膜、视网膜色素上皮萎缩变薄，有些合并视神经萎缩。早期脉络膜呈不规则花纹状色素斑片。晶状体后原前皮质玻璃体位置被纱幕状混浊物替代，玻璃体中央液化形成光学清亮空间。随后纱幕状混浊物变为细纱状，漂浮于玻璃体腔或附着于周边视网膜上。随着病程进展，细纱状混浊物转变为密度不一的半透明膜，使赤道部及其前后的视网膜血管有膜样物覆盖，可见血管白鞘、视网膜格子样变性、视网膜裂孔（常发生于颞上

象限）及视网膜脱离等。后极部视网膜一般不受累，发生白内障后视力才开始下降。检查发现视野缺损，暗适应减退。治疗上主要针对并发症的处理。视网膜裂孔可预防性光凝封闭。视网膜脱离如常规手术无效时，应行玻璃体切割以松解玻璃体增厚膜的牵拉。

（二）斯蒂克勒综合征

斯蒂克勒（Stickler）综合征又称遗传性关节-眼病，本病为少见的进行性全身结缔组织病变。儿童期即可发病。本病多为常染色体显性遗传，为胶原蛋白的基因突变引起。临床上会导致骨骼、关节、血管、面部、听力及眼部异常等一系列全身病变。眼科特点主要为特征性的玻璃体变性、复杂性视网膜脱离、先天性白内障、变性近视、青光眼及后极部视网膜脉络膜萎缩等表现。检查时暗适应多正常。

（谢　青　生　侠）

参 考 文 献

杨庆林，李众，王佳伟，2019. 以双侧视乳头水肿为主要表现的高原红细胞增多症临床分析 [J]. 中国现代神经疾病杂志，19(2): 115-119.

Abrams AW, Sah JP, Pavlakis SG, 2020. Papilledema in chronic inflammatory demyelinating polyradicul-

oneuropathy(CIDP): A pediatric case and review of the literature[J]. J Child Neurol, 35(10): 700-704.

Anantharaman G, Sheth J, Bhende M, et al, 2018. Polyp1oidal choroidal vasculopathy: Pearls in diagnosis and management[J]. Indian J Ophthalmol, 66(7): 896-908.

Chakravarthy U, Yang Y, Lotery A, et al, 2018. Clinical evidence of the multifactorial nature of diabetic macular edema[J]. Retina, 38(2): 343-351.

Chen JJ, Bhatti MT, 2019. Papilledema[J]. Int Ophthalmol Clin, 59(3): 3-22.

Cho SC, Jung C, Lee JY, et al, 2019. Retinal artery occlusion after intravascular procedures case series and literature review[J]. Retina, 39(4): 766-778.

Cukras CA, Huryn LA, Jeffrey BG, et al, 2018. Analysis of anatomic and functional measures in X-linked retinoschisis. Invest Ophthalmol Vis Sci, 59(7): 2841-2847.

Dattilo M, Biousse V, Newman N J, 2017, Update on the management of central retinal artery occlusion[J]. Neurol Clin, 35(1): 83-100.

Fincham GS, James S, Spickett C, et al, 2018. Posterior vitreous detachment and the posterior hyaloid membrane[J]. Ophthalmology, 125(2): 227-236.

Harjasouliha A, Raiji V, Garcia Gonzalez JM, 2017, Review of hypertensive retinopathy[J]. Dismon, 63(3): 63-69.

Hayashi K, Sato T, Manabe SI, et al, 2019. Sex-related differences in the progression of posterior vitreous detachment with age[J]. Ophthalmology Retina, 3(3): 237-243.

Ho CPS, Lai TYY, 2018. Current management strategy of polypoidal choroidal vasculopathy[J]. Indian J Ophthalmol, 66(12): 1727-1735.

Lezrek O, Daoudi C, Laghmari M, 2017, Leukemic retinopathy before and after chemotherapy[J].

Ophthalmology Retina, 1(6): 561.

Okazaki S, Meguro A, Ideta R, et al, 2019. Common variants in the COL_2A_1 gene are associated with lattice degeneration of the retina in a Japanese population[J]. Mol Vis, 25: 843-850.

Schmidt-Erfurth U, Garcia-Arumi J, Gerendas BS, et al, 2019. Guidelines for the management of retinal vein occlusion by the european society of retina specialists(EURETINA)[J]. Survey of Ophthalmologica, 242(3): 123-162.

Sebag J, 2018. Posterior vitreous detachment. Ophthalmology, 125(9): 1384-1385.

Sen M, Shields CL. Honavar SG, et al, 2019. Coats disease: An overview of classification, management and outcomes[J]. Indian J Ophthalmol, 67(6): 763-771.

Sharma RA, Newman NJ, Biousse V, 2019. New concepts on acute ocular ischemia[J]. Curr Opin Neurol, 32(1): 19-24.

Simonin A, Maduri R, Viaroli E, et al, 2019. Correlation between papilledema and intracranial hypertension in crouzon syndrome: a case report and review of the literature[J]. Pediatr Neurosurg, 54(4): 223-227.

Suh MH, Park JW, Khandelwal N, et al, 2019. Peripapillary choroidal vascularity index and microstructure of parapapillary atrophy[J]. Invest Ophthalmol Vis Sci, 60(12): 3768-3775.

Tsukahara M, Mori K, Gehlbach PL, et al, 2018. Posterior vitreous detachment as observed by wide-angle OCT imaging[J]. Ophthalmology, 125(9): 1372-1383.

第六篇 眼底病手术

第42章 外路视网膜脱落手术

第一节 巩膜冷凝、硅胶填压联合巩膜环扎及视网膜下放液术

【适应证】

1. **巩膜扣带术** 单纯的巩膜外加压术适用于 PVR 分级 A 级和 B 级的视网膜裂孔，包括马蹄形裂孔、圆形裂孔和靠近涡静脉及后极部的裂孔。巩膜外加压对于缓解切线方向的玻璃体牵引作用较强，巩膜环扎术主要缓解向心方向的玻璃体牵引，所以对于 PVR C 级及以上病例通常需要联合巩膜外环扎术，或者玻璃体切割术。巩膜外环扎术适用范围：①多发、分散的视网膜裂孔，分布于 1 个象限以上，或有广泛的严重视网膜变性。②未发现明确视网膜裂孔的病例，为封闭未查见或可能遗漏的裂孔，无论是否联合局部外加压，均用巩膜外环扎术，并对可疑裂孔进行冷凝。③无晶状体或人工晶状体眼视网膜脱离以周边部细小裂孔多见，局部加压有遗漏裂孔的可能。④合并有 PVR 的病例。PVR C2 级以上，存在广泛玻璃体牵拉，视网膜固定皱褶者。⑤多次手术失败的病例，巩膜条件差者。⑥支撑固定局部外加压物。用局部外加压物时，有些病例需要通过环扎带来加强外加压物的固定，尤其当巩膜薄时，局部外加压缝线不牢靠，环扎带能加强其加压效果。⑦玻璃体切割术同时行预防性环扎术。⑧复发性视网膜脱离再次硅油填充时行加强环扎术。

2. **巩膜冷凝** 巩膜外局部的冷凝是外路视网膜复位术中封闭视网膜裂孔的手段，冷凝头温度最低可达 - 78℃，低温经巩膜外透入使相应巩膜下的视网膜脉络膜层发生细胞坏死，产生局部非感染性的炎症反应，促使相近组织发生瘢痕性粘连，最终使视网膜裂孔闭合。巩膜冷凝术是公认的安全有效的治疗手段，几乎所有的视网膜裂孔均可采用冷凝术，尤其适用于以下情况：①巩膜条件差，如有巩膜葡萄肿，曾做过不恰当的巩膜电凝致巩膜广泛坏死；②视网膜广泛格子样变性、囊样变性、巨大裂孔或多个裂孔同时存在；③裂孔位于涡静脉附近而不宜做电凝治疗的视网膜脱离；④病变在赤道以前，需要预防性治疗者不需要剪开结膜即可冷凝。

3. **视网膜下放液或不放液** 关于在外路视网膜脱离复位术中是否必须引流视网膜下积液（subretinal fluid，SRF），目前结论不一，报道指出外路术中引流视网膜下积液对于术后的视网膜下积液的吸收没有影响。术中是否放液取决于患眼的其他相关因素，如视网膜隆起高度或者 PVR 分级等。

视网膜下放液适用于：①对于大裂孔或者多发裂孔需要较大的外加压范围时，或者需要术后形成较高的加压嵴时，放液可软化眼球，暂时减小眼球的容积，为手术提供操作空间。②视网膜下积液多导致视网膜裂孔定位和施行冷凝困难，术中放液眼压降低后，有利于冷凝头顶压起视网膜裂孔周围施行冷凝，同时有利于判断视网膜裂孔位置和外加压物的位置。③对于合并青光眼，各种原因导致的角巩膜伤口未愈合，以及巩膜壁菲薄，或者视网膜血液循环不良等疾病的患眼，术中放液可以避免高眼压导致的暴盲、眼球破裂及视网膜血管阻塞等不良事件。④预估术后可能因为脉络膜循环不良导致视网膜下积液吸收困难者，如高度近视、活动性葡萄膜炎和脉络膜脱离性视网膜脱离等；裂孔位于涡静脉附近者可能会因为手术操作损伤或者外加压物压迫涡静脉引起视网膜下积液无法吸收者。

不放液可以避免放液手术的严重并发症，如眼内出血、医源性裂孔、视网膜嵌顿、低眼压、眼内炎等，而不放液术中可能会冷凝过度，术后加压嵴位置不准确和视网膜下积液延迟吸收。不放液术适用于术前裂孔定位准确、裂孔附近视网膜下积液少或者上方裂孔视网膜下积液少于下方者，以及视网膜脱离时间短、玻璃体状态和视网膜活动度良好的病例。

4. 玻璃体腔注射　是外路视网膜复位术的重要辅助手段，常用的材料有平衡液和气体，包括消毒空气和膨胀气体（SF_6、C_2F_6、C_3F 等）。由于平衡液不影响眼底观察，可以通过玻璃体腔注射平衡液恢复眼球容积后再行巩膜外缝合。气体注射主要应用于术毕或者术后。玻璃体腔注气适应证：①上方、后极部视网膜裂孔；②放液后极低眼压；③术后出现视网膜下积液延迟吸收；④新鲜的视网膜固定皱褶；⑤消除巩膜扣带术后的"鱼嘴"现象。

【术前准备】

1. 术前检查　除了裸眼及矫正视力，眼压、裂隙灯眼前段检查等眼科检查外，寻找和准确定位视网膜裂孔是手术成功的必备条件，推荐充分散瞳后使用双目间接检眼镜和三面镜检查眼底。

（1）双目间接检眼镜和前置镜：双目间接检眼镜进行眼底检查，物镜多用 +20D 非球面镜，所见的眼底为完全相反的倒像，上、下、左、右均相反。检查后极部时嘱被检查者向正前方注视；检查周边眼底时，嘱被检查者朝正前方、正上方、颞上、颞侧、颞下、正下方、鼻下、鼻侧、鼻上九方位注视，检查者所见的眼底为以上各方位的全反像；检查眼底锯齿缘及睫状体时，尚需要联合巩膜压迫法（scleral indentation）。详细检查眼底寻找所有裂孔并绘制成眼底图，初学者检查时可将眼底图倒放，将双目间接检眼镜所见直接画在纸上，将眼底图放正后即得该眼底正像。裂隙灯显微镜联合前置镜检查眼底亦有很好的效果，临床上多用 +90D 的双凸镜，同样是倒像，其放大倍数虽较直接检眼镜小但较间接检眼镜大，可窥见更细节的玻璃体视网膜病变，双目显微镜下所见，故不失立体感。

（2）三面镜：在外路视网膜复位术前的视网膜裂孔尤其是细小裂孔的寻找和定位中，三面镜起非常重要的作用。Ⅰ号镜观察后极部相当于 30° 以内的眼底范围，Ⅱ号镜观察眼底 30° ～ 60° 的范围，定位相当于角膜缘后 13 ～ 17mm，Ⅲ号镜观察赤道部眼底范围，相当于角膜缘后 10 ～ 15mm，Ⅳ号镜观察锯齿缘和前房角，相当于角膜缘后 7 ～ 9mm。临床使用中，嘱被检查者注视前方时，如在三面镜的Ⅲ号镜中观察到视网膜裂孔后唇，若裂孔的后唇在该镜子的中央，则可以定位裂孔后唇位置相当于角膜缘后 12 ～ 13mm，以此类推。

2. 特殊设备和材料

（1）双目间接检眼镜和冷凝器：公认术中使用双目间接检眼镜联合巩膜压迫法是定位裂孔的适宜方法。术中可用冷凝器代替巩膜压迫器在直视下操作，定位裂孔同时进行冷凝，能精确掌握冷凝的程度。双目间接检眼镜的头带由助手帮助取戴，物镜可消毒无菌后放置手术台中使用。

（2）巩膜植入物：根据视网膜裂孔大小、位置、数目、视网膜活动度、玻璃体状态、具体手术方式等准备不同的巩膜植入物。

硅胶是外路视网膜脱离复位术中使用最广泛的植入物，能反复高压消毒和长期保存，材料半透明，表面光滑，组织耐受性良好。市面上有不同规格的硬硅胶已经量产，可用于外加压和环扎。例如，环扎带常选 240 号（宽 2.5mm，厚 0.6mm），若需要宽环扎带做巩膜扣带术可选 219 号（宽 4.5mm），单纯局部外加压选用宽 7mm 的硅胶（图 42-1-1），有时会需要根据具体病例裁剪到适宜的尺寸。

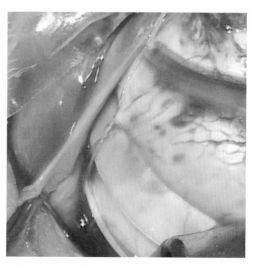

图 42-1-1　单纯外加时使用宽 7mm 的硅胶

硅海绵较硅胶具有更大的弹性和压缩性，是局部外加压使用最多的植入物，不易发生加压物下的巩膜坏死，形成的加压嵴比较平滑，术后由于其良好的弹性产生的嵴会偏高。硅海绵适用于做放射状外加压，尤其适合马蹄形视网膜裂孔。硅海绵术后发生感染和显露的概率高于硅胶。

（3）玻璃体腔注射物：平衡液（BBS）已经取代生理盐水和林格液，是外路视网膜脱离复位术中用于迅速升高眼压的注射物，亦可以加入葡萄糖、谷胱甘肽和磷酸缓冲液。空气是安全廉价的眼内填充物，常用于外路视网膜复位术毕时的极低眼压病例，用时需通过滤纸或酒精灯火焰吸取。膨胀气体以 C_3F_8 为例，吸收缓慢，眼内停留时间长，注射眼内后 72h 体积膨胀达到最大，为初始注射量的 4 倍；国产的 C_3F_8 有钢瓶装和聚氯乙烯铝箔小袋装，使用时再抽取，避免放置时间长被空气稀释。

3.患者的术前准备　在患眼未脱离区域发现视网膜格子样变性或裂孔，术前可给予光凝治疗，减少术中冷凝的次数；术前应用抗生素眼药水滴眼，每日 4 次；术前眼压高者，术中放液过快导致玻璃体积血甚至暴发性脉络膜上腔出血，不放液则可能导致术中眼压过高发生视网膜血管阻塞等不良事件，对于眼压轻度升高 < 30mmHg 者，使用局部降眼压药物，如眼压升高 > 30mmHg 者，可联合口服醋甲唑胺片 50mg，每日 2 次，对于拟不放液的患者，可于术前 30min 静脉滴注 20% 甘露醇 250 ～ 500ml；葡萄膜炎患者根据炎症程度酌情使用糖皮质激素，必要时应用全身糖皮质激素治疗；泪道不通者，可先行泪点封闭，合并慢性泪囊炎者，原则上先行泪囊鼻腔吻合术或泪囊摘除术；术前剪睫毛；术前 1h 使用复方托吡卡胺点眼，每 5 ～ 10min 1 次充分散大瞳孔，瞳孔不易散大者可球结膜下注射散瞳合剂。

合并糖尿病患者术前控制血糖，必要时胰岛素强化治疗可提高手术安全性；高血压患者收缩压宜控制在 160mmHg、舒张压控制在 100mmHg 以下；纠正心律失常，如频发性室性期前收缩，心率低于 60 次 / 分者需全程心电监护防止术中因眼心反射发生的心脑意外；心房颤动患者特别注意有无血栓形成或脱离；控制好呼吸道感染，维持手术中呼吸道通畅。术前使用凝血酶可以减少术中的出血，但注意把握药物适应证和禁忌证。手术前晚使用地西泮 5mg 可以缓解患者的术前紧张。

【手术步骤】

1.麻醉　全身麻醉和局部浸润麻醉都适用于外路视网膜脱离复位术。

2.眼外直肌牵引和巩膜显露　建议使用可调节开睑器开睑，睑裂过于狭小显露困难时，可行外眦角切开，术毕再对位缝合即可。

由于在距角膜缘后 3mm 内，球结膜、球筋膜和巩膜融合，距角膜缘后 1 ～ 2mm 平行于角膜缘做 360° 结膜切口，可以避免分离球结膜及其下的球筋膜囊，术后缝合球结膜时不至于因球筋膜退缩未能覆盖加压物而导致术后的加压物易外露。避开 3 点钟及 9 点钟位置做松解切口，仅需显露 1 ～ 2 个巩膜象限者亦可完成手术，可做半周或者 1/3 周球结膜切开，在切口两端做松解切口。尽量少切开和分离球结膜可减少术后干眼症的发生。合并青光眼有可能将来做抗青光眼手术者或存在滤过泡者，应做角膜缘后 4 ～ 5mm 的结膜切口。

3.视网膜裂孔定位和放视网膜下积液　术前视网膜裂孔的定位可以作为重要的参考，而术中间接检眼镜联合巩膜压迫法直视下的裂孔定位是被认为最准确的方法。可用染料在术前定位的裂孔相应巩膜表面做标志，术者一手持物镜，一手持巩膜压迫器顶压巩膜，牵引肌肉可以转动眼球便于观察眼底，压迫器会在巩膜表面留下痕迹，在双目间接检眼镜直视下观察再次定位，有所偏差随即对标志做调整。当视网膜下积液较多时，间接检眼镜难窥清压迫器顶压的位置，裂孔的定位和实际位置存在很大的偏差，可以先行巩膜穿刺视网膜下积液引流后定位。

放液部位原则上选取视网膜下积液最多和最方便操作的相应巩膜面，尽量选择外直肌下缘的赤道部附近放液，避开大的脉络膜血管和涡静脉。患者仰卧位后因重力的原因视网膜下积液会重新分布，可能与术前定位不一致。标准操作：在相应巩膜面做放射状或平行角膜缘的巩膜板层切开，切口类似阀门可控制放液的速度，长度 2 ～ 3mm，然后做切口的褥式缝线，提起缝线后切穿全层巩膜便可显露脉络膜层，若观察到该处脉络膜层血管密集，则缝合后另选巩膜面，用 1ml 注射针头刺穿脉络膜层即可引流视网膜下积液。缓慢引流视网膜下积液，可用棉签对眼球壁稍加压迫，以维持一定的眼压避免放液过快导致眼内出血。另外一种简易的方法是用 1ml 注射针头或 BD 针头，斜面向上成 45° 刺穿巩膜，或在巩膜层间穿行做一定的隧道后垂直刺穿脉络膜，该切口形成一个自然的阀门，压迫后唇时可持续引流视网膜下积液，缺点是可能会损伤脉络膜大血管（图 42-1-2）。视网膜下积液不一定需要引流彻底，在镜下可看清压迫嵴和裂孔位置关系即可。亦可用冷凝头代替压迫器，冷凝头顶压裂孔边缘在镜下定位后直接冷凝，解冻时不移动冷凝头，显露冷凝头所处的巩膜面，可见一凹陷，用染料在凹陷处做好标记，小的裂孔做单一的标记，大的裂孔需要在裂孔后缘及两角做标记。锯齿缘断离者除定好两端外应在后缘中心做标志。同样的方法可以定位放液点位置及变性区位置。

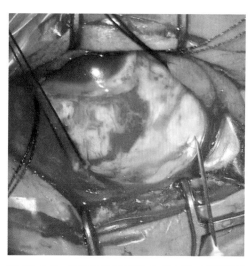

图 42-1-2　BD 针头斜面向上成 45° 刺穿巩膜

4.冷凝　冷凝是视网膜裂孔周围脉络膜发生炎症反应，造成视网膜神经上皮和色素上皮粘连而封闭裂孔。

一般采用 2.5mm 直径冷凝头，温度可达 −70℃，冷凝时间为 2～15s，推荐的是在间接检眼镜直视下观察冷凝反应，最初脉络膜色发红渐变黄，最后变白，在视网膜出现白色冰斑后立即解除，之后冰斑逐渐消退，仅留下模糊的灰白色水肿区。

冷凝点的数目取决于裂孔大小，小的裂孔仅用 1 个冷凝点即可完全覆盖，大的裂孔则需要数个冷凝点将其完全包绕。注意的是，多个冷凝点在视网膜表面产生的白色反应会发生重叠，冷凝斑将裂孔包绕即可，避免过多冷凝导致术后增殖性玻璃体视网膜病变（PVR），在间接检眼镜直视下能较好地控制。预估需要做 2～3 层冷凝才能封闭的巨大裂孔，建议行玻璃体切割术，因为大多数外路手术的并发症和冷凝过度密切相关。放液点亦需要顶压观察是否刺穿视网膜，若有刺穿，一并冷凝并在巩膜表面做好标记。

5.巩膜扣带术和玻璃体腔注射

（1）巩膜外加压术：加压物通过顶压视网膜裂孔相应的巩膜表面，使之向玻璃体腔方向发生凹陷，从而缓解玻璃体对视网膜切线方向的牵引，推顶裂孔边缘的视网膜色素上皮层向神经上皮层贴紧，在冷凝造成的炎症反应作用下两层发生粘连，并阻断玻璃体腔液体持续进入视网膜下。

最常用作外加压物的材料是硬硅胶和硅海绵，硅胶适合做平行角膜缘的环形加压，硅海绵更适合做放射状加压，两者的形状和大小都可以自行剪裁。有报道认为，硅海绵容易形成放射状视网膜皱褶和术后加压物暴露，硬度稳定的硅胶更合适做外加压物。外加压物大小主要取决于裂孔的大小及多发裂孔时裂孔分开的距离。外加压物产生的巩膜嵴应有足够的宽度和高度，使裂孔和加压嵴的前后缘之间要留有至少 1mm 的安全边缘，长度应较裂孔两端各超过一个钟点位置，如前后缘长 3mm 的裂孔应选择高度为 5mm 的硅海绵或硅胶。需增加加压嵴的宽度时可通过增加加压材料的直径来增宽，而加压嵴的高度由巩膜加压缝线跨度距离及缝线的松紧度所决定。视网膜下积液较多时，加压物的宽度和长度要适当地增加，因为随着术后视网膜下积液吸收，裂孔和加压嵴之间会发生一定程度的移位，这也是先放视网膜下积液后缝合加压物的优点之一。

外加压物的方向有放射状和环形状，偶有斜行。放射状加压嵴特点是前后缘足够长，适合稍大的、单个裂孔，尤其是马蹄形裂孔，可把裂孔顶在加压嵴的长轴上，而缓解裂孔前表面的牵拉；也适用于术前存在放射状皱褶时，术后有形成鱼嘴形裂孔的可能的病例。处于平行方向的相邻两个或以上的小裂孔、处于格子样变性区两端的裂孔、长度大于前后缘的裂孔、锯齿缘断离、需要加压嵴超过 1 个象限的病例则做平行角膜缘的环形外加压。

在外加压物缝合前指测眼压，眼压过低时可能会导致眼内出血，可先玻璃体腔内注射平衡液，提升眼压和恢复眼球形状。玻璃体腔注射时需避免平衡液进入视网膜下和损伤晶状体，距角膜缘 3～4mm 垂直进针后，在直视下窥见针尖再注射，以策安全。为了便于术中检查眼底，不建议注射气体。

固定外加压物的缝线建议使用 5-0 涤纶线，带有 1/4 或半圆的铲针。1/4 周的针弧度小，穿过巩膜的路径长，适用于容易操作的巩膜区。半圆针适用于术野狭窄的部位，如眼外肌下或眼球后部。放射状加压常使用双针缝线，可使两个针头都从前向后缝合，较易操作。

缝合加压物时通常先预置缝线，一般采用褥式缝合或 X 形缝合。用齿状夹住直肌止端附近组织使眼球固定。缝针垂直进出巩膜，这样可以很快地达到所需的深度，若太过倾斜进针，可能缝针在巩膜板层潜行的长度过长而深度不够。理想的深度以 1/3～1/2 的巩膜厚度为宜，进针太深，容易产生巩膜穿通，导致视网膜下积液流失甚至视网膜穿孔；进针太浅，在拉紧缝线结扎时容易巩膜板层裂开。垂直进针后缓慢潜行，观察确定缝针在巩膜板层的深度，潜行长度 3～5mm 后垂直出针，此长度不宜太短，否则打结时同样会巩膜板层裂开（图 42-1-3）。缝线的跨度应根据外加压物的宽度来决定，跨度超过外加压物宽度的一半，增加缝线的跨度会增加加压嵴的高度，而巩膜嵴的宽度取决于外加压物的宽度。一般跨度比外加压物宽 2mm，形成较低平的加压嵴，宽 3～4mm 则形成较高的嵴。跨度过大，容易形成巩膜皱褶，特别是在低眼压情况下。后部巩膜进针的位置至少在裂孔最后缘往后 3mm 处，建议是 5mm，确保裂孔后缘在嵴上。另外，缝线越紧，加压嵴越高，反之则越低平。多年的经验提示，在正常眼球形状下，缝线的松紧度以稍稍牵起巩膜壁即可，可形成较理想的加压嵴高度。环形外加压通常每个象限需要 2～3 对缝线，放射状外加压需要 2 对缝线，两个褥式缝合线之间相隔 1mm。

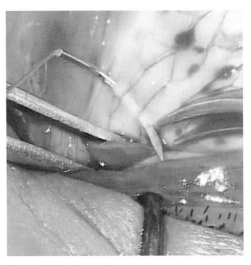

图 42-1-3　缝针进入巩膜板层的合理深度和长度

（2）巩膜环扎术：可以 360° 缓解玻璃体对视网膜的牵引，缩小玻璃体容积，增加玻璃体对视网膜的压力，促使视网膜神经上皮层向色素上皮层贴附。环扎带主要使用硅胶材料。单纯预防性环扎时用窄环扎带（宽 2.5mm，240 号）。若存在广泛玻璃体牵引，视网膜大面积的变性区或大裂孔，则需要使用宽环扎带（宽 4.5mm，219 号）。单纯环扎术对视网膜裂孔作用有限，一般多联合外加压术。环扎部位应当在赤道部，可根据裂孔位置适当前后调整，原则上应绕过眼球的最大径，如裂孔位于在颞上象限比较偏后者，在其相对应的鼻下象限则应偏前，避免环扎带滑移。在封闭裂孔后，根据定位，将选择好的环扎带从每根直肌下穿过，连结点的位置宜放在眼底无重大病变的部位。放置好环扎带后行缝线固定，原则上是先缝合病变所在象限；固定环扎带在赤道部时，每个象限做 1 对固定缝线即可；偏离赤道部时为防止前后滑脱可做两对固定缝线；行褥式或 "X" 式缝合均可，缝线松紧度以环扎带可以自由拉动为宜，不宜过紧。

缝线固定环扎带后即可拉紧环扎带，环扎带缩短的数值决定环扎嵴的高度。一般环扎带长 120mm，最终保留在眼球上的长度为 65～70mm。眼压是收紧环扎带时重要的观察指标，视网膜下积液引流后眼压偏低，此时不宜拉紧环扎带，因为当眼压恢复后则会发生高眼压及眼前节缺血，放液后行玻璃体腔注射恢复眼压再行环扎带拉紧可避免出现该情况。在不放液的病例中，环扎带应缓慢拉紧，同时指测眼压，眼压过高可按摩软化眼球，亦可前房穿刺降低眼压，直至环扎带收紧到预想的数值。窄环扎带推荐袖套连接法闭合（图42-1-4），操作方法：将小硅胶管用止血钳撑开，环扎带两端剪成锐角后相对插入小硅胶管内，注意保持环扎带不可扭曲，然后将小硅胶管从止血钳中取出，两端反方向拉紧到预估的数值，再剪掉多余的环扎带即可。宽环扎带闭合常用缝线缝合，即用5-0涤纶线或尼龙线间断缝合两断端两针，缝针在硅胶带内穿行的距离要足够长，这种闭合法避免断端重叠，保证环扎带在眼内轮廓均匀平整，缺点是不能随时调整环扎带的松紧度。

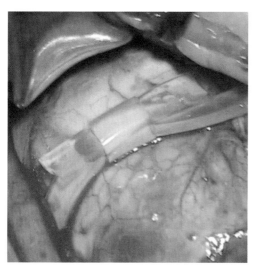

图42-1-4 窄环扎带的袖套连接法

（3）巩膜外加压联合环扎术：局部的巩膜外加压联合环扎可以加强外加压的顶压作用。马蹄形裂孔适用于放射状外加压联合环扎，锯齿缘裂孔或多发裂孔适用于宽环形外加压联合环扎。一般顺序：放液、冷凝、定位和缝合局部外加压物后，再做巩膜环扎，环扎带放置外加压物之上（图42-1-5）。

（4）玻璃体腔注射：放液后向玻璃体腔注射平衡液的目的是快速提高眼压，恢复眼球形状，玻璃体腔注射气体通常在巩膜扣带术完毕时，原理是利用气体的表面张力使气泡由内向外顶压视网膜，迫使视网膜下液进一步由裂孔引流至玻璃体腔内，同时将脱离的视网膜神经上皮层推向视网膜色素上皮，恢复正常解剖关系；气泡对裂孔直接内顶压起到封闭作用，阻断玻璃体腔液体向

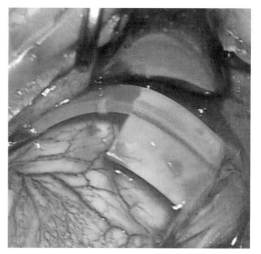

图42-1-5 环扎联合外加压

视网膜神经上皮下流动；同时气泡可将视网膜皱褶和裂孔翻转的后唇展平。

不伴有PVR的病例中，空气是最适宜的气体，注射1～2ml空气通常在术后3～5d即可吸收。伴有PVR的病例，选择作用时间足够长的气体于眼内顶压裂孔，以使冷凝粘连发挥作用。常用的膨胀气体有SF_6、C_2F_6、C_3F_8等。若需要长时间顶压作用时，可以注射单纯膨胀气体。若需要气体量较大而维持时间不长时，可使用空气稀释膨胀气体后的混合物。

具体操作：用5ml注射器抽取过滤后的清洁空气、膨胀气体或混合物，注意膨胀气体抽取后尽快使用，避免被空气稀释，采用1ml一次性注射针头或BD针头，量取角膜缘后4mm相当于睫状体平坦部进针。进针时做短暂的巩膜板层隧道后再向球内垂直进针，透过瞳孔直视下观察到针尖后才可注射。先快速注射形成一个气泡，保存针尖不移开，在气泡内继续缓慢注射，最终形成单个大气泡（图42-1-6）。出针时湿棉签稍压迫针孔即可，由于做巩膜隧道进针，一般不发生气体逃逸。术后保持裂孔在最上方的头位，有利于裂孔的封闭。

6. 术毕检查事项和处理　巩膜扣带术完成后，需再次检查眼底，需眼内注气的病例中，该步骤应在注气之前完成。

仍然在双目间接检眼镜联合压迫器下观察眼底，压迫器可用无齿镊代替，顶压起外加物或环扎带的后缘、中部和前缘，查看加压嵴和视网膜裂孔之间的位置关系。不放液或者放液不彻底的

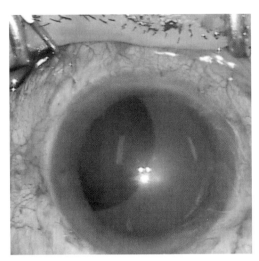

图 42-1-6　眼内注气，先快速形成一个大气泡

病例，加压嵴和裂孔缘存在一定距离，裂孔未封闭，即使顶压加压嵴亦无法判断位置关系，可增高加压嵴或者放液。增高加压嵴的方法是拆除先前固定巩膜外加压物的缝线，重新增加跨度缝合；对于已经放液的病例，拆除外加压缝线后寻找原放液口，压迫放液口后唇联合压迫眼球进行再次放液，如视网膜下积液不多或者放不出积液时，可考虑另外寻找巩膜面穿刺放液。压迫加压嵴，观察加压嵴和裂孔的位置关系。放射状外加压时，裂孔应落在加压嵴中部，裂孔后缘离加压嵴后缘至少有 1mm 安全距离。环状外加压时，裂孔应落在加压嵴前坡。环形外加压治疗锯齿缘离断时，加压中心应该顶压住锯齿缘后缘，加压物前缘落在锯齿缘。鱼嘴现象指的是视网膜裂孔后缘落在加压嵴后，裂开呈鱼嘴状。当加压嵴和裂孔存在位置偏差，可将外加压物适当后移后重新缝合，或者更换较大面积的加压物。环形外加压物后移的方法是在原有缝线的基础上重新做一对褥式缝线，新的缝合线预置时，后部和前部巩膜进针时均较原来缝线位置适当后移，后移距离根据位置偏离大小来定，预置好新缝线后再拆除原先的缝线。放射状外加压调整可以直接在加压物后加一对褥式缝线，加压物面积不足够覆盖裂孔后缘时，重新更换。

术毕除了指测眼压外，在双目间接检眼镜下还需要观察视盘旁是否有动脉搏动，询问患者是否存在光感，如果存在高眼压的迹象，可前房穿刺放液，或者稍放松环扎带，尤其是在不放液病例中特别需要注意。

术中放液穿刺口亦需要在双目间接检眼镜下

观察，正常穿刺点呈现位于视网膜下的淡黄色小点。术中发生穿刺视网膜者，在冷凝阶段应当处理，并将该医源性视网膜裂孔置于外加压嵴上，术毕再次检查确认。

拆除外直肌缝线，修剪多余的外加压物，缝合球结膜，注意需将后退的球筋膜钩起一并对位缝合，这对术后预防加压物外露和干眼症有重要意义。结膜囊涂抗生素眼用凝胶。

7. 术中需注意事项　术中需保持角膜湿润，助手可持续频点生理盐水或制作生理盐水棉片覆盖角膜，手术操作避免器械损伤角膜上皮，不可避免地发生角膜水肿时可用棉签压迫角膜，或者刮除角膜上皮，刮除角膜上皮时要注意保护前弹力层和角膜缘干细胞，术毕时可使用角膜绷带镜。术中的光源长时间照射、放液及反复顶压巩膜等操作，瞳孔可能会不同程度缩小，可用复方托吡卡胺滴眼液制作棉片，敷于结膜穹窿部。视网膜下积液放液宜缓慢，并且整个过程可用湿棉签对巩膜壁稍施加压力，以保持一定的眼压，并做好巩膜扣带的准备，避免长时间低眼压引起的眼内出血等并发症。心电监护下术者密切关注患者心率，心率减慢较快时暂停操作，非必要牵拉外直肌的动作尽量减少，避免发生眼心反射（OCR）。

【术后处理】

1. 物理和药物治疗　外路视网膜复位术后短期由于手术操作及特殊体位，常导致眼睑和结膜等组织明显充血水肿，严重者球结膜高度水肿脱出眼睑外。术后术眼加压包扎可以减轻水肿。术后术眼局部冰敷是快速消除组织充血水肿的好办法，每日 3 次，每次 15～30min，值得推荐。

一般不需要全身使用预防性抗生素。若合并糖尿病、多次手术者可在围手术期口服抗生素预防感染。围手术期常规使用抗生素滴眼液。术中长时间牵拉眼外肌容易术后出现恶心、呕吐、头痛、眼痛等症状时，测量眼压排除高眼压者可给予镇静、镇痛、止吐等药物对症治疗，呕吐频繁者还需查血电解质；高眼压者给予降眼压治疗。

术后抗感染治疗以局部点用激素性眼药水或眼胶为主，注意激素对角膜上皮的影响，可同时应用保护角膜上皮药物，缓解患者眼部不适感。一般不常规使用全身激素，对于眼睑结膜高度充血水肿和裂孔封闭但存在大量视网膜下积液的病例可短期使用，要注意激素禁忌证。术后常规使用散瞳药物有利于防止虹膜炎症性后粘连，便于术后检查眼底。

2.视网膜裂孔未闭　常见于术前视网膜下积液较多、不放液、裂孔周围冷凝不足和未行玻璃体腔注气的病例，术后视网膜裂孔位于加压嵴上，而视网膜裂孔周围存在视网膜下积液，裂孔和加压嵴存在一定距离。裂孔未闭合可能会引起视网膜下积液延迟吸收，损伤视网膜光感受器，影响最佳矫正视力。可给予玻璃体腔注气，具体操作同玻璃体腔注射，充分散瞳，注意无菌操作，抽取过滤后清洁空气 2ml，也可以是纯膨胀气体或稀释膨胀气体；表面麻醉后在手术显微镜下使用 1ml 注射针头行玻璃体腔穿刺，透过瞳孔直视到针尖后快速注入，清洁空气通常 0.5～1ml 即可，注入时尽可能快速一次性形成单个大气泡，完毕后采用裂孔位于最高的头位。由于冷凝引起的炎症反应在术后 2 周才达到高峰，术后补充注射气体顶压裂孔向加压嵴贴附、接触，仍然可以有效封闭裂孔。针对手术中裂孔周围冷凝不足的病例，还可在气体下补充视网膜光凝封闭裂孔。气体下补充视网膜激光前需要患者采用不同头位配合，原则是使气泡位置暂时变动以避开光凝通路。光凝时充分局部麻醉，使用角膜接触镜时尽量轻柔，避免患者疼痛和撕开已缝合的球结膜。

3.头位　无论外路还是内路视网膜脱离复位术，术后的头位均非常重要。外路视网膜脱离复位术后，采用的头位主要原则如下：眼内注气者，避免仰卧位，防止气体对晶体后囊膜造成影响，尤其是注射膨胀气体者，应采用视网膜裂孔位于最高的头位，利用气体顶压作用封闭裂孔。一般而言，注射空气者，保持体位 3～5d；注射膨胀气体者，保持体位 2 周。可靠的方法是观察到裂孔旁出现色素沉着则可以改成侧卧位，气体未完全吸收仍需避免仰卧位。未注气者，采用裂孔位于最低的头位，裂孔由于重力作用落在加压嵴上。

4.关于视网膜下积液　视网膜下积液的存在不是出院的排除标准。无论放液还是不放液，外路视网膜脱离复位术后视网膜下积液残留者占一定的比例，在一项 98 例 OCT 的观察中，巩膜外加压术后 6 周仍有 55% 的病例存在不同程度

的视网膜下积液。在裂孔封闭的情况下，通常视网膜下积液会在 2d 左右吸收，少数病例与年龄、术前视网膜下积液量、裂孔位置、高度近视等因素相关，巩膜扣带术本身亦可影响色素上皮的泵功能，这时不需要再次手术。需要评估是否再次手术的情形：术后视网膜下积液延迟吸收并逐日增多，提示存在未完全封闭或遗漏的裂孔；加压嵴附近存在视网膜下积液，证明原裂孔未完全封闭；加压嵴周围视网膜平覆而其他部位持续存在视网膜下积液，提示其他部位存在视网膜裂孔。

【并发症及处理】

1. 术中并发症

（1）脉络膜出血：多发生在视网膜下积液放液时，亦可发生在缝合外加压物时。原因是直接刺穿脉络膜血管或过低眼压导致。血液经脉络膜下腔经裂孔进入玻璃体腔，也可与视网膜下液一起引流出来，部分血液在视网膜下腔聚集并由于重力的缘故向后极部下沉，最终影响中心视力。该类出血不同于暴发性脉络膜上腔出血，大部分较轻微，不影响手术的进行。极少数大出血导致脉络膜脱离，表现瞳孔鲜红色反光伴眼球变硬，此时应当拉紧巩膜缝线，若眼压过高，缝线无法打结时，可在放液口放出部分血液，打结缝线终止手术。

（2）医源性裂孔：放液点位置选择在无视网膜下积液或视网膜下积液极少，或仰卧位时视网膜下液重新分布后，放液点未随着改变，盲目放液时直接穿刺视网膜所致。穿刺放液时或缝合巩膜外加压物时进针过深也可以造成裂孔。预防的方法是在手术台上间接检眼镜再次观察眼底后再放液，缝合外加压物时缝针始终在可视的巩膜板层中潜行。检眼镜下正常的放液点仅见一黄色小点。一旦发生医源性裂孔，立即冷凝放液点，则将该点纳入外加压范围内。

（3）视网膜嵌顿：脉络膜穿破后，视网膜玻璃体随之脱出，造成视网膜玻璃体嵌顿。对眼球施加压力不当而致，或由于在高眼压下放液导致出液过快，视网膜随液体冲至穿刺口而嵌顿，表现为巩膜切口部位有淡灰色珠状物堵塞，双目间接检眼镜下可见以放液点为中心的星状皱褶形成。嵌顿一旦形成，首先要使眼压降低，如放松牵引线或其他缝线，必要时前房穿刺，在眼球变

软的基础上可抬高巩膜切口的两唇，用虹膜复位器轻轻按摩试行还纳，少数可解除嵌顿的视网膜。不成功者不可再继续巩膜切口探查，按医源性裂孔处理。视网膜嵌顿重在预防，正确选择放液点，不在高眼压下放液，放液宜缓慢，避免暴力挤压眼球。

（4）巩膜穿通：多发生在巩膜壁较薄病例，如高度近视或既往多次手术史造成巩膜壁和周围组织粘连不清者，通常在分离直肌和筋膜，以及巩膜顶压时即发生穿通。预防的方法是操作要轻柔，仔细观察巩膜面，伴有巩膜葡萄肿或者巩膜色泽改变时需谨慎。处理方法：小的巩膜穿通口直接板层缝合，大的巩膜穿通口则需要异体巩膜移植术，造成视网膜裂孔还需按冷凝联合外加压处理。

（5）涡静脉损伤：外路术中任何的球后部的操作都可能损伤涡静脉，对于多次手术史及涡静脉解剖变异的病例其发生率更高。在巩膜赤道部的操作需轻柔谨慎，分离组织时仔细辨认涡静脉尤其是涡静脉在巩膜壁潜行的部分。涡静脉出血时表现为术野出血量突然增多。涡静脉发生出血时可用湿棉签直接压迫出血点止血，不可缝线结扎和电凝，以免导致眼内出血。

（6）高眼压：术中发生高眼压常见于不放液的巩膜扣带术、玻璃体腔注射及暴发性脉络膜上腔出血。其表现为角膜上皮水肿，眼底可见视盘旁血管搏动，可给予前房穿刺降低眼压，必要时重复放液。与环扎带相关者可放松连接点缝线，重新确认保留巩膜处的环扎带长度。加压嵴过高导致的高眼压，拆除减小缝线跨度。玻璃体腔注射引起高眼压时，可睫状体平坦部穿刺放气或放液。脉络膜上腔大量出血时，应及时缝合切口，必要时脉络膜上腔放血。预防的方法包括缝合环扎带，缝合一根后，按摩眼球降低眼压，玻璃体腔注射时指测眼压。

（7）驱逐性脉络膜上腔出血：又称爆发性脉络膜上腔出血，是视网膜脱离术中严重而罕见的并发症。老年、高血压、动脉硬化、糖尿病、青光眼、高度近视眼是发生脉络膜上腔出血的危险因素。视网膜脱离手术中放液较多、较快，眼压剧烈波动，加压物或缝线结扎压迫涡静脉，影响涡静脉回流，广泛冷凝，以及多次手术等可能是其诱发因素。

脉络膜上腔大出血的直观表现为眼压骤增、眼球变硬、瞳孔见暗红色反光；局部麻醉患者可突然出现眼痛不适，烦躁不配合等症状。少量脉络膜上腔出血眼压升高比较缓慢，眼底可见出血性脉络膜脱离。出血时可以自放液口溢出，可经裂孔及锯齿缘进入玻璃体腔及前房。一旦发现应及时停止手术操作，关闭切口，采用止血剂治疗，应用高渗剂控制眼压。如果眼压过高关闭切口困难，可考虑从放液口放出部分积血后再结扎缝线，但也有越放出血越多者。待急性期过后 10 ～ 14d 凝血块液化后再考虑手术，包括脉络膜上腔出血的引流和玻璃体视网膜联合手术。

有高危因素者应避免行过大过宽的巩膜扣带，以及广泛冷凝和电凝，术中应缓慢放液并对眼球施加一定的压力，放液前做好外加压准备，放液后及时行巩膜扣带，避免眼压剧烈波动。

2. 术后早期并发症

（1）暴盲：外路视网膜脱离复位手术结束时或术后第 1 天术眼丧失光感，是极罕见的严重并发症。术中环扎带或玻璃体腔注射过量气体引起眼压急剧增高，压力传导促使急性眼后段灌注不良，甚至视网膜中央动脉血流中断。眼球后部操作直接损伤视神经或全身麻醉后低血压引起的眼后段灌注不良，后者常见于合并糖尿病、高血压及血管硬化等基础疾病的老年人。部分病例发病原因不明。并发症如能及早发现，通过松解环扎带、前房穿刺或玻璃体腔穿刺快速降低眼压，辅助扩张血管改善微循环等治疗，大多数预后良好。手术结束时须询问有无光感，以期安全。

（2）感染：术后感染分为球外感染和球内感染。球外感染即眼眶内感染，多与置入物有关，包括硅海绵、硅胶，甚至是缝线；手术器械的污染亦可引起。球外感染临床表现为术后无法缓解的眼痛或已经减轻的眼痛突然加重，眼睑充血水肿伴有脓性分泌物，眼压正常或稍增高，眼底可窥入。高度怀疑感染时应尽早取结膜囊表面分泌物镜检和微生物培养及药物敏感试验。最终解决方法是取出感染的巩膜外加压物，局部或全身抗感染治疗通常难奏效。取外加压物时可能发现其下巩膜坏死灶，附近脓性渗出，取出的外加压物也需做细菌、真菌培养及药物敏感试验，取出后局部用大量抗生素溶液冲洗病灶及结膜囊。

外路手术中眼内感染少见，有报道发生率为0.14%。若患者本身存在未治愈的结膜炎或慢性泪囊炎等感染灶，或手术器械污染，在外路手术中有多个进入球内的操作如放液、玻璃体腔注射或缝合巩膜外加压物时不慎穿透巩膜壁，微生物可能经由以上途径由眼外进入眼内引起感染性眼内炎。致病菌在不同症状中有所差异，细菌性眼内炎多导致起病急，多发生在术后3～5d，甚至更短，表现视力再次下降伴眼痛，眼睑肿胀，结膜充血水肿，分泌物增多，前房纤维素性渗出，玻璃体混浊加重，甚至积脓，眼底模糊不清。真菌性眼内炎发病时间较晚，病情发展较缓慢，轻者仅表现为慢性葡萄膜炎症状，与正常术后炎症反应相似，未治疗的感染性眼内炎症症状和体征逐日加重，而术后炎症反应会缓慢减轻，注意鉴别，避免漏诊。术后眼内感染重在预防，其预后取决于能否早期诊断、早期治疗，治疗及时者感染多可控制。一旦怀疑眼内炎症者应做前房穿刺和玻璃体腔穿刺，穿刺液直接涂片做细菌学检查及细菌、真菌培养和药物敏感试验，并向玻璃体腔注射广谱抗生素及激素，必要时2～3d重复注药1次，待培养和药物敏感试验结果出来后再选择合适的抗生素。若无好转，应及时行玻璃体切割术。若为真菌感染，应停用抗生素和糖皮质激素，行玻璃体切割术，同时抗真菌药物玻璃体腔灌洗。

（3）继发性青光眼：根据房角可将发生的机制分为继发性开角型青光眼和闭角型青光眼。继发性闭角型青光眼主要与患者术前存在浅前房、窄房角、晶状体肥厚等前房拥挤的解剖特点相关，外路视网膜脱离复位手术可以视为一个重要的诱发因素。发作的机制包括环扎带或局部外加压物使巩膜内陷或玻璃体腔注射气体尤其是膨胀气体，使晶状体虹膜隔前移，导致房角关闭；术后发生脉络膜脱离或睫状体水肿亦是睫状突前移，周边房角明显变窄，一旦发生粘连，眼压升高。继发性开角型青光眼主要是术后未控制的葡萄膜炎或严重的玻璃体积血，炎症因子或血红蛋白可直接堵塞小梁网，导致眼压升高；术前存在外伤性房角后退等也归属继发性开角型青光眼范畴。

术后继发性青光眼主要采用药物控制眼压和抗感染治疗。常用降眼压药物包括肾上腺素能受体阻滞药、肾上腺素能受体激动药、碳酸酐酶抑制剂和高渗剂。继发性闭角型青光眼不使用缩瞳剂，因为缩瞳剂可引起睫状体充血水肿而加重病情。强力散瞳剂可缓解睫状体水肿，并可防止虹膜后粘连。激素或非甾体抗炎药可治疗术后葡萄膜炎及脉络膜脱离。经过治疗大多数患者眼压可恢复正常。少数病例药物治疗无效需行抗青光眼手术。

（4）脉络膜脱离：可在术中或术后即刻发生，分为浆液性和出血性，前者常见。术后浆液性脉络膜脱离发病率为3.7%～23%，临床上轻微的脉络膜脱离难发现。发病因素主要与术中放液、老年人、术中损伤涡静脉及使用宽环扎带相关。浆液性脉络膜脱离表现为平滑的实性隆起，范围可大可小，大者可累及4个象限，但一般不超过加压嵴。出血性脉络膜脱离尚可见脉络膜下暗红色血液。时间长者发生视网膜表面间粘连。

绝大多数的术后脉络膜脱离经局部或全身激素治疗后可恢复。病程不超过2周。注意的是术中发生的出血性脉络膜脱离可引起眼压急剧升高，导致扣带术难以完成，需巩膜切口引流出血液以软化眼球。若脉络膜脱离较严重或时间较长，为避免出现视网膜粘连或者继发性房角关闭，亦需行巩膜切口放液术。

（5）渗出性视网膜脱离：与过度冷凝相关。自普及在双目间接检眼镜或手术显微镜直视下实施冷凝术后，渗出性视网膜脱离发病率明显下降，表现在术后24～48h，冷凝部位附近视网膜下混浊液体；有时远离冷凝部位的视网膜下也可有液体。视网膜脱离部位随体位改变而发生改变。自然病程多1～2周后好转，使用激素治疗反应良好。预防的手段主要是严格控制冷凝量，一旦视网膜变白即可停止冷凝，视网膜下积液较多者可先放液再冷凝。

（6）眼前段缺血：是环扎、冷凝引起睫状后长动脉、睫状前动脉或涡静脉回流受阻导致。其多表现为角膜水肿、房水闪辉、瞳孔对光反射迟钝或虹膜节段性萎缩等眼前节症状；严重者则发生角膜后弹力层皱褶、角膜大疱、虹膜睫状体炎，甚至前房积血等。眼前段缺血给予激素抗感染治疗效果良好；严重者可增加改善微循环药物治疗，48h未缓解者需手术解除环扎、探查并去除涡静脉受压等治疗。

3. 术后晚期并发症

（1）交感性眼炎：少见。术中或术后使色素膜暴露的因素均可能导致交感性眼炎，尤其是在接近睫状体的部位。术中缝针穿通或注射器针头刺穿巩膜后色素膜可能嵌顿于切口中，外加压物导致巩膜变薄、坏死、色素膜外露等，这些眼内抗原暴露的因素可诱发肉芽肿性葡萄膜炎。交感性眼炎以预防为主，术中应详细检查巩膜穿刺口密闭性，缝合避免穿通巩膜。治疗以局部或者全身激素为主，考虑巩膜坏死时可手术取出外加压物。

（2）玻璃体视网膜增殖（PVR）：是导致复发性视网膜脱离的重要原因之一。原发性视网膜脱离大多伴有 PVR，轻度 PVR（$C_1 \sim C_2$ 以下）在视网膜复位后大多数可以吸收形成瘢痕，但出现严重并发症时，PVR 会加重。手术本身、冷凝亦是刺激 PVR 进展的重要因素，尤其是后者。临床表现为已经闭合的视网膜裂孔周围受增殖膜或条索牵引，视网膜裂孔重新裂开；或者其他部位增殖膜形成并牵拉视网膜，导致视网膜产生新的裂孔或皱褶；有时可见视网膜下增殖膜形成。最终演变成视网膜脱离。PVR 主要通过玻璃体切割、膜剥离的方式去除，填充硅油或气体使视网膜重新复位。避免术中过度冷凝是预防 PVR 的有效方法。

（3）黄斑前膜：是 PVR 在黄斑部的表现，发生率为 3% ～ 8.6%。黄斑前膜可发生在各种视网膜手术后以及冷凝和视网膜光凝均可能引起。发病确切原因不明，术前存在 PVR、术中过度冷凝、多次手术、玻璃体积血和后部大裂孔者发病率更高。黄斑前膜表现为中心视力下降、视物变形、视物变小。眼底表现为黄斑反光点弥散或消失、黄斑区血管走向扭曲变形、严重者黄斑皱褶形成。OCT 可以确诊并指导治疗。黄斑前膜主要通过玻璃体切割联合剥膜术治疗，辅助玻璃体腔注气术。

（4）黄斑囊样水肿：发病机制不明，可能与玻璃体对黄斑持续牵引、手术引起的血 - 视网膜屏障破坏及黄斑前膜形成有关，是影响术后视力恢复的重要原因之一。轻微的黄斑水肿在镜下易漏诊，OCT 可以明确诊断并对指导治疗有积极意义。单纯黄斑囊样水肿有自愈的倾向，严重者应用激素治疗。伴有黄斑前膜的黄斑水肿，可以考虑行玻璃体切割联合剥膜术。

（5）加压物相关并发症：加压物外露或脱出是术后常见的并发症，国内外报道的发病率不一。因此无论是感染率还是脱出率，硅海绵均高于硅胶。加压物过大、固定位置靠前、术中未对位缝合结膜筋膜囊或多次手术结膜筋膜瘢痕性退缩都可能导致加压物脱出。临床表现为异物感、结膜充血水肿伴脓性分泌物、结膜溶解、眼球运动障碍和加压物外露。

加压物感染与脱出关系密切。无论是感染还是脱出，局部或全身抗生素治疗效果均不佳。治疗需手术取出加压物，并用抗生素溶液冲洗相应巩膜表面和筋膜囊腔，术后抗生素滴眼液滴眼。

加压物前移是少见的并发症。在未断外直肌的情况下，加压物侵蚀直肌止端并向前迁移。其原因不明，可能与加压物靠前，直肌本身变性有关。临床表现球结膜下凸起或出血，并发感染时容易外露。如前移的加压物表面仍有结膜覆盖，无明显自觉症状时可观察。加压物显露后手术取出。

（6）复视和斜视：手术炎症反应、眼外肌和周围组织粘连、加压物妨碍、术中断眼外肌、手术损伤支配眼外肌运动的神经等因素可导致双眼运动失去平衡而产生复视。外路手术引起的斜视以垂直方向的多见。多数在数月内得以恢复，少数需要取出加压物或行斜视矫正术治疗。

（7）巩膜坏死：过度冷凝和局部加压过紧是导致巩膜坏死的主要原因。严重的巩膜坏死需要行异体巩膜移植术。

（8）屈光改变：巩膜扣带术使巩膜内陷，可引起散光，内陷越深，散光度越高。放射状加压易引起散光、环扎或环形外加压使眼轴变长引起近视和散光，而高度或靠后的环扎引起远视。术后 3 个月内屈光度变化较大，3 ～ 6 个月时趋于稳定，因此外路术后矫正屈光不正的适宜时间是术后 6 个月。无法矫正的屈光不正有时需取出加压物。

（9）术后眼痛：排除眼前节缺血、继发性青光眼、葡萄膜炎等引起的疼痛，考虑与眼外加压物压迫刺激睫状神经有关。术后疼痛始于术后 1 ～ 2 周，可持续数周或数月，表现为无确切定位的眼眶痛、眼球痛和同侧头痛。大多数给予改善微循环药物和非甾体抗炎药对症治疗可缓解。

第二节　裂孔性视网膜脱离外路显微手术

在双目间接检眼镜直视下的裂孔定位和巩膜外冷凝，结合巩膜外扣带，是裂孔性视网膜脱离复位外路手术的重要步骤。双目间接检眼镜观察范围广，受屈光介质干扰小，具有良好的景深和立体感；缺点是所观察的眼底呈倒像，放大倍率低而容易遗漏细小裂孔，术中需要反复取戴。我国眼科医师首次报道了在手术显微镜直视下完成25例外路视网膜脱离复位，手术效果良好。国内大多数基层医院眼科都配备有手术显微镜，但不常规配置双目间接检眼镜，同时，手术显微镜直视的外路手术具有直观、呈正立像、放大倍率高、操作精细、学习曲线短等优点，逐渐被广大眼科医生接受。从近几年的报道和经验来看，在显微镜下几乎能完成所有的外路手术步骤。本节将着重介绍该手术的重点步骤，手术适应证、术前准备、术后处理及并发症等，与传统外路手术无差异性的内容本节将不再赘述。

【外路显微手术关键步骤】

1. 显露手术野　显微镜下外路视网膜复位术采用局部浸润麻醉或全身麻醉，建议仍是有基础监护下的球后麻醉。麻醉药物为2%利多卡因和1%罗哌卡因。患者取仰卧位，常规消毒后可调节开睑器开睑。基于显微镜下对眼后段照明限制性，保护角膜透明性相当重要，开睑后保持角膜湿润，助手高频率点生理盐水，或混合复方托吡卡胺滴眼液的生理盐水棉片放置角膜面以保持瞳孔充分扩大状态。

显微镜聚焦于角膜缘，通常显露巩膜之前的操作采用4倍放大倍率为佳，该倍率下可视范围足够大而不失精细分辨，而助手镜始终保持在4倍放大倍率为宜；显露巩膜面后可根据操作部位调整显微放大倍率和景深。显微剪剪开球结膜，根据所需的外加压范围距角膜缘1～2mm做360°环形或扇形切开球结膜，避免3点钟和9点钟处做切口。钝性分离筋膜囊充分显露需要缝合外加压的巩膜面及眼外直肌，丝线牵引直肌。

2. 软化眼球　显微镜下外路视网膜复位术大多数需要软化眼球，原因是正常眼压下顶压高度不足以能在手术显微镜下观察到视网膜，而过度顶压巩膜导致角膜发生变形，无法在手术显微镜下完成视网膜裂孔定位、冷凝、加压嵴检查等重要步骤，甚至在某些巩膜壁菲薄的病例过度顶压可引起穿孔。少数报道未软化眼球的显微外路手术通常配备非接触广角系统或手持角膜接触镜。经透明角膜行前房穿刺引流房水或巩膜穿刺放视网膜下积液都可以很好地起到软化眼球的目的。前房穿刺引流房水而不引流视网膜下积液，优点是避免巩膜穿刺相关风险，眼压下降速度可控，且视眼球软化程度可多次引流房水。最小量单纯巩膜外加压的理论认为裂孔性视网膜脱离最主要的原因在于裂孔，一旦漏水的裂孔封闭，视网膜下积液会自动吸收。经前房穿刺软化眼球的缺点是大量的未引流的视网膜下积液造成视网膜裂孔定位困难，无效冷凝过多及术后视网膜裂孔未闭等，或者刺激引起术中瞳孔变小导致手术困难，因此前房穿刺软化眼球更适于视网膜下积液较少、视网膜活动度好的病例。

经巩膜穿刺引流视网膜下液后视网膜隆起高度降低，视网膜裂孔和色素层贴近，有利于视网膜裂孔准确定位和有效冷凝，亦可容易判断裂孔和加压嵴位置关系，若放液彻底，术中即可获得良好的视网膜复位。缺点主要是存在与巩膜穿刺本身的相关风险，如脉络膜出血、医源性裂孔、视网膜嵌顿及眼内炎等。在手术显微镜直视下，无论行巩膜板层切开法还是巩膜隧道穿刺法，其安全性均明显提高。巩膜穿刺引流视网膜下积液软化眼球适用于视网膜下积液多的病例，以及色素上皮功能不良术后视网膜下液可能吸收延迟病例，如合并高度近视、活动性葡萄膜炎的原发性视网膜脱离。具体穿刺方法与在双目间接检眼镜下一致，在手术显微镜直视下操作，参考术前三面镜检查预定的放液口，穿刺点避开涡静脉和脉络膜大血管的相应巩膜面；视网膜裂孔较大时，亦避免在裂孔附近放液以免引起视网膜嵌顿。理想的放液点在视网膜下积液最多的直肌边缘对应的巩膜面。引流速度不可过快，穿刺巩膜后由液体自行溢出，压迫放液口后唇或提拉巩膜板层缝线可以控制速度，当液体不能自动溢出时可用斜视钩压迫放液口远端巩膜并缓慢滑向放液口，将残留下液赶出，除非眼压过低，否则尽量排尽视网膜下积液，排尽的标志之一是显微镜下见色素颗粒随视网膜下积液排出。放液后为避免长时间低眼压，可用湿棉签持续压迫眼球以维持一定的眼压。即使按术前详尽眼底检查时预估的放液点穿刺，仍存在放不出液的可能，与患者仰卧位后视网膜下积液的重新分布有关。解决方法之一是在放液前使用双目间接检眼镜查看眼底，确定视网膜下积液最高处；其二是术前可使患者保持一定体位，该体位置视网膜隆起最高处为最低位，如视网膜隆起最高处为颞侧，则术前患者保持术眼方向侧卧的体位，术中放液点选择在外直肌上缘或下缘近赤道部。当巩膜穿刺放液后眼球软化程度不够时，可行前房穿刺。

3. 裂孔定位和冷凝　术前三面镜联合双目间接检眼镜检查在显微外路手术中具有重要地位，对于初学者尤其关键。术前初步裂孔定位可避免术中长时间反复顶压巩膜导致色素细胞弥散、玻璃体混浊及术野不清。根据三面镜及间接检眼镜行裂孔定位绘制成眼底图，一手持巩膜压迫器，另一手牵引肌肉悬吊线或斜视镊夹持直肌附着点控制眼位，顶压巩膜在手术显微镜下观察视网膜。手术显微镜不受轻度屈光介质混浊的影响，可观察到从睫状体平坦部到赤道部稍后（相当于角膜缘后 20 ～ 22mm）的视网膜。显微镜倍数放大 8 ～ 10 倍，微调看清顶压嵴上的视网膜裂孔，定位并用染料标记在巩膜面上。放液后，手术显微镜下观察接近锯齿缘裂孔和细小裂孔比双目间接检眼镜更具有优势。若在显微镜下观察裂孔周围仍残留较多视网膜下积液时，可压迫巩膜穿刺口后唇继续放液；或在完成巩膜扣带后若观察到裂孔未闭时再次放液。视网膜裂孔周围没有视网膜下液时定位准且可避免冷凝过度。标识对应马蹄形视网膜裂孔的后唇、前缘及两角，小裂孔可做一个标识即可，格子样变性区需标识两端。

若用冷凝头代替压迫器，顶起裂孔边缘的视网膜后直接冷凝，显微镜下可很清晰地观察冷凝后视网膜变化，变白即可，冷凝后冷凝头在巩膜留下的印记用染料做标识（图 42-2-1，图 42-2-2）。巩膜冷凝后冷凝头宜缓慢离开巩膜面，湿棉签在冷凝头离开后仍继续施加一定的压力压迫眼球，

目的是维持一定眼压。亦可根据术前定位预置缝线，放液、冷凝后立即结扎缝线。顺着巩膜面滑动，继续冷凝包绕裂孔一圈，并在巩膜表面标识。小裂孔一次冷凝即可包绕。有时冷凝后也可直接做巩膜外加的预制缝线代替标识，如冷凝裂孔后缘，可根据该冷凝在巩膜留下的印记向后至少 3mm 预置外加压物缝线。放液口也需要压迫器或冷凝头顶压起观察，在显微镜直视下，若发现医源性裂孔，直接冷凝并做标识。

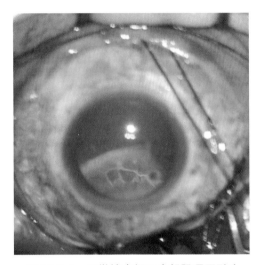

图 42-2-1　显微镜直视下冷凝器顶压裂孔

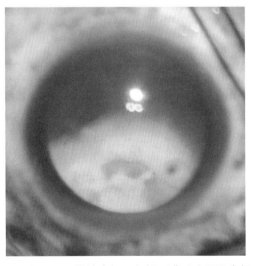

图 42-2-2　显微镜直视下行视网膜裂孔周围冷凝

4. 巩膜扣带术　相比双目间接检眼镜，手术显微镜直视下进行巩膜扣带术发生巩膜穿通的概率明显减小。无论是选择硅胶或硅海绵，还是局部外加压或环扎，显微镜下都能很好地完成。影响外加压物缝合手术操作本身的因素：大多数显

微外路手术都在引流视网膜下液后再进行巩膜扣带，与正常眼压相比，软化眼球后在手术显微镜下可做距角膜缘后 20mm，甚至 24mm 外加压物后缘缝合；同时受眼眶解剖影响，颞上、颞下巩膜容易显露，鼻下、鼻上向后显露稍困难；高度近视患者眼轴较长，如眼轴大于 28mm 时，眼球后巩膜表面解剖标志物与角膜缘的距离增大，涡静脉或斜肌等均不同程度后置，可提供缝合操作的空间增大。术前手术难度评估是需要考虑这些因素的。眼球过软时缝合容易发生术后加压嵴过高，可于玻璃体腔注射平衡液恢复大致正常眼球形态后再做缝合。缝合位置经斜肌止端时，助手可用斜视钩提起斜肌显露其下巩膜，确实显露困难时可断离部分斜肌，显露出缝针穿行的巩膜即可，不需要完全剪断斜肌。扣带术时需将放液口一并顶压。

5. 术后加压嵴观察和玻璃体腔注射　巩膜扣带术结束时，顶压硅胶或硅海绵。在显微镜下检查视网膜裂孔是否在加压嵴前坡；加压嵴偏前，需要将缝线向后移动，加压嵴偏后则反之，可将原缝线作为参照，重新缝合后再拆除原缝线。观察视网膜裂孔是否封闭；裂孔旁残留视网膜下积液时，可在原放液口继续放液，如放液口不在视网膜裂孔旁，可在裂孔旁做新放液口后缓慢放液；如视网膜裂孔虽未闭合，但后缘在加压嵴前坡上，

亦可行玻璃体腔注气术，利用气体顶压作用将残留视网膜下积液从裂孔赶出并顶压裂孔使其封闭。清洁空气作用时间短，对玻璃体视网膜干扰小，常用于外路手术术毕时眼压过低及残留视网膜下液过多；膨胀气体作用时间和顶压作用强，但残留时间长，并容易发生晶状体后囊膜损伤。注气后需采用特殊体位。当裂孔封闭位于加压嵴前坡时，残留的视网膜下液在术后 1 ~ 2d 吸收。

术毕时由于多次顶压可能导致玻璃体混浊或扣带后眼压恢复后顶压困难，显微镜下窥不清眼底时可用双目间接检眼镜帮助检查眼底；手术时间长引起的角膜上皮水肿，可刮除角膜上皮。

【显微镜下最小量外路手术】 最小量外路视网膜复位术遵循的核心逻辑是：原发性视网膜脱离的原因是裂孔持续漏水，手术封闭裂孔后，视网膜下液会自动吸收。所以最小量外路手术的重点是只针对视网膜裂孔的治疗，不引流视网膜下积液，减少巩膜穿刺相关风险，如脉络膜出血或医源性裂孔。绝大多数在显微镜下的最小量外路手术，需要前房穿刺软化眼球。根据顶压巩膜显微镜下定位裂孔，在相应巩膜表面标识，冷凝后缝合外加压物。不放视网膜下积液的缺点见本章第一节。显微镜下最小量外路手术需严格把握手术适应证，适宜于 PVR 分级 B 级、单个裂孔、裂孔大小 1 个钟点内及视网膜下积液少的病例。

第三节　术后中西医结合治疗

《实用眼科药物学》根据视网膜脱离的临床特征相似于中医学"视衣脱落、暴盲"，并按手术后并发症辨证论治将其分下列三证。

（1）脾肾阳虚证：患眼术前经 B 超、OCT、眼底照相确诊为视网膜脱离。方药：视网膜脱离基本方（《中国中医眼科杂志第 2 期》）加减（党参、白术、茯苓、泽泻、枸杞子、生地黄、丹参、车前子、薏苡仁、猪苓、木通）。双眼包扎绝对卧床休息 3 ~ 5d，配合丹参、川芎嗪、地塞米松注射液。

（2）湿热蕴脾证：患眼经视网膜脱离复位术后第 1 ~ 15 天。方药用：视网膜脱离基本方（《中国中医眼科杂志第 2 期》）加减（党参、白术、茯苓、泽泻、枸杞子、生地黄、丹参、黄精、苍术、猪苓、

狗脊、决明子、赤小豆、陈皮）。配合妥布霉素、泼尼松滴眼液、维生素 A、维生素 E 丸、维生素 C、维生素 B 片、疏血通、葛根素注射液。

（3）肝肾阴虚证：患眼经视网膜脱离复位术后中晚期（16d 后）。方药：视网膜脱离基本方（《中国中医眼科杂志第 2 期》）加减（党参、白术、茯苓、泽泻、枸杞子、生地黄、丹参、淮山药、牡丹皮、菊花、柴胡、当归、菟丝子、赤小豆、五味子）。配合地巴唑、复方芦丁、维生素 A、维生素 E 丸、维生素 C、维生素 B 片。

（刘伟仙　黄雄高　张仁俊　黄一铿）

第43章　玻璃体手术

第一节　玻璃体增殖条索切除术

玻璃体增殖条索切除术是眼底外科医师需要掌握的基本手术技能。从病理角度，玻璃体正常结构的破坏及纤维化是玻璃体增殖条索形成的最基本因素，可分为血管性纤维增生膜和细胞性纤维膜。血管性纤维增生膜以血管内皮生长因子（vascular endothelial growth factor，VEGF）为主介导的新生血管膜性增生为代表，细胞性纤维膜主要以增生性玻璃体视网膜病变（proliferative vitreoretinopathy，PVR）为代表。

【适应证】

1. 继发于 PVR 的视网膜脱离，伴有 C 级或 D 级增生性玻璃体视网膜病变的视网膜脱离。

2. 增生性糖尿病视网膜病变、玻璃体积血、视网膜静脉周围炎、眼内寄生虫、早产儿视网膜病变及眼球穿通伴或不伴有异物等可发生牵拉性玻璃体增殖条索的疾病。

3. 可能严重影响视力的先天性玻璃体疾病如永存原始玻璃体增生（persistent hyper-plastic primary vitreous，PHPV）、牵牛花综合征等。

4. 伴有玻璃体增殖条索的某些渗出性视网膜脱离。

【禁忌证】

1. 视力恢复无望。

2. 广泛虹膜新生血管或新生血管性青光眼。

3. 伴视神经萎缩者。

4. 无光感者。

【术前准备】

1. 特殊检查项目及意义

（1）FFA：新生血管性增殖条索表现为多在缺血区静脉侧出现显影，新生血管膜大量渗漏高

荧光，细胞纤维膜性增殖条索则表现为晚期荧光素着色。

（2）OCT：术前判断玻璃体增殖条索和视网膜特别是黄斑区的关系，是否存在牵拉，牵拉的强度，以及牵拉下的视网膜状态，指导手术时机、手术操作、预判术后疗效等。

（3）超声：对伴有屈光介质混浊有重要意义，玻璃体条索切除术前的超声检查是通过眼睑的接触扫描进行的，令患者多次向各个方向注视，有助于医生有立体印象。B 型超声检查可以揭示玻璃体增殖条索的部位、范围和程度，表现为玻璃体暗区薄膜样或条带状回声，漂浮或附着于视网膜表面；或显示僵直的条索状回声与视网膜紧密粘连。在屈光介质混浊情况下需预估玻璃体增殖条索是否合并视网膜脱离。

2. 特殊设备及材料

（1）微型套管系统：包括套管、穿刺刀、灌注管、巩膜塞、巩膜塞镊。无论是 CONSTELLATION 还是 Stellaris PC 玻璃体切割系统，都支持 23G、25G 和 27G 套包。23G 和 25G 术后切口渗漏一直是最让人担忧的问题，一般建议术毕缝合三处巩膜切口，以策安全。25G 和 27G 手术系统最主要的问题是器械的弯曲，确定规范巩膜切口位置可以克服。在切除过于致密坚韧玻璃体增殖条索时，25G 和 27G 效率稍差于 23G，但安全系数增高。

（2）眼内电凝和眼内激光：眼内激光是玻璃体增殖条索切除术必不可少的配备，激光探头分有直的和弯的，弯探头可以避免晶状体后囊膜的损伤。眼内电凝用于切除玻璃体增殖条索前处理

表面新生血管，以及用于切除存在牵拉视网膜的玻璃体增殖条索时发生的视网膜血管破裂止血。

（3）眼内镊和眼内剪：用于剥离和切断与视网膜表面粘连紧密的玻璃体增殖条索，玻璃体切割头的切割和抽吸功能可以部分代替以上功能。

（4）膨胀气体，全氟化碳液体和硅油：作为玻璃体增殖条索切除术的重要辅助材料，有时候甚至起关键作用。膨胀气体在处理黄斑前膜中起核心作用。在切除玻璃体增殖条索，展开视网膜固定皱褶恢复视网膜活动度后，行气液交换，根据裂孔大小和位置、PVR 程度、眼压等因素选择气体种类、浓度和注入量。全氟化碳液体比重大于水，切除玻璃体增殖条索后，注入全氟化碳液体，压平后极视网膜，在后部视网膜稳定的情况下，可以比较安全地切除前部玻璃体及剥除周边的视网膜前膜。发生严重玻璃体增殖条索的病例术后通常需要硅油填充，硅油可以使视网膜复位，在术后 PVR 最活跃的 3 个月限制和阻断其发展，提高手术成功率。

（5）巩膜扣带术材料：预估需联合外路手术时，术前准备环扎带等外路手术器械，联合外路手术目的主要是缓解玻璃体增殖条索对视网膜的牵拉。以环扎为主，环扎带多选 2.5mm 或 4mm 环扎带。

（6）双目间接眼底显微镜：即 BIOM（binocular indirect ophthalmomicroscope），是安装于手术显微镜上的用于玻璃体切割术中观察眼底的非接触式广角系统。常用的镜片有 120° 全视网膜镜及黄斑镜，手术者所获得的图像为正像，助手为倒像，切割玻璃体时使用全视网膜镜，对黄斑区进行操作时可切换到黄斑镜。双目间接眼底显微镜的优点是观察角度广、立体感强，配合压迫器能轻易处理好周边部病变。部分病例可以建立第 4 个巩膜切口，使用带吊顶灯灌注头，术者可以进行双手操作。

3. 术前特殊处理　既往在术中切除新生血管性玻璃体增殖条索时，难以控制的出血是眼底外科医师的难题。该现象常见于原发缺血性视网膜疾病，如糖尿病视网膜病变或视网膜静脉阻塞。与新生血管形成有关的因子众多，其中血管内皮生长因子（vascular endothelial growth factor，VEGF）是目前已知最直接作用于眼内的新生血管形成因子，它可促进内皮细胞迁移增生，细胞外

基质变性促血管生成，血管通透性增加，上调细胞间黏附分子 -1 和内皮型一氧化氮合酶表达，破坏血 - 视网膜屏障，加重缺血缺氧导致新生血管形成。雷珠单抗和康柏西普是目前国内常用的抗 VEGF 药物。明确伴新生血管增殖条索患者在术前 3 ～ 5d 玻璃体腔注射抗 VEGF 药物，使新生血管退缩，减少术中出血，改善预后。抗 VEGF 在玻璃体增殖条索切除术的应用具有里程碑意义。

具有活动性色素层炎或伴有脉络膜脱离的患者术前尚需要控制炎症，酌情采用局部或全身给予激素。

【手术步骤】

1. 麻醉，消毒和开睑　玻璃体增殖条索切除术通常采用球后浸润麻醉效果良好，麻醉药物选择利多卡因和罗哌卡因（1∶1）配比，以延迟麻醉时间。适宜的方式是局部球后麻醉联合使用心电监护仪。对于不配合手术者或儿童采用全身麻醉，常规眼科消毒铺单。开睑器建议使用可调节性开睑器。

2. 晶状体处理　发生在前部的玻璃体增殖条索应当去除晶状体，以便进行仔细的周边玻璃体切割，大部分情况下可进行超声乳化手术，少数伴有炎症的病例可进行晶状体囊内切除。后房型人工晶状体可以保留。

3. 巩膜环扎　严重玻璃体增殖条索通常伴有牵拉性视网膜脱离，如需要联合环扎，在进行玻璃体切割术前进行。采用 2.5mm 或 4mm 环扎带，以缓解玻璃体牵引为主要目的，加压嵴扁平隆起即可。环扎带固定位置在赤道部附近前后 2mm 处，在玻璃体牵拉最明显处可局部联合外加压。环扎带缩短量需结合当时眼压、巩膜硬度、是否放液等因素来决定，一般来说，以眼压稍稍高于正常而加压嵴可见为标准。具体操作见巩膜扣带术部分。

4. 巩膜切口制作　使用 20G 玻璃体切割头，需要部分环形剪开球结膜，显露巩膜后做灌注口处预置缝线，再开始做标准三切口。由于目前多使用微创小切口玻璃体切割术，以 Alcon25G 套管针系统为例，切口制作如下所述。

无顺剪开球结膜，采用标准三切口，分别为颞下方灌注液入口、颞上方导光纤维入口、鼻上方玻璃体切割头入口。3 个切口位置应靠近睑

裂部，上方 2 个切口应该相距 170°为宜。基于 25G 或 27G 系统纤细易弯曲，建议切口位置：颞下方位于 3 点钟或 9 点钟方位以下，颞上方位于眼窝边缘最低点至瞳孔中央的虚拟连线上，鼻上方以鼻根至瞳孔中央。切口距角膜缘位置：有晶状体眼成人 4mm，儿童 3.0～3.5mm；无晶状体眼，人工晶状体眼或逆行晶状体摘除者，成人 3.5mm，儿童 2.5～3mm。

使用套管针的目的是制作 1 个 25G 的巩膜切口，同时插入 1 个柔软的 23.5G 保留套，该套管与其内的套管针相匹配。穿刺时做一段短暂的类似巩膜隧道的穿行后再垂直穿透巩膜，并注意使结膜切口与巩膜切口错位，这样套管拔出后，结膜可覆盖巩膜切口，使术后切口渗漏概率减小。器械通过套管可反复地进出眼内，这样可保持结膜和巩膜切口的位置，保护切口。用棉签轻柔地将结膜向前或向两侧移位。注意避开结膜和巩膜血管以减少术后结膜下出血。开放灌注液前，检查灌注液入口是否在玻璃体腔内。在角膜，若晶状体透明，可用光导纤维通过瞳孔区侧照射检查，确保灌注头在眼内后才开放灌注液；若晶状体混浊，则摘除晶状体确认后再开放灌注液。打开灌注液后用同样方式做上方两个巩膜切口。发生在赤道前部的玻璃体增殖条索伴有周边牵拉性视网膜脱离时，建议使用新的穿刺刀并使用长的灌注头。如果在显微镜下见灌注头表面有眼内组织覆盖，暂不开放灌注液，在对侧行巩膜穿刺，导光纤维进入眼内将灌注端的组织拨开，此方法可能会损伤晶状体。

5. 玻璃体增殖条索切除 不但要切除增生性玻璃体条索，解除玻璃体—视网膜牵拉，还需使脱离的视网膜复位。玻璃体增殖条索除了常规的玻璃体切割外，还有自身的特点。

不同原发病的玻璃体增殖条索牵拉的方向、强度、范围并不尽相同，手术操作结合术眼的特点灵活运用，基本原则：设定低吸力、高切速切除玻璃体条索周围玻璃体，避免条索扰动牵拉出视网膜裂孔。双目间接眼底显微镜对于切除玻璃体基底后部不需要顶压，在切除玻璃体基底的前部时，由于显露困难需要助手使用巩膜压迫器顶压到术者视野中再切除；先切除混浊玻璃体，提高可视度后切除条索；先中央后周边；先解除固

定牵拉，后切除移动牵拉；先解除向心性牵拉，后解除切线方向牵拉。

有时粗大的玻璃体增殖条索玻璃体切割头难以切除，尤其是使用 23G 以上的微创器械时，可用眼内剪剪断并松解与视网膜的紧密粘连（图 43-1-1），之后用眼内镊取出。切除视网膜附近的玻璃体条索时，动作要轻柔，尽量使用玻璃体切割头从切线方向吸除剥离，尤其是增殖性糖尿病视网膜病变，视网膜缺氧菲薄，极易引起视网膜裂孔。玻璃体增殖条索周围伴有广泛纤维膜粘连时，先切除周围纤维膜。周围纤维膜有时不能完全切除时，则切断其与视网膜的牵拉，避免切除玻璃体增殖条索时牵拉视网膜，残留视网膜前纤维膜可用眼内镊剥离。

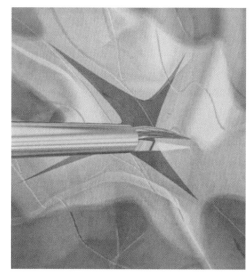

图 43-1-1　眼内剪解除视网膜间紧密粘连
引自 Charies S，Calzada J，Wood B，2013. 玻璃体显微手术学，第 5 版. 解正高，译. 北京：人民军医出版社

联合应用多种辅助器械和材料，尤其是合并牵拉性视网膜脱离的病例。条索或增殖膜内有新生血管时，使用电凝烧灼后切除，避免出血。玻璃体增殖条索和赤道前的视网膜有牵拉时，注入全氟化碳加压固定后极部视网膜后，再切除或切断周边条索。局限性视网膜脱离，视网膜活动度好的病例，玻璃体增殖膜切除后可使用空气或膨胀气体填充；存在广泛视网膜皱褶或视网膜切开取下膜者使用硅油填充。

6. 处理视网膜裂孔或视网膜脱离 玻璃体增殖条索的切除不可避免地面对牵拉性视网膜裂孔

或脱离，有时是医源性裂孔。切除已发生牵拉性裂孔的玻璃体增殖条索，手术关键是彻底解除裂孔周围的牵拉，使裂孔充分游离。切断或剪断玻璃体增殖条索，靠近裂孔处玻璃体增殖条索使用低吸力高切速切除。用笛形针或玻璃体切割头伸入裂孔内排出视网膜下积液。视网膜表面有增殖膜时，一次无法排尽，可排出部分积液使视网膜稍平复，再剥离前膜，边排液边剥除。单纯的视网膜裂孔可以在水下直接视网膜光凝封闭裂孔。存在视网膜脱离者行液气交换后检查视网膜是否复位，如果未复位，需要进一步剥膜、剪刀分离、取视网膜下膜（图43-1-2）、切除视网膜或行外加压术。注入全氟化碳液气交换，在全氟化碳下行光凝。

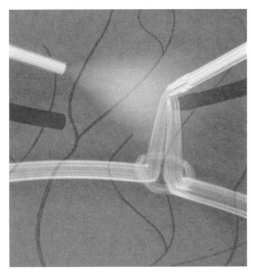

图 43-1-2　视网膜造口后取视网膜下膜

引自 Charies S，Calzada J，Wood B，2013. 玻璃体显微手术学，第 5 版. 解正高，译. 北京：人民军医出版社

7. 术毕处理　术毕检查眼压，询问光感。硅油填充病例眼压偏高时，压迫眼球排出过多硅油。建议 23G 切口仍常规缝合，常用 7-0 可吸收缝线或 8-0 尼龙缝线做 8 字缝合。25G 和 27G 切口在拔出套管后，用干棉签吸干切口附近液体，详细检查切口有无漏水，必要时可缝合。

【并发症预防及处理】

1. 术中并发症

（1）医源性裂孔：切除与视网膜有牵连关系的玻璃体增殖条索时牵拉视网膜破裂产生裂孔，或者切除贴近视网膜的玻璃体增殖条索时直接咬切成裂孔。大多与手术技巧有关，应严格按手术

原则进行，避免过度牵拉玻璃体增殖条索，减低吸力，提高切割频率。先剪断与视网膜关联的玻璃体增殖条索，再用玻璃体切割头切除，越靠近视网膜，切割频率越高而吸力越低。发生出血时电凝血管止血，切除玻璃体增殖条索后再处理医源性裂孔。眼内光凝封闭裂孔，发生视网膜脱离时还需内排液、巩膜扣带、气体或硅油填充。

（2）巩膜扣带术相关：联合巩膜扣带术的并发症预防和处理见见第 42 章第一节：并发症及处理。

（3）出血：原因主要是切除带有新生血管的玻璃体增殖条索、牵拉撕裂视网膜血管或玻璃体切割头咬切到视网膜血管导致；少数是眼压快速下降导致。处理包括提高灌注压；当出血扩散至玻璃体腔影响视野时，先用笛形针冲洗及引流出血液，看清出血点后再电凝。维持眼压稳定和切除条索前充分电凝止血是预防出血的有效手段。

（4）灌注液进入视网膜下腔或脉络膜上腔：当前部广泛而严重的玻璃体增殖条索牵引周边视网膜和睫状体发生脱离时，使用带短灌注头的灌注管容易置于视网膜下腔或进入睫状体脉络膜上腔，或手术过程中低眼压眼球变形后灌注头移位，使灌注液进入视网膜下腔或脉络膜上腔。处理方法是导光纤维进入眼内将灌注端的睫状体或视网膜组织拨开，使之进入玻璃体腔内；当灌注液已经进入脉络膜上腔时，可经巩膜穿刺引流脉络膜上腔液体，使脉络膜平复；或者另外选择合适部位再做灌注。使用长灌注(6mm)可以避免该情形，但可能会损伤晶状体。

（5）晶状体损伤：切除周边玻璃体增殖条索或视网膜周边裂孔时进出眼内器械直接触碰到晶状体后囊膜，大多数仅表现为晶状体后囊下局限线状混浊，不影响继续完成手术者可不处理，否则可经睫状体平坦部切除晶状体。预防的办法主要是手术操作过程不宜过前、切口严格按距角膜缘 4mm 处制作或切除赤道前条索或基底部玻璃体时充分顶压巩膜显露视野。

（6）辅助材料进入视网膜下：术中玻璃体增殖条索未解除牵拉，视网膜固定皱褶未充分松解，巨大视网膜裂孔等均可能导致全氟化碳或膨胀气体进入视网膜下。全氟化碳和膨胀气体进入视网膜下需及早发现，重复液气交换及视网膜造口可将视网膜下全氟化碳或膨胀气体吸出。预防主要

在于充分剥膜解除牵引，松解视网膜皱褶。

2. 术后并发症

（1）角膜损伤：玻璃体增殖条索术中有时需要刮除水肿的角膜上皮，这种类型的上皮缺损通常在术后数日内修复，不需要常规使用角膜绷带镜。少数数周仍未愈合患者需要治疗性接触镜，但接触镜可能存在角膜感染的风险。预防的方法是术中频繁用平衡盐溶液冲洗角膜。不可避免需刮除角膜上皮时避免损伤前弹力层（Bowman 层），刮除的范围和瞳孔一致即可，保留周边角膜上皮。术后硅油或气体过长时间接触角膜内皮，会损伤角膜内皮细胞，表现为难以消除的角膜水肿，这类角膜损伤可以通过术后正确的体位得以避免。

（2）青光眼：玻璃体增殖条索切除术后发生的眼压增高，与术中使用的填充物密切相关，如在无晶状体或人工晶状体眼中，气体或硅油使虹膜根部前推，发生瞳孔阻滞型青光眼。未保留晶状体后囊膜的硅油填充需行下方虹膜周切口，以及术后适当的体位是预防该类青光眼的有效方法。继发性瞳孔阻滞型青光眼术后需及早发现，而数日后发生虹膜前粘连则需要行前房成形术。大多数术后眼压增高可以通过局部使用噻吗洛尔滴眼液和碳酸酐酶抑制剂等获得控制。

（3）白内障：术中器械损伤晶状体，术后硅油或气体长时间接触均引起晶状体混浊，以后囊下混浊为主。晶状体后囊下混浊随时间推移，硅油或气体接触因素解除后，部分可逆转恢复透明，如不可逆转，待眼内情况稳定后，行白内障摘除联合人工晶状体植入术。硅油填充眼可取硅油时一并摘除白内障。

（4）视网膜脱离：玻璃体增殖条索切除术，无论术前有无视网膜脱离，术后均可能发生视网膜脱离。原因是术中切除玻璃体增殖条索时牵拉产生裂孔而术中未发现，或本身存在不易发现的小裂孔，或术后PVR尤其是前部PVR活跃产生新的裂孔。术后一经发生，尽早按视网膜脱离手术治疗。预防主要是从术前详细寻找所有裂孔、按操作规范切除玻璃体增殖条索和术中封闭所有裂孔着手。

（5）玻璃体腔内出血：术中未彻底止血，术后剧烈活动、咳嗽或某些新生血管性视网膜病本身易再次出血。出血量少而能看清眼底者，明确视网膜未脱离的情况下，可给予止血药物和半坐卧位休息等非手术治疗。出血量大而视网膜情况窥不清时，给予B超检查视网膜复位情况，视网膜脱离者尽快再次手术；视网膜未脱离者非手术治疗观察数日仍无法吸收者，再次行玻璃体手术。对于新生血管性眼底病的玻璃体增殖条索，术前使用抗VEGF药物玻璃体腔注射可以减少术中术后的出血；术中对所有出血点进行处理，彻底止血后才关闭切口；术后避免剧烈活动及止咳止吐对症处理。

（6）眼内感染：手术器械反复进出眼内，将眼表致病微生物带入玻璃体腔内而发生感染性眼内炎。围手术期任何一个环节污染均可能导致感染性眼内炎。术后低眼压亦视为感染性眼内炎的危险因素。临床表现为术后视力再次下降、眼红伴分泌物增多、房水混浊、玻璃体混浊等。治疗上给予玻璃体腔注射广谱抗生素后尽早行玻璃体手术。预防手段主要包括严格按照无菌操作规范、术前处理慢性泪囊炎和使用预防感染抗生素滴眼液等。

第二节　视网膜内界膜剥离术

【适应证】①黄斑裂孔；②糖尿病视网膜黄斑水肿；③玻璃体黄斑牵引综合征；④外伤性玻璃体视网膜病变；⑤黄斑前膜。

【术前特殊检查和器械准备】

1. OCT　对于视网膜内界膜剥离的术前术后进行评估极其重要，玻璃体黄斑牵引，黄斑前膜，以及黄斑水肿均可经OCT发现。OCT提示的某些细微的结构对于手术至关重要，如某些黄斑裂孔没有玻璃体牵引征象，是由黄斑前膜而不是玻璃体造成。某些OCT可以实时跟踪指导视网膜内界膜剥离，提高手术精确度。术后OCT可以判别黄斑水肿的改善程度或中心凹等形态学的疗效。

2. 内界膜镊　末端带夹持功能，可以捏住剥膜。以一次性25G内界膜镊为例，镊子尖端面具有足够小的曲率半径，更易抓住视网膜内界膜，大多数情况下可以完成起膜操作而不需要使用风险较大的视网膜钩或针尖。

3.视网膜钩　铲钩或23号针头的针尖弯成铲钩形，主要用于内界膜起瓣。沿着内界膜边缘将钩伸入膜下，直接钩起内界膜。

4.染色剂　文献报道使用各种染色剂辅助剥除视网膜内界膜的优缺点不一。吲哚菁绿（ICG）标记内界膜清晰，但其抗原介导的毒性作用一直是争议的问题。曲安奈德并不能特定地标识内界膜，并有报道认为它降低了黄斑裂孔的愈合率，但对玻璃体后皮质具有良好的着染，这点对于人工玻璃体后脱离的制作具有重要意义。5%葡萄糖溶液稀释的自体血无毒副作用，取材方便，内界膜标记清晰，值得推广。

5.特殊手术显微设备　双目间接眼底显微镜（BIOM）是非接触式广角镜，在进行黄斑部内界膜剥离操作时切换成黄斑镜，优点是不用频繁更换接触镜即可轻松进行玻璃体切割到黄斑内界膜剥离的切除；缺点主要是助手成像为倒像。角膜接触镜中Tolentino 20°斜面镜主要用于后极部内界膜剥离术，优点是手术者和助手都是正像，图像清晰；缺点是可能引起角膜上皮损伤和切换步骤烦琐。大多数情况下，在非接触广角镜系统下进行的内界膜剥离术通常需要染色剂作为辅助，这与非接触广角镜下轴向与切线向的分辨率降低有关。

【手术步骤】

1.中央部玻璃体切割　视网膜内界膜剥离术中的玻璃体切割，会根据原发疾病不同，玻璃体切割的目标有所不同。需要行内界膜剥离的黄斑裂孔、玻璃体黄斑牵引综合征、近期眼外伤及黄斑水肿的病例中，通常需要切除相对正常的玻璃体，在这种状态下，理想的玻璃体切割系数要求锋利的玻璃体切割头，高频率的切割速度，快速的液流和较低的吸力。过度的抽吸和玻璃体切割头搅动导致玻璃体向内牵拉，而使用不用移动原有位置即可进行的玻璃体切割安全系数高。23G及以上直径更细微的玻璃体切割头被认为更适用于视网膜内界膜剥离术前的玻璃体切割。

2.人工玻璃体后脱离　玻璃体后皮质和视网膜可能是完全粘连、部分脱离或完全后脱离。在黄斑裂孔中，即使看似玻璃体已经完全后脱离，实际上视网膜表面常存留一层玻璃体后皮质。确认视网膜前是否存留玻璃体后皮质比较安全的方法是使用带软硅胶头的笛针，抽吸时硅管头向下证明有玻璃体存留，硅管头可以连续抽吸可以使玻璃体完全离开视网膜。

玻璃体切割头直接吸引法的优点是操作便捷，缺点是容易造成视网膜裂孔，操作要点是背向视盘，只吸不切将玻璃体切割头向前拉。这种人工玻璃体后脱离的方法搭配25G时能更安全，快速地制造玻璃体后脱离。

在制造玻璃体后脱离困难的病例中，可以使用TA辅助标识玻璃体后皮质，提高可视度，以策安全。人工玻璃体后脱离完成后，再用玻璃体切割头将已经后脱离的玻璃体切割。

3.视网膜内界膜染色　剥离视网膜内界膜术中使用各种染色剂是否必要存在一定的争议。报道认为，使用ICG等染色剂的原因之一是非接触广角显微系统的推广，在非接触光学系统下，视网膜内界膜的辨认较困难。另外，术者使用不恰当的膜镊，使得起边视网膜内界膜困难。由于内界膜纤细透明，不使用染色剂识别容易误伤视网膜。使用染色内界膜剥离技术可以提高手术安全性。有报道表明，ICG对视网膜有剂量依赖性的毒性，目前建议使用较低浓度的ICG作为染色剂，并尽量减少其停留在玻璃体腔的时间（图43-2-1）。

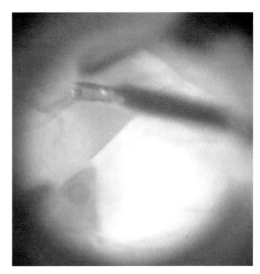

图43-2-1　ICG染色下的内界膜剥离术

在人工玻璃体后脱离并切除后，气液交换，将染色剂注入玻璃体腔，通常保留在玻璃体腔内时间设定为1min，然后换成灌注液注入置换出气体。

4. 内界膜剥除 正确使用内界膜镊非常重要。无论是23G还是25G，应当用内界膜镊的末端抓住内界膜的边缘部分并且保持对称，抓紧部位不能沿着刀片超过120μm，否则将无法成功抓住内界膜。器械的反复使用和消毒会降低抓紧内界膜边缘的能力，所有推荐使用一次性膜镊。理想的内界膜镊应该是具有与视网膜一致的曲率半径，如此不容易损伤视网膜。近年来直接使用内界膜镊起瓣被越来越多的术者接受，原因除了膜镊工艺改进外，各种类型的视网膜钩均存在造成视网膜损伤的风险，且钩起内界膜后仍需要使用内界膜镊撕除，手术步骤由一变二。

不同的术者达到的目的不同，内界膜剥离技术也有所不同。以黄斑裂孔为例，原则上在黄斑颞侧距离孔源约1PD处选择起瓣点（图43-2-2），用视网膜钩或内界刷钩起或刷起内界膜瓣膜，再用内界膜镊抓住以黄斑孔为中心环形剥除内界膜，直径不小于1.5PD。黄斑牵引综合征或黄斑水肿的内界膜剥离范围稍大，鼻侧至视盘边缘，颞侧至黄斑中心凹颞侧3PD外，上下至血管弓。无论针对何种疾病，内界膜剥离时应在视网膜表面沿着切线方向进行环形撕除。

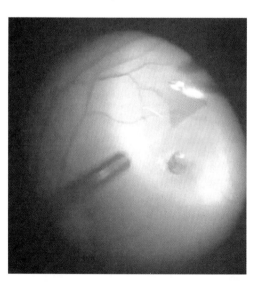

图43-2-2 黄斑裂孔内界膜术剥离起始端的选择和距离

5. 处理视网膜裂孔或脱离及置入眼内填充物 仔细检查周边部视网膜是否遗留裂孔或医源性视网膜裂孔，给予视网膜光凝封闭裂孔；视网膜已经发生脱离按视网膜复位术处理。完全气液交换，将玻璃体腔内液体排尽，按不同疾病及视网膜状态选择眼内填充物。黄斑裂孔或玻璃体黄

斑牵引综合征选择膨胀气体SF6或空气，有报道空气填充可以获得与膨胀气体一样的手术效果，而俯卧位时间减少至1周左右，伴视网膜脱离者使用硅油或膨胀气体。

6. 广泛内界膜剥离治疗复杂性眼外伤视网膜脱离 术后反复玻璃体视网膜增殖是复杂性眼外伤视网膜脱离预后较差的主要原因之一。复杂眼外伤视网膜脱离通常合并脉络膜脱离、视网膜嵌顿、玻璃体积血或脱出，即使规范的玻璃体切割术后仍面临大概率的复发性视网膜脱离。视网膜内界膜被视为视网膜增殖膜生长的主要支架。广泛视网膜内界膜剥离尽可能地消除牵引和增殖的环境，是预防再脱离或黄斑前膜的重要方法。

【特殊并发症及处理】晶状体损伤、一过性眼压升高、继发性青光眼、玻璃体积血及眼内炎等玻璃体切割术的并发症的预防和处理见本章第一节。视网膜内界膜剥离术存在本身特殊并发症。

1. 视网膜出血 剥离视网膜内界膜尤其是粘连较为紧密的部分时，或使用视网膜铲钩时损伤视网膜表层小血管，发生视网膜内或表面出血。大多数情况下不需要处理，在术后很快自行吸收。

2. 视网膜裂孔 视网膜内界膜剥离术发生视网膜裂孔的概率1%～9%，并有循证医学证据说明自内向外或自外向内剥离之间发生裂孔的机会有明显差异性。发生原因：玻璃体切割时对视网膜的牵拉、器械直接损伤或剥离内界膜时过度牵拉。根据视网膜裂孔出现的部位和大小来处理，如视网膜裂孔出现在黄斑区，待手术完成后用膨胀气体做气液交换，术后采用俯卧位，凭气体顶压视网膜裂孔即可获得封闭。若视网膜裂孔不在黄斑区或较大裂孔，需常规行视网膜裂孔周围光凝。周边视网膜裂孔可能需要辅助巩膜外冷凝封闭。

3. 视网膜脱离 术后视网膜脱离发生率5%。该并发症的发生与玻璃体切割时牵拉玻璃体基底部、器械进出眼内时产生的牵引力及玻璃体嵌顿于巩膜切口有关。使用高质量的玻璃体切割头、低吸力和高切割速率或避免玻璃体切割头在运行时撤出眼外等措施可以减低视网膜脱离的发生率。手术结束时应该详细检查周边视网膜，发现视网膜裂孔尤其是裂孔边缘卷起时，均应该做视网膜

光凝，裂孔部位发生在周边时可能需要巩膜外冷凝，视网膜裂孔周围已经出现视网膜脱离时需气液交换处理。

4. 黄斑前增殖　剥离视网膜内界膜对视网膜表面的损伤再修复过程，则表现为术后黄斑前增殖膜形成。一般行二次黄斑前膜剥除联合气液交换术后可以获得良好的视力预后。若有增生性玻璃体视网膜（PVR）手术史，PVR 可能会因为内界膜剥离术刺激复发，这种 PVR 引起的视网膜脱离需要通过玻璃体切割联合硅油填充修复，但视力预后通常较差。

【视力预后】原发疾病很大程度决定了视力预后。玻璃体黄斑牵引综合征、病程短的小的黄斑裂孔和黄斑水肿视力预后较好，眼外伤、术前PVR 手术史、糖尿病性视网膜病变和视网膜静脉阻塞引起的慢性黄斑水肿视力预后较差。

（刘伟仙　黄雄高）

第三节　视网膜增殖组织切除术

【适应证】视网膜增殖组织切除术的适应证为PVR，PVR 是由于原发性视网膜脱离不能及时复位，在玻璃体和视网膜前后增殖蔓延形成细胞性膜，引起视网膜收缩的病变类型。PVR 可以分成以下三大类。

1. 视网膜血管性疾病　是由眼部或全身性血管疾病引起的视网膜出血、渗出、水肿、缺血或视网膜动脉阻塞，分为糖尿病性视网膜病变（diabetic retinopathy，DR）、高血压性视网膜病变、视网膜中央静脉阻塞和视网膜中央动脉阻塞。

（1）DR：目前 DR 已经成为糖尿病相关性盲的主要原因。其诊断方法一般有眼底彩色照相检查和检眼镜检查，若眼底有出血点，可通过荧光素眼底血管造影（FFA）方法清晰地了解 DR的病变程度（图 43-3-1）。于视网膜后极部可见静脉扩张和小红点（即毛细血管微动脉瘤），硬性渗出物一般继发于水肿或出血，通常可发展到视网膜血管部位，为黄色。毛细血管前小动脉阻塞后，在血管下面表现为白色的棉絮状斑，模糊不清。

（2）高血压性视网膜病变：该疾病是由高血压引起的视网膜病变。在病变早期，眼底可见视网膜小动脉缩窄，为局灶性或普遍性（图 43-3-2）。随着病情的发展，可见棉絮状斑和浅层火焰状出血，病变晚期出现因脂质沉积于视网膜深层，视网膜血管渗漏形成的硬性渗出物位于黄斑部，表现为黄色，并形成星芒状。在严重高血压患者的检查中可见视盘充血。

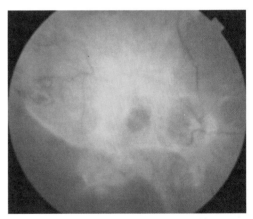

图 43-3-2　动静脉交叉压迫改变，小动脉呈铜丝状、银丝状

（3）视网膜中央静脉阻塞：该疾病的发病群体多为老年人，少见年轻群体。一般没有明显临床症状，早期视力不受影响，后期表现为无痛的不同程度的视力减退，视网膜静脉充盈纡曲，狭窄变细，有大量出血，眼底充血和水肿（图 43-3-3）。如果只有静脉分支阻塞，眼底的异常则只局限在一个象限上，阻塞后如不能及时解除，会导

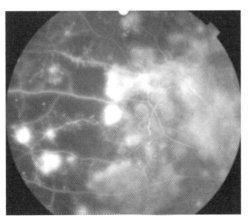

图 43-3-1　视网膜毛细血管无灌注，微血管瘤，新生血管纤维增殖膜

致虹膜红变伴继发性青光眼。通过 FFA 检查可以确定循环状态。

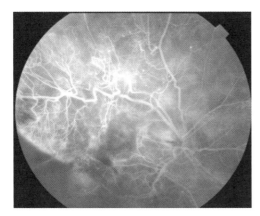

图 43-3-3　视网膜静脉充盈纡曲，狭窄变细

（4）视网膜中央动脉阻塞：患侧瞳孔直接对光瞳孔散大，对光反应不灵敏，而照射另一眼时瞳孔立即缩小。发病后患者一只眼睛发生无痛的瞬间失明。在典型的急性病例中，在乳白色混浊的眼底可见樱桃红点，动脉变得非常狭窄，甚至消失，似无血柱。若不及时处理，可能导致视网膜坏死，永久性失明。若阻塞仅累及一个主要分支，则病变只局限在分支供养区，若不能及时解除阻塞，将会造成视野缺损。

2. 视网膜脱离　脱离的视网膜丧失了感觉光的能力，故眼部图像有部分缺失，甚至完全缺失。眼底检查可见视网膜脱离部分表现为青灰色或灰色，没有正常的红色反光，轻微震颤。视网膜隆起如山冈起伏，或遮蔽视盘，并有皱襞（图 43-3-4）。黄斑区脱离时，在灰色脱离区的视网膜中，红色的黄斑中心凹点尤为突出。

3. 外伤性视网膜病变　在充分散瞳情况下，

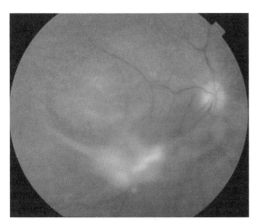

图 43-3-4　眼底纤维增殖，形成牵拉性视网膜脱离

通过裂隙灯和前置检眼镜可检查网膜周边的情况，联合间接检眼镜和巩膜压陷或可见周边的裂孔。眼底检查可见视网膜脱离部分表现为青灰色或灰色，没有正常的红色反光。

【禁忌证】角膜内皮功能不良者，伴重度循环系统相关疾病无法对手术耐受者，严重眼外伤眼球趋于萎缩者，视功能已丧失者，伴重度呼吸系统相关疾病无法对手术耐受者。

【术前准备】

1. 术前进行眼部评估，包括检眼镜检查、眼眶 B 超、扫描激光眼底全景彩照、FFA、光学 OCT 等检查，并排除手术禁忌证。

（1）检眼镜检查：采用复方托吡卡胺滴眼液，充分散瞳后使用间接检眼镜进行检查。

（2）眼眶 B 超：患者采取仰卧位，轻闭双眼进行扫描。为避免遗漏，一般需要扫描两次。探查过程中需要进行多次增益调节，或者将图像冻结在荧光屏上，通过医学图像后处理技术对图像加以处理，仔细观察回声强度。

（3）扫描激光眼底全景彩照：采用眼底数码照相机及其配套的电脑、图像分析处理软件和打印机。

（4）FFA 检查：将荧光素钠注入肘静脉血管内，荧光素钠通过血液循环进入眼内血管。在进行检查时，采用激光光线照射眼底，荧光素吸收光线后发射出荧光。再通过散大的瞳孔可以观察到血管内的荧光及荧光素的循行情况，由计算机处理系统对病变做进一步分析，即可得到诊断结果。

（5）OCT 检查：检查前充分散大瞳孔，患者采取坐位，使用 OCT 仪器进行检查，调整座椅与颏托至合适高度，让患者注视镜头内闪烁的绿色指示灯，经扫描后得到图像。OCT 图像的外层视网膜微体系结构，即为完整的外界膜和椭圆体区，已有研究证明其与术后最佳矫正视力存在相关性。OCT 形态学改变能够为手术提供决策信息，并提示预后，如黄斑区出现囊样变化提示预后较差。

2. 糖尿病患者需要控制其血糖、血脂和血压 3 个指标的水平，并评估全身各系统情况。患者如果存在严重肾功能损害，需经内科治疗，待病情稳定后再行手术，术前应协调好相关事宜，包括血液透析、手术时间等。

3. 为防止发生球后麻醉出血、术中玻璃体积血或术后玻璃体积血，需要留意患者是否服用抗血小板药或抗凝血药。为预防感染，术前进行局部滴眼 1～3d，采用的滴眼液为普拉洛芬滴眼液、0.5% 左氧氟沙星滴眼液，每日 4 次。存在眼前节炎症的患者需进行对症治疗，一般在术前采用0.1% 阿托品眼用凝胶散瞳眼药水滴眼，每日 3 次，待眼部情况改善后再根据患者具体情况进行手术。在手术的前 2d 暂停需要对角膜接触的检查。

4. 术前做常规处理，包括将术眼睫毛剪去，采用无菌生理盐水对术眼进行冲洗。患者在术前30min 口服地西泮片，剂量为 5mg，为充分散瞳，每间隔 10min 滴眼 1 次，采用的滴眼液为复方托吡卡胺滴眼液。

【手术步骤】

1. 首先进行常规消毒，铺无菌洞巾，用 2%利多卡因和 0.75% 布比卡因各 4ml 配制而成的混合液进行球后、球周和结膜下麻醉。无菌开睑器开眼睑，淡碘伏冲洗。

2. 合并陈旧性葡萄膜炎虹膜后粘连致瞳孔无法散大者，需在前房注入少许玻璃酸钠滴眼液以分开粘连的虹膜。同时根据患者晶状体的混浊程度做相应处理，确保手术视野清晰。

3. 切除上方巩膜穿刺口附近的玻璃体，避免以器械反复进出造成锯齿缘截离。按顺序切除前节、中轴、后节及基底部玻璃体，将全部玻璃体及里面增殖的纤维血管膜彻底清除，避免纤维血管膜残留而发生再增殖。

4. 在处理与视盘及血管弓紧密粘连的视网膜前增殖膜时，在视盘表面利用网膜镊或气动剪刀挑起膜，并将其逐步剥离切除。针对粘连紧密不适合撕掉者，则需要利用气动剪刀从基底部将其剪开，使充满增生组织的增殖膜形成多个孤岛，用玻璃体切割刀切除。

5. 在处理视网膜下增殖膜时，根据增殖膜形成的情况、数量和位置，先电凝血管，切开视网膜，再剪断、取出或游离增殖膜，否则会造成不良的预后。

6. 增殖膜上有新生血管的要彻底止血，术中有出血应提高眼压，并尽快进行眼内电凝，避免发生视野不清的情况。

7. 行气液交换、注入重水排液、平复视网膜后，结合视网膜裂孔位置等情况，行巩膜冷凝或眼内激光光凝封闭裂孔。

8. 缝合球结膜切口和巩膜穿刺口，并将地塞米松和妥布霉素注射于球结膜下，剂量分别为1mg 和 1 万 U。将金霉素眼膏和 1% 阿托品眼膏涂在结膜囊内，无晶状体眼及植入人工晶状体眼者仅需涂金霉素眼膏，绷带包扎术眼。

【术后处理】

1. 术后特殊体位的选用对患者的恢复有重要影响。采取俯卧位为佳，头部倾斜，朝向裂孔的对侧，面朝下，取软枕垫于前额正中，屈曲手臂，放在头双侧，伸直双腿，取软枕分别垫于踝部、髋部、胸下，也可以采取面部朝下的坐位，取软枕垫于前额。要求患者在术后 5d 每日俯卧12～16h，1 周后可根据视网膜裂孔情况调整头位。

2. 需密切观察患者的术后恢复情况。术后第1 日，在检眼镜和裂隙灯下，全面检查患者角膜、前房、虹膜和晶状体等情况，同时留意患者眼部是否存在炎症感染，并根据实际情况使用抗生素和激素眼药水。静脉滴注抗生素，时间一般为5～7d，将地塞米松和妥布霉素注射于球结膜下，剂量分别为 1mg 和 1 万 U，时间一般为 3～5d，而后局部滴用百利特滴眼液（用药 1 周后停用）和左氧氟沙星（可乐必妥）滴眼液，结膜囊内使用泰利必妥眼膏，在术后 1 个月停药。

3. 针对角膜上皮缺损的患者，为促进恢复，需采用生长因子滴眼液，并用抗生素眼膏涂眼，同时制动，用绷带包扎双眼。

4. 使用非接触式眼压计监测眼压，患者坐于眼压计前，调整座椅和眼压计颏托至适当位置，尽可能将患者头部位于正位，嘱咐其注视眼压计内指示灯，同时将眼睛睁大。为了降低因眼睑遮挡、颈部受压、睫毛遮挡造成误差，需要连续测量 3 次。由于患者术后需使用俯卧位，眼睑可能会产生不同程度的水肿。为避免因眼睑水肿影响眼压检测，做以下处理控制眼压：眼压高于 40mmHg 者，静脉滴注 20% 甘露醇 250ml，联合给予碳酸酐酶抑制剂；30～39mmHg 者，使用盐酸卡替洛尔滴眼液，或根据患者实际情况加以使用布林佐胺滴眼液；21～29mmHg 者，观察 1d 后进行复测，不使用药物；低于 10mmHg 者，根据患者具体情况选用适当的抗生素眼膏，同时进行加压包扎。

5. 同时需留意患者的肾功能、水及电解质的平衡等身体情况，对于心血管状态和降糖药物的应用，需做到按时按量，不可随意调整。

【并发症处理及预防】 视网膜增殖组织切除术后常见的并发症包括医源性视网膜裂孔(iatrogeni-creti-nalbreaks，IRB)、出血、新生血管性青光眼(neovascular glaucoma，NVG)、低眼压、眼球萎缩、虹膜红变、眼内感染等，故而应当密切观察患者病情变化，并及时做对症处理，避免因并发症造成对患者视力的二次伤害。患者出院后需少看书报、手机、电脑等电子设备，适度运动，并定期复诊。尤其是针对伴糖尿病原发病的患者，需要根据患者具体情况控制饮食，告知饮食禁忌及其胰岛素使用中的注意事项。

1. 出血 由于糖尿病等原有的病变，虹膜新生血管及视网膜上的病变血管，以及手术时间长、难度大等，大部分患者在手术过程中或术后会有不同程度的出血。在手术过程中发生出血量多通常是由于发生新生血管破裂造成的，可以先降低灌注压，找到发生出血的血管，并通过电凝止血。而针对不能采用眼内电凝止血的出血，可以通过增加灌注压达到止血目的。通过术中将增殖膜彻底分离和切割，尽量保留后囊和晶状体，无晶状体眼尽量不进行硅油取出方法，适时行 FFA 检查，充分激光光凝等手段可有效预防术后出血，同时密切观察患者是否发生前房积血、术眼疼痛、敷料渗出、视力下降等情况，及时做裂隙灯、检眼镜检查。

2. NVG 由于手术引起组织水肿和炎症反应，玻璃体内变性的红细胞和细胞碎屑会对小梁网造成堵塞，导致房水通路障碍，眼压升高，由此引起 NVG 急性发作，表现为头痛、眼痛、恶心呕吐。一般来说，视网膜缺氧缺血生成生长因子，进一步引起新生血管增生，从而导致 NVG。针对这种情况的有效手段是配合眼内激光光凝。

3. IRB 于巩膜切口周围的 IRB 一般是由于术中器械反复进出导致的，于视网膜血管弓周围的 IRB 一般是由分离剥除视网膜前增殖膜导致的。因此，针对巩膜切口下的前部玻璃体需要严格按照规定使用膜分离和剥除技术进行清除，并在术中顶压观察周边部视网膜。如果发生 IRB，需要尽快松解裂孔周围牵拉，行光凝或冷凝，再酌情采用硅油填充。

4. 眼内感染 糖尿病患者抵抗力较差，手术时间长，切口显露，术后容易发生眼内感染，在术后按时按量使用抗生素，局部滴用糖皮质激素眼液、抗生素，预防感染。同时应当密切观察术眼是否发生视力下降、眼球剧痛、角膜上皮水肿、球结膜充血水肿、前房积脓等情况，一旦发现异常，需要及时进行对症处理。

5. 低眼压和眼球萎缩 是视网膜增殖组织切除术最严重的术后并发症，主要原因有炎症反应过重、视网膜不能及时复位、术后出血等。其有效预防手段：在术中对眼内出血做充分处理，并充分复位视网膜。

6. 虹膜红变 一般是由于周边视网膜脱离引起的，确诊具体病因后可进行对症治疗。

第四节　玻璃体基底部切除术

【适应证】 锯齿缘离断，严重前部及后部增生性玻璃体视网膜病变（PVR），睫状体上皮裂孔性视网膜脱离，继发性视网膜脱离。

1. 锯齿缘离断：为原发性视网膜脱离，起源于玻璃体对锯齿缘产生牵拉力，多见于眼球挫伤。眼球挫伤撞击眼球后眼球变形压陷，体积减小，前部巩膜快速扩张，引起短暂振荡。在这个过程中，玻璃体基底部牵拉周边视网膜，同时晶状体晃动产生牵拉，从而导致锯齿缘离断。之后色素上皮脱落、变异，形成 PVR，玻璃体基底部皮质变性，同时由于挫伤后脉络膜的炎症反应，渗出增加，促使视网膜脱离。

2. 严重前部及后部 PVR：由眼外伤或长期视网膜脱离引起。前部 PVR 发生于玻璃体基底部附着处以前，后部 PVR 发生于玻璃体基底部附着处以后。细胞增殖膜生成后，增殖膜在某些区域与内界膜紧密粘连，当收缩时，相应的视网膜形成细小的皱褶，即"星形皱褶"，产生多方向的牵拉力。视网膜皱褶在后极部形成环形融合时，表现为漏斗状视网膜脱离。

3. 睫状体上皮裂孔性视网膜脱离：具体病因目前尚不明确，可能与眼球挫伤或其他原因有关。

睫状体扁平部的无色素上皮和色素上皮之间粘连紧密，不易分离，但由于眼球挫伤等原因，睫状体扁平部发生裂孔和上皮脱离，导致视网膜脱离。该疾病多发生在颞侧，在晶状体与虹膜之间有膜状物。

4.睫状体和周边囊肿变性引起的继发性视网膜脱离。

【禁忌证】 具有出血倾向的患者，凝血机制有严重障碍者，角膜内皮功能不良者，伴重度循环系统相关疾病无法对手术耐受者，严重眼外伤眼球趋于萎缩者，视功能已丧失者，伴重度呼吸系统相关疾病无法对手术耐受者，高血压，糖尿病患者。

【术前准备】

1.全身检查：包括血糖、凝血功能、心电图、尿常规、血脂、血常规、肾功能、胸部正位X线片、肝功能等常规检查，对患者的身体情况进行全面评估，排除手术禁忌证。

2.眼科检查：术前需进行系统全面的眼科检查，包括视力、眼压、眼眶B超、裂隙灯显微镜、OCT、扫描激光眼底全景彩照、角膜内皮细胞镜、三面镜检查、活体超声生物显微镜（UBM）等检查，排除手术禁忌证。

（1）视力：于日常光照下，在与视力表距离为5.0m的位置进行检查。

（2）眼压：运用非接触喷气式眼压计进行检查。受检者取坐位，调整座椅和眼压计颏托至适当位置，尽可能将患者头部位于正位，让受检者注视眼压计内的绿色或黄色指示灯，同时将眼睛睁大。调整操纵杆并对焦，进行测量。

（3）眼眶B超：受检者取仰卧位，轻闭双眼进行扫描。进行多次增益调节，或者将图像冻结在荧光屏上，通过医学图像后处理技术对图像加以处理，仔细观察回声强度。

（4）裂隙灯显微镜：在避光条件下，运用裂隙灯显微镜进行检查。受检者取坐位，调整座椅与颏托至合适高度。受检者双眼自然睁开并向前平视，将裂隙光射入受检眼颞侧，并向鼻侧依次做光学切面。显微镜观察方向和光源投射方向的夹角通常调整为30°～50°，裂隙光的光线越窄，切面越细，越有利于检查，调节操纵杆使裂隙灯光线和显微镜的焦点均聚焦在检查部位。先

用低倍镜检查，当需要观察某个部位的细微改变时，换用高倍镜。如果进行侧照法或后照法等检查，则需要调整光源和显微镜两者的角度，如检查眼底周边部、视网膜或后部玻璃体时；若加用三面镜或前置镜，则需将光线射入角调整为5°～13°；若检查玻璃体、晶状体、周边部或眼底时，则将夹角调整为30°以下。

（5）OCT检查：受检者取坐位，先充分散大瞳孔，使用OCT仪器进行检查，调整座椅与颏托至合适高度，嘱咐受检者注视镜头内的绿色（或黄色）指示灯，经扫描后得到图像。

（6）扫描激光眼底全景彩照：应用眼底数码照相机及其配套的电脑、图像分析处理软件和打印机。

（7）角膜内皮细胞镜：通过图像检测角膜内皮细胞数量、形态大小等。

（8）三面镜检查：需配合裂隙灯显微镜进行检查。先充分散瞳（瞳孔散大大于8mm），滴表面麻醉药，将接触液（如甲基纤维素滴眼液或凝胶剂眼膏）滴于三面镜凹面内。轻轻地将三面镜置于结膜囊里，注意不要擦伤角膜，令凹面与角膜适当紧贴，以较小角度射入光线，通过反光镜面可以检查锯齿缘及其四周。

（9）UBM检查：先滴用眼球表面麻醉药，将眼杯放入眼睑内，让受检者眼球朝下方看，轻提上眼睑将眼杯的一侧置于上睑下，受检者转动眼球，拉开下睑，显露出下穹隆，将眼杯完全置于结膜囊内。在眼杯内注入耦合剂，嘱受检者固视眼前目标。将探头放在眼杯里，置于受检部位上方，同时靠近眼球，开始扫描并采集图像。扫描方法：①横向、纵向检查法，将探头垂直于受检部位，通过眼球转动或移动探头观察前房及睫状沟结构。②放射状检查法，自12点方向顺时针转动探头一周，同时保持探头始终垂直于角膜，观察前房角和睫状体。③水平检查法，将探头平行于角膜缘以显示出睫状体结构，这种方法一般用于观察睫状体和巩膜的附着情况，计算范围大小、睫状突数量。完成检查后，滴抗菌药物眼药水于受检眼。

3.对术眼采用0.5%左氧氟沙星滴眼液，注意感染，如眼部有可疑感染症状，须暂停手术。为降低术中出血的发生率，可通过肌内注射给予酚

磺乙胺，剂量为 0.5mg。于局部麻醉下术前 30min 肌内注射苯巴比妥钠，剂量为 0.1mg。术前做常规处理，将术眼睫毛剪去，采用无菌生理盐水对术眼进行冲洗，充分散大瞳孔。

【手术步骤】

1. 首先进行常规消毒，铺无菌洞巾，用 2% 利多卡因和 0.75% 布比卡因各 4ml 配制而成的混合液进行球后、球周和结膜下麻醉。无菌开睑器开眼睑，淡碘伏冲洗。

2. 针对人工晶状体眼和无晶状体者，使用 23G 微套管系统（图 43-4-1）进行操作。在颞下距角巩膜缘 3.5～4.0mm 的位置，用 23G 套管针（图 43-4-2）直接穿刺球结膜和巩膜进入眼球，回抽出针芯，安置 23G 灌注管（图 43-4-3），检查确定灌注头已经在玻璃体腔内（图 43-4-4）。无须缝线固定灌注头，直接连接灌注管和灌注套管

即可。通过巩膜切口对基底部玻璃体进行处理，同时避免损伤晶状体。在确定切割头和晶状体后囊的位置后，再进行操作。按照以下顺序进行切除：先对基底部玻璃体及其增殖膜进行切除，再处理后部玻璃体。放进 50°棱镜角膜接触镜，同时对锯齿缘处巩膜壁进行适当施压，轻轻往里推顶，在胶体状玻璃体被切割之后，睫状上皮和视网膜表面紧附着更加紧密的胶体层。注意切割头切口侧面要尽可能靠近眼壁，使用弱吸引力充分切除这一部分玻璃体。在进行切割前，注意要确保灌注头已打开，运用较快的切割速度和中等强度的负压。切割时，一般选择 300～400 次/分的切割频率，最大抽吸负压为 26.6～33.2kPa（200～250mmHg），接近视网膜时，将切割频率调整为 600～800 次/分，将负压调整为 13.3～20kPa（100～150mmHg）。根据切割部

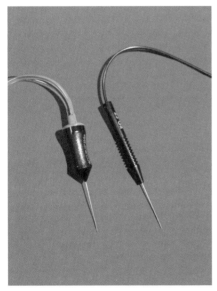

图 43-4-1　23G 微套管系统

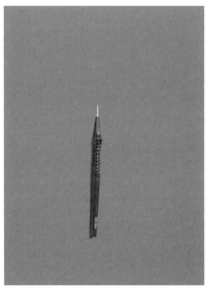

图 43-4-2　23G 套管针

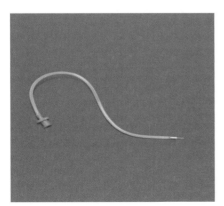

图 43-4-3　23G 灌注管

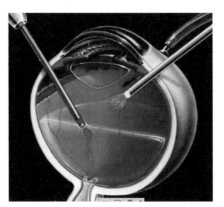

图 43-4-4　结膜和巩膜切口

位选择合适的切割频率和负压。术中确保彻底切除全玻璃体。

3.针对有晶状体眼者方法同上，在处理180°方向（即刀头对侧）的基底部时，为了防止切割头的体部损伤晶状体后囊，左手和右手需要替换位置。

4.针对晶状体混浊的患者，需要充分切割晶状体。

5.针对PVR患者，为了更清晰地观察周边部视网膜的具体情况，需要切除晶状体，同时尽可能地切除增殖膜，解除牵拉。注意在切除时，不可强行拉扯网膜，尽量将视盘表面的血管孤立起来，以免发生出血、牵拉视盘或医源性裂孔等。这个操作要求术者具有熟练的技术，如果发生出血情况，需要先对出血进行处理直至能看清视网膜。在除去裂孔周边玻璃体，松解牵拉后，利用激光进行裂孔封闭。为了避免发生视网膜裂孔遗漏的情况，应当仔细观察眼底视网膜。

6.注入重水平复视网膜后，患眼裂孔周边3～5排视网膜光凝，对于PVR患者行全视网膜光凝，除此之外，其余患者均行360°周边视网膜光凝。

7.行气液交换、硅油填充，于巩膜切口直接向玻璃体腔下注入0.05ml的曲安奈德。关闭切口，采用7-0缝线对巩膜切口进行缝合。结膜下给予糖皮质激素和抗生素，包扎术眼，术毕。术后常规使用抗生素。

【术后处理】

1.除了给予患者常规护理和心理护理外，还应根据患者具体情况及时对术后并发症进行有效护理。

2.术后采用仰卧位休息，进行常规止血、抗感染、抗生素等药物治疗，眼部采用常规抗炎眼药水、抗生素眼药水等进行治疗。待患者病情稳定之后，根据实际情况进行改善微循环、营养神经等治疗。

3.术后进行视力、眼压、眼眶B超、裂隙灯显微镜、OCT等检查，关注患者眼前段反应和眼底情况。如果眼压持续3d低于6.0mmHg，则为低眼压；如果眼压持续3d高于25mmHg，则为高眼压。若患者术后的视力与术前相比提高至少1排对数视力表，则说明其视力得到了改善。患

者出院后需要定期复查，检查视力、眼压、晶状体、前房、角膜等眼前节情况，留意患者是否发生并发症，同时观察视网膜、玻璃体等眼底恢复情况。

4.保证饮食的清淡，适宜采用含有大量纤维素、高维生素、高蛋白、易消化饮食。忌饮酒，忌食辛辣刺激性食物。

【并发症处理及预防】术中引起的并发症一般与基底部玻璃体的牵拉力有关。术后引起的并发症一般是由于基底部玻璃体残留和增生。

1.手术器械反复进出巩膜穿刺孔，将可能产生玻璃体基底部嵌顿，造成锯齿缘离断、睫状体非色素上皮裂孔。为防止术后发生玻璃体基底部撕脱或裂孔性视网膜脱离，应当在切除睫状体平坦部和上方基底部的玻璃体后，再初次拔出切割头和导光纤维，交换手术器械。如果视网膜仅是局部脱离，可以通过激光对裂孔进行广泛封闭，防止裂孔继续扩大与视网膜脱离。针对已经出现视网膜脱离者，需要将向前牵拉的玻璃体切割，再进行巩膜冷凝、硅胶填压、环扎、眼内填充等处理。

2.在进行基底部玻璃体切割时，可能造成锯齿缘小裂孔，一般是由于玻璃体的牵拉力引起的。对此，为防止术后发生裂孔性视网膜脱离，在术中应仔细观察并将基底部玻璃体充分切割。

3.在进行周边部玻璃体切割时，视网膜脱离区域可能会受牵引而对基底部视网膜造成损伤。必须对基底部玻璃体进行彻底切割，仔细检查并处理医源性视网膜裂孔。

4.术中玻璃体残留导致后房水进入前房的通道被阻断，进而并发恶性青光眼。这种情况只能进行再次手术完全切割基底部玻璃体。

5.如果在术中没能完全切割基底部玻璃体即行硅油填充术，术后后段视网膜虽能得到较好的复位，但可能会出现基底部玻璃体增生、基底部玻璃体收缩、裂孔漏水的情况，进一步引起前部PVR或巩膜嵴前视网膜脱离，甚至致视网膜全脱离。对此，在取出硅油时，需要彻底将玻璃体前后段PVR剥离，在注入重水充分排出视网膜下液之后，行眼内直视下巩膜外冷凝视网膜裂孔或眼内激光。根据患者情况，如有必要，可行巩膜外加压，再行气液交换和眼内

填充。

6.基底部玻璃体组织残留并增生，造成视网膜环形收缩和视网膜前移位。睫状体表面和晶状体后环形睫状膜生成并产生收缩力，造成睫状体脱离，从而引起角膜后弹力层皱褶、虹膜后退综合征、低眼压、瞳孔散大并固定、房水长时间混浊等临床表现。为了防止因基底部玻璃体组织残留引起各种并发症和后遗症，在进行玻璃体手术时，必须将基底部玻璃体彻底切除。在有晶状体眼，可以通过巩膜压陷在45°斜面镜下将锯齿缘区玻璃体充分切除干净，观察并对玻璃体基底部周围的病变进行有效处理。如果是人工晶状体眼或无晶状体眼，则可以通过压陷，充分切割睫状体平部和基底部表面的玻璃体，以及巩膜穿刺口嵌顿的玻璃体。此外，如果患者伴有PVR，需要先将晶状体切除，再按照无晶状体眼的方法进行处理。而对于裂孔性视网膜脱离者，可以通过对基底部玻璃体（尤其是裂孔两端的玻璃体）完全切除，以复位裂孔前后瓣。如果基底部玻璃体的增生牵拉可以得到彻底切割和解除，通常行长效气体填充术即可，不必行硅油填充术。

第五节　玻璃体腔灌洗术

【适应证】玻璃体积血病理所见玻璃体中大量红细胞散在、玻璃体积血合并玻璃体不完全后脱离、眼内炎等。

1.玻璃体积血（图43-5-1）　主要是由于眼血管性疾病和损伤导致的，还可由视网膜裂孔、玻璃体后脱离、全身性疾病等原因引起。出血量少时，临床表现为"飞蚊症"或症状不明显，出血量多时，表现为视力明显模糊，严重者可致失明。针对玻璃体积血的治疗需要根据患者的具体情况进行对症治疗。一般来说，玻璃体积血在玻璃体腔内容易被自行清除，因此，早期的玻璃体积血主要采用非手术治疗，如采用高枕卧位或半坐位、包扎双眼、避免活动等，或给予药物治疗。如果4～6周后，玻璃体积血混浊现象仍没有缓解，说明通过非手术治疗不能使出血自行吸收，需要介入手术治疗。在眼科检查中，可见玻璃体中大量红细胞散在。出血量多者眼底未见红光反射，随着病情的加重，血液弥散，玻璃体渐渐透明化。

2.眼内炎　一般发病于术后，其中绝大部分患者为细菌感染，也有病毒、寄生虫、真菌感染者。患者发病后表现为眼痛、视物模糊、畏光、眼红、流泪等，并不断加重。可见严重程度不一的结膜充血或水肿，程度不一的角膜肿胀混浊，Tyndall征，出现前房积脓或含有丰富纤维素为特征的渗出物，程度不一的玻璃体混浊，有灰白色的小颗粒或表现为黄色的反光，眼底模糊，部分患者可见反射的红色光线。眼部B超结果显示玻璃体混浊，同时血常规结果显示，中性粒细胞数量和白细胞数量偏高，眼内容物病原体诊断为阳性。注意要将该疾病与眼前段毒性反应综合征、葡萄膜炎、晶状体皮质过敏性眼内炎等疾病进行区分。此外，其与玻璃体积血的区别在于，玻璃体积血通常可见广泛玻璃体后脱离，其下面一般会形成玻璃体膜；而眼内炎则没有以上现象，可见玻璃体里表现为明显均一的炎症。眼内炎的发病率较低，但如不能得到有效治疗，将对患者的视力造成严重损害，引起眼球萎缩，严重者需要摘除眼球，破坏性极大。

【禁忌证】伴有其他疾病以致身体无法对手术耐受者，年龄过大者。

【术前准备】

1.术前进行全身检查，包括血糖、心电图、尿常规、血常规、肾功能、肝功能等常规检查，对患者的身体情况进行全面评估，排除手术禁

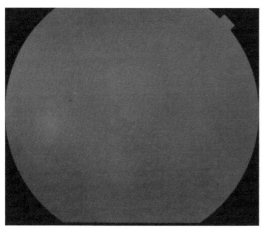

图43-5-1　玻璃体积血混浊

忌证。

2. 术前需进行系统全面的眼科检查，包括视力、眼压、眼部 B 超、OCT、全景激光扫描眼底照相、裂隙灯显微镜、散瞳三面镜检查、荧光素眼底血管造影、眼内容物病原体等检查，仔细观察并找到出血点和出血原因，同时排除手术禁忌证。

（1）视力：于日常光照下，在与标准对数视力表距离为 5.0 m 的位置进行检查。

（2）眼压：受检者取坐位，调整座椅和眼压计颌托至适当位置，尽可能将患者头部位于正位，运用非接触喷气式眼压计进行检查，让受检者将眼睛睁大注视眼压计内的绿色指示灯。调整操纵杆并对焦，进行测量。

（3）眼部 B 超：受检者取仰卧位，轻闭双眼进行扫描。进行多次增益调节，或者将图像冻结在荧光屏上，通过医学图像后处理技术对图像后处理，仔细观察回声强度。针对晶状体混浊或瞳孔散不大，无法看清眼底情况的患者，可以通过眼部 B 超进行检查。玻璃体积血表现为低度振幅到中度振幅的散在回声，使用高敏感度扫描时，可见清晰的积血分布和致密度，而改用低敏感性扫描时，回声振幅下降，大部分回声点消除。眼内炎的眼部 B 超结果表现为玻璃体混浊，细亮点弥散。

（4）OCT 检查：先充分散大瞳孔，受检者取坐位，调整座椅与颌托至合适高度，使用 OCT 仪器进行检查，嘱咐受检者注视镜头内的绿色（或黄色）指示灯，经扫描后得到图像，进行分析。

（5）全景激光扫描眼底照相：采用眼底数码照相机及其配套的电脑、图像分析处理软件和打印机进行检查。受检者不必进行散瞳，以眼底后极部作为中心，以中周部和后极部视网膜为拍摄范围，拍摄多张眼底照片，并从中筛选出成像质量佳且能明确体现病变的照片进行诊断。

（6）裂隙灯显微镜：在避光条件下，受检者取坐位，调整座椅与颌托至合适高度，运用裂隙灯显微镜进行检查。受检者双眼自然睁开并向前平视，将裂隙光射入受检眼颞侧，并向鼻侧依次做光学切面。调整显微镜观察方向和光源投射方向至适当的夹角，调节操纵杆使裂隙灯光线和显微镜的焦点均聚焦在检查部位。先用低倍镜检查，当需要观察某个部位的细微改变时，换用高倍镜。

（7）散瞳三面镜检查：先充分散瞳，滴表面麻醉药，将接触液滴于三面镜凹面内。轻轻地将三面镜置于结膜囊里，使凹面与角膜适当紧贴，以较小角度射入光线，通过反光镜面可以检查锯齿缘及其四周。

（8）荧光素眼底血管造影法：在避光条件下进行检查，先充分散瞳（瞳孔散大大于 8mm），造影前 30min 给予抗过敏药物。照影机准备就绪后，患者采取坐位，固定头部，调整至合适位置，保存眼底普通照相，加用光栅滤光片及激发滤光片的对比图像。常规消毒，并于肘部进行静脉穿刺，将荧光素钠稀释液以较慢的速度注入。等待 15min 左右，换为含 10% 或 20% 荧光素钠的注射器，以较快的速度注入，2 ~ 4s 完成注入。启动计时器，5s 后开始摄片，并保存图像。为避免发生意外，需准备氨茶碱、肾上腺素、血压计、氧气筒等急救药品和器械。

（9）病原学检查：在进行眼内注药或前房冲洗之前，采集玻璃体液或前房液进行细菌真菌涂片、培养和体外抗菌药物敏感性试验，注意样本的采集量需大于 0.2ml。

3. 对于眼内炎患者，经确诊后应即刻使用全身足量广谱抗生素，局部广谱抗生素和糖皮质激素进行治疗，非真菌感染或没有禁忌证者可以应用全身性糖皮质激素。同时根据患者的具体症状进行散大瞳孔、降低眼压、促角膜上皮修复等对症支持治疗。

4. 术前做常规处理，将术眼睫毛剪去，采用无菌生理盐水对术眼进行冲洗，充分散大瞳孔。

【手术步骤】

1. 玻璃体腔灌注术原理图如图 43-5-2 所示。首先按照内眼手术的要求进行常规消毒和麻醉，经巩膜平坦部进针，将套管置入，同时在颞下建立灌注通道，若患者存在前房积血，需要先将前房的积血清洗干净。在导光纤维照明眼内直视下，可见玻璃体腔混浊、血性的渗出液，利用笛针（图 43-5-3）将其吸出，再采用带有软硅胶头的笛针吸出视网膜上的血性沉淀物。

2. 对视网膜下腔出血或浓厚的渗出，又无视网膜裂孔的继发性视网膜脱离，可采用视网膜下

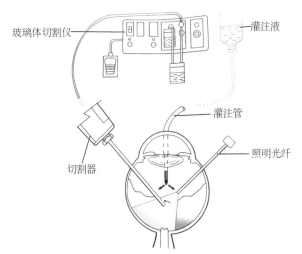

图 43-5-2 玻璃体腔灌注术原理图

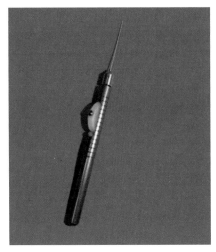

图 43-5-3 笛针

腔灌洗法进行处理。调整两个针进行反复灌洗和抽吸操作，吸出油样的胆固醇类和脂质类物质。注意在进行灌洗时，只需要洗出一部分的血液即可，不需要完全冲洗，留下部分可以凝固的新鲜出血有助于止血。

3. 玻璃体腔注射曲安奈德 1mg，辅助显示残留玻璃体、视网膜增殖膜。

4. 如果有玻璃体残留，则需要将其充分切割干净。如果患者伴有视网膜前膜，可以通过眼内视网膜镊将其切除，或根据患者具体情况选择是否加以视网膜光凝，观察并找到出血位置进行电凝，将压迫器用于周边视网膜上，并对巩膜切口新生血管增生和前部玻璃体纤维血管增生进行处理。在充分切割视网膜增殖膜和残留玻璃体后，利用平衡液对玻璃体腔内残留的曲安奈德颗粒进行置换。

5. 针对巩膜切口有渗出血液者，应当采用冷冻法处理。视网膜存在广泛增殖和牵拉脱离，则术毕加以硅油填充。

6. 如果患者伴有视网膜裂孔，需要进行惰性气体眼内填充，关闭切口。于结膜下给予地塞米松 2mg，结膜囊内给予红霉素眼膏，包扎术眼。

【术后处理】

1. 术后嘱咐患者卧床休息，减少用眼时间。术后需连续 3d 给予止血药物，同时在术后的第 2 日对术眼采用常规抗生素滴眼液、糖皮质激素等进行治疗，对炎症症状较为严重的患者通过球结膜给予 1 mg 的地塞米松注射液。

2. 由于血 - 眼屏障的存在，如果全身用药和

局部用药疗效差，可采用玻璃体腔注射抗生素的方法提高药效。

3. 术后进行视力、眼压等检查，关注患者视网膜、玻璃体腔和前房的情况。对于眼压高于 30mmHg 的患者，需要进行降眼压治疗。而对于低眼压的患者，可以进行加压包扎以缓解症状。

4. 保持饮食的清淡，适宜采用含有大量纤维素、高维生素、高蛋白、易消化饮食。忌饮酒，忌食辛辣刺激性食物。

【并发症处理及预防】

1. 玻璃体积血多的患者极易并发继发性青光眼。短时间的眼压过高是由于大量细胞碎屑、纤维蛋白和血细胞等阻塞房角导致房水无法正常排出导致的。玻璃体积血量大，损伤了血 - 房水屏障功能，变性的红细胞由玻璃腔转移到前房，从而对房角造成阻塞，引起血影细胞性青光眼。血影细胞具有纤薄、质地脆硬、不容易变形的细胞膜，可以从受损的玻璃体前界膜转移到前房，堵塞小梁网，从而导致急性开角型青光眼。红细胞被巨噬细胞吞噬溶解，堵塞小梁至其变性，房水外流，导致细胞溶解性青光眼，此外，血红蛋白中的铁形成眼球铁锈沉着症，小梁变性，进一步引发血铁质沉着性青光眼。玻璃体积血，引发视网膜生成促血管生成因子，导致新生血管增生，而后破裂，再次引起玻璃体积血，形成了恶性循环，以致发生新生血管性青光眼（NVG）。

2. 对于并发的继发性青光眼，可以先采用降眼压药物进行处理，如无明显效果，可行前房穿刺术。或经穿刺口重复多次排出房水以循环置换

房水和玻璃体腔液,使积血尽快被排出和吸收,达到降低眼压的目的。对于 NVG、单纯虹膜新生血管的患者,可采用周边视网膜和睫状体冷凝,半导体激光经巩膜睫状体光凝。

3. 玻璃体积血的发病原因是术中玻璃体、视网膜的不完全切除,未进行有效止血而引起视网膜表面和增殖膜边缘持续出血。因此,在术后可以利用全氟化碳填充气体对受损血管施压以降低玻璃体积血的发生率。手术的执行过程对玻璃体积血有重要影响,如果在手术时未将新生血管膜充分切割,则容易出现再次出血现象。对此,有效处理血管膜残留和出血,是预防玻璃体

积血的必要手段。此外,术中视网膜激光光凝不充分,也可能发生玻璃体积血。因此,完整有效的视网膜光凝也是预防玻璃体积血的重要手段。

4. 术中要充分清除残留视网膜和玻璃体,并仔细观察,找到出血点和出血原因,进行相应处理,以此防止长时间的玻璃体腔出血经生物降解后对视网膜产生毒性损害,避免因出血病灶未能得到有效处理而引起反复出血。

5. 针对眼内炎患者,在不滥用抗生素的前提下,选择合理有效的抗菌治疗方案,可以预防和控制眼部感染。

第六节　内 排 液 术

【适应证】视网膜脱离较高,在进行外部施压或巩膜环扎之后,裂孔部依然存在大量视网膜下积液(SRE),导致脉络膜和裂孔无法闭合者。

【禁忌证】凝血机制有严重障碍者,血糖水平控制未得到有效控制的患者,眼部存在急性炎症者,伴有其他严重全身性的疾病无法进行手术者。

【术前准备】

1. 全身检查:包括血糖、凝血功能、尿常规、心电图、血常规等常规检查,对患者的身体状况进行全面评估,排除手术禁忌证。

2. 眼科检查:术前需进行系统全面的眼科检查,包括视力、眼压、眼眶 B 超、间接检眼镜检查、裂隙灯显微镜、三面镜检查、扫描激光眼底全景彩照、活体超声生物显微镜(UBM)等检查,排除手术禁忌证,并根据患者的确切检查结果拟定对应的手术方案。

(1) 视力:于日常光照下,在与标准对数视力表距离为 5.0m 的位置进行检查。眼压:运用非接触喷气式眼压计进行检查。

(2) 眼眶 B 超:受检者取仰卧位,轻闭双眼进行扫描。将得到的扫描图像通过医学图像后处理技术对图像加以处理,仔细观察回声强度。

(3) 间接检眼镜检查:双目间接检眼镜的照明度比较强,观察时有立体感,可视范围大,所呈现的眼底影像是倒像。检查时,先充分散瞳,受检者采取仰卧位或坐位,检查距离为 0.5m 左右。

受检者佩戴间接检眼镜,调节瞳距,将集光镜与受检眼眼底对准,在弱光条件下检查瞳孔区红光下的玻璃体、晶状体和角膜。手持物镜(多采用 +20D 凸透镜),将凸面低面放在受检眼前,并逐渐远离直至能够看清楚眼底影像为止。在进行受检眼眼底周边部的检查时,先将 0.5% 丁卡因施用于结膜囊里进行表面麻醉,同时配合巩膜压迫器进行检查。

(4) 裂隙灯显微镜:受检者取坐位,调整座椅与颏托至合适高度。在避光条件下,运用裂隙灯显微镜进行检查。受检者双眼自然睁开并向前平视,将裂隙光射入受检眼颞侧,并向鼻侧依次做光学切面。调整显微镜观察方向和光源投射方向,并控制操纵杆使裂隙灯光线和显微镜的焦点均聚焦在检查部位。先用低倍镜检查,当需要观察某个部位的细微改变时,换用高倍镜。

(5) 三面镜检查:需配合裂隙灯显微镜。先充分散瞳,滴表面麻醉药,将接触液滴于三面镜凹面内。轻轻地将三面镜置于结膜囊里,令凹面与角膜适当紧贴,以较小角度射入光线,通过反光镜面可以检查锯齿缘及其四周。

(6) 扫描激光眼底全景彩照:应用眼底数码照相机及其配套的电脑、图像分析处理软件和打印机。

(7) UBM 检查:先滴用眼球表面麻醉药,将眼杯放入眼睑内,让受检者眼球朝下方看,轻提上眼睑将眼杯的一侧置于上睑下,受检者转动眼

球，拉开下睑，显露出下穹窿，将眼杯完全置于结膜囊内。在眼杯内注入耦合剂，嘱受检者固视眼前目标。将探头放在眼杯里，置于受检部位上方，同时靠近眼球，开始扫描并采集图像。

3. 加强术前的心理护理，给予心理疏导，缓解患者的消极情绪。

4. 糖尿病患者的血糖水平需在术前得到有效控制才能进行手术。术前做常规处理，将术眼睫毛剪去，采用无菌生理盐水对术眼进行冲洗，充分散大瞳孔。

【手术步骤】

1. 充分散瞳后常规消毒铺单，对患者行球后神经阻滞。

2. 在玻璃体术后的气液交换中，对视网膜脱离眼行内排液术。仔细检查患者眼底情况以确定放液的位置，为了防止发生涡静脉损害，一般将上下直肌的下方和内外直肌的上下缘作为放液点，并且尽可能在视网膜脱离最高的位置进行放液。与上方部位相比，在下方部位放液安全性高；与颞侧位置相比，在鼻侧部位放液安全性高。在巩膜上方沿垂直方向切开一个长 3mm 的切口，直至见到脉络膜。在切口的双侧预先放置牵引缝线，已被放液结束时用于切口的闭合。

3. 以 45mmHg 作为消毒空气压力，在手术显微镜的照明系统下，经巩膜电凝以带硅胶软管的笛针进行内排液。确保针头长度适宜，以防对视网膜造成不必要的损伤。通常是左手固定眼球，右手于 9 点钟方位朝向瞳孔切线方向进针，针进前房应在虹膜表面，针孔的斜面向上。软管伸入裂孔下方后，引流 SRF 和眼内液体，采用平衡盐溶液替换原玻璃体腔内液体。尽可能排出更多 SRF，如果引流不通畅，可以对下瓣施加适当的压力，以促进液体引流。但注意不必排出全部 SRF，否则可能发生眼压过低、眼球塌陷等情况，并进一步引发低压性黄斑囊样水肿和脉络膜出血的风险。

4. 对于黄斑裂孔较大者（图 43-6-1）采用原裂孔低位引流的方法，在选定放液点后，调整患者的头位使放液点位于眼球的最低位，将笛形针以适宜深度插入视网膜孔里或在孔前放液，而后放开笛针，气体压入眼内，SRF 随之流出。待其完全引流后，将笛针头置于视盘前，将玻璃体腔

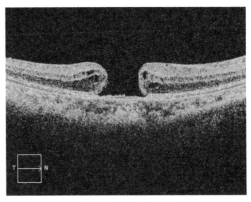

图 43-6-1 较大裂孔

内残余的液体排出。

5. 对于视网膜周边孔及较小黄斑裂孔（图 43-6-2，图 43-6-3），由原孔引流不畅者，可在视盘上方 1 ～ 1.5PD 位置的无血管区，沿着视神经血管的方位用视网膜钩以裂隙状钩开视网膜，以进行引流，再局部光凝。

6. 对非黄斑区的累及后极部的大裂孔（图 43-6-4）于原裂孔处进行液体引流，而后于裂孔四周行眼内光凝。

7. 结扎预先放置的缝线，完成内排液术。术

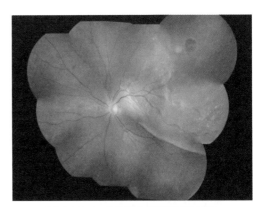

图 43-6-2 "马蹄"形视网膜裂孔

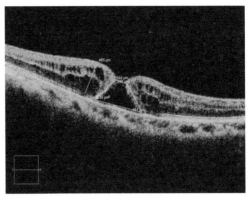

图 43-6-3 较小黄斑裂孔

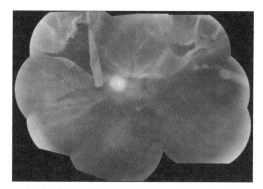

图 43-6-4　非黄斑区的累及后极部大裂孔

后给予眼内硅油或 16% 全氟丙烷气体填充。

【术后处理】

1. 嘱咐患者在术后 24h 内采用俯卧位，而后可以基于患者眼压、玻璃体腔气体体积、后极部和周边视网膜的具体情况，选择"可调节体位"。在术后的 1 周内，为了保证璃体腔气体顶压视网膜裂孔，每日需要根据患者视网膜裂孔的位置引导患者选用两种可交替体位进行休息。如果视网膜裂孔位置在眼下方，则采取双侧卧位交替；如果视网膜裂孔位置在眼上方和颞侧，则采取右侧卧位或坐卧位。

2. 用绷带包扎双眼以减少眼球活动，做好患者的术后护理工作，帮助其适应环境。通常情况下，患者可以在术后 1～2d 下床小幅度活动，同时嘱咐患者不可大声说笑、剧烈咳嗽，应减少头面部活动。上方裂孔者需应按照正确体位卧床休息 1～2 周，之后下床避免剧烈活动。

3. 对患者进行严密的病情监测，检查患者眼部敷料有无渗出液或污染现象，询问患者有无眼痛、头痛等不适感。若有异常情况，需及时对症处理。术后 1～3d 可以将眼罩打开，给予抗生素眼液滴眼。

4. 术后患者应保持饮食的清淡，以高维生素、高蛋白、易消化食物为主。不可食用硬食物，避免因咀嚼用力而影响伤口的恢复。

【并发症处理及预防】

1. **术中并发症**　常见的术中并发症有出血、穿破眼球壁、医源性裂孔、视网膜受损或穿破等。

（1）术中出血：在进行巩膜显露、筋膜囊分离时发生出血，是由于分离位置过于靠后或巩膜缝线时操作不当使涡静脉受损，这种情况可令其自行止血，无须电凝或压迫止血。但若眼压较低，为使眼压升高，需要对出血点对侧巩膜进行压迫。在排出视网膜下积液（SRF）时发生出血，是由于脉络膜大血管损伤或太接近涡静脉使涡静脉壶腹部受损所致，其预防措施是在选择放液部位时，应当选在两条直肌之间，不能直对着涡静脉。同样，出血时不能对出血进行直接压迫，防止发生眼内出血，如果眼压过低，可以通过对远离出血点处（出血点对侧为佳）施压以提高眼压，使其自行止血。

（2）穿破眼球壁：在切开巩膜板层或放置巩膜缝线时不慎穿破眼球壁，使 SRF 过早排出，眼球变软。如果是在切开巩膜板层时穿破眼球壁，伤口一般比较大，应先进行局部电凝，再缝合穿破部位。如果是在放置巩膜缝线时穿破眼球壁，需要将缝针拔出并重新缝置，一般不需要对穿破位置进行处理。但如果大量液体排出以致眼压过低，预置缝线的难度大，此时需要先提高眼压，可以通过睫状体平坦部向玻璃体腔注射平衡液或生理盐水。

（3）医源性裂孔：一般是由穿刺过深导致的，其预防措施是在选择放液点时，以患者仰卧位时视网膜隆起的最高位置为适宜放液点，或避免垂直穿刺放液，需采取斜行针刺法进行 SRF 引流。针对屈光介质混浊者，应在手术前经眼眶 B 超检查确定视网膜隆起的最高点。

（4）视网膜受损或穿破：在有少量 SRF 的视网膜浅脱离时，或进行 SRF 引流时穿刺过深导致视网膜受损或穿破。若穿破部位比较大，会溢出玻璃体；若放液点直对着较大的视网膜裂孔，也可能出现玻璃体溢出。因此，需要仔细检查眼底，如果是在进行引流时穿破，而位置又不在硅胶压迫处，则需进行局部处理，如冷凝，加硅胶填压。

2. **术后早期并发症**　有低眼压、角膜后弹力层皱褶、脉络膜脱离、反应性葡萄膜炎、眼前段缺血、感染等。

（1）低眼压、角膜后弹力层皱褶：若术后出现低眼压、角膜后弹力层皱褶现象，可以在眼内注入气体或平衡盐溶液以升高眼压。此外，在术前根据视网膜隆起高度有计划地排放 SRF 可有效防止术后眼压过低现象。但过多地进行球内注射同时也会增加玻璃体术后增生和晶状体损伤的风险。为了避免过多的球内注射，可以在术中通过赤道部施压达到稳定眼压的目的。手术结束后或扎紧环扎带后，如低眼压情况未得到缓解，可以通过球内注射全氟丙烷气体或空气的方法来升高眼压。

（2）脉络膜脱离：通常出现在术中或术后的 1～2d，一般是在进行 SRF 排液时引起脉络膜大血管受损，或在排液后眼压过低引起脉络膜出血导致的，可见眼底周边部出现球状的隆起，为棕黑色。也有部分患者是由于术后炎症反应较重引发的渗出性脉络膜脱离，主诉眼痛，通常表现为眼压较低，玻璃体混浊。脉络膜脱离可以通过充分休息，散大瞳孔，加强抗感染和止血等方法进行处理，渗出性脉络膜脱离通常 1～2 周能够消失，而出血性的，通常几周后消失。

（3）反应性葡萄膜炎：通常发生在术后几天内，一般是手术创伤或者刺激引起的。临床症状有头痛、眼痛、视物模糊、眼球压痛感等，可以通过充分休息、散瞳、包眼、使用皮质类固醇等方法进行处理，一般 7d 左右即可好转或治愈。

（4）眼前段缺血：通常出现在术后 2～5d，一般是由于睫状后长动脉和睫状前动脉受压，涡静脉血回流障碍或灌注量不足导致的。可以通过使用皮质类固醇、扩张血管、降低眼压等手段促进眼部血液循环，病情严重者，经以上治疗无效，则需要进行环扎带的松解或拆除。

（5）感染：一般出现在术后 7d 内，包括眼外感染和眼内感染。眼外感染一般是加压物或巩膜内填充物没有进行充分的无菌消毒导致的，属于急性起病，临床症状有黏液脓性分泌物、水肿、进行性眼睑水肿、结膜充血等。眼内感染一般出现在术后 3d 内，也称为化脓性眼内炎，通常是玻璃体内注射或眼外感染经放液点向眼内蔓延所致。临床症状有头痛、视力下降、眼痛等，检查可见玻璃体有黄白反光，前房水积脓或闪辉；随着病情的加重，出现眼睑水肿、结膜水肿充血等。目前，术后感染已经相当少见了，但一旦发生，属于非常严重的并发症，需要立刻进行全身和局部的大剂量抗生素治疗，眼外感染者应立刻拆去加压物或填充物，并行细菌培养和药物敏感试验。眼内感染者，应进行玻璃体切割术联合眼内注射抗生素治疗。

3. 术后晚期并发症　有填压物脱出、黄斑皱褶形成、复视等。

（1）填压物脱出：患者因巩膜缝线崩裂引起填压物脱出至结膜下方或穿破结膜暴露在外。如果患者的视网膜裂孔已经闭合，视网膜无隆起或脱离，可以将填压物拆除；但如果视网膜尚未复位，应重新进行手术。

（2）黄斑皱褶形成：一般出现在术后 1～2 个月，通常发生于严重葡萄膜炎反应者，伴黄斑裂孔者，电凝或冷凝过度者。对此，应通过玻璃体手术剥除视网膜前膜。

（3）复视：术中肌肉被过度牵拉甚至是切断，或手术量过大致肌肉粘连严重等原因均可能导致术后复视。对于轻症患者通常无须特殊处理，若半年后症状仍未缓解，可首选三棱镜矫正，矫正无效者考虑手术治疗。

第七节　眼内视网膜凝固术

【适应证】糖尿病性视网膜病变（DR）、视网膜下新生血管膜（subretinal neovascularization，SRNV）、视网膜静脉阻塞、Coats 病、Eales 病、中心性浆液性脉络膜视网膜病变（central serous chorioretinopathy，CSC）、格子样退行变性、视网膜裂孔等。

1. DR　于视网膜后极部可见静脉扩张和小红点，硬性渗出物一般继发于水肿或出血，通常可发展至视网膜血管部位。毛细血管前小动脉阻塞后，在血管下面表现为白色的棉絮状斑，模糊不清。根据是否生成视网膜新生血管，分为增生性糖尿病性视网膜病变（proliferative diabetic retinopathy，PDR）和非增生性糖尿病性视网膜病变（non-proliferative diabetic retinopathy，NPDR），其中前者由于形成了新生血管，可进一步导致纤维增生、视网膜脱离、玻璃体积血等，可更大程度地损伤视力，是糖尿病相关性盲的主要原因。

2. SRNV　表现为视物变形、中心暗点、视力减退、旁中心暗点等。黄斑部中心凹或其周围可见类白色病灶，通常为无规则类圆形。反光晕和出血出现在病灶的表面或四周。偶有患者存在色素增殖沉着、硬性渗出或色素脱失，发病时间较长者可见黄斑部皱缩性瘢痕或呈现为囊样变性的神经上皮。

3. 视网膜静脉阻塞　其主要特征包括视网膜静脉充盈纡曲，狭窄变细，有大量出血、眼底充血和水肿。该疾病的发病群体多为老年人，少见年轻群体。一般没有明显临床症状，早期视力不受影响，后期表现为无痛的不同程度的视力减退，如果只有静脉分支阻塞，眼底的异常则只局限在一个象限上，阻塞后如不能及时解除，会导致虹膜红变伴继发性青光眼。

4. Coats病　呈现进行性缓慢发病，在早期一般无明显症状，疾病进一步发展可出现白瞳症、视物模糊或失用性外斜等症。患者的眼前段检查通常没有异常表征，眼底检查可见视网膜内有类白色渗出物、周边部视网膜血管扩张或渗出性视网膜脱离。当视网膜脱落到晶状体时，可进一步引发继发性青光眼。

5. Eales病　以视网膜、玻璃体的反复出血为主要发病特征。出血首先发生在视网膜周边部，一般没有明显症状，当出血量增加并流进玻璃体时，表现为眼前黑影，出血量进一步增加，表现为视力迅速变差、视网膜脱离，甚至致盲。

6. CSC　可见色素上皮光切线，神经上皮隆起。临床表现通常为小视症、中心视力骤然变差、中央暗点、变视症等。经荧光素眼底血管造影（FFA）检查，在动脉前期，色素上皮脱离区存在荧光渗漏现象，且渐渐增强直至造影后期，依然清晰可见。若脱离区域比较大、荧光积聚弥漫、表现为轮辐状排列。若脱离区域比较小，其表面呈现为较小的颗粒状。患者一般在6个月内可以自然恢复，但也很容易反复发病，并导致不可逆性的视力损伤。

7. 格子样退行变性　病变部位通常在赤道与玻璃体基底部间，可见线形或类圆形的视网膜变薄区、红色凹陷、白色斑点，在变性及其周围区域可见视网膜血管硬化、堵塞。变性部位一般与玻璃体粘连在一起，当患者发生玻璃体后脱离（posterior vitreous detachment，PVD）时，常容易出现视网膜裂孔，且裂孔表现为马蹄形。变性部位不断萎缩或囊肿裂开可导致小圆孔生成。

8. 视网膜裂孔　常见圆形裂孔，可发生于黄斑部、周边眼底，聚合或散在。在检查时注意仔细观察视网膜血管附近是否存在小裂孔，区分小裂孔和出血斑，切勿混淆。此外，有少数患者的裂孔位于周边眼底视网膜处，且为无规则形状或线条形状，如果线条过细，很容易与末梢血管混淆，应注意鉴别。

【禁忌证】体质过差，无法耐受凝固术者；年龄过大者。

【术前准备】

1. 全身检查：包括血糖、凝血功能、尿常规、心电图、血常规等常规检查，对患者的身体状况进行全面评估，排除手术禁忌证。

2. 眼科检查：术前需进行系统全面的眼科检查，包括视力和屈光度、眼压、眼眶B超、OCT、裂隙灯显微镜、扫描激光眼底全景彩照、FFA等检查，排除手术禁忌证。

（1）视力和屈光度：于日常光照下，在与标准对数视力表距离为5.0m的位置进行检查。对于裸眼视力低于4.9的患者需要通过电脑验光仪对屈光度进行测量，通过综合验光仪验光至最佳矫正视力。

（2）眼压：运用非接触喷气式眼压计对双眼进行检查。

（3）眼眶B超：患者采取仰卧位，轻闭双眼。将耦合剂涂于眼睑处，并将探头放在上眼睑的中部位置，转动探头同时把握角度进行扫描。为避免遗漏，一般需要扫描两次。探查过程中需要进行多次增益调节，或者将图像冻结在荧光屏上，通过医学图像后处理技术对图像加以处理，仔细观察回声强度。

（4）OCT：采用OCT仪器进行检查，记录检测的黄斑区情况。

（5）裂隙灯显微镜：按照自前向后的顺序对屈光间质进行检查。

（6）扫描激光眼底全景彩照：无须散瞳，应用眼底数码照相机进行检查，并将其检查结果与裂隙灯显微镜的检查结果进行比较。

（7）FFA：将荧光素钠注入肘静脉血管内，荧光素钠通过血液循环进入眼内血管。在进行检查时，采用激光光线照射眼底，荧光素吸收光线后发射出荧光。再通过散大的瞳孔可见血管内的荧光及荧光素的循行情况，由计算机处理系统对病变做进一步分析，即可得到诊断结果。

3. 对于视网膜脱离存在裂孔的患者，需要仔细检查裂孔的数量、形态、所处部位及其周围的网膜情况。如果裂孔在黄斑部者，需要检查近视力、黄斑注视功能和远视力等。对于存在视网膜血管病变患者，需要通过眼底血管荧光造影进行仔细检查并绘图，以便术前和术后进行对照。

4. 在手术前的 1～2d 采用抗生素眼药水滴术眼，术前 1d 采用无菌生理盐水对术眼进行冲洗，同时与患者沟通好手术相关事项。

【手术步骤】

1. 充分散瞳，再次确认眼别、病变部位。其中 DR 患者的瞳孔可能不容易散大，需要进行多次散瞳，散瞳后嘱咐患者压迫泪囊，防止药物吸收引发不良反应。需向患者说明，在进行手术时，激光可能会对睫状神经有一定的刺激，从而发生头晕、眼睛刺痛或胀痛等情况，无须惊慌，如不能耐受，可以举手示意，停止手术。而后进行表面麻醉，置入接触镜。

2. 一般选用氟离子激光器和氩离子激光器，根据操作程序开机后检测输出功率或能量。根据病变的性质和具体部位，选择适当的激光波长、激光功率、光斑大小、激光位置、曝光时间，确定光斑反应的分级。此外，还需嘱咐患者维持较为稳定的姿势，同时固定眼球，防止对大血管或者黄斑中心造成灼伤，引起严重的视力损伤。确定要照射的位置，瞄准并启动照射。

3. 对于视网膜裂孔者，在手术开始时，通常先采用较低能量，以出现清晰的乳白凝固斑为佳。黄斑裂孔者，将激光束对准裂孔的外缘一周做 1 排较为紧密的光凝固点。周边部裂孔者，将激光束紧紧挨着裂孔的外围一周做 2 排或 3 排的光凝固点，外排光凝固点在积液外周部位，内排光凝固点在裂孔外缘位置。

4. 对于眼底血管异常者，用激光束直接凝固脉络膜、视网膜血管瘤，以出现类白色的光凝固点为宜。已经出现大范围病变的患者需分次进行治疗，并根据患者情况调整治疗间隔时间，通常为 1～3 周。对于视网膜静脉周围炎者，如果增殖血管已经发展到玻璃体里，需要用激光束对血管根部进行凝固，做全网膜凝固术。而对于新生血管形成、缺血缺氧、无灌注区或高荧光的视网膜区，则需要进行象限性散在的凝固术。

5. 在手术过程中，需要密切观察患者的情况，一旦发生异常，应当暂停手术，并采取对应的解决方法。

6. 视网膜凝固后短时间的眼底像中可见白色点的激光斑（图 43-7-1～图 43-7-4），视网膜凝固后白色光斑逐渐变为深色，病情稳定（图 43-7-5～图 43-7-8）。

【术后处理】

1. 术后需要合理用眼，切勿用眼时间过长。同时保证眼部的卫生，切勿揉眼，不可直视强光。可根据恢复情况做适量的有氧运动，但不能进行过于剧烈的运动，不可屏气用力。

2. 术后短时间内可能由于视网膜水肿导致视物模糊，为正常术后反应，可以通过使用抗生素、降眼压药物防止出现局部感染、眼压过高等情况。注意用药不能太久，时间控制在 1 周内。

3. 术后约 1 周进行复查，并根据检查情况确定治疗方法。若出现新生血管生成、微小出血点聚集、视网膜内有异常微血管、小动脉瘤聚集等情况，需要补充视网膜凝固术。

4. 保持饮食的清淡，适宜采用含有大量纤维

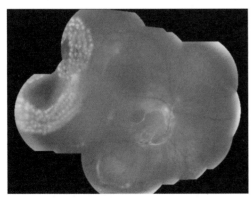

图 43-7-1　视网膜凝固后短时间的眼底彩照（1）

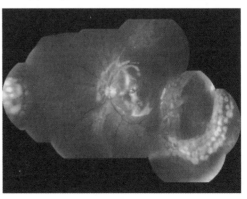

图 43-7-2　视网膜凝固后短时间的眼底彩照（2）

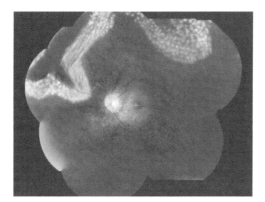

图 43-7-3　视网膜凝固后短时间的眼底彩照（3）

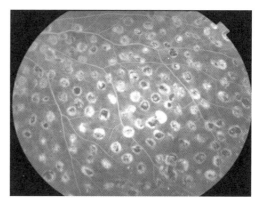

图 43-7-4　视网膜凝固后短时间的眼底图像

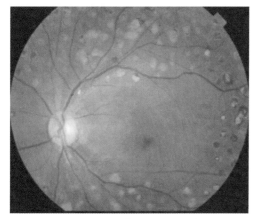

图 43-7-5　视网膜凝固术后眼底彩照

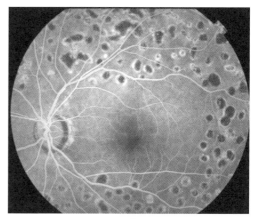

图 43-7-6　视网膜凝固术后眼底图像

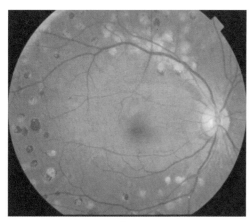

图 43-7-7　视网膜凝固术后眼底彩照

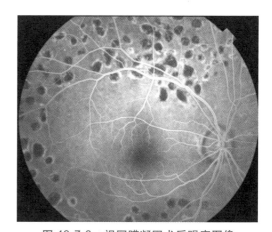

图 43-7-8　视网膜凝固术后眼底图像

素、高维生素、高蛋白、易消化饮食。忌饮酒，忌食辛辣刺激性食物。对于 DR 患者，需要控制其饮食以保持血糖处于正常水平。

【并发症处理及预防】

1. 疼痛　凝固术后，偶有患者出现眼痛、头胀痛等情况，应当嘱咐患者多休息，如疼痛无法耐受，可以通过服用镇痛药物缓解症状。

2. 暂时性视力下降　轻度凝固术后初期，由

于视网膜外屏障破坏，液体从脉络膜毛细血管流进视网膜和视网膜下间隙，尤其是黄斑周围光凝过度集中或一次光凝太多，可能导致暂时性的视力下降。这种情况与视网膜光凝反应和光损伤相关，一般无须处理，属于视网膜凝固术的正常术后现象，通常术后数天即可缓解或完全消失。

在进行手术时，可以通过分次曝光、控制每次的曝光量等方法来预防这类并发症的发生。由

643 第43章
玻璃体手术

于曝光量太大引起视功能明显损害者，可以适当延长治疗的间隔，并在术后给予维生素药物。

3. *中心视力下降* 中心性浆液性脉络膜视网膜病变（CSC）患者如果在术中损害中心凹，可能导致中心视力下降。此外糖尿病视网膜病变（DR）患者术后由于黄斑水肿加重也可能导致中心视力下降。在进行黄斑部格栅样凝固时，选用强度较低的光凝斑，降低视物模糊、黄斑水肿的发生，同时给予激素、吲哚美辛（消炎痛）类治疗。

4. *出血* 由于小光斑、高能量对毛细血管或视网膜小血管造成损伤，从而引起出血。此外，由于视网膜下的新生血管比较多，正常手术时也可能导致出血。对于即时少量的出血，仔细观察出血点，减少曝光量，即刻将出血点封闭。同时施加压力，暂停治疗，重新调整能量，在第2天继续完成治疗。对于出血量较大、治疗后的出血，应通过施压包扎进行止血。

5. *角膜水肿、损伤* 一般多见于全视网膜凝固术者，由于治疗镜对角膜摩擦，手术时间久等造成角膜水肿、损伤。通常来说，如果水肿程度较轻，在暂停治疗后短时间内可以自我恢复。如果角膜已经受损，需要进行抗感染治疗，局部涂抹营养角膜的药膏，同时对伤眼加以包扎。

6. *视野受损* DR患者在进行全视网膜凝固术后，可能出现无法适应暗环境、夜间视线模糊的情况。因此，在进行手术时，注意控制光凝斑的疏密程度，避免由于光凝斑太密导致视力受损。一般来说，每两个光凝斑之间需要空出约一个光凝斑的距离。此外，在对新生血管持续存在的情况进行治疗时，由于光凝斑覆盖在之前的激光瘢痕之上，也可能引起内层视网膜受损、视野损伤等情况。因此，需要控制原发病，尽可能避免重复光凝，降低对视野的损害，保护视网膜。

7. *黄斑区误伤* 在对黄斑中心凹下方进行治疗时，患者眼球忽然朝上看而造成黄斑区误伤。在术前必须嘱咐患者固定眼球，不要随意转动。对于合作程度较差者可以补充球后阻滞麻醉防止

黄斑区误伤。对于不能确定黄斑区的部分老年患者、高度近视者，应当尽量避免对黄斑中心凹下方进行凝固治疗。

8. *视网膜脱离* 能量过高的激射可能会人为导致视网膜裂孔。术中一次性大量的激射点可能导致浆液性视网膜脱离。此外，如果视网膜存在许多纤维胶原组织增生，由于吸收了热，玻璃体或者瘢痕组织出现收缩，从而导致牵拉性视网膜脱离。对此，应尽量采用粉刺治疗，并选择准确的参数，控制好治疗时机。

9. *玻璃体显著混浊* 通常是由于凝固术后，视网膜内的炎性渗出物进入玻璃体腔导致的，可表现为眼前黑影，飞蚊症加重，可通过口服药物促进渗出物吸收而明显缓解症状。

10. *炎症* 在进行眼底周边部凝固时，使用大光斑，如果患者的瞳孔没有得到充分散大，将可能使虹膜受损，导致程度较轻的炎症，对此，可以通过给予皮质类固醇类眼药水减轻炎症。

11. *色视觉障碍、对比灵敏度变差* 很多患者在进行全视网膜凝固术之后可能出现色视觉和对比灵敏度变差的情况，部分患者在几个月后可以得到缓解，但也有患者无法恢复，需要向患者做好沟通工作。

【手术与中西医结合治疗】 按其本手术后并发症辨证论治可分下列二证：

1. *气血瘀滞证* 患眼术后半个月视力较前下降，结膜混合充血，晶体后囊有些混浊。方药用：石决明散（《成都中医学院：中医眼科学》）加减（石决明、决明子、赤芍、青葙子、麦冬、栀子、木贼、荆芥、丹参、三七、红花）。配合维生素C、维生素B、芦丁片，维生素E丸。

2. *痰瘀互结证* 患眼术后1个月，视力无提高，视网膜出血，有新的增殖机化膜。方药用：消瘀软坚汤（《中医治疗眼底病》）加减（珍珠母、炙鳖甲、夏枯草、半夏、玄参、当归尾、丹参、郁金、橘红、蝉蜕、炒桃仁、红花、川芎、赤芍）。配合维生素C、维生素B、芦丁片，维生素E丸，疏血通注射液。

第八节 眼内充填术

【适应证】 原发性视网膜脱离、黄斑裂孔性视网膜脱离、增生性玻璃体视网膜病变（PVR）、糖尿病性视网膜病变（DR）、巨大裂孔性视网膜脱离等。

1. *原发性视网膜脱离* 是玻璃体变性与视网

膜变性共同作用的结果,可导致飞蚊症、中心视力受损、闪光幻觉、变视症、低眼压及视野缺损等。

2. PVR　是由于原发性视网膜脱离不能及时复位,在玻璃体腔内和视网膜表面,视网膜神经胶质细胞、成纤维细胞和色素上皮细胞发生增殖、移行、收缩等,形成细胞性膜,常并发牵拉性视网膜脱离、玻璃体积血等多种病症。

3. DR　目前 DR 已经成为糖尿病相关性盲的主要原因。其诊断方法一般有眼底彩色照相检查和检眼镜检查,若眼底有出血点,可通过 FFA 方法清楚地了解 DR 的病变程度。于视网膜后极部可见静脉扩张和小红点(即毛细血管微动脉瘤),硬性渗出物一般继发于水肿或出血,通常可发展到视网膜血管部位,为黄色。毛细血管前小动脉阻塞后,在血管下面表现为白色的棉絮状斑,模糊不清。

4. 黄斑裂孔性视网膜脱离　裂孔的直径通常 < 0.5PD,可细如针尖。发病早期一般局限在后极部,疾病进一步发展,可向下方、颞侧扩展,甚至导致全脱离。

5. 巨大裂孔性视网膜脱离　常见于玻璃体切割术后、高度近视眼及眼外伤者。发病早期常见飞蚊症、闪光感,眼底检查可见玻璃体后脱离、周边部视网膜压迫变白。

【禁忌证】视功能已丧失者;无法对手术耐受者;严重眼外伤眼球趋于萎缩者;角膜内皮功能不良者。

【术前准备】

1. 全身检查:包括血糖、凝血功能、尿常规、心电图、血常规等常规检查,对患者的身体状况进行全面评估,排除手术禁忌证。糖尿病患者需要控制其血糖、血脂和血压 3 个指标的水平,并评估全身系统情况。

2. 眼科检查:术前需进行系统全面的眼科检查,包括视力、眼压、眼眶 B 超、OCT、裂隙灯显微镜、FFA 等检查,排除手术禁忌证。

3. 加强术前的心理护理,给予心理疏导,并进行健康宣教,缓解患者的消极情绪。

4. 与患者沟通好手术相关事项。在手术前 1 ~ 2d 采用抗生素眼药水滴术眼,术前 1 天采用无菌生理盐水对术眼进行冲洗,且当晚需有充足睡眠。

【手术步骤】

1. 首先进行玻璃体手术,注入重水排液、行气液交换后行眼内填充术。

2. 眼内填充物的选择通常有硅油、空气、膨胀气体、重水等。要求填充物必须具有无刺激、无毒、存在表面张力且化学性质稳定等特点,且其屈光指数需要与玻璃体接近,pH 应与眼内环境相近。

3. 硅油的屈光指数是 1.4,与玻璃体、房水之间有明显分界线,可以消除部分无晶状体状态。其具有透明、稳定性高、比重比水小、张力比气体小等理化性质,无法被组织吸收,黏度低,容易注入、乳化。其适用证包括 PDR 合并 RD 者、严重穿通性眼外伤合并视网膜脱离者、PVR C3 以上者、巨大裂孔者、后极部 RD 者。此外,硅油还可以填塞出血中的血管,避免发生继发性出血。硅油取出的最适宜时机是术后 6 个月,其适应证包括以下情况:视网膜得到平复、裂孔封闭、眼内炎症控制良好者;发生视网膜再脱,需要二次手术者;因硅油填充发生严重并发症,如硅油乳化、眼压居高不下、白内障等;无纤维增殖情况。并发症的严重程度与硅油在眼内留存的时间有重要关系,因此,如无严重并发症,且视网膜已经得到复位,应当尽快取出硅油。

4. 气体(图 43-8-1)的种类包括空气和膨胀气体,其中膨胀气体又分为六氟化硫(sulfur hexafluoride,SF_6)、全氟丙烷(C_3F_8)、六氟乙烷(C_2F_6)等。气体可使眼内体积得到恢复,具有 10 倍于硅油的表面张力,可封闭裂孔、平复视网膜皱褶、消除鱼嘴现象等,但其并发症多,很容易使 PVR 程度加重。空气在眼内能够得到快速吸收,

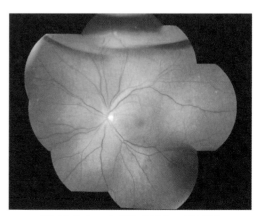

图 43-8-1　玻璃体术后气 - 液平面

具有无毒、副作用少等优点，其临床应用比较局限。膨胀气体具有惰性、水溶性低、存在膨胀期、在眼内存留时间久等特点。气体填充的适应证包括常规 RD、后极部或黄斑部的裂孔、无 PVR 的裂孔、巨大裂孔等，且在术后需要严格采取正确姿势。

5. 重水的屈光指数与水很接近，具有比重比水大、沸点高、表面张力大等理化性质，不容易与硅油、水、血液发生混合。其适应证包括巨大裂孔、晶状体或人工晶状体（intraocular lens，IOL）脱位于玻璃体腔 PVR（视网膜漏斗）。在眼内充填术中，重水一般仅作为暂时替代物或视网膜手术中"液体操作工具"予以应用。

6. 对于简单病例采用空气填充为宜；存在程度较轻的 DR、视网膜情况不好者，可以考虑选用 SF_6 气体填充；患 PVR 严重者，或者已经进行过多次手术者，应用 C_3F_8 气体填充。此外，混合气体的应用也越来越广泛，如空气与一定比例的 SF_6 或 C_3F_8 混合等气体。混合气体在眼内的体积不变，可以保持一定的时间，同时也能防止因惰性气体发生膨胀而导致的眼压增高。

【术后处理】

1. 除了给予患者常规护理和心理护理外，还应根据患者具体情况及时对术后并发症进行有效护理。

2. 术后视网膜是否能成功复位与术后体位有很大关系，为促进视网膜复位，应当采用裂孔在最高位的体位。硅油比水轻，为了促进视网膜下液能尽快被吸收，硅油填充者应当使膨胀气体和硅油顶压着脱离视网膜和裂孔。上方裂孔者可以选用半卧位或者坐位。外伤裂孔一般发生于周边部和后极部，患者术后通常需要采用俯卧位，但俯卧位容易压迫面部，影响正常血液循环，并进一步引起渗出物增加、眼睑和球结膜水肿。为此，可以在面部放置一个中空海绵圈垫缓解因俯卧位引起的不良后果。嘱咐患者维持头低位或俯卧位，不要随意转动头部，以防硅油或起泡进入前房。同时，患者在进行行走、进食等活动时，也应尽可能保持面部与地面平行。此外，为了达到更好的疗效，需要根据剩余气体量调整体位。当注入气体被房水或眼内组织吸收剩下 1/3～1/2 时，如果裂孔位于眼部外侧，可以选用健侧卧位，使气

泡产生顶压作用。气体完全被吸收，置换成房水后，可改用平卧位。因此，根据残余气体量遵医嘱及时调整患者的卧位，达到最佳治疗效果。

3. 密切监测患者的眼压情况，使用非接触式眼压计监测眼压，患者坐于眼压计前，调整座椅和眼压计颏托至适当位置，尽可能将患者头部位于正位，嘱咐其注视眼压计内指示灯，同时将眼睛睁大。为了降低因眼睑遮挡、颈部受压、睫毛遮挡造成误差，需要连续测量 3 次。留意患者是否发生眼压过高等并发症，同时观察视网膜、玻璃体等眼底恢复情况。

4. 需密切观察患者的术后恢复情况。留意患者眼部是否存在炎症感染或出血情况，并根据实际情况全身使用、抗生素和止血药等药物治疗，眼部使用抗生素和激素眼药水。并根据患者情况，补充促进微循环、营养神经的药物，嘱咐患者出院后需定期复查。

5. 保持饮食的清淡，适宜采用含有大量纤维素、高维生素、高蛋白、易消化饮食。不可食用硬食物，避免因咀嚼用力而影响伤口的恢复。不可剧烈咳嗽，不可用力排便。忌饮酒，忌食辛辣刺激性食物。

【并发症处理及预防】

1. 高眼压　是眼内填充术后早期最多见的并发症。其发病机制主要分为闭角型和开角型两大类。

（1）闭角型机制：主要包括虹膜前粘连、睫状体水肿和瞳孔阻滞。气体膨胀充满瞳孔区即会导致瞳孔阻滞，后房水无法进入前房，前房变浅，甚至是消失，眼压居高不下。此外，注入的硅油太多，注入速度太快也可能导致硅油进入前房。

（2）开角型机制：主要有硅油相关性青光眼、眼内注入气体膨胀、炎性物质堵塞小梁网、血影细胞性青光眼。其中气体膨胀最为常见，因气体注入太多或浓度太高导致气体快速膨胀。晶状体虹膜隔前部移位，液态玻璃体和房水流出量低于气体膨胀的体积，从而引起眼压过高。通常气体膨胀的体积越大，眼压升高越为明显。硅油相关性青光眼一般是由硅油刺激睫状体而导致房水增加或者硅油过分充盈玻璃体腔导致的。而炎性物质堵塞小梁网，减少了房水的滤出，从而导致眼压过高。

（3）为防止眼内填充术后并发高眼压，在术前应当详细检查患者的眼部情况，如发现存在潜在并发高血压的因素，应提前做好准备。同时在手术过程中应避免器械刺激眼球，保证准确的硅油量和气体浓度，并控制填充的速度，不应太快。在手术后的 3d 需要密切监测患者眼压及术后反应。因眼压过高引起眼痛的症状一般会出现在术后的 6～8h，同时伴有呕吐等表现。对此，需要及时进行降眼压和镇痛治疗。一般来说，大部分患者可以通过药物治疗使眼压降低，但也有少数患者持续高眼压，难以控制，必要时需要通过手术进行处理。若是由于 C_3F_8 气体注入太多导致的高眼压，通过将部分膨胀气体放出即可控制眼压，但如果气体放出太多将可能影响视网膜复位。因此，为了避免气体膨胀引起眼压过高，在手术时，应当将填充的浓度控制在 12%～16%。硅油进入前房者，可以通过前房穿刺将硅油抽出来并进行冲洗即可降低眼压。术中对虹膜 6 点钟方位做切口，能够使硅油从前房回到玻璃体。眼内填充术后发生持续性眼压过高，需要尽可能针对发病原因进行处理，如有必要，应当进行滤过性手术降低眼压，以免因此丧失视功能。

2.角膜病变　因前房炎症、高眼压、硅油直接与角膜接触使内皮细胞受损，导致角膜水肿。应明确病因，通过使用激素滴眼液治疗炎症、降低眼压、取出前房硅油等进行对症治疗，缓解角膜病变。在解除病因后，还可以根据患者情况补充维生素支持治疗。

3.并发性白内障　晶状体没有血管，营养需要依赖于房水的提供，而硅油进入房水导致房水成分发生改变，从而影响晶状体，而晶状体与硅油接触后，出现代谢障碍，也会引发白内障。此外，玻璃体腔释放的炎性物质通过房水转移到后房，会进一步导致晶状体代谢异常，损伤抗氧化机制，从而导致白内障。术后采取坐位或仰卧位等不正确体位，使硅油接触到晶状体，或因虹膜晶状体隔前移，导致高眼压，进一步促发白内障。同时，患者如年龄过大，晶状体对低氧敏感，硅油填充后，玻璃体腔里的氧分压下降，晶状体因

缺氧引起生化反应，导致白内障的发生。一般来说，仅通过药物治疗难以达到阻止并发性白内障进展，需要利用手术治疗。在选择手术方式时，应首选联合手术，如在取出硅油的同时联合白内障摘除、人工晶状体植入术。这样能减少因多次手术对患者造成刺激，有助于视力恢复，同时，硅油对晶状体有很好的支撑力，可以降低后囊膜破裂的风险。但联合手术对术者的要求高，应当在确保手术技巧的前提下展开。

4.感染　一般出现在术后 3d 内，应当密切关注患者是否出现水肿、分泌物增加、结膜充血、针刺痛等情况。一旦出现感染，应当及时给予抗感染治疗。此外，应当在术前局部使用抗生素眼药水，术前 30min 进行抗生素静脉滴注，以防发生感染。

5.眼前段缺血　由眼前段灌注不良所致，需进行充分散瞳，全身使用糖皮质激素，促进眼球前部的血液循环，提高灌注。此外，还应给予患者生活护理，同时嘱咐患者多休息。

6.视网膜再脱　部分患者术后可出现视网膜再脱现象，一般通过眼外激光封闭可改善。此外，应当指导患者采用准确的点眼方式，同时保证眼部卫生状况，并使眼部有充分的休息，避免用眼过度，不进行高强度体力劳动、剧烈活动。

7.反应性葡萄膜炎　由刺激或创伤引起，多发生于电凝、冷凝者，表现为结膜混合性充血，头部疼痛或眼球压痛。嘱咐患者多休息，同时局部或全身使用糖皮质激素。

8.硅油乳化　硅油表现为粉尘状、乳白色的小液滴黏附于角膜、房角、虹膜，或游离于前房、玻璃体腔中，可进一步引发角膜水肿、青光眼。硅油乳化说明硅油自身的性状已经出现变化。在选择硅油时，应当采用表面张力大、黏度系数高者，从而降低硅油乳化概率。

9.视神经受损　目前仍无法明确视神经受损产生的病因，一般认为由硅油引发视网膜血管病变或硅油在眼内存在的时间太久，压迫视神经，致使其缺氧缺血，进一步损伤视神经。对此，需要在术后密切观察视神经是否发生改变，同时应用营养神经药物，从而缓解视神经损害。

第九节　视网膜切开及切除术

【适应证】广泛的视网膜前和视网膜下及视网膜内增殖、外伤性视网膜嵌顿、前部增生性玻璃体视网膜病变（PVR）、视网膜下大量出血、视网膜下寄生虫、眼球破裂伤、巨大裂孔视网膜脱离、视网膜缩短僵硬等。

1. 广泛的视网膜前和视网膜下及视网膜内增殖　在视网膜前、视网膜下及视网膜内存在广泛纤维增殖膜短缩、牵引导致视网膜脱离。纤维增殖膜的组成有色素上皮细胞、成纤维细胞、胶质细胞、巨噬细胞和纤维细胞。其中的色素上皮细胞是纤维增殖膜的主要组成细胞，也是增殖膜形成进程中的关键，可以通过驱化因子促使成纤维细胞和纤维胶质细胞介入增殖膜的生成，常并发牵拉性视网膜脱离、玻璃体积血等多种病症。

2. 外伤性视网膜嵌顿　是一种复杂的穿孔伤性视网膜脱离，因眼球破裂伤口或者穿孔伤口比较大，眼内容物大量脱出，使周边视网膜被牵拉，进一步引起广泛锯齿缘截离，同时连带游离视网膜嵌夹在伤口中。患者通常伴有严重 PVR、眼内出血及牵引性视网膜脱离等，如得不到有效治疗，将可能造成眼球萎缩等。

3. 前部 PVR　是 PVR 表现形式之一，由眼外伤或长期视网膜脱离引起，发生于玻璃体基底后附着处以前，细胞增殖膜生成后，增殖膜在某些区域与内界膜紧密粘连，当收缩时，相应的视网膜形成细小的皱褶，即"星形皱褶"，产生多方向的牵拉力。视网膜皱褶在后极部形成环形融合时，表现为漏斗状视网膜脱离。

4. 视网膜下大量出血　出血范围广泛，且积血浓厚，患者常伴有玻璃体积血和视网膜脱离，严重者可致有用视力丧失。可通过手术完全清除视网膜下出血以补救患者的一部分视功能。

5. 视网膜下寄生虫　以猪囊虫为多见，因虫体在眼部寄生，使眼部组织严重损伤，视器功能受损。在日常生活中注意饮食卫生状况，可防治视网膜下寄生虫感染。患者常见的临床症状有视物模糊、眼痛、流泪、畏光等，在确定寄生虫的部位之后应尽早行手术直接取出虫体。

6. 眼球破裂伤　属于严重眼外伤。眼球在遭受暴力后致使眼球壁组织破裂，影响视网膜和屈光介质，患者常伴有眼内出血，可引发严重视力下降。若患者已出现交感性眼炎，即使予以相应治疗，也可能引起双目失明。因此，应当加强眼球破裂伤的防治工作。

7. 巨大裂孔性视网膜脱离（图 43-9-1）　常见于玻璃体切割术后、高度近视及眼外伤者。发病早期常见飞蚊症、闪光感，眼底检查可见玻璃体后脱离、周边部视网膜压迫变白。对于陈旧性巨大裂孔性视网膜脱离，裂孔后瓣翻转僵硬不能复位者可通过视网膜切除得以改善。

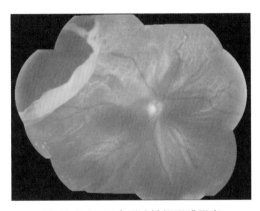

图 43-9-1　巨大裂孔性视网膜脱离

8. 视网膜缩短僵硬　引起原因有很多，如眼底动脉硬化、糖尿病及视网膜自身病变等，多见于陈旧性视网膜脱离、巩膜外手术或玻璃体手术后失败的患者。患者的视网膜表现为光滑鱿鱼卷状、高度水肿或僵直皱缩状态，只有切除缩短僵硬的视网膜，才能复位其他位置的视网膜。

【禁忌证】患有出血倾向疾病者；角膜不透明者；眼部存在急性或者慢性炎症者。

【术前准备】

1. 全身检查　包括血糖、凝血功能、尿常规、心电图、血常规等常规检查，对患者的身体状况进行全面评估，排除手术禁忌证。

2. 眼科检查　术前需进行系统全面的眼科检查，包括视力、眼压、眼眶 B 超、裂隙灯下前置镜等检查，排除手术禁忌证。

（1）视力：于日常光照下，在与标准对数视力表距离为 5.0m 的位置进行检查。

（2）眼压：运用非接触喷气式眼压计对双眼

进行检查。

（3）眼眶 B 超：患者采取仰卧位，轻闭双眼。将耦合剂涂于眼睑处，并将探头放在上眼睑的中部位置，转动探头同时把握角度进行扫描。

（4）裂隙灯下前置镜检查：充分散瞳，嘱咐患者坐在裂隙灯前面，头靠在额带上，下颌置于颏托上，调整并固定头部。检查者利用左手示指和拇指握持前置镜，中指将受检者眼睑分开，将前置镜置于受检者眼前约 10mm 的位置，另一手握在裂隙灯的手柄处。利用裂隙灯在适当距离照射受检者的瞳孔，通常情况下，可以将照明系统光轴和显微镜光轴都设置在 0° 上，裂隙宽为 1～2mm。将前置镜的较凸面向着检查者，中心与受检眼瞳孔对准，尽可能维持受检眼光轴和前置镜光轴是相同的。在看清角膜之后，缓慢后拉操作杆直至眼底清晰可见，若需观察眼底周边，则令受检者转动眼球即可。通过裂隙灯下前置镜检测得到的眼底图像立体感强，可以清晰显示出眼底病变情况，且检查时不触及角膜，安全性高。

3. 沟通　与患者沟通好手术相关事项。

【手术步骤】

1. 对于体质及耐受性较好的成年患者一般通过球后注射 1：1 等量混合的 0.75% 布比卡因和 2% 利多卡因 2.5ml 进行局部麻醉，对于耐受性较差者或儿童患者一般给予全身麻醉。

2. 对眼球破裂伤者需先进行清创缝合，使用妥布霉素和生理盐水的混合液对脱出的眼内容物进行多次冲洗，对于脱出的未坏死色素膜进行还纳，并清除破裂晶状体和坏死色素膜。间断缝合角膜缘的伤口，注意轻拉轻放，边分离边缝合。在获得伤口较好的水密闭合后，可依据患者实际眼压情况，考虑是否需要通过眼内注入惰性气体、平衡盐溶液或黏弹剂对眼压进行调整。

3. 采用显微玻璃体视网膜（micro-vitreoretinal，MVR）刀将视网膜切开，依据视网膜下条索的走向，垂直或者平行切开，剪断并取出视网膜下条索，充分松解视网膜牵引，尽量将视网膜固定皱褶打开，使视网膜可以充分平复。采用眼内水下电凝针划开视网膜，对后极部视网膜造孔排液，需快速多点次接触，避免因接触时间太久导致视网膜坏死，同时需要控制电凝能量，注意

远离黄斑区域，以在鼻下象限或者鼻上象限为佳。

4. 行视网膜切开或切除时，应当切开全部的视网膜短缩部位，切除所有具有瘢痕纤维化的视网膜组织或将其与正常的视网膜组织分离开来，切开或切除与瘢痕、伤道有关的视网膜。若已生成瘢痕组织的伤道合并有视网膜牵拉，在瘢痕组织四周应当显露隔离区带超过 1.5mm。将游离视网膜色素上皮细胞全部吸出，以免术后发生细胞增殖，同时需要防止视网膜色素上皮受损。术中一旦出现出血需即刻对出血点进行电凝，充分清除视网膜下和视网膜表面的增殖条索，用重水铺展开残留的视网膜。在进行眼内激光时，两端均给予激光凝固，而后行气液交换。

5. 过氟化碳液体（liquid perfluorocarbon，LPFC）的适时应用可以在一定程度上提高手术的成功率。在注入 LPFC 时，应当遵循逐步添加原则，展开视网膜皱褶，显露牵拉部位，同时使前膜紧绷而具有适度的张力，从而更便于操作。在乳头黄斑区的增殖膜尚未剥除之前，或没有解除后极部牵拉之前，以及未完成后极部瘢痕四周操作之前，都不应使用 LPFC。否则将导致难以剥膜、LPFC 进入视网膜下、玻璃体残存等状况，而增加手术的复杂度。此外，对于没有找到裂孔者也不适宜应用 LPFC，以免液体向视网膜周边部压入，在进行气液交换后，引起视网膜下液残存。

6. 手术的成功率与切开及切除的范围、部位有重要关系，切开及切除的部位越靠后极，范围越大，患者的视力预后就越差。术中应当认真观察视网膜发生短缩的范围和牵引力的方向，选择视网膜嵌顿区或视网膜增殖最严重处作为切开及切除部位。在进行视网膜下增殖组织的切除时，需要根据视网膜下膜的范围和形态确定切开范围，并控制切开的深度，以免损害视网膜血管及脉络膜，同时在不影响视网膜下操作的前提下，部位应尽量避开颞侧和后极部，靠近周边部，同时使切口尽量小。在切开松解性视网膜时，应当以气液交换后视网膜可以复位为限，尽量缩小切开范围，只切去纤维化、短缩僵硬及没有生命力的视网膜。若切开范围大于 180°，患者的视力会因此受到较大影响。图 43-9-2 中，术后眼底示视网膜平复，颞侧视网膜表面增殖条索。图 43-9-3 中，

术后眼底示患者视网膜已解剖复位。

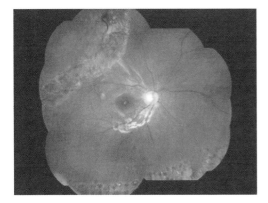

图 43-9-2　视网膜平复，颞侧视网膜表面增殖条索

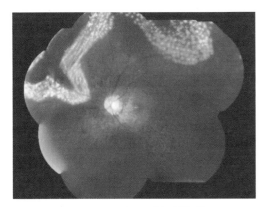

图 43-9-3　视网膜解剖复位

【术后处理】

1. 术后特殊体位的选用对患者的恢复有重要影响。建议采取俯卧位或侧卧位，头部倾斜，面部朝下，取软枕垫于前额正中，屈曲手臂，放在头双侧，伸直双腿，取软枕分别垫于踝部、髋部、胸下，也可以采取面部朝下的坐位，取软枕垫于前额。要求患者在术后 2～8 周每日俯卧 12～16h，而后可根据患者恢复情况调整头位和体位。

2. 术后对患者进行严密的病情监测，进行视力、眼压、眼眶 B 超、裂隙灯显微镜等检查，关注患者的眼部情况。眼压超过 25mmHg 者，提示眼压过高；眼压低于 5mmHg 者，提示眼压过低。询问患者有无眼痛、头痛等不适感，如有异常情况，需及时对症处理。术后需要合理用眼，切勿用眼时间过长。同时保证眼部的卫生，切勿揉眼，不可直视强光。可根据恢复情况做适量的有氧运动，但不能进行过于剧烈的运动，不可屏气用力。

3. 需密切观察患者的术后恢复情况。留意患者眼部是否存在炎症感染或出血等情况，并根据实际情况全身使用止血、抗感染、抗生素等药物治疗，眼部使用抗生素和激素眼药水。并根据患者情况，补充促进微循环、营养神经的药物。嘱咐患者出院后需定期复查，检查其视网膜是否得到良好复位，是否存在相关并发症，并评估视功能恢复情况。

4. 保持饮食的清淡，适宜采用含有大量纤维素、高维生素、高蛋白、易消化饮食。不可食用硬食物，避免因咀嚼用力而影响伤口的恢复。不可剧烈咳嗽，不可用力排便。忌饮酒，忌食辛辣刺激性食物。

【并发症处理及预防】

1. **出血**　术中出血一般是由于视网膜切开及切除术前没有彻底电凝导致的，出血主要源自脉络膜血管、视网膜血管、新生血管膜等。此外，在对新生血管膜或者视网膜前膜的牵拉进行分离时，也容易发生出血。因此，预防出血的主要手段即是充分电凝。在进行内排液术时，在针头套软胶管，并注意动作轻缓，不伤及脉络膜，也能够降低术中出血的发生率。向玻璃体中注入凝血酶也可以有效预防出血。如果出血事件已发生，应当快速提升眼压，并在能够看清术野之前找到出血血管并予以电凝。术后的出血一般发生在术后 14d 内，一般通过药物进行对症治疗。

2. **纤维增殖膜**　纤维增殖一般出现在视网膜切开边缘、硅油外表面及显露的脉络膜之间，并可以通过引起黄斑区牵引脱离导致患者视力受损，通常需要等到术后 4 个月病情才能趋于稳定。一般来说纤维增殖膜只黏附在硅油外表面，对视网膜内表面的黏附程度并不强，因此，在硅油取出时可以将其一同取出。此外，增殖膜复发还可能发生于前后段残余视网膜上。

3. **视网膜脱离复发**　内填压不切实，视网膜切开的位置固定不牢固可能致使患者复发视网膜脱离。因此，对手术切口进行正确处理是防止视网膜脱离复发的重要手段，在进行切口缝合时，应当注意仔细清理，以免发生组织嵌塞，给予冷凝，或补充巩膜扣带术。

4. **形成新生血管**　接受内排液术的视网膜切开术者，其在视网膜切开的部位可能形成新生血管，可以通过视网膜切开位置的正确选择，熟练完成手术操作，改进仪器等减少新生血管的产生。

5. 低眼压　通常见于接受较大视网膜切开治疗的患者，目前其发病原因尚不明确，可能由显露脉络膜吸收眼内液体、前段 PVR 引起睫状体脱离、剥离增殖膜时伤及睫状体上皮等原因导致的。一般来说，在手术中补充硅油填充可以预防低眼压的发生。术后可以通过局部或全身使用激素升高眼压。

6. LPFC 残留　在注入 LPFC 时没有形成单一的 LPFC 泡，被灌注液冲击分散为许多小滴难以排出，或因术中屈光间质混浊油液分界不清晰而引起 LPFC 残留。对此，应当控制 LPFC 的注射速度，不宜过快。在注入和置换 LPFC 时，针头应始终在一个透明泡中。用灌注液冲洗时，需要尽量将所有 LPFC 置换出来。术中如果发现 LPFC 已经到达视网膜下，需要应用笛针经裂孔部位吸出 LPFC。术后如果发现 LPFC 残留在玻璃体或者前房中，对于有晶体眼、LPFC 残存量少者，可

不加以处理，待其自然吸收，而对于无晶体眼者，则经坐位前房穿刺将残留的 LPFC 取出。

玻璃体手术术后配合中西医结合治疗：

（1）肝肾亏损证：患者术眼第 3 日，视力仍无提高，玻璃体积血未吸收，还可见条索或膜状增殖性病变。方药用软坚散结扶正汤（《中医治疑难杂病秘药》）加减（枸杞子、菊花、泽泻、茯苓、丹皮、楮实子、菟丝子、赤芍、郁金）。配合维生素 C、维生素 B、芦丁片、疏血通、葛根素、丹参、血栓通注射液。

（2）气滞血瘀证：患者术眼第 10 日，视力仍无提高，玻璃体内积血呈暗红色、条、片混浊物仍未吸收，眼底结构不清。用血府逐瘀汤（《医林改错》）加减（桃仁、红花、生地黄、当归、牛膝、赤芍、川芎、枳壳、桔梗、柴胡、枸杞子、五味子、菟丝子、黄芪、三棱、莪术、牡蛎、鳖甲、甘草）。配合维生素 C、维生素 B、芦丁片、疏血通、葛根素、丹参、血栓通注射液。

第十节　白内障超乳化及人工晶状体植入联合玻璃体切割术

【适应证】主要适用于眼后节疾病合并白内障时，需要行联合手术，常见于以下几种疾病。

1. 黄斑裂孔、黄斑前膜、玻璃体黄斑牵拉综合征合并白内障。

2. 原发性视网膜脱离、牵拉性视网膜脱离合并白内障。

3. 玻璃体积血合并白内障。

4. 严重增殖性糖尿病视网膜病变合并白内障。

【禁忌证】包括全身禁忌证和眼局部禁忌证。全身合并严重的心脑血管疾病、尿毒症等，全身情况不能耐受手术时，应禁忌手术治疗。眼局部的禁忌证：当眼底病变极其严重时，一期不应植入人工晶状体；合并泪囊炎、结膜炎、角膜炎等感染性疾病时，禁忌手术治疗。

【术前准备】

1. 完善全身检查，除外手术禁忌证。

2. 完善眼科相关辅助检查，主要包括人工晶状体度数的测量、角膜内皮计数测量、B 超、OCT、电生理等。

3. 左氧氟沙星眼药水每日 4 次滴眼 3d。术前充分散瞳是非常重要的，可使用 0.5%～1% 托吡

卡胺和 2.5%～10% 去氧肾上腺素滴眼液等术前30min 开始滴眼，10min 一次。术中灌注液中加入 0.1% 肾上腺素，以保持瞳孔的散大状态，但应注意，有严重心血管疾病的患者应慎用。

【手术步骤】

1. 麻醉：一般采用球后阻滞麻醉，儿童、不能合作、精神高度紧张、合并严重全身疾病的患者宜采用全身麻醉。

2. 开睑：多数用开睑器开睑，注意根据患者睑裂大小选择合适的开睑器，同时应将贴膜夹于开睑器内。对不适宜放置开睑器的患者，可采用缝线开睑：于眼睑中央部距睑缘 3mm 处，上下睑各做一条牵引线，用蚊式钳固定在消毒巾上。

3. 结膜囊消毒：5% 聚维酮碘消毒结膜囊90s，嘱患者上下左右转动眼球，使消毒药液充满结膜囊，然后生理盐水冲洗。

4. 放置灌注头：灌注头一般放在颞下，也可以放在鼻下。根据不同的眼内情况，选择不同长度的灌注头。合并脉络膜脱离、周边部视网膜增殖膜时，需用长灌注头，确认灌注头位于玻璃体腔，才可以打开灌注（图 43-10-1）。

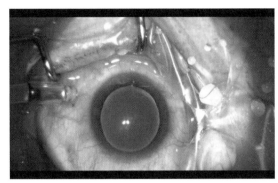

图 43-10-1　颞下建立灌注

5. 白内障超声乳化去除晶状体

（1）角膜缘做白内障主切口，角膜隧道切口做法：于 10 点钟至 11 点钟方位透明角膜缘处，用 3.0 刀垂直刺入约 1/2 角膜厚度，转折平行角膜前进 2.0～2.5mm，再转折向下垂直进入前房。侧切口制作：以 15° 钢刀在主切口的左侧 90° 角膜血管弓之前，平行虹膜面，穿刺进入前房，外口宽约为 1.5mm，内口宽约为 1mm。

（2）晶状体前囊膜的截除：居中、大小适合前囊膜连续环形撕囊是超声乳化手术成功的最基本保证。用撕囊镊于前囊膜正中刺破前囊，撕囊镊尖端夹住囊膜边缘，或截囊针挑起三角瓣，自 3 点钟方位逆时针方向或顺时针方向连续环形撕开前囊膜，中途应调整撕囊镊方向或截囊针位置，以便完成连续环形撕囊。撕囊过程中需注意向心力、晶状体囊膜张力、离心力的平衡，克服晶状体悬韧带、玻璃体压力、外力等潜在离心力的变化，完成满意的连续环形撕囊。前囊口直径一般在 5.0～6.0mm，过小的前囊口不利于劈核钩进行劈核操作，容易损伤囊膜或悬韧带。

对于一些完成连续环形撕囊困难的白内障，如膨胀期白内障、外伤性白内障，也可行开罐式截囊。但在超声乳化过程中要注意避免前房的过多涌动及控制劈核的力量以减少对囊膜的过度牵拉，以免囊膜撕裂，核坠入玻璃体。

（3）水分离：是通过水压对晶状体内部产生的均衡扩散，使晶状体皮质和囊膜分离、晶状体核层分离，目的是使晶状体核、皮质与囊膜分离，从而利于晶状体核旋转进入前房及皮质的彻底清除。通常分两步完成：①前囊下水分离，即用黏弹剂针头伸至前囊膜下，缓慢注入眼用平衡盐溶液，可见水沿囊膜下、赤道部、后囊下波浪状流

动。囊膜与皮质的充分分离，有利于皮质的彻底清除。②水分层，即用黏弹剂针头伸至核和皮质之间，注入眼用平衡盐溶液，可以观察到不同层次的晶状体核周围出现"金色"反光环。边注水边轻轻旋转晶状体核，使晶状体核浮起。

（4）晶状体核的超声乳化：白内障超声乳化手术中，处理晶状体核有多种方法。其中常用的技术：①原位碎核技术，是将核分为四块乳化吸出；②刻槽式分块清除法，是在核的中央区雕刻出一深的沟槽后，用辅助器械和超乳针头在近沟槽底部的两侧壁向相反方向用力，将核分为两块，然后根据核硬度对每个半核再次或多次刻槽，然后再分核，最后将小核块逐一乳化吸出；③乳化劈裂法：是将超乳针头埋入核内的中心固定核，用劈核钩向中心用力，通过机械力量将一个完整的晶状体核劈成数个容易被乳化的小块，逐块乳化吸出；④拦截劈核技术：先雕刻一个沟槽或火山口一样的坑，将核分为两半，将 1/2 核块转至下方，再用劈核钩将 1/2 核块分割成更小的碎块，逐块乳化。

（5）吸出皮质：在注吸模式下，注吸针头自主切口进入前房，逐一将残留的晶状体皮质抽吸清除。后囊膜残留的皮质碎片可用钝性针头轻轻摩擦去除，前囊膜残留的晶状体上皮细胞、皮质碎片用抛光器机械性抛光，防止术后囊袋收缩综合征发生。后囊混浊不能抛光干净或较年轻的患者可考虑术中实施后囊膜连续环形撕囊术。

（6）注入足够的黏弹剂于前房及囊袋内（图 43-10-2）。

6. 巩膜切口：标准的三切口为颞下、颞上、鼻上，上方两切口一般间隔大于 120°，距离角膜缘 3.5mm。穿刺套管的安放，应该是以 30° 斜

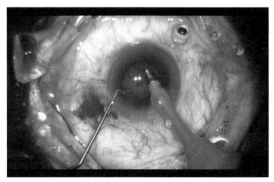

图 43-10-2　白内障超声乳化

行穿刺进入，以使切口闭合良好，防止切口渗漏（图43-10-3）。

7. 缝制角膜接触镜固定环，或者采用非接触广角眼底观察系统。

8. 切割玻璃体：玻璃体切割的参数要求高速率、低吸引力。原则：尽量减轻对视网膜的牵拉，以原位切除为主。25G 切割头可达 2500 ～ 5000 次 / 分，吸力设为 300 ～ 500mmHg。切割方法包括后极部玻璃体切割和基底部玻璃体切割。切割的顺序需根据患者病情决定。类似原发性视网膜脱离等疾病，需彻底切割玻璃体者，可先切割玻璃体前界膜，再做中央区玻璃体切割术。识别和切除玻璃体后皮质：无玻璃体后脱离时需行人工玻璃体后脱离，用带硅胶头的笛形针或切割头，在视盘鼻侧视网膜前轻轻吸引，注意勿伤及视网膜。后皮质与视网膜分离时可见 Weiss 环。存在玻璃体后脱离时，可用切割头轻轻吸引，边吸边切，以防止牵拉周边部视网膜。基底部玻璃体切割：使用角膜接触镜时，需助手采用巩膜外顶压，彻底切除基底部玻璃体，使用广角全视网膜镜者，可直接行基底部玻璃体切割术（图 43-10-4，图 43-10-5）。

9. 眼内其他特殊操作：视网膜前膜剥除、内界膜剥除、黄斑前膜剥除、视网膜下膜剥除、视网膜切开、视网膜切除、视网膜光凝、视网膜冷凝、视网膜电凝、重水注入、液体-气体交换、硅油注入是玻璃体切割的特殊眼内操作，需根据病情而定（图 43-10-6）。

（1）内界膜剥离术：最常用的方法是在视网膜染色剂的帮助下完成此项操作。切割玻璃体后在后极部视网膜前注入 0.3% 锥虫蓝 0.1ml 或 0.1% 吲哚菁绿（ICG）0.1ml 留置眼内 1min，重新注水将染色剂置换，内界膜被清晰染色，放大显微镜倍率调节清晰可见后极部视网膜后，在视网膜血管弓附近使用内界膜镊直接掀起内界膜，将内界膜剥离半径 2 ～ 3DD 大小面积。一次撕除断裂后，要仔细寻找断端，确定看清晰断端后再进行下一次操作。在撕除内界膜的过程中通常有视网膜浅层出血，不染色撕内界膜容易损伤视网膜而出血，染色后撕内界膜的过程中出血多是因撕裂视网膜表面毛细血管出血。少量的出血可不必处理，较大量出血可提高灌注压，一般出血可自止，不必特殊处理。撕除内界膜过程中可将撕除的内界膜夹在玻璃体腔中央检查，如果撕除的膜样组

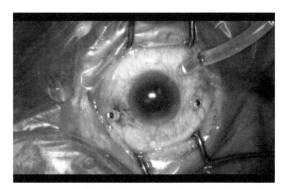

图 43-10-3 完成超声乳化后，颞上、鼻上建立巩膜切口

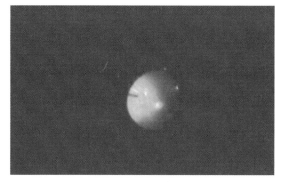

图 43-10-4 切除后极部玻璃体

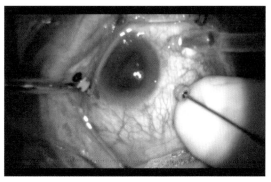

图 43-10-5 术者自己顶压下切除周边部玻璃体

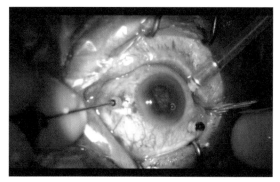

图 43-10-6 术者自己顶压下完成周边部激光光凝

织光滑、卷曲则确认是内界膜，看到黄斑区内界膜剥离前放射状皱褶消失也是内界膜剥离完全的标志，否则要再次检查视网膜前组织，确定是否撕除的是内界膜，因为有时玻璃体后皮质劈裂会误认为是内界膜，导致手术失败。

（2）剥离黄斑前膜：对黄斑前膜不清晰者，可使用曲安奈德注射后极部，黄斑前膜可清晰染色，染色后再行剥离，此种方法黄斑前膜清晰可见，剥离时相对简单，并发症少。对前膜边缘不清晰者可先使用软硅胶管笛针在可能是前膜边缘处轻轻往复运动，见边缘翘起再使用剥膜钩或视网膜镊将前膜剥离。如果黄斑前膜与视网膜表面存在一定间隙，可直接用剥膜钩将增生膜钩起，再用眼内镊夹住边缘顺视网膜表面环形撕除，从后极部向周边部将其与视网膜粘连部分完整分离，再用切割刀将其切除净。撕膜过程中尽量避免对视网膜的牵拉，同时注意撕除膜的完整性，采用接力的方式夹住膜的根部，多方位、渐进性地进行撕除，将肉眼可见的前膜尽可能剥除干净。范围：鼻侧可达视盘，颞侧至黄斑中心外 2～3DD，上下达血管弓。如果增生膜与视网膜表面接近，甚至粘连紧密，用较锐利的剥膜钩在膜的边界平行视网膜左右移动和向膜的底部轻轻插入，采用滑动、挑和钩的动作，将膜的一边分离，再用眼内镊夹住膜的边缘，逐步撕除前膜。若遇到与黄斑部视网膜融为一体的膜，若强行撕膜，将引起黄斑撕裂孔，应避免，可用水平剪刀平着视网膜表面剪断黄斑前膜。若伴有黄斑裂孔，可同时撕除内界膜。

（3）视网膜前膜剥离术：不同形态的视网膜前膜，需要不同的方法，可以使用眼内镊子、眼内剪刀、膜钩等器械，必要时可以双手操作，但基本可以分为用膜钩钩膜和直接用眼内镊子夹膜两种方法。剥膜时，均应该由后向前进行操作，因后极部视网膜较厚，张力较大，分离星状皱褶时，由沟的远端向中心方向操作。视网膜前膜剥离后，视网膜活动度恢复即达到目的。剥离黄斑前膜方法与此大致相同，但需要操作更加轻巧细致。双手操作剥膜，既安全又方便操作。

糖尿病性视网膜病变合并视网膜前新生血管膜，剥膜时极易出血，目前多先行玻璃体腔注射抗 VEGF 药物后，再行玻璃体切割及视网膜前膜剥除术，术中、术后视网膜出血的概率明显降低。1987 年 Abrams 介绍了整体切除法，较完整地切除增殖膜，此法术中出血少，增殖膜切除彻底，也可以将增殖膜分段截开，可以残留与视网膜粘连紧密的岛状膜，但术后视网膜再出血及发生牵拉性视网膜脱离的概率较高。

前部增生性玻璃体视网膜病变多表现为环形收缩和视网膜前移位。环形收缩可形成视网膜纵行皱襞，需彻底切除基底部玻璃体，剥除视网膜前膜，当前膜与视网膜粘连紧密，无法剥除时，需行视网膜切开，以缓解张力。前移位可使周边部视网膜环形槽形成，处理前移位，同环形收缩。

（4）视网膜切开：一种方法是眼内放出视网膜下积液或取出视网膜下物质。应选择在眼底中周部，尽量在鼻上，无血管的部位，先行电凝，防止出血，再用玻璃体穿刺刀（MVR）刺穿视网膜，也可以加大能量，使局部视网膜坏死，直接形成裂孔。另一种方法是松解性视网膜切开。先彻底切除玻璃体，剥除视网膜前膜，在拟切开部位视网膜处，先做一排电凝斑，然后沿电凝斑用切割头或眼内剪刀切开视网膜，使之松解，恢复活动度，使之复位。

（5）视网膜下膜剥离术：首先，在切除完成形玻璃体后，去除可剥除的视网膜前膜，观察视网膜活动度。如果考虑视网膜下处无明显张力，可先行气液交换，在气体下观察视网膜是否复位。取出视网膜下膜时，手术方式有剥离和切断两种。对于"晾衣绳"样增生，应当选择在增殖膜张力较大的部位，行视网膜电凝，做小的视网膜切开孔，用膜钩或联合镊子取出视网膜下膜，应注意视网膜下膜与视网膜粘连程度，视网膜下膜与视网膜粘连紧密时，且视网膜已被松解时，不必强行取出。"餐巾环"样增生：多需做周边部视网膜大范围切开，范围视增生范围和可松解程度而定，翻转视网膜，直视下取出视网膜下膜，切开后的视网膜后缘按巨大裂孔处理。

（6）玻璃体腔内注气术：一种是直接穿刺注入法，为最常用的方法。用注射器抽取一定量的无菌气体，从上方角膜缘后 3～4mm 巩膜穿刺进针，直接注入一定量的气体。拔出针头后，用湿棉签按压穿刺孔，防止气体溢出。术闭需注意眼压。

此法操作简便，但不够精确。另一种是混合气体交换法，用 50ml 注射器按照拟定的浓度抽取一定量的纯膨胀气体，再抽取无菌空气至相应体积，将混合气体通过灌注管缓慢注入眼内，眼内气体通过另外的巩膜切口排出。当剩余气体约 20ml 时，一边继续注入气体，一边关闭巩膜切口。该方法的优点是眼内气体置换充分，注入浓度准确。

（7）玻璃体腔内注油术：有两种方法，一种是先进行气液交换，再进行硅油 - 气体交换；另一种是硅油 - 液体直接交换法。无晶状体眼，气液交换前，需先行 6 点钟方位虹膜周边切除术。①硅油 - 气体交换法：玻璃体切割完后，先行气液交换，然后再行硅油气体交换。注油的方法可以用机器注油，或助手手动推注硅油。硅油从一侧切口注入眼内，气体通过另外一个切口排出。当注入大部分硅油后，应该减慢速度，防止因眼内气体不能及时排出，而造成眼压过高。这一点，在手动注油时尤其应当注意。②硅油 - 液体直接交换法：有时需要硅油液体直接交换，要注意笛形针的开口始终位于下方液体平面以下，否则笛形针很容易被硅油堵住。

10. 人工晶状体植入：医师根据个人经验选择手术的不同时期植入人工晶状体。各有优缺点。一种方法是超乳完成后植入人工晶状体，然后再进行后节操作。优点：人工晶状体植入相对简单，而且由于有人工晶状体袢的支撑，后囊相对安全，可减少玻璃体切割时对后囊的误伤。缺点：人工晶状体光学面的边缘可能会影响观察中周部眼底；人工晶状体前后的黏弹剂可能产生影像畸变，干扰术者的精细操作，增加疲劳感；处理周边视网膜时，顶压巩膜可能增加人工晶状体脱位的风险。另一种方法是完成后节操作后再植入人工晶状体。优点：方便处理周边视网膜。缺点：在处理周边时观察不清楚可能会误伤后囊；眼球偏软，人工晶状体植入相对困难（图 43-10-7）。

11. 关闭巩膜切口：一般使用 8-0 可吸收线。

【术后处理】术后常规嘱患者注意休息、防止术眼受到碰撞及注意保持大便通畅等。术后第 1 日滴眼（0.5% 左氧氟沙星和醋酸泼尼松龙、普拉洛芬眼水每日 4～6 次）。

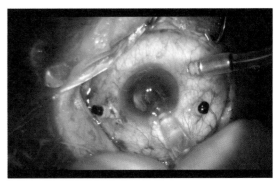

图 43-10-7　完成后节操作后，植入人工晶状体

【并发症中西医结合处理】

1. 黄斑水肿　是糖尿病视网膜病变玻璃体切割术后常见的并发症之一。玻璃体腔内注射抗 VEGF 药物（雷珠单抗、康柏西普注射液、阿柏西普注射液、贝伐单抗等）治疗可以有效缓解黄斑水肿，减少血管的渗漏；同时可以口服羟苯磺酸钙等药物。中医中药的治疗：①阴虚燥热证。方药：糖网润燥汤；②气阴两虚证。生脉散加减；③脾失健运证。方药：补中益气汤加减；④肝肾阴虚证。方药：六味地黄汤加减。中成药：利湿颗粒（某眼科医院制剂）10g，每日 3 次口服，利湿消肿。

2. 玻璃体积血　糖尿病视网膜病变玻璃体切割术后玻璃体积血发病率各家报道不一。可以给予中成药止血明目颗粒（某眼科医院制剂）10g，3 次 / 日口服，10～14d 为 1 个疗程。术前良好的血糖及血压的控制，以及术前玻璃体腔注射抗 VEGF 药物，可以明显降低术后玻璃体积血的概率。

3. 术后炎症反应　严重的 PDR 和眼外伤、病情复杂、手术时间超 3h 者，眼内炎症反应均十分严重。术中尽量减少不必要的操作，减少使用视网膜冷凝等，术后可局部及全身使用糖皮质激素治疗，可以使用甲泼尼龙琥珀酸钠静脉滴注，同时补钾补钙。局部使用妥布霉素地塞米松滴眼液，同时积极散瞳，活动瞳孔，防止瞳孔后粘连。中医中药治疗：肝经风热及郁热伤津者可用清热明目颗粒（河北省眼科医院制剂）10g，3 次 / 日口服。

（王　玲[1]　黄雄高　张仁俊
李志勇　张武林）

第44章 特殊类型视网膜脱离手术

第一节 黄斑裂孔性视网膜脱离

【适应证】无明显手术禁忌证的黄斑裂孔性视网膜脱离的患者均需进行手术治疗。

【禁忌证】

1. 全身因素 合并全身疾病不能耐受手术者，如严重心血管疾病、心肺功能不全、严重的免疫缺陷、肝肾功能障碍、凝血机制障碍等。

2. 局部因素 屈光间质混浊，无法看清眼内情况者；严重视网膜增殖，陈旧性全视网膜脱离呈闭合漏斗状者；病程时间长，视功能差，恢复无望者；术眼周围合并化脓感染灶，合并慢性泪囊炎、感染性角膜炎者。

【术前准备】

1. 常规准备 择期手术患者术前至少应用抗生素眼药水 3d，每日 3 ~ 4 次，也可以入院后为患者频点抗生素眼药水，如左氧氟沙星滴眼液，每 2h 一次。清洁术眼，剪睫毛，冲洗泪道，如术前眼压高，应尽可能将眼压降至正常。玻璃体视网膜手术要求瞳孔充分散大，一般情况下，于术前 1h 使用复方托吡卡胺点眼，每 5 ~ 10min 一次至瞳孔充分散大。术前使用 5% 聚维酮碘溶液或抗生素溶液充分冲洗结膜囊。

2. 特殊准备

（1）OCT 检查：术前术眼均应行 OCT 检查，判断黄斑裂孔大小。根据 OCT 结果选择相应的手术方式。文献报道，黄斑裂孔孔径小于 400μm 时，选择玻璃体切割术联合内界膜剥除就可以获得良好的手术效果，对于孔径大于 700μm 的特大黄斑裂孔性视网膜脱离患者，应选择玻璃体切割术联合内界膜翻转的手术方式。

（2）晶状体囊膜准备：由于晶状体囊膜制备比较困难，一般只有在难治性黄斑裂孔的情况下才选用此方法，可以选择同一眼的晶状体囊膜，也可以选择对侧眼的晶状体囊膜，选择对侧眼的晶状体囊膜时应该同时行对侧眼的白内障手术。将取下的晶状体囊膜浸泡在蒸馏水中，使其上皮细胞凋亡。

（3）自体血清的制备：在手术前 1 ~ 2h 取患者 5 ~ 10ml 静脉血，放置于无菌试管中，放置 1h，使用时抽取上层血清。

（4）降低眼压：对于单纯玻璃体腔注气术的患者，注气之前根据眼压情况，可快速静脉滴注 250ml 甘露醇降低眼压，也可以经眼睑间歇压迫眼球降低眼压。

【手术步骤】

1. 单纯玻璃体腔注气术 对于黄斑裂孔较小且视网膜脱离范围较小的患者，为了尽可能地保护视功能，单纯玻璃体腔注气术可以尝试使用。手术要点：使用 1ml 注射器针头，在眼球上方 10 点钟至 2 点钟位置的睫状体平坦部进针，进针位置距离角膜缘 3 ~ 4mm，对于有晶状体的患者在距离角膜缘 3.5mm 处进针，对于无晶状体或人工晶状体的患者，选择在距离角膜缘 3mm 处进针。进针时平行于角膜缘，在巩膜板层内走行 1mm 随后垂直巩膜表面向眼球中心刺入玻璃体腔。针头进入玻璃体腔时快速注气，指测眼压正常后，停止注射，快速拔出针头。穿刺口不需要缝合。对于眼内注入的气体，可以选择注入空气或者是膨胀气体。注入的空气必须是无菌空气，可以使用 0.22μm 的除菌滤器过滤后抽取，还可以通过火焰吸取或者高压消毒，可注入 1.5 ~ 2.0ml，以眼压略高于正常为准。膨胀气体主要包括 SF_6、C_2F_6、C_3F_8，使用膨胀气体时，可直接用注射器连接除菌滤器，然后从瓶内抽取，注入气量一般不超过1ml，一般为 0.3 ~ 0.7ml。

2.玻璃体切割术联合内界膜剥除手术 手术步骤主要是做三通道闭合式玻璃体手术穿刺口，前部及周边玻璃体切割，人工玻璃体后脱离，后部玻璃体切割，内界膜剥除，气液交换，膨胀气体或硅油填充。

（1）玻璃体切割：手术采用标准的三通道经睫状体扁平部玻璃体切割术。玻璃体切割应该从轴心中央开始切割，其次前部玻璃体，然后向后及周边推进。切割周边玻璃体时应设置为高频率、低负压，防止手术中出现医源性裂孔。负压吸引后在玻璃体浮动最明显的部位处开始切割，切割入口处及对侧的玻璃体时，由于玻璃体切割头到达困难，更应该特别注意对晶状体的保护。在周边玻璃体切割时可以使用接触型广角镜观察系统辅助观察，无条件的情况下也可以放置一个50D或130D的斜面角膜接触镜增加视野，同时用顶压器进行巩膜外加压增加周边玻璃体的可视度。切割后部玻璃体时，应设置为高频率、高负压。对于一些黄斑裂孔的患者，应先进行人工玻璃体后脱离后再进行后部玻璃体切割。

（2）人工玻璃体后脱离：在后部玻璃体切割时，应该首先仔细辨别玻璃体是否已经完全后脱离，有些患者玻璃体腔的后 1/3 常存在一个腔隙，容易被误认为玻璃体已经完全后脱离，但是经过仔细检查发现视网膜表面仍然存在一层玻璃体后皮质，此时应该先进行人工玻璃体后脱离。人工玻璃体后脱离的方法主要包括内眼钩剥离法、玻璃体切割头直接吸引法及笛针吸引法。在中央玻璃体切割干净以后，可以使用带有软硅胶头的笛针进行吸引，该笛针与玻璃体切割机的抽吸管相连接，抽吸负压设定为 150 ~ 200mmHg。用抽吸笛针在视网膜表面前 1mm 处进行抽吸，抽吸位置在大血管弓或者从颞侧向黄斑区方向移动。不要直接抽吸黄斑裂孔处，防止损伤黄斑。

如果在视网膜表面残存有玻璃体后皮质，将会出现抽吸时抽吸笛针前的软硅胶头向下弯曲的现象，这是视网膜前存在玻璃体后皮质的重要表现，又称为"鱼咬钩"征（fish-strike sign）（图44-1-1）。玻璃体后皮质离开视网膜后，应移动抽吸笛针的软硅胶头连续抽吸，直至玻璃体完全从视网膜脱离。但是需要注意勿将玻璃体后皮质分离至视网膜赤道部，以免发生赤道部视网膜裂孔。玻璃体切割头直接吸引法是将负压设定为200 ~ 300mmHg，将玻璃体切割头置于视盘上，紧贴视盘吸引，直至看到环形玻璃体后脱离。这种方法可以较快地形成玻璃体后脱离，但是容易造成赤道部视网膜裂孔。此外，还可以在黄斑血管弓颞侧的视网膜下行水下电凝，使得玻璃体收缩，促使玻璃体与视网膜之间产生裂隙，随后使用内眼钩在玻璃体皮质与视网膜之间分离，直至玻璃体完全后脱离。在人工玻璃体后脱离的过程中，可能会发生视盘或视神经表面少量出血。

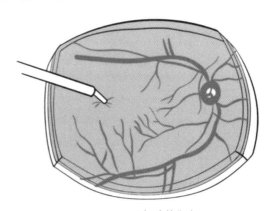

图 44-1-1 "鱼咬钩"征

在玻璃体后脱离之前，不可以进行后皮质玻璃体切割，以免形成视网膜表面残存岛状的玻璃体皮质附着。在玻璃体切割完成后，应该仔细检查周边视网膜，寻找是否有医源性裂孔的产生。如果在人工玻璃体后脱离困难时，可以向玻璃体腔注入少量的曲安奈德，增加透明玻璃体的可视度，随后再进行上述人工玻璃体后脱离的操作。

（3）内界膜的处理：对于黄斑裂孔性视网膜脱离的患者，越来越多的术者选择剥除内界膜。内界膜表面的肌成纤维细胞的牵拉可能会影响黄斑裂孔的愈合，去除内界膜不仅可以解除肌成纤维细胞的牵拉作用，还可去除纤维细胞增生的支架，预防黄斑前膜的产生。

内界膜组织较薄且透明，尤其是高度近视的患者，内界膜更加薄，增加了手术操作的难度，行内界膜的剥除是整个手术的难点。黄斑裂孔性视网膜脱离范围较大的患者，由于黄斑周围视网膜脱离，剥除内界膜时反向牵引力较弱，剥除时施加力量更应该适度。手术中术者可以通过内界膜反光情况及经验识别内界膜，也可以使用染色剂进行染色。在人工玻璃体后脱离且玻璃体切割后，将染色剂注入玻璃体腔中，停留 1min 后，吸出染色剂。染色后在距离黄斑裂孔缘 1PD 距离的位置作为开始点，使用视网膜钩轻轻钩起内界膜瓣，也可以使用内界膜刷，然后使用内界膜镊，以黄斑裂孔为中心环形撕除内界膜，撕除直径不小于 1.5PD（图 44-1-2）。内界膜与其下视网膜组织连接紧密，手术操作时容易出血，操作过程中应该谨慎耐心，减少对下方视网膜血管及神经层的损伤。如果由于视网膜脱离导致内界膜撕除困难，可以一只手使用导光纤维轻轻抵压在要撕除的内界膜旁，另一只手用内界膜镊慢慢撕除内界膜，撕的范围要小，随后再提起导光纤维，看准

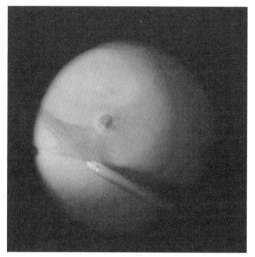

图 44-1-2　术中剥除内界膜

位置后进行下一处的撕除。内界膜剥除后，视网膜呈现灰白色。可以根据内界膜剥除以后视网膜的出血情况及反光情况来确定剥膜效果。

对于黄斑裂孔性视网膜脱离的患者，黄斑裂孔的愈合是保护中心视力及术后视功能恢复的关键，越来越多的专家学者在进行新的尝试，改良手术方式，提高黄斑裂孔的愈合率，进而提高患者的术后视功能。

2010 年，在视网膜内界膜剥除的基础上，Hangai 等首次报道了内界膜翻转覆盖术。手术是在用染色剂染色后，内界膜剥除时保留黄斑裂孔周围的内界膜，然后将分离的内界膜翻转覆盖在黄斑裂孔上。翻转的内界膜可以激活胶质细胞增殖，促进黄斑裂孔的愈合。随后对内界膜翻转覆盖和内界膜剥除的两种手术方式进行比较，研究发现，内界膜翻转覆盖可以提高黄斑裂孔的闭合率及视网膜的复位率，进而提高术后最佳矫正视力。但是，也有研究表明，虽然与单纯内界膜剥除相比，内界膜翻转覆盖术对黄斑裂孔性视网膜脱离患者术后黄斑裂孔闭合更为有效，但术后视力却无明显改善。因此，内界膜翻转覆盖术对于黄斑裂孔的闭合及视网膜的复位都有更加好的表现，但是能否提高术后视力还需要进一步研究。

2015 年内界膜翻转填塞术被首次提出，该手术方式是在内界膜剥除时环形剥除 4PD 直径的内界膜，但不剥除黄斑裂孔孔缘周围的内界膜，之后翻转内界膜片后填塞到黄斑裂孔中（图 44-1-3）。这种手术方式不仅可以解除裂孔周围内界膜切线方向的牵拉，而且内界膜环形填塞为胶质细

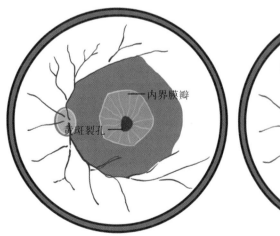

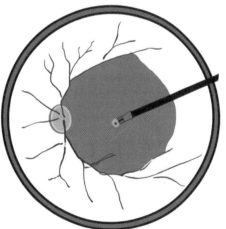

图 44-1-3　内界膜翻转填塞术示意图

胞提供支架，双重作用促进神经胶质细胞的增生，同时拉动光感受器细胞向黄斑裂孔中心移位，胶质细胞的增生也为感光细胞功能恢复提供了微环境。

2016 年 Chen 等又提出可以使用晶状体囊膜瓣移植促进黄斑裂孔的闭合。首先将取下来的晶状体囊膜浸泡在蒸馏水中，使囊膜的上皮细胞凋亡，随后将晶状体囊膜放在角膜表面，使用剪刀在显微镜下进行修剪，一般把囊膜修剪为直径 3mm 左右的圆形，随后用眼内镊子将囊膜送到玻璃体腔前段，用玻璃体切割头进行二次修剪，囊膜瓣的大小应该比黄斑裂孔稍微大一些，最后将晶状体囊膜填塞在黄斑裂孔下。对于一些难治性的黄斑裂孔的患者可以选择使用这种手术方法，并不建议第一次手术的新鲜黄斑裂孔患者选择该手术方式。第一次手术后黄斑裂孔没有闭合，或多次手术黄斑裂孔仍越来越大，或严重外伤导致的黄斑裂孔患者可以选择这种手术方式。晶状体囊膜是天然的基底膜，比内界膜的坚韧度更强，更容易沉降在视网膜表面。研究表明，晶状体囊膜可以促进黄斑裂孔的闭合，但是晶状体上皮细胞的增生会不会影响黄斑结构仍然需要进一步研究。

除了使用内界膜，还可以根据条件，选择一些生物因子封闭黄斑裂孔。方法是在手术气液交换完成后，将 10 ~ 15μl 的血小板混悬液注入黄斑裂孔中，血小板混悬液中含有多种生长因子，可以促进黄斑裂孔的愈合。近年来，也有研究者使用全血覆盖黄斑裂孔，利用血凝块的收缩作用，使黄斑裂孔内聚，更容易闭合，同时血液中的生长因子促进胶质细胞的愈合修复。此方法与晶状体前囊膜移植技术相结合时，还可以防止填塞的前囊膜移位。另外黄斑区脉络膜萎缩的患者，黄斑裂孔的闭合极其困难，特别是黄斑区脉络膜萎缩斑连接视盘者更是难以闭合。研究表明，使用浓缩自体血小板封闭黄斑脉络膜萎缩显示了较好的疗效。

此外，不推荐使用激光光凝进行黄斑裂孔的封闭，这有可能会造成黄斑视功能的进一步损害。仅在上述手术方式失败时，才考虑行黄斑孔缘激光光凝。

内界膜染色技术：在内界膜剥除术前采用染色内界膜剥除技术更加容易并且安全。目前，常用的内界膜染色剂包括吲哚菁绿、锥虫蓝、亮蓝 G、溴酚蓝、芝加哥蓝等，但吲哚菁绿对视网膜毒性尚不肯定，仍需要进一步的研究。一项内界膜染色的创新性研究结果显示，使用 5% 葡萄糖溶液 10ml 稀释 0.3ml 自体血，然后用于内界膜染色，取得良好的手术效果。这一技术的优越性在于自体血取材方便，没有毒性，而且不需要增加手术成本。

（4）气液交换：需要行完全的气液交换，将玻璃体腔中的液体完全导出。眼内填充物可以选择硅油填充或气体填充。黄斑裂孔性视网膜脱离的患者选择眼内填充物的主要依据：①视网膜及脉络膜的萎缩程度。②有无合并后巩膜葡萄肿及脉络膜脱离。③视网膜增殖情况，PVR 分级。④玻璃体与视网膜粘连情况。如果视网膜脱离范围广泛且视网膜前存在增殖膜，那么手术中应充分剥除视网膜前膜及内界膜，硅油是较好的眼内填充物。对于高度近视的患者，合并有后巩膜葡萄肿，硅油填充使视网膜复位率较气体填充的复位率高。目前有两种方法可以将硅油注入玻璃体腔中。一种是直接进行硅油与液体的交换，另一种是先进行气体与液体交换，然后进行硅油与气体的交换。后一种方法进行硅油填充可以减少硅油进入视网膜下的风险，减少术中并发症的产生。

【术后处理】

1. **常规处理** 黄斑裂孔性视网膜脱离术后常规处理与普通的玻璃体切割术相似，术后给予局部应用抗生素、糖皮质激素、非甾体抗炎药，以预防感染、抗感染治疗。应用散瞳药物活动瞳孔，防止瞳孔粘连。因术中刮除角膜上皮或术后角膜上皮缺损者，可应用促进上皮修复的药物，必要时加压包盖。黄斑裂孔性视网膜脱离患者术后应保持面部朝下体位，使患者面部与地面平行，可使得填充的硅油或者气体充分顶压视网膜，促进视网膜的解剖复位。填充气体的患者术后采取面部朝下体位，使上浮的气体填塞顶压黄斑裂孔，维持 3 ~ 7d 后根据视网膜复位、气体吸收情况改为侧卧位，直至气体完全吸收后才可取仰卧位，以免气体与晶状体直接接触导致白内障的发生。

2. **特殊处理** 术后出现黄斑水肿的患者可以

使用类固醇药物或非类固醇消炎药进行缓解，也可口服迈之灵等药物减轻水肿，在使用药物治疗效果不佳时也可考虑眼内注射药物治疗。术后患者应该定期随访，观察黄斑裂孔的闭合情况、视网膜复位情况及视功能的恢复情况。

【并发症处理及预防】

1. 单纯玻璃体腔注气术　引起的并发症包括晶状体损伤、玻璃体混浊、眼内出血、眼内炎、继发性青光眼、视网膜中央动脉阻塞、视网膜新裂孔产生等。使用膨胀气体应特别注意术后监测眼压，手术结束时眼压不宜过高，以正常或略高为宜。必要时在术后气体膨胀高峰时段监测患者有无光感，防止因眼压过高导致视网膜中央动脉阻塞。房角功能正常的患眼一般可以代偿膨胀气体导致的轻度眼压升高，对于不能代偿者，可使用降眼压药物，必要时可行前房穿刺。

2. 玻璃体切割联合气体或硅油填充　与普通玻璃体切割术的并发症相似。核性白内障的发病率较高，达 12% ～ 90%，33% 的病例在行首次手术后的 5 ～ 16 个月会出现核性白内障，可行超声乳化白内障摘除及人工晶状体植入手术；17.4% 的患者会出现一过性高眼压，大多发生在手术后 3 周以内，主要由于玻璃体腔气体或硅油填充所致，给予相应的降眼压药物多可缓解；如果出现医源性裂孔，应该采用激光封闭裂孔，在黄斑裂孔周围操作时，要注意避免对黄斑区的视网膜组织造成机械损伤，切割周边玻璃体时操作要小心、适度，眼内器械操作时应该避免由于牵拉玻璃体导致周边视网膜裂孔的发生，手术结束前应仔细检查周边视网膜，发现医源性裂孔要及时处理；还有可能出现周边视野缺损，多发生在颞下周边，多数患者没有明显的症状，部分患者可以自行消失。

黄斑裂孔性视网膜脱离手术成功率的提高关键在于根据患者的病情选择合适的手术方式，在视网膜解剖复位的前提下，还要确保对视功能的保护。

第二节　巨大裂孔性视网膜脱离

【适应证】巨大视网膜裂孔的发生与基底部玻璃体收缩关系密切，且易并发 PVR，玻璃体切割术可直接解除玻璃体对视网膜的牵拉，对治疗巨大裂孔性视网膜脱离效果确切。巩膜扣带手术可以在一定程度上缓解玻璃体的牵拉作用，且难以封闭巨大视网膜裂孔，所以在适应证的选择上是有限的。

对于病变新鲜、裂孔相对较小且位于周边、裂孔后缘无明显收缩牵拉的巨大裂孔性视网膜脱离，有望经外路手术成功复位视网膜者，可考虑行巩膜扣带术。若存在以下情况，裂孔的一端或两端存在撕裂口、裂孔存在翻转瓣（图 44-2-1）、合并 PVR，则无论巨大裂孔的大小如何，都需经玻璃体切割术治疗。

【禁忌证】

1. 全身因素　合并全身疾病不能耐受手术者，如严重心血管疾病、心肺功能不全、严重的免疫缺陷、肝肾功能障碍、凝血机制障碍等。

2. 局部因素　术眼周围合并化脓感染灶，合并慢性泪囊炎、感染性角膜炎者；屈光间质混浊，无法看清眼内情况者；严重视网膜增殖、陈旧性

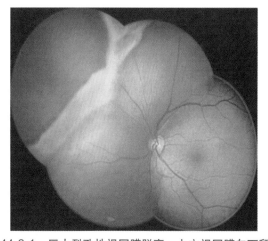

图 44-2-1　巨大裂孔性视网膜脱离，上方视网膜向下翻转

全视网膜脱离呈闭合漏斗状者；病程时间长，视功能差，恢复无望者。

【术前准备】

1. 常规准备　同一般原发性视网膜脱离手术。对于合并全身疾病，如原发性高血压、糖尿病、冠心病的患者，需评估患者的全身情况，针对患者的病情相应处理，如监控血压、血糖，改善心肌供血、心律失常等，从而避免患者在围手术期出现全身并发症。眼部准备包括局部抗生素的使

用、冲洗泪道及结膜囊、术前散瞳、详细检查眼底。此外合并活动性出血者术前可应用止血剂以减少术中出血，对于精神紧张的患者，可给予镇静药。

2. 特殊准备

（1）对于合并马方综合征、埃勒斯-当洛斯综合征、Wangner-Stickler 综合征的患者，需详细了解患者的全身情况，询问患者的家族史，评估患者对手术的耐受程度，请相关科室会诊，针对原发病做相应的处理与治疗。

（2）详细评估眼前段和后段的情况对于制订合理的手术方案是很重要的。尤其对于外伤性巨大裂孔性视网膜脱离的患者，应仔细询问患者的受伤过程及诊疗经过，患眼可能合并角膜水肿混浊、外伤性白内障、晶状体脱位及玻璃体嵌顿等相关问题，需根据情况调整手术方案。

（3）对于人工晶状体眼的患者，需观察人工晶状体的位置是否正常（特别是白内障手术中有晶状体囊膜破裂或存在玻璃体干扰的眼），人工晶状体表面的沉积物和后囊膜混浊也会影响手术操作，应根据具体情况决定是否需要取出人工晶状体。

（4）巨大裂孔性视网膜脱离存在很大的增生倾向，故手术前评估巨大视网膜裂孔翻转瓣的活动度及增生程度对术式选择及评估预后是十分重要的。术前通过指导患者体位或头部运动，翻转瓣能够展平者表明玻璃体视网膜增生不明显，预后相对较好；若翻转瓣不能展平，则说明存在明显增殖，此时应考虑术中选择使用长效填充物。

（5）为防止裂孔进一步扩大及 PVR 发展，尽可能保持裂孔在最低位的体位，遮盖双眼，减少活动，这样可减轻玻璃体的震动、缩小视网膜色素上皮显露范围，从而减少色素上皮细胞的迁移和增生。同时可应用糖皮质激素、非甾体药物减轻 PVR 或延缓其进程。

【手术步骤】

1. 巩膜扣带术　手术方式同一般原发性视网膜脱离，包括清洁术眼、显露术野、定位视网膜裂孔、引流视网膜下积液、封闭视网膜裂孔，必要时联合玻璃体腔注射气体。

（1）因裂孔范围较大，定位视网膜裂孔时应充分标记裂孔的边缘，对于大的马蹄形裂孔通常在裂孔后缘及两角做标记，锯齿缘离断者除定位好两端外还应在后缘中心做标记（图 44-2-2），也

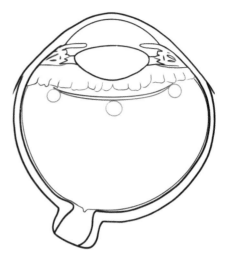

图 44-2-2　锯齿缘离断定位

可用冷凝头边冷凝边直接定位。

（2）一般小的裂孔仅用 1 个冷凝点即可覆盖，巨大视网膜裂孔则需要一系列冷凝点连接起来将其完全包绕，但应避免重复冷凝，避免过量的冷凝从而刺激 PVR 的发展。

（3）顶压巨大裂孔，宜在裂孔及附近眼外直肌下环形放置加压物，眼外直肌对加压物的压力可有助于增强加压效果。巨大裂孔常需大范围的外加压，脉络膜上腔放液可软化眼球，有助于形成宽且高的巩膜嵴，并为玻璃体腔注射提供空间。

（4）放液位置应尽量避开巨大裂孔，防止玻璃体嵌顿。视网膜嵌顿容易识别，巩膜切口处可见淡灰色珠状物堵塞，检查眼底可见以放液点为中心的"星状皱褶"形成（图 44-2-3）。此时，首先要降低眼压，如放松牵引线或其他缝线，必要时前房穿刺，在眼球变软的基础上用虹膜复位器

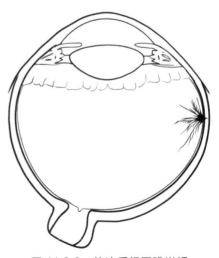

图 44-2-3　放液后视网膜嵌顿

轻轻按摩试行还纳,但不一定成功,因此重在预防。

2.**玻璃体切割术** 采用三通道闭合式玻璃体切割术,操作包括玻璃体切割联合全氟化碳液体、眼内光凝、巩膜外冷凝、膨胀性气体或硅油填充,这一手术方法极大地提高了巨大裂孔性视网膜脱离的手术成功率。手术要点如下所述。

(1)巩膜切口部位:巩膜切口尽量接近内外直肌止点的上下缘,可以最大限度地转动眼球,有利于观察上下方周边眼底,尤其上方11点钟至1点钟周边部是术中难以观察到的区域。此外,还可以避免眼球转动时灌注头损伤晶状体及睫状上皮组织。

(2)灌注头的放置:灌注头放置的位置应尽可能避开巨大裂孔的方位,尽量避免灌注液进入视网膜下,导致视网膜脱离更高,增加了手术难度。巨大裂孔性视网膜脱离常合并睫状体脱离,所以应选择长度适宜的灌注头。灌注头过短易进入睫状体上腔,应确认灌注头进入玻璃体腔后才可打开灌注,灌注头过长则灌注液流可能冲击进入眼内填充的全氟化碳液体内,形成许多小的全氟化碳液球,容易进入视网膜下间隙,使手术操作更为复杂。

(3)瞳孔的处理:在处理巨大视网膜裂孔的过程中,充分散大瞳孔是十分必要的。除术前充分散瞳外,术中需继续追加散瞳药物维持瞳孔散大。在联合晶状体手术时应仔细操作,尽量避免刺激虹膜,防止瞳孔缩小,否则极不利于眼后节手术的操作。对于药物散瞳效果不理想的患者,可使用虹膜拉钩辅助扩大瞳孔,但易损伤眼前节及加重术后炎症反应。

(4)玻璃体切割:除与前述基本操作相同外,原则上最大限度切割玻璃体,充分切割基底部玻璃体。常规先切割中轴部及后部玻璃体,因脱离的视网膜活动度大,术中需仔细操作,应采用线性控制的低吸引力、高速切割进行,避免引起医源性裂孔,视网膜上方周边部更是好发部位。操作困难者可向眼内注入全氟化碳液体稳定后部视网膜,再行基底部及裂孔周围的玻璃体切割。裂孔前后缘及两端的残留玻璃体收缩可导致裂孔开裂、视网膜脱离复发,需尽可能切除干净。基底部玻璃体与视网膜粘连紧密,很难被完全切除,残留的玻璃体成为增生的基础,也是术后发生前

部PVR的关键原因。应用广角镜观察系统或普通斜面接触镜,再辅以巩膜顶压器可清晰地观察到基底部玻璃体视网膜,还可起到固定周边视网膜作用。由于玻璃体透明不易分辨,在连续滚动压迫动态下观察,于隆起的视网膜上可以清晰地看到残留玻璃体。

(5)增生膜的处理:在非PVR眼,经充分的玻璃体切割后视网膜的活动度可完全恢复。对于合并PVR的巨大裂孔性视网膜脱离,解除牵拉是视网膜成功复位的关键。

不同部位的视网膜前膜处理方法各有不同。赤道后视网膜前膜一般与视网膜粘连不太紧密、容易分离,而前部尤其是玻璃体基底部的增生膜与视网膜粘连非常紧密,处理难度大。应按从易到难、从后向前的顺序进行剥膜,减少医源性裂孔的发生。增生成熟的膜纤维化程度高,容易辨认,易于从视网膜表面分离。尚未成熟的增生没有纤维化,不易辨认和去除,只能根据视网膜皱褶的部位进行剥膜,常不能完整剥离,容易破碎和残留,继续增生会引起术后新的牵拉导致手术失败。对于局部视网膜下膜,可通过巨大裂孔伸入视网膜下剪断或取出,广泛的视网膜下膜,需翻转视网膜,必要时扩大视网膜裂孔,充分剥除视网膜下膜使视网膜复位。

裂孔后瓣处是膜增生最严重的部位,也是处理巨大视网膜裂孔的关键。裂孔上下端常见明显的固定皱褶,环形、纵行收缩使后瓣翻转和卷曲。由于后瓣处于游离状态,剥膜操作较困难,需要注入全氟化碳液体固定后极部视网膜,再逐渐分离剥除其周围增生膜,用膜钩及膜剪分离或剪开,沿翻转的后瓣逐层分离、展开。经充分剥膜后裂孔边缘若仍存在环形收缩或卷曲,需进一步处理,较强收缩需切除牵缩的边缘组织。环形缩短的边缘,应做放射状小切开松解。切开视网膜时应最大限度地减少视网膜的损失,最少地显露色素上皮,保留更多的视功能。

(6)巨大裂孔翻转瓣的展开:引起裂孔形成翻转瓣的原因如下所述。①裂孔的部位、大小及两端放射状撕裂的存在。位于上方、范围大于150°、两端合并放射状撕裂的巨大裂孔,后瓣活动度增加,易于向后翻转。尤其位于上方的巨大裂孔常向下翻转并遮盖视盘和下方视网膜,上方

裸露的脉络膜易被误认为视网膜未脱离区。②玻璃体液化的程度。玻璃体液化程度越高，对视网膜的支撑作用越小，因此越容易翻转。③裂孔后瓣处的膜增生收缩，牵拉作用下可形成后瓣翻转。

气液交换：适用于裂孔范围相对较小、视网膜活动度较好者。将翻转瓣轻轻展开，于巨大裂孔的后缘吸干视网膜下液体，直至翻转瓣回到原位，裂孔完全被气泡顶压。但气液交换后若后极部视网膜下残留液体，易引起后瓣滑脱，因此应尽量吸净视网膜下积液。对于视网膜下积液难以完全排出者，可同时应用全氟化碳液体。

全氟化碳液体的应用：在 Stanley Chang 引进全氟化碳之前，展平巨大裂孔的后瓣是十分困难的，这对治疗巨大裂孔性视网膜脱离是一项挑战，并且术后成功率有限。目前随着全氟化碳的广泛应用，处理巨大视网膜裂孔相对简单，成功率可预测。全氟化碳液体是一种高比重、低运动黏度的液体，是处理巨大裂孔一种非常理想的液体工具，患者可以取仰卧位进行液液交换。其使用方法：使用 25G 平头针于视盘上 1～2mm 处缓慢注入全氟化碳液体，视网膜下积液随之自裂孔处逐渐排出，视网膜翻转瓣逐渐展开并达到解剖复位。全氟化碳液注入的高度，取决于裂孔边缘松解的程度，完全松解时，视网膜贴附好，全氟化碳液可超过巨大裂孔的后缘，但与灌注头应保持一定距离，防止液流冲击全氟化碳液。若发现有残存牵拉，需进一步剥膜，谨慎操作，防止全氟化碳液进入视网膜下。若全氟化碳液进入视网膜下，少量存留者，可置裂孔于低位，使全氟化碳液自裂孔溢出，否则需视网膜切开释放。大量存留者，需暂时取出包括视网膜下的全部全氟化碳液，再重新注入继续手术。

（7）封闭视网膜巨大裂孔：冷凝术后炎性反应重，色素上皮细胞迁移明显，容易增生，因此对巨大裂孔应尽量避免使用冷凝。宜采用光凝封闭巨大裂孔，环裂孔边缘光凝 3 排，裂孔前缘不易显露的部分，可在气液交换后视野扩大，在气体下光凝。但需注意过度光凝可能导致色素上皮细胞和神经胶质细胞再增生。

（8）眼内填充：在巨大裂孔性视网膜脱离手术中，选择眼内存留时间较长的填充物是必要的，这样可以使视网膜与脉络膜之间产生瘢痕粘连，达到巨大裂孔完全愈合。广泛使用的填充物有 C_3F_8 气体和硅油。应根据裂孔大小、方位、视网膜增生情况等，选择既能达到视网膜稳定复位、又对组织刺激较小的填充物。

C_3F_8 填充：C_3F_8 属于膨胀性长效气体，膨胀作用明显，表面张力强，早期眼内填压效果确切，有利于裂孔闭合。此外，C_3F_8 可以自行吸收，不需要手术取出。其缺点是随着气体的逐渐吸收，眼内填充不完全，填压作用减弱，影响手术效果。术后需要严格的体位，裂孔位于下方者，体位难以维持。由于不能持久地填压，不能抵抗增生性视网膜收缩，因此，C_3F_8 更适用于 8 点钟至 4 点钟方位的裂孔、非增生性的巨大裂孔性视网膜脱离的治疗。操作方法：首先做气 - 全氟化碳液交换，注意防止巨大裂孔后瓣向后滑脱的情况，注气开始时先将笛针置于裂孔前缘，将裂孔前基底部液体及裂孔处残留的视网膜下积液完全吸出，缓慢交换，待巨大裂孔的后缘完全处于气泡垫压之中，再将笛针移至后极部视盘前继续气液交换，吸出剩余的全氟化碳液，最后用 50ml 的注射器装有 C_3F_8 气体与眼内空气做气气交换。

硅油填充：其优点是眼内填充完全、持久，透明度好，利于术后眼底观察，对各个方向的裂孔均适用，尤其适用于大于 180° 及合并 PVR 的巨大裂孔。然而，填充硅油的并发症较多，如硅油乳化、并发性白内障、继发性青光眼等，沿硅油球周围视网膜表面纤维膜增生较 C_3F_8 明显。因此，适时地取出硅油避免其并发症是必需的。硅油在眼内存留时间不宜超过 6 个月，裂孔封闭、视网膜复位、填充时间已超过组织修复反应阶段，应取出硅油，一般在术后 3～6 个月取出。若术后裂孔未愈合、PVR 复发，继续保留硅油对视网膜复位没有意义，只会进一步加重并发症。操作方法：①先气液交换再注入硅油，其优点是保留气体灌注下注入硅油有利于维持眼压的恒定，使手术平稳进行，此外气液交换后可扩大术野，便于眼底周边部光凝。②直接行硅油与全氟化碳液交换，保持了屈光间质清晰，操作方便，避免了气液交换时可能造成巨大裂孔后瓣向后滑脱的并发症，首先用笛针引流全氟化碳上方的液体，再将针头始终置于硅油下方的全氟化碳中，并随残留量的减少向后极部最低处移动，即将全部吸净全氟化碳时停止注射硅油，利用流体惯性将最后小量全氟化碳引流完毕（图 44-2-4）。

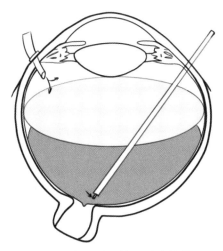

图 44-2-4　硅油 - 全氟化碳交换，针头始终置于全氟化碳中，并随残留量的减少向后极部最低处移动

（9）晶状体切除的适应证：晶状体切除有利于前部操作，尤其是处理前部 PVR，但同时增加了手术的复杂性，加重手术创伤及并发症，不利于视功能的恢复。因此，有以下情况者需联合晶状体切除：晶状体半脱位、晶状体混浊影响术中观察眼底及操作。

【术后处理】

1. *常规处理*　全身麻醉患者手术后加强护理，注意观察生命体征，及时发现异常，立即处理。有全身性疾病者应给予相应处理及治疗。对于免疫力低下者术后可给予静脉滴注或口服抗生素预防感染。术后给予换药，局部应用抗生素、糖皮质激素、非甾体抗炎药物，以预防感染、抗感染治疗。术后葡萄膜炎反应重者，酌情给予结膜下或球旁注射抗生素及糖皮质激素。术后应用散瞳剂活动瞳孔，防止瞳孔粘连，无晶状体眼并填充硅油者应避免散瞳，防止虹膜根切孔堵塞而继发高眼压。因术中刮除角膜上皮或术后角膜上皮缺损者，可应用促进上皮修复药物，必要时加压包盖。

2. *特殊处理*

（1）行巩膜扣带术者术后应保持裂孔在最低位的体位以促进视网膜下积液的吸收，且有利于巨大裂孔瓣因重力作用沉落于嵴上，经 7 ～ 10d 色素上皮细胞开始包绕裂孔后，可逐渐改为正常体位。

（2）眼内填充气体或硅油者需保持俯卧位或面部向下头位，尤其术后前 2 周是最关键时期，

应保持所要求体位。具体体位和头位要根据眼底情况和裂孔的位置来确定，原则是使裂孔位于最高位置。为避免长时间卧床带来的不利影响，不必保持绝对卧位，可坐卧交替或站立行走，但头部要保持裂孔在最高位。巨大裂孔患者需严格地限制活动，特别是眼内填充气体者，不适当的头部活动会使气体在眼内滚动，不利于视网膜瓣的稳定复位。

（3）巨大裂孔性视网膜脱离患者因裂孔较大、术中光凝冷凝范围大，术后较一般视网膜脱离手术更易引起炎症反应及继发性高眼压。眼压升高一般常见于术后 3 ～ 4d，主要使用糖皮质激素及强力睫状肌麻痹剂治疗，以减轻炎症反应，降低眼压。根据眼压情况辅以局部降眼压药物（如 β 受体阻滞药、α 受体激动剂等），全身降眼压药物只作为临时使用。一般 3d 之内均可恢复正常。周切口膜闭应尽早做 Nd：YAG 激光打孔，可迅速降低眼压。

（4）术后观察视网膜复位情况及视网膜裂孔是否完全封闭，必要时补充视网膜光凝，更好地封闭视网膜巨大裂孔。

【并发症处理及预防】全氟化碳液属于低黏度液体，术中容易取出，少数眼内残留者与术眼的屈光间质差、眼底观察困难有关。因此，术中应降低手术刺激、保持瞳孔开大、维持屈光间质的透明度，同时在硅油 - 全氟化碳液交换过程中，应保持针头始终位于全氟化碳液中，可避免此并发症。大量残留需再次手术取出，同时做必要的硅油补充，少量残留，令患者低头使全氟化碳液进入前房后取出，或不处理，临床观察少量残留对角膜、视网膜无明显副作用。

巨大裂孔性视网膜脱离术后易增殖复发，形成 PVR 导致手术失败。色素上皮细胞和炎性细胞易沉积于下方玻璃体腔，且气体、硅油难以顶压到下方视网膜，因此术后下方容易形成 PVR，或由于周边玻璃体皮质残留，发生视网膜表面增殖、牵拉产生新的裂孔。为避免术后视网膜脱离复发，术中应尽可能彻底切除玻璃体，包括玻璃体后皮质、基底部玻璃体、裂孔周围增殖组织及视网膜前后增殖膜。对于前部 PVR 严重者，考虑联合晶状体切除手术，有利于处理周边视网膜。此外，有研究表明术中行周边 360° 光凝可增加视网膜

粘连，是避免术后视网膜再撕裂的有效方法。对位于下方的巨大视网膜裂孔、术前合并明显 PVR 或术中增殖膜难以处理干净者，可考虑联合巩膜环扎术缓解牵拉。

第三节　人工晶状体眼视网膜脱离

【适应证】巩膜扣带术是治疗人工晶状体眼视网膜脱离的最基本方法。其适应证包括单纯视网膜脱离，裂孔确切，裂孔小于一个钟点范围且位于赤道前，PVR-B 级或以下，无明显玻璃体牵引者。巩膜扣带术的优点：手术操作较简单，不进入眼内，减少了眼内炎的发生，同时缩小了眼内腔，减少了玻璃体的运动，缓解了对视网膜的牵引。其缺点是可能遗漏周边部的视网膜小裂孔导致手术失败。

对于术前未能发现裂孔、全视网膜脱离伴有严重 PVR、有明显的晶状体残留物或玻璃体嵌顿、伴有中度以上玻璃体积血时均应首选玻璃体切割术。玻璃体切割术的优点：术中可去除晶状体残留物及玻璃体混浊，直接解除视网膜牵引，直视下确定和封闭视网膜裂孔，准确的眼内激光光凝治疗，并可联合气体或硅油填充玻璃体腔，促进视网膜复位。

【禁忌证】

1. 全身因素　合并全身疾病不能耐受手术者，如严重心血管疾病、心肺功能不全、严重的免疫缺陷、肝肾功能障碍、凝血机制障碍等。

2. 局部因素　屈光间质混浊，无法看清眼内情况者；严重视网膜增殖，陈旧性全视网膜脱离呈闭合漏斗状者；病程时间长，视功能差，恢复无望者；术眼周围合并化脓感染灶，合并慢性泪囊炎、感染性角膜炎者。

【术前准备】

1. 常规准备　完善术前眼部常规检查，眼底图描绘，全身情况检查等；对于合并循环系统疾病、内分泌疾病、呼吸系统疾病的患者，术前给予必要的药物辅助治疗，使患者在麻醉及手术过程中生命体征平稳，避免出现严重并发症，甚至危及手术患者生命安全；局部使用抗生素滴眼液预防感染；控制眼压；合并葡萄膜炎患者术前应用糖皮质激素；对于手术眼有活动性出血者，为减少术中出血，术前可应用止血剂；据患者全身及局部情况，选择恰当的麻醉方式，并熟悉各种麻醉方式可能产生的并发症，准备应对措施。

2. 特殊准备　对于瞳孔粘连者，应观察瞳孔粘连范围及瞳孔大小，对于瞳孔直径＜6mm 者，应准备术中辅助开大瞳孔物品，如虹膜拉钩等；由于人工晶状体眼视网膜脱离患者常合并有人工晶状体偏位、脱位，以及严重的前部 PVR，术中可能需行人工晶状体取出，所以术前应详细查阅相关病历资料，了解病史，明确人工晶状体的类型、植入时间及植入方式，并尽量了解前次手术情况及术后诊疗经过，以决定手术方式、术中用物，以及意外情况处理措施等。

【手术步骤】

1. 巩膜扣带术　对于白内障术后单纯孔源性视网膜脱离，裂孔位置明确，裂孔小于一个钟点范围且位于赤道前，无明显玻璃体增殖及玻璃体牵引者，巩膜扣带术仍是一种有效的手术方法，具有较高的视网膜复位率，且手术并发症较少。手术步骤同一般原发性视网膜脱离，包括做恰当的球结膜切口、分离球筋膜显露巩膜、预置硅胶缝线、放出视网膜下积液或前房水软化眼球、冷凝视网膜裂孔及变性区、放置硅胶加压块、核实裂孔位置、必要时给予玻璃体腔注气、关闭切口。

2. 玻璃体切割术　由于人工晶状体眼视网膜脱离裂孔检出率较低，且常合并严重 PVR 而成为复杂性视网膜脱离，常规的巩膜扣带术难以达到有效的解剖复位和功能恢复，因此，随着玻璃体切割术的不断进步和适应证的逐渐扩大，以及光学仪器的不断更新和使用，人工晶状体眼视网膜脱离行玻璃体切割术治疗的比例越来越高。

人工晶状体眼视网膜脱离行玻璃体切割术常规手术过程包括做闭合式三通道玻璃体切割术穿刺口（目前多采用 25G 手术穿刺口）、全玻璃体切割、气液交换、眼内激光光凝／巩膜外冷凝封闭视网膜裂孔及变性区、膨胀性气体或硅油填充。由于其特殊性，手术要点如下所述。

（1）注意保护原手术切口：玻璃体切割术前注意检查原白内障手术切口的密封状态。术中打开结膜囊时，注意勿损伤白内障手术角巩膜缘缝线，如术中巩膜外顶压时角巩膜伤口裂开，应重新缝合。

（2）必要时联合巩膜环扎术：前瞻性随机对比 PVR ≤ B 级的人工晶状体眼视网膜脱离患者，全部玻璃体切割术患者与单做巩膜环扎患者，结果显示玻璃体切割术组的手术效果更好。从目前的首选玻璃体切割术的研究结果来看，在白内障术后，对待 PVR ≤ B 级的患者，环扎似乎没有必要；但对于 PVR ≥ C 级以上患者，仍需要常规环扎和硅压，将裂孔和环形收缩压在峰前。巩膜环扎手术步骤同一般原发性视网膜脱离，不再赘述。

（3）开大瞳孔：对瞳孔后粘连者，可通过 1ml 注射器针头前房穿刺进行分离，通过柔软的虹膜拉钩开大瞳孔（图 44-3-1）。

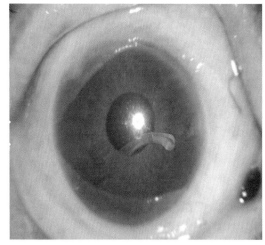

图 44-3-2 人工晶状体半脱位入前房

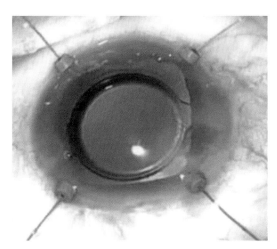

图 44-3-1 玻璃体视网膜术中用虹膜拉钩开大瞳孔

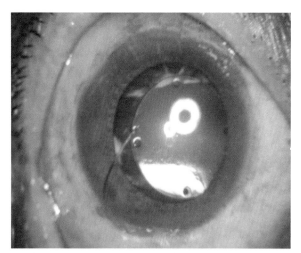

图 44-3-3 人工晶状体半脱位入玻璃体腔，瞳孔区可见人工晶状体袢

（4）切除后发障：对于人工晶状体眼视网膜脱离的患者，如果前囊膜环形灰白色机化混浊，不能提供足够大的透明屈光间质，影响玻璃体切割术操作，可于 11 点钟位置做透明角膜隧道切口，前房注入黏弹剂维持深度，用玻璃体切割头切除部分环形混浊达人工晶状体光学部的边缘处。如果前囊膜较坚韧，切割头无法切割，可换眼内水平剪刀将前囊膜剪成碎块后，再用切割头切除。对于后囊膜机化混浊，可于玻璃体腔内直接用切割头切除，使中央的透明区与人工晶状体光学部一致即可。

（5）酌情取出人工晶状体：对于人工晶状体脱位（图 44-3-2，图 44-3-3），周围组织粘连、增生、机化严重的病例，可酌情行人工晶状体取出。

对于人工晶状体异位或前段 PVR 严重的病例，保留人工晶状体将严重影响玻璃体手术的操作，必须取出。

1）前房型人工晶状体的取出：前房型人工晶状体不能通过旋转的方法取出，在前房旋转人工晶状体将损伤房角小梁结构。因此，须尽量将角膜缘切口做在人工晶状体袢的位置，切口略大于人工晶状体光学部直径。然后前房注满黏弹剂，用人工晶状体植入镊夹住人工晶状体的光学部轻轻向下推，见到上袢露出后，向前稍抬起光学部，上袢就脱出角膜缘切口，接着拉出人工晶状体，过程中注意避免触碰角膜内皮。

2）后房型人工晶状体的取出：又分软性和硬性人工晶状体取出。①软性人工晶状体取出：前房注入黏弹剂后，用定位钩将人工晶状体上袢拉入前房，伸入角膜弯尖剪刀，将人工晶状体的光学部剪成两块，然后分别夹出眼外，这种方法的角膜缘切口较小。②硬性人工晶状体取出：前房注满黏弹剂，用人工晶状体定位钩钩住袢的根部，并向上抬起顺时针转动人工晶状体，同时向对侧推光学部，当上袢转入前房后，用人工晶状体植入镊将上袢拉出切口外，再夹住光学部，慢慢顺时针旋转拉出下袢，最后拉出全部人工晶状体，过程中同样注意保护角膜内皮。对于缝线内固定的后房型人工晶状体，取出前须仔细分离结膜及巩膜瓣，显露固定缝线线结，先剪断上袢固定缝线，用人工晶状体植入镊将上袢拉出切口外后，再剪断另一根固定缝线，然后夹住人工晶状体光学部将其取出。

3）脱位于玻璃体腔人工晶状体的取出：如果在瞳孔区可见人工晶状体的一个袢，可通过角膜缘切口向人工晶状体光学部的后面注入黏弹剂浮起人工晶状体，前房注入少许黏弹剂后，伸入人工晶状体植入镊夹住人工晶状体袢将光学部拉入前房，稳定在瞳孔区后，扩大角膜缘切口，将整个人工晶状体拉出眼外。如果整个人工晶状体已经坠入后段玻璃体腔，单从眼球前段取出已经不可能，可按常规先做全玻璃体切割术，然后伸入眼内镊夹住人工晶状体光学部（必要时注入全氟化碳液将人工晶状体托起，避免操作中损伤视网膜），先将下袢送入前房，再将光学部送入前房，左手用导光纤维头托住并稳定光学部，再用眼内镊夹住上袢送入前房。也可直接用眼内镊夹住人工晶状体上袢，在左手换另一把眼内镊子的帮助下，依次将下袢、光学部和上袢送入前房。暂时用巩膜钉塞住巩膜穿刺孔，做角膜缘切口进入前房，先用人工晶状体植入镊夹住上袢拉出切口，再夹住光学部拉出全部人工晶状体。在取出脱位于玻璃体腔人工晶状体的过程中，应避免牵拉玻璃体，当玻璃体脱出切口、镊子夹住玻璃体或人工晶状体袢挂住玻璃体时，强行从角巩膜缘取出人工晶状体，可撕脱玻璃体基底部或牵拉出周边部视网膜裂孔，引起医源性裂孔。正确取出人工晶状体的方法是先关闭角巩膜切口，做充分的玻璃体切割后再做人工晶状体取出。

4）关闭角膜缘切口：取出人工晶状体后通常

有玻璃体一起脱出，甚至虹膜脱出，应慎重处理。先用虹膜恢复器回复虹膜，对脱出的玻璃体用剪刀剪除或用玻璃体切割头切除。仔细复位嵌顿的玻璃体后，用10-0尼龙线关闭切口，缝合密度要高，防止玻璃体手术时的眼内高压崩裂伤口。在玻璃体切割术时，通过巩膜压陷将嵌顿在角膜缘的残留玻璃体吸回切除干净。

（6）处理PVR：人工晶状体眼视网膜脱离常合并前部PVR，因此术中应行360°巩膜外顶压，较彻底地清除周边部玻璃体，并仔细检查锯齿缘附近视网膜的情况，这对于治疗已形成的前部PVR和预防术后前部PVR形成十分必要。仔细分离视网膜前膜，并从周边部视网膜裂孔分离并取出影响视网膜复位的视网膜下膜。在切除玻璃体机化膜，打开视网膜皱褶后再次检查眼底可能会发现术前未能发现的裂孔。

（7）玻璃体切割过程中的技巧及注意事项：①人工晶状体眼行前段玻璃体切割时宜采用低吸引，或人工晶状体表面注入少量黏弹剂以减少因前房变浅时人工晶状体对角膜的损伤，并能减少气液交换时气体进入前房的机会，手术中尽量保持人工晶状体的位置稳定。②人工晶状体眼中如玻璃体前界膜不完整，玻璃体突出于前房中，尽量不做前房穿刺（有时为降低眼压放出房水），防止玻璃体与穿刺口粘连或人工晶状体接触角膜内皮。③由于人工晶状体眼角膜容易失代偿，因此，该类患者眼内灌注时间不宜太长，以防过度损伤角膜内皮。④人工晶状体眼行玻璃体切割术时，人工晶状体前后表面的光反射及环形暗点干扰术者观察玻璃体与视网膜之间的关系，但可通过转动眼球或增加显微镜的放大倍数来克服。⑤在后囊膜不完整的病例中，术中气液交换后容易在人工晶状体后表面形成雾气，这种情况在硅凝胶人工晶状体眼更为明显，十分影响观察眼底。为了避免这种现象，可在气液交换前降低灌注液的温度，操作起来比较复杂。简单的方法是在晶状体后表面涂上一层平衡盐溶液，但对硅凝胶人工晶状体无效，建议直接涂上一层透明质酸钠。⑥术中气液交换后，如气体进入前房，可用黏弹剂置换出气体，继续操作，如为气体填充者，前房深度正常，可不予以处理。若硅油填充过程中硅油大量进入前房，说明有严重的囊膜或悬韧带损伤，需取出人工晶状体后填充硅油。

（8）必要时做虹膜周切孔：对于硅油填充的病例，如果存在无晶状体囊膜或晶状体囊膜不完整、晶状体悬韧带有较严重损伤等情况，应在 6 点钟虹膜周边部用切割头咬出 1.5 ～ 2.0mm 直径大小的周切孔，预防术后出现硅油性瞳孔阻滞，以及硅油进入前房引起继发性青光眼及损伤角膜内皮。

【术后处理】

1. **常规处理**　与一般玻璃体视网膜手术基本相同，包括球结膜下注射药物、涂眼膏、包盖术眼；指导术后体位；指导患者饮食；对疼痛和呕吐进行处理；抗生素等抗感染药物的应用；必要时给予止血药物及降眼压药物；检查裂孔位置、激光及冷凝反应，以及视网膜复位情况等。

2. **特殊处理**　由于人工晶状体眼玻璃体切割术后进入前房的硅油很难通过面部朝下体位自动退回玻璃体腔，因此应反复叮嘱患者绝对避免仰卧位，以免硅油进入前房。

【并发症处理及预防】　手术后常见并发症的处理与一般视网膜脱离手术相同。由于人工晶状体的存在，术后产生的特殊并发症主要有下述几种。

1. **人工晶状体移位**　常发生在切除后囊膜（向后移位）和眼内气体充填后（向前移位）。为避免该并发症，在进行气液交换时，眼压应控制在正常或偏低。也可在行气液交换前，前房内注入黏弹剂，以保护角膜内皮并预防人工晶状体前脱位。人工晶状体后移位时，可用眼内镊夹住脱位的晶状体袢将其放回正常位置。

2. **术后高眼压**　采用膨胀性气体或硅油眼内填充时，常由于气体膨胀、瞳孔阻滞、虹膜周切孔闭塞、硅油进入前房等引起术后高眼压。若下方虹膜周切口通畅，可嘱患者面部朝下体位并采用药物治疗，密切观察眼压。若虹膜周切孔膜性阻塞，应立即行 Nd：YAG 激光，无效者可于术后 7 ～ 10d 采用 1ml 注射器针头前房穿刺划开渗出膜或再行虹膜周切术，术后局部予适当糖皮质激素治疗。

3. **黄斑囊样水肿**　常发生在术后 3 ～ 6 周，影响中心视力，治疗上可采用局部激素治疗，待水肿消退后视力可部分恢复。

4. **硅油进入前房**　是人工晶状体眼视网膜脱离患者较为常见的术后并发症之一。术后早期可能是由于晶状体囊膜或悬韧带有严重损伤，玻璃体腔有与前房沟通的通道，也可能与房水生成减少导致前房压力降低及患者体位有关。在人工晶状体眼，可通过前房注射黏弹剂同时抽取硅油，术后面部朝下体位处理。而在术后晚期硅油进入前房，其危险因素主要是 PVR 形成，需再次手术治疗。

第四节　视网膜脱离伴脉络膜脱离

视网膜脱离伴脉络膜脱离是一类合并脉络膜脱离的原发性视网膜脱离，临床并不少见，在无晶状体眼、老年人或者高度近视患者中更为常见，国内报道其发病率占原发性视网膜脱离的 18.79%。

【适应证】　非增生性脉络膜脱离型视网膜脱离、裂孔明确且位于赤道前，可采用巩膜扣带术；已发生增生性玻璃体视网膜病变的患者按其分级，PVR A ～ B 级患者可行巩膜扣带术；PVR C1 ～ C3 级患者脉络膜脱离程度较轻的可选择巩膜扣带术，玻璃体切割术是解决严重脉络膜脱离的有效办法，应根据具体情况分析处理；PVR D1 ～ D3 级患者选择玻璃体切割术。此外，黄斑裂孔、巨大裂孔、严重虹膜后粘连瞳孔缩小及屈光间质混浊（白内障或玻璃体混浊）影响眼底检查者均应选择玻璃体切割术。

玻璃体切割术不但可以清除混浊的玻璃体及玻璃体中各种炎性介质，消除新生血管生长所需的支架，预防牵拉性视网膜脱离，还可减轻玻璃体腔里的血液对视网膜的毒性作用。它的优点是显而易见的，随着显微手术器械的日臻完善及手术技巧的不断提高，玻璃体切割术的手术成功率较传统巩膜扣带术有了明显提高，适应证也日益扩大。脉络膜脱离型视网膜脱离患者通常玻璃体混浊显著，术前视网膜裂孔检查容易遗漏，此时选择玻璃体切割术处理有明显的优势，其可去除混浊的玻璃体，利于眼底观察和查找视网膜裂孔及变性，且有报道称玻璃体切割术成功率高于巩膜扣带术，故近些年来，越来越多术者主张对于脉络膜脱离型视网膜脱离患者首选玻璃体切割术。

【禁忌证】

1. 全身因素　合并全身疾病不能耐受手术者，如严重心血管疾病、心肺功能不全、严重的免疫缺陷、肝肾功能障碍、凝血机制障碍等。

2. 局部因素　屈光间质混浊，无法看清眼内情况者；严重视网膜增殖，陈旧性全视网膜脱离呈闭合漏斗状者；病程时间长，视功能差，恢复无望者；术眼周围合并化脓感染灶，合并慢性泪囊炎、感染性角膜炎者。

【术前准备】

1. 常规准备

（1）完善术前检查包括眼部常规检查、全身情况检查等。

（2）对于合并循环系统疾病、内分泌疾病等全身疾病的患者，术前给予必要的药物辅助治疗，使患者在手术过程中生命体征平稳。

（3）眼部准备包括局部使用抗生素滴眼液预防感染、控制眼压、清洁术眼、散瞳等。

（4）对于术眼有活动性出血者，为减少术中出血，术前可应用止血剂，如酚磺乙胺、注射用血凝酶等。

（5）据患者全身及局部情况，选择恰当的麻醉方式。

2. 特殊准备　脉络膜脱离型视网膜脱离是一种特殊类型的视网膜脱离，其不仅存在视网膜脱离，同时伴有明显的睫状体、脉络膜脱离及严重的葡萄膜炎反应，术前应用糖皮质激素可有效控制葡萄膜炎，使脉络膜和睫状体脱离减轻或基本消退，应用强散瞳药物预防虹膜后粘连，为进一步手术治疗创造条件，以提高手术成功率。

（1）糖皮质激素的应用：一经诊断，及时应用糖皮质激素为进一步手术治疗创造条件，同时对减少术后 PVR 的发生有极大的预防作用，一方面，糖皮质激素可以抑制炎性物质，如组胺、5-羟色胺等的释放，收缩脉络膜血管，稳定血 - 房水屏障，利于脉络膜上腔积液的吸收，降低脉络膜脱离高度；同时可以促进睫状体上皮细胞分泌房水，降低脉络膜血管的通透性，减少外渗，进而减轻术眼炎症和升高眼压。另一方面，糖皮质激素可抑制毛细血管和成纤维细胞的增生，延缓 PVR 的进程。糖皮质激素应用 3 ～ 7d，葡萄膜炎减轻，眼压回升，屈光间质清晰度改善。伴随着脉络膜脱离的减轻或消失，视网膜脱离变得明显，视网膜裂孔可获得充分检查，此时是手术治疗的适宜时期。

目前术前糖皮质激素的应用主要有以下五种方式：

1）全身应用：静脉点滴或口服，地塞米松 10mg 静脉滴注 3d 或者口服泼尼松 30mg 每早顿服。高血压、糖尿病、消化性溃疡等无法耐受其全身副作用的患者禁用。

2）眼内注射：术前玻璃体腔注射少量曲安奈德不仅可以减轻术眼炎症和升高眼压，延缓 PVR 的进程，同时能有效预防术中出血，能部分松解增生膜，辅助完整清除玻璃体皮质，降低术中医源性视网膜裂孔的发生率。此方法也存在不足，玻璃体腔注射曲安奈德要求严格无菌，须在手术室完成，这样也增加了患者的经济负担；严重的脉络膜脱离患者，脉络膜高度隆起，玻璃体腔注药时易造成视网膜和脉络膜损伤；玻璃体腔注射曲安奈德容易出现并发症，如眼压升高、白内障加重、眼内炎、玻璃体积血等。

3）球旁注射：如曲安奈德 40mg 或地塞米松 5mg 球旁注射。球旁注射激素起效快，且可达较高的药物浓度，防止全身使用激素带来的大量并发症。

4）后 Tenon 囊下注射：注射曲安奈德 40mg，此操作采用钝头弯针头进行注射，不会伤及眼球壁，不受低眼压影响，避免了医源性裂孔、眼内出血、感染等风险。有研究表明，后 Tenon 囊下注射曲安奈德 5d 后，前房及玻璃体腔的药物浓度与静脉滴注地塞米松者 45min 后的药物浓度相近，作用时间可超过 1 个月，能持续发挥作用。

球旁及后 Tenon 囊下注射均属于球周注射，球周注射激素后常因激素的后遗作用而出现剧烈的疼痛，给患者带来痛苦；同时球周注射属于有创操作，需要技术娴熟的专科医生完成，以免因操作失误而造成严重的副损伤；另外球周注射会造成术后短期内眼压升高，导致严重的不良后果。

5）局部点眼：如醋酸泼尼松龙滴眼液点术眼，6 次 / 日，局部用激素对眼前节炎症有良好的抗感染作用，且具有操作简捷、无全身副作用的特点，但是局部激素滴眼存在眼后节药物浓度低的不足。

脉络膜脱离型视网膜脱离患者普遍年龄偏高，常伴有糖尿病、高血压等疾病，部分患者常无法耐受大量糖皮质激素全身应用带来的副作用，局部注射或药物点眼相对更安全。有研究表明，局部注射升高眼压、减低脉络膜脱离的作用相对更好。局部注射可直接作用于眼部，局部药效浓度高、起效快、药效更持久，而静脉滴注地塞米松时眼部对药物的吸收有限，抑制炎症的作用也相对缓慢。因此球周注射激素起效快，且可达到较高的药物浓度，既克服了局部激素滴眼时眼后节药物浓度低的不足，又防止了全身使用激素带来的大量并发症，对不适宜全身使用激素者是必然选择。

适宜的激素应用是必要的，但根本的治疗是封闭视网膜裂孔。延长用药时间则没有必要，而且会导致延误治疗。故激素治疗的同时应尽早手术治疗，手术是打破脉络膜脱离型视网膜脱离患者低眼压—脉络膜脱离恶性循环的最有效手段，因此尽快安排手术，恢复眼压是治疗的关键。

（2）散瞳治疗：由于本病伴低眼压、重度葡萄膜炎，瞳孔常不易散大，而且易形成虹膜后粘连，这将会成为手术治疗的障碍，因此，注意散大瞳孔是一个不容忽视的问题，而且应使用强散瞳药物，可用1%阿托品滴眼液，每日2～3次，夜间涂阿托品眼膏，必要时行球结膜下注射混合散瞳剂（含等量阿托品、可卡因、肾上腺素的混合液）0.3ml。

【手术步骤】

1. 巩膜扣带术　具体手术步骤同一般原发性视网膜脱离，包括清洁术眼、显露术野、环扎带和（或）加压块的放置、视网膜裂孔的定位、引流视网膜下积液、封闭视网膜裂孔，必要时联合玻璃体腔注射气体。

脉络膜脱离型视网膜脱离患者由于低眼压、脉络膜水肿和充血，巩膜扣带术中巩膜穿刺困难，视网膜下积液难以流出，并且放液后进一步加重低眼压，显著增加了脉络膜出血的风险与手术难度。故本类疾病患者行巩膜扣带术的关键点在于放液。

脉络膜脱离型视网膜脱离患者眼压低，可升高眼压后再进行巩膜穿刺放液，以避免低眼压状态下巩膜穿刺困难、视网膜下积液不易流出及放液后眼压进一步降低而导致的各种手术风险及弊端。选择睫状体脱离最低位相应的角膜缘后3.5～4.0mm处用注射器刺入玻璃体，于间接检眼镜直视下注入适量平衡盐溶液至眼压升高至Tn或T+1，再行巩膜穿刺放液。手术时若无视网膜下积液或视网膜下积液较少，不需要放视网膜下积液，但脉络膜上腔积液会影响对裂孔的冷凝及垫压，适量放出脉络膜上腔积液是必要的。术毕对于裂孔边缘贴附不良或眼压偏低者可进行玻璃体内注射过滤空气或膨胀气体，指测眼压至Tn。

2. 玻璃体切割术　采用三通道闭合式玻璃体切割术，其操作包括玻璃体切割、全氟化碳液体的应用、眼内光凝、膨胀性气体或硅油填充，这一手术方法极大地提高了脉络膜脱离型视网膜脱离的手术成功率。

（1）灌注头放置及上腔液体的排出：由于低眼压和睫状体脱离，放置灌注头困难且易进入睫状体上腔，以下技巧可供参考：①放置灌注头之前先于脉络膜脱离最高处放出脉络膜上腔积液，再顶压着灌注头插入眼内，随即打开灌注，眼压回升使睫状体复位，再撤除顶压，灌注头就不会退入睫状体上腔；亦可于脉络膜上腔放液同时用注射器在角膜缘后3.5～4.0mm处进针至玻璃体腔注射平衡盐溶液提高眼压，促使上腔液体排出（图44-4-1）。②先做颞下方巩膜穿刺口，但不放置灌注头。从鼻上方或颞上方向玻璃体腔注射平衡盐溶液恢复眼压，脉络膜上腔积液可以从颞下方穿刺口排出，在此过程中一直向玻璃体腔注射平衡液保持眼压，直至脉络膜上腔积液排净为止，脉络膜脱离复位。脉络膜上腔放液口可见色素时说明放液口的脉络膜与巩膜贴合，脉络膜上腔积液已基本排出，此时成功制作巩膜三通道切口较为容易，制作巩膜三通道切口时先入导光纤维观察颞下方灌注管口处是否有视网膜或者脉络膜遮挡，确认灌注头已入玻璃体腔，才可打开灌注。

（2）切割玻璃体：充分切割玻璃体，尤其是基底部玻璃体。玻璃体腔注入少量曲安奈德，行玻璃体染色，可以增加玻璃体后界膜和视网膜内界膜的可视度，辅助玻璃体切割术。手术时可以借助广角设备同时辅以巩膜压陷，瞳孔过小者可借助虹膜拉钩，以达到完全性玻璃体后脱离及切

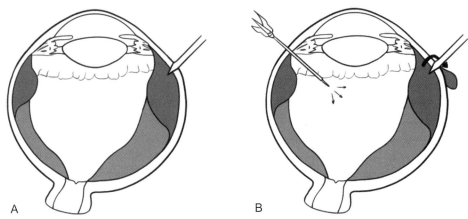

图 44-4-1　穿刺放出脉络膜上腔积液（A）；玻璃体腔注射平衡液提高眼压，促使脉络膜上腔积液排出（B）

割（图 44-4-2）。部分患者周边尤其是玻璃体基底部粘连紧密，术中无法实现完全后脱离，可于未后脱离部位后方行预防性视网膜激光光凝。

（3）视网膜前增殖膜的剥离：可用膜钩或眼内镊沿视网膜皱褶分离、钩起前膜自后向前剥除（图 44-4-3），基底部的视网膜前膜可在后部增殖膜清除后用高切速、低负压的玻璃体切割头清除。成熟的膜很容易被剥除，未成熟的膜因为没有纤维化而不易辨认和去除，故经充分剥膜常不能彻底松解视网膜。为彻底解除收缩，必要时可行视网膜切开，切开前可先电凝以减少出血，按视网膜缩短和僵硬部位行环形、子午线方向或局部切开。例如，解除星状皱褶的收缩可做放射状小切开，以皱褶的中央为中心向周围做 3～4 处小切开，其范围应超过收缩区。充分剥膜松解的标志是视网膜的活动度完全恢复，恢复到早期视网膜脱离形态，表面光滑的球形脱离。不确定视网膜张力是否已经充分松解时可借助气液交换做预复位试验。

（4）视网膜下膜的处理：只有影响裂孔闭合或后极部复位时才予以处理。条索状视网膜下膜可在周边部无血管区下膜的上方电凝后造孔，用眼内镊取出，夹取困难时可用剪刀剪断。片状视网膜下膜一般不做专门的切口取出，可从视网膜裂孔或视网膜切开处用膜钩和眼内镊取出。

（5）全氟化碳液体的应用：一般在可见的牵拉张力均被松解后再使用。视网膜僵硬不确定是否已经可以展平时可做视网膜复位试验；也可借助全氟化碳液体判断残留张力的位置，回抽后再剥膜；处理赤道部和周边的增殖膜时可用全氟化碳液体固定后极部视网膜；同时术中利用全氟化碳液体的压力可使脉络膜上腔积液挤压至 3 个脉络膜上腔排液口排出，有利于充分有效地进行玻璃体腔硅油填充，不会因为术后脉络膜上腔积液残留使得玻璃体腔容积相应缩小，玻璃体腔硅油填充不足导致术后容易发生低眼压、玻璃体增殖、PVR 等并发症致手术失败。

（6）充分气液交换：可尽量排出视网膜下积液，为硅油填充做准备。

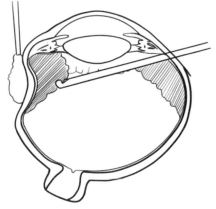

图 44-4-2　巩膜压陷辅助切割周边玻璃体组织

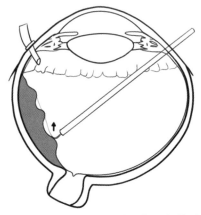

图 44-4-3　膜钩钩起前膜，自后向前剥除

（7）封闭视网膜裂孔：查清眼底所有的裂孔，进行眼内光凝封闭，尽可能避免使用冷凝，以减少术后 PVR 的发生。

（8）眼内填充：原则上根据 PVR 状态及裂孔的部位等选择眼内填充物。下方裂孔、PVR C1～D3 级应使用硅油填充。因为脉络膜脱离型视网膜脱离眼内炎症反应很重，所以术后这种炎症很难短时间消失，且手术的刺激可进一步加重眼内炎症反应。一般应选用硅油做充分的眼内填充，可机械性抑制眼内增生，封闭视网膜裂孔。膨胀气体常没有硅油填充有效，术后易出现持续脉络膜脱离和眼内炎症增生，使得裂孔不能封闭或被 PVR 重新拉开。但如果裂孔小，又位于上方，也可尝试用膨胀气体填充，但注入气体的量应高于常规的量。即使是独眼，也应该做硅油填充。

（9）晶状体手术：现在，随着玻璃体显微手术技术的不断成熟，23G/25G/25G⁺/27G 微创切割系统、广角观察系统的应用完全可以在保留清亮晶状体的情况下进行基底部的手术，同时可以减轻或避免晶状体的混浊。即使出现轻微混浊，在不影响手术的情况下，术中不必切除晶状体，以降低手术创伤，减少并发症，提高视网膜复位率。建议在下次手术(取硅油手术)时完成晶状体手术，使患者获得较好的视功能。晶状体混浊显著者先行白内障超乳手术，玻璃体切割术完成后再植入人工晶状体。

（10）制作虹膜周切孔：无晶状体眼可在 6 点钟位置制作虹膜周切孔。

（11）应用曲安奈德：术毕玻璃体腔注射曲安奈德，起到一个长效的抗感染作用，可抑制玻璃体视网膜的增殖，减轻术后炎症反应，有利于视网膜复位，提高手术成功率。但玻璃体腔注射曲安奈德有发生高眼压并发症的风险，并引起玻璃体混浊。也可采用术毕球旁注射曲安奈德，同样有着良好的效果，不仅起到长效的抗感染作用，抑制 PVR，减轻术后炎症反应，有利于视网膜复位，提高了手术成功率，而且避免了因曲安奈德玻璃体腔注射引起的高眼压和白内障。

3. 联合手术　目前，脉络膜脱离型视网膜脱离患者手术失败的原因主要是 PVR，巩膜扣带术可以在一定程度上升高眼压，有利于脉络膜上腔穿刺放液，并且可以在一定程度上对抗因 PVR 而

导致的手术失败或再次手术，必要时可行玻璃体切割术联合巩膜扣带术。

【术后处理】脉络膜脱离型视网膜脱离为复杂型视网膜脱离，尽管术前应用糖皮质激素，术后眼内炎症反应仍较一般原发性视网膜脱离重，且易发生增殖性玻璃体视网膜病变，故术后应继续使用糖皮质激素及散瞳药物。

术后继续糖皮质激素的应用，若手术结束时未球内或球周注射曲安奈德，则行球周注射 40mg 曲安奈德一次或地塞米松注射液 5mg 球周注射 3～5d。在术后第一日开始局部点用糖皮质激素眼药水，如醋酸泼尼松龙滴眼液，频繁滴眼，每 2h 一次，睡前涂糖皮质激素眼膏。同时加用非甾体抗炎药，如双氯酚酸钠或普拉洛芬。如果眼部炎症持续加重，瞳孔区有渗出膜，除滴糖皮质激素眼药水外，可加用球结膜下注射地塞米松每次 2.5mg，隔日 1 次。每日用快速散瞳剂散大瞳孔，活动瞳孔避免后粘连。通过以上治疗方案，由于脉络膜脱离和手术引起的眼内炎症反应可很快好转。以后根据门诊复诊情况，逐步减少局部激素用量，1～3 个月后停止局部使用糖皮质激素，非甾体抗炎眼药水可持续使用 2～4 个月。术后体位、对疼痛的处理、降眼压药物的应用、硅油取出等同一般原发性视网膜脱离。

【并发症处理及预防】脉络膜脱离占据了一定的玻璃体腔空间，术后脉络膜水肿和脉络膜上腔的积液逐渐吸收，容易导致硅油填充不足，在硅油填充不到的下方视网膜表面，产生 PVR，引起牵拉性视网膜脱离，或将原裂孔拉开或牵拉出新的视网膜裂孔，导致视网膜再次脱离，需要再次手术治疗。故增殖性玻璃体视网膜病变是脉络膜脱离型视网膜脱离患者术后最常见、最容易导致手术失败的原因，预防方法：①尽量排净脉络膜上腔的积液；②采取一切可能的方法，不残留视网膜前和视网膜下积液；③尽量排净后房气体或排出部分无晶状体眼的前房气体；④注入硅油的眼压可稍高，约 30mmHg；⑤术后采用交替体位，尽量照顾顶压下方裂孔。

此外手术时机的选择也十分重要，在 PVR 发生之前做手术可提高手术成功率。尽管术中做了预防措施，因为脉络膜脱离的复杂性，还是难以充分地填充，若术后硅油填充不足显著，可于脉

络膜上腔积液完全吸收后再次行硅油内加压术以补充硅油。术后若发生增生性玻璃体视网膜病变，应及时给予干预，早期周边部轻度牵拉可行激光封拦，必要时再次行玻璃体切割术。

脉络膜脱离型视网膜脱离手术成功取决于正确的手术方法、恰当的手术时机、糖皮质激素的合理应用、脉络膜脱离的及时控制和复位，以及全部视网膜裂孔的有效封闭。

第五节　找不到裂孔的视网膜脱离

找不到裂孔的视网膜脱离在临床中主要有三类，第一类为难以寻找的裂孔。主要因素：屈光间质混浊；视网膜脱离范围较大，隆起甚高，玻璃体增生并发视网膜皱褶，掩盖裂孔，如漏斗状视网膜脱离；先天性脉络膜缺损区的裂孔，难以确认；裂孔小，尤其位于视网膜远周边部或睫状体平坦部的裂孔。这些裂孔难以找到，但实际存在裂孔。第二类是牵拉性视网膜脱离，是指由玻璃体增生牵拉所导致的视网膜脱离，视网膜裂孔并不是必要条件，有时在玻璃体视网膜牵拉的基础上同时也能伴有视网膜裂孔，通常合并存在。眼球穿孔伤、眼球破裂伤、增生性糖尿病性视网膜病变、视网膜静脉周围炎、高血压视网膜病变等，都是引起牵拉性视网膜脱离的常见原因，详见第34章第二节。第三类即渗出性视网膜脱离，是本节讲述的重点，是真正意义上的找不到裂孔，即无裂孔。

【适应证】根据葡萄膜渗漏综合征临床分期来决定其手术方式。1期：仅有睫状体脉络膜脱离，无视网膜脱离，患者视力无下降或轻度下降。超声活体显微镜（UBM）示巩膜与睫状体脉络膜之间为无回声暗区。B超示脉络膜增厚，睫状体脉络膜脱离征象。眼底可见周边脉络膜呈半球状隆起，表面光滑，在此期可行巩膜切除术；2期：在睫状体脉络膜脱离的基础上出现视网膜浅脱离，坐位时范围不超过3个钟点，B超可提示视网膜脱离。此期可行巩膜全层切除术联合脉络膜上腔放液术；3期：视网膜脱离超过3个钟点，UBM、B超均可见典型表现，此期可行巩膜全层切除术、脉络膜上腔放液术、视网膜下积液放液术。

脉络膜黑色素瘤采取"个性化"的综合治疗，根据肿瘤的大小、位置、形态、生长速度、患眼及对侧眼的视力、全身情况等选用适合的治疗方法，或多种方法联合治疗。以前的标准治疗方案是眼球摘除术，但眼球摘除术是一种破坏性、毁容性手术，给患者带来极大的身心影响。20世纪

80年代Zimmerman等提出眼球摘除术会增加肿瘤转移的危险。近年来，各种保留眼球和视力的手术方式被临床所应用。

【禁忌证】

1. 全身因素　合并全身疾病不能耐受手术者，如严重心血管疾病、心肺功能不全、严重的免疫缺陷、肝肾功能障碍、凝血机制障碍等。

2. 局部因素　葡萄膜渗漏综合征病变早期或较局限且较轻微的视网膜脱离不考虑手术；脉络膜黑色素瘤合并肝转移；弥散性脉络膜黑色素瘤；肿瘤侵入视神经。

【术前准备】

1. 常规准备　完善术前眼部常规检查，全身情况检查等；对于合并循环系统疾病、内分泌疾病、呼吸系统疾病的患者，术前给予必要的药物辅助治疗，使患者在麻醉及手术过程中生命体征平稳，避免出现严重并发症，甚至危及手术患者生命安全；局部使用抗生素滴眼液预防感染等术前准备。

2. 特殊准备　葡萄膜渗漏综合征的术前准备一定要根据B超和UBM的检查结果，明确临床分期，以准确地决定适宜的手术方式。脉络膜黑色素瘤的术前准备一定要明确肿瘤的发展程度，确定是眼内还是眼外的肿瘤，最重要的是需识别负面因素，如肿瘤是否侵入视网膜、肿瘤的边界、是否累及视盘和向眼外扩张、是否含有全身禁忌证、是否合并肝转移。必须向患者交代脉络膜黑色素瘤的后果，建议患者直系亲属在场。癌症对患者产生精神创伤，应给予适当的考虑，提供合适的安慰。

【手术步骤】对于葡萄膜渗漏综合征，因本病病因可能与巩膜异常增厚、涡静脉发育不良，导致眼内液外排障碍有关。手术方法和其他的渗出性视网膜脱离有所不同，临床中一般采用以下几种术式。

1. 涡静脉减压术　在涡静脉出口前约4mm

处，做平行于角膜缘的 6mm 长切口，在水平切口的两端向后做两条放射状切口至涡静脉出口平面，板层巩膜切除的深度达透过巩膜床能见到蓝灰色的脉络膜色素，注意 4 个象限均须开窗减压。由于涡静脉减压手术部位深，操作困难且并发症多，一般需在全身麻醉下进行，近年已被板层巩膜切除手术取代（图 44-5-1，图 44-5-2）。

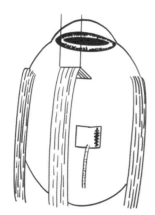

图 44-5-1　在涡静脉出口处前方做长方形板层巩膜切除减压窗，解除增厚的巩膜对涡静脉的阻力

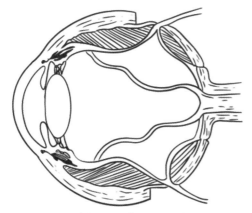

图 44-5-2　侧面观察板层巩膜切除后，解除了巩膜对涡静脉的压力

2. 巩膜切开术或切除术　沿角膜缘环形剪开球结膜，牵引 4 条眼外直肌，充分显露 4 个象限巩膜至赤道后，以赤道为中心，每个象限切除约 5mm×7mm 大小、1/2～2/3 巩膜厚度的板层巩膜瓣，分别于 4 个象限继续切除巩膜约 1mm×2mm 大小全层巩膜窗口。如果睫状体脱离明显、前房明显变浅伴眼压升高，可以在某一个象限的睫状体平坦部，按上述方式行巩膜开窗术，也可以称睫状体开窗术。手术完毕缝合覆盖球结膜。复发患眼再次手术时，尽量将眼球筋膜及巩

膜表层的瘢痕粘连及增生组织切除干净，同时扩大切除板层巩膜组织，再分别于 4 个象限切除一定的全层巩膜组织，充分显露脉络膜，以引流脉络膜上腔积液。

3. 巩膜瓣下巩膜切除术　在位于赤道部的颞下或鼻下象限分别做 4mm×5mm 大小、2/3 巩膜厚的巩膜瓣，然后切除巩膜瓣下 3mm×1mm 大小的巩膜组织，显露出脉络膜，引流脉络膜上腔积液。

4. 玻璃体切割术眼内引流视网膜下积液联合赤道部板层巩膜切开术　先在 4 个象限涡静脉出口处做巩膜板层切除，接着做玻璃体切割术，视网膜切开内排液，眼内激光封闭切开孔（具体同普通玻璃体切割术式）。与外路涡静脉减压手术相比，玻璃体切割术能促进视网膜复位，能很快恢复视网膜功能，手术效果较好。

脉络膜黑色素瘤的手术方式经过很多年的研究，已经开展了很多种手术方式。早在 1925 年，局部切除脉络膜黑色素瘤就已经取得成功。由于安全性问题，现在很少开展。目前主要有板层巩膜瓣下切除肿瘤、局部全层巩膜切除术及玻璃体切割术。

5. 局部板层巩膜切除术

（1）全身麻醉下，显露手术区，沿角膜缘剪开 180° 或 360° 的球结膜，在肿瘤所在两个象限两侧做两个放射状球结膜切口充分显露巩膜。用 5-0 白色聚酯缝线在角膜缘后 4mm 处，相距约 4 个钟点，做 2 个板层巩膜牵引缝线，旋转眼球，并用血管钳固定。通过瞳孔透照法定出肿瘤的界线，用彩笔标记在巩膜表面。注意不要把阴影区或视网膜下出血区误认为肿瘤（图 44-5-3，图 44-5-4A、B）。

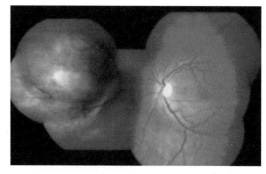

图 44-5-3　脉络膜黑色素瘤，呈典型的蘑菇状生长

（2）制作板层巩膜瓣：如果肿瘤的前界超过锯齿缘，则板层巩膜瓣的形状做成多边形，方便

术毕关闭切口。巩膜瓣的边应该明显地超过肿瘤边界至少5mm，对较大的肿瘤，巩膜瓣可做得更大，开口向前，使关闭切口时更容易。巩膜瓣的厚度应该占巩膜厚度的4/5，保持深层巩膜得完整性。为了避免术中出血，在剖巩膜瓣之前，应识别和烧灼巩膜瓣表面或附近的涡静脉，对巩膜瓣下的静脉应尽可能小心地显露和烧灼止血。在巩膜瓣下，用电凝器围绕肿瘤做两排巩膜透热，起到收缩巩膜和脉络膜血管的作用，对手术区内的睫状长血管和睫状短血管用同样的方式处理。巩膜瓣的后缘要足以超过肿瘤后界，通过瞳孔透照可证实后缘是否超过肿瘤的后界。最后再进行肿瘤旁巩膜定位，小心进行肿瘤旁巩膜切口（图44-5-4C～H）。

（3）放置巩膜支撑环：为了预防操作过程中眼球塌陷，可以选择合适大小的环，用6-0可吸收缝线穿过巩膜表层。降低部分眼压，减少视网膜通过巩膜窗口而膨出，方便接近后部葡萄膜。

（4）深部巩膜切开：翻开巩膜瓣，在表层巩膜切口缘内侧2mm处，用显微有齿镊轻轻提起深层巩膜，用剃须刀片切开深层巩膜一小口，避免损伤下面的脉络膜。用钝头脚巩膜剪插入小口内围绕肿瘤剪开深层巩膜（图44-5-4I～M）。

（5）切除肿瘤：如果眼压仍然较高，松解牵引缝线，再从玻璃体腔吸出部分液体。当确定眼球已经变软，开始切除肿瘤。先用电凝器烧灼切除部位周围的脉络膜预防出血，但有可能损伤下面的视网膜，增加视网膜裂孔的机会。接着进入视网膜下腔，建议从术前见到有视网膜脱离的部位进入。用两把无齿镊抓住脉络膜，向两边牵拉撕开葡萄膜组织，不宜用刀或剪刀切开，以防损伤下面的视网膜。深板层巩膜通常与肿瘤粘连较紧，可用有齿镊夹住深层巩膜板层，提起瘤体，离开视网膜。肿瘤切除后，一定要更换一套新的手术器械，以防肿瘤种植播散。同时增加玻璃体腔的压力直至视网膜稍膨出巩膜窗口，这时拉紧牵引缝线或用棉签加压巩膜窗口上的板层巩膜，使巩膜瓣和视网膜之间没有能够形成视网膜下出血的潜在间隙（图44-5-4I～O）。

（6）关闭巩膜：首先缝合巩膜瓣的转角，对齐巩膜，接着缝合前缘切口，最后缝合侧面切口。用5-0聚酯缝线和6-0的可吸收缝线交替间断穿

过巩膜板层缝合，每针间隔约2mm。当全部巩膜瓣缝合完成后，用30号针头向玻璃体腔注射平衡盐溶液，一定要通过瞳孔看清针尖的方向，避免损伤眼内其他组织。在眼压升高到正常后，检查伤口有无漏水，必要时用7-0可吸收缝线补加缝线直至伤口密闭为止（图44-5-4P）。

（7）缝合异体巩膜：因板层巩膜瓣较薄，为了预防术后巩膜葡萄肿，在关闭巩膜板层切口后，可以常规移植同种异体巩膜。取大于巩膜板层外缘2mm的异体巩膜，用5-0聚酯缝线密缝，各缝线之间可用7-0可吸收缝线加固。特别是板层巩膜瓣已经穿孔的病例，缝合的异体巩膜应当做到不漏水或漏气。

（8）关闭伤口：用5-0聚酯缝线将眼外肌缝回原位。当肌肉附着点被异体巩膜覆住，则只能将肌肉按原来位置缝在异体巩膜表面。用10-0可吸收缝线关闭结膜（图44-5-4Q）。结膜下注射抗生素和糖皮质激素。如果术中没有出现视网膜裂孔，可按上述方法完成手术。如果术中穿破视网膜或玻璃体脱出，或肿瘤与视网膜牢固粘连而做了视网膜部分切除，应及时做保留晶状体的全玻璃体切割术，清除视网膜下出血，重水压平视网膜后眼内光凝、气液交换和硅油填充。

6. 局部全层巩膜切除术　该手术主要针对有小块肿瘤穿透巩膜需要将肿瘤周围全层巩膜一起切除的病例，手术步骤大致同局部巩膜板层切除术，仅做巩膜切口的方式不同。一般在离肿瘤边界3～4mm处，做一个四方形的板层巩膜切口。用卡尺测量这个窗口的大小，从同侧眼球的另一部位取同样大小板层巩膜备用。然后，从板层巩膜切口向内侧剖1mm，做阶梯切口进入脉络膜上腔，按局部巩膜板层切除肿瘤的步骤切除肿瘤。最后形成全层巩膜缺损的四方形窗口，将备用板层巩膜缝在巩膜缺损处。如果移植巩膜的强度不够，可补加一块同种异体巩膜。

7. 眼内切除术　对视盘旁脉络膜黑色素瘤不可能从巩膜面给予切除，而放射治疗又不可避免地引起视神经萎缩和视力丧失。经瞳孔温热疗法也有一些肿瘤复发，反复光凝对深部肿瘤的治疗也不确定。因此，从眼内切除肿瘤已成为治疗脉络膜黑色素瘤的一种选择方法。但是。此种手术方式有争议，主要顾虑肿瘤细胞的残留和种植转

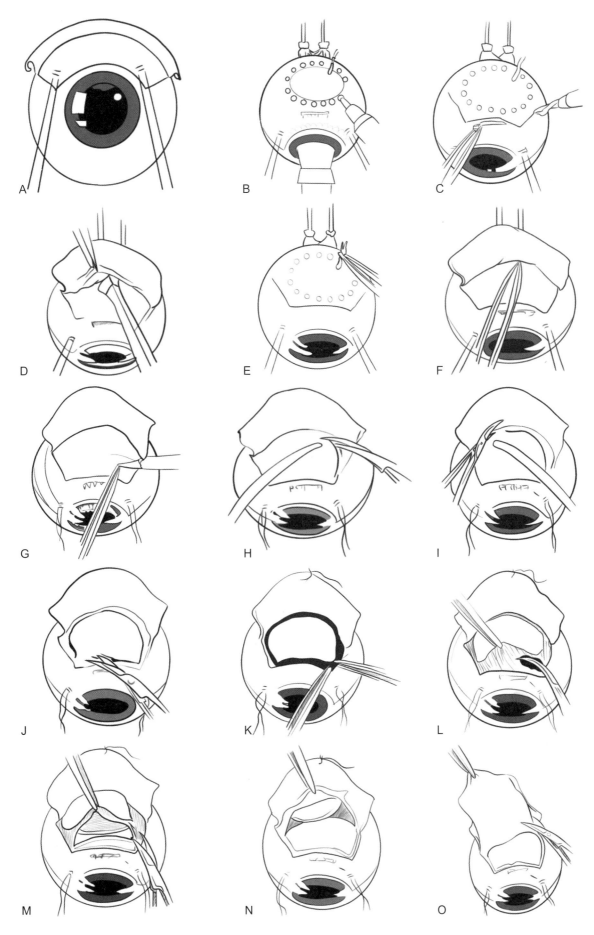

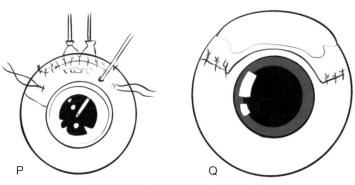

图 44-5-4　局部板层巩膜切除术

A. 结膜切开及牵引线固定；B. 经瞳孔透照，用彩笔画出肿瘤边缘；C. 部分厚度巩膜切口，制作巩膜瓣；D. 板层巩膜剥离；
E. 用透热法寻找眼后涡静脉；F. 巩膜内涡静脉的透热闭合术；G. 肿瘤旁巩膜定位；H. 肿瘤旁巩膜切口；I. 肿瘤后巩膜切口；
J. 巩膜前切口；K. 脉络膜开口；L. 肿瘤前脉络膜切口；M. 肿瘤旁脉络膜切口；N. 视网膜与脉络膜；O. 肿瘤后脉络膜切口；
P. 玻璃体内注射液体；Q. 结膜闭合

移。因此，仅在以下情况选用，即肿瘤已经穿破视网膜或扩大接近视盘；对侧眼已盲；作为放射治疗或光凝治疗后仍怀疑有肿瘤残留的一种挽救措施；肿瘤未侵犯巩膜。

（1）患者全身麻醉满意后，行视网膜切开：一种方法是在肿瘤边界外 > 2DD 处沿视神经纤维的走向电凝 > 180°的"C"形带，以确定术毕视网膜瓣能充分盖住脉络膜缺损区。用带硅胶头的笛形针通过视网膜小切口向视网膜下吹入液体，造成肿瘤表面的视网膜脱离。用垂直剪刀沿电凝带切开视网膜，做一个围绕肿瘤的视网膜瓣。另一种方法是在肿瘤一侧做玻璃体基底部视网膜切开约120°，翻转视网膜显露肿瘤。

（2）注入重水：压住已向视盘侧翻转的视网膜，显露手术区。在切除肿瘤过程中，重水可限制肿瘤细胞的扩散。

（3）提高眼压：升高吊瓶高度，直至血管闭塞或血管变细。如果巩膜穿刺孔漏水较多，可用 7-0 可吸收缝线关闭 1/3 切口，密闭穿刺孔，减少液体漏出。

（4）切除肿瘤：在肿瘤边界外 2mm 处光凝或电凝正常脉络膜一圈，凝固脉络膜血管。用眼内垂直剪，沿烧灼线剪开脉络膜并向肿瘤边游离脉络膜。用切割头逐步切除肿瘤，留下裸露的巩膜，巩膜内表面的色素层常粘连较紧，很难切除干净。当视网膜随着重水被吸出而飘向切割头时，应用导光纤维挡住视网膜，防止视网膜被切割头咬伤。在切除肿瘤过程中遇到脉络膜或肿瘤血管出

血可有 3 种处理技巧：①升高吊瓶提高眼压止血；②如果有明显的血管出血，可用切割头压迫血管数分钟止血；③如果前两种办法均不奏效，可不理会出血，尽快将瘤块切除，出血通常自行止住。在肿瘤已经切除干净后，降低吊瓶高度，恢复正常视网膜血流，观察脉络膜切口有无出血，用眼内电凝烧灼出血点，彻底止血。

（5）气液交换：用笛形针吸出视网膜下重水，气液交换将视网膜铺回原位，吸出所有视网膜下积液和视网膜表面液体。

（6）进行眼内光凝：既可在气体下进行，也可再用重水压平后极部视网膜，置换出眼内气体后，在重水压迫下做激光治疗，重水压下光凝观察得更加清楚。在切开视网膜的两侧打上双排融合的激光斑，使视网膜脉络膜粘连。另外，在全部脉络膜缺损区和脉络膜缺损边缘用强光斑烧灼，以期破坏任何残留的肿瘤细胞。如果激光光凝效果不佳，应冷凝缺损区内巩膜和视网膜。

（7）冷凝巩膜穿刺孔：压陷巩膜探查穿刺孔内口及 360°周边视网膜，预防与穿刺孔有关的并发症。同时冷凝上方两个巩膜穿刺孔，破坏可能种植在穿刺孔处的肿瘤细胞。

（8）硅油注入：如果眼内是重水，再次气液交换，置换出重水，接着注入硅油。

（9）关闭切口：分别关闭巩膜穿刺孔和结膜切口。切记：取肿瘤标本在切割肿瘤时，换上干净的积液盒。术毕将积液盒内的液体送病理室，高速离心后取沉渣，做细胞学或组织学检查。

【术后处理】 对于葡萄膜渗漏综合征，已经进行了巩膜切除术，如果术后发现视网膜长期不能复位，或者视网膜脱离病史较长的患者，应该尽早行玻璃体切割术，术中进行视网膜下积液的引流，促进视网膜复位，从而改善患眼视功能，同时进一步防止一些并发症的发生，如黄斑水肿等导致黄斑裂孔的形成。

脉络膜黑色素瘤患者，术后常规应采取面部朝下体位，或倾向一边，使缺损区位于眼球最高位，同时避免黄斑位于最低处，以防止视网膜出血聚集在黄斑区。术后常规使用抗生素、扩瞳剂和止血剂，口服糖皮质激素（如泼尼松龙 60mg/d，连续 10d）。眼内注入硅油的患者可在术后 3～6 个月取出，其间一定要正规复查，及时发现问题、解决问题。

【并发症处理及预防】 部分葡萄膜渗漏综合征患者行巩膜切除术治疗后，术后效果不佳，视网膜不复位，或者有时会再次发生视网膜脱离及睫状体脉络膜脱离的并发症，视网膜下再次出现积液，视力再次下降，我们可给予普拉洛芬滴眼液点眼，地塞米松 5mg 球旁注射，1 次 / 日，连续 7d，部分患者随访可发现睫状体脉络膜脱离症状改善，视网膜下积液减少；如果需要二次手术，需仔细切除第一次手术后粘连的 Tenon 囊及巩膜，且应广泛切除有瘢痕的巩膜以充分显露脉络膜，这样脉络膜上腔的积液可自然流出，脱离的视网膜逐渐复位；也可以改行玻璃体切割术，内引流视网膜下积液，可以眼内填充气体，必要时可以眼内注入硅油，术后获得较好的疗效。

对于脉络膜黑色素瘤来说，局部板层巩膜脉络膜切除术是目前用得较多的一种方法，眼内出血及继发性视网膜脱离是最主要的并发症，所以一定要在准确标记肿瘤边界后，在切开内层巩膜前，沿肿瘤周围仔细做两排电烙，是防止出血的有效方法。再者，肿瘤切除后要迅速关闭巩膜瓣，确保切口密闭，也有助于止血。一般轻度出血于术后 2～4 周可吸收，对于严重出血者，应尽早做玻璃体割除清除积血。为预防视网膜脱离，于术前行肿瘤周围激光光凝，以使肿瘤周围的脉络膜与视网膜紧密粘连，同时在术中尽量快速地恢复眼压并保持稳定，也可减少视网膜脱离的发生。

特殊类型视网膜脱离的手术术后配合中西医结合治疗参照第 42 章外路视网膜脱落手术相关内容。

（周国宏　黄雄高　张仁俊　黄一铿）

第45章　精确微创玻璃体视网膜手术

第一节　黄斑部前膜切除术

【适应证】黄斑前膜形成的机制见示意图图45-1-1，眼底表现见图45-1-2。黄斑前膜的适宜手术时机国际上尚无统一标准。若前膜与视网膜黏附较紧密，手术剥除前膜时可能会造成黄斑区感光细胞损伤，导致视力损害，但是若在视力下降、视物变形很严重时手术，术后效果通常不理想。故需要综合考虑各方面因素后决定手术与否，一般认为，符合情况可以考虑手术治疗。

（1）视力在0.1或以下，不伴随永久性黄斑损害。

（2）视力0.4以上，但有严重的复视、视物变形等症状（要求更好的视力效果的患者，可由熟练的术者尝试手术）。

（3）视力较好，但荧光造影显示已有荧光素渗漏或黄斑部水肿。

（4）视网膜脱离术后的黄斑前膜应待其稳定，无活动性收缩后才可手术。

【禁忌证】黄斑前膜手术没有绝对的手术禁忌证，需要综合评估患者的术前视力、手术预期、全身状况等。以下情况不建议手术：

（1）视力下降及视物变形症状较轻，对工作、生活影响不大。

（2）年龄较大或身体条件差，术后不能配合俯卧位者。

（3）眼部有活动性炎症者。

（4）对手术效果期望值过高者，不建议手术。

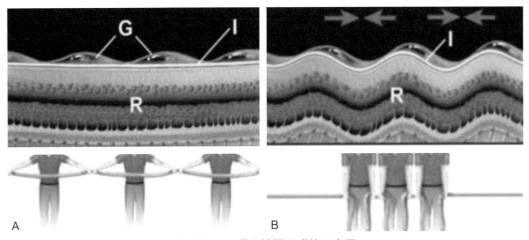

图 45-1-1　黄斑皱褶形成的示意图

A. 绳索男牵拉之前的黄斑的情况；B. 绳索牵拉形成皱褶的黄斑区的情况。R 代表视网膜，G 代表视网膜神经节细胞，I 代表内界膜

（引自 Retinal and vitreoretinal Diseases and Surgery. Samuel Boyd, MD Rafael Cortez, MD Nelson Sabates, MD. Zolo for Jaypeetlighlights Medical Publishers, Inc）

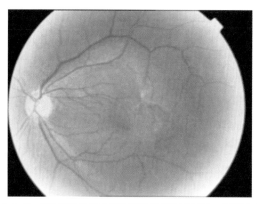

图 45-1-2　眼底图片显示黄斑区前膜的皱褶，纤维牵拉引起血管的扭曲和变形

【术前准备】

1. 患者的准备

（1）全身系统的检查：包括血常规、尿常规、心电图、胸部 X 线片，以及肝肾功能及传染病方面的检查。排除局部及全身的感染，血糖和血压的异常，心脏和肝肾功能的异常等。避免患者造成其他的并发症和意外情况。对于合并全身疾病的患者可能需要更详细的检查，如糖尿病、高血压、心脏病等患者需要在术前进行必要的会诊。

（2）术前谈话：告知患者手术的具体情况及并发症，让患者从自身层面进行预防，如按时点眼液，术后保持合适的体位，以及体位保持的具体时间。若需要进行玻璃体腔注气或硅油填充的患者，要进行术前充分的沟通，告知患者需要保持较长时间的面向下体位或其他体位，并且硅油填充患者需要术后 3～6 个月后再次手术取出硅油。患者积极的心态和高度的配合，可以显著减少手术的风险、意外和并发症。但也不能让谈话过于激进，特别是把并发症和手术意外过度强调，让患者过于紧张，从而不敢选择进行手术。如何进行良好的心理沟通，让患者对手术消除疑虑和担忧，也是需要医师长期学习和思考的。儿童或者全身情况较差局部麻醉下不能很好地配合手术，或者对手术过于恐惧的患者，可以全身麻醉下实施手术。

（3）术前点抗生素眼液，如左氧氟沙星滴眼液，每日 4～6 次，连续 3d。术前冲洗结膜囊及泪道，排除结膜炎和泪囊炎等局部炎症。由于术后短期不能沐浴，可以嘱咐患者术前进行沐浴等。全身麻醉患者术前需禁食、水，全身疾病患者需要交代如何用药等情况。

（4）术前充分散大瞳孔。若患者瞳孔问题无法散大，将给医师带来很大的不便和风险。需要长期保持瞳孔散大或者葡萄膜炎患者，可以给予阿托品药物术前应用，也可应用短效的散瞳药物，避免患者术后瞳孔散大带来的眩光、视近物不清等不适症状。

2. 医师和手术器械的准备

（1）医师心理和手术方式的准备：医师在手术前 1d 要有充足的睡眠和良好体力，心情比较放松，这样才能保证手术质量。

（2）手术方式的考虑：对于不同患者的不同情况，以及术中可能需要的操作和步骤进行预判。对术中可能出现并发症和意外的准备。准备止血的药物或相应的器械，如曲安奈德注射液、吲哚菁绿注射液和水下电凝等。

（3）手术器械的准备：玻璃体切割机或超声乳化机器的测试，以及相应器械的准备，应用玻璃体手术相应的玻璃体切割套包的选择等。

（4）全身麻醉患者：麻醉医师需要提前对患者进行相应的检查和谈话，询问患者是否有全身麻醉的禁忌证。告知患者和其家属术前禁止进食、水的重要性，特别是儿童和一些老年人，若忍不住偷偷喝水或进食，可能带来严重的后果。

【手术技术】

1. 25G 玻璃体手术：切口直径为 0.5mm，无须切开结膜，通过睫状体平坦部直接穿刺插管进入玻璃体，具有创伤小、恢复快、手术相对简单、安全、快速的优点。玻璃体切割头的抽吸口距末端近，便于切除纤维血管组织并减少医源性裂孔的形成。但是 25G 手术器械易变形，切除周边部玻璃体、行周边视网膜光凝（尤其是上方）、取出硅油均较为困难，偶见在切除黏稠的玻璃体积血时玻璃体切割头可能堵塞（笔者曾遇到糖尿病患者切割玻璃体时，玻璃体切割头堵塞的情况），适合一部分玻璃体视网膜手术。

2. 23G 玻璃体手术：手术切口直径 0.6mm。与 25G 相比，23G 的手术器械硬度增加。因此 23G 既能像 25G 一样实现无缝线切口，又能像 20G 一样切除周边玻璃体并行周边视网膜光凝，手术应用范围基本满足临床需要。

3. 27G 玻璃体手术：手术切口直径为 0.4mm。其灌注和切除效率是 25G 的 62% 和 80%，手术后的反应较轻，与伤口渗漏的相关并发症较少，可以用于选择性病例的玻璃体手术。

4. 各切口之间的联合：根据患眼病情的严重程度及术中操作需要的器械，可以联合不同类型的微创切口或微创切口与传统切口相结合的手术操作，如 23G 与 25G、23G 与 27G、23G 与 20G、25G 与 20G 等技术联合，以达到较好的手术效果和最小的手术损伤。

5. 25G 加强玻璃体切割术：Bausch & Lomb 和 Alcon 都有 25G 规格的系统可用，并且都在端口使用套管针系统。所需的工具包括注射套管、导光管、玻璃体切割头管道、MVR 刀片（或者在结核菌素注射器上的 25G 针头），以及眼内镊子（用于 25G 手术的器械越来越多）。如果需要进行流体 - 空气交换，需要应用一种挤压套管（软头的选择正在开发中，但可用的硬头套管就足够了）。内界膜（ILM）可以用吲哚菁绿（ICG）、台盼蓝或曲安奈德染色，后者通过注射器上的 25G 口径钝性插管进入玻璃体腔。因为切口的尺寸仅为 0.4mm，通常不需要缝合伤口就可自然闭合。但是如果进行硅油填充术，建议用缝线缝合巩膜口，以免硅油渗漏造成其他的并发症。改进的 25G 玻璃体切割系统可以满足大部分的玻璃体视网膜手术。

6. 手术的目的是完全切除所有视网膜上的病变组织，这些组织对视网膜下的后极施加牵引力造成视网膜的脱离或者视网膜的水肿，从而引起视网膜的病变造成视力下降或视物变形。剥除病变或者切除病变组织时，必须精准地分辨出病变组织和视网膜两个关键平面，以确保手术成功。借助光纤的不同角度的照明，或者应用曲安奈德及染色剂进行染色，可清晰地分辨出玻璃体、病变组织和正常的视网膜组织。真正的后部玻璃体必须被识别，并从视盘周围和后极中解放出来。这个过程被称为人工玻璃体后脱离，这个过程极为重要，因为观察到比较完整的去除后极部的玻璃体，解除后极部的牵拉，从而避免增殖性玻璃体视网膜病变的形成及其他的并发症。接下来，视网膜前膜（ERM）必须被识别出来并从视网膜表面轻柔移除，尽量避免损伤下面的神经纤维层。过于激进的膜剥离将导致神经感觉组织永久损伤而视力不能恢复。相反，视网膜上组织不完全剥除有较高的视网膜前膜的复发率，并且有可能无

法缓解患者的症状。

7. 术前进行 OCT 检查通常可以指导手术。由于牵拉时视网膜起皱，OCT 会经常发现 ERM 与底层视网膜之间有一定的空隙。这些区域是理想的剥除 ERM 的起瓣区域，因为这些空隙具有一定的操作空间，避免直接损伤神经纤维层和引起裂孔、出血等并发症。ERM 可能被切割而不损害视网膜。黄斑裂孔复位术的指征之一是存在玻璃体黄斑牵引综合征（VMT），以 OCT 观察效果最佳，提醒外科医生注意牵引，这是最可能出现的情况，并强调必须小心确保真正的透明的玻璃体已全部切除。有些病例的中央凹上有异常紧密的玻璃体粘连。不仔细观察并剥除会影响黄斑前膜的剥除，后玻璃体完全剥离是剥离黄斑前膜和内界膜的最基本保障。

8. 这种手术可以进行一个 20G 的三通道设置，或一个 23G、25G、27G 的三通道设置。传统的手术方法是 20G 三通道玻璃体切割术。结膜外膜切除术后，在颞下巩膜上固定输液口。将 MVR 刀片放置于 10 点钟和 2 点钟位置，在边缘后 4.0mm 处（如果患者为无晶状体眼或假性晶状体眼，则为 3.5mm）。核心玻璃体切割术是用眼内导光管和玻璃体切割头。目前的玻璃体切割机器允许多种设置。宽视野观察系统允许同时进行全玻璃体切割术，但不是强制性的。后极接触镜用于后极的精细操作，包括从视盘切除后玻璃体和膜剥离。核心玻璃体切割术完成后，关闭玻璃体切割头的切割功能后，仅用切割头吸引视盘处的玻璃体完成人工后脱离。该口位于乳头状透明质膜边缘，前后牵拉将透明质膜从其附件中解放出来。视盘周围的粘连完全解除直至透明质膜 360° 游离，可见 weiss 环。避免在水平面上拉扯玻璃体，因为这在对侧透明附着体上造成了过度的张力，并可能导致视网膜周围组织或血管撕裂。对于贴附比较紧密的后玻璃体，使用曲安奈德染色，对玻璃体后脱离的可视性有较大的帮助，初学者可以多次进行玻璃体染色，便于判断玻璃体切割的范围和是否完全切除。

9. ICG 和曲安奈德都能附着在玻璃样体的凸起边缘上，并有助于识别残留的玻璃样体。一旦后玻璃体被完全脱离下来，玻璃体切割术就成功了大部分，玻璃体被从中心向外围移除。成功的手术对于玻璃体切除的范围存在一定的争议。仅切除后极部

的玻璃体似乎并不妨碍 ERM 的剥除，但可能导致术后并发症的增加，如视网膜裂孔、视网膜脱离、玻璃体嵌顿和增殖性玻璃体视网膜病变。不完全的玻璃体切除似乎有较高的 ERM 复发率，有些术者倾向于更完整的玻璃体切割术，将玻璃体移向玻璃体基底部。手术医师可通过脚踏板调节切割的速率和吸引的强度。当然玻璃体视网膜手术需要双手和双足的极高配合，才能顺利完成如此精细的手术。

10. 虽然对 ILM 和 ERM 染色可以确保膜的完全去除，但 ERM 通常不需要借助染色剂也可以很容易地识别（图 45-1-3）。找到容易操作的地区做出一个皮瓣开始剥离。皮瓣也可以直接用精细的眼内钳制成。抓住 ILM 将其从视网膜上拉起，直至形成裂口。小心操作，不要抓破下面的视网膜。一旦抓到皮瓣后，使用精细的眼内钳慢慢剥除膜组织。钳子总是沿着视网膜表面移动，避免前后移动，因为这可能会导致撕裂下方的视网膜（图 45-1-4）。有时视网膜前膜和黄斑粘连紧密时，可进行前膜剪除（图 45-1-5）。经常放松和重新抓皮瓣的最远端边缘将移除带来的损伤降低到最小程度（图 45-1-6，图 45-1-7）。膜染色（用 ICG 或曲安奈德）通常清晰地显示出膜和视网膜之间的解剖关系，有利于膜的去除。高浓度的 ICG 对视网膜色素上皮（RPE）有毒性作用。建议使用浓度较低(特别是使用 1 : 19 稀释)，1 : 1 加入 50% 的葡萄糖注射液直接注入玻璃体腔的液体中进行染色（50% 的葡萄糖注射液密度较高，与染色剂混合后可以比较方便地把染色剂带入玻璃体的后极部进行染色，减少传统的气液体交换才能注入染色剂的不便），一般

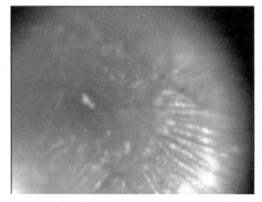

图 45-1-3　眼底照片可以清晰地见到 ERM 形成的波纹状的皱褶，牵拉引起黄斑区的皱褶，吲哚菁绿染色可以显示内界膜的位置

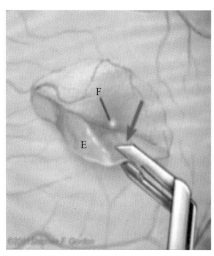

图 45-1-4　内界膜（E），黄斑（F），黄斑区前膜通常与黄斑中心粘连非常紧密，特别是伴有囊样黄斑水肿的病例，剥膜时过大的牵拉力可能会造成黄斑区裂孔的形成。但是，这种情况有些时候无法直接观察到，如图上红色箭头显示的方向进行剥除前膜时，容易造成医源性裂孔

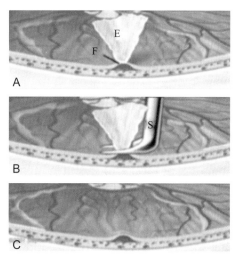

图 45-1-5　黄斑前膜粘连较紧密时可进行前膜剪除
A. 视网膜前膜（F），紧密地与黄斑区（E）粘连；B. 垂直剪刀（S）剪除黄斑前膜；C. 剪除前膜后的视网膜和黄斑区的情况

30 ～ 60s 后可以吸出染色剂。毒性尚未在体内得到证实。台盼蓝不太有用，因为它会污染所有的膜，而且不能帮助识别各种膜平面。使用曲安奈德染色也有报道。曲安奈德的内聚性使其在区分复杂膜的不同层时的帮助更小。曲安奈德也会黏附在裸露的视网膜上，不利于观察 ERM 和 ILM。在 ILM 处开始膜去除，允许同时去除 ILM 和上覆的 ERM。视网膜上膜通常是多层的，试图去除 ERM 只会导致部分膜剥离和较高的复发风险。此外，有证据表

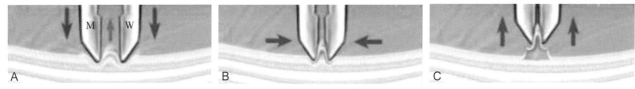

图 45-1-6 用内界膜钳子钳持并撕开剥除的方法

A. 显示用内界膜钳子（M 和 W）适度张开，垂直视网膜的方向轻压绿色的内界膜（蓝色箭头），造成在钳子之间内界膜有一个轻度向上的运动（红色箭头）。B. 钳子夹住被挤压轻度隆起的绿色内界膜（蓝色箭头）。C. 轻轻提起夹住的绿色的内界膜并提起（蓝色箭头）撕破内界膜。准备再次抓住内界膜撕开的边界，随后进行更大范围的内界膜剥除

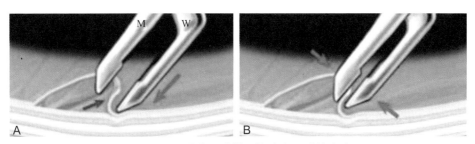

图 45-1-7 用内界膜钳子撕除内界膜的方法

A. 轻度张开钳子的开口，接触视网膜的钳子（W）轻压内界膜（红色箭头），使内界膜边缘轻度向钳子开口处翘起（蓝色箭头）。B. 钳子夹住翘起的内界膜（红色箭头），并随后剥除内界膜

明，在 ERM 剥离时去除 ILM 可减少 ERM 的复发。由于局部轴突肿胀，剥离后的视网膜会变白。沿着神经纤维层表面产生小的针尖出血也很常见。当视网膜下水肿存在，神经纤维层与上覆的 ERM 部分交错时表现得更为明显。出血和水肿在术后会慢慢消失，不会造成长期的视网膜损伤。在关闭巩膜切口之前，应进行眼底检查，并顶压检查视网膜周边部，避免遗漏周围视网膜病变。视网膜裂孔最常在巩膜切除术后继发增殖性玻璃体视网膜病变，与对玻璃体基底的牵拉与器械的引入有关，但可发生在视网膜的任何部位。任何视网膜裂孔应在术中进行冷冻疗法或激光治疗。巩膜切口用 8-0 可吸收缝线缝合。结膜用 6-0 可吸收缝线缝合。目前的23G、25G、27G 大部分检查切口不漏气和漏液的

情况下，可以选择不缝合，减少患者术后的不适及瘢痕的形成。

【手术技巧】手术的技巧因人而异，每个人有自己的技巧。所谓仁者见仁，智者见智。手术之前进行术前评估，手术设计，术中根据不同的情况可以进行适度的调整。以下介绍几种剥膜的技巧和方法。

1. "点撕除" 剥除内界膜方法见图 45-1-6，图 45-1-7。

2. "钥匙孔" 剥除内界膜方法见图 45-1-8。

3. "削苹果皮" 技术剥除内界膜方法见图 45-1-9。

4. FILMSR® 技术剥除内界膜方法见图 45-1-10 和图 45-1-11。

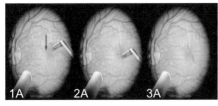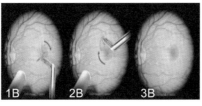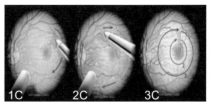

图 45-1-8 "钥匙孔" 内界膜撕除的方法

1A ～ 1C. 用吲哚菁绿染色后，内界膜镊子从血管弓内侧轻轻夹住内界膜向黄斑区方向牵拉（箭头方向），并撕破内界膜成钥匙孔样，并轻轻松开形成的内界膜皮瓣。2A ～ 2C. 在形成的内界膜裂隙附近轻轻夹住内界膜，沿着箭头的方向轻轻撕除约一个视盘直径的内界膜。3A ～ 3C. 按照上面的方法逐渐扩大撕除内界膜的范围。绿色一代表第一步，红色二代表第二步，蓝色三代表第三步

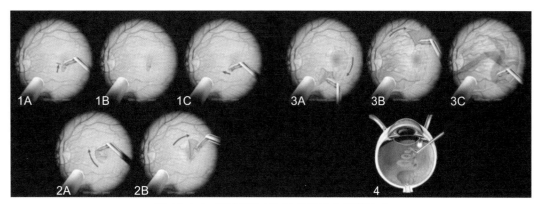

图 45-1-9 "削苹果皮"技术撕除内界膜技术

1A ~ 1C. 血管弓内侧起瓣并轻拉边缘，沿着箭头方向拉起内界膜；2A、2B. 沿着箭头方向撕开内界膜，形成最初的小环形撕开；3A ~ 3C. 连续环形撕除内界膜，直至达到血管弓范围；4. 如"削苹果皮"一样撕除内界膜（概念图）

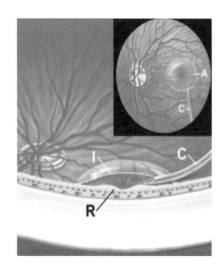

图 45-1-10 FILMSR® 技术剥除内界膜

视网膜（R），内界膜（I），纤维注射管道（C），黏弹剂（V）。使用 36G 微型注射器，在内界膜和视网膜之间注射适量黏弹剂，视网膜和内界膜之间会产生一定的空间供操作。注意：注射黏弹剂时要注意压力的控制及注射器针头方向的掌控，避免造成视网膜的损伤（Art from Jaypee - Highlights Medical Publishers）

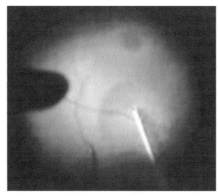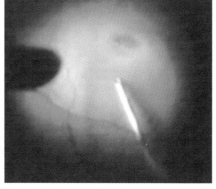

图 45-1-11 FILMSR® 技术在染色的内界膜和视网膜之间注射黏弹剂。造成视网膜和内界膜之间形成一个黏弹剂泡，这样可以较安全地剥除内界膜

【手术步骤】

1. 术前充分散瞳和良好的麻醉 如葡萄膜炎患者瞳孔无法散大，可以进行钝性分离或者虹膜拉钩，甚至可以使用缝线开大瞳孔。

（1）钝性分离：11 点钟或者 1 点钟方位在角膜缘切口进入前房进行操作。最容易进行分离的是 2 点钟至 8 点钟方位的下方虹膜，因为针头从上方更容易伸至虹膜下方。若前房过浅，可以应用 30 号冲洗针头注入前房少量平衡液或者黏弹剂。用针头轻柔分离粘连的虹膜组织，也可以注

入前房 1 ∶ 1000 稀释的肾上腺素注射液。为避免损伤晶状体，针头要紧贴晶状体表面，或者找到一定的虹膜和晶状体之间的间隙，挑起虹膜组织进行轻柔的分离，可以在粘连最松弛的部位处注射少量黏弹剂，制造出更大的空间进行操作。有时应用黏弹剂就可以把粘连完全分离。分离后的虹膜若仍无法散开，可以应用囊膜剪刀沿着瞳孔缘分段剪开虹膜后面的纤维膜，注意避免剪除纤维膜时损伤瞳孔括约肌，造成患者术后瞳孔变形或永久性散大，从而引起眩光和双眼的视觉差异。

（2）缝线开大瞳孔：适用于无晶状体眼和人工晶状体眼。钝性分离后瞳孔仍小于 6mm。方法：用 10-0 的聚丙烯缝线长针，从 11 点钟方位角膜缘后 1.5 ～ 2.0mm 处进针，经巩膜、睫状沟入前房，再经上方虹膜表面进入前房，从 1 点钟方位处出针。接着用同样的方法自 2 点钟方位角膜缘后入针，从 4 点钟方位角膜缘出针；自 5 点钟方位角膜缘后入针，从 7 点钟方位角膜缘出针；自 8 点钟方位角膜缘后入针，从 10 点钟方位角膜缘出针，共 4 针。适当用力拉紧眼外 10 点钟方位和 11 点钟方位的两根缝线，打结、剪短，小瞳孔被散大为正方形，其边长 6.7 ～ 7.3mm。在手术结束前尖端剪断缝线结头，撤出缝线。这种方法简单实用，能满足开大瞳孔，不受手术时间限制。但缝线过程中可意外刺伤虹膜根部，引起前房积血。

（3）虹膜拉钩（flexible iris retractors）：用于术中瞳孔难以散大的病例。用 15° 侧切刀分别在 4 个象限相距 90° 的角膜缘做前房穿刺口。通过切口插入虹膜拉钩，将瞳孔钩住并向外拉大瞳孔，用拉钩杆上的滑动袖套固定。4 个拉钩固定瞳孔成边长约 8mm 的四方形。

2. 三通道玻璃体切割术

（1）标准的三通道玻璃体切割术是临床上最常见的实施的玻璃体切割术与膜剥离技术。手术需要 3 个切口，包括灌注口、光纤照明和玻璃体切割头入口，需要应用显微玻璃体视网膜（MVR）刀距离角膜缘 3.5 ～ 4.0mm 做平行角膜缘的切口。

（2）三通道切口：可以应用 20G、23G、25G、27G 不同型号的玻璃体切割套包进行手术。大致的手术方式相同，除了 20G 需要进行结膜切口，23G、25G、27G 的玻璃体切割套包都不需要进行结膜切口，直接在结膜上对巩膜进行穿刺后留下套管针。

（3）放置灌注头：必须确保灌注头在玻璃体腔内，防止进入脉络膜上腔造成脉络膜脱离。除了 20G 需要缝合固定灌注头，23G、25G、27G 的无需把灌注头固定在巩膜上。只需把灌注头的远端连接线固定好，避免此通道移位造成灌注头脱出或者偏斜损伤晶状体和视网膜。若因为晶状体混浊或者玻璃体积血，无法看清灌注头是否进入玻璃体腔，可行白内障手术或者玻璃体切割后再进行此操作。

（4）白内障手术：如晶状体混浊，可进行小切口白内障摘除术或白内障超声乳化手术，也可以应用玻璃体切割头从后部进行晶状体切除术，但是对于一些较硬的晶状体需要的手术时间较长，而且晶状体前囊膜在术后容易发生混浊，从而影响患者的术后视力及医生观察眼底，同时可以植入人工晶状体避免二次手术。如果晶状体较软，也可以进行后入路（睫状体扁平部）晶状体切除术（图 45-1-12）。

（5）玻璃体切割：建立三通道后，打开灌注。分别切除中轴部、后极部及周边部的玻璃体。完整的玻璃体后脱离后，应用笛针、膜镊、激光等器械，联合使用重水、气体（包括空气和惰性气体）的填充，以及染色剂，对眼内的病变进行处理。尽管有各种各样的尖端较细的镊子可用，ICG 虽然不是必需的，但在精细的前膜和黄斑裂孔的处理当中，染色剂对 ILM 的染色和可视化是非常有

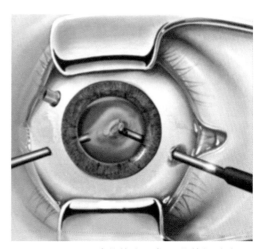

图 45-1-12　睫状体扁平部晶状体切除术

帮助的。适合初学者，也可降低因为看不清楚而盲目剥膜引起的不必要损伤，减轻术者的视疲劳。但也有些报道称染色剂具有一定的毒性。此外，应用钻石的镊子可能有助于剥除和视网膜粘连更紧密的膜，因为稍有不慎或者用力过大就会造成视网膜的撕裂，形成医源性视网膜裂孔或原有的视网膜裂孔加大。

（6）注气术或硅油填充：现在的观念是操作越少越好，尽量减少对眼内环境的干扰。原则：能仅注射曲安奈德就不注射气体，能注射气体就不注射硅油。黄斑前膜术后很少进行硅油的填充。

（7）关闭切口：除 20G 需要缝合切口，23G、25G、27G 的无须缝合切口。除有明显的切口渗水或漏气外需要重新缝合，往往见于一些巩膜较薄的患者，如高度近视及巩膜变性的患者。巩膜切口用 8-0 可吸收缝线缝合。结膜用 6-0 可吸收缝线缝合。

另外，应用四通道玻璃体视网膜系统，结合双手操作手术可用于移除 ERM。但需要应用吊顶灯进行光纤照明，优点是可以解放出一只手进行双手操作，可以更好地处理单手无法完成的操作，但是因为吊顶灯的亮度不够，可能会造成看不清楚。在这种情况下，不放置输液管，使用冲洗光管维持眼压。

黄斑部前膜切除术的解剖成功率高，视力改善成功率高，患者满意度高。只有不足 5% 的患者认为手术不值得。此外，超过 70% 的患者术后视力得到改善，视力达到 0.4 或更好。特发性膜预后较好，获得了最佳的术后视功能。虽然经 ILM 剥离后 ERM 复发率较低，但术后视力结果无差异。ERM 去除后黄斑水肿也得到改善，尽管术前囊状黄斑水肿可能预示着视力改善更少。ERM 去除后黄斑水肿的减轻可能源于视网膜牵引

的解除。另外，膜剥离后黄斑微循环的恢复可以改善视网膜微环境和促进神经元的功能恢复。这两种机制可能都在术后视网膜解剖和功能的恢复中起一定的作用。

【术后处理】保持适宜的体位，抗生素、激素及非甾体滴眼液点眼，必要时给予睫状肌麻痹药物。清淡饮食、充足睡眠。

【并发症处理及预防】

1. 防止患者出现全身的不适，如血压及血糖的升高。给予患者进行全身情况的监测。

2. 白内障最终会在所有接受黄斑光膜切除术的患者中发生。这是核硬化所造成的，有时发展缓慢，有时发展较快，当明显影响晶状体的透明性时，会造成视力下降。如果孔是闭合的，白内障手术后的视力通常比术前预期的要好。与气体有关的后囊下白内障尚未发生，可能是由于良好的定位使气体远离晶状体所致。

3. 视网膜撕裂和脱离并不是主要问题。多年来，切除后玻璃体似乎是预防视网膜脱离的方法。在第一次脱离前，研究者观察了约 100 例黄斑裂孔复位术。目前，发病率似乎在 1% 左右，但也有高达 17% 的报告。因为所有的玻璃体都消失了，所以经常可以用翼状视交叉视网膜固定术来修复。更常见的，可能在 2% 的范围内，是视网膜裂孔的发展，因为后玻璃体被移除。激光或冷冻，以及液气交换可以修复这些撕裂。

4. 血管阻塞是一种严重的并发症。这可能与不断膨胀的气泡有关，即使不使用可膨胀的浓缩物。当对年龄较大和嗜水气单胞菌性贫血的患者进行全液气交换时，必须格外小心。

【并发症中西医结合处理】术后如果出现眼睑肿胀或者术后玻璃体积血的情况，可以给予消水肿和活血化瘀药物。

（马高恩　黄雄高）

第二节　黄斑裂孔复位术

【适应证】一般的手术选择为黄斑Ⅰ～Ⅳ期裂孔（图 45-2-1 ～图 45-2-3）。

由于手术并非在所有病例中都成功，而且术后的体位要求也很严格，所以并不推荐对每一例有黄斑裂孔的患者进行手术。黄斑裂孔存在的时

间长短影响手术效果。因此，一例黄斑裂孔病史 20 年的 90 岁患者，不建议手术。相反，一例 60 岁的患者，最近发展的黄斑裂孔则比较适合手术。年龄、视力、裂孔形成时间、视力要求、术后定位能力等都是必须考虑的因素。Ⅰ期黄斑裂孔不

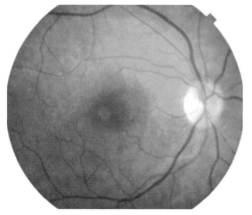

图 45-2-1 眼底照片显示：黄斑区 Ⅱ 期黄斑裂孔伴有黄斑区视网膜下积液

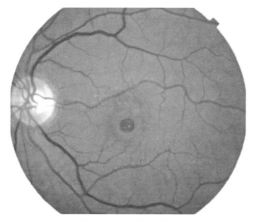

图 45-2-2 眼底照片显示：Ⅳ 期大直径的黄斑裂孔，视网膜下液伴黄斑区周围玻璃膜疣

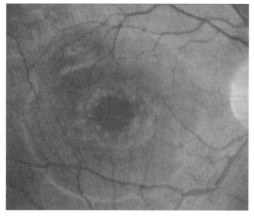

图 45-2-3 显示典型的 Ⅳ 期黄斑裂孔的情况，玻璃体后皮质完全脱离和微小的黄斑前膜

应进行手术。Ⅱ 期和 Ⅲ 期黄斑裂孔的手术效果良好。长期存在大的 Ⅳ 期黄斑裂孔将会有一个不太理想的视觉效果。

黄斑裂孔长期以来被认为是一种比较常见和无法治疗的疾病。外伤和变性是以前认为的主要原因。现在，大多数研究人员认为牵引是特发性黄斑裂孔的可能原因，无论是前后牵引或切向收缩导致皮质玻璃牵拉引起特发性黄斑裂孔，表现为黄斑裂孔周围视网膜神经上皮脱离，或轻微的视网膜神经上皮层囊样水肿。此时部分光感受器变性，缺损的视网膜神经上皮层下的色素上皮层（RPE）区域不规则，有时可见受玻璃体牵拉形成的小盖。既往黄斑裂孔被认为是一种不能手术治疗的疾病，因为明显的组织缺失和光感受器变性难以修复。Schocket 等报道了黄斑裂孔激光光凝术后患者视觉改善。Blankenship 和 Ibanez-Langlois 报道了未行黄斑固定术的黄斑裂孔继发视网膜脱离的成功治疗。大多数眼科医生都有修复视网膜裂孔的经验。治疗周围裂孔并通过黄斑裂孔引流，通常能获得非常好的视力，大多数学者会认为"这一定是一个偏心的黄斑裂孔"，因为每个人都知道，要获得良好的视力，真正的黄斑裂孔如此治疗是不可能的。

从 1985 年开始，有很多关于玻璃体切割和黄斑的新研究。黄斑皱褶手术的结果也有报道。使用玻璃体腔注气术进行视网膜固定术还处于起步阶段。最开始的黄斑区被视为手术的禁区。但随着玻璃体视网膜手术技术日新月异的进步，黄斑手术迅速开展起来，手术的成功率也大幅度提高，患者的视力得以恢复。

1988 年，Gass 引入了切向玻璃体牵拉的概念，提出了一种新的黄斑裂孔分类方法。他提出存在一层附着的皮层玻璃体，可以对中央凹施加切向牵拉，导致黄斑裂孔的形成。Gass 的新分类描述了裂孔形成的 4 个阶段：第一阶段，中心凹剥离；第二阶段，早期成孔；第三阶段，Ⅲ 期黄斑裂孔发育完全，玻璃体分离；第四阶段，黄斑裂孔伴玻璃体后脱离。

第一阶段：Ⅰ 期黄斑裂孔可视为黄斑前孔病变。它们的外观为黄色圆点（Ⅰa 期）或黄色晕（Ⅰb 期）。Gass 强调其他病变可以模拟 Ⅰ 期病变，并提示玻璃膜疣（drusen）、中央浆液性视网膜病变、成人卵黄样黄斑营养不良等病变也可以模拟 Ⅰ 期病变。

Ⅰ 期黄斑裂孔的患者有轻度模糊和视觉扭曲。这些病变可自行消退或进展至 Ⅱ 期。Ⅰ 期的自发溶解可能是由于自发的玻璃体分离。在这种情况下，视力可以改善，视物变形可以减轻。一旦Ⅰ期黄斑裂孔发育成熟，进展为Ⅱ期或Ⅲ期黄斑裂孔的风险据报道约为 50%，即使有学者对这一发现提出疑问。

第二阶段：Ⅱ期黄斑裂孔的特征是小的视网膜缺损，可以是中央的，也可以是偏心的。在这些病例中，视力通常从Ⅰ期开始恶化，范围在 20/50 至 20/70。黄斑裂孔从第一阶段发展至第二阶段，甚至第三阶段所需的时间各不相同。Gass 描述了一例患者，他的裂孔经过 3 年多的时间才形成。许多患者声称他们的视力完全正常，直至突然恶化，出现Ⅲ期黄斑裂孔。Ⅱ期黄斑裂孔的荧光血管造影显示在血管造影早期有一小块区域的强荧光。

第三阶段：Ⅲ期黄斑裂孔的特征是一个大的中央缺陷，在 500μm 范围内，周围有一个高水平的视网膜边缘。大部分的病变在缺损中心有一个小的盖，这可能很难见到。这些病例没有玻璃体剥离，除了可能在中央凹，那里的盖略高于视网膜表面。有时很难确定后玻璃体是否附着，常表现为后玻璃体脱离。在这种情况下，手术可以证实后玻璃体附着的存在。OCT 显示视网膜组织部分或完全缺失，并提供有用信息。

第四阶段：Ⅳ期黄斑裂孔的特征是黄斑裂孔后玻璃体分离。同样，有时很难确定是否玻璃样体是分离的。在移位前的活动后透明质膜的后表面有一个韦斯环和一个小盖，是玻璃体脱离的证据。在进行 MHS 的病例中，约 8% 的病例存在玻璃体后脱离。

【禁忌证】伴有顽固的葡萄膜炎的黄斑裂孔；多次手术裂孔仍无法闭合的患者；不能耐受手术的患者；术后视力期望值较高的患者。

【术前准备】
1. 患者的准备
（1）全身检查：包括血常规、尿常规、心电图、胸部 X 线、肝肾功能及传染病等方面的检查，排除局部及全身的感染，血糖、血压的异常，心脏和肝肾功能的异常等，避免造成患者其他的并发症和意外情况。对于合并全身疾病的患者可能需要更详细的检查，如糖尿病、高血压、心脏病等患者需要在术前进行必要的会诊。

（2）术前谈话：告知患者手术的具体情况及并发症，让患者从自身层面进行预防，如按时点眼液，术后保持合适的体位，以及体位保持的具体时间。若需要进行玻璃体腔注气或硅油填充的患者，要进行术前充分的沟通，告知患者需要保持较长时间的面向下体位或其他体位，并且硅油填充患者需要术后 3～6 个月后再次手术取出硅油。患者积极的心态和高度的配合，可以显著降低手术的风险，减少意外和并发症的发生。避免过度强调并发症和手术意外，让患者过于紧张，从而不敢选择进行手术。如何进行良好的心理沟通，让患者对手术消除疑虑和担忧，也是需要医生长期学习和思考的。儿童或全身情况较差，局部麻醉下不能很好地配合手术，或者对手术过于恐惧的患者，可以在全身麻醉下实施手术。

通常鼓励患者的家庭成员，在患者同意的情况下，参与患者的护理和知情同意的讨论。这有助于保留信息，并允许家属在离开诊所后与患者讨论手术。这有利于提高患者术后对俯卧位的依从性，从而提高黄斑裂孔的闭合率。

（3）术前点抗生素眼液，如左氧氟沙星滴眼液，每日 4～6 次，连续 3d。术前冲洗结膜囊及泪道，排除结膜炎和泪囊炎等局部炎症。由于术后短期不能沐浴，可以嘱咐患者术前进行沐浴等。全身麻醉患者术前需禁食、水、全身疾病患者需要嘱如何用药。

（4）术前充分散大瞳孔，如患者瞳孔无法散大，将给医生带来很大的不便和风险。需要长期保持瞳孔散大或者葡萄膜炎患者，可以给予阿托品，术前应用，也可应用短效的散瞳药物，避免患者术后瞳孔散大带来的眩光、视近物不清等不适症状。

2. 医师和手术器械的准备
（1）医师心理和手术方式的准备：医师在手术前一天要有充足的睡眠和良好的体力，心情比较放松，这样才能保证手术质量。

（2）手术方式的考虑：对于不同患者不同情况的预判；对于术中可能需要进行的操作和步骤的预判；对术中可能出现的并发症和意外的预判和准备。准备止血的药物或者相应的器械，如曲安奈德注射液和水下电凝等。

（3）手术器械的准备：玻璃体切割机或者超

声乳化机器的测试，以及相应器械的准备，玻璃体手术相应的玻璃体切割套包的选择等。

（4）全身麻醉患者：麻醉医师需要提前对患者进行相应的检查和谈话，询问患者是否有全身麻醉的禁忌证。告知患者和其家属术前禁食、禁饮的重要性，特别是儿童和一些老年人，告知若忍不住偷偷喝水或进食，这可能会带来严重的后果。

【手术步骤】

1. 术前充分散瞳和良好的麻醉 如葡萄膜炎患者瞳孔无法散大，可以进行钝性分离或者使用虹膜拉钩，甚至也可以使用缝线拉大瞳孔。

2. 三通道玻璃体切割

（1）标准的三通道玻璃体切割术是临床上最常实施的玻璃体切割术与膜剥离技术。手术需要3个切口，包括灌注口、光纤照明和玻璃体切割头入口，需要应用显微玻璃体视网膜（MVR）刀在距离角膜缘 3.5～4.0mm 处做平行角膜缘的切口。

（2）三通道切口：可以应用 20G、23G、25G、27G 不同型号的玻璃体切割套包进行手术。大致的手术方式相同，除了 20G 需要进行结膜切口外，23G、25G、27G 的都不需要进行结膜切口，直接在结膜上对巩膜进行穿刺后留下套管针。

（3）放置灌注头：必须确保灌注头在玻璃体腔内，防止进入脉络膜上腔造成脉络膜脱离。除了 20G 需要缝合固定灌注头，23G、25G、27G 的无须缝合。只需把灌注头的远端连接线固定好，避免此通道移位造成灌注头脱出或者偏斜损伤晶状体和视网膜。若因为晶状体混浊或者玻璃体积血，无法看清灌注头是否进入玻璃体腔，可行白内障手术或者玻璃体切割后再进行此操作。

（4）白内障手术：如晶状体混浊，可进行小切口白内障手术或白内障超声乳化手术，也可以应用玻璃体切割头从后部进行晶状体切除术，但是对于一些较硬的晶状体需要的手术时间较长。而且晶状体前囊膜在术后容易发生混浊，从而影响患者的术后视力及医师观察眼底。同时可以植入人工晶状体避免二次手术。

（5）玻璃体切割：建立三通道后，打开灌注。分别切除中轴部、后极部及周边部的玻璃体。完整的玻璃体后脱离后，应用笛针、膜镊、激光等器械，联合使用重水、气体（包括空气和惰性气体）的填充，以及染色剂的应用，对眼内的病变进行处理。尽管有各种各样的尖端较细的镊子可用。ICG 虽然不是必需的，但在精细的前膜和黄斑裂孔的处理当中，染色剂对 ILM 的染色和可视化是非常有帮助的。适合初学者；也可降低因为看不清楚而盲目剥膜引起的不必要损伤；减轻术者的视疲劳。但也有些报道称染色剂具有一定的毒性。此外，应用钻石的镊子可能有助于剥除和视网膜粘连更紧密的膜，因为稍有不慎或者用力过大就会造成视网膜的撕裂形成医源性视网膜裂孔或者原有的视网膜裂孔加大。

（6）注气术或硅油填充：气液交换后，一般的裂孔注射空气或惰性气体就可以实现裂孔的闭合。对于较大的裂孔或高度近视需要进行硅油填充。

（7）关闭切口：除 20G 需要缝合切口，23G、25G、27G 的无须缝合切口。除有明显的切口渗水或漏气外需要缝合，或是一些巩膜较薄的患者，如高度近视、巩膜变性和硅油填充的患者，巩膜切口用 8-0 缝线缝合。结膜用 6-0 肠线缝合。也可应用四通道玻璃体视网膜系统，结合双手操作手术剥除视网膜前膜和内界膜。

【术后处理】 术后严格的俯卧位（面部朝下）定位最初规定至少1周（之后时间减少至 3～5d）非常重要。详细的术前宣教很有必要，以确保患者的合作，依从性差的患者不适合手术。这种体位包括用吸管喝水，在俯卧位使用软膏，以及在第一次手术时在地板上检查患者，这样头部就不会抬高。在术后检查中，如果依从性令人满意，常会观察到一个"良好的定位点"。这是红细胞或其他碎屑在前膜内皮细胞上的堆积，表明患者一直注意这种体位。在手术后的最初几日内，裂隙灯检查无法进行，因为即使在眼科医师的检查室里，患者的头也不应该抬起来。通常患者保持这种姿势 5～7d。随着气泡的吸收，可见以前的孔面积，这一过程的成功可以评估。如果孔的边缘几乎看不出来，或者根本看不出来，那么这个孔就闭合了，被认为是解剖学上的成功（图 45-2-4，图 45-2-5）。

如果孔的边缘升高，则操作失败，增加俯卧

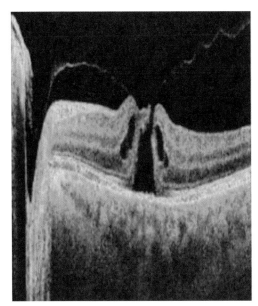

图 45-2-4　OCT 显示黄斑裂孔，可见黄斑区全层裂孔，玻璃体后皮质与黄斑区及视盘的粘连

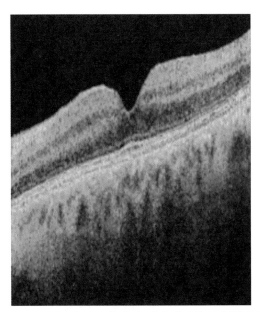

图 45-2-5　OCT 显示 II 期黄斑裂孔玻璃体切割联合注气术后。可见黄斑区情况良好

位可能没有帮助。如果术后裂孔仍然存在，需要再次手术。可能是 ILM 没有被充分切除，也可能是患者不符合定位。术后药物包括局部抗生素及类固醇眼液应用，减少眼内炎术后滴抗生素。局部类固醇可以持续约 4 周，然后逐渐减少超过

1 ～ 2 周。

【并发症预防及处理】

1. 白内障　最终会在所有接受黄斑裂孔复位术的患者中发生。这些是核硬化造成的，有时发展缓慢，但能影响视力。因此，如果孔是闭合的，白内障手术后的视力通常比术前预期的要好。与气体有关的后囊下白内障尚未发生，可能是由于良好的定位使气体远离晶状体所致。

2. 视网膜色素斑点　偶尔出现，可轻微或严重。Poliner 和 Tornambe 报道了这种并发症的高发生率，但其他人没有见到它的频繁。较高的发病率可能是由于过度的组织操作，如在视网膜上膜去除或光毒性。Charles 认为这与流体 - 气体交换时的吸入压力有关。

3. 视网膜撕裂和脱离　并不是主要问题。多年来，切除后玻璃体似乎是预防视网膜脱离的方法。目前，发病率似乎在 1% 左右，但也有高达 17% 的报道。

4. 黄斑裂孔术后视野缺损　Hutton 等对 13 例黄斑裂孔复位术术后视野缺损患者进行了分析，接受黄斑裂孔复位术治疗的患者人数未知，这些缺陷是暂时的。Gass 等对 105 例黄斑裂孔复位术患者进行了前瞻性研究，发现仅有一处无症状的小缺陷。

5. 血管阻塞　是一种严重的并发症。这可能与不断膨胀的气泡有关，即使不使用可膨胀的浓缩物。当对这些通常年龄较大、常为嗜水气单胞菌性贫血的患者进行全液气交换时，必须格外小心。

【并发症中西医结合处理】术后如果出现眼睑肿胀或者术后玻璃体积血的情况，可给予消水肿和活血化瘀的药物。

【总结】黄斑裂孔现在是可以治疗的，所追求的不仅仅是解剖学的复位，更重要的是能够最大限度地恢复患者的视力。所以对于手术时机的把握至关重要，同时手术技术也对手术的成功非常关键。

（马高恩　黄雄高）

第三节　增生性玻璃体视网膜病变

【概述】　在证实视网膜裂孔闭合是成功的关键因素后，视网膜脱离手术的再附着率稳步提高。随着新技术的引入，手术方法发生了改变，手术结果也得到了改善。新技术使眼科医师能够通过巩膜扣带技术定位和闭合裂孔。出现大量增生性玻璃体视网膜病变（proliferative vitreoretinopathy，PVR）是失败的主要原因。玻璃体内的瘢痕和纤维化使视网膜裂口仅靠巩膜扣带是不可能闭合的。

当玻璃体手术成为可能时，移除这种玻璃体牵引将提高这些不可手术病例的成功率。虽然确实发生了一些改善，但仅仅摘除玻璃体是不够的。因此，人们更加关注 PVR 过程，以及导致包括玻璃体切割术在内的手术失败的原因。

PVR 被重新命名为巨大视网膜周围增殖（MPP），因为临床医师意识到细胞在视网膜表面增殖会导致细胞膜收缩，从而阻止视网膜裂孔的解剖性闭合。基础研究使人们更好地了解了这些细胞（视网膜色素上皮细胞、胶质细胞、成纤维细胞）的起源，并促使人们努力减缓或限制细胞的增殖。此外，MPP 复发的趋势可以用这一知识来解释。

【病理过程】　图 45-3-1 ～ 图 45-3-4 认识到瘢痕的表现与玻璃体基底区不同，PVR 被细分为前、后 PVR。眼科技术认识到这一差异，并直接处理它。

玻璃体视网膜眼科医师在进行手术修复时，必须了解 PVR 的病理解剖，特别是前、后 PVR

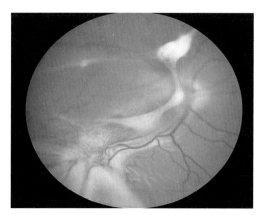

图 45-3-1　PVR：可见视网膜前增殖膜和视网膜皱褶

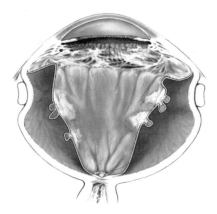

图 45-3-2　后部 PVR 玻璃体牵拉引起漏斗样视网膜脱离

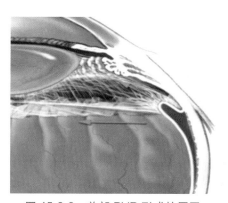

图 45-3-3　前部 PVR 形成的原因

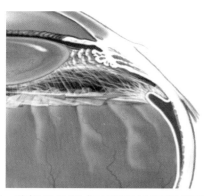

图 45-3-4　前部 PVR 形成时玻璃体基底部视网膜的皱褶形成

的区别。了解玻璃体基底的解剖结构及玻璃体与睫状区所有正常和异常结构的关系是至关重要的。

PVR 在严重程度上存在一定的差异，这是公认的。视网膜前膜的病理研究表明，它们可以从没有任何临床意义的单一细胞膜，演变为菲薄的增殖膜，并牵引视网膜引起皱褶，严重时引起视网膜脱离。大多数临床分类是基于视网膜眼科检查的外观。从眼科的角度来看，最有效的分类仍然是前部和后部 PVR，因为修复方法在不同的情况下是不同的。在最简单的视网膜后视网膜复位术中，选择的治疗方法是玻璃体切割术和膜剥离术。

由于玻璃体基底部的解剖结构及其与眼睛睫状结构的关系，前部 PVR 的情况变得更加复杂（图 45-3-3，图 45-3-4）。最重要的是，由于玻璃体和视网膜附着在玻璃体基底上，所以不可能从视网膜表面移除玻璃体或从视网膜基底上移除瘢痕区域。因此，如果不切除视网膜和玻璃体，牵引力就不能完全消除。此外，玻璃体基底内的牵引力是多方面的。玻璃体基底部的纤维化牵拉视网膜中央，并使基底视网膜向前移动，使之缩短。基底部的视网膜组织收缩将视网膜拉在一起，就像一个"钱袋"。通常情况下，这些发现在下方更明显，特别是在以前的玻璃体切割术后，可能是因为 RPE 细胞和炎性细胞由于重力或由于眼内气体或硅油而聚集在那里（图 45-3-5 ～ 图 45-3-7）。

【常见 PVR 情况及处理方法】

1. 局部星状皱褶　在局部的星状皱褶附近进行光凝后，用玻璃体切割头将视网膜吸引离开 RPE 层，切除皱褶的视网膜组织做出视网膜孔，并解除视网膜牵拉。在纤维增生区域完全切除后，视网膜平伏后在视网膜裂孔周围进行视网膜光凝术。玻璃体腔注入长效气体或硅油。

2. 弥漫性牵拉　在视网膜皱褶附近进行光凝后，用玻璃体切割头将视网膜吸引离开 RPE 层，切除皱褶的视网膜组织，造出一个视网膜孔，并解除视网膜牵拉。在纤维增生区域完全切除后，视网膜平伏后在视网膜裂孔周围进行视网膜光凝术。玻璃体腔注入长效气体或硅油。

3. 环形牵拉　视网膜前部环形牵拉造成视网膜脱离，可先行外部巩膜环扎术，随后行前部

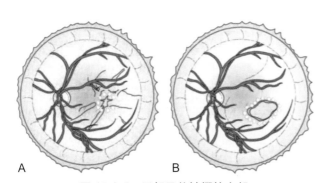

图 45-3-5　局部量状皱褶的光凝
A. 光凝后视网膜裂孔形成；B. 在视网膜裂孔周围进行视网膜光凝，形成炎症反应促进视网膜和视网膜色素上皮层的粘连

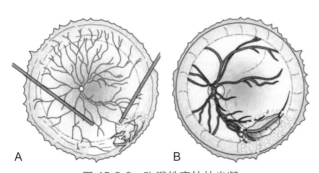

图 45-3-6　弥漫性牵拉的光凝
A. 切除弥漫牵拉的视网膜组织；B. 在周围进行视网膜光凝术

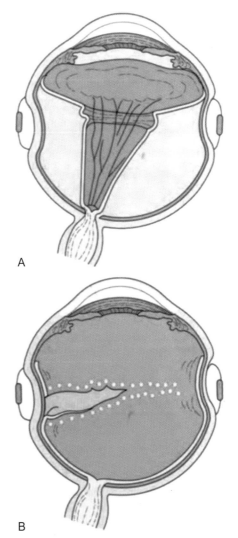

图 45-3-7　视网膜前部环形牵拉造成视网膜脱离（A）；切开视网膜解除牵拉并在其周围行视网膜光凝术（B）

玻璃体切割并行视网膜切开术。前部晶状体切除也是很有必要的，这样可以尽量清除晶状体附近的增殖膜，避免 PVR 复发。部分患者需要周边360°视网膜切开解除牵拉，解除视网膜牵拉后进行玻璃体腔硅油填充（图 45-3-8）。

4. 巨大视网膜裂孔 巨大的视网膜裂孔经常伴有裂孔周围视网膜卷边现象。这个在手术处理当中尤为重要，如果视网膜僵硬，且卷边严重可以进行切除，若视网膜柔软可以铺平。在完全切除裂孔周围及后极部的玻璃体，解除牵拉后进行重水气体置换。避免因为重水吸出后视网膜出现滑脱现象，最后再注入玻璃体腔硅油进行填充。注意尽量不要让重水界面高于裂孔边缘，避免重水进入视网膜下增加手术的难度或造成重水残留（图 45-3-9）。

5. 视网膜下增殖膜 必须切开视网膜后取出视网膜下膜，这样视网膜才能复位。最后，在许多视网膜脱离的病例中，视网膜本身会变得萎缩和缩短，从而产生一种阻止再附着的视网膜内力量。同样重要的是，玻璃体连接到以前的平面部

切口或从这些伤口的纤维增生需要处理和消除手术修复。PVR 的手术入路应综合考虑以上因素。消除牵引力是成功的关键，应该是所有行动的目标。应认识到复发性扩散的可能性，并对其进行规划。抗增殖性药物已在试验中取得了不同程度的成功，这一领域的改进在未来可能被证明是重要的。然而，目前的努力仅限于机械地改变病理解剖。

【手术策略和技巧】

1. 首先要对这个解剖结构进行彻底的分析。干预应加以限制，以消除目前存在的重要力量。对于后 PVR，可以通过玻璃体切割和膜剥离来处理视网膜前膜，以防止孔洞闭合不良，连同一个环绕的巩膜扣来支持玻璃基底。当前 PVR 越来越成问题时，可能需要切除前部玻璃体和更积极的巩膜扣带。对于已经形成前部 PVR 的病例，应采取更彻底的措施。目前，大多数 PVR 病例属于后一类。许多患者接受过多种手术，包括气动视网膜固定术、巩膜扣带术、玻璃体切割术、气体或硅油填充，以及伴有严重前路 PVR 的视网膜切除术。

决定是否对 PVR 患者进行手术是基于对患者

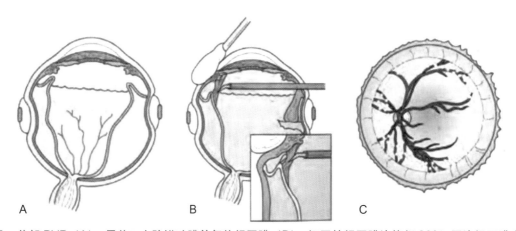

图 45-3-8 前部 PVR（A）；用剪刀去除增殖膜并复位视网膜（B）；切开的视网膜边缘行 360° 周边视网膜光凝术（C）

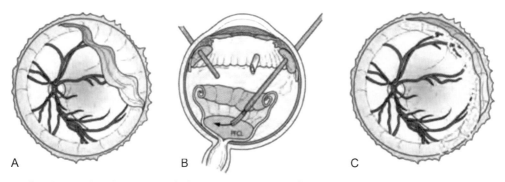

图 45-3-9 视网膜巨大裂孔伴卷边（A）；在后极部注入重水压平视网膜（B）；视网膜复位后进行裂孔边缘视网膜光凝（C）

的风险和收益。虽然视力通常受到限制，即使视网膜再附着，但如果没有干预，眼睛失明是不可避免的。患者的健康和视觉需求是重要的因素。对侧眼睛的情况也应该考虑在内，因为在原发性视网膜脱离患者"健眼"常产生干孔或变性区。术前充分与患者沟通，告知手术的风险和并发症非常重要。

2. 为了充分接近前玻璃体，有效地处理前PVR，必须在边缘处 360° 打开结膜，置入巩膜顶压器，使巩膜凹陷更容易地看到前部的玻璃体及增殖膜。没有这个顶压作用，显露是有限的，不可能做一个适当的前基底剥离。此外，如果还没有一个良好的 360° 环扣，打开结膜是必要的。

严重的前 PVR 患者必须摘除晶状体或人工晶状体。这有利于完全去除晶状体后的玻璃体，有利于后囊和松解虹膜粘连。重要的是要把整个囊的粘连清除掉。PMMA 镜片需要一个 5～6mm 的大切口才能取出，而可折叠镜片在前房切成两半后可以通过一个更小的切口取出。

前部玻璃体切割术：通过睫状体扁平部进行前部玻璃体切割术，可以先行白内障手术，也可先进行玻璃体切割术，二期根据情况进行晶状体手术（图 45-3-10）。

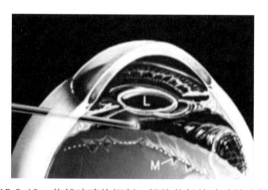

图 45-3-10　前部玻璃体切割，解除前部的玻璃体牵拉角膜缘后 3mm 睫状体扁平部做切口进行玻璃体切割
L. 晶状体；M. 视网膜裂孔

3. 若瞳孔扩张不佳，则需放置虹膜牵开器。有些情况下前房注射少量的肾上腺素就足够了。

4. 去除残留的后玻璃体，剥离视网膜上膜。玻璃体注射少量曲安奈德可以给玻璃体和增殖膜染色，通常会使这一过程变得更加容易，并使膜变得更清晰可见。

5. 如果视网膜脱离较为严重或有巨大裂孔，

取出重水时，避免灌注液通过裂孔再次进入视网膜下，可以进行气体和重水置换，避免视网膜再次脱离或视网膜滑脱、卷边等不良影响。如果担心重水残留，也可保证视网膜平伏的情况下，进行水和重水的交换，然后再进行气液交换。如果气液交换后部视网膜下仍残留大量的液体，可以行视网膜后部切开术放液，并在造孔周围光凝。这不是必要的手术手段，因为术后患者的视网膜下积液会很快消失。全身条件良好的患者，可以给予全身或口服糖皮质激素促进视网膜下积液的吸收。若视网膜裂口较小或激光斑比较明显，可注射长效气体或硅油。如果使用硅油，并且患者为无晶状体眼，则用玻璃体切割器 6 点钟方位附近进行下虹膜周边切除术（下方为前后房沟通通道，避免硅油堵塞瞳孔造成前后房房水无法正常引流到前房角，从而引起眼压增高）。

6. 对于明显的前 PVR，必须处理前部玻璃体。通过巩膜凹陷，显露前部结构，最小化粘连和牵拉。要做到这一点，常需要相当大的压力。当然可以适当降低灌注压力。彻底清除玻璃体与晶状体囊、陈旧性虹膜和晶状体的巩膜粘连、睫状体之间的粘连。因此，在这些严重的病例中，必须摘除晶状体囊。

7. 然而，在大多数情况下，此时基底部有足够的收缩来防止持久的再附着，必须移除基底部前视网膜来实现其目标。收缩最大的区域通常是下位的，所以这是被移除的区域。如果需要做视网膜切除术（这需要严格的临床判断），至少需要做 180°。复发最可能发生在下方，较小的视网膜切除术也不能防止复发，如 180°。

8. 先勾画出后玻璃体基底，然后进行视网膜切除术，在 3 点钟至 9 点钟方位进行电凝。可以使用玻璃体切割机或垂直切割剪刀使切口位于这条线的前方，但是从后基底到锯齿缘的视网膜应该被切除。眼内电凝术用于凝固任何出血血管。

9. 视网膜下瘢痕阻止视网膜复位，必须移除。通过视网膜切除术进入视网膜下空间是很容易的。夹持面较大的钳，如锥体钳，比夹持面较小的钳能更好地夹持膜。可以使用 25G 玻璃体切割头进行精细操作，从增殖膜最大缝隙处用切割头切割增殖膜，先解除牵拉，然后吸住增殖膜进入切割头，再切除增殖膜，吸引的时候停止玻璃体切割，切割的时候停止吸引。这样利用吸引和切割的时间差达到切除增殖膜，并避免对视网膜造成损伤。

10. 随后视网膜被重新复位。使用可延长的软头套管笛针进行流体 - 空气交换和内部排水通常是很好的方法，成功率很高；当然也可以使用全氟碳液体。视网膜的边缘很少向后滑动。

11. 接下来进行视网膜光凝术，以包围视网膜切开处和任何其他导致的裂孔。如果视网膜增殖后造成瘢痕挛缩，可以进行巩膜扣带术促进视网膜复位。

12. 6 点钟方位进行虹膜切除术，硅油注入达到虹膜水平。

13. 术后 24h 内患者面部朝下，并建议患者严格按照要求进行。

14. 如果视网膜完全平坦，术后 2 ～ 3 个月取出硅油。

15. 手术效果在很大程度上取决于 PVR 的严重程度，尤其是前部 PVR。最近对需要 180°视网膜切除术的严重前部 PVR 病例的研究表明，最后的再附着率为 93%。40% 的患者需要再次手术。视力范围从 20/40 至光感，70% 的患者视力得到改善或稳定。

应认识到增殖再次引起复发性视网膜脱落的可能性，并对其进行规划。抗增殖性药物已在试验中取得了不同程度的成功，这一领域的改进在未来可能被证明是重要的。然而，目前的努力仅限于机械地改变病理解剖。

【适应证】各种引起的玻璃体积血和视网膜前膜及增生膜的剥除，牵拉性视网膜脱离，包括黄斑牵引—孔源性视网膜脱离，后玻璃体牵拉导致的黄斑水肿，黄斑皱褶产生黄斑水肿。继发性黄斑裂孔形成。

【禁忌证】血糖控制不佳及血压不稳定，以及肝肾功能较差的患者；不能耐受手术的患者；术后视力期望值较高的患者。

【术前准备】

1. 患者的准备

（1）全身检查：包括血常规、尿常规、心电图、胸部 X 线片、肝肾功能及传染病等方面的检查，排除局部及全身的感染、血糖和血压的异常，心脏和肝肾功能的异常等。避免患者造成其他的并发症和意外情况。对于合并全身疾病的患者可能需要更详细的检查，如糖尿病、高血压、心脏病等患者需要在术前进行必要的会诊。

（2）术前谈话：告知患者手术的具体情况及并发症，让患者从自身层面进行预防，如按时点眼液，术后保持合适的体位，以及体位保持的具体时间。需要进行玻璃体腔注气或硅油填充的患者，要进行术前充分的沟通，告知患者需要保持较长时间的面部向下体位或其他体位，并且硅油填充患者需要术后 3 ～ 6 个月后再次手术取出硅油。患者积极的心态和高度的配合，可以显著降低手术的风险，减少意外和并发症的发生。但也不能把并发症和手术意外过度强调，让患者过于紧张，从而不敢选择进行手术。如何进行良好的心理沟通，让患者对手术消除疑虑和担忧，也是需要医师长期学习和思考的。儿童或者全身情况较差，局部麻醉下不能很好的配合手术，或者对手术过于恐惧的，可以在全身麻醉下实施手术。

（3）术前点抗生素眼液：如左氧氟沙星滴眼液，每日 4 ～ 6 次，连续 3d。术前冲洗结膜囊及泪道，排除结膜炎和泪囊炎等局部炎症。由于术后短期不能沐浴，可以嘱咐患者术前进行沐浴等。全身麻醉患者术前 8h 禁饮食，合并全身疾病患者需要注意围手术期如何用药等情况。

（4）术前充分散大瞳孔：若患者瞳孔无法散大，将给医师带来很大的不便和风险。需要长期保持瞳孔散大或者葡萄膜炎患者，可以给予阿托品术前应用，也可应用短效的散瞳药物，避免患者术后瞳孔散大带来的眩光、视近物不清等不适症状。

2. 医师和手术器械的准备

（1）医师心理和手术方式的准备：医师在手术前 1d 要有充足的睡眠和良好体力，心情比较放松。这样才能保证手术质量。

（2）手术方式的考虑：对于不同患者的不同情况；对于术中可能需要的进行操作和步骤的预判；术中可能出现的并发症和意外的准备。准备止血的药物或者相应的器械，如曲安奈德注射液和水下电凝等。

（3）手术器械的准备：玻璃体切割机或超声乳化机器的测试，以及相应器械的准备，应用玻璃体手术相应的玻璃体切割套包的选择等。

（4）全身麻醉患者：麻醉医师需要提前对患

者进行相应的检查和谈话，询问患者是否有全身麻醉的禁忌证。告知患者和其家属术前禁止进食、水的重要性，特别是儿童和一些老年人，若忍不住偷偷喝水或进食，可能带来严重的后果。

【手术步骤】

1. 术前充分散瞳和良好的麻醉　如葡萄膜炎患者瞳孔无法散大，可以进行钝性分离或者虹膜拉钩，甚至可以使用缝线开大瞳孔。

（1）钝性分离：11 点钟或 1 点钟方位角膜缘切口进入前房进行操作。最容易进行分离的是 2 点钟至 8 点钟的下方虹膜，因为针头从上方更容易伸到虹膜下方。如前房过浅，可以应用 30 号冲洗针头注入前房少量平衡液或者黏弹剂。用枕头轻柔分离粘连的虹膜组织，也可以注入前房 1 ∶ 1000 稀释的肾上腺素注射液。为避免损伤晶状体，针头要紧贴晶状体表面，或者找到一定的虹膜和晶状体之间的间隙，挑起虹膜组织进行轻柔的分离。可以在粘连最松弛的部位处注射少量黏弹剂，制造更大的空间进行操作。有时应用黏弹剂就可以把粘连完全分离。若分离后的虹膜仍无法散开，可以应用囊膜剪刀沿着瞳孔缘分段剪开虹膜后面的纤维膜。

（2）缝线开大瞳孔：适用于无晶状体眼和人工晶状体眼。钝性分离后瞳孔仍小于 6mm。方法：用 10-0 的聚丙烯缝线长针，从 11 点钟方位角膜缘后 1.5 ～ 2.0mm 处进针，经巩膜、睫状沟入前房，再经上方虹膜表面进入前房，从 1 点钟方位处出针。接着用同样的方法自 2 点钟处角膜缘后入针，从 4 点角膜缘出针；自 5 点钟角膜缘后入针，从 7 点钟处角膜缘出针；自 8 点钟处角膜缘后入针，从 10 点钟角膜缘出针，共 4 针。适当用力拉紧眼外 10 点钟处和 11 点钟处的 2 根缝线，打结、剪短，小瞳孔被散大为正方形，其边长 6.7 ～ 7.3mm。在手术结束前尖端剪断缝线结头，撤出缝线。这种方法简单实用，能满足开大瞳孔，不受手术时间限制。但缝线过程中可意外刺伤虹膜根部，引起前房出血。

（3）虹膜拉钩（flexible iris retractors）：用于术中瞳孔难以散大的病例。用 15° 侧切刀分别在 4 个象限相距 90° 的角膜缘做前房穿刺口。通过切口插入虹膜拉钩，将瞳孔钩住并向外拉大瞳孔，用拉钩杆上的滑动袖套固定。4 个拉钩固定瞳孔

成长约 8mm 的四方形。

2. 三通道玻璃体切除

（1）标准的三通道玻璃体切除术是临床上最常实施的玻璃体切除术与膜剥离技术。手术需要三个切口，包括灌注口，光纤照明和玻璃体切割头入口，需要应用显微玻璃体视网膜（MVR）刀距离角膜缘 3.5 ～ 4mm 做平行角膜缘的切口。

（2）三通道切口：可以应用 20G、23G、25G、27G 不同型号的玻璃体切割套包进行手术。大致的手术方式相同，除了 20G 需要进行结膜切口，23G、25G、27G 的都不需要进行结膜切口，直接在结膜上对巩膜进行穿刺后留下套管针。

（3）放置灌注头：必须确保灌注头在玻璃体腔内，防止进入脉络膜上腔造成脉络膜脱离。除了 20G 需要缝合固定灌注头，23G、25G、27G 的无须把灌注头固定在巩膜上。只需把灌注头的远端连接线固定好，避免此通道移位造成灌注头脱出或者偏斜损伤晶状体和视网膜。若因为晶状体混浊或者玻璃体积血，无法看清灌注头是否进入玻璃体腔，可行白内障手术或者玻璃体切割后再进行此操作。

（4）白内障手术：如晶状体混浊，可进行小切口白内障手术或白内障超声乳化手术。也可以应用玻璃体切割头从后部进行晶状体切除术，但是对于一些较硬的晶状体需要的手术时间较长，而且晶状体前囊膜在术后容易发生混浊，从而影响患者的术后视力及医生观察眼底。同时可以植入人工晶状体避免二次手术。

（5）玻璃体切割：建立三通道后，打开灌注。分别切除中轴部、后极部及周边部的玻璃体。完整的玻璃体后脱离后，应用笛针、膜镊、激光等器械，联合使用重水、气体（包括空气和惰性气体）的填充，以及染色剂的应用，对眼内的病变进行处理。尽管有各种各样的尖端较细的镊子可用。ICG 虽然不是必需的，但在精细的前膜和黄斑裂孔的处理当中，染色剂对 ILM 的染色和可视化是有非常有帮助的，适合初学者；也可降低因为看不清楚而盲目剥膜引起的不必要损伤；减轻术者的视疲劳。但也有些报道称染色剂具有一定的毒性。此外，应用钻石的镊子可能有助于剥除和视网膜粘连更紧密的膜，因为稍有不慎或者用力过大就会造成视网膜的撕裂形成医源性视网膜

裂孔或者原有的视网膜裂孔加大。

（6）注气术或硅油填充：现在的观念是操作越少越好，尽量减少对眼内环境的骚扰。能仅注射曲安奈德就不注射气体，能注射气体就不注射硅油。黄斑前膜术后很少进行硅油的填充。

（7）关闭切口：除 20G 需要缝合切口，23G、25G、27G 的无须缝合切口。除有明显的切口渗水或漏气外需要缝合，或是一些巩膜较薄的患者，如高度近视及巩膜变性的患者。巩膜切口用 8-0 缝线缝合。结膜用 6-0 肠线缝合。

【手术技巧】另外，应用四通道玻璃体视网膜系统，结合双手操作手术可用于移除视网膜前膜。但需要应用吊顶灯进行光纤照明，优点是可以解放出一只手进行双手操作，可以更好的处理医生单手无法完成的操作，但是因为吊顶灯的亮度不够，可能会造成看不清楚。在这种情况下，不放置输液管，使用冲洗光管维持眼压。双手剥除视网膜前膜的方法图示见图 45-3-11 ～图 45-3-13。

【术后处理】患者保持合适的体位，点抗生素、激素及非甾体眼药，必要时给予睫状肌麻痹药物。清淡饮食、充足睡眠。

【并发症处理及预防】

1. 防止患者出现全身的不适，如血压及血糖的升高。给予患者进行全身情况的监测。

2. 防止患者因为包扎术眼造成行动不便。

3. 手术引发的白内障及加速白内障的形成，影响视力严重时行白内障手术。术后黄斑前膜形成或复发性视网膜脱离（图 45-3-14，图 45-3-15）。

4. 视网膜撕裂和脱离发生概率不大，但后果严重，需要再次手术行视网膜复位和修复手术。

5. 血管阻塞是一种严重的并发症。这可能与不断膨胀的气泡有关，即使不使用可膨胀的浓缩物。当对这些通常年龄较大、贫血的患者进行全液气交换时，必须格外小心。高血压和糖尿病的患者也要警惕术中或者术后出现血管阻塞及出血的并发症。如果出现动脉阻塞棘手进行相应的治疗和处理，可以挽救或恢复部分视力。术后需严格询问患者情况，检查患者视力眼压和眼底情况，一旦发现问题及时给予干预和治疗。

精准微创玻璃体视网膜手术术后配合中西医结合治疗参照第 43 章玻璃体手术相关内容。

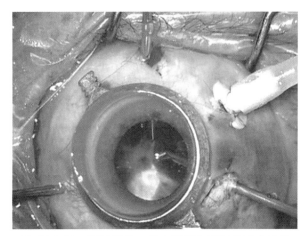

图 45-3-11　双手操作，眼内镊子和剪刀的配合使用

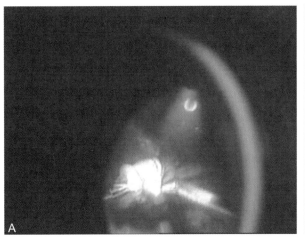
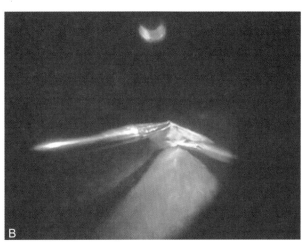

图 45-3-12　吊顶灯下双手操作剥除视网膜前膜

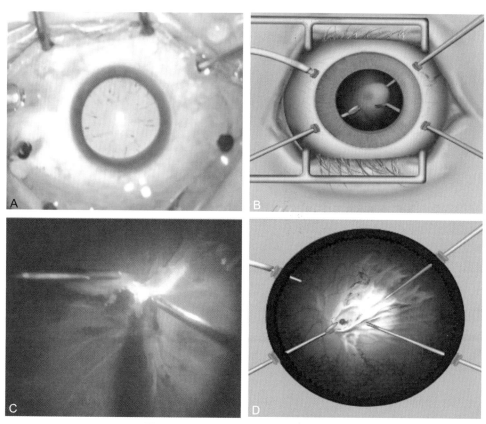

图 45-3-13 双手操作剥除视网膜前膜

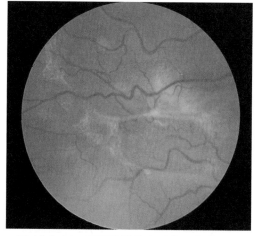

图 45-3-14 视网膜脱落术后黄斑前膜形成

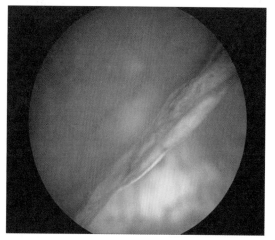

图 45-3-15 视网膜脱落术后复发性视网膜脱落

第四节 增生型糖尿病视网膜病变

经睫状体平坦部的玻璃体切割术是 20 世纪 70 年代早期由 Robert Machemer 开发的一种方法。这种方法通过一种封闭系统完成玻璃体切割术及眼内的相应操作。玻璃体切割术治疗的疾病非常广泛。证据表明，PDR 玻璃体切割术成功后，VEGF 水平明显降低，这是一种有益的因果关系

（图 45-4-1，图 45-4-2）。

对于糖尿病患者来说，糖尿病早期的治疗管理关键，血糖、血压、血脂等的控制是至关重要的。患者必须定期（3～6 个月）查看眼底的情况，早发现，早治疗。广泛视网膜光凝术是经济而有效的方法。对于我国目前的经济情况来说，早期

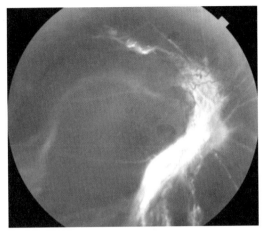

图 45-4-1　严重的增生型糖尿病视网膜病变，可见大量增殖膜、视网膜脱离和裂孔形成

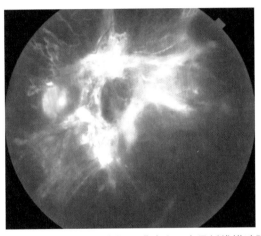

图 45-4-2　增生型糖尿病视网膜病变：大量纤维增殖膜形成，覆盖视盘和黄斑区

的视网膜光凝可以起到极其重要的作用，不但能减少患者在后期的出血，同时如果后期出血的情况下，自我吸收的概率也会大一些。如果必须行手术治疗，手术中的玻璃体和视网膜上的增殖膜也会容易处理一些，术后患者的情况也会比较乐观。

越来越多的科学数据表明药物在治疗糖尿病视网膜病变的有效性，纯化的羊透明质酸酶（vitrase）已被证明在减少玻璃体积血方面是安全有效的。抗血管内皮生长因子（VEGF-A）的单克隆抗体贝伐珠单抗（avastin），可以减少视网膜和虹膜的新生血管形成，并通过减少增殖膜内的血管分布来促进膜的清除，这些药物有助于膜的去除和减少术中出血。目前药物的治疗也有了大幅度的进展，药物的靶点增多，药效持续的时间

也越来越长。

【术前药物治疗】关于安全性和有效性问题的数据表明，在糖尿病患者清除玻璃体积血和减轻视网膜水肿等方面。贝伐珠单抗是针对转移性结肠癌开发的 VEGF-A 单克隆抗体，在抑制血管生成方面具有重要作用。早期关于其超说明书使用的报道非常令人鼓舞，使用它来减少或消除虹膜新生血管，促进表面膜的去除，减少术后出血和术后前段新生血管的形成。目前抗 VEGF 药物（雷珠单抗、康柏西普等）在玻璃体视网膜疾病的治疗中用途广泛，效果较好。但缺点是价格昂贵，需多次反复注射，药物的持续时间仍待提高。

【术前准备】对患有眼表疾病的患者，特别是那些患有结膜炎或正在接受结膜炎治疗的患者待治愈后。在无菌技术指导下，常规进行眼睑消毒和使用 5% 聚维酮碘冲洗结膜囊是降低眼内炎风险的先决条件。使用无菌护皮膜可于眼睑边缘和睫毛上形成一道防护，同时避免液体打湿无菌巾，以防止细菌穿过眼睑边缘，进入和离开眼睛时对仪器造成污染。

【手术技术】25G 玻璃体切割术，由 Anurag Gupta 医学博士和 Steven D. Schwartz 医学博士所著，现在是常用的做法。目前大部分手术都可以应用 23G、25G 玻璃体手术系统完成。一些比较容易操作的手术可以使用 27G 玻璃体切割系统完成。在大部分医院 20G 玻璃体手术系统已经退出使用。

利用显微镜加上接触镜或非接触广角镜系统进行手术操作，接触镜需要缝线固定套环，接触镜可以更清晰地观察玻璃体和视网膜，但是有一定的损伤结膜和角膜的弊端。广角镜有更好的视野，但放大倍率有一定的限制，优点是无须缝合套环，减少手术步骤和减轻患者术后的结膜损伤。

【适应证】增生型糖尿病视网膜病变和玻璃体积血。

【禁忌证】血糖较高及严重的内科疾病，如肾衰竭等；不能耐受手术的患者；术后不能保持体位的患者；对手术期望值过高的患者。

【术前准备】

1.患者的准备

（1）全身检查：包括血常规、尿常规、心电图、胸部 X 线片，以及肝肾功能及传染病等方面的检

查，排除局部及全身的感染、血糖和血压的异常，心脏和肝肾功能的异常等。避免对患者造成其他的并发症和意外情况。对于合并全身疾病的患者需要更详细的检查，如糖尿病、高血压、心脏病等患者需要在术前进行必要的会诊。

（2）术前谈话：告知患者手术的具体情况及并发症，让患者从自身层面进行预防，如按时点眼液，术后保持合适的体位，以及体位保持的具体时间。需要进行玻璃体腔注气或硅油填充的患者，要进行术前充分的沟通，告知患者需要保持较长时间的面部向下体位或其他体位，并且硅油填充患者需要术后3～6个月后再次手术取出硅油。患者积极的心态和高度的配合，可以显著减少手术的风险，减少意外和并发症的发生。但也不能把并发症和手术意外过度强调，让患者过于紧张，从而不敢选择进行手术。如何进行良好的心理沟通，让患者对手术消除疑虑和担忧，也是需要医师长期学习和思考的。儿童或者全身情况较差，局部麻醉下不能很好地配合手术，或者对手术过于恐惧的，可以在全身麻醉下实施手术。

（3）术前点抗生素眼液，如左氧氟沙星滴眼液，每日4～6次，连续3d。术前冲洗结膜囊及泪道，排除结膜炎和泪囊炎等局部炎症。由于术后短期不能沐浴，可以嘱咐患者术前进行沐浴等。全身麻醉患者术前8h禁饮食，合并全身疾病患者需要如注意何用药等情况。

（4）术前充分散大瞳孔。若患者瞳孔无法散大，将给医生带来很大的不便和风险。需要长期保持瞳孔散大或者葡萄膜炎患者，可以给予阿托品术前应用，也可应用短效的散瞳药物，避免患者术后瞳孔散大带来的眩光、视近物不清等不适症状。

2. 医师和手术器械的准备

（1）医师心理和手术方式的准备：医师在手术前1d要有充足的睡眠和良好体力，心情比较放松。这样才能保证手术质量。

（2）手术方式的选择：对不同患者的不同情况，术中可能需要的操作和步骤进行预判；术中出现的并发症和意外的准备；准备止血的药物或者相应的器械，如曲安奈德注射液、水下电凝等。

（3）手术器械的准备：玻璃体切割机或者超声乳化机器的测试，以及相应器械的准备，应用玻璃体手术相应的玻璃体切割套包的选择等。

（4）全身麻醉患者：麻醉医师需要提前对患者进行相应的检查和谈话，询问患者是否有全身麻醉的禁忌证。告知患者和其家属术前禁止进食、水的重要性，特别是儿童和一些老年人，告知若忍不住偷偷喝水或进食，可能带来严重的后果。

【手术步骤】

1. 术前充分散瞳和良好的麻醉。若葡萄膜炎患者瞳孔无法散大，可以进行钝性分离或虹膜拉钩，甚至可以使用缝线开大瞳孔。

（1）钝性分离：在11点钟或1点钟方位角膜缘切口进入前房进行操作。最容易进行分离的是2点钟至8点钟的下方虹膜，因为针头从上方更容易伸到虹膜下方。如前房过浅，可以应用30号冲洗针头注入前房少量平衡液或者黏弹剂。用枕头轻柔分离粘连的虹膜组织，也可以注入前房1∶1000稀释的肾上腺素注射液。为避免损伤晶状体，针头要紧贴晶状体表面，或者找到一定的虹膜和晶状体之间的间隙，挑起虹膜组织进行轻柔地分离，可以在粘连最松弛的部位处注射少量黏弹剂，制造更大的空间进行操作。有时应用黏弹剂就可以把粘连完全分离。若分离后的虹膜仍无法散开，可以应用囊膜剪刀沿着瞳孔缘分段剪开虹膜后面的纤维膜。

（2）缝线开大瞳孔：适用于无晶状体眼和人工晶状体眼。钝性分离后瞳孔仍小于6mm。方法：用10-0的聚丙烯缝线长针，从11点钟方位角膜缘后1.5～2.0mm处入针，经巩膜、睫状沟入前房，再经上方虹膜表面进入前房，从1点钟处出针。接着用同样的方法自2点钟角膜缘后入针，从4点钟角膜缘出针；自5点钟角膜缘后入针，从7点钟角膜缘出针；自8点钟角膜缘后入针，从10点钟角膜缘出针，共4针。适当用力拉紧眼外10点钟和11点钟处的2根缝线，打结、剪短，小瞳孔被散大为正方形，其边长6.7～7.3mm。在手术结束前尖端剪断缝线结头，撤出缝线。这种方法简单实用，能满足开大瞳孔，不受手术时间限制。但缝线过程中可意外刺伤虹膜根部，引起前房积血。

（3）虹膜拉钩（flexible iris retractors）：用来扩大因瞳孔收缩术中难以散大的病例。用15°侧切刀分别在4个象限相距90°的角膜缘做前房穿刺口。通过切口插入虹膜拉钩，将瞳孔钩住并向外拉大瞳孔，用拉钩杆上的滑动袖套固定。4个拉钩固定瞳孔成边长约8mm的四方形。

2. 三通道玻璃体切割术

（1）标准的三通道玻璃体切割术是临床上最常见的实施的玻璃体切割术与膜剥离技术。手术需要三个切口，包括灌注口，光纤照明和玻璃体切割头入口，需要应用显微玻璃体视网膜刀距离角膜缘3.5～4.0mm做平行角膜缘的切口。

（2）三通道切口：可以应用20G、23G、25G、27G不同型号的玻璃体切割套包进行手术。大致的手术方式相同，除了20G需要进行结膜切口，23G、25G、27G的都不需要进行结膜切口，直接在结膜上对巩膜进行穿刺后留下套管针。

（3）放置灌注头：必须确保灌注头在玻璃体腔内，防止进入脉络膜上腔造成脉络膜脱离。除了20G需要缝合固定灌注头，23G、25G、27G的无须把灌注头固定在巩膜上。只需把灌注头的远端连接线固定好，避免此通道移位造成灌注头脱出或者偏斜损伤晶状体和视网膜。若因为晶状体混浊或者玻璃体积血，无法看清灌注头是否进入玻璃体腔，可行白内障手术或者玻璃体切割后再进行此操作。

（4）白内障手术：如晶状体混浊，可进行小切口白内障手术或白内障超声乳化手术，也可以应用玻璃体切割头从后部进行晶状体切除术，但是对于一些较硬的晶状体需要的手术时间较长。而且晶状体前囊膜在术后容易发生混浊，从而影响患者的术后视力及医师观察眼底。同时可以植入人工晶状体避免二次手术。

（5）玻璃体切割：建立三通道后，打开灌注。分别切除中轴部、后极部及周边部的玻璃体。完整的玻璃体后脱离后，应用笛针、膜镊、激光等器械，联合使用重水、气体（包括空气和惰性气体）的填充，以及染色剂的应用，对眼内的病变进行处理。尽管有各种各样的尖端较细的镊子可用，ICG虽然不是必需的，但在精细的前膜和黄斑裂孔的处理当中，染色剂对ILM的染色和可视化是有非常有帮助的，适合初学者；也可降低因为看不清楚而盲目剥膜引起的不必要损伤；减轻术者的视疲劳。但也有些报道称染色剂具有一定的毒性。此外，应用钻石的镊子可能有助于剥除和视网膜粘连更紧密的膜，因为稍有不慎或用力

过大就会造成视网膜的撕裂形成医源性视网膜裂孔或原有的视网膜裂孔加大。

（6）注气术或硅油填充：现在的观念是操作越少越好，尽量减少对眼内环境的骚扰。能仅注射曲安奈德就不注射气体，能注射气体就不注射硅油。

（7）关闭切口：23G、25G、27G的无须缝合切口。20G有明显切口渗水或漏气需要缝合切口，巩膜较薄的患者，需要切口缝合。巩膜切口用8-0缝线缝合。结膜用6-0肠线缝合。

另外，应用四通道玻璃体视网膜系统，结合双手操作手术可用于移除视网膜前膜。但需要应用吊顶灯进行光纤照明，优点是可以解放出一只手进行双手操作，可以更好地处理医学单手无法完成的操作，但是因为吊顶灯的亮度不够，可能会造成看不清楚。在这种情况下，不放置输液管，使用冲洗光管维持眼压。

最后，在许多糖尿病视网膜病变的病例中，视网膜本身会变得萎缩和缩短，视网膜变得薄如蝉翼，甚至牵拉孔出现。同样重要的是必须解除视网膜的牵拉才能减少出血，同时复位视网膜并行广泛视网膜光凝术。

PDR的手术入路应综合考虑以上因素。切割玻璃体和解除牵拉，行广泛视网膜光凝术是成功的关键，应该是所有行动的目标。尽可能地剥除视网膜前的增殖膜是必要的，当然如果增殖膜和视网膜几乎融为一体，强行剥膜可能造成更大的损伤时，以解除牵拉为重要目标。只要没有牵引力再次造成血管出血就允许留下部分的增殖膜在视网膜上。

目前也有很多争议：是否需要对所有的增殖性糖尿病视网膜病变患者进行全玻璃体切割术，换而言之就是一定要切除所有的玻璃体吗？学者们的意见也不统一。我院观点：没有严重的增殖膜形成的PDR患者，进行切除所有的玻璃体积血后，把1～11点钟方位的玻璃体基底部的玻璃体切割干净，因为如果再次出血，这些位置的玻璃体会是增殖膜生长的最佳位置，出血会沉淀到下方。因为上方的玻璃体（12点钟方位）切割时难度较大，造成医源孔就适得其反，因为手术时间越长，患者的并发症出现的概率也越高，并且视网膜和晶状体等组织的损伤也越大。

3. 有很多糖尿病患者瞳孔扩张不佳，必要时则需放置虹膜牵开器，但是有时候用肾上腺素就足够了，或者是加大顶压的力量，让助手帮助看到更周围的视网膜和玻璃体。

4. 去除残留的后玻璃体，剥离视网膜前膜。视盘是最佳的剥膜位置，就像拔树一样，要想拔得干净，要整棵拔起，视盘就是树根的位置，并且这个位置的视网膜最为结实，不会出现视网膜脱离，视网膜裂孔形成的概率也是最小的。当然如果这个地方的增殖膜张力过大，强行剥除会造成大量的出血，可以先从其他的位置进行，解除牵拉后再进行玻璃体后脱离。如果不能很好地区分玻璃体和视网膜的情况下，可以进行曲安奈德染色，这样操作会更容易一些。

5. 如果患者的白内障严重，行超声乳化手术或者后入路晶状体切割术。晶状体超声乳化手术可以减少手术时间，同时保留后囊膜，后囊膜较薄，术后发生混浊可行 YAG 激光切开术，容易观察眼底，但增加了角膜缘的切口，术中前房深度容易改变，有时会影响手术操作。后入路晶状体切除保留前囊膜，术后囊膜较厚，发生混浊不易观察眼底。但是不增加角膜缘的切口，术中操作较稳定。但是晶状体切除比较费时费力，并且糖尿病的晶状体比较坚韧，不易切除，大部分会增加手术时间。

6. 对于术后注射气体还是硅油，主要根据患者情况和医师的经验。我院观点：能注气就不注射硅油，能打药就不注射气体。只要处理增殖膜比较干净，并且无视网膜裂孔形成，一般注射曲安奈德注射液，曲安奈德可以消除水肿，同时起到止血作用。但是术后第一天可能会影响眼底观察和患者的术后视力，需向患者提前说明。如果患者有小的裂孔，解除牵拉后，裂孔没有造成视网膜脱离，就可以进行玻璃体腔注气术，甚至仅注射曲安奈德，但是广泛视网膜光凝术要做到极致才行。注射硅油可以减少术后出血，但是让患者面临二次手术和长达 2 ～ 3 个月的面部向下体位，增加患者的痛苦，增加患者出现全身并发症的概率，同时第二次手术的风险也不能避免。

7. 如果患者增殖膜较多，术中发现视网膜大部分出现无灌注情况。要给予广泛视网膜光凝术，并且术后定期复诊。观察患者虹膜情况。经验：部分患者术后视力较好，但是中间长时间未复诊，出现虹膜新生血管后，造成青光眼或者出血后再来就诊，则耽误了治疗的最佳时机而造成视力丧失和经济损失。建议：术后患者 1 ～ 2 个月复诊，出现虹膜新生血管，立即进行广泛视网膜光凝术，必要时行玻璃体腔注射抗新生血管药物。

8. 玻璃体腔注入硅油的患者，如果眼底情况良好，可以 2 ～ 3 个月后行硅油取出。如果白内障影响视力，可以进行晶状体超声乳化术联合硅油取出联合人工晶状体植入术。

【并发症】

1. 眼内炎。

2. 角膜上皮水肿、损伤。

3. 灌注头损伤晶状体或灌注液进入视网膜脉络膜下致原发性视网膜脱离或脉络膜脱离。

4. 巩膜切口造成的视网膜损伤、睫状体膜脱离等。

5. 玻璃体积血是术中及术后严重的并发症。

6. 继发性青光眼。

【术后护理】手术后护理的主要包括术后局部用药和体位的保持。点抗生素、激素及非甾体眼药，必要时给予睫状肌麻痹药物。清淡饮食、充足睡眠。

【并发症处理及预防】并发症主要包括眼内炎、视网膜裂孔、视网膜脱离复发、硅油对晶状体的潜在毒性。

1. 防止患者出现全身的不适，如血压及血糖的升高。给予患者进行全身情况的监测。

2. 防止患者因为包扎术眼造成行动不便。

术中并发症包括形成原发性视网膜脱离，经标准引流、充气填塞和局灶内光凝术修复。除非裂孔是外周的，并伴有玻璃体基底部损伤，否则很少需要巩膜扣带。术中出血可通过直接增加眼压或抬高输液瓶（较难预测）来控制。通过立即的液体 - 空气交换实现止血是有益的，但如果预期会回到平衡盐溶液，则后晶状体囊的混浊将在此后更为常见。我院通常会应用增加眼压，玻璃体腔注射曲安奈德或重水，或者水下电凝来止血。

术后并发症与处理包括复发性玻璃体积血需要玻璃体腔冲洗，重复玻璃体切割术以识别和治疗残留或复发性膜形成（罕见），前段新生血管需要额外的激光。玻璃体腔注气或者注射药物也可以起到止血和促进血液吸收的作用（仅代表我院观点）。

玻璃体腔内注射抗新生血管生成药物治疗前段新生血管形成和玻璃体积血也是可行的。这可能使玻璃体积血清除，减少并发症。

精准微创玻璃体视网膜手术术后配合中西医结合治疗参照第43章玻璃体手术相关内容。

第五节 视网膜电刺激器植入术

视网膜色素变性（retinitis pigmentosa，RP）是一种遗传性视网膜疾病，可引起光感受器和视网膜色素上皮的进行性损伤，其临床症状包括进行性视野缺失、夜盲症（夜盲），周边视野缩小、眼底视网膜骨细胞样色素沉着、视盘蜡黄色萎缩等。流行病学研究表明，RP在儿童和年轻人中发病率较高。该疾病的进展通常很慢，但疾病晚期出现的中心视力丧失对患者生活质量的影响通常是毁灭性的。

对于RP这类普遍的视网膜退行性疾病，传统治疗方法主要是延缓病程的进展及并发症的治疗，如营养补充剂已用于预防RP的进展。然而，这些治疗方法在阻断或逆转疾病进展方面非常有限，手术置入视网膜假体被认为是恢复盲人功能性视力的有效手段，是目前晚期患者的适宜选择。

尽管RP患者的外层视网膜发生退化，而剩余的内层视网膜（即双极细胞和神经节细胞）退化程度相对较轻，因而下游的神经通路则保持相对完好。对于严重的RP患者的形态学研究显示内部视网膜神经元有中度的保留：70%～80%的双极细胞和25%～40%的神经节细胞得以保留。内层视网膜可以通过电极进行电刺激而产生光幻视现象，从而在大脑皮质的视觉中枢产生感知。

本系统由4个主要部分组成：①仿生视网膜植入件（图45-5-1）；②用户佩戴的外部单元（图45-5-2）；③诊断和配置系统（图45-5-3）；④配置软件系统配置系统。

1. 仿生视网膜植入件

（1）电子器件：包含线圈（能量线圈和数据线圈）、ASIC（专用集成电路）、分立元器件等。能量线圈用于接收来自智眼系统用户佩戴的外部件的电能；数据线圈用来和外部件进行数据的双

向传递。ASIC（专用集成电路）用于处理接收到的数据信号发出驱动电极的电刺激脉冲。电子器

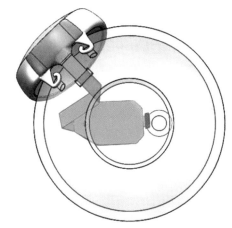

图45-5-1 仿生视网膜植入件

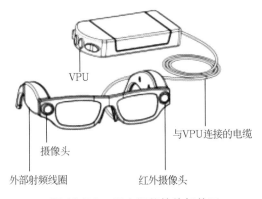

图45-5-2 用户佩戴的外部单元

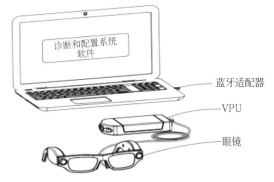

图45-5-3 诊断和配置软件系统

件封装在壳体内，壳体使用缝合线缝合的方式固定在眼球巩膜外侧。

（2）电极阵列：包含256个发送电刺激脉冲的电极，贴附在视网膜表面，通过视网膜微钉进行固定。传送到视网膜上的电脉冲信号刺激视网膜上仍保留功能的神经元，并将此刺激通过视觉神经传送到大脑，使患者产生视觉感知。

（3）柔性电缆：包含256个通路的导线，穿过眼球壁连接电子器件和电极阵列。

2. 用户佩戴的外部单元包括 视频处理单元（video processing unit，VPU）、眼镜（带摄像头和发射线圈），连接电缆。用户佩戴的VPU需要进行自定义编程调试。此调试过程是通过诊断和配置系统来完成的。

3. 诊断和配置系统 诊断系统用于手术和诊断过程中，从植入件读取每例患者的器件植入后的工作数据。配置系统基于诊断系统获得的器件工作数据来决定用于患者的适宜电刺激参数。此配置参数被存储在VPU用来在每次植入件开始工作时对植入件进行参数设置。

工作原理：患者佩戴的眼镜上的摄像头捕获视频图像，并将视频图像信号发送到VPU，VPU将其转换成电刺激数据，并将数据传输给眼镜上的外部射频线圈。外部射频线圈通过射频（radio frequency，RF）遥测技术将数据和电能发送到仿生视网膜植入件的接收线圈。接收线圈接收射频命令并通过电极阵列将刺激传递到视网膜。传递到视网膜的刺激脉冲诱导活性的视网膜神经细胞的细胞反应，其通过视神经传播至视觉皮质，从而使患者产生视觉感知。

手术适应证：视网膜色素变性（retinitis pigmentosa，RP）的盲人患者（ETDRS视力表上视力低于20/200或中央视野低于20°）组成。

●年龄18岁以上成人；

●双眼在ETDRS视力表上视力低于20/400（若患者无残余光感，则其需具有完整的内层视网膜功能）；

●有用形态视觉的既往史；

●无晶状体或有人工晶状体（如果患者在植入前有晶状体，则在手术过程中需将晶状体移除）；

●愿意接受推荐植入后的科学随访、设备调试和视力康复；

●自愿签署知情同意书者。

手术禁忌证：

●可能阻止智眼植入式视网膜电刺激器工作的眼病或病症（如视神经疾病、视网膜中央动脉或静脉阻塞、视网膜脱离史、外伤、严重斜视等）。

●可能妨碍智眼仿生视网膜植入件成功植入或手术充分愈合的眼部结构或状况（如极薄的结膜、角膜溃疡、轴向长度<23mm或>26mm等）。

●妨碍充分观察眼球内部结构（如角膜混浊等）的眼部疾病或病症（白内障除外）。

●无法耐受全身麻醉或与植入手术相关的推荐抗生素和类固醇药剂。

●头部存在金属或有源可植入器械。

●妨碍理解或知情同意交流、智眼植入式视网膜电刺激器的安装或术后随访的任何疾病或状况（如认知能力显著下降等）。根据这一标准，可以推荐进行术前心理评估，以确认患者是否存在禁忌证。

●揉眼倾向。

●需接受ECT治疗的精神疾病患者。

●卒中或中枢神经系统内出血等影响正常视网膜功能的器官性疾病。

●孕妇或妊娠者。

●对智眼植入式视网膜电刺激器有不切实际的预期者。

●具有预期的术前、术中和术后研究器械的过敏史或禁忌证。

手术步骤：手术宜在全身麻醉下进行。目前仅有右眼的产品。术前和植入前、固定前、固定后行电极的功能检测。

（1）结膜切口：在颞上方沿角膜缘剪开球结膜和筋膜，约12点钟和10点钟向后放射状剪开球结膜和筋膜。分离至赤道后，将壳体磨具试植入，磨具前固定口至角膜缘后约6mm处。

（2）玻璃体切割：行标准三通道玻璃体切割穿刺口，颞上方穿刺口改为颞下方。进行全玻璃体切割，如有黄斑前膜，需进行切除。

（3）将植入体壳体植入暴露的巩膜表面，其前缘离角膜缘后6mm缝合固定壳体于巩膜表面。

（4）在角膜缘后3mm行平行角膜缘6mm长的巩膜和睫状体平坦部的全层切口将电极片和柔性电缆植入玻璃体腔（图45-5-4）。

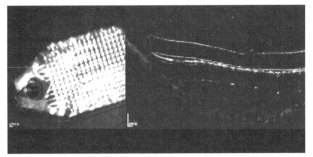

图 45-5-4　术后 OCT：视网膜电刺激片与视网膜贴合良好

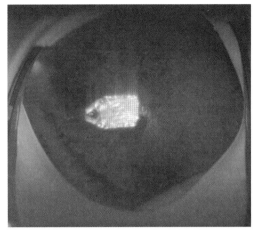

图 45-5-5　术后眼底照相：可见视网膜电刺激片固定于黄斑前面

（5）将电极片调整位置至黄斑前，将电极片用专用钉固定（图 45-5-5）。

（6）间断缝合巩膜切口。将暴露的壳体表面和柔性电缆表面用异体巩膜覆盖，缝合固定异体巩膜。

（7）关闭巩膜穿刺口，缝合球结膜和筋膜切口。

术后处理：术眼滴妥布霉素地塞滴眼液、复方托吡卡胺滴眼液。

第六节　三维成像辅助的玻璃体视网膜手术

一、适应证

1. 玻璃体混浊　可由出血、炎症、变性或先天性眼病引起。恢复其屈光间质的透明性，改善视功能及预防某些并发症，是玻璃体手术的最佳适应证。

2. 视网膜脱离　①屈光媒质混浊、瞳孔不能散大的视网膜脱离。②伴增生性玻璃体性视网膜病变的视网膜脱离。③后缘翻转巨大裂孔性视网膜脱离。④黄斑裂孔性视网膜脱离。⑤后极部裂孔性视网膜脱离。

3. 增生性糖尿病性视网膜病变　①糖尿病性视网膜病变所致的玻璃体积血。②明显的增殖膜形成。③Ⅵ期增生性糖尿病性视网膜病变。

4. 黄斑部病变　在黄斑区视网膜脱离的手术对比中，玻璃体切割手术伴眼内注气术与比巩膜扣带术＋冷凝＋视网膜下液相比，黄斑区视网膜贴附的时间更短，速度更快。

5. 严重眼外伤　玻璃体手术处理严重眼外伤，其目的在于去除混浊的屈光间质及脱位到玻璃体腔的晶状体，直视下取出眼内异物，松解及切除增生性玻璃体膜，处理牵引性视网膜脱离，切除眼内炎症病灶，控制眼内炎。

6. 眼内炎　不论感染性或非感染性、内源性或外源性、眼科手术后的眼内炎症，不论儿童或成年的葡萄膜炎等，所有这些均是玻璃体手术的最佳适应证。

7. 其他　①某些先天性眼病，如未成熟儿视网膜病变等。②眼内寄生虫。③玻璃体活体组织检查。

二、禁忌证

①角膜不透明。②眼部处于新鲜出血期。③眼部急性炎症期（眼部感染性炎症除外）。④眼球萎缩。

三、术前处理

保持瞳孔散大，以便于检查，如有青光眼等禁忌证患者例外。

四、术前准备

用抗生素冲洗泪囊及结膜囊。

手术步骤：局部麻醉加球后麻醉和面神经阻滞。

1. 在手术显微镜下完成球结膜瓣和巩膜切割。

2. 三维成像辅助的玻璃体视网膜手术技术即手术者不再使用显微镜目镜（三维成像辅助是一种新兴的玻璃体视网膜手术可视化方法），而是佩戴匹配的三维成像辅助的眼镜观看由三维成像辅助的相机传送到显示器上的图像进行手术操作，目前已被应用于玻璃体视网膜手术中，并获得良好的临床效果（图 45-6-1，图 45-6-2）。

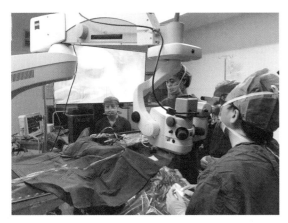

图 45-6-1　三维成像辅助的玻璃体视网膜手术（1）

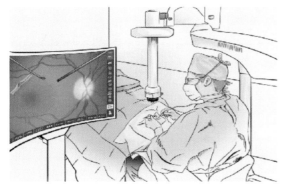

图 45-6-2　三维成像辅助的玻璃体视网膜手术（2）

3. 三维成像辅助的玻璃体视网膜手术系统构成：高动态范围摄像头、超高速图像处理器、超高清 OLED 显示屏、偏光 3D 眼镜。高动态范围摄像头：摄像头被连接到中央处理器，它处理实时的信息，并在宽屏高清监视器上显示重叠的立体图像；超高速图像处理器：图像质量优化，连续两个图像的快速曝光，每只眼睛的两个图像在任何时候都能被处理；超高清 OLED 显示屏：内镜辅助的玻璃体切割术需要操作者在显微镜和小内镜检查之间来回观察，Ngenuity 两个视图在一个大屏幕上可用，呈现出高清立体图像；偏光 3D 眼镜呈现三维立体感。

4. 手术过程中的图像可清晰地显示到屏幕上，非主刀眼科医师甚至非眼科医护人员（手术室巡回护士和麻醉医师等）均可以通过佩戴三维成像辅助的眼镜获得同主刀医师完全一致、更具有立体感的实时手术操作画面，可以帮助更多人实时查看手术病例，从而有助于术中协作和培训，获得良好的手术教学和培训体验。

5. 新手视网膜外科医师通常很难获得最佳的手术视野，特别是在后节的手术中，眼底是通过镜片间接看到的。此外，可视化和深度知觉对于学习如何进行玻璃体切割术至关重要，但是使用传统显微镜，眼科医师通过双目镜筒观察显微镜，而学生通过次级显示器观察，这种显示器的分辨率和光学输出不如眼科医师使用的显微镜。由于显示器上的图像是二维的，观察者可能难以感知手术深度。在教学的过程中，Ngenuity 相比传统显微镜具有明显的优势，特别是在景深可视化方面。有了三维可视化手术系统，整个手术团队可以准确地看到手术医生在手术过程中看到的实况，从而获得良好的手术教学和培训体验。

6. 三维成像辅助的玻璃体视网膜手术带来了新的课题和挑战。

在玻璃体视网膜手术中，眼睛的黄斑会暴露在高强度、闭合的光源下，没有通过任何眼前节结构的自然滤过。这种状态使眼睛容易受到热和光化学损伤。增加光照时间和强度与黄斑的光毒性相关。即使使用现代的滤光片、增加工作距离，眼科医生也可能会超过安全暴露时间。理论上，使用较低的光照强度可以降低视网膜损伤的风险。使用 Ngenuity 可能减少所需的眼内照明，三维平视玻璃体视网膜手术系统实时的图像优化可以有效减少光毒性及器械反光等手术不利因素，即允许摄像机信号的数字放大，减少眼内照明的要求，从而减少视网膜黄斑的光毒性。

颈部、上半身和下半身疼痛在眼科医师中很常见，约50%的眼科医师和验光师在调查中报告有疼痛描述，此外，眼科医师的手腕、背部和颈部疼痛的发生率比家庭医师高，这可能是由于裂隙灯检查和与手术用显微镜造成的。一项针对眼科医师的调查发现，33%的受访者报告在手术过程中有疼痛，近80%的眼科医师在手术过程中经历疼痛，并认为做手术会加剧他们的疼痛，"裂隙灯检查"和"长时间在同一位置工作"是引起肌肉骨骼疼痛的两个主要原因,两种手术方式相比,传统显微镜操作手术因体位受限,长时间低头手术产生严重的疲倦感,视野受限,无法顾全全局,也不利于示教。而三维成像辅助的玻璃体视网膜手术能够获得与人体工程学和舒适性相关的益处,因为该系统的设计避免医师背部和颈部屈曲,使其能够利用超高清 OLED 手术显示屏查看病灶。随着三维平视系统的出现,眼科医师可以更好地利用人体工程学改进传统利用双目显微镜进行的手术。此外因其高清画质图像增强,可以在高放大倍率下提供更好的景深及清晰度,能清晰地显示病灶结构,周边部视敏度较好。同时,设有可个性化设置的滤镜,可调色,增强组织分辨率,突出显示玻璃体、眼部结构和组织层次,此外,实时的图像优化可以有效减少光毒性及器械反光等手术不利因素,与普通标准手术相比,三维手术患者,手术过程中光的照射量少了 15%,因此三维手术平台可以减少视网膜黄斑的光毒性,同时可以抬头进行手术操作,可某种程度解放手术者腰部和颈肩部的紧张度,从而缓解疲劳。

7. 术中手术并发症及处理:如有视网膜出血可以用眼内激光光凝术。

8. 缝合球结膜。

9. 术后处理:术眼妥布霉素地塞米松滴眼液及复方托吡卡胺滴眼液。

(黄雄高　张仁俊　李山祥

马高恩　张宏彬　张武林)

第46章　眼底外伤及巩膜、眼底肿瘤手术

第一节　眼球破裂伤清创术

一、临床表现

角巩膜穿通伤口是眼球穿通伤的主要表现，可伴有视力下降、眼内组织的脱出及损伤，严重者还可引起眼内感染，如眼内炎的发生等。根据角膜伤口形态可分为线形（长或短线形）、弧形、成角及不规则伤口，图示的伤口为缝合了的角膜伤口（图46-1-1）。眼球的穿通伤口按部位可分为角膜伤口、巩膜伤口、角膜缘伤口及复合伤口；

按受伤的时间可分为新鲜伤口和陈旧伤口；按有无眼内组织累及可分为单纯角膜、巩膜穿通伤口，或伴有前房积血或虹膜脱出的复杂角巩膜伤口。角膜及巩膜的新鲜伤口，以及伴有虹膜脱出的陈旧性角膜伤口见图46-1-2。

二、角膜伤口的缝合原则

多数患者采用表面麻醉即可完成手术，也可

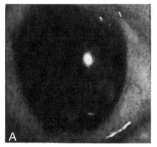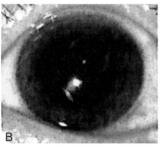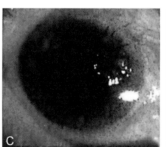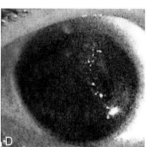

图46-1-1　各种角膜伤口形态图
A、B. 长或短线形；C. 弧形；D. 成角及不规则伤口

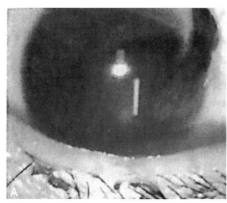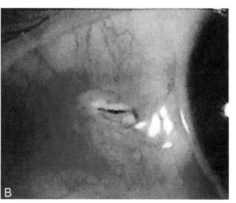

图46-1-2　角巩膜新鲜伤口及陈旧伤口
A. 新鲜伤口；B. 陈旧伤口

采用球周或球后麻醉。伴有全身严重疾病的老年患者或不能自主配合手术患者可给予术中镇静或全身麻醉。

角膜伤口缝合的一般原则：显微镜下放大；细针细线缝合，如 10-0 的尼龙线；间断缝合；避开角膜中心；深度 2/3 或 3/4；跨度 0.5～1.0mm；线头埋于角膜基质中；角膜缝线在中央短而疏，在周边长可稍密集。

（一）长的角膜伤口（线形或弧形）缝合

缝线从两端的周边部开始，线的跨度要长，向角膜中央方向前进时跨度逐渐变短，这样在角膜中央形成的瘢痕最小。缝线跨度的长短依据伤口的长度和角膜的大小，如角膜缘部位可以为 0.75～1.50mm，而角膜中央的跨度为 0.50～0.75mm，两针之间的针距平均约为 1mm，周边可以稍密集而中央稍稀疏。对于跨过两侧角膜缘的伤口，为使角膜的缝合对称，角膜缘两针缝合后应在中央角膜缝合 1 针（第 3 针），然后再在两段距离的中央缝合，以此类推，缝线以 9～13 针为宜。单纯角膜缘伤口则先在中央缝合一针，然后再在两段距离的中央进行缝合，以此类推。如果缝线跨度是随意性的、缝线过紧或缝合的松紧不匀，可使角膜表面、不平或角膜弧度的改变，最终导致不规则散光或角膜透明性的恢复时间延长，甚至还有可能产生大的瘢痕使得角膜不能恢复其透明。尽管角膜伤口累及角膜上皮下后最终会形成瘢痕，但还是可以通过精巧而又正确的手术方法及术后皮质激素的使用而使瘢痕的形成减少。

（二）短的角膜伤口缝合

长径小于 5mm，伤口自然闭合良好，无伤口渗漏的短的角膜伤口，可不必缝合，戴绷带式膜镜即可。长径大于 5mm 的角膜伤口多需要缝合，尽量少用缝线尽量水密缝合。角膜伤口缝合后表现及角膜缘伤口的缝合：3 个月后复查伤口愈合情况。

（三）成角角膜伤口的缝合

先查明角膜伤口有几个角，将其划分为几个不同方向的伤口。初始几针应该先缝合在角度的

地方，然后缝合角膜两边的伤口，最后才缝角膜中央的伤口。

（四）"Y"字形伤口的缝合

先在"Y"字形伤口的两个角度明显部位做交叉缝合，然后再缝合直线形的伤口。

Dr.Akkin 提出交叉连续缝合法，即先在第一处伤口的角膜深层进针穿出角膜面，至第二处伤口 0.5mm 处角膜面进针，穿过伤口另一侧出针，最后在第三处伤口处同样进针出针，再返回到第 1 针缝合的对侧角膜面进针到角膜深层伤口出针，将两缝线结扎埋于角膜深层伤口中，这样的缝合方法理论上来说应该效果好，但由于是连续缝合，线结的埋藏可能不方便。

（五）拆除角膜缝线的时间

一般 3 个月左右可拆除角膜缝线，如果某根缝线过松或过紧，或有感染迹象，视情况可以提前单根缝线拆除。正确的拆线方法是在表面麻醉下，用开睑器开睑，第一种方法是用显微镊夹住线结侧的缝线，使用剪刀、穿刺刀或 1ml 一次性针头剪断或挑断非线结侧的缝线，使用一定的力量快速将缝线拉出；第二种方法为先使用显微镊将线头转出角膜面，再用剪刀剪断一侧的缝线，将缝线拉出，这样很少出现缝线断端留在角膜基质中的现象。常规的拆线方法可发生缝线头滞留于角膜基质内的情况，即在剪断一侧缝线后，线头的阻力或线头的松动，可使缝线一端留于角膜内，有时难以夹出。残留在角膜基质的缝线不必强求取出，以免使用各种方法将缝线取出后，又造成新的角膜伤口。

眼球破裂裂伤修补原则：

①用 1:4 妥布霉素生理盐水反复冲洗伤口。②有玻璃体脱出进行切除，脉络膜脱出尽量回纳。③参照角膜、巩膜伤口缝合修补。④若伴有晶状体损伤及混浊，晶状体囊损伤范围小，无明显的晶状体皮质释放时，可仅缝合角巩膜伤口，对晶状体暂不予以处理。⑤当伤口水密闭后应经睫状体平坦部向玻璃体腔注入平衡盐溶液。恢复眼内容积。⑥待眼部情况稳定后择期行晶状体手术。⑦伴有视网膜或玻璃体损伤，在伤口修补后可二期行玻璃体手术治疗。⑧十分严重的角巩膜

裂伤是无法进行修补的。需要一期的眼球摘除术，但术前务必征得患者及其家属签字同意才能安排手术。

巩膜伤口缝合也为间断深层缝合，深度约为巩膜厚度的 80% 或 3/4。缝合过深可导致巩膜的全层穿透，需要注意避免缝线穿透引起的视网膜损伤。缝合太浅打结时可能会使缝线穿出巩膜致巩膜裂开。尽可能找到伤口的两端并完全缝合是巩膜伤口缝合的基本原则。如果巩膜伤口偏后，需要切断眼外肌，在切断肌肉之前要预置缝线两针，术后要将标记的肌肉断端正确对合至相应的肌止端上。对于后巩膜伤口，按顺序显露巩膜伤口，先从角膜缘，沿着此方向向后缝合。后巩膜缝合的具体方法：①剪开结膜，显露巩膜伤口的前界。②缝合显露的巩膜伤口，缝合的方向由前向后。③进一步向后剪开结膜，尽量找到伤口的另一端，避免压迫巩膜，显露好伤口再一针一针缝合好整个巩膜口。

一般来说，前部的巩膜裂伤口容易找到两端，缝合无困难；而后部的巩膜裂伤口显露和缝合困难，有的需要切断直肌才能显露和缝合好伤口。绝大部分情况下，只要耐心，是可以找到止端并缝合好的，这一点对于初学者尤为重要。对于过深的巩膜伤口，可能无法显露其深部止端，此时可予以旷置待其自然瘢痕愈合。

术后处理：①局部使用抗生素，术眼滴妥布霉素地塞米松滴眼液和复方托吡卡胺滴眼液。②若有必要可 24h 内全身预防性使用抗生素和皮质类固醇。

第二节 眼内异物手术

由于眼球内异物伤后大多数均伴有屈光间质混浊，所以影像学检查是发现眼球内异物的一种重要的检查手段，常用的影像学检查方法有眼眶 X 线检查、眼眶 CT 扫描、磁共振成像、眼部 A 超和 B 超、超声生物显微镜（UBM）。金属定位仪（电声定位器）检查是一种微型金属探测器，可以确定金属异物属于磁性还是非磁性。有的即使早期患者有感觉，但由于检查未到位，导致眼内异物的误诊和漏诊，故仔细的病史询问和眼部检查非常重要。

一、前房异物

前房异物的治疗原则是尽早取出异物及预防感染，防止并发症的发生。患者被铜片击伤，视力眼前手动（HM）。角膜穿通伤口，上方前房可见一金属异物，瞳孔变形，晶状体混浊。

前房异物中有较多的非金属异物，如石头、爆炸粉尘、矿渣、毛发、纤维丝等，可能与这些质量轻的物质穿透角膜后无力再穿透虹膜或晶状体有关。

二、手术方法

1. 前房中央异物　异物着床于前房中央，由于瞳孔中央后方为晶状体，需要注意异物引起的该组织损伤。异物的取出需要在手术室局部麻醉下，做角膜缘穿刺切口，前房注入玻璃酸钠；磁性异物使用磁铁将异物吸出，非磁性异物可使用异物镊或撕囊镊将异物夹出；还可以使用注射针头，将异物冲洗到切口旁，再将异物夹出。

2. 前房周边异物　异物位于周边前房靠近房角部位，如果异物细小，可以使用房角镜检查，观察异物与周围邻近组织的关系。图 46-2-1 患者为铁屑击伤 8h，视力 HM，手术显微镜下见下方周边前房有一铁屑贴于虹膜面，角膜可见一穿通伤口，晶状体混浊。做上方角膜缘切口，玻璃酸钠注入前房，囊膜镊将铁屑缓慢夹出。

3. 房角异物　根据其性质可将房角异物分为磁性异物及非磁性异物。房角异物，特别是细小房角异物，难以直视下看见，需通过房角镜、CT 或 UBM 等辅助检查发现。房角异物的患者可有异物入眼的病史，但无明显临床症状，如果累及晶状体或虹膜血管，可表现为视力下降、前房积血、外伤性白内障等。治疗原则为取出异物，预防感染。磁性异物可以通过磁铁的吸引将异物吸出，而非磁性异物需要通过精确的定位和术前详尽的计划使用镊子将异物夹出。

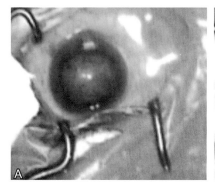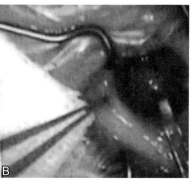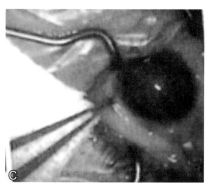

图 46-2-1　前房周边异物

A. 玻璃异物着床于晶状体前方的前房，未见明显晶状体囊膜破裂；B. 大的金属铁异物位于前房中央。该两例患者的异物分别在使用囊膜镊及磁铁后被顺利取出

4. **房角磁性异物**　可在磁铁的帮助下，在相对应或邻近部位的角膜缘处做切口，将异物吸出。图 46-2-2 为铁屑溅入 4d 患者，视力 1.0，眼前节照片及房角镜下可见上方的金属异物贴于角膜内皮插入房角。在上方角膜缘处做角膜缘隧道切口（图 46-2-3A），穿刺刀切开进入前房（图 46-2-3B）。向前房注射玻璃酸钠维持前房，在注射过程中异物被推入前房（图 46-2-4 黄色箭头所示）。伸入有磁性的镊子的一叶入前房（图 46-2-4A），

使用磁铁贴于远端的镊子上，将异物吸出（图 46-2-4B）。患者术后视力仍为 1.0。

5. **房角细小非磁性异物**

（1）手术原则：房角细小非磁性异物由于症状隐匿，异物细小较难发现且取出困难，为前房异物中一种难度较大的手术。

房角非磁性异物取出原则和常用方法：①就近原则，异物处角膜缘做切口。优点：直视下，夹取异物的路径短。缺点：虹膜脱出影响操作，

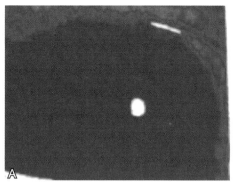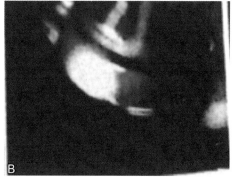

图 46-2-2　房角磁性异物的取出

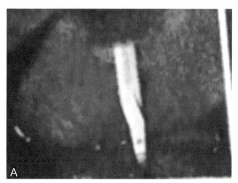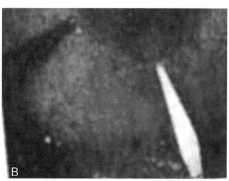

图 46-2-3　房角缘穿刺切口

异物被脱出的虹膜遮盖。②对应原则，异物相对应处角膜缘做切口。优点：可消除虹膜脱出对异物夹出的影响，可使用生理盐水冲出或异物镊夹出。缺点：不适于包裹的异物。③内镜下房角异物取出，即直视下，取出房角处包裹的异物或取出困难的异物。

（2）手术方法

1）内镜协助下的房角细小非磁性异物取出：患者主诉左眼被"异物"击伤后视力下降 1d 入院。专科检查显示，视力 OD 为 1.0，OS 为 0.6。左眼球结膜混合充血，角膜中央见一约 1mm 长斜形全层裂伤，伤口闭合良好，前房深度正常，房角镜下 6 点钟方位房角可见一金属异物。晶状体无明

显混浊，眼底无异常，UBM 检查见下方房角处有一高反光异物像（图 46-2-5）。

该患者第一次手术是在常规局部麻醉下在异物邻近的角膜缘处切开，前房注射黏弹性物质，反复用磁铁吸引及显微镊夹取，异物未能取出。3d 后在内镜协助下再次试行异物取出术，如图 46-2-6 所示。

2）BSS 冲洗＋异物镊夹取：对于细小、新鲜可移动的房角异物，可尝试该方法取出异物。患者主诉右眼被"铜丝"击伤后眼痛 2d 入院。专科检查：双眼视力 1.0，4 点钟位置角膜周边部见一 1.5mm 的弧形全层裂口，已闭合，"溪流"征阴性；裂隙灯见前房下方 6 点钟位置可见一铜丝状异物。

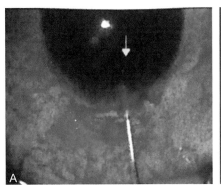
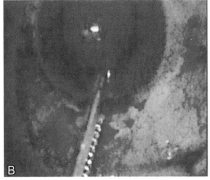

图 46-2-4　前房注入黏弹性物质

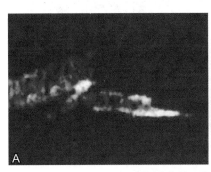
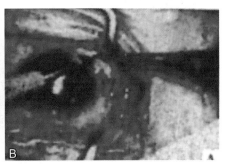

图 46-2-5　房角非磁性异物病例

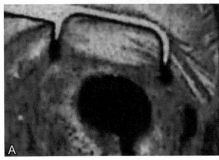
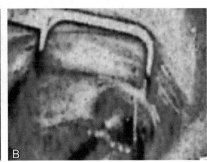

图 46-2-6　内镜协助下的房角非磁性异物取出

入院第 2 天，异物滑入前房角，裂隙灯下不可见，但房角镜下可见一细小异物位于下方房角。下方房角细小异物手术前显微镜下不可见；房角镜下可见细小异物；在前房注入少量玻璃酸钠后，使用生理盐水冲洗下方房角后异物出现在下方前房的可见视野。在使用生理盐水将房角异物冲洗到可见的周边前房后（图 46-2-7A），使用囊膜镊将该细小异物顺利夹出（图 46-2-7B），患者术后视力仍为 1.0。

三、晶状体异物

临床表现

晶状体的异物多为角膜伤口引起，巩膜伤口引起晶状体的异物少见。异物通过角膜到晶状体造成两个重要的屈光间质受累，如果角膜受累的部位不在视区，且眼底视网膜视神经无损伤，则预后仍良好；如果角膜的外伤严重且在瞳孔中央，对于视功能的损伤则将较严重。

图 46-2-8A 显示晶状体长条形异物；图 46-2-8B 显示伴有前囊膜破裂、晶状体皮质溢出的块状金属异物。B 超对晶状体异物的探查意义不大，但 CT 对于晶状体异物的诊断具有重要意义。

四、眼后段异物

（一）分类

根据异物的性质分为金属异物及非金属异物。金属异物包括磁性（铁）与非磁性（铜、铝等）异物，非金属异物包括植物性（木头、竹片）、动物性（动物毛发）、有机物（玻璃、塑料）及矿石类（石头、煤渣）等。根据异物存留的部位，眼后段异物包括玻璃体腔、球壁，以及特殊部位如视神经或视盘异物等。图 46-2-9 为从眼内取出的各种各样的异物；有半圆柱形、长条形、块状异物。图 46-2-10 为各种眼内非金属异物：水泥块、甘蔗杆、石块，此 3 例非金属异物患者都伴有眼内炎。

（二）临床表现及诊断

眼后段异物的临床症状有视力下降、热泪感、眼痛等。眼部检查可见伤口、伤道或异物，以及异物引起的并发症等。还可通过各种辅助检查，

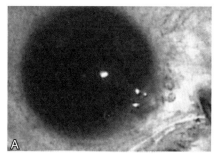
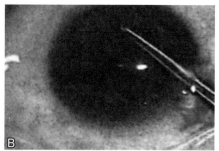

图 46-2-7 前房角异物的取出

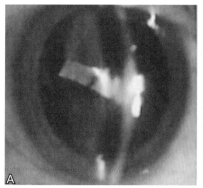
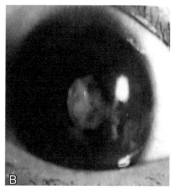

图 46-2-8 各种晶状体异物

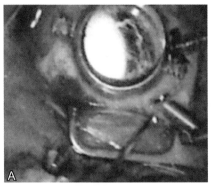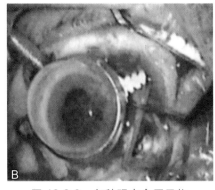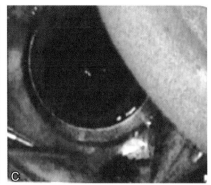

图 46-2-9　各种眼内金属异物

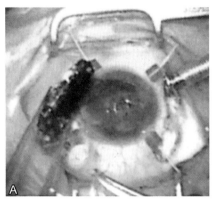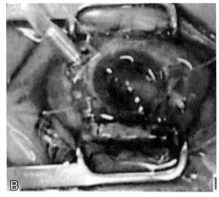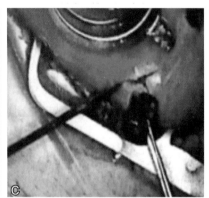

图 46-2-10　各种眼内非金属异物
A. 水泥块；B. 甘蔗杆；C. 石块

如 CT、B 超寻找异物。异物外伤史、伤口、伤口的通道及异物为眼内异物诊断的四大要素。

1. **病史**　异物入眼肯定有外伤病史，绝大部分患者都会告诉明确的外伤时间、地点、原因及不舒适的症状。但仍有很少数的患者，没有明确的外伤史，来院就诊是因为白内障视力下降，或继发性青光眼引起的眼球胀痛，这也是眼外伤误诊、漏诊的一类原因。所以对于病史不明确的患者，仔细地检查显得尤为重要。

2. **伤口**　异物入眼的伤口，一是角膜，二是巩膜。临床上角膜伤口要多于巩膜伤口。角膜伤口为白色，不管大的或小的角膜伤口，在透明的角膜下可以看得清清楚楚。大的巩膜伤口明显可见，但巩膜伤口如果细小且自闭后，与巩膜同样颜色的伤口很容易被忽略，易被误诊和漏诊。不管有无明确眼外伤史，如果检查发现细小整齐伤口，应怀疑眼内异物的可能。

图 46-2-11 显示为角膜伤口，图 46-2-12 显示为小的巩膜伤口。细小整齐的角膜伤口（图 46-2-13）如不仔细检查有时也会漏诊，一旦发现应高度怀疑

眼内异物。该例患者眼内异物同时有白内障形成。

3. **伤口的通道（伤道）**　异物从伤口到着床部位之间的通道，由前向后有前房、虹膜、晶状体、玻璃体等。检查时发现了伤口，还需要寻找伤道。伤道可表现为前房的局灶性纤维素性渗出、虹膜小孔（图 46-2-14A）、虹膜裂伤（图 46-2-14B）、晶状体局灶性混浊或白内障（图 46-2-14C）、玻璃体积血条索带等。发现了伤口和伤道更应高度怀疑眼内异物。

对于高度怀疑眼内异物的病例，要想方设法寻找到异物。屈光间质透明的患者在扩大瞳孔后使用直接、间接检眼镜或三面镜检查；屈光间质不透明的患者需要借助 B 超、CT、UBM 等仪器进行检查。

4. **辅助检查**　B 超和 CT 为最常用的辅助检查方法，为了解后房异物及睫状体异物，以及异物引起的眼前节改变，还需结合 UBM 探查。CT 和 B 超检查为诊断眼内异物的重要的辅助方法。CT 可以清晰显示异物是在球内还是球外，在球内的钟点方位，以及角膜缘后的距离。而 B 超除了

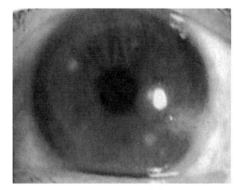

图 46-2-11　角膜伤口

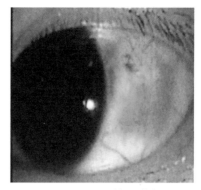

图 46-2-12　小的巩膜伤口

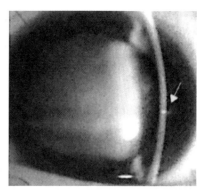

图 46-2-13　细小整齐的角膜伤口

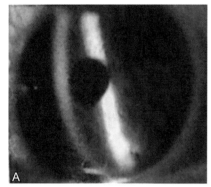

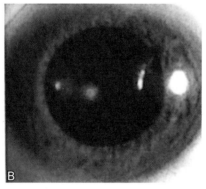

图 46-2-14　眼内异物的伤道

可以显示眼内异物外，还可以了解玻璃体腔有无积血或视网膜脱离。图 46-2-15 示白内障和前葡萄膜炎患者表现。图 46-2-16 示 CT 和 B 超检查表现，CT 轴位和冠状位片显示一高密度阴影异物位于颞上方；B 超显示后部球壁前有一高反光异物影，伴后方声影。

（三）手术方法

由于玻璃体切割术的进展，现在眼内异物取出的成功率已经显著提高，不管是金属异物，还是非金属异物，均可在光导及显微镜照明下，使用异物镊或磁铁将异物取出。常见的几种手术方法如下所述。

在原角巩膜伤口磁铁性异物取出术　该方法适于术前 CT 及 B 超明确了异物在眼球内，为磁性异物，且易于从原伤口吸出；异物较大估计从平坦部取出对于睫状体的损伤大；如果是非磁性异物，应在伤口边缘可见。这样的异物取出建议在准备了玻璃体切割的情况下进行，因为异物取出，尤其是大异物，有可能牵拉视网膜，引起视网膜脱离及玻璃体大出血，需要玻璃体切割等及时处理。不要取漂浮在玻璃体腔的磁性异物，玻

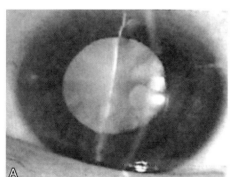

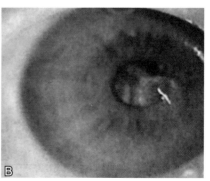

图 46-2-15　白内障（A）和前葡萄膜炎（B）表现

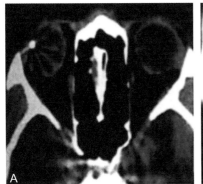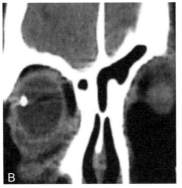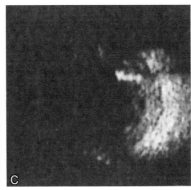

图 46-2-16　眼内异物的 CT（A、B）和 B 超（C）

璃体无或仅有少量积血，视网膜平坦的情况下，可考虑平坦部磁性异物吸出。平坦部玻璃体异物取出术快而安全，对玻璃体视网膜扰动少，但由于不能处理玻璃体纤维出血机化条带，故玻璃体的机化物只能靠自身缓慢吸收或变薄，有的机化物可牵引视网膜引起视网膜裂孔及脱离，所以要严格掌握手术适应证及定期复诊观察。如图 46-2-17 所示，患者为铁屑击伤眼部 4h，视力 0.5，CT 显示玻璃体腔有 2 ～ 3mm 大小金属异物。拟行平坦部磁性异物吸出术，做角膜缘后 4mm 平坦部切

口。在磁铁吸引异物时，要将磁铁尖端对准并伸向切口内，将磁力方向对准异物所在径线。如果没有反应，可能异物小或有机化包裹，需要变动磁头方向或反复吸引，必要时将磁头伸入玻璃体腔。磁铁从巩膜切口取出一大小约 3mm 光滑的磁性异物（图 46-2-18）。使用 8-0 可吸收缝线缝合巩膜切口及结膜切口（图 46-2-19）。

术后处理：术眼应用妥布霉素地塞米松滴眼液及复方托吡卡胺滴眼液。

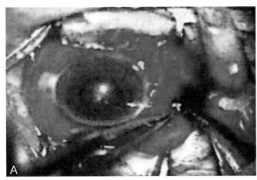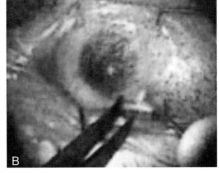

图 46-2-17　在原巩膜伤口异物取出术

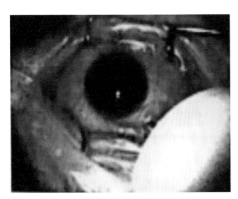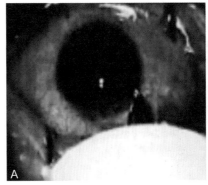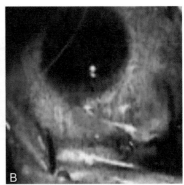

图 46-2-18　磁性异物　　　　　　　　图 46-2-19　缝合切口及球结膜

第三节　后巩膜加固术

我国自 20 世纪 80 年代以来，在上海、北京、广州、湖南、海南等地医院先后开展了后巩膜加固术，并配合中药治疗，术后近视的发展得到了一定的控制，近视并发症的发生明显减少，部分患者术后视力得到提高，眼轴延长也得到一定控制，这对防治近视眼的进展及并发症发生起到了一定的作用。

后巩膜加固术的机制是利用加固材料机械性加固后极部巩膜，通过局部炎性反应、肉芽新生血管形成、纤维结缔组织增生及瘢痕形成等，使眼球壁变厚变牢，限制后巩膜扩张，减轻后极部玻璃体对视网膜和脉络膜的牵拉作用，并刺激巩膜形成新生血管，增强脉络膜和视网膜血液循环，活跃生物电，兴奋视细胞，防止巩膜变形，从而可以有效控制病理性近视的眼轴延长，改善患者视力。

后巩膜加固术与屈光手术相比具有独特的作用，Rubin 曾指出，巩膜加固术可能是所有近视屈光手术中唯一治因而非治果的手术。它不仅可以治疗近视，更重要的是还可以阻止近视发展，防止近视眼底病变进展，这种方法不仅有坚实的科学基础，而且有明确的治疗目的，是防治近视眼的一种积极有效的措施。随着手术技巧的不断提升和并发症的不断降低，后巩膜加固术的适应证也放宽了标准。目前认为，只要是变性近视或高度近视，不管近视屈光度多少，以及年龄大小均可考虑后巩膜加固手术。

一、手术适应证、禁忌证、术前检查、术前准备

【适应证】

1. 儿童或青少年进展迅速的变性近视 > − 6.00D，每年进展 > − 1.00D，并伴有眼球前后轴延长，眼球前后扩张，后巩膜葡萄肿形成，伴有或不伴有视力下降，眼轴 > 26mm 以上。

2. 早期发生的近视 > − 3.00D，每年进展 > − 1.00D，预测有可能发展为变性近视者。

3. 成年人高于 − 8.00D 的病理性近视。随着近视的不断发展，眼轴不断变长，产生各种病理改变、视功能进行性降低者。

4. 年龄 20 岁以上，屈光度 > − 10.00D，视力进行性下降，后巩膜出现明显的葡萄肿，荧光素眼底血道造影显示眼底退行性病变。

5. 有明确遗传倾向的病理性近视。

6. 玻璃体或视网膜营养不良进行性进展，如玻璃体进行性混浊、反复的黄斑出血等。

7. 后巩膜葡萄肿、视神经颞侧波及黄斑的进行性巩膜葡萄肿。

8. 高度近视眼伴有黄斑病变视功能严重受影响者。

9. 年龄 > 55 岁，屈光度虽然不加深，但合并有明显的视网膜、脉络膜退行性病变者。

10. 高度近视合并视网膜脱离，在视网膜脱离复位的同时进行后巩膜加固术。

【禁忌证】

1. 眼球或其周围有急慢性炎症及肿瘤。

2. 视网膜有广泛的格子样变性，多个干性裂孔等。若确需手术，应在术前行病变区的激光治疗或术中同时行病变区的冷凝术，必要时术中加用巩膜环扎术。

3. 非轴性近视眼。由于近视的原因与眼轴无关，因此不宜手术，如圆锥角膜、球形晶状体、屈光性近视等。

4. 高度近视眼底病变呈脑回样斑块型。

5. 全身严重疾病，或未控制的鼻窦炎、扁桃体炎、眼突症及全身代谢性疾病消耗性疾病等。

6. 视神经萎缩患者。

【术前准备】

1. 术前做好患者的心理工作、解释工作，使患者能够完全配合手术。

2. 术前 3d 开始结膜囊内滴抗生素眼药水，一日 3 次。

3. 术前冲洗术眼泪道。

4. 手术前 1d 剪睫毛。

5. 术前 30min 肌内注射苯巴比妥。

【术前检查】
为了选择合适的手术病例，全面、科学、客观地评价手术的疗效，术前应做好以下检查：

1.病史 术前应详细记录近视出现的时期，有无家族史，致病的病理因素、视力的负荷，是否合并有其他眼病及全身性疾病、戴镜史、屈光度及矫正视力、近视的进展情况、视疲劳情况，是否有过黄斑出血，是否做过近视矫正手术。

2.视功能

（1）视力检查：包括裸眼远视力、近视力及矫正视力。

（2）视野检查：中心及周边视野检查，一般高度近视患者传统的视野检查不易发现异常。当出现较明显的视神经或黄斑部病变尤其是伴有青光眼者，才伴有视野异常。应用全自动静态视野检查可以在高度近视眼底出现改变之前发现异常。因此有学者建议对尚无眼底改变却已出现黄斑中心相对暗点者应尽早手术，且可作为术后追踪随访的指标之一。

（3）暗适应检查：高度近视患者通常伴有暗视力下降，术前行暗适应检查有助于了解患者视功能损害情况，并将其作为手术效果的随访指标之一。

3.屈光状态 根据患者的年龄选用不同的散瞳方法，13岁以下用1%阿托品散瞳，13岁以上用托吡卡胺散瞳，行检影验光，最后用主觉插片验光加以复光。

4.裂隙灯、检眼镜、三面镜检查 术前应详细检查眼球前节及后节，以排除其他眼病。散瞳以详细检查眼底，特别要注意黄斑部三面镜检查及周边部视网膜情况，有无变性区、有无干性裂孔及葡萄肿。由于黄斑部的后巩膜葡萄肿多最早侵犯颞下象限，因此颞下象限应是检查的重点部位。在光线由周边向后极移动过程中突然出现斜坡或后陷时，通常提示有后巩膜葡萄肿出现。

5.眼压及巩膜硬度的检查 常规测量眼压、检查房角及计算巩膜硬度。怀疑有青光眼者，应先做排除青光眼的各项检查。

6.超声检查 应用A超常规测量眼轴长度，以了解患者的屈光状态和对手术效果的判断。有后巩膜葡萄肿形成时，葡萄肿部位的眼球壁常突然后陷，会给A超检查带来困难。因此，有条件者常规行眼球B超检查，以确定眼球的形状及葡萄肿的情况，有无视网膜脱离。另一种常用的方法是A/B超声联合技术。先用B超探测出后巩膜葡萄肿的位置，然后再用A超测量长度。

7.其他检查

（1）荧光眼底血管造影：能准确地显示后极部视网膜色素上皮的损害程度，以及视网膜、脉络膜的病变情况，可以早期发现视网膜下新生血管及清晰地显示眼底的"漆裂纹"。因此有条件者可作为术前检查和术后随访的指标之一。但由于检查中须静脉给药，部分患者会出现恶心、呕吐及类过敏反应等副作用。

（2）视觉电生理检查：视网膜电图（ERG）及振荡电位（oscillatory potential，OP）反映视网膜外层的功能状态和视网膜血液循环状态，是术前检查和术后随访的指标之一。但由于检查需安装电极，检查较为复杂，不易被患者接受。

（3）CT和MRI：眼球的CT扫描和MRI技术，可显示巩膜条带的位置及巩膜条带与宿主巩膜融合的程度。

由于近视是一种慢性进行性疾病，因此需要多年的随访才能确定近视是否发展。所有上述提及的检查方法，不论是用作手术适应证的选择，还是作为手术效果的评价方法，都存在着一些问题和不足。相比之下，超声检查是评价手术效果较为客观的方法，而且也可以被患者所接受。

二、加固材料的分类及制作、保存、加固条带材料选择

随着近年来技术的不断发展，后巩膜加固术的加固材料也不断地优化完善。后巩膜加固术的加固材料可分为生物材料、非生物材料、生物交联材料、注射式后巩膜加固材料。

（一）加固材料的分类

1.生物材料

（1）常用生物材料：牛心包、异体巩膜、硬脑膜、宽筋膜（自体宽筋膜）、羊膜、自体软骨、胎儿脐带等。

（2）现代生物材料：脱细胞异体真皮。

2.非生物材料

（1）常用非生物材料：涤纶、硅胶、明胶海绵。

（2）现代非生物材料：人工心包补片、人工血管补片。

3. 生物交联材料　京尼平交联巩膜、硬脑膜、筋膜生物交联材料。制法是以健康尸体新鲜的巩膜、硬脑膜、宽筋膜等为基础材料，经用京尼平为交联剂处理后，毒性低，机械强度高，组织相容性好。

4. 注射式后巩膜加固材料　俄罗斯学者将室温固化的高分子化合物用特殊的针头注入至眼球后极部的眼球筋膜与巩膜之间，能很快地固化成海绵状块物。

广州某生物技术公司于 2016 年在国际杂志 *Material Science & Engineering. C*，*Materials for Biotogical Applications* 上报道了特制的后巩膜加固术注射式硅橡胶半液体状物质，现在已用于兔眼实验室研究。可根据临床所需规格和要求到相关公司选购室温固化的高分子化合物和特殊的专用针头。

（二）加固材料的制作

1. 生物材料制作

（1）异体巩膜条带制作：取健康、新鲜的尸体眼球，前后矢状位剖开眼球，清除眼内容物、视网膜及脉络膜，用纱布彻底清除巩膜内表面的色素组织，将巩膜用生理盐水清洗后用干纱布擦干净，放入 95% 乙醇溶液中脱水 24h，然后取出放入 75% 乙醇溶液中（上述处理并不能使组织脱水）或灭菌无水甘油中，加盖密封放入冰箱内低温保存备用。使用前先用 2000U/ml 的庆大霉素溶液反复冲洗，然后再浸于庆大霉素溶液中 10min，根据手术需要制成巩膜条带，放入无菌生理盐水中备用。因高度近视的眼轴较长，在制作通过黄斑区的巩膜条带时应留足够长巩膜组织以保证加固条带的长度。所取的异体巩膜加固条带，必须要达到与受体巩膜组织表面紧密平铺贴附为标准。

（2）异体硬脑膜条带制作：取健康、新鲜的尸体材料，其处理方法与异体巩膜大致相同。硬脑膜取出后先用清水冲洗干净附着的组织及污物血迹，再用 2000U/ml 的庆大毒素溶液反复冲洗，放入 95% 乙醇溶液中脱水 24h，然后放入 75% 乙醇溶液中保存备用，或灭菌无水甘油中加盖密封放入冰箱中低温保存备用。使用前的处理同"异体巩膜"。

（3）自体宽筋膜条制作：材料取自患者自体

的大腿外侧，可与后巩膜加固术同时进行。先在局部浸润麻醉下于术眼同侧大腿外侧中上 1/3 处，取术中所需大小制成宽筋膜加固条带，用生理盐水纱布包裹备用（也可用异体宽筋膜加固条带）。

（4）羊膜条带制作及保存：羊膜的取材如下所述。

1）羊膜条带制作：羊膜取材于健康产妇，无传染病；清洗胎盘（图 46-3-1）；混合抗生素液（青霉素 50μg/ml、链霉素 50μg/ml、新霉素 100μg/ml、两性霉素 B 2.5μg/ml），浸泡 5 ～ 10min，钝剥时仅要上皮细胞层和基底层（图 46-3-2）。贴附于无菌纤维素滤纸或手术粘贴巾上，上皮面朝上剪成 4cm×4cm 或 2cm×2cm 及手术所需大小制成方片或条状（图 46-3-3）。

2）羊膜保存：新鲜羊膜（活性组织），放于密闭容器内，用 DMEM 液湿润，4℃ 保存于低温冰箱内，12h 内处理完；长期保存：应用无水甘油的 DMEM，可在低温冰箱 − 80℃ 中长期保存（图 46-3-4）。

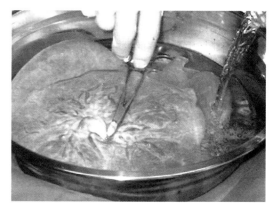

图 46-3-1　清洗胎盘

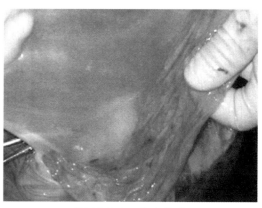

图 46-3-2　分离羊膜

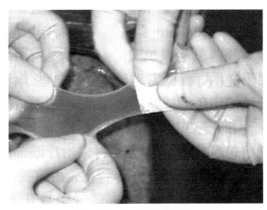

图 46-3-3　制作羊膜片

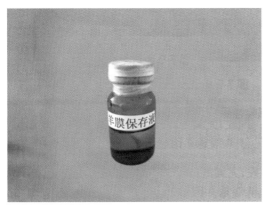

图 46-3-4　羊膜保存

（5）自体软骨条带制作：在硬膜外麻醉下，取术眼同侧的第 6～9 软肋任意一条软骨，将软骨制作成 75mm×8mm 软骨条带，用生理盐水纱布包裹备用。

2. 非生物材料　可根据临床所需规格到相关公司选购。

3. 交联生物膜巩膜加固条带的制作　以健康尸体新鲜的硬脑膜、巩膜、宽筋膜等为基础材料，经用以京尼平为交联剂的处理后，呈深蓝色、棕色、绿色，可视性好，毒性低，机械强度高，组织相容性好，然后密封包装，经化学或物理灭菌处理，即得到后巩膜加固术生物膜材料条带。

京尼平为交联剂的处理：以硬脑膜为基材的生物交联材料呈深蓝色（图 46-3-5），以巩膜为基材的生物交联材料呈棕色（图 46-3-6），以宽筋膜为基材的生物交联材料呈绿色（图 46-3-7）。

4. 注射式后巩膜加固材料　可根据临床所需规格和要求到相关公司选购：①室温固化的高分子化合物；②特殊的专用针头。

（三）加固材料的选择

在加固条带材料的选择上应该注意：①后巩膜加固术加固条带应首先选用生物材料，其中以自体宽筋膜加固条带作为适宜选择，张仁俊等将上述加固材料应用于后巩膜加固术治疗 146 例高度近视眼患者，经 6 年随访观察表明，采用自体宽筋膜加固条带具有术后反应轻、伤口愈合快的特点。②其余加固材料也有其优缺点，胎儿脐带优点在于材料来源丰富，制备相对简单，生物相容性较好；脱细胞异体真皮作为生物材料置入后可促进宿主成纤维细胞迁移而形成胶原，同时异体成分可逐渐被吸收，最终转化为结缔组织；动物实验表明，硅胶置入后可引起与异体巩膜置入后相同的增殖反应，形成肉芽肿，结缔组织增生故而使巩膜增厚，从而达到加固后巩膜的作用，常作为儿童高度近视眼后巩膜加固的材料，但是术后反应较重。人工心包补片作为替代材料近年来也取得了较好临床效果，但远期疗效尚需进一步观察；人工血管补片临床上也有尝试，但术后可出现血管补片与宿主巩膜未见粘连的情况，二者仍存在间隙；关于目前临床正处于试验阶段的交联体生物膜，薛安全、王勤美等认为，交联体生物膜具有良好的厚度和长度，组织相容性好，不易被降解，抗排异等优点，更适合于本手术对加固条带材料的选择。

图 46-3-5　生物交联材料（以硬脑膜为基材）示意图

图 46-3-6　生物交联材料（以巩膜为基材）示意图

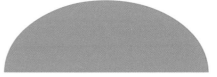

图 46-3-7　生物交联材料（以宽筋膜为基材）示意图

三、手术方法

（一）单条后巩膜加固术

表面麻醉后，选用适量的2%利多卡因+0.75%布比卡因做右眼球后、深部筋膜囊及球结膜浸润麻醉，为了加强麻醉药的渗透性，提高麻醉效果，可在上述麻醉药中，按每10ml加入75～150TRU玻璃酸酶，0.1%肾上腺素1～2滴（高血压患者禁用），可以加速麻醉，并能减少麻醉药的用量，也可选用全身麻醉。

1. 患者取仰卧位，常规消毒铺无菌巾。

2. 放置开睑器。

3. 显微镜下，于右眼角巩缘后上方12点钟、下方6点钟位置分别做球结膜放射状切开，自12点钟位置角巩缘后、路经颞侧3点钟至下方6点钟做约180°以穹窿部为基底的弧形球结膜瓣，在球结膜瓣下潜行分离球结膜、筋膜至眼球赤道部，充分显露上、下、外直肌。

4. 用斜视钩分别将上、外、下直肌提取，用1号黑丝线把上述直肌牵引线固定于巾单上。

5. 沿着外直肌向赤道后做钝性分离，充分显露下斜肌止端。正常黄斑区在巩膜相应的位置是在下斜肌止端后3mm、上1mm，此处巩膜表层上隐约可见有暗红色的睫状后长动脉经过。但若因高度近视眼由于眼轴延长，出现巩膜葡萄肿时，下斜肌止端至黄斑区的距离会相应变长。手术中在巩膜外黄斑区定位时应仔细检查后再确认。

6. 在靠近下斜肌止端处分离下斜肌后，用斜视钩提起下斜肌，用有齿弯镊夹住预制加固条带上端，由前向后通过下斜肌肌腹下，用虹膜恢复器展平预制加固条带（图46-3-8），直至下直肌附着点后。用虹膜恢复器平复预制加固条带，使其紧贴巩膜面。

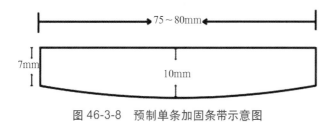

图 46-3-8　预制单条加固条带示意图

7. 将加固条带上下末端拉紧，使加固条带紧

贴于巩膜面，再将加固条带上方平铺安放在上直肌止端后6mm颞侧巩膜面，用6-0圆针尼龙线"8"字缝合固定。再次拉紧下方加固条带末端安放在下直肌附着后6mm鼻侧巩膜面上，用圆针6-0尼龙线"8"字缝合固定（图46-3-9）。

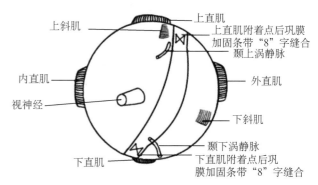

图 46-3-9　单条后巩膜加固术后后观面示意图（右眼）

8. 检查加固条带与受体巩膜组织表面紧密平铺贴附确无误、松紧度是否适中，再查术眼球各方运动是否正常（全身麻醉患者除外），经眼底、眼压检查无异常改变后，即可以用抗生素冲洗术眼结膜囊，球结膜对好位后，用8-0的丝线连续缝合球结膜，结膜下注射妥布霉素2万U、地塞米松2.5mg。结膜囊内涂抗生素眼膏，无菌纱布盖后双眼包扎。

（二）加宽型后巩膜加固术

1. 麻醉后，球结膜切口，上、外、下直肌牵引线固定，均同单条后巩膜加固术。

2. 在靠近下斜肌止端处，分离下斜肌后，用斜视钩提起下斜肌，将有齿弯镊夹住预制加固条带上端，由前向后通过下斜肌肌腹，用虹膜恢复器展平，形似预制加固条带，直至下直肌附着点后（图46-3-10）。用虹膜恢复器平复预制加固条带，使其紧贴巩膜面，将加固条带上下末端拉紧，使加固条带紧贴于巩膜面。

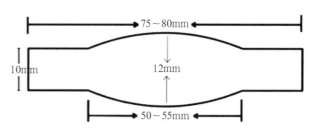

图 46-3-10　预制加宽型加固条带示意图

3.将加固条带紧密平铺贴附在黄斑区相应的巩膜面,查加固条带平铺紧贴于黄斑区相应巩膜面,以及上、下、外直肌及下斜肌之间的巩膜面形似(图 46-3-11)。余同单条后巩膜加固术。

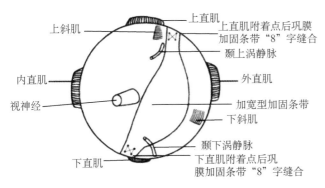

图 46-3-11 加宽型加固术后后观面示意图(右眼)

(三)黄斑区加压型后巩膜加固术

1.麻醉后,球结膜切口,上、外、下直肌牵引线固定及下斜肌分离并提起,同加宽型后巩膜加固术。

2.取自体宽筋膜(或异体巩膜、异体硬脑膜)制作成 80mm×12mm 的黄斑区加压型加固条带,在加固条带中断中间部内侧先安置三层置入材料 10mm×10mm,最内层平铺安放宽筋膜或羊膜(图 46-3-12),并"8"字缝合固定。

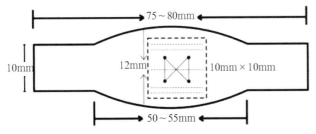

图 46-3-12 预制黄斑部加压型中段加厚加固条带(内观面)示意图

3.然后按加宽型后巩膜加固术置入加固条带,首先将加固条带中断内侧面,安放在黄斑区巩膜表面相应的位置,将内侧面羊膜紧贴于巩膜表面。

4.将加固条带紧密平铺贴附于黄斑区相应的巩膜及上下直肌和下斜肌之间的巩膜面后,连同外加置入物一起用 6-0 尼龙线"8"字缝合在黄斑区相应的巩膜面上(图 46-3-13),余同加宽型后巩膜加固术。

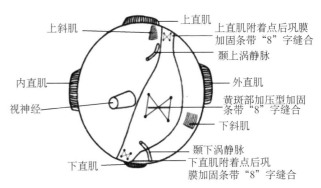

图 46-3-13 黄斑区加压型后巩膜加固术后观面示意图(右眼)

手术步骤:按常规消毒铺巾,手术显微镜下操作。以颞下为中心沿角膜缘切开球结膜,两端放射状切开 5～6mm,向后分离,做下直肌及外直肌牵引线,向鼻上方牵拉眼球,钩取并分离下斜肌,将长 50～60mm、宽 8～10mm 的异体巩膜条带从下斜肌腹下穿过。在深部拉钩协助下,分离显露下斜肌止端,可直视黄斑区对应的后部巩膜及后巩膜葡萄肿区域,注意保护涡静脉、睫状后动脉和视神经。放开条带,条带下半部从眼球后极部绕过,使条带中间位于下斜肌止端与视神经之间。另一端分别从下、外直肌下穿过,调整条带位置。条带呈"U"形展开平贴眼球壁,兜裹眼球后极部和葡萄肿区,松紧适宜,两端分别缝合(8-0 缝线),固定于赤道前、内直肌止端的下后方和外直肌止端的外后方,缝合结膜切口,术毕。术前可根据患者眼轴、后巩膜葡萄肿和黄斑病变情况,设计术中使用条带的长度和宽度。双眼一次先后完成手术。

四、术后处理

术后早期,部分患者出现头痛、眼胀、眼痛、恶心、呕吐等症状,主要是由于术中眼球牵引,而导致术后眼睑、球结膜及眼球周围组织反应性水肿。术后早期连续使用 2～3d 皮质类固醇、抗生素有助于减轻术后炎症反应。

术后每天换药,局部滴抗生素、皮质类固醇、散瞳滴眼液、修复角膜凝胶,术后 6～7d 拆除球结膜缝线。

每天换药时，要检查眼底。部分患者术后早期，可能有不同程度的视网膜水肿或出血。一般常见于颞下象限水肿较明显，这种症状可能要持续4～5周才能消除，必要时可酌情配合服用活血化瘀、健脾利水的中药，能起到消除视网膜水肿的作用。

五、并发症处理

（一）术中并发症

1. 损伤涡静脉　手术中以涡静脉损伤发生率较高，上下直肌与涡静脉出口并不接触，但上下斜肌可压迫外侧支涡静脉，尤其是下斜肌。下斜肌止点距涡静脉较近的患者，如果术中视野显露不充分，看不清涡静脉，在钩取和分离下斜肌时就易损伤涡静脉，睑裂小者更易损伤。当发现涡静脉损伤时，可让其自然止血，并检查眼底，观察有无眼内出血。有学者主张立即用电凝涡静脉止血，但也有学者不主张用电凝止血，以防眼内大出血。

2. 巩膜穿破　因高度近视患者眼球扩大，巩膜组织较薄，且常存在巩膜葡萄肿，上下直肌止端巩膜也薄，因此缝合固定时，缝线可意外穿破巩膜。因此手术操作时，应谨慎操作，手术视野显露清晰。万一破裂，应及时缝合，局部冷凝。若裂口较大，须行外加压手术，术后密切观察眼底有无视网膜脱离发生。

3. 玻璃体积血　由于加固材料裹扎太紧，引起睫状后静脉血运受阻或在缝合时，缝针穿透眼球壁，刺破脉络膜或视网膜血管。如果少量玻璃体积血，药物治疗可自行吸收。若药物治疗3～6个月不吸收且严重影响视功能或引起并发症者行玻璃体切割术。

（二）术后并发症

1. 眼睑结膜反应　术后早期，几乎所有患者都出现明显的结膜充血、水肿、眼睑肿胀。睑裂小者，球结膜甚至突出于眼睑平面。术后全身及局部应用抗生素及激素，绝大多数都能很快吸收，不需要特殊处理。

2. 脉络膜水肿　常发生在术后早期，最常发生在颞下象限，其形成可能与涡静脉受压引起脉络膜充血有关。较轻水肿多很快吸收；水肿明显者，需4～6周才能吸收。术后早期大量激素应用有助于促进其吸收。

3. 复视或眼球运动障碍

（1）原因：损伤直肌或斜肌肌鞘而发生肌肉的出血或血肿。条带穿过眼外肌时牵拉、压迫或从肌束间穿过。肌纤维与巩膜分离不完全，条带通过时扭曲或术后粘连。因此手术操作轻巧、解剖清楚是关键。

（2）处理：部分患者可在术后2～3周自行消失，无须特殊处理，必要时予以营养神经肌肉的药物和理疗。术后尽早行眼肌功能锻炼，有助于预防该病的发生。如果术后2～3周仍不消失，可打开结膜切口，松解粘连压迫牵引，也可继续观察达3～6个月。

4. 视网膜脱离　多为高度近视眼底自然发展的结果。术中对眼外肌的过度牵拉，对肌肉附着处的玻璃体视网膜粘连造成一个突然的牵拉力，是裂孔多位于上下斜肌附着点附近的主要原因。因此术前应仔细散瞳检查眼底，对有可能引起视网膜脱离的病变行预防性处理。术中操作应轻巧，避免过度快速牵拉肌肉。简单的视网膜脱离采用常规的视网膜复位术，而复杂性视网膜脱离则借助玻璃体切割术，术中应尽量保护原有的加固材料。

5. 视神经萎缩　是后巩膜加固术中最为严重的并发症。主要是早年时期行"X"形、"Y"形及"帽"形后巩膜加固术中出现，单条带巩膜加固术中还可见加固带压迫引起的视神经萎缩。其发生原因是和"X"形和"Y"形条带加固操作复杂，对视神经机械性压迫或材料裹扎太紧，影响眼内血供。因此，一旦发生视神经萎缩，应立即松解和拆除视神经附近的加固材料，配合营养神经药物治疗。视神经萎缩一旦出现，预后很差。

6. 细菌感染　可能由于加固材料污染、术中消毒不严格、器械污染和术眼或其周围有感染灶或全身抵抗力下降。一旦出现细菌感染立即全身应用足量的广谱抗生素。若病变可能控制，应尽早将伤口打开，拆除加固材料送细菌培养＋药物敏感试验，选用敏感的抗生素，必要时伤口开放引流。

7. 加固材料脱出 由于加固材料固定的过松或过紧，使加固片滑出。片状加固则是与术中分离范围过大，加固材料未能置于后极部有关。一旦发现加固材料脱出，打开结膜，将加固材料重新放置。

8. 睑球粘连 一般是由于外眦切开伤口及结膜伤口处理不当，一般不需特殊处理，若影响眼球运动，可在半年后手术。

9. 加固片排出 可能是由于较弱的排斥反应。结膜内突出黄色物，经细菌培养无细菌生长，应用大量的抗生素和激素无效。一旦出现加固片排出，将加固片取出。

后巩膜加固术中玻璃体积血、视神经萎缩等严重的并发症，主要发生在该手术开展早期，采用"X"形"Y"形加固术及其他操作复杂的加固术式，操作不能在直视下完成。随着单条带式加固术的广泛应用及其他术式的改进，手术操作简化，主要步骤在直视下完成，各种术后并发症已显著减少，巩膜加固术已成为治疗近视、阻止其发展的一种十分安全有效的手术。

六、巩膜加固实验研究

近几年来，国外有通过巩膜胶原交联的方法来增加巩膜生物强度的动物实验研究，并取得了初步成果，为通过后巩膜加固治疗病理性近视提供了新的思路。目前应用的巩膜胶原交联技术主要有下述几种。

1. 物理交联 主要有 UVA- 核黄素交联，蓝光（465nm）- 维生素 B_2 交联，孟加拉玫瑰红 / 白光照射等。Wollensak 等通过一系列动物体外及体内实验证实，UVA- 维生素 B_2 交联能提高巩膜生物强度，并且在照射功率为 $3mW/cm^2$ 时未发现组织损伤，此前的研究中照射功率为 $4.2mW/cm^2$ 时有严重的视网膜外层组织损伤。Iseli 等发现蓝光（465nm）- 维生素 B_2 交联亦能提高巩膜生物强度，并且未发现组织损伤。孟加拉玫瑰红 / 白光照射法无效。

2. 化学交联 有甘油醛、葡萄糖、核糖、戊二醛、无环 β 硝基醇等。Wollensak 在体外研究中发现，甘油醛处理后猪巩膜极限应力增加 487%，

人巩膜极限应力增加 34%；用此方法对兔巩膜进行体内试验发现兔巩膜极限应力增加 325%（术后 4 个月）、25.417%（术后 8 个月），极限应变分别减少 58.84%、37.24%。仅在术后 1d 发现角膜缘及眼外肌处有可逆的炎性反应，而长期观察未见组织细胞损伤，可见此方法安全有效。Paik 亦通过实验证实无环 β 硝基醇交联法安全有效。

七、中西医结合治疗

1. 首先寻找发病原因 中西医结合眼科学学者认为，高度近视（超高度近视）的发病原因分为原发性和继发性两大类。

（1）原发性病因

1）先天禀赋不足则致肝肾亏损，精血无以升腾于目，使之失于濡养，神光无充不能发越视远而成本病。

2）后天饮食不节，脾胃为后天之本，气血升化之源。如偏食或择食，营养不良或营养失衡，损伤脾胃，脾胃虚弱可致真精不足，而视不明；如脾胃虚弱则升降运化失职，无以化血，目不得血，神光不能视远，故成本病。

3）由于长期近距离学习、工作，过用目力，劳瞻竭视，致心阳衰微，阳不足则阴有余，故能收敛近视；阳为阴浸，光华不能发越远外，故视远模糊；又劳瞻竭视，耗伤肝血，肝为藏血之脏，目受血而能视，因肝血亏虚，则不能濡养于目，也致视远模糊，均可成本病。

（2）继发性病因：脉络瘀阻，久视气机不利，以致气滞血瘀，血脉瘀滞，且络受阻，精血不能上荣于目，而致本病。气血两虚，劳瞻竭视，雕镂细作，久视伤血，损伤肝血，目中经络干涩，脉络纤细，气血不足，以致神光衰微。光华不能及远，久而久之成为高度近视。

2. 中西医结合眼科学者对高度近视（超高度近视）及病理性近视辨证分型 中西医结合眼科学学者一致认为高度近视（超高度近视）的病因是在高度近视中出现变证，多分为心阳虚、脾气虚、肝血虚、肾阴虚、气虚血瘀、痰湿内停，或脾虚不摄、阴虚火旺、脾肾阴虚，元气不固等证候。而病性近视眼（高度近视、超高度近视）以心阳虚、脾气虚、肝血虚、肾阴虚、阴虚火旺为主。

3. 中西医结合眼科学学者在对高度近视（超高度近视）及病理性近视的诊治

（1）辨虚实：高度近视（超高度近视）及病理性近视多为心、肾、肝、脾虚以致血虚。其中心阳虚、肾气虚、肝血虚、脾阴虚，并以阴虚火旺为主。中医学认为：肝藏血，肾藏精，血与精可以互相滋生，肝若发生病变时，肝、肾常相互影响，即肾虚可涉及肝虚，也可牵连肝、肾，故有"肝肾同源"之说。若长期用眼过度，不注意用眼卫生，还不能保持充足睡眠，又有饮食不节，偏食或择食，将会导致摄取营养单调，久之会出现营养失调及失衡，从而出现脾不统血或久病失养，导致肾、肝、脾阴不足，水不涵木。脾胃为先天之本，气血生化之源，脾虚则无以运化，营血化生之源不足。若脾虚则运化气血功能失常，故有五脏六腑之精气皆禀受于脾，上贯于目，脾虚则五脏六腑的精气不足，气血不能上输于脾，而导致目失濡养，肾、肝、脾阴虚，后随年龄增大虚证加重，再加之不注意用眼卫生，近视度数日益加深，从而使眼轴不断延长，眼底退行性变进行性加重，本病变过程中产生瘀血、水湿、痰浊等诱发因素，其为实邪，疾病性质进一步发展为虚中夹实。虽然局部病变在眼睛，但与肝、肾、心、脾密切相关。所以本病以虚为本，都是因心阳虚、脾气虚、肝血虚、肾阴虚所致。但高度近视（超高度近视）在出现并发症时，就属于虚中夹实证，如有痰浊、水湿、瘀血等表现时，仍然是以虚为本。

（2）临床表现：心阳虚、肝、肾、脾阴虚所致高度近视（超高度近视）、病理性近视患者视物模糊不清，眼前有黑影飘动（玻璃体混浊、变性），伴有头晕目眩、耳鸣、夜睡多梦易醒、健忘心悸、面色少华、食少倦怠、舌质淡、苔白。

（3）治疗原则：对心阳虚、肾、肝、脾阴虚所致高度近视（超高度近视）、病理性近视患者应虚则补之、实则泻之，并兼以滋补肝血、补益肝肾、补心益气、健脾利湿、和血明目等综合治疗。

4. 后巩膜加固术基本方的辨证应用

（1）据我国中西医结合眼科学者关国华、刘汉强、黄仲委、张仁俊等对后巩膜加固术后配合中药治疗高度近视伴黄斑出血的临床应用研究认为，术后应以虚则补之、实则泻之为原则。

（2）后巩膜加固术基础方（《实用眼科药物学》）

加减：党参、当归、黄芪、枸杞子、柴胡、黄精、怀山药、茯苓、山茱萸、白芍、葛根等，并按围手术期及术后早、中、晚期进行加减。

围手术期：可在基础方基础上加用丹参、川芎。黄斑出血较甚，基本方减黄精，加赤芍、水牛角片、牡丹皮、生地黄、白及粉、三七粉。

术后早期（1～7d）：眼胀痛、球结膜水肿较甚，基本方减党参、黄精、桃仁、红花，加夏枯草、槟榔、车前子。

术后中期（8～15d）：因手术对眼球的骚扰及羊膜的刺激，而导致黄斑部视网膜均有不同程度组织反应性水肿，基本方减葛根、桃仁、红花，加琥珀末、泽兰、茺蔚子、泽泻、白茅根、墨旱莲。

术后晚期（16～31d）：黄斑部出血吸收后视力仍不升者加枸杞子、菟丝子、楮实子、桑寄生、杜仲、升麻。

其他伴随症：心悸失眠加炒酸枣仁、夜交藤；纳差减桃仁、红花，加鸡内金、山楂、神曲。

（3）基本方加减的原则

1）对高度近视（超高度近视）并发症治疗应急则治标、缓则治本，才可达到标本兼治。

2）通过补益肝肾、健脾利湿，达到滋阴明目、益气养血、活血化瘀，可加速黄斑部出血的吸收。

3）基本方中党参、黄芪、黄精、茯苓具有益气健脾之功，柴胡疏肝解郁，当归补血活血，葛根、红花、桃仁活血化瘀，白芍养血敛阴，本方共奏益气养血、疏肝解郁、活血化瘀的功效，使脾气健运、肝郁得舒、瘀血吸收，可提高视力或达到恢复视力。

4）对于后巩膜葡萄肿及脉络膜、视网膜组织变性萎缩。中西医理论上认为后巩膜葡萄肿及脉络膜、视网膜萎缩变性的形成与肝肾不足有关，所以要在基本方的基础上加用人参、红花、三七、川芎、紫河车、巴戟天、肉苁蓉等补肝肾、益气活血中药才能促使局部后巩膜组织再建新的微循环以改善巩膜、脉络膜、视网膜营养供应，自体宽筋膜加固条带（羊膜）在中药协同下起到良性组织刺激作用，在改善全身状态的同时改善巩膜后极部微循环，并对防止眼内脉络膜、视网膜膜组织变性萎缩发展起到了积极作用。

后巩膜加固术后配合中医中药的治疗效果值得肯定，因为高度近视后巩膜加固手术后，只是治标没有达到治本的目的，所以患者仍属肾、肝、脾虚，气血两虚，并夹有血瘀、湿证，因此，在辨证中应注意手术后患者虚中夹实，故而应在上述基本方基础上注意补肝益肾、健脾益气、养血补气，切记和血化瘀，并加用补肾固摄的药物如杜仲、桑寄生、菟丝子类，慎用破血软坚、削伐之类的药物，以防伤其元气。

第四节　眼底肿瘤手术治疗

（一）冷冻疗法

详见第16章

（二）放射疗法

详见第17章

（三）激光疗法光动力治疗

1. 光动力治疗指征　渗漏点在离中心小凹 $250\mu m$ 以内，缺乏明显渗漏边界，在潜在发生脉络膜新生血管（CNV）可能的或已有可疑 CNV 发生的病例。

2. 光动力治疗方法　用半量的维速达尔治疗效果满意。

临床证实，以激光疗法光动力治疗（PDT）的疗效较为可靠。但当患眼已经失明时，仍应毫不犹豫地摘除眼球。

（四）脉络膜黑瘤手术

手术相对适应证：

1. 脉络膜黑瘤的直径 < 15mm，肿瘤位于赤道部前或不超过赤道后 7mm，瘤体中心接近赤道或更靠前，而且肿瘤不断增大。

2. 玻璃体内无瘤细胞种植、无视网膜破坏，睫状体脉络膜黑瘤，其大小应小于 1 个象限范围。

【术前准备】术前 1 ～ 2 周，先在肿瘤周围相应巩膜面进行冷冻或激光治疗，使视网膜与脉络膜发生粘连，以减少发生继发视网膜脱离的机会。

【麻醉】由于本手术时间长，国外学者多主张用气管插管下全身麻醉。如有全身麻醉禁忌者亦可用基础麻醉再在局部加长效局部麻醉药（如布比卡因）。

若心血管情况允许，术中建议加用控制性低血压，以减少术中出血。

【手术步骤】

1. 沿角膜缘剪开结膜，做以穹窿部为基底的结膜瓣。

2. 用巩膜透照器及间接检查眼镜在巩膜表面进行定位，标记出整个肿瘤边缘的位置。为此建议使用一种带有电透热装置的导光纤维巩膜透照器，当术者在间接检眼镜下看准肿瘤边缘后，即接通电透热装置的电源，在相应巩膜面做一透热标记。同时术者亦在间接检眼镜下观察肿瘤边缘的视网膜透热反应，这样定位非常准确。

3. 在肿瘤相应的巩膜面缝合一个改良的 Flieringa 环。

4. 在无肿瘤的睫状体扁平部位置（即成人角膜缘 4 ～ 5mm 处）做一个 2mm 切口，切穿巩膜与睫状体，将灌注管插入玻璃体腔内，以备灌注玻璃体腔时用。

5. 在无肿瘤的睫状体扁平部位置，再做两个 2mm 长的穿透巩膜全层切口，但暂不切穿睫状体，并在切口两侧巩膜做一预置缝线。此切口是准备为下一步骤穿刺抽取玻璃体或做闭合式玻璃体切割用。

6. 在肿瘤区相应巩膜面，肿瘤边缘外 3mm 做一个 4/5 ～ 3/4 厚度的巩膜瓣，瓣的两角分别做两针预置缝线，然后将该瓣掀起。

7. 在巩膜瓣下的巩膜床内，于肿瘤周围做两排穿透性电透热点。透热目的：①预防切除肿瘤后发生视网膜脱离。②减少切除肿瘤时的出血。③万一创口边缘仍有肿瘤细胞残留，通过透热予以杀死。

8. 从灌注口抽取 1.0 ～ 1.5ml 玻璃体，并送活检以了解肿瘤有否扩散到玻璃体内。

9. 用显微手术刀（也可用激光刀，以减少切除时出血）在两排透热点之间的巩膜面刺入玻璃体腔，再用显微弯剪或膝状剪剪去 1/4 厚深层巩膜、脉络膜与视网膜。此时如有玻璃体脱出或玻璃体腔内大出血，则可做开放式玻璃体切割。

10. 修复巩膜瓣，结扎两针预置缝线，再用 8-0 ～ 9-0 丝线间断缝合。如巩膜太薄或已有穿破，则应在上面再缝合一片异体全层巩膜，以保证该处眼球壁的必要强度。

11. 通过灌注系统，向眼球内灌注平衡盐溶液，使眼球恢复正常压力。再检查每条缝线是否牢固，以确保创口水密闭合。

12. 用检眼镜检查玻璃体，如有较多积血，可通过预置切口做闭合式玻璃体切割清除所有积血。

13. 除去灌注系统及玻璃体切割器，并结扎切口的预置缝线，最后除去 Flieringa 环。

14. 使结膜瓣复位，间断缝合或用电凝关闭结膜切口，结束手术。

【手术后处理】

1. 必须用足量广谱抗生素以预防眼内感染。

2. 如葡萄膜反应太重，可酌情使用皮质类固醇。

3. 注意眼压，如太高应给予降压药。

4. 出院后亦要定期随诊数年，以便及时发现肿瘤复发后各种术后并发症。

【手术并发症及处理】本手术并发症发生率较高，特别是眼球后段的黑色素瘤。

1. 术中并发症　常见有玻璃体大量脱失、玻璃体大积血，特别是脉络膜驱逐性大出血和视网膜脱离等。

2. 术后并发症　眼内感染、脉络膜脱离或出血，眼压暂时性过高或过低、视网膜脱离、黄斑囊样水肿，并发性白内障和慢性葡萄膜炎等。

【手术后处理】术眼滴妥布霉素地塞米松滴眼液和复方托吡卡胺滴眼液。

（张仁俊　李山祥　赵永旺　陈忠平
陈章玲　刘家琪　李陈香）

参 考 文 献

崔丽，姜燕荣，赵明威，等，2016. 巩膜扣带术与玻璃体切割术治疗累及黄斑的孔源性视网膜脱离后对黄斑结构改变及视力预后的影响 [J]. 中华实验眼科杂志，34(10): 926-929.

高韶晖，路小楠，栗占荣，等，2018. 微创玻璃体切割手术联合改良脉络膜上腔引流治疗脉络膜脱离型视网膜脱离的疗效观察 [J]. 中华眼底病杂志，34(2): 116-119.

毛剑波，吴素兰，陈亦棋，等，2018. 后 Tenon 囊下注射曲安奈德后行玻璃体切除术治疗脉络膜脱离型视网膜脱离的疗效观察 [J]. 中华眼科杂志，54(4): 252-257.

肖旗彬，2016. 玻璃体切割联合白内障超声乳化术对增生性糖尿病视网膜病变的治疗效果观察 [J]. 中国医疗器械信息，22(10): 96-97.

杨顺，2018. 玻璃体切割联合白内障超声乳化术治疗增生性糖尿病视网膜病变的临床效果 [J]. 河南医学研究，27(23): 4324-4325.

周爱意，李婷，赵琳，等，2016. 玻璃体切割联合白内障超声乳化术治疗增生性糖尿病视网膜病变临床研究 [J]. 中国实用眼科杂志，34(1): 58-61.

Giuffrè C, Carnevali A, Codenotti M, et al, 2017. Persistent subretinal fluid mimicking central serous retinopathy after scleral buckling surgery: possible vortex vein compression role [J]. Eur J Ophthalmol, 27 (2): e54-e56.

Haug SJ, Bhisitkul RB, 2012. Risk factors for retinal detachment following cataract surgery[J]. Curt Opin Ophthalmol, 23(1): 7-11.

Haugstad M, Moosmayer S, Bragadóttir R, 2017. Primary rhegmatogenous retinal detachment-surgical methods and anatomical outcome [J]. Acta Ophthalmol, 95(3): 247-251.

Kim JM, Lee EJ, Cho GE, et al, 2017. Delayed absorption of subretinal fluid after retinal reattachment surgery and associated choroidal features[J]. Korean J Ophthalmol, 31(5): 402-411.

Mohammed Elagouz, 2018. Uveal effusion syndrome[J]. Surv Ophthalmol, 55(2): 134-145.

Narayanan R, Tyagi M, Hussein A, et al, 2016, Apte RS. Scleral buckling with wide-angled endoillumination as a surgical educational tool[J]. Retina, 36(4): 830-833.

Oellers P, Eliott D, 2017. Overloaded dysfunctional RPE leads to delayed absorption of subretinal fluid after retinal detachment repair[J]. Ophthalmic Surg Lasers Imaging Retina, 48(10): 852-855.

Peng J, 2018. Autologous lens capsular flap transplantation combined with autologous blood application in the management of refractory macular hole[J]. Retina, 28(11): 2177-2183.

Radgonde Amer, 2018. Exudative retinal detachment[J]. Surv Ophthalmol, 62(6): 723-769.

Shunmugam M, Ang GS, Lois N, 2014. Giant retinal tears [J]. Surv Ophthalmol, 59: 192-216.

Thanos A, Papakostas TD, Young LH, 2015. Scleral Buckle: Does it still have a role in retinal detachment repair[J]? Int Ophthalmol Clin, 55(4): 147-156.

Totsuka K, Inui H, Roggia MF, et al. Supplemental sclera buckle in vitrectomy for the repair of rhegmatogenous retinal detachment: a systematic review of literature and meta- analysis [J]. Retina, 35(11): 2423-2431.

Ukhraj Rishi, Yamini Attiku, et al, 2019. Retinal detachment after phakic intraocular lens implantation: A 10-year multicenter study[J]. Ophthalmology, 126(8): 1198-1200.

Yu Y, An M, Mo B, et al, 2016. Risk factors for choroidal detachment following rhegmatogenous retinal detachment in a chinese population [J]. BMC Ophthalmology, 16: 140.

Yu Y, Yue Y, Tong N, et al, 2019. Anatomic outcomes and prognostic factors of vitrectomy in patients with primary rhegmatogenous retinal detachment associated with choroidal detachment[J]. Curr Eye Res, 44(3): 329-333.

附录 眼底常用正常值

一、解剖生理部分

1. 巩膜

厚度：眼外肌附着处约0.3mm，靠近角膜缘处约0.8mm，赤道部0.4～0.6mm，视神经周围约1.0mm。

2. 前房

角膜与巩膜、晶状体之间的空间，前房的周边部为前房角。正常成人前房轴深3.0～3.5mm，周边前房深度≥2/3角膜厚度。

3. 睫状体

宽度 6～7mm。

4. 脉络膜

平均厚度约0.25mm，脉络膜上腔间隙10～35μm。

5. 视网膜

（1）视盘：直径1.50～1.75mm。

（2）黄斑：直径1～3mm，中心凹位于视盘颞侧3mm，视盘中心水平线下0.8mm，黄斑中心凹厚度约为0.37mm，中心小凹直径0.35～0.4mm，厚度约为0.13mm。

黄斑部在巩膜表面的定位有两种，一是在下斜肌止缘的鼻侧缘向后上方2.2～4.0mm处，二是睫状后长动脉颞侧支进入巩膜处的下方。

（3）视网膜动静脉管径比例：动脉:静脉约2:3。

（4）视网膜中央动脉：收缩压60～70mmHg，舒张压36～45mmHg。

6. 锯齿缘

鼻侧距角膜缘7mm，颞侧距角膜缘8mm。

7. 视神经

全长42～50mm，其中眼内段1mm，眶内段25～30mm，管内段6～10mm，颅内段10mm。

8. 玻璃体

容积4.5ml，屈光指数1.336。

9. 涡静脉

共上下两对，内上支距角膜缘20.5mm，位于上直肌内缘；外上支距角膜缘22.5mm，位于上直肌外缘旁2mm；内下支距角膜缘20.5mm，位于下直肌内缘旁1mm；外下支距角膜缘20mm，位于下直肌外缘深面。

二、检查部分

1. 视力

用国际标准视力表进行远视力检查，正常视力为1.0。

2. 眼压

平均值10～21mmHg，病理值＞21mmHg。双眼差异不应大于5mmHg。

同一眼24h波动范围不应大于8mmHg。

视野：正常视野平均值用3/330色标及Goldman视野计检查，白色视野颞侧90°，鼻侧60°，上方55°，下方70°；蓝色、红色、绿色视野依次递减10°。

生理盲点呈椭圆形，垂直径为7.5°±2°，横径为5.5°±2°，其中心在注视点外侧15.5°，水平线下1.5°。

3. C/D比值

正常≤0.3，两眼相差≤0.2，两眼C/D比值≥0.6为异常。

4. 荧光素眼底血管造影

臂—视网膜循环时间平均10～15s，臂—脉络膜循环时间平均为8.4s。

（陈 执 黄雄高）